国家科学技术学术著作出版基金资助出版

第三版

皮瓣外科学

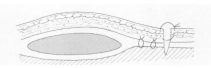

FLAP SURGERY

主编

侯春林 顾玉东

副主编

张世民 徐永清 王增涛 唐举玉 章一新 孙 坚

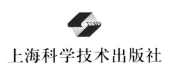

上海科学技术出版社

图书在版编目(CIP)数据

皮瓣外科学 / 侯春林，顾玉东主编. —3 版. —上海：上海科学技术出版社，2019.7（2023.10 重印）
ISBN 978 - 7 - 5478 - 4299 - 7

Ⅰ. ①皮… Ⅱ. ①侯… ②顾… Ⅲ. ①皮肤—移植术（医学）Ⅳ. ①R622

中国版本图书馆 CIP 数据核字（2019）第 021107 号

皮瓣外科学(第三版)
主编　侯春林　顾玉东
副主编　张世民　徐永清　王增涛　唐举玉　章一新　孙　坚

上海世纪出版(集团)有限公司 出版、发行
上 海 科 学 技 术 出 版 社
（上海市闵行区号景路159弄A座9F-10F）
邮政编码 201101　www.sstp.cn
上海雅昌艺术印刷有限公司印刷
开本　889×1194　1/16　印张 53　插页 4
字数 1500 千字
2006 年 9 月第 1 版
2013 年 1 月第 2 版
2019 年 7 月第 3 版　2023 年 10 月第 12 次印刷
ISBN 978 - 7 - 5478 - 4299 - 7/R · 1764
定价：398.00 元

内容提要

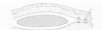

　　皮瓣是带有自身血液供应(蒂部)的活的组织瓣,在创面修复、畸形矫正、功能重建和美容整形等领域均有广泛的应用。本书是一部系统论述全身所有类型皮瓣及相关新进展的大型综合性专著。全书约150万字,分上、下两篇。上篇总论介绍皮瓣的基础理论和临床应用原则。下篇各论则详细介绍头颈部、躯干以及四肢等100余种皮瓣,对每一种皮瓣从应用解剖、适应证、手术方法(包括皮瓣设计和具体手术步骤)、典型病例以及注意事项等方面进行阐述,配有大量的示意图和照片。

　　本书内容丰富,图文并茂,适合骨科、整形外科、手外科、创伤外科、颅颌面外科、显微外科及其他修复重建专业的外科医师阅读,是开展皮瓣外科手术和研究的必备参考书。

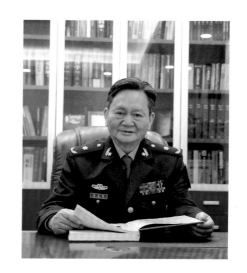

侯春林 男，1945年2月出生，江苏苏州人，显微重建外科专家。1967年毕业于原第二军医大学（现海军军医大学）医疗系，1981年获矫形外科硕士学位。海军军医大学附属长征医院骨科一级教授、主任医师、博士生导师；曾任中华医学会理事、中华显微外科学会主任委员、中国修复重建外科学会主任委员、全军显微外科专业委员会主任委员、上海市显微外科学会主任委员、上海市修复重建外科专业委员会主任委员；《中华显微外科杂志》《中国修复重建外科杂志》《中华手外科杂志》《中华创伤骨科杂志》及《中华外科杂志》等杂志的副主编或常务编委。

长期从事显微重建外科临床和科研工作，在国内率先开展带血管蒂组织瓣移位及脊髓损伤膀胱功能重建临床工作。先后主编出版了《带血管蒂皮瓣肌皮瓣转移术》《带血管蒂组织瓣移位手术图解》《褥疮治疗和防治》《筋膜皮瓣和筋膜组织瓣》《穿支皮瓣手术图解》《骨科疑难病症手术病例精编》《脊髓损伤后膀胱功能重建》《中华医学百科全书——显微外科分卷》《显微外科名词》以及 *Function Bladder Reconstruction Following Spinal Cord Injury Via Neural Approaches*、*Surgical Atlas of Perforator Flaps* 等18部中英文学术专著；发表论文400余篇，获国家发明专利9项；以主要完成人获国家、军队及上海市二等以上重大成果奖22项；先后获得上海市十佳中青年医师、上海市十佳科技精英、全军优秀教师、总后科技银星、全军育才奖金奖等荣誉；1993年获政府特殊津贴；1994年被国家人事部及解放军总政治部授予有突出贡献中青年专家称号，2018年获中国显微外科和中国修复重建外科终身成就奖。

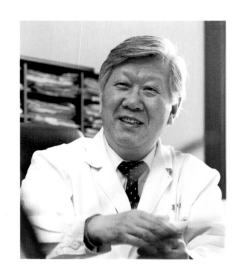

顾玉东 男,满族,1937 年 10 月出生,山东章丘人。手外科、显微外科专家。1961 年毕业于原上海第一医学院,1994 年当选为中国工程院院士。现任国务院学位委员会委员,中华医学会副会长,卫生部手功能重建重点实验室主任,《中华手外科杂志》总编辑,上海市手外科研究所所长,复旦大学教授、复旦大学附属华山医院手外科主任。

长期从事手外科、显微外科临床工作和理论研究。1970 年首创膈神经移位术,1983 年创立多组神经移位术治疗臂丛根性撕脱伤,优良率达 84.6%,获国家科技进步二等奖。对无法利用多组神经移位治疗的病例又首创健侧颈 7 神经移位术,1993 年获国家发明二等奖,使我国在臂丛损伤的诊治领域居国际领先地位。其设计的"两套血供的手术方法",使我国首创的足趾移植术成功率不断提高,保持国际领先地位,获1987 年国家科学技术进步二等奖。1980 年首创静脉蒂动脉化游离腓肠神经移植,为治疗长段神经缺损提供简便优良的方法,获国家发明三等奖。1973 年起应用皮瓣修复肢体创面,先后首创小腿外侧皮瓣、静脉干动脉化皮瓣,1996 年获国家科学技术进步二等奖。长期从事手外科、显微外科基础理论研究,探讨组织移植血循环机制及其危象防治方法,1998 年获国家科技进步二等奖。进胸长段切取膈神经及颈 7 神经移位术治疗臂丛根性撕脱伤,2005 年获国家科学技术进步二等奖。2003 年设计肌皮神经肱肌肌支移位于前骨间神经治疗臂丛下干损伤。2010 年获上海市医学科技进步一等奖。

编者名单

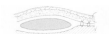

第三版编委会

主　编　侯春林　顾玉东

副主编　张世民　徐永清　王增涛　唐举玉　章一新　孙　坚

编委会（以姓氏笔画为序）

王增涛　山东省立医院手外科

孙　坚　上海交通大学医学院附属第九人民医院颌面外科

芮永军　无锡市第九人民医院手外科

张世民　同济大学附属杨浦医院骨科

陆　芸　天津泰达医院手外科

周　晓　湖南省肿瘤医院整形外科

郑和平　中国人民解放军联勤保障部队第900医院功能解剖科

侯春林　海军军医大学附属长征医院骨科

顾玉东　复旦大学附属华山医院手外科

顾立强　中山大学附属第一医院骨科

柴益民　上海交通大学附属第六人民医院骨科

徐永清　中国人民解放军联勤保障部队第 920 医院骨科

徐达传　南方医科大学临床解剖研究所

唐茂林　温州医科大学解剖教研室

唐举玉　中南大学湘雅医院手外科

章一新　上海交通大学医学院附属第九人民医院整复外科

章伟文　宁波市第六人民医院骨科

蔡志刚　北京大学口腔医院颌面外科

主编助理　林浩东　尹　刚

编　者（以姓氏笔画为序）

马显杰	王　欣	王　炜	王　钰	王成琪	王诗波	王增涛	仇申强	尹　刚
冯　光	冯少清	匡　勇	邢　新	刘亚平	刘林峰	刘焕龙	闫合德	江　华
池征璐	许　恒	许亚军	孙　弘	孙　坚	孙广峰	孙国芳	寿奎水	芮永军
李　华	李　科	李　赞	李万云	李玮伟	李学渊	李建兵	李柱田	杨　川
杨志明	吴攀峰	何　悦	闵沛如	汪国民	沙　轲	沈祖尧	宋达疆	宋建良
宋保强	宋慧锋	张　春	张文龙	张亚斌	张怀军	张高孟	张善才	陈　琳
陈　超	陈一衡	陈汇浩	陈绍宗	陈保国	陈浩杰	陈德松	范启申	林　涧
林子豪	林俞芳	林浩东	周　晓	周征兵	周祥吉	郑有卯	郑和平	赵云富
赵舒薇	郝丽文	钟贵彬	侯春林	侯瑞兴	姜　平	贺继强	袁湘斌	顾玉东
顾立强	柴益民	徐永清	徐达传	徐海涛	高伟阳	高庆国	高建华	高琛茂
唐茂林	唐林俊	唐举玉	陶友伦	章一新	章伟文	梁启善	蒋灿华	韩　岩
程国良	鲁开化	曾炳芳	路来金	蔡锦方	裴国献	潘佳栋	魏再荣	

第二版编委会（2013 年）

主　编　侯春林　顾玉东

编委会（以姓氏笔画为序）

王　炜　上海交通大学附属第九人民医院整形外科

王成琪　中国人民解放军第 89 医院骨科

孙　弘　第二军医大学附属长征医院颌面外科

杨志明　四川大学附属华西医院骨科

沈祖尧　北京积水潭医院烧伤科

张　峰　美国 *Microsurgery* 杂志副主编

张世民　中国人民解放军第 85 医院骨科

林子豪　第二军医大学附属长征医院整形外科

侯春林　第二军医大学附属长征医院骨科

顾玉东　复旦大学附属华山医院手外科

徐达传　南方医科大学临床解剖研究所

高建华　南方医科大学附属南方医院整形外科

唐茂林　温州医学院解剖教研室

唐举玉　中南大学湘雅医院手显微外科

程国良　中国人民解放军第 401 医院手外科

鲁开化　第四军医大学附属西京医院整形外科

曾炳芳　上海交通大学附属第六人民医院骨科

蔡锦方　中国人民解放军济南军区总医院骨科

裴国献　南方医科大学附属南方医院骨科

主编助理　张世民　林浩东

第一版编委会（2006 年）

主　编　侯春林　顾玉东

编委会（以姓氏笔画为序）

王　炜　　上海交通大学附属第九人民医院整形外科

王成琪　　中国人民解放军第 89 医院骨科

孙　弘　　第二军医大学附属长征医院颌面外科

杨志明　　四川大学附属华西医院骨科

沈祖尧　　北京积水潭医院烧伤科

张　峰　　美国 *Microsurgery* 杂志副主编

张世民　　中国人民解放军第 85 医院骨科

林子豪　　第二军医大学附属长征医院整形外科

侯春林　　第二军医大学附属长征医院骨科

顾玉东　　复旦大学附属华山医院手外科

徐达传　　南方医科大学临床解剖研究所

高建华　　南方医科大学附属南方医院整形外科

程国良　　中国人民解放军第 401 医院手外科

鲁开化　　第四军医大学附属西京医院整形外科

曾炳芳　　上海交通大学附属第六人民医院骨科

蔡锦方　　中国人民解放军济南军区总医院骨科

裴国献　　南方医科大学附属南方医院骨科

主编助理　张世民　钟贵彬　王诗波

序 一

数百年来,皮瓣移植是整形外科最基本、最常用的创面修复方法。但传统的带蒂皮瓣移植无法一期修复巨大创面,而分期皮瓣或皮管转移,则因治疗时间过长,耗时费力,增加了患者的痛苦和经济负担。20世纪70年代,显微外科技术兴起,更新了组织移植的传统观念,极大推动了游离皮瓣外科的发展,随后皮瓣又从游离皮瓣,发展成轴型皮瓣、肌(皮)瓣、筋膜皮瓣、穿支皮瓣及复合组织瓣等;皮瓣移植也从传统的带蒂皮瓣到吻合血管的游离皮瓣和带血管蒂筋膜瓣;皮瓣移植应用范围,也从整形外科扩展到临床外科其他领域,并取得良好的修复急症早期及晚期创伤、畸形等治疗效果,为更多患者造福。

在显微外科领域,我国学者对世界皮瓣外科学的发展做出了杰出的贡献,积累了丰富的经验。侯春林教授、顾玉东院士及数十位参与编写的作者均是我国著名的长期从事皮瓣外科临床的显微外科专家,由他们编著的《皮瓣外科学》是我国第一部大型综合性皮瓣外科专著,其特点是理论与实践并重,解剖与临床结合,图文并茂,有很高的学术价值和实用意义。相信《皮瓣外科学》的出版,对我国皮瓣外科发展,必将进一步起到巨大的推动作用。

中国工程院院士

上海交通大学附属第九人民医院整形外科 张涤生

2006 年 5 月

序 二

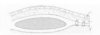

　　"溯源究本",20 世纪 60 年代,陈中伟、钱允庆等"断肢再植"的问世,竖立了外科手术从宏观进入微观的新里程碑;70 年代,杨东岳、顾玉东等"下腹部皮瓣",揭开了覆盖面最大、修复重建效益最佳术式类型的序幕;我们配合进行"皮瓣解剖学血供类型"的规律性基础研究,推动了皮瓣外科进一步的发展。

　　"忽如一夜春风来,千树万树梨花开"。在世纪之交的年代中,我国皮瓣外科临床术式的创新和理论研究,有如万紫千红,百花竞开。皮瓣供区,经历了数量上由少到多、质量上由多到少的过程。技术方法,从游离移植到带蒂转移。术式内容,从单纯轴型皮瓣、侧副支皮瓣、穿支皮瓣、筋膜皮瓣、肌皮瓣到复合皮瓣。覆盖专科,已应用于整形外科、创伤外科、颌面外科、手外科、骨科。临床效能,广泛用于创面修复、畸形矫正和功能重建等领域。

　　我国显微外科工作者虽在皮瓣外科解剖及临床应用研究方面做出了杰出贡献,但至今尚无一部全面、系统介绍皮瓣外科的临床专著,实是美中不足。现由侯春林教授和顾玉东院士任主编的《皮瓣外科学》,集中了国内从事皮瓣外科临床研究,且有丰富临床经验的十几位著名专家参与编著。他们奋斗在救死扶伤的第一线,长期勤于观察、勤于思考、勤于实践、勤于积累,"文章非天成,妙手靠苦练""故为常语谈何易,百炼功能始自然",终于完成了这部鸿篇巨帙,完成有里程碑意义的标志性著作。这是目前国内最全面、最系统的介绍皮瓣外科的大型综合性学术专著。我作为曾经配合过显微外科学工作的基础人员,特别关切,额手称庆。相信该书的出版,无论对从事皮瓣外科的临床工作医生,还是对从事该领域研究的学者,均会起到本领域百科全书式的参考作用。

中国工程院院士
南方医科大学临床解剖学研究所　钟世镇
2006 年 5 月

序 三

皮肤作为人体最大的器官,覆盖全身,具有保护、美观、调节体温、分散压力、吸收震荡等多种功能。皮肤作为人体的一种组织器官,有其自身的疾病,如皮肤炎症、肿瘤等;但作为一种体被组织,更多的是伴随深部结构遭受外力侵害,形成复杂的创伤和皮肤软组织缺损,如小腿的开放性骨折、肢体毁损等。

皮肤覆盖全身,其创伤缺损的治疗涉及多个临床学科,包括整形外科、美容外科、矫形外科、创伤外科、手外科、烧伤科等多个临床专业。

皮瓣是具有自身血液供应、能独立成活的组织块。皮瓣转移是处理皮肤缺损最基本的手段。皮瓣外科在20世纪80年代以来,取得了巨大的理论和技术发展,其中我国学者做出了突出的贡献,如前臂桡动脉皮瓣被国外同行尊称为"中国皮瓣(Chinese flap)"。

侯春林教授和顾玉东院士是我国著名的显微外科皮瓣专家,由他们组织国内专家编写的《皮瓣外科学》,第一次将分散在各个临床专业领域的外科皮瓣进行了系统总结。

该书是一本百科全书式的皮瓣外科专著,其特点有五:一是整体与局部并重,既有皮瓣外科的整体概述,又有各个皮瓣的具体特点;二是国内与国外兼顾,既有世界的经验,又有我国的特色;三是理论与实践兼顾,既有丰富的临床资料,又有翔实的基础研究;四是历史与发展兼顾,既有皮瓣外科的历史回顾,又有最新发展的趋势展望;五是图文并茂,既有详细的文字叙述,又有精美逼真的插图和照片。

《皮瓣外科学》的出版,对我国皮瓣外科的进一步发展,必定有巨大的促进和推动作用。

中国工程院院士
北京积水潭医院手外科研究所
2006 年 5 月

第三版前言

　　1963 年中国断肢再植成功，推动了皮瓣外科发展。几十年来，中国学者以其聪明和勤奋在世界皮瓣外科发展史上做出了巨大贡献，积累了丰富经验。2006 年国内第一部《皮瓣外科学》作为"十一五"国家重点图书出版规划项目出版，并入选国家新闻出版总署首届"三个一百"原创图书出版工程。2012 年出版了第二版，并入选了"十二五"国家重点图书出版规划项目。由于该书理论与实践并重，坚持与时俱进，不断更新，自出版以来，一直受到读者青睐，成为广大临床医师开展皮瓣外科临床工作的重要参考书和工具书。穿支皮瓣的出现，开创了皮瓣小型化、精细化、薄型化、微创化时代，使皮瓣外科经历了从"量"到"质"的转变和发展。近年来，国内学者围绕穿支皮瓣的概念、命名、应用原则等，先后召开了十一届"穿支皮瓣"研讨会，交流了经验，形成了共识。为了及时向广大读者介绍这些新概念、新经验和新方法，由长期在临床一线工作、有丰富经验的中青年皮瓣外科专家，对第二版进行了较全面系统的修订，力求全面总结和介绍我国皮瓣外科的最新进展和成果，希望第三版的出版，有助于继续推动我国皮瓣外科的发展。

　　由于皮瓣外科涉及多学科，皮瓣种类多、应用范围广，加上作者是利用业余时间编写的，本书难免存在不足之处，望广大读者提出宝贵意见。

侯春林　　顾玉东

2019 年 1 月

第二版前言

50年前世界首例断肢再植的问世,开创了外科技术从宏观进入微观的里程碑;40年前游离下腹部皮瓣的成功应用,催生了皮瓣外科的形成;30年前被称为"中国皮瓣"的前臂桡动脉皮瓣的出现,推动了以主干血管为蒂的动脉干网状皮瓣的发展;20多年来筋膜皮瓣、皮神经营养血管皮瓣,尤其是以肌间隔穿支血管或肌皮穿支血管为蒂的穿支皮瓣相继用于临床,使皮瓣移植进入一个以更小的供区创伤达到更完美的组织缺损修复的阶段。由于6年前本书出版时,对穿支皮瓣仅有较少描述,而作为目前皮瓣外科发展的最高阶段,被称为超级显微外科的穿支皮瓣,无论是带蒂转移还是游离移植,其临床应用越来越广,故原书已不能反映当今皮瓣外科的全貌。为了及时向读者介绍这一皮瓣外科的最新进展,我们组织了《皮瓣外科学》第二版的编写。该书新增内容主要由近年来在穿支皮瓣研究和应用方面有很深造诣和丰富临床经验的中青年专家负责编写。希望修订再版的《皮瓣外科学》能继续成为国内最系统、最全面的皮瓣外科学专著,成为临床医师开展皮瓣外科手术的理论书和工具书,以造福广大患者。

由于皮瓣外科技术发展快,种类多,应用广,加上本书众多作者是利用业余时间编写,难免存在遗漏和不足之处,敬请广大作者提出宝贵意见。

侯春林　顾玉东

2012年9月

初版前言

外科皮瓣是一类带有自身血液供应（蒂部）的活组织瓣，20世纪50年代以前临床应用的多是随意型皮瓣。近代显微外科的发展，更新了组织移位的传统观念，使皮瓣外科得到了飞速发展，如20世纪60~70年代的直接皮动脉皮瓣和肌皮瓣；80年代的筋膜皮瓣、带真皮下血管网皮瓣、非生理性逆行岛状皮瓣和静脉皮瓣；90年代的带皮神经和浅静脉营养血管皮瓣、穿支皮瓣等。目前用于临床的皮瓣有70余种，手术方法超过了数百种。影响所及，使临床各种创新性手术大量涌现，使外科从过去单纯切除病变组织发展到同时进行缺损组织的修复和重建，以更好地恢复功能和外形。

与传统皮瓣相比，具有独立动静脉系统的皮瓣，可以通过吻合血管游离组织移植或带血管蒂皮瓣移位两种方式，一期修复巨大组织缺损。由于皮瓣切取不受长宽比例限制，手术一次完成，这就使以前采用传统方法解决起来比较困难的且疗程较长的问题得以迅速而有效地解决。

尽管我国学者在世界皮瓣外科发展史上做出了巨大贡献，积累了丰富的经验，但至今我国尚无一部全面系统介绍皮瓣外科学的专著。为了全面总结我国皮瓣外科近半个世纪来的经验，我们邀请了数十位在国内长期从事皮瓣外科研究、有丰富临床经验的专家，编写成此书。

全书分总论、各论两篇，共十一章，包括基础理论、皮瓣应用原则及皮瓣在头颈、躯干、四肢等各部位的应用。全书从实际应用出发，结合大量示意图和典型病例照片，对每一个皮瓣的应用解剖、适应证、手术方法和注意事项等作了详细介绍，力求使本书能成为临床医生开展皮瓣手术的主要参考书和工具书，有助于临床推广该项技术，以造福于广大患者。

本书入选"十一五"国家重点图书出版规划，并被上海市科学技术委员会和上海市新闻出版局评为优秀科技著作，给予"上海科技专著出版资金"资助出版。由于本书是众多作者利用业余时间编写而成，时间紧迫，在编写过程中难免会有不足之处，恳请广大读者提出宝贵意见。

侯春林　顾玉东

2006年5月

目 录

第一篇 总论

— I —

第一章 皮瓣的基础理论   3

第一节·皮瓣外科的发展历史   3

第二节·皮肤的结构与功能   11

第三节·皮瓣血供的解剖学   14

第四节·皮瓣的分类与命名   23

第五节·皮瓣外科动物模型   29

第六节·随意型皮瓣   40

第七节·肌皮瓣与肌瓣   54

第八节·筋膜皮瓣与筋膜瓣   60

第九节·穿支皮瓣   73

第十节·真皮下血管网皮瓣   91

第十一节·皮神经营养血管皮瓣   95

第十二节·复（组）合组织瓣   105

第十三节·远端蒂皮瓣   113

第十四节·逆行岛状皮瓣   123

第十五节·静脉皮瓣   133

第十六节·皮肤软组织扩张术   150

第十七节·皮瓣预构技术   161

第十八节·提高皮瓣成活质量的方法   173

第二章　临床应用原则 186

第一节·创面覆盖与皮瓣选择的基本原则 186

第二节·创面闭合的一般技术 189

第三节·皮瓣外科手术的麻醉 195

第四节·皮瓣的手术方法 198

第五节·穿支皮瓣的影像学导航 204

第六节·穿支皮瓣的手术方法 210

第七节·皮瓣术后监测与血循环危象处理 222

第八节·皮瓣移位术后的病理生理变化 229

第九节·皮瓣转移并发症及其防治 234

第十节·皮瓣移植的功能评价 235

第十一节·皮瓣的感觉功能重建 237

第十二节·肌皮瓣动力重建 244

第十三节·几种特殊创面的皮瓣转移原则 253

电烧伤创面 253

放射性溃疡 255

压疮 257

麻风性溃疡 260

骨髓炎 262

肿瘤切除术后的缺损 265

第二篇　各论

—— 273 ——

第三章　头颈部 275

第一节·额部皮瓣 275

第二节·滑车上动脉穿支皮瓣 285

第三节·顶部皮瓣 290

第四节·颞顶部筋膜（皮）瓣 293

第五节·枕部筋膜（皮）瓣 298

第六节·耳后皮瓣 300

第七节·唇部皮瓣 305

第八节·颏下皮瓣 313

第九节·面颊皮瓣 316

第十节·面动脉穿支皮瓣 321

第十一节·颈阔肌肌皮瓣 324

第十二节·舌骨下肌群肌皮瓣 329

第十三节·胸锁乳突肌肌皮瓣 335

第十四节·颈肱皮瓣 346

第十五节·耳廓复合组织瓣 347

第十六节·颈横动脉颈段穿支皮瓣 350

第四章　胸腹部 357

第一节·胸大肌肌皮瓣 357

第二节·胸三角皮瓣 364

第三节·胸肩峰动脉穿支皮瓣 367

第四节·胸廓内动脉穿支皮瓣 370

第五节·胸脐皮瓣 373

第六节·胸小肌肌瓣 378

第七节·腹内斜肌肌瓣 380

第八节·肋间外侧皮瓣 382

第九节·侧胸部皮瓣 384

第十节·侧腹部皮瓣 390

第十一节·脐旁皮瓣 392

第十二节·腹部皮瓣 397

第十三节·腹直肌肌皮瓣 399

第十四节·腹壁上动脉穿支皮瓣 402

第十五节·腹壁下动脉穿支皮瓣 404

第十六节·髂腹部皮瓣 408

第十七节·旋髂浅动脉穿支皮瓣 411

第十八节·旋髂深动脉穿支皮瓣 415

第十九节·阴囊皮瓣 417

第二十节·阴股沟皮瓣 421

第五章　背臀部 429

第一节·斜方肌肌皮瓣 429

第二节·背阔肌肌皮瓣 432

第三节·胸背动脉穿支皮瓣 441

第四节·大圆肌肌瓣 443

第五节·肩胛皮瓣　446

第六节·旋肩胛动脉穿支皮瓣　450

第七节·项背部皮瓣　452

第八节·肋间后动脉穿支皮瓣　454

第九节·腰背筋膜皮瓣　458

第十节·腰臀部穿支皮瓣　460

第十一节·腰骶筋膜皮瓣　463

第十二节·腰臀筋膜皮瓣　466

第十三节·臀大肌肌皮瓣　468

第十四节·臀上（下）动脉穿支皮瓣　478

第六章　上臂 483

第一节·臂三角区皮瓣　483

第二节·臂外侧皮瓣　485

第三节·桡侧副动脉穿支皮瓣　488

第四节·臂内侧皮瓣　492

第五节·尺侧上副动脉穿支皮瓣　495

第六节·臂后侧皮瓣　497

第七章　前臂 500

第一节·肱桡肌皮瓣　500

第二节·旋前方肌肌瓣　504

第三节·尺侧腕屈肌肌瓣　506

第四节·前臂桡侧皮瓣　508

　　桡动脉皮瓣　509

第五节·桡动脉穿支皮瓣　514

　　桡动脉鼻烟窝皮支皮瓣　519

第六节·前臂尺侧皮瓣　522

第七节·尺动脉腕上皮支皮瓣　526

第八节·前臂背侧皮瓣　530

　　前臂骨间后动脉逆行岛状皮瓣　531

　　骨间掌侧动脉背侧穿支皮瓣　533

第九节·骨间后动脉穿支皮瓣　534

第十节·前臂后外侧中段穿支皮瓣　539

第十一节·腕横纹穿支皮瓣　542

第八章　手部　550

第一节 · 小指展肌皮瓣	550
第二节 · 小鱼际皮瓣	552
以小指尺侧固有指动脉为蒂或环小指指总动脉为蒂的小鱼际皮瓣	554
第三节 · 鱼际皮瓣	556
第四节 · 手背桡侧皮瓣	559
第五节 · 手背尺侧皮瓣	564
第六节 · 手背侧皮瓣	566
以掌背动脉为蒂的手背逆行岛状皮瓣	566
以掌背皮动脉为蒂的手背逆行岛状皮瓣	569
第七节 · 手掌侧皮瓣	571
指总动脉或指固有动脉蒂 kiss 皮瓣	571
手掌远侧皮支蒂皮瓣	572
第八节 · 指蹼皮瓣	573
第九节 · 指掌侧皮瓣	576
第十节 · 指背侧皮瓣	578
拇指背侧皮瓣	579
示指背侧皮瓣	582
其他手指背侧皮瓣	586
指背翻转组织瓣	588
指背双桥皮瓣	589
第十一节 · 指侧方皮瓣	589
第十二节 · 局部皮瓣修复指端	597
皮下蒂 V-Y 推进皮瓣	598
指背局部皮瓣	600
翻转筋膜皮下瓣	602
鱼际皮瓣	604
交指皮瓣	605

第九章　大腿　609

第一节 · 阔筋膜张肌肌皮瓣	609
第二节 · 股薄肌肌皮瓣	613
第三节 · 缝匠肌肌皮瓣	618
第四节 · 股后肌肌皮瓣	620
第五节 · 股直肌肌皮瓣	622

第六节·股外侧肌肌皮瓣 624

第七节·股内侧肌肌皮瓣 626

第八节·股前外侧皮瓣 628

第九节·股前外侧穿支皮瓣 636

旋股外侧动脉降支穿支皮瓣 636

旋股外侧动脉横支穿支皮瓣 647

联体股前外侧穿支皮瓣 649

第十节·股前内侧皮瓣 651

第十一节·股内侧肌穿支皮瓣 652

第十二节·股后筋膜皮瓣 656

第十三节·股后外侧皮瓣 660

第十四节·股深动脉穿动脉穿支皮瓣 663

第十五节·膝降动脉穿支皮瓣 666

第十六节·膝上内侧皮瓣 668

第十七节·膝上外侧皮瓣 671

第十章　小腿

678

第一节·腓肠肌肌皮瓣 678

第二节·腓肠内侧动脉穿支皮瓣 685

第三节·腓肠外侧浅动脉穿支皮瓣 688

第四节·腘动脉外侧皮动脉穿支皮瓣 691

第五节·膝内侧皮瓣 693

第六节·比目鱼肌肌瓣 696

第七节·小腿后侧筋膜皮瓣 699

小腿后侧近端蒂筋膜皮瓣 700

小腿后侧远端蒂筋膜皮瓣 703

小腿后侧双蒂筋膜皮瓣 704

第八节·小腿内侧皮瓣 705

第九节·胫后动脉穿支皮瓣 711

第十节·小腿前部皮瓣 716

胫前动脉皮瓣 716

第十一节·胫前动脉穿支皮瓣 718

第十二节·小腿外侧皮瓣 721

第十三节·腓动脉穿支皮瓣 725

第十四节·外踝上皮瓣 732

第十一章　足部　　737

第一节·足背皮瓣　　737
　　足背动脉皮瓣　　737
　　跖背动脉皮瓣　　744
第二节·跗内侧皮瓣　　747
第三节·跗外侧皮瓣　　750
第四节·踝前皮瓣　　752
第五节·足内侧皮瓣　　754
第六节·足内侧穿支皮瓣　　757
第七节·足外侧皮瓣　　759
第八节·足底内侧皮瓣　　762
第九节·足底内侧动脉穿支皮瓣　　767
第十节·踇展肌肌瓣　　768
第十一节·足底外侧皮瓣　　773
第十二节·趾短伸肌皮瓣　　775
第十三节·趾短屈肌肌皮瓣　　778
第十四节·踇甲瓣与第二趾甲瓣　　780
　　踇甲瓣　　781
　　第二趾甲瓣　　786
第十五节·第一趾蹼皮瓣　　788
第十六节·跖底皮瓣　　790
第十七节·足趾皮瓣　　792
　　足趾侧方皮瓣　　793
　　第二趾趾腹皮瓣　　793
第十八节·踇趾皮瓣　　796
　　踇趾"C"形皮瓣　　796
　　踇趾腓侧皮瓣　　797

附　录　　801

带血管蒂皮瓣、肌皮瓣选择表　　801
常用皮瓣设计要点表　　802
常用肌(皮)瓣设计要点表　　803
常用穿支皮瓣设计要点表　　804
肢体主要皮神经解剖参数　　809
肌间隔(隙)穿血管的起源血管及部位　　810

直接皮肤血管及其轴型皮瓣　　　　　　　　811

常用皮瓣示意图　　　　　　　　　　　　812

常用肌（皮）瓣示意图　　　　　　　　　813

直接皮肤血管皮瓣切取部位　　　　　　　814

全身穿支皮瓣示意图　　　　　　　　　　815

皮瓣外科词汇　　　　　　　　　　　　816

第一篇

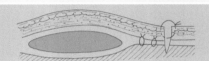

总 论

第一章

皮瓣的基础理论

第一节　皮瓣外科的发展历史

皮瓣（skin flap）是带有自身血液供应、包含皮肤组织的活的组织块。皮瓣是外科组织瓣（surgical flap）的一种。英文 flap 一词的完整内涵是"具有自身的血液循环系统、能独自成活的活组织块"，对应于中文的"组织瓣"，含义较广，故有筋膜瓣（fascial flap）、筋膜皮下瓣（adipofascial flap）、皮下脂肪瓣（adiposal flap）等名称，亦有肌瓣（muscle flap）、神经瓣（nerve flap）、骨瓣（bone flap）、肌腱瓣（tendon flap）等名词。但 flap 一词在多数情况下，除非特别指明，是指狭义的皮肤组织瓣（cutaneous flap）。

临床开展皮瓣转移的目的多种多样，但均可归于修复创面、功能重建和改善外形的范畴内。

临床医学的众多学科，是以人体解剖部位或系统划分的。皮瓣外科所涉及的解剖部位比较广泛，上自头皮下至足底，因此皮瓣外科与许多专科的某些内容有联系、重叠和交叉。如头颅和颜面的皮瓣常由颌面外科、美容整形外科等医师开展，肢体部位的皮瓣常由手外科和骨科医师开展，而会阴部的皮瓣常由妇科和泌尿外科医师开展。在我国，皮瓣手术主要是由显微外科、修复重建外科、整形外科和手外科医师开展的。

一、20 世纪 50 年代以前的皮瓣外科发展历史

20 世纪 50 年代以前，皮瓣外科发展缓慢，临床所应用的主要是带蒂转移的随意型皮瓣。皮瓣延迟、皮管形成、多期手术、固定肢体等是皮瓣外科的常用方法。

皮瓣最早是用于面部的整形，尤其是鼻再造方面。公元前 6~7 世纪，即有印度医师 Susrata Samhita（妙闻）运用额部带蒂皮瓣行鼻再造和耳垂修复的文献资料（印度皮瓣）。公元初期希腊 Celsus 使用滑行推进皮瓣修复鼻、唇、耳等部位的缺损，他还创用了皮下组织蒂皮瓣。15 世纪中叶欧洲文艺复兴时期，意大利西西里岛 Branca 医学世家的 Antonio 将前臂固定于头部，以上臂皮瓣行鼻再造术（意大利皮瓣）。16 世纪，意大利 Tagliacozzi 在用上臂皮瓣行鼻再造时，强调了移位前行皮瓣延迟术和延迟时限的重要性，首创皮瓣延迟术（delay procedure）。Tagliacozzi（1546—1599）曾著有外科学书籍两部 45 章（1597），论述

鼻、耳、唇的整形手术,后世尊其为整形外科的始祖。在 17—18 世纪,西方的许多外科医师,如 Carpue、von Graefe、Dieffenbach、Blandin、Warren 等,均在临床工作中对带蒂局部皮瓣的发展做出过贡献。Stark 在美国南北战争前夕(1860),使用过多种局部带蒂皮瓣行头面部的整形修复。

皮瓣的发展,离不开对皮肤血液供应的研究。20 世纪初期,有些外科医师已注意到了法国解剖学家 Carl Manchot 在 1889 年用法文发表的经典性专著《人体皮肤的动脉》。德国 Werner Spalteholz(1893)在总结自己的研究结果并参考前人工作的基础上,指出皮肤的动脉血供来源有两种类型。一是来自其他器官组织(主要是肌肉)营养动脉的终末支,二是来自深部主干动脉的直接皮肤分支。这些血管在到达皮肤之前,均发出分支形成丰富的皮肤血管网;而且这些血管网在人体的各部位并不相同,主要受各局部皮下脂肪的多少和该部位承受压力的大小等因素的影响。在第一次世界大战中,Esser(1917)创用局部旋转皮瓣修复面部软组织缺损,并创用了岛状皮瓣移位术。Filatov(1917)、Ganzer(1917)和 Gilles(1920)先后创用皮管,为修复深层组织缺损和再造器官提供了新的可靠方法。由意大利 Tagliacozzi 于 16 世纪创用的皮瓣"延迟术",重新被 Treves、Blair、Davis 等一批外科医师所认识并使用。Webster 在阅读了 Manchot 的解剖著作之后,于 1937 年详细介绍了按照胸腹血管走行和供应范围设计切取的胸腹皮管(thoroco-epigastric tubed pedicle flap)。Webster 发现,胸腹皮肤的血供丰富,其血供来源包括胸长动脉、胸浅动脉、腹壁下浅动脉和旋髂浅动脉。1946 年,Shaw 和 Payne 报道用一期切取的腹壁皮管修复手部创面,皮瓣中包含有腹壁下浅动脉和旋髂浅动脉。1946 年,Wangensteen 报道用阔筋膜张肌髂胫束形成的筋膜瓣,经近侧的皮下隧道向上转移,修复巨大腹部缺损。法国 Michel Salmon(1936)采用放射解剖技术,详细研究了全身的皮肤血供情况,在其专著《皮肤的动脉》中提出了 80 多个血管分区。但因当时的皮瓣外科比较幼稚,尚未发展到对皮肤血供有如此高要求的地步,因此 Salmon 的研究并未引起外科医师的注意。只

是在显微外科游离皮瓣移植出现之后,人们才重新认识了这一研究的重要意义。国外已将 Salmon 的专著于 1987 年译成英文重新出版,是一部重要的皮瓣血管解剖学参考书。

在 20 世纪的前 50 年,人们对皮肤的血供规律认识不多,所应用的大多是"随意型皮瓣",遵循的是在实践中反复试验摸索出来的关于皮瓣长宽比例的原则,如在头面部不超过 5∶1,在下肢不超过 1∶1;即便有几个散在的"轴型皮瓣"的报道,也是作者无意中在皮瓣内包含了尚不认识的"轴心血管"。当时,为了获得较大面积和较长的皮瓣,使用的方法主要是两种。一是增加皮瓣的宽度,通过增加宽度来相应地增加其长度,即遵守严格的长宽比例限制。二是采用皮瓣延迟术,通过切开供区皮肤的两边并潜行分离其基底,使皮肤"随意、杂乱无序"的血供逐渐变得轴向化(axialization)和有序起来,一般一次延迟需 3 周时间,有的需多次延迟才能达到所要的长度。

二、20 世纪 50—70 年代的皮瓣外科发展历史

皮瓣外科的真正发展是在 20 世纪 50 年代以后(表 1-1-1)。60 年代以后,为配合显微外科游离皮瓣移植的开展,人们加快了寻找"轴型皮瓣"的进程。这期间的研究和认识奠定了皮瓣外科的理论基石。

1953 年,Conway、Stark 和 Nieto-Cano 在尸体动脉造影的基础上,提出在解剖学相邻的血管之间存在着交通吻合,因此,皮瓣的动态成活范围将大于一条血管所供应的解剖学界限。1965 年,Bakamjian 首次报道了包含(无意中)胸廓内动脉肋间穿支为蒂的胸三角皮瓣(delto-pactoral flap)修复肿瘤切除后咽-食管缺损的成功经验,不经延迟而一期将皮瓣的长宽比例安全地扩大至 2∶1,获得了优良效果。Milton(1970)通过系列的动物实验,证明了切取皮瓣时单纯强调长宽比例是不科学的;皮瓣成活与否,是由其内在的血液供应(intrinsic blood supply)特性所决定的,而与皮瓣的长宽比例没有多大关系。这一研究结果极大地改变了人们对皮瓣血液循环的传统观点,开始进行

表 1-1-1　皮瓣外科发展的重要事件及作者、时间

发表时间(年)	作者	皮瓣名称
1956	Littler	指神经血管蒂岛状皮瓣
1965	Bakamjian	胸三角皮瓣
1966	Ger	小腿肌瓣+植皮
1970	Milton	皮瓣长宽比例的实验
1972	McGregor	腹股沟皮瓣
1972	Orticochea	股薄肌皮瓣
1973	McGregor	轴型皮瓣与随意型皮瓣的概念
1973	Daniel	腹股沟皮瓣游离移植
	杨东岳,顾玉东	下腹部皮瓣游离移植
1975	McCraw	足背皮瓣
1975	Fujino	上部臀大肌皮瓣
1976	Fujino	耳后皮瓣
1976	Boeckx	胸外侧皮瓣
1976	Baudet	胸背皮瓣
1977	McCraw	肌皮瓣血管的实验与临床研究
1977	Schenk	腹直肌皮瓣
1978	Maxwell	背阔肌皮瓣游离移植
1978	Taylor	髂骨皮瓣
1979	Foucher	示指背侧皮瓣
1979	沈祖尧	预构皮瓣的概念
1980	LeQuang	下部臀大肌皮瓣
1981	Mathes,Nahai	肌肉血管的解剖及肌皮瓣分类
1981	杨果凡	前臂桡动脉游离皮瓣
1981	Ponten	筋膜皮瓣的概念
1981	Acland	隐神经血管皮瓣
1981	Grabb	足外侧皮瓣
1981	Hurwitz	臀股部皮瓣
1981	Nakayama	动脉化静脉皮瓣的实验
1982	钟世镇	肌间隔血管皮瓣的解剖
1982	Gilbert	肩胛皮瓣
1982	王炜,鲁开化	桡动脉逆行岛状皮瓣
1983	孙博	逆行岛状皮瓣的静脉回流研究
1983	Donski,顾玉东	肌间隔穿支小腿外侧皮瓣
1983	陈中伟	腓骨皮瓣
1984	徐达传,罗力生,宋业光	股前外侧皮瓣
1984	张善才	胫后动脉逆行岛状皮瓣
1984	Cormack	筋膜皮瓣血管的研究及分类
1984	Honda	静脉血营养的静脉皮瓣
1986	Amarante	内踝上皮瓣
1986	Penteado	骨间后动脉皮瓣的解剖
1987	Taylor	血管体区的概念
1988	Masquelet	外踝上皮瓣
1988	Becker	尺动脉腕上穿支皮瓣
1989	Koshima	穿支皮瓣的概念
		腹壁下动脉穿支皮瓣
1990	Small,路来金	掌背动脉逆行岛状皮瓣
1989	Lai	指动脉逆行岛状皮瓣
1992	Bertelli	皮神经营养血管皮瓣
	Masquelet	腓肠神经营养血管皮瓣
1999	Brunelli	拇指尺背侧皮瓣

皮瓣血管的研究，寻找较大口径的轴心血管。Smith、Foley、McGregor 和 Jackson 等早期研究者，重新从血管解剖学方面研究了 Shaw 和 Payne 报道的下腹部皮瓣（1946）以及 Bakamjian 的胸三角皮瓣（1965），于 1972 年提出假设：如果皮瓣中能包含一条像旋髂浅动脉，或胸廓内动脉的（第二、第三）肋间前穿支那样较大口径的血管束，皮瓣的存活面积将得到扩大。由此推论，在皮下组织中有较大口径的直接皮动脉的部位，均可不经"延迟"而设计切取较大较长的皮瓣。胸三角皮瓣被认为是人类认识的第一个轴型皮瓣。以后，许多轴型皮瓣的知识都是通过对胸三角皮瓣的研究而获得的。1972 年 McGregor 和 Jackson 描述了以旋髂浅动脉供血的腹股沟皮瓣（groin flap），为人们认识轴型皮瓣打开了新的天地。其他的以轴心皮肤动脉供血的轴型皮瓣也相继被发现。1973 年，Daniel 和 Williams 通过解剖研究提出，皮肤的存活有赖于皮下血管网的供养，而皮下血管网的血供主要来自 3 种血管，即节段性血管、穿血管和直接皮肤血管。McGregor 和 Morgan（1973）根据直接皮肤血管和肌皮血管穿支在皮肤内的口径大小、走行方向和供血范围的不同，首次提出了轴型皮瓣（axial-pattern flap）和随意型皮瓣（random-pattern flap）的概念，并指出，临床皮瓣成活的界限并不仅仅由血管的解剖界限（anatomic territory）所决定，而且受到血流动力学压力平衡规律的影响（law of dynamic pressure equilibrium）。当一条血管被切断后，邻近皮区的血管，在灌流压力的作用下，通过血管网的吻合和侧支循环，能跨过其原始的供养界限，到达邻近的低压区域，代偿其营养面积，从而扩大皮瓣的切取范围（dynamic territory）。在此期间，由于胸三角皮瓣的临床应用时常有缺血坏死而失败的报道，促使 Daniel、Cunninghan 和 Taylor 等（1975）从血管解剖和血流动力学两方面，对胸三角皮瓣进行了进一步的研究。结果发现，在三角肌胸大肌间沟以外的区域，皮肤的血液循环具有随意型的特征，由三角肌的肌皮穿支供应；而在三角肌胸大肌间沟以内的区域，皮肤的血液循环具有轴型的特征，由胸廓内动脉的肋间前穿支供应。因此，胸三角皮瓣实际上是在内侧部轴型血供的基础上，于皮瓣的远端又增加了一个随意型的成分。

20 世纪 60 年代断肢再植的成功（陈中伟，1963）和显微外科技术的出现，极大地促进了轴型皮瓣的发展。1973 年澳大利亚 Daniel 和我国杨东岳，成功地进行了腹股沟（下腹部）皮瓣游离移植，开创了显微外科游离皮瓣移植的先河。1974 年日本 Harii 报道（1972 年手术）运用显微外科技术，成功地进行了带头发的头皮瓣游离移植。但直至 70 年代，人们所认识的直接皮动脉轴型皮瓣，除了头面部以外，也仅有 7 处（Daniel，1973），即：旋髂浅动脉、腹壁下浅动脉、阴部外浅动脉、阴部（茎）背动脉、胸廓内动脉前穿支、胸外侧动脉和胸上动脉。

肌瓣（muscle flap）和肌皮瓣（musculocutaneous flap）是另一种类型的轴型组织瓣。虽然早在 1906 年，Tansini 就报道了用背阔肌皮瓣移位再造乳房的经验，但并未引起注意。利用局部的肌瓣旋转或翻转覆盖创面，再在肌瓣上植皮，1955 年之后临床开展较多。1966 年美国医师 Ger 报道将肌瓣加植皮的方法应用于治疗小腿慢性静脉溃疡，以后分别于 1970 年报道了治疗胫骨外露、1975 年报道了治疗足跟缺损、1976 年报道了治疗足背创面的经验。但在肌肉表面形成皮瓣，只能按照随意型皮瓣的原则进行。欲在肌肉表面切取轴型皮瓣，必须连带深层的肌肉及其营养血管。1955 年 Owens、1963 年 Bakamjian 首先在临床上切取胸锁乳突肌皮瓣修复面颊部缺损。在 20 世纪 70 年代，肌皮瓣的研究达到了鼎盛时期，并逐渐成熟。1972 年，Orticochea 成功切取了股薄肌皮瓣行会阴部整形。1973 年，Dibbell 首先施行了股二头肌岛状皮瓣的旋转移位术。1975 年，Fujino 报道了上部臀大肌皮瓣。1977 年，Schenk 报道了腹直肌皮瓣。1977 年，McCraw 报道了对肌皮瓣血管进行的实验和临床研究。1978 年，Maxwell 报道了背阔肌皮瓣游离移植。1981 年，美国 Mathes 和 Nahai 通过系统的研究，提出了肌肉血管的分类及其临床意义。在肌皮瓣的发展中，McCraw、Vasconez、Mathes、Nakajima 及我国钟世镇等对肌皮血管的研究和临床应用做了许多开创性的工作。

1979 年，我国沈祖尧和王澍寰首先提出了预构皮瓣的概念（prefabricated flap），用人为的方法对供区进行改造。预构皮瓣除了可按人们的意志为受区提供足够大的良好覆盖外，它的另一大优点就是供区后遗症少。目前预构皮瓣可分为在血供丰富的部位进行植皮预构（头部颞筋膜），以及在皮肤丰富的部位进行植入血管预构（大网膜、腹壁）。皮肤软组织扩张术和阻隔式皮瓣迟延术也是人工改造皮瓣的良好方法。

三、20 世纪 80 年代以后的皮瓣外科发展历史

进入 20 世纪 80 年代，皮瓣外科的发展硕果纷呈，在皮瓣种类上相继开发了主干动脉皮瓣、逆行岛状皮瓣、远端蒂皮瓣、筋膜皮瓣、肌间隔血管皮瓣、静脉皮瓣、真皮下血管网皮瓣、带皮神经营养血管皮瓣、穿支皮瓣等。在这一时期，通过大量皮瓣外科临床实践，逐渐总结形成了科学指导皮瓣设计的"点""线""面""弧"理论。"点""线""面"是顾玉东在 1984 年首先提出，指导游离皮瓣的设计；在此基础上，1988 年侯春林提出皮瓣旋转弧的概念，指导带蒂皮瓣的设计。

1981 年，我国杨果凡首次报道了前臂桡动脉游离皮瓣（radial forearm free flap）的优良效果。1982 年，宋儒耀用英文在世界上做了介绍，引起国外学者的极大兴趣，被誉为"中国皮瓣"（Chinese flap）。桡动脉皮瓣的出现，将轴型皮瓣的研究热点转到了动脉干网状（动脉主干带肌间隙分支）的血供类型上（钟世镇，1982），相继导致了尺动脉皮瓣、骨间后动脉皮瓣、胫后动脉皮瓣、胫前动脉皮瓣和腓动脉皮瓣的出现。1982 年王炜、鲁开化首次报道桡动脉逆行岛状皮瓣（reverse flow island flap）修复手部缺损的经验，引发了逆行岛状皮瓣的动脉血供和静脉回流研究，提出了迷宫回流理论（孙博，1983），同样导致尺动脉逆行岛状皮瓣、骨间后动脉逆行岛状皮瓣、胫后动脉逆行岛状皮瓣、胫前动脉逆行岛状皮瓣和腓动脉逆行岛状皮瓣的出现。

1981 年，瑞典 Ponten 首先介绍了在小腿应用带深筋膜、皮下组织和皮肤所形成的筋膜皮瓣

（fasciocutaneous flap）的成功经验，23 例小腿后部筋膜皮瓣带蒂局部转移修复小腿复杂创面，皮瓣不经延迟而平均长宽比例达 2.5∶1，均完全成活，引起世界各国学者的极大兴趣，被誉为超级皮瓣（super flap）。1982 年，Barclay 首先在小腿将筋膜皮瓣的长宽比例做到 3∶1。Tolhurst（1982）在肩背部将筋膜皮瓣的长宽比例扩大到 4∶1，均获完全成活。1982 年，Haertsch 通过解剖学研究，发现在手术掀起皮瓣时从深筋膜下间隙（subfascial space）中分离，不仅操作简单，分离容易，而且出血少，是掀起皮瓣的"外科平面"（surgical plane）。1984 年，Thatte 报道在下肢应用翻转筋膜瓣（turnover fascial flap）加植皮的方法，修复胫骨外露创面。1982 年以后，Cormack 和 Lamberty 对全身（主要是四肢）筋膜皮肤的血管解剖学进行了系统的研究。Hallock（1992）则在筋膜皮瓣的临床应用方面进行了大量的工作。

1982 年，广州南方医科大学（原第一军医大学）解剖学家钟世镇报道了对肌间隔血管的解剖学研究，导致了不损伤主干动脉的肌间隔皮瓣（septocutaneous flap）的出现。肌间隔皮瓣与筋膜皮瓣有许多相似之处，两者均带有深筋膜血管网。肌间隔血管的口径多在 1 mm 左右或以下。以远侧的肌间隔血管为蒂，可以形成远端蒂皮瓣（distally-based flap）进行局部转移，对修复手足肢端创面很有价值。

传统的皮瓣均包含动脉和静脉血管，血液按正常的途径进行微循环。但人体的动脉血管均较深在，且数目有限，难以满足临床的需要。由此提出了切取仅包含静脉管道的静脉皮瓣（venous flap）的概念。1981 年，Nakayama 首先报道在大鼠进行了动脉血供养的静脉皮瓣（arterialised venous flap）的实验研究。1983 年，贾淑兰报道了一例取自大腿内侧动脉化静脉皮瓣的成功经验。同期，顾玉东创用小隐静脉动脉化腓肠神经移植修复长段神经缺损，获良好效果。1984 年，Honda 报道了仅吻合静脉血管的指背静脉皮瓣修复手指组织缺损的经验。1985 年，Baek 首先报道在犬进行的静脉血营养的隐静脉皮瓣的实验。1985 年，赵书强报道了在兔耳背静脉的实验研究。静脉皮瓣是非

生理性皮瓣,血液循环不稳定,成活差别很大,对其认识尚有待提高和深入。

真皮下血管网皮瓣(subdermal vascular network skin flap, SVN flap)是在真皮下血管网皮片的基础上发展起来的。1980年,Tsukada介绍了保留真皮下血管网皮片移植的经验。在此启发下,1986年,我国司徒朴报道了临床应用暴露真皮下血管网的带蒂皮瓣,成活质量优于传统随意型皮瓣和皮片移植。因其较薄,又称随意型超薄皮瓣。这类皮瓣是我国学者首先提出来的,进行了较多的实验和临床研究,目前尚未得到国际皮瓣外科界的完全认可。

1991年Bertelli和1992年Masquelet报道了皮神经营养血管与皮肤血供的相互关系,发现围绕皮神经的伴行营养血管丛对皮肤的血供有重要作用,提出了神经皮瓣(neurocutaneous flap)的概念。因为在这类皮瓣中往往均包含有一条皮肤浅静脉,所以又有神经静脉皮瓣(neuro-venous flap)之称。目前认为皮神经营养血管皮瓣仅是传统筋膜皮瓣的特殊范例(neuro-veno-fasciocutaneous flap)。其实皮下组织中的浅静脉周围亦有营养血管丛,临床同样可用包含浅静脉营养血管的方法为皮瓣增加血供。远端蒂腓肠神经营养血管皮瓣(sural neurocutaneous flap)逆向转移修复足踝创面,临床应用最为广泛。对皮神经、浅静脉营养血管与皮肤血供关系的新认识,丰富了人们关于皮瓣血供的知识,也为临床研究长皮瓣(long flap)提供了新的方向。

穿支皮瓣(perforator flap)是指仅以管径细小的皮肤穿支血管(穿动脉和穿静脉)供血的轴型皮瓣。穿支皮瓣的特征是以穿支血管为蒂,而不论其来源如何(肌皮穿支、肌间隔穿支),即直接供养皮瓣成活的血管蒂不是深部主干血管。穿支皮瓣的概念起于20世纪80年代后期,Kojima(日本1989)、Allen(美国1994)、魏福全(中国台湾)、Blondeel(比利时)、Hallock(美国)、Morris(加拿大)等是这方面的先驱代表。穿支皮瓣概念的提出,带动了解剖和临床工作者重新认识、研究人体皮肤的穿支血管特征,尤其是肌皮穿支血管。目前国内外学者对穿支皮瓣的确切概念和定义仍有争论。狭义的穿支皮瓣概念仅指肌皮穿支血管供养的皮下组织皮瓣,而广义的穿支皮瓣概念是指一切由穿支血管供养的组织瓣,而不论其穿支血管的来源如何(肌皮穿支、肌间隔穿支、直接穿支)和组织瓣的构成如何(皮下组织皮瓣、筋膜皮瓣、皮下脂肪瓣等)。将穿支皮瓣与皮神经营养血管皮瓣两种理论相结合(perforator neurocutaneous flap),可以细小的蒂部(穿支)供养较大、较长的皮瓣,临床使用优势明显。穿支皮瓣是显微外科皮瓣移植的最新发展,符合组织移植"受区修复重建好,供区破坏损失小"的原则,但对完成手术的医师要求更高。由此也提出了超级显微外科(supramicrosurgery)的新概念,即使用更精细的显微手术器械,发挥更高超的显微操作技能,完成更细小的显微血管吻合。

四、我国对皮瓣外科的贡献

自1963年1月陈中伟等完成首例断肢再植,1966年2月杨东岳、顾玉东等开展首例第二足趾移植再造拇指,1973年3月杨东岳、顾玉东等开展首例下腹部皮瓣游离移植,1973年7月陈中伟等开展首例吻合血管神经的功能性肌肉移植(胸大肌腹部),我国的显微外科水平一直处于世界领先地位。我国皮瓣外科的发展,与显微外科技术的普及和显微外科临床解剖学研究的广泛开展是密不可分的。许多知名的显微外科专家,均对我国的皮瓣外科发展和普及做出了重要贡献,并在显微外科、整形外科、手外科和骨科专著中介绍了不少皮瓣外科内容,亦出版了一些皮瓣外科的专题著作。

我国学者对皮瓣外科的发展做出了重大贡献,国外近年出版的几本皮瓣外科专著,对此都做了高度赞扬,主要在四肢主干动脉皮瓣、逆行岛状皮瓣和肌间隔穿支皮瓣3方面。1995年,国际显微外科之父、美国Harry Buncke在回顾显微外科发展的40年历程时,对我国学者的贡献做了充分肯定,共有7个首创项目(表1-1-2)。其中在皮瓣外科方面有2项,即:① 桡动脉皮瓣(宋儒耀,1982)。② 股前外侧皮瓣(宋业光,

1984）。

其实，我国在国际上首先报道或独自报道的皮瓣有 10 多个（表 1-1-3）。然而，因为这些论文多数是以中文在国内杂志发表的，大多尚未得到国外学者的认识和认可。在国际上最无争议的，当属沈阳军区总医院杨果凡发明的前臂桡动脉皮瓣（radial forearm flap），中文发表于 1981 年，英文由北京整形外科医院宋儒耀发表于 1982 年，引起国外学者的极大兴趣，被誉为"中国皮瓣"（Chinese flap）。桡动脉皮瓣的出现，将国际轴型皮瓣的研究热点转到了动脉干网状（动脉主干带肌间隙分支）的血供类型上（钟世镇，1982），导致了前臂尺动脉皮瓣（李柱田，1985）、骨间后动脉皮瓣（路来金，1987）、小腿胫后动脉皮瓣（张善才，1984）、胫前动脉皮瓣（香港 Wee，1986）以及腓动脉皮瓣（顾玉东，1983）等的出现。1982 年，鲁开化、王炜等首次报道桡动脉逆行岛状皮瓣修复手部缺损的经验，同样引发了逆行岛状皮瓣的动脉血供和静脉回流的研究高潮（孙博，1983；台湾林

幸道，1984），导致尺动脉逆行岛状皮瓣、骨间后动脉逆行岛状皮瓣、胫后动脉逆行岛状皮瓣、胫前动脉和腓动脉逆行岛状皮瓣的出现。以后，我国学者对前臂桡侧供区进行了深入的研究，为了减少桡动脉皮瓣对前臂供区的损害，不带皮肤的桡动脉逆行岛状筋膜瓣（金一涛，1984）、不带桡动脉的筋膜蒂皮瓣（张毓涛，1988）以及不带桡动脉及皮肤的茎突部穿支筋膜瓣（张世民，1990），亦由我国学者在国际上首先介绍。第二个无争议的，是广州南方医科大学（原第一军医大学）徐达传、罗力生（中文）和北京整形外科医院宋业光（英文）分别发表于 1984 年的股前外侧皮瓣（anterolateral thigh flap），并首次提出了肌间隔血管皮瓣的概念（septocutaneous flap）。这两个皮瓣已得到了国际上的广泛认可。股前外侧皮瓣因为优点众多，如供区损失小，切取面积大，血管恒定，可带肌腱、神经等制成复合皮瓣，可作成薄皮瓣等，近年被认为是临床应优先选用的万能皮瓣（台湾魏福全，2002）。

表 1-1-2　我国学者在国际上首先报道的几个显微外科手术（根据 Buncke，1995）

时 间	作 者	项 目
1963	陈中伟	前臂断肢再植
1966	杨东岳，顾玉东	第二足趾移植再造拇指
1966	陈中伟	第二、第三足趾移植
1975	陈中伟	吻合神经血管的胸大肌移植
1976	陈中伟	系列再植
1982	宋儒耀	前臂桡侧皮瓣
1984	宋业光	股前外侧皮瓣

表 1-1-3　我国学者在国际上首先报道或独自报道的外科皮瓣

序号	皮 瓣 名 称	国内杂志报道作者及时间	国外杂志报道作者及时间
1.	腹股沟（下腹部）游离皮瓣	杨东岳，顾玉东（1974）	Daniel（1973）
2.	桡动脉游离皮瓣	杨果凡（1981）	Song（宋儒耀）（1982） Muhlbauer（1982）
3.	桡动脉逆行岛状皮瓣	王炜（1982） 鲁开化（1982）	Stock（1983） Biemer（1983）
4.	上臂皮瓣		Dolmans，1979 Song（宋儒耀）（1982）
5.	肩胛皮瓣	杨立民（1983）	Gilbert（1982） Nassif（1982） Urbaniak（1982） Barwick（1982） Hamilton（1982）

（续表）

序号	皮 瓣 名 称	国内杂志报道作者及时间	国外杂志报道作者及时间
6.	肩胛骨皮瓣	杨立民（1983）	Swartz（1986）
7.	腓骨皮瓣		Chen（陈中伟）（1983）
8.	胫后动脉逆行岛状皮瓣	张善才（1984）	Hong（洪光祥）（1989）
9.	桡动脉逆行岛状筋膜瓣	金一涛（1984）	Jin（金一涛）（1985）
10.	小腿外侧皮瓣	顾玉东（1983）	Yoshimura（1984） Gu（顾玉东）（1985）
11.	股前外侧皮瓣	徐达传（1984） 罗力生（1985）	Baek（1983） Song（宋业光）（1984） Xu（徐达传）（1988）
12.	尺动脉逆行岛状皮瓣	李柱田（1985）	Glasson（1988） Guimberteau（1988） Li（李柱田）（1989）
13.	跟外侧动脉皮瓣	王成琪（1985）	Grabb（1981） Holmes（1984）
14.	不包含指神经的指动脉皮瓣	侯春林（1986）	Rose（1983）
15.	包含指神经背侧支的指动脉皮瓣	侯春林（1986）	
16.	足背动脉逆行岛状皮瓣	杨庆元（1986）	Ishikawa（1987）
17.	真皮下血管网皮瓣（超薄皮瓣）	司徒朴（1986）	
18.	静脉干动脉化游离皮瓣	顾玉东（1987）	
19.	骨间后动脉逆行岛状皮瓣	路来金（1987）	Penteado（1986） Costa（1988） Zancolli（1988）
20.	掌背动脉逆行岛状皮瓣	陈宝驹（1988） 路来金（1991）	Small（1990） Maruyama（1990） Quaba（1990）
21.	股前外侧逆行岛状皮瓣	张功林（1988）	
22.	指动脉逆行岛状皮瓣	李平津（1988）	Lai（中国台湾赖春生）（1989）
23.	尺动脉腕上穿支皮瓣	张高孟（1990）	Becker（1988）
24.	前臂桡侧筋膜蒂皮瓣	张毓涛（1988）	
25.	桡动脉茎突部穿支筋膜瓣	张世民（1990）	Chang（张世民）（1990）
26.	小鱼际皮瓣	顾玉东（1992）	Kojima（1990）
27.	桡动脉鼻烟窝穿支皮瓣	张高孟（1992）	Inoue（1993）
28.	浅静脉干在远端蒂皮瓣中的不良作用	张世民（1992）	Chang（张世民）（1991）
29.	吻合血管神经的踇展肌游离移植	江华（1992）	Jiang（江华）（1995）
30.	胫后动脉逆行岛状皮瓣交腿携带游离皮瓣	裴国献（1992）	
31.	链式血供筋膜皮瓣	张世民（1994）	Chang（张世民）（1998）

近来，我国学者在筋膜皮瓣、超薄皮瓣、皮神经营养血管皮瓣、远端蒂皮瓣、穿支蒂皮瓣和皮瓣血管的灌注解剖与数字化解剖方面，亦有不少深入研究并取得了显著成绩。

五、展望

皮瓣移植成活的关键是要有充足的血液供应。因此，皮瓣外科从发展之初就与皮肤的血供研究密切相关。目前在人体可切取的轴型皮瓣已达70多处。现在已不是继续开发新的轴型皮瓣的时代，而且也很难再开发出新的皮瓣。纵观皮瓣外科的发展过程，临床所应用的皮瓣供区的数量，是由少到多，又由多到少。随着人们对全身皮肤血供研究的不断深入，许多皮瓣供区被开发挖掘出来，这就是皮瓣外科发展早期在供区数目上由少到多的历程。在已有众多可供选择的皮瓣供区面前，一些血供可靠、安全简单、部位隐蔽、破坏损失少的皮瓣供区，逐渐成为临床应用的首选；而一些综合效益不佳的皮瓣供区，则逐步被遗忘和淘汰，这就是皮瓣外科日臻成熟时期在临床选择上由多到少的现实。经多年的实践，皮瓣外科已总结出许多具有高度共识、带有规律性的普遍原则,对临床实际工作有重要的指导意义。如在组织瓣的选用上,"以次要组织修复重要组织;先带蒂移位,后吻合血管;先分支血管,后主干血管;先简后繁,先近后远;重视供区美观和功能保存"。如何根据"受区修复重建好、供区破坏损失少、成活可靠、操作简单易行"的原则,针对每个患者进行"个性化"的皮瓣筛选和改进,是皮瓣外科医师永无止境的追求。穿支皮瓣和各类组合皮瓣,是皮瓣外科今后的发展方向。

皮瓣外科的将来,寓存于修复重建外科之中。基础医学的进展、高新技术的使用,将使皮瓣外科的发展插上腾飞的翅膀。

（侯春林　顾玉东）

第二节　皮肤的结构与功能

皮肤覆盖人体表面,是人体最大的器官之一,面积为 1 500~1 700 cm²,约占体重的 16%。不同部位皮肤的厚度差别较大,从 0.4~3.0 mm,眼睑、耳后等处最薄,项、背、臀、手掌、足底、生毛发的头皮和颏部等处最厚。同一肢体,内侧的皮肤较薄,外侧的皮肤较厚,如大腿内侧约为 0.95 mm,外侧则约 1.13 mm。皮肤的厚度随不同年龄、性别、职业等而有差异。皮肤与外界接触,对人体起到屏障作用,有调节体温、感觉、物质代谢和再生修复等功能。

一、皮肤的组织结构

皮肤由表皮、真皮和皮下组织(浅筋膜)组成(图 1-2-1A),严格地讲,皮下组织不属于皮肤组织,但其是皮瓣结构的组成部分。

(一)表皮

表皮是角化的复层鳞状上皮,厚薄因所在部位的功能需要而异。一般可分为 5 层,由浅至深依次为:角质层、透明层、颗粒层、棘层和基底层(或称生发层)。

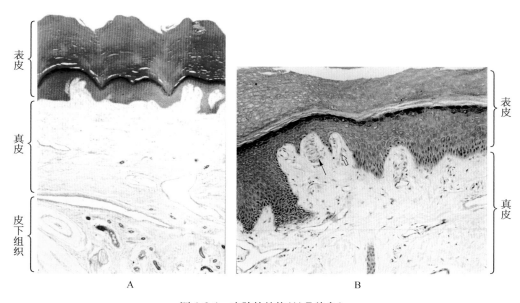

图 1-2-1　皮肤的结构(H-E 染色)

A. 皮肤的结构；B. 皮肤的结构局部放大图,↑表示触角小体,⇧表示血管乳头

1. **角质层** 由多层扁平细胞叠积而成,浅层细胞为易于脱落的角质鳞片,细胞内没有胞核和细胞器。

2. **透明层** 是由几层扁平无核的细胞组成,切片上有较强的反光力。

3. **颗粒层** 由2~4层梭状细胞组成,细胞长轴与皮肤表面平行,细胞核已趋退化消失,胞质内出现透明角质颗粒。

4. **棘层** 约有数层,细胞核为球形或卵圆形,位于细胞中央,深层尚有分裂增生能力。

5. **基底层** 是表皮中分裂增生能力最强的一层细胞,故又称生发层;细胞呈立方形或矮柱状,深面贴在基膜上。皮肤的基膜又可称为真表皮连接。表皮内没有血管,而基膜的通透性很强,有利于基底细胞从真皮摄取养分。游离神经末梢可通过基膜进入表皮细胞之间(图1-2-1B)。

(二)真皮

真皮由结缔组织组成,含有毛发、毛囊、皮脂腺、汗腺等结构。真皮与皮下组织之间界限不清晰,故真皮的精确厚度不易测算。真皮又可分为浅的乳头层和深的网状层。

1. **乳头层** 乳头层结缔组织向表皮突起呈乳头状,形成一条波浪形的交界线。乳头层结缔组织较为疏松,毛细血管丰富,组成乳头下血管网。乳头层内神经感受器丰富。

2. **网状层** 这一层的结缔组织较为致密,胶原纤维集成粗壮的束,束有分支并且交织成网,弹性纤维也较丰富,故真皮具有很大的韧性和一定的弹性。网状层有血管、淋巴管、神经束、神经末梢、感受器、毛囊和腺体等,在毛囊旁还有平滑肌(立毛肌)。

(三)皮下组织

皮下组织与真皮间无明显界限,结缔组织纤维彼此过渡,但皮下组织的特点是疏松,允许皮肤在所附着的基础上,做有限度的往返滑动。皮下组织含有较大的血管、淋巴管和神经,有较多的间隙以容纳组织液。皮下组织的厚薄,个体之间可以相差悬殊,关键是取决于该局部脂肪组织的多寡。皮下脂肪的消长,常依性别、年龄、营养状态和内分泌的影响而定。男性易储存脂肪于腹部,而女性则主要在乳房和臀部。但足底下的皮下脂肪组织受营养条件的影响并不显著。

二、皮肤的血管和淋巴

(一)皮肤血管

皮肤的血供是由位于真皮下与皮下组织结合处的真皮下血管网供给。此血管网向真皮发出分支形成真皮血管网,从真皮血管网分支到真皮乳头层下,构成乳头层下血管网,从该血管网分出许多终末小动脉到真皮的表层,并到真皮乳头的毛细血管襻。表皮层无血管,通过真皮层获得营养。

皮肤的静脉回流从真皮乳头层开始,相互联结形成静脉网,最后到达真皮与皮下组织结合处下面的静脉网。

流经乳头下血管的血量,可通过动、静脉短路进行控制。皮肤的血管结构除供给本身的营养外,对体温的调节也起着非常重要的作用。

(二)淋巴回流

真皮乳头层下毛细淋巴管网,收集乳头中的淋巴管液和组织间隙中的淋巴液。在真皮和皮下组织之间,汇集成淋巴网,然后形成较大的淋巴管,与静脉伴行离开皮肤。

三、皮肤的神经末梢与皮肤感觉

皮肤中有丰富的神经纤维和神经末梢。皮神经进入皮下组织后仍清晰可见;进入真皮网状层后,相互缠绕形成网状皮神经丛;伸入真皮乳头层后,形成皮神经浅丛。这些神经丛包括来自脑脊神经的有髓感觉纤维、来自交感神经的节后无髓纤维,在有皮肌和表情肌的局部,还有脑脊神经的运动末梢,但皮肤内没有副交感神经纤维。皮肤中的汗腺、皮脂腺和立毛肌等,均受内脏运动的交感神经内脏运动纤维支配。

感觉神经末梢是感觉神经元周围突的终末部分。该终末与其他结构共同组成感受器,以接受外界各种刺激。感觉神经末梢按其结构,可分游离神经末梢和有被囊神经末梢两种类型。

(一)游离神经末梢

游离神经末梢是有髓或无髓神经纤维的终末部,失去神经膜细胞(施万细胞)的裸露轴突末段。

此类游离神经末梢可以穿过表皮膜层，进入表皮细胞之间，主要感受痛觉、轻触和冷、热的刺激。

（二）有被囊的神经末梢

此类神经末梢外面均包裹有结缔组织被囊，常见的有触觉小体（tactile corpuscle）和环层小体（lamellar corpuscle）。触觉小体分布在真皮乳头内，感受触觉刺激；环层小体分布于皮下组织，感受压觉和振动觉。

（三）皮肤的神经分布

相邻皮神经的分布区有重叠地带。躯干部各节段的神经分布重叠范围较大，例如一条肋间神经大致支配本节段肋间隙和上、下各一节段的肋间隙皮肤感觉区。肢体皮神经的分布区，有一个中央部位的自主带，自主带无其他神经分布。自主带周围是一个不规则的由该神经与邻近神经共同支配的重叠带。某一皮神经受损时，自主带将完全丧失感觉，而重叠带只有感觉减退，并不至于完全丧失感觉。一条皮神经的自主带范围有一定的变动幅度。但在个体之间，甚至同一个体的两侧，都可能有正常性差异。这一点值得医师分析皮肤感觉功能障碍程度时加以注意。

四、皮肤的弹性、机械和吸收特性

皮肤的弹性是由真皮内的弹力纤维形成的。弹力纤维和胶原纤维共同形成纤维束，分布于真皮的全层。弹力纤维使皮肤保持弹力，手术切开皮肤后发生伤口裂开，取下的皮片立刻发生收缩，就是由于这种张力所致。老年时弹力纤维变性，皮肤松弛，额部和面部皮肤形成很多皱纹。

皮肤具有抵御外界环境的机械和物理影响的屏障作用，对人体起重要的保护作用。皮肤具有吸收特性，长时间浸泡于水中（如游泳）因角质层吸水而出现轻度肿胀。在高渗或低渗溶液中，这种渗透梯度会很快达到平衡，以防止进一步吸收。皮肤的这种屏障功能来自角化层。但角化层不是一个完全的屏障，许多药物很容易通过皮肤吸收，有害的工业化合物也可经皮肤吸收。物理或化学损伤均可降低皮肤的这种屏障作用，并增加受损处皮肤对任何物质的吸收作用。

太阳光和紫外线对皮肤的生理、生物维持性和病理生理特性均有重要影响，而黑色素细胞具有保护皮肤免受紫外线损伤的适应能力，表皮能阻隔光线、α射线和β射线。

皮肤创口的缝合通常用非吸收性缝线，于术后一定时间内拆除，以减少瘢痕，拆线时应避免张力。表皮的愈合很快，但创口刚愈合时，表皮的结合尚不能承受张力。随着成纤维细胞和胶原纤维的合成，皮肤承受张力的强度也相应增强。由于瘢痕组织没有再生弹力纤维的能力，因此缺乏弹性和延展性。成纤维细胞和表皮细胞是创口愈合的基本细胞，成纤维细胞调节失控时，可引起瘢痕组织增生形成瘢痕疙瘩，这是一种异常的生理过程。

五、皮肤的纹理

真皮网状层有交错排列的胶原纤维，使皮肤具有良好的抗拉强度，而弹力纤维则使皮肤在正常运动范围内可以反复地伸展和回缩，但年龄、激素和紫外线的破坏性损伤可以减少真皮的厚度和可塑性，使之产生皱纹和皮肤松弛等。

皮肤内的弹力纤维和胶原纤维束，是按照一定的方向有规律地排列的，这种集中的排列方向称之为张力线（Langer's lines）（图1-2-2）。做皮肤切口如与张力线平行则裂开较小，愈合后瘢痕较小；反之，则不但裂开较大，且在愈合过程中有持久的张力，形成的瘢痕也较大。因此，皮肤的切口力求与张力线一致。

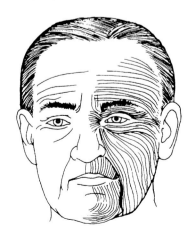

图1-2-2　颌面部皮肤的张力线与皱纹

颌面部和颈部做皮肤切口如在皱纹内或与皱纹平行(图1-2-2)则只形成轻度瘢痕,因为皱纹上下的皮肤较多且松弛。此外,沿皱纹方向切除适量的皮肤,缝合伤口时不会增加很大的张力。

六、皮肤的再生与修复

皮肤受损伤后能够再生修复,其再生过程和修复时间,因受损的面积和深度有所不同。小面积的损伤,数日即能愈合,且不留瘢痕。表皮再生过程是:创面发生凝血,阻止出血;随后创缘表皮基底层细胞分裂活跃,新生的细胞逐渐向创面移动,创面残留的汗腺和毛囊上皮细胞也能增殖,形成覆盖创面的上皮小岛,最后创面全被新生的表皮细胞覆盖,形成薄层表皮。此后,表皮细胞继续增殖,形成正常的表皮。在表皮再生的同时,真皮和皮下组织成纤维细胞的分裂活跃,毛细血管生长,生成富有血管的新生结缔组织,即肉芽组织。肉芽组织的生长,逐渐将其上部的表皮向外推移,使创面新生表皮与周围表皮平齐,完成创口修复。如皮肤损伤面积过大过深时,表皮修复有困难,需采用植皮的方法来修复。

(徐达传　侯瑞兴)

第三节　皮瓣血供的解剖学

20余年来,随着基础研究的不断深入,在皮瓣血供研究方面有所进展,取得了一些规律性的认识,为临床显微外科皮瓣创新发展及其应用提供了基础理论依据。

一、皮瓣的血管分布与构筑

皮瓣的血供来源于深部的动脉干,起始后穿过深筋膜至皮下组织,沿途发出分支。分支间彼此吻合交织,形成不同层次的血管,血管的构筑与皮瓣的层次密切相关(图1-3-1)。

1. **皮下动脉**　进入皮瓣供区的皮下动脉主要有下列两种类型。

(1)干线型皮下动脉:此类型多数是轴型直接皮动脉或肌间隙皮动脉穿出深筋膜后的延续,血管的管径较粗大,行程较长,走行方向与皮肤表面平行,逐渐浅出,沿途发支供养皮瓣各层结构,供血量多,分布范围大。这种干线型皮下动脉,是轴型血管皮瓣移植设计的形态学基础。

(2)分散型皮下动脉:多数是肌皮动脉的穿支,以垂直方向穿过深筋膜,多呈"蜘蛛痣"形分布至皮下组织。这一类型的皮下动脉,管径均较细小,没有一条较长的主干,供血量少,分布范围小(图1-3-2)。

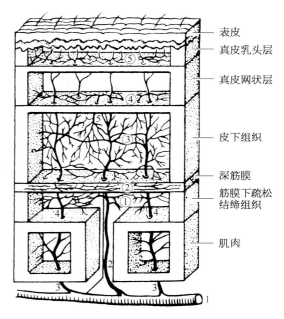

图1-3-1　皮肤筋膜的血管构筑示意图
1. 深部动脉;2. 肌间隔动脉;
3. 肌皮动脉;4. 肌皮动脉穿支;5. 降支
①深筋膜下动脉网;②深筋膜(上)动脉网;
③皮下动脉网;④真皮下动脉网;⑤乳头下动脉网

2. **真皮下血管网**　真皮下血管网位于真皮与皮下组织交界处,由皮下动脉发出上行支进入真皮而形成。近年来的研究证明,真皮下血管网

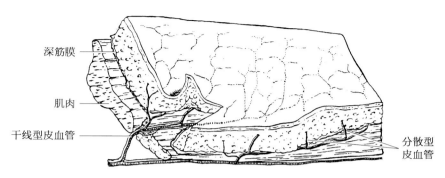

图 1-3-2 干线型和分散型皮动脉示意图

对皮瓣的血供具有重要的意义,有很强的供血代偿能力。所以在修薄皮瓣的厚度时,特别强调不要破坏真皮下血管网结构的完整性。根据皮瓣的层次结构特点:真皮网状层致密而皮下组织疏松,真皮下血管网居于真皮网状层内,故在修薄皮瓣时,可以大胆地剔除大部分皮下脂肪组织和疏松结缔组织,但应注意勿损伤真皮下血管网(图1-3-3)。

3. 真皮血管网　位于真皮网状层与乳头层交界处,由真皮下血管网发出的上行支相互吻合构成,也是较为稠密的血管网,但管径较细小,血供的代偿能力也不及真皮下血管网。

4. 乳头血管网　位于真皮乳头内,随乳头层与表皮基膜的形状呈波浪状起伏,每个乳头由一支乳头动脉供应,再分支形成细小而稠密的乳头血管网。由于表皮层尚有血管分布,其营养物质则由乳头血管网提供,以渗透通过表皮层基膜的方式进行。

5. 深筋膜血管网　前面叙述的为传统皮瓣的血供系统。1981 年 Ponten 等首先报道了筋膜皮瓣,提出深筋膜及其血管对维持筋膜皮瓣的血供有重要的作用。此后国内外许多学者的解剖学研究和动物实验都证明:肌间隔皮动脉、肌间隙皮动脉和肌皮动脉穿支在穿过深筋膜前、后均发出许多细小的分支,在深筋膜浅(上)、深(下)面动脉支互相吻合形成深筋膜血管网。因此,筋膜皮瓣是在传统皮瓣血供基础上,多增加了一套深筋膜血供,故可不经"延迟"而将长宽比例3:1以上的筋膜(皮)瓣即刻转位。若瓣的蒂部包含有一条轴型皮动脉,还可形成超长瓣。由于深筋膜血管之间以及与浅面的 3 层血管网之间有主支连接,皮瓣和筋膜瓣血供来源为多源性,相邻血管之间有广泛的交通吻合。在肢体是设计近端、远端和筋膜蒂皮瓣的解剖学基础。

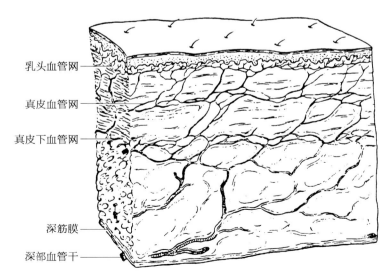

图 1-3-3 皮瓣血管分布示意图

深筋膜及其血管对筋膜皮瓣的作用已被多数学者所公认。但也有一些学者对此提出异议,认为浅筋膜层是皮瓣血管网最主要寓居地,深筋膜作为一个明显解剖标志并以疏松结缔组织与其深面的结构相连,容易解剖分离,保留完整的深筋膜就保留了其浅面的血管网,而使筋膜皮瓣的血供优于在浅筋膜层切取的传统皮瓣。

二、轴型皮瓣的血供类型

(一)概述

游离皮瓣移植成功的关键,是把皮瓣供区内的血液循环重新建立起来。因此,皮瓣供区应用解剖学的研究重点,是了解并找到可供吻合的轴心血管。20 多年来,在临床和解剖学工作者的共同研究下,皮瓣新供区大量涌现,已由早期屈指可数的几个皮瓣供区,发展到 50 多处皮瓣供区。

随着各种皮瓣新供区的发现,对于皮瓣血供的分类也见仁见智。由于众说纷纭,各有千秋,因此对皮瓣血供的分类存在不同的见解。通过大量的解剖学研究和临床实践,对皮瓣血供的认识在不断深化,对其分类也逐步完善。

皮肤血管的解剖学基础是决定皮瓣类型的要素,不同类型的皮肤血管,在来源、蒂长、径粗、行程、分支、分布和侧支吻合等方面均有其规律性。认识这些规律,有助于对皮瓣的选择;在手术方案的设计中,有充分的科学依据;在情况发生变化的手术过程中,能随机应变,有较大的灵活性和适应性。钟世镇等基于对轴型皮瓣研究的工作,着重于血管来源和行程的规律性分析,综合提出较为系统全面的皮瓣血供的解剖学类型。

轴型血管皮瓣在显微外科技术发展以后,担任了主要角色。这是具有阶段性重大发展的一项创新,这个项目与解剖学基础有密切关系。对轴型血管皮瓣的规律性认识,不但将传统的带蒂皮瓣推向游离皮瓣移植的新阶段,而且在轴型化的基础上,对带蒂皮瓣移位的应用,也有指导意义和新的发展。轴型血管皮瓣的主要条件,就是在皮瓣供区内,必须有与皮瓣纵轴平行的轴心动脉和轴心静脉(1~2 条伴行静脉)。轴心血管在皮瓣内组成以轴心动脉供血而通过轴心静脉返回的一套

完整的区域性循环系统(图 1-3-4),从而保证皮瓣得到必要的营养。在游离皮瓣移植时,其轴心血管可以通过显微外科技术加以吻接,把皮瓣的轴心血管与受区的血管予以接通,使皮瓣立即得到受区的血液供应。

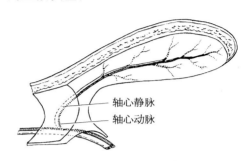

轴心静脉
轴心动脉

图 1-3-4　轴型皮瓣示意图

(二)皮瓣血管类型

根据轴心血管的来源、位置、行程和分支方式等解剖学特点,可将其分为下列 4 种皮瓣血管类型。

1. 直接皮血管皮瓣　直接皮血管来源于深筋膜深面的血管主干,由于血管主干的位置较浅或居于肌腔隙内,皮动脉从主干发出后,没有经过肌肉的间隙,也没有发出肌支,穿出深筋膜后,在皮下组织内行程较长,走行的方向与皮肤表面平行,逐渐浅出,沿途分支供养皮下组织和皮肤(图 1-3-5)。这类型的皮下血管位置较浅,是显微外科皮瓣切取的有利因素。但也有不利的一面,因为此型皮下血管浅出深筋膜的部位往往居于范围较为宽阔的肌腔隙(如股三角或腋窝等),故其分支数量和行程的变异性均较大,增加了皮瓣切取的难度。

此类型因轴心动脉情况不同,又可分为侧支型和末梢型两种。直接皮血管多数是主干血管的侧支,少数是主干血管的终末支。

(1)侧支型:这类直接皮血管是主干血管的旁侧分支,属于这种类型的皮瓣有下列几种:① 侧胸部皮瓣,其皮血管是腋动脉、肱动脉或其分支的侧支。② 腹下部皮瓣、外阴部皮瓣和腹股沟部皮瓣,其皮血管是股动脉的侧支。③ 小腿后部皮瓣,其皮血管是腘动脉的侧支。④ 阴囊(唇)皮瓣,其皮血管是阴部内动脉的侧支等。

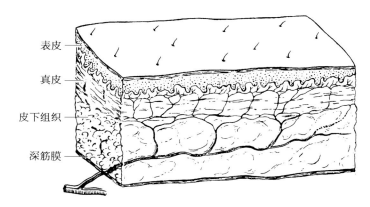

图 1-3-5 直接皮血管皮瓣示意图

表皮
真皮
皮下组织
深筋膜

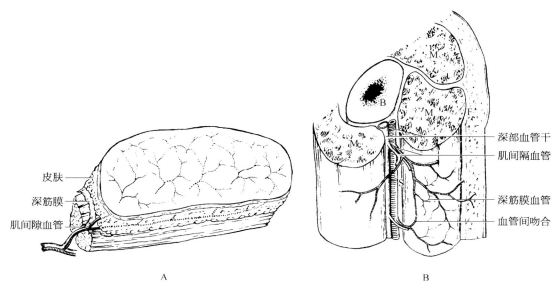

皮肤
深筋膜
肌间隙血管

深部血管干
肌间隔血管
深筋膜血管
血管间吻合

A   B

图 1-3-6 肌间隙（隔）皮血管示意图
A. 肌间隙皮血管；B. 肌间隔皮血管

（2）末梢型：这类直接皮血管是主干血管本身的终末支，颞部皮瓣属于这种类型。分布于颞部皮瓣供区内的轴心血管颞浅动脉和颞浅静脉，就是血管主干最后延续浅出的终末支。

2. 肌间隙（隔）皮血管皮瓣　肌间隙皮血管皮瓣的主要特点是：发出皮血管的血管主干位置较深，都在肌层的深面。皮动脉要通过肌块之间的结缔组织间隙，沿途也可发出部分肌支，然后浅出到达深筋膜，穿深筋膜后，分支分布至皮下组织及皮肤（图 1-3-6A）。在肢体部位，肌群之间的筋膜性结缔组织称为肌间隔。肌间隔内皮血管有关的解剖学特点，与肌间隙的结构性质基本相同（图1-3-6B），因此可将其合并在同一类型中进行叙述。

肌间隙皮血管在穿过深筋膜以前，夹持在肌块之间，可循肌肉的界限进行定位，标志稳定。肌间隙皮血管的动脉与静脉伴行。手术时，循肌块之间的疏松结缔组织间隙深入分离，操作的难度较小，可以截取的血管蒂长度较大。若需应用较粗大的吻合血管管径时，可在皮血管与肌血管共干之前截取血管蒂，然后将至肌的血管结扎切断。因此，施术中调整血管蒂的蒂长和径粗两方面，均有较大的灵活性，增强了可靠性。

此类型的皮瓣供区有颈肩部皮瓣（锁骨上间隙）、胸三角部皮瓣（胸肌三角肌间隙）、肩胛部皮瓣（三边间隙）、臂外侧上部皮瓣（四边间隙）、臂外侧中部皮瓣（肱二头肌肱肌间隙）、臂外侧下部皮瓣（臂外侧肌间隔）、臂内侧皮瓣（臂内侧肌间隔)、臀上部皮瓣(骶棘肌外侧间隙)、臀下股后上部皮瓣(臀大肌下间隙)、股后外侧皮瓣(股外侧肌间隔)、股前内侧部皮瓣(缝匠肌旁间隙)、小腿内侧上部皮瓣即隐皮瓣(股内侧肌间隔)、小腿内侧中下部皮瓣(比目鱼肌下间隙)、足底内侧皮瓣(足底内侧间隙)、足底外侧皮瓣(足底外侧间隙)、足外侧皮瓣(跟腱下间隙)等。

3. 主干带小分支血管皮瓣 主干带小分支血管皮瓣的特点是有一条动脉主干贯穿皮瓣供区全长,沿途发出数量众多、管径细小的分支供养皮瓣。当移植或移位这类皮瓣时,必须截取或移走一条粗大的血管主干。因此,此类皮瓣的供区部位,只能选在有两条以上血管主干并存且侧支循环代偿能力很强的部位。临床应用上,由于皮瓣的轴心血管是粗大的血管主干,血压较高,血液供应有充分的保证;血管的管径粗大,吻合操作容易;利用贯通皮瓣的血管主干,还可以作为设计桥梁瓣使用,在血管主干的另一端再缝接吻合血管的组织瓣,串联起来制成二级串联皮瓣或组合皮瓣。这种类型皮瓣的缺点是必须牺牲

一条粗大的血管主干,手术设计时,要充分考虑主干血管远侧的血供代偿问题;必要时,截取血管主干以后,用静脉移植或人造血管修补动脉主干的缺如,恢复主干血管连续性以保证肢体远侧的血供。

根据血管主干所处的位置深浅不同情况,又可将这种血管的皮支分为下列两型。

(1)直接皮支型:这种亚型的血管主干位置较浅,所发的细小皮支直接分布到皮下组织和皮肤。前臂桡血管皮瓣和足背皮瓣的血管类型,属于直接皮支型(图1-3-7A)。

(2)肌间隙皮支型:这种亚型的血管主干位置较深,均在肌层的深面。主干血管发出的皮支,均需通过肌块间的结缔组织间隙后,才能浅出到达皮下组织和皮肤。属于此种类型的主要有小腿内侧中下部皮瓣和小腿前部皮瓣(图1-3-7B)。

4. 肌皮血管皮瓣 肌皮血管皮瓣是包含有肌肉及深筋膜的复合组织瓣。其轴心血管均由深部的血管主干发出,进入肌肉前后分出缘支、肌支和穿支3种分支(图1-3-8)。

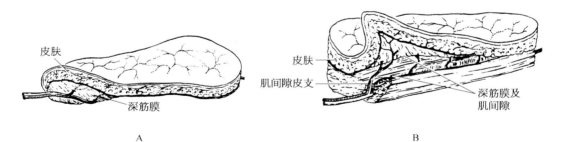

图1-3-7 主干带小分支血管皮瓣示意图

A. 直接皮支型;B. 肌间隙皮支型

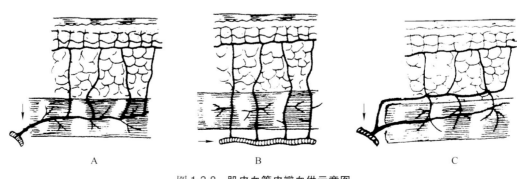

图1-3-8 肌皮血管皮瓣血供示意图

A、B.肌皮动脉肌支和穿支;C. 肌皮动脉缘支
箭头示轴心动脉

（1）肌支：是肌皮血管进入肌块以后分支最多、供血量最大的一些分支。因为肌组织的新陈代谢十分旺盛，需要的供血量大，输送这部分血液的血管管径要粗，数量要多，才能保证肌肉本身的营养。

（2）穿支：肌皮血管的分支从肌肉实质中经过时，多数与肌支共干。穿支在穿出肌肉后，立即穿过深筋膜，以接近垂直的方向进入皮下组织和皮肤，是供养肌肉浅面覆盖皮区的血管。多数的穿支比较细小，有少数穿支可以相当粗大。数量众多的细小的穿支在皮下组织内互相吻合成网，是传统的非轴型血管皮瓣的血供基础。这种小穿支的管径细小，通常不能作为吻合血管游离皮瓣应用。目前临床上应用的肌皮瓣游离移植，选作吻合的血管是进入肌肉以前的肌皮血管主干，是通过吻合肌皮血管干，使供区的肌肉及其浅面覆盖的皮肤全部得以成活。但少数管径特别粗大的大穿支，外径可达 0.6~1.0 mm，已经有可能通过吻合血管的方法，作为小型游离皮瓣的轴心血管。施术中如发现穿支管径过于细小，难以作为吻合之用的血管时，还可深入分开肌纤维，在肌实质深部，截取肌支与穿支共干以前的一段血管进行吻合，这一段的血管管径较为粗大。

（3）缘支：钟世镇等（1984）注意到多数肌皮瓣均有缘支的存在。Nakajima（1986）称之为肌血管的直接皮支（direct cutaneous branch of muscular vessels）。缘支在临床应用上有重要意义，过去的文献只强调肌皮动脉穿支是保证肌皮瓣皮肤成活的血供来源，并没有注意到肌皮动脉本干上发出来的，且没有穿入肌质内，仅从肌肉边缘进入皮肤的缘支，是肌皮瓣皮肤供区边缘部分的重要血供来源。缘支是解释临床上肌皮瓣移植时皮肤能够成活的范围远比深面肌肉的面积大得多的解剖学依据。因此，施行肌皮瓣移植术时，术者不仅应注意肌皮血管蒂的截取，同时应细心保护肌皮血管发出的缘支，保护好肌块周围的筋膜性结缔组织，以保证肌皮瓣边缘部分的皮肤血供不被破坏。

三、轴型皮瓣的血管体区

Taylor 等应用血管造影技术方法对人体及一些哺乳动物的皮动脉进行了细致的研究，根据皮肤内血管由深向浅呈三维立体分布的特点与规律，提出了 vascular territories（angiosome，血管体）概念，并统计出人体平均有口径 ≥0.5 mm 的皮支血管 374 支，可设计切取 40 个穿支血管皮瓣。血管体（或称之为血管分布区域）概念的提出不仅促进了多种皮瓣新供区的发现、新术式的产生，而且促进了对传统轴型皮瓣移植方式的改进。Morris、Geddes 以及杨大平和唐茂林等，采用改良氧化铅-明胶灌注技术进行动脉造影，并运用现代电脑图像处理技术成功地对人体皮肤血管区域定性和定量分析，确定了人体皮肤穿支血管的位置、数量、口径、蒂长、类型、来源血管以及穿支所供应皮肤的面积等参数值（参阅本章第九节），为临床设计应用穿支皮瓣提供了解剖学基础。

（一）血管体间的血管吻合

人体皮肤的动脉均有一个明确的供血范围，而相邻的血管体之间存在丰富的血管吻合。Cormack 等通过分析相邻血管体之间的关系提出（图 1-3-9）：① 解剖学供区（anatomical territory），每一个解剖学供区与其周围相邻动脉之间均有丰富的吻合。当一侧血管被切断或阻断时，则其管道内的血压下降，此时紧邻的另一侧的血管内的血流就会跨越原来的吻合部位向其供血。② 这种紧邻解剖学供区的扩展部分被称为动力学供区（dynamic territory）。③ 在跨越动力学供区的基础上，若皮瓣再继续向远邻的供区延伸，则称之为潜力供区（potential territory）。这样便可将皮瓣从解剖学供区向紧邻的动力学供区扩展，得到较大的皮瓣，若再继续向远邻的潜力供区延伸，则可得到更大的皮瓣。

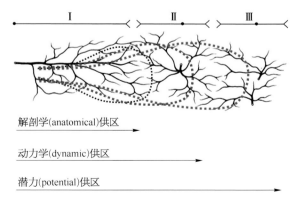

图 1-3-9 血管体间的毗邻关系

（二）血管体间的血管吻合类型

相邻血管体的分支之间所形成血管吻合（choke vessels）非常丰富（图 1-3-10），其所形成的吻合有 3 种类型（图 1-3-11）：① 不减少口径的真性吻合。② 逐渐减少口径的阻塞性吻合。③ 在正常情况下尚未开放的潜在性吻合。

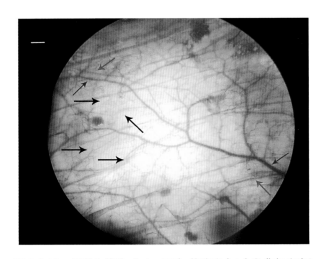

图 1-3-10　**相邻血管体 choke 区动、静脉吻合（大鼠背部皮窗）**
术后即刻，红色箭头示动脉，蓝色箭头示静脉干，黑色箭头示连接小静脉，横杠示 1 mm

相邻血管体分支间的吻合主要有两个层次，一是位置较深，外径较粗，血管走行于深筋膜上、下层及脂肪层，位于两个血管体之间起直接沟通作用的吻合，以不减少口径的真性吻合为主；二是位于真皮下的吻合，通过真皮下血管丛将两个血管体连接起来，此类连接数目较多，走向不一。

四、皮瓣血管的数字化解剖

（一）血管标识与三维重建

2002 年，我国解剖学家首次报道了血管标识技术，并成功地从"中国数字人（Chinese digital human, CDH）"数据集重构出部分人体血管，为"数字人"的发展做出了重大贡献。此方法对全身细小动脉的标识精度已达 0.77 mm，对某些局部细小动脉标识甚至可精确到 0.2 mm。显然，如此精度的血管标识，用于全身血管的宏观显示已经足够。然而，对于各专科研究者来说，针对临床诊治的特点，往往需要建立比全身模型更精确的局部数字化模型。此时若采用 CDH 数据集进行精确的局部建模，便

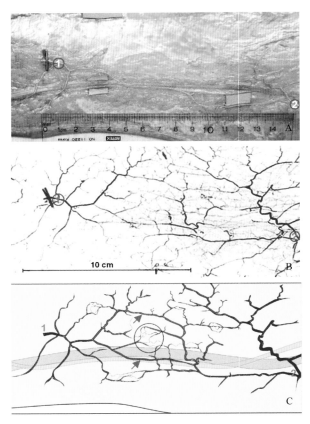

图 1-3-11　**血管体之间的血管吻合类型**
1 和 2 为相邻的两个穿支血管体。A. 右小腿前内侧被覆组织标本内面观；B. 标本 X 线摄片；C. 血管吻合示意图，箭头所指为不减少血管口径的真性吻合，圆圈内显示逐渐减少口径的阻塞性吻合。浅蓝色示大隐静脉，浅黄色示隐神经

难以实现。这是因为，虽然 CDH 的单个断面图像上对血管的分辨精度可以精细到 0.2 mm，但是，要对如此微细的血管进行人工定位、配准及三维重建，其难度很大，非一般医学研究人员所能胜任。然而，应用造影剂标识血管则可轻松解决此问题。由于经过放射造影剂标识血管后，应用专业化的交互式的医学影像控制系统（Mimics）等 3D 可视化软件，在普通的家用电脑即可自动地对血管进行定位、配准与三维重建等数字化处理。因此，采用此方法可非常方便地显示源动脉及其穿支，包括发出多少皮穿支、发出部位及其穿支间的互相吻合情况等信息（图 1-3-12）。若将 CT 扫描的三维重建与常规 X 线摄像相结合，还可十分清晰地显示外径小于 0.1 mm 的血管在体被组织内的分布状况，甚至细小的肌肉内血管网亦清晰可辨（图 1-3-13）。从而可为各种单一组织瓣或复合组织瓣的设计提供可靠的形态学依据。

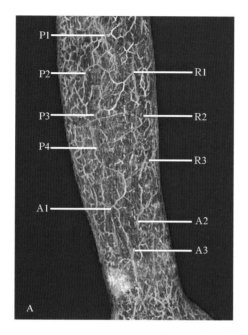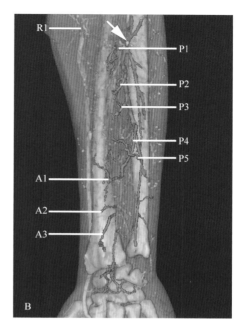

图 1-3-12　前臂三维重建(后面观)

A. 直接体绘制法(右前臂),示穿支在深筋膜浅层和真皮层相互吻合成血管网;

B. 直接体绘制法与骨骼及动脉的表面重建相结合(左前臂)

P1~P5,骨间后动脉穿支;A1~A3,骨间前动脉穿支;R1~R3,桡动脉穿支。白色箭头示返骨间返动脉

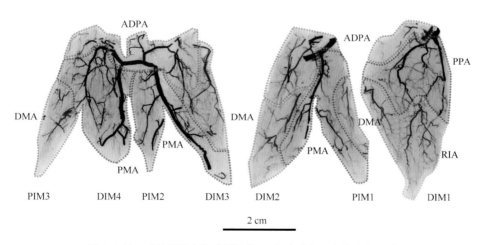

2 cm

图 1-3-13　手骨间肌血管造影图像,示各动脉在肌内的分布区域

DIM,骨间背侧肌;PIM,骨间掌侧肌;ADPA,掌深弓升支;PMA,掌心动脉;

DMA,掌背动脉;PPA,拇主要动脉;RIA,示指桡掌侧动脉

Saint-Cyr 等于 2009 年对不同部位的多个单穿支进行了选择性血管造影、CT 扫描,并利用 CT 扫描仪所配备的软件进行 3D 可视化研究,揭示"穿支体区(perforasome)"具有以下特征:相邻穿支的血供区域通过直接与间接链接两种方式进行沟通,不同部位穿支间的沟通方向不一;在进行跨区灌注时,首先是对来自同一源动脉的相邻穿支体进行灌注,其次才是对来自不同源动脉的相邻穿支体进行灌注。然而,这种选择性的单穿支灌注,不便于整体分析,对于穿支体区间吻合血管的显示也不明显,而且直接应用 CT 扫描仪进行三维重建的整体效果也较差。唐茂林等采用一次性整尸血管造影,应用 Mimics 进行三维重建,不仅层次分明、穿支体区间小血管的清晰度好,而且可对不同层次分别进行透明、不同穿支体分别配色或提取等专业化处理(图 1-3-12)。

（二）穿支体区间的血管吻合

1. 同源穿支体间的血管吻合 每一穿支血管及其分支呈树形分布所能到达的最大解剖学区域，其所对应的外科概念即为该穿支皮瓣所能切取的最大范围（perforator territory）。相邻穿支血管分支之间所形成的吻合类型有 3 种（图 1-3-14）：① 不减少口径的真性吻合。② 逐渐减少口径的阻塞性吻合。③ 在正常情况下尚未开放的潜在性吻合。

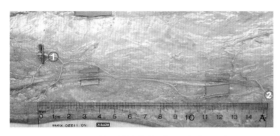

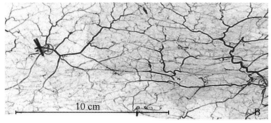

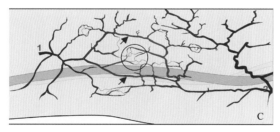

图 1-3-14　穿支血管体与穿支血管吻合（choke vessels）

A. 新鲜尸体明胶/氧化铅灌注后，经大体解剖示右小腿内侧皮肤穿支的分布情况，其中，此处有大隐静脉及隐神经与穿支相邻；B. 上述标本 X 线血管造影图，展示两个不同的穿支在皮肤内的分布状况；C. 依据上述造影图绘制的血供模式图，展示两个不同的穿支在皮肤内的分布状况，注意相邻穿支血管体间减少口径的血管吻合（choke vessels，黑圈所示），蓝线示大隐静脉，黄线示隐神经，箭头示不减少口径的真性吻合

相邻穿支的连接主要有两个层次，一是走行于筋膜上、下层及脂肪层，位于两个穿支体之间起直接沟通作用。此类连接数目不多，一般为一支，常与穿支源动脉的走向一致，管径较粗，其吻合方式以不减少口径的真性吻合为主。另一类连接是位于真皮下，通过真皮下血管丛将两个穿支体连接起来，此类连接数目较多，走向不一（图 1-3-15）。

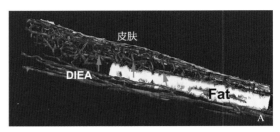

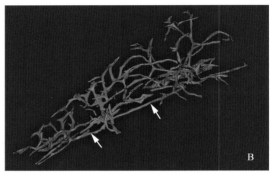

图 1-3-15　相邻穿支的吻合层次

A. 腹壁下动脉（DIEA）及其穿支（纵切面观）；
B. 腓动脉穿支
箭头示各穿支沿源动脉走向的吻合

2. 非同源穿支体间的血管吻合 应用 Mimics 工作站可以非常方便地对穿支体区及其相互间血管的吻合情况进行综合分析。首先，应用快速直接体绘制方法所得之三维视图，可初步显示出主要穿支体的位置与源动脉。但其层次不分明，组织器官不易区分，穿支体亦较模糊，而类似于 CT 机直接得出之视图（图 1-3-16A）。不过，在此基础上，利用 Mimics 中的其他工具：Thresholding、Region Growing、Edit mask in 3D 等重点对骨骼、动脉及软组织进行提取，分别进行三维重建，便可以十分清晰地显示不同层次、不同穿支体及其相互间的关系（图 1-3-16B ~ D）。因而，此方法可非常方便地用于设计穿支皮瓣。如图 1-3-15A 很清晰地显示出前臂后面穿支在深筋膜浅层和真皮层相互吻合成血管网，这是切取跨区域皮瓣的重要解剖学基础。但是，其层次不分明，穿支来源不明了。在分别重建骨骼与动脉后，穿支的毗邻关系及其源动脉便一目了然。图 1-3-16B、C 显示了前臂后面尺侧半穿支来自骨间后动脉，而桡侧半下部穿支来自骨间前动脉，上部穿支来自骨间后动脉及桡动脉。从前面观，桡动脉穿支与骨间后动脉穿支有一明显吻合（图 1-3-16C 白色圆圈区），其实是叠影。转动该 3D 视图,从侧面观可清晰地显示桡动脉穿支与骨间前、后动脉穿支均没有吻合(图 1-3-16D)。本组视图说明,同源穿支体间存在明显的血管吻合,而非同源穿支体间的血管吻合不一定有。因此,当行跨穿支体的扩大皮瓣切取时宜慎重。因为多普勒探测到的相邻穿支间并非都有明显的吻合,尤其应注意相邻的非同源穿支体。

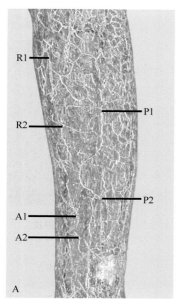
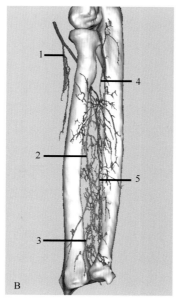
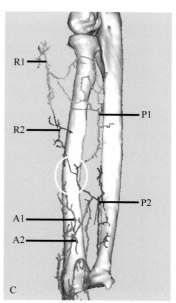

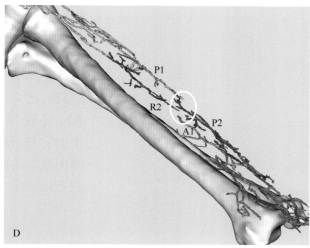

图 1-3-16 前臂三维重建(A~C 后面观,D 侧面观,同一标本)

A. 直接体绘制法(右前臂),示穿支在深筋膜浅层和真皮层相互吻合成血管网;B~D. 骨骼及动脉的表面重建

P1~P2,骨间后动脉穿支;A1~A2,骨间前动脉穿支;R1~R2,桡动脉穿支。1. 桡动脉;2. 骨间前动脉;3. 骨间前动脉背侧支;4. 骨间返动脉;5. 骨间后动脉

(徐达传　侯瑞兴　唐茂林)

第四节　皮瓣的分类与命名

皮瓣的基础与临床应用研究很多,有不少新的探索和进展,对皮瓣的分类与命名曾多次进行专题讨论,学者们见仁见智,尚缺乏统一的分类方法与命名标准,有待进一步研究完善。

一、皮瓣的分类

皮瓣的分类依据,其关键的要点与皮瓣的结构、血供类型、术式设计和成活机制密切相关。

(一)轴型皮瓣

皮瓣供区内含有轴心动脉和轴心静脉。20世纪80年代后期,随着显微手术器械的发展及临床实际需要而开展的穿支皮瓣,是以管径细小的皮肤穿支供血,包括皮肤和皮下组织的一种小型轴型皮瓣,其轴心血管为穿支(穿动脉和穿静脉),是在传统轴型皮瓣基础上的新发展(详见本章第九节)。此类皮瓣的术式设计,是通过显微外科手术与受区的血管进行吻合,很容易建立合乎生理状况的早期局部血循环系统;可以进行吻合血管远位移植,以适应各种创伤缺损的修复。此类皮瓣的研究工作已趋成熟,临床实践证明确实可靠,应用的覆盖面很广泛。轴型皮瓣的关键是血管蒂的长度、管径、浅出的定点、走向的轴线、血供的面积和成活的机制。

(二)非轴型皮瓣

这类皮瓣不含轴心血管,皮瓣移位时必须保留一定宽度的皮肤蒂,称之为随意皮瓣。此类皮瓣的血供主要有下列两种来源:① 蒂部血供,皮瓣的早期仅靠蒂部的真皮下血管网供养,故又称之为真皮下血管网皮瓣。② 基部血供,国内外许多学者的临床观察及动物实验表明,真皮下血管网皮瓣的基部和创缘在术后第二天开始建立血运,包括真皮下血管网的血管相互吻合和新生毛细血管向皮瓣内长入两种方式,使皮瓣血供丰富,皮瓣质量好。应用显微外科技术,在不损伤真皮下血管网的前提下,可将皮瓣修得很薄,形成真皮下血管网超薄皮瓣。

在显微外科应用解剖学迅速发展的基础上,一些适用于轴型皮瓣和筋膜皮瓣的血管分布规律,对随意皮瓣的创新发展也大有裨益。近年对皮瓣血供的解剖学研究和临床实践证明,设计随意皮瓣时应注意蒂部的位置和方向。尽量将蒂部靠近知名血管,使皮瓣与附近知名血管的分布相一致,使皮瓣设计"轴型"化,这也是形成超长宽比例设计皮瓣的基础之一。

(三)预构皮瓣

这是一种人为干预的设计方案。通常在某些部位隐蔽、皮肤质地良好、但缺乏理想轴心血管之处,通过手术处理,为该部位植入一套轴心血管。植入的轴心血管经过一段时间已与该部血管建立通畅联系后,再按轴型皮瓣进行吻合血管的皮瓣移植术。

(四)动脉化静脉皮瓣

这是一种非生理性血循环皮瓣。由于肢体许多部位都缺乏管径较粗、行程较长的皮下动脉,但在很多部位都存在管径粗大、位置表浅、行程较长的皮下浅静脉,如头静脉、贵要静脉、大隐静脉、小隐静脉及其属支等。因此,不少学者有意识地或在施术中被迫地将供区的浅静脉与受区动脉相吻合,探索一种新的术式,主要有以下3种形式。

1. 静脉网动脉化皮瓣 该类皮瓣的设计是以肢体相邻的两条浅静脉干作为皮瓣供区的轴心静脉。皮瓣移植受区后,其中一支静脉与受区的动脉吻接,作为供血来源;另一支静脉与受区的静脉吻接回流,即构成静脉网动脉化皮瓣(图1-4-1)。

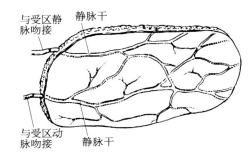

图 1-4-1　静脉网动脉化皮瓣示意图

2. 静脉干动脉化皮瓣 皮瓣区内只有一条浅静脉干,将皮瓣倒置移至受区后,静脉干两端分别与受区一条动脉干的远近端吻接,即构成静脉干动脉化皮瓣。

3. 动脉静脉转流轴型静脉皮瓣 该类皮瓣的区内有一条浅静脉干,将皮瓣倒置移至受区后,静脉干的一端吻接于受区动脉,另一端吻接于受区静脉,即构成动静脉转流轴型静脉皮瓣(图1-4-2)。

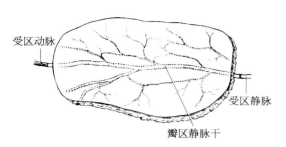

图 1-4-2　动静脉转流轴型静脉皮瓣示意图

上述 3 种不同形式的动脉化静脉皮瓣,均属非生理性血循环皮瓣,其中有的术式涉及动静脉瘘的存在。据实验及临床观察,已有成功的经验,也有失败的教训。上述 3 种设计形式,静脉干动脉化皮瓣的效果最差,术后皮瓣肿胀严重,渗血渗液多,其余两种设计形式的皮瓣成活较为顺利。但不管用何种术式,所能成活的皮瓣质地较硬,弹性较差,颜色较深,并不是理想的选择,故 20 世纪 90 年代后期临床已很少应用。至于动静脉瘘的问题,在实验或临床观测到的血管杂音和血管扩张状态,一般能随时间的延长,逐步减弱,最后动静脉瘘能自行闭塞。偶有术后 3 个月仍有血管明显扩张伴有血流杂音者,可于门诊做小切口,于动静脉吻合处将蒂血管结扎,后果良好。至于成活机制和动脉血如何向皮瓣灌流问题,尚众说纷纭,有待进一步探讨。但从临床提示的经验和教训中,多数学者认为,对于改善动脉化静脉皮瓣血循环的主要工作,应放在早期减少静脉回流障碍上,如采用多吻合 1 ~ 2 条回流静脉。由于上述皮瓣的血循环途径为非生理性途径,故皮瓣最终能稳定成活的血供,是由受区基底部和皮瓣周缘侵入的新生血管,只有这些血管才是真正的符合生理原则的血管循环途径。为此,施术早期通血的管径粗大的静脉,最终并不能动脉化,其结局均以阻塞告终,它们只担负过早期的临时性供血的作用。

(五)静脉皮瓣

静脉皮瓣也是一种非生理性血循环皮瓣。皮瓣供区内只有轴心静脉,移植至受区后,轴心静脉的两端只与受区的静脉吻接。为此,其血供机制只是由静脉血为皮瓣提供营养物质。因此,在实验研究和临床应用上,还没有充分保证成活的把握。据分析测试,静脉皮瓣内的血流量小,约为正常情况的 1/3,而且为低氧含量的静脉性血。在成活机制的探讨上,文献多认为到达组织细胞的动脉血氧,一般仅 25% ~ 30% 被利用。因此,静脉血有可能维持皮瓣的早期成活。不过这种皮瓣的成活处于一种临界状态,提示施术时,应创造良好的基底床,多吻合一些回流静脉,以提高血流量,可能有助于提高静脉皮瓣的质量。

(六)皮神经营养血管皮瓣

这是一种基于营养皮神经的血管分支分布于其邻近皮肤为血供基础的特殊类型筋膜皮瓣。此类型皮瓣血供可靠,有重建感觉功能的重要依据,可顺行或逆行移位,有些部位有可进行远位游离移植血管的条件。20 世纪 90 年代以来基础与临床研究较多,发展较快。但该类皮瓣的命名较乱,对成活机制的认识也不尽相同。

1. **皮神经的血供形式**　皮神经的血供来源通常为多源性节段性分布形式,多数并不存在与皮神经干全长完全一致的伴行血管干。皮神经的血供形式依次为:节段血管→营养血管→外膜血管→神经干内微血管(图 1-4-3)。上述血管通常为两条静脉夹着一条动脉伴行。

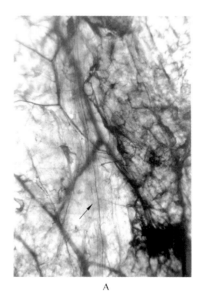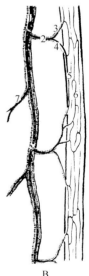

图 1-4-3　皮神经营养血管与筋膜皮支
A. 皮神经及营养血管(↑)墨汁灌注透明标本;
B. 皮神经血供示意图,1. 节段动脉,2. 营养动脉,
3. 上行支,4. 下行支,5. 外膜动脉,6. 干内微血管网,
7. 筋膜皮支

（1）节段动脉：多数皮神经干有多支来源不同的节段动脉。四肢主要的皮神经有2~6支节段动脉，通常靠近皮神经根部的第一节段动脉较粗，外径在0.8~1.7 mm。其中臂后皮神经、股后皮神经、腓肠外侧皮瓣和腓浅神经均有较粗的血管伴行，且伴行较长，这些部位有进行吻合血管移植术的解剖学条件；其他节段动脉较细小，外径在0.3~0.8 mm。下述神经的第一节段动脉也较细小，如臂外侧上皮神经、臂外侧下皮神经、臀内侧皮神经、前臂后皮神经、股外侧皮神经和股前内侧皮神经等，一般都缺乏吻合移植的条件。

（2）营养动脉：是由节段动脉及邻近动脉发出的细小动脉，外径在0.05~0.15 mm。营养动脉呈横行走向神经干，在进入神经干之前或在神经外膜中，分为上行（升）支和下行（降）支。营养动脉的支数和血管间距都不甚恒定。在营养动脉进入皮神经干之前，被结缔组织包裹，称之为"血管神经系膜"，该系膜位于节段动脉与神经干之间，起联系和保护营养动脉的作用。

（3）外膜动脉：外膜动脉纵贯皮神经干全长，是由不同平面相继进入神经干的营养动脉下行支与另一营养动脉上行支相吻合。外膜动脉就是诸多营养动脉的上、下行支组成的链状吻合，是保证皮神经干有较大侧副循环潜力的形态学结构基础。外膜动脉外径为0.3~0.8 mm，在外科施术时，外膜动脉因有血液充盈，清晰可视，是作为神经断端正确对位缝接的良好标志。

（4）神经干内微血管网：神经外膜、神经束膜和神经内膜均有微血管网。这些小动脉和毛细血管组成的血管网，均为外膜动脉发出的各级分支，沿神经纤维走向纵行。神经束内的小动脉若用组织切片观察，有1~2层平滑肌排列，其他血管基本上都是毛细血管，分布稠密，侧副循环代偿能力很强。

2. **皮神经营养血管与皮肤血供的关系** 节段动脉除发出多级营养动脉供应皮神经外，尚发出诸多筋膜皮动脉至皮神经邻近部位皮肤；营养皮肤的范围以皮神经干为轴线，其两侧各2.0~6.0 cm，至皮肤的动脉与邻近皮肤血管有丰富的吻合。这就是形成皮神经营养血管皮瓣血供的解剖学基础（图1-4-4）。

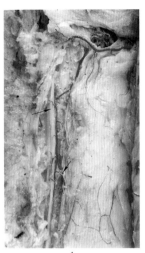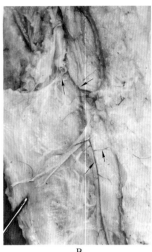

图1-4-4 **皮神经营养血管与皮肤血供**
A中↑示股外侧皮神经及其节段动脉；B中↑示筋膜皮支

3. **皮瓣成活的血供基础** 皮神经营养血管皮瓣，是按皮神经的分布区域作为皮瓣供区设计方案的依据。但皮瓣成活的关键是血供。研究资料表明，皮瓣血供最主要的来源是皮神经节段动脉。沿皮神经干有两列纵行链状吻合血管，是保证远距离供血的主渠道。供血主渠道有下列两条：① 皮神经旁血管网，由节段动脉链状吻合构成。② 皮神经干内血管网，由神经营养动脉上行支吻合构成的外膜动脉。上述两纵行主要渠道都有无数侧支与邻近皮下结构的血管网相沟通。此外，此类皮瓣切取时，带神经干周围2~3 cm的深筋膜。其作用主要有两个方面：一是对神经营养血管起保护作用，维系神经旁血管网的连续性；二是增加一套深筋膜血管网对皮瓣供血。

4. **皮瓣的设计** 皮瓣设计关键是保证血供，建立感觉功能。充分依靠皮神经干两列纵行血供主要渠道与两旁皮下血管网的交通吻合，皮瓣供区可设计成以皮神经为轴的纵行皮瓣。皮瓣游离后，进行带蒂移位时，仅保留上部或下部节段动脉的供血来源，做顺行或逆行移位均可。若选择吻合血管远位游离移植方案时，一般应优选外径较粗大的第一节段动脉为吻接血管的对象。在设计带感觉功能皮瓣时，带蒂顺行移位能完整地保留皮神经干，感觉功能完全可以保证。但在带蒂逆行移位术式和吻合血管游离移植术中,必须注意将切断的皮神经干与受区的相应皮神经缝接。

5. 皮神经相关皮瓣的命名　皮神经有关的皮瓣命名,应以解剖学血供为基础。① 鉴于皮神经本身不是皮瓣成活的基础,不宜用"皮神经皮瓣"命名。② 皮神经没有全长完全伴行的动脉,是节段性接力分布形式,故皮神经"伴行血管"皮瓣名称也不符实况。采用"皮神经营养血管皮瓣"(neurocutaneous vascular flap)的命名较为恰当。

二、皮瓣的命名

皮瓣的命名与解剖结构、血供类型和术式相关联。现将其命名原则做简要介绍。

(一)按照皮瓣的解剖结构命名

1. 皮瓣　皮瓣的组织结构包括皮肤和皮下组织,"皮下组织"和"浅筋膜"这两个名词所指结构是相同的,通常临床医师习惯于采用"皮下组织"一词,而解剖学名词为浅筋膜。

2. 筋膜皮瓣　在皮瓣层次结构基础上,包含深筋膜结构。筋膜皮瓣是由 Ponten(1981)首先提出,是基于深筋膜血管网对皮瓣血供有重要作用的认识。

3. 真皮下血管网皮瓣　与皮瓣的区别是不含皮下组织层。曾用过"超薄型""超薄"和"超长"等形容词,均不是解剖结构性的命名。实际上在制备此型皮瓣时,近蒂部位皮瓣不超薄,仍是典型的皮瓣结构层次,皮瓣的其余部分剔除了大部分皮下组织。因此,这种组织瓣的近蒂部分是皮瓣,远蒂部分为真皮下血管网皮瓣。

4. 复合组织瓣　复合组织瓣是指包含有两种以上组织结构的移植体,命名时应以深部组织的特有名词为依据,可以省略夹在其间的组织名称。例如,骨肌皮瓣可称为骨皮瓣。复合组织瓣主要有肌皮瓣和骨皮瓣等。

(二)按照皮瓣血供类型命名

按照皮瓣血供的解剖学类型,可以设计为轴型血管、非轴型血管、预构轴型血管等3种血供类型的术式,并与皮瓣命名相关联。

1. 轴型血管皮瓣有关名称　这类皮瓣的主要特点,是有维持成活必具的知名轴心动脉和静脉,手术设计分别有吻合血管和带血管蒂的两种术式。接通血管,建立新的血循环系统,是保证皮瓣成活的首要条件。

(1)吻合血管皮瓣移植术式具体如下。

1)吻合动脉和静脉的皮瓣移植术式:这是当前显微外科学范围内应用最广泛、效果最可靠的成熟型术式。操作要点是将皮瓣供体的轴心动脉和静脉与受区的相应血管吻合,以建立起完整的局部血循环系统。

2)吻合轴心静脉的皮瓣移植术式:这是血循环系统建立并不完整的一种术式,在临床应用效果上,各家报道的成功率差异很大,是一种尚有争议、有待研究完善的探索型术式。操作要点是将组织瓣供体的轴心静脉与受区的静脉吻合。据文献提供的机制说明,认为将皮瓣内导血回流的静脉干接通后,有助于组织床贴附处的新生血管生长,可以促进新生血供系统的建立。因此,这种探索性的工作,目前仅局限于较小面积的皮瓣移植。

3)静脉动脉化的皮瓣移植术式:这种术式也是尚有争议的探索性术式。操作要点是将组织瓣供体内的静脉与受区的动脉相吻合,通过受区动脉流入组织瓣供体静脉渠道的血液循环方式,将供区动脉血经过组织瓣的静脉系统,使其"动脉化",意图是暂时为皮瓣提供免于缺血坏死的养料;事实上,这种临时性供血渠道终将闭塞,由新生的血管代替。由于这种血循环途径并不能使静脉系统真正"动脉化",应予注意的是,此类非生理血循环皮瓣能成活的面积较小,成活后皮瓣的质量也欠佳。

(2)带血管蒂皮瓣移位术式:因不需要施行血管吻合,操作较易,移位后成活安全系数也较高。但皮瓣受蒂部长度的限制,不能远位转移。选用此术式时,主要的理论依据是,蒂部应有供血充分的轴心血管,蒂部设计应能保证供血渠道的通畅。

1)带血管蒂皮瓣顺行移位术:皮瓣的蒂部设在躯干或肢体近端,蒂内包含有轴心动脉和静脉。移位后皮瓣内的血循环按正常的生理性的血流方向形成局部血循环系统。

2)带血管蒂皮瓣逆行移位术:皮瓣的蒂部设

在躯干或肢体远端。皮瓣内虽然仍含有轴心动脉和静脉组成的局部血循环体系，但其正常的由近端进入的供血渠道已被阻断。皮瓣的供血来源已改由经远端相连的蒂部，通过侧支吻合的渠道，形成代偿性侧副循环，进入皮瓣供体。为此，带血管蒂的逆行皮瓣能否顺利成活的解剖学要点，在于远端蒂部是否具备充分的血管侧支吻合的形态学基础。

3）带静脉蒂皮瓣移位术：皮瓣的蒂部并无知名的轴心动脉，但具有较大的静脉干。这种术式，也是一种尚不成熟有待完善的术式，因为从形态结构上分析，蒂部的动脉与静脉的比例是很不均衡的，即具有明显通畅的静脉回流渠道，但供血的动脉渠道却十分薄弱。目前的研究工作认为，静脉蒂组织瓣能够成活的机制是：蒂内虽无知名轴心动脉，但在静脉干附近有较小的动脉和网络状动脉侧支吻合系统存在，仍有动脉供血来源，只是供血量微小而已；但由于有通畅的静脉回流，可以促进蒂内动脉侧支吻合的开放，促进细小动脉的代偿性扩大，也促进组织床新生血管的发芽生长。

2. **非轴型血管皮瓣有关名称** 此类皮瓣的供血系统比较均衡分散，没有比较集中粗大的知名轴心动脉和静脉。由于皮瓣缺乏较粗大的轴心血管，无法施行血管吻合术，故不能作为吻合血管游离移植的供体，一般只能做带蒂的移位术式。皮瓣赖以成活的供血来源主要依靠蒂部的血管侧支吻合系统进行沟通。由于血管侧支吻合的代偿能力有一定的局限性，为了增加供血数量，就要求加宽蒂部的面积。因此，皮瓣带蒂移位术常有一定的长宽比例。

（1）带皮蒂的组织瓣移位术：通过皮肤的供血系统，携带远侧的皮瓣。皮瓣术式，过去习惯称之为任意型皮瓣移位术或随机型皮瓣移位术。

（2）带肌蒂或肌皮蒂的组织瓣移位术：蒂部为肌层结构，肌蒂的表面可以设计为带皮肤层次或不带皮肤层次的不同方式。组织瓣的血供由肌肉或肌肉及皮肤内血管系统供给。

3. **预构轴型血管皮瓣有关名称** 这是沈祖尧、王澍寰（1979）首先提出的有创新性思路的设计术式，设计意图是将人体不具有轴心血管的某些部位，原来并不具有吻合血管游离移植的组织，用人为的方法改造成为能进行吻合血管游离移植的皮瓣供体。通常在原来没有轴心血管的供区，先用手术方法，从邻近部位解剖出一束血管蒂移入其中，经过一段时间，移入的血管蒂已经愈合，发生血供联系后，再按轴心血管皮瓣吻合血管游离移植的方法加以处理。已经尝试应用的此型皮瓣有：大网膜预构轴型皮瓣、股前内侧部预构轴型皮瓣、皮管预构皮瓣、头皮预构皮瓣等。

（三）皮瓣的应用目的和命名顺序

皮瓣的临床应用目的有很强的针对性，在皮瓣的命名中，若能适当地加以运用，可收到简练的表达意图。常用以表达的词有：修复、重建、再造、成形等。例如：前臂皮瓣移植舌再造术、前臂皮瓣移植阴茎成形术等。

皮瓣的命名，往往是一个组合性名称。名称组合的顺序，按传统的习惯，依次为皮瓣的术式、解剖结构的性质和皮瓣应用目的3个层次。遵循语言简练、避免重复的原则，在皮瓣的命名实施中，应酌情将意义重复的词加以删节；为区别某些同一供区部位但血管蒂有差异的术式，又有必要将带关键性的血管名称加入。现将一些说明解释于下。

1. **删节意义重复的词**

（1）"吻合血管""游离""移植"等词的含义相同，皮瓣命名时，对上述含义相同的词可酌情删节，例如："吻合血管股前外侧皮瓣游离移植术"可简化为"股前外侧皮瓣移植术"。

（2）"带蒂""移位""转位"等词义相同，但带蒂的组织瓣术式，不能与"移植"一词联系应用。因为"移植"具有游离的含义。例如："带筋膜蒂小腿内侧皮瓣逆行移植术"，就是一个错误的命名，这种带蒂的术式，只能用"移位"或"转位"等词，不能用"移植"一词。

2. **加入关键性的词** 皮瓣采用不同的轴心血管时，应将血管名称加入。由于一个皮瓣供区，可能有几个来源不同的轴心血管，而且在术式设计上有关键性的区别。因此，对皮瓣命名时，宜将所利用的轴心血管名称加入,以示区别。例如:"吻合桡血管前臂皮瓣移植术""吻合尺血管前臂皮瓣移植术"或"以尺动脉腕上皮支为蒂前臂腕上皮瓣移位术"。

(徐达传 侯瑞兴)

第五节 皮瓣外科动物模型

皮瓣外科动物模型属于诱发性或实验性的动物模型,通常是人为的采用手术方法造成动物组织一定的缺损后,采用带有血液供应(蒂部)的动物活组织块移植修复,出现类似人类外科皮瓣的成活过程,并应用于皮瓣的生理学、组织学、功能学、药理学等方面的研究。自 Goldwyn(1963)首次报道犬腹股沟皮瓣动物模型后,相继报道了多种动物、多种类型的皮瓣外科动物模型,由于受动物福利执行和经济性因素制约,最多见的皮瓣动物模型是大鼠模型。

皮瓣外科动物模型虽可通过手术方法在短时间内大量复制,但与人类外科皮瓣的某些方面还是有所不同,有一定的局限性,研究者在使用时应进行比较分析,从而有助于更方便、更有效地认识外科皮瓣的成活规律,制订防治措施。

本节主要叙述常用的大鼠、小鼠、兔和猪皮瓣动物模型。

一、大鼠皮瓣动物模型

(一)大鼠皮肤营养血管

常用于皮瓣模型的大鼠皮动脉主要有 7 对(其中背侧 4 对、腹侧 3 对)。背侧从头至尾分别为胸背动脉穿支、肋间后动脉穿支、髂腰动脉穿支和臀上动脉穿支(图 1-5-1A)。胸背动脉穿支、髂腰动脉穿支和臀上动脉穿支的数量、解剖位置较恒定,而肋间后动脉穿支的解剖学变异较大。腹侧从头至尾分别为胸外侧动脉穿支、腹壁浅动脉穿支、腹直肌动脉穿支(图 1-5-1B)。

(二)跨区供血皮瓣皮窗动物模型

大鼠背部跨区供血皮瓣皮窗动物模型由庄跃宏(2011)建立并报道,实现在生理状态下实时观

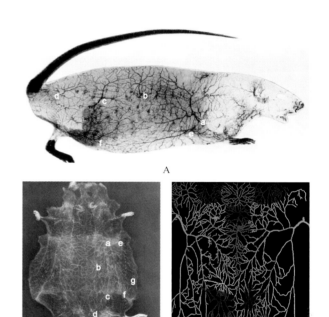

图 1-5-1 大鼠背部皮肤营养血管

A. 大鼠造影;B. 大鼠血管灌注解剖;C. 穿支血管示意图
a. 胸背动脉穿支;b. 肋间后动脉穿支;c. 髂腰动脉穿支;
d. 臀上动脉穿支;e. 胸外侧动脉穿支;f. 腹壁浅动脉穿支;
g. 腹直肌动脉穿支

测 3 个血管体、2 个 choke 区的血管形态变化,以揭示 choke 血管的生理变化过程。

大鼠麻醉成功后,脱毛消毒,以髂腰动脉穿支为蒂,设计跨越肋间后动脉穿支至胸背动脉穿支,即包含 3 个血管体、2 个 choke 区的跨区皮瓣。皮瓣切取后,确认需观测的 choke 血管区并在皮瓣游离面标记,以便皮窗安装后观察孔能准确对位,最后原位缝合皮瓣待用。沿鼠背部中线,捏提伸展的鼠背双层皮肤,用皮窗的观察支架和透光支架像三明治

一样夹紧并固定,全层剪去观察窗内的鼠皮,从而可以观察对侧皮瓣的血管(图 1-5-2)。术后不同时间点,在体视显微镜下,观察 choke 血管变化情况。

(三)静脉超引流与动脉增压皮瓣动物模型

静脉超引流与动脉增压皮瓣动物模型由郑俊(2016)建立并报道,用于探讨静脉超引流与动脉增压对皮瓣存活的影响。

大鼠麻醉后,脱毛消毒。以髂腰动脉穿支为蒂,设计跨越肋间后动脉至胸背动脉的背部跨区皮瓣(图 1-5-3)。其范围:内侧缘为背部中线,外侧缘为背部中线旁开 3 cm,头侧缘为肩胛骨下角下 1 cm,尾侧缘为两髂嵴连线。面积约 3 cm×12 cm。无菌操作原则,掀起皮瓣,构建 3 种类型跨区皮瓣。实验组 A:以髂腰动静脉为蒂,分离并结扎肋间后动脉保留伴行静脉。实验组 B:以髂腰动静脉为蒂,分离并结扎肋间后静脉保留伴行动脉。对照组:肋间后动、静脉均结扎切断,只保留蒂部。所有皮瓣原位缝合(图 1-5-3)。术后超声多普勒测量两个"choke 区"的血流量和氧分压,评估皮瓣存活面积。

(四)蒂部扭转与张力皮瓣动物模型

蒂部扭转与张力皮瓣动物模型由 Lee(2011)建立并报道,用于探讨穿支皮瓣蒂部扭转与张力对皮瓣成活的影响。

取 SD 大鼠分成对照组、扭转组、张力组和扭转张力组 4 组。大鼠麻醉后,脱毛消毒。以左右腹壁浅动脉穿支,在同一平面分别设计 2 块相邻的穿支皮瓣(图 1-5-4A)。右侧主皮瓣面积为 4 cm×4 cm,用于效果评估;左侧副皮瓣面积为 4 cm×2 cm,用于覆盖主皮瓣供区缺损。掀起皮瓣,构建 4 种类型皮瓣(图 1-5-4):① 对照组:皮瓣原位缝合无扭转与张力。② 扭转组:皮瓣蒂部旋转 360°,没有移位。③ 张力组:皮瓣向左移位 2 cm,蒂部未旋转。④ 扭转张力组:皮瓣蒂部旋转 360°,并向左移位 2 cm。术后单笼饲养,抗生素维持 3 天。术后 5 天评估皮瓣存活率与血管结构变化。

二、小鼠皮瓣动物模型

(一)小鼠皮肤营养血管

常用于小鼠皮瓣模型的营养血管主要是鼠体穿支和鼠耳血管束。

鼠体穿支:主要有 4 对(其中背侧 2 对、腹侧 2 对)。从头至尾,背侧为胸背动脉穿支和髂腰动脉穿支,腹侧为胸外侧动脉穿支和腹部动脉穿支(图 1-5-5)。血管体间均有丰富吻合。

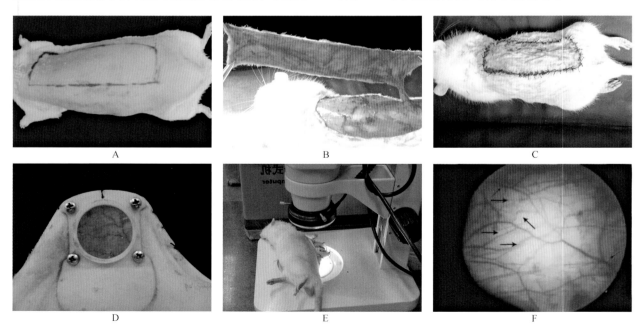

图 1-5-2　跨区供血皮瓣动物模型

A. 皮瓣设计;B. 模型制备;C. 皮瓣原位缝合;D. 皮窗安装;E. choke 血管形态学观测;F. 采集图像

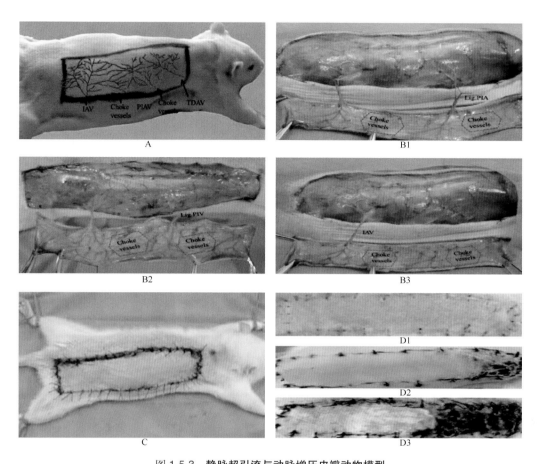

图 1-5-3　静脉超引流与动脉增压皮瓣动物模型

A. 皮瓣设计；B. 模型制备(B1,实验 A 组；B2,实验 B 组；B3,对照组)；C. 皮瓣原位缝合；
D. 术后 7 天不同组皮瓣存活情况(D1,实验 A 组；D2,实验 B 组；D3,对照组)

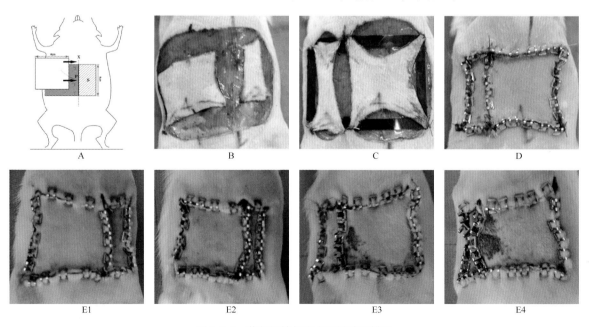

图 1-5-4　蒂部扭转与张力皮瓣动物模型

A. 皮瓣设计(P,穿支皮瓣血管蒂；S,皮肤切除；X,剑突)；B. 皮瓣切取；C. 皮瓣相互移位；D. 皮瓣缝合；
E. 术后 5 天不同组皮瓣存活情况(E1,对照组；E2,扭转组；E3,张力组；E4,扭转张力组)

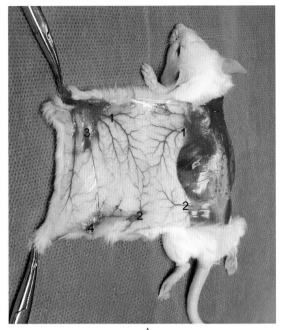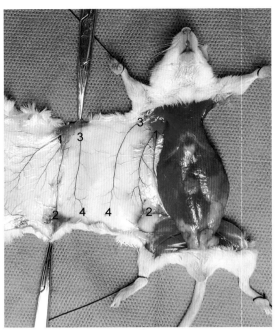

A B

图 1-5-5 小鼠皮肤营养血管

A. 鼠体背侧血管；B. 鼠体腹侧血管

1. 胸背动脉穿支；2. 髂腰动脉穿支；3. 胸外侧动脉；4. 腹壁下动脉

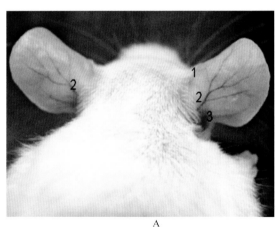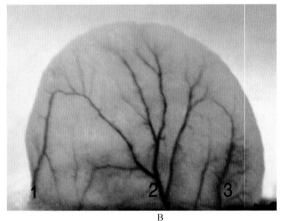

A B

图 1-5-6 小鼠耳廓的血管分布

A. 耳廓实例；B. 摊平放大（1. 头侧血管束；2. 中间血管束；3. 尾侧血管束）

小鼠耳廓的血管：自前向后可见头侧、中间及尾侧 3 条血管束。血管束间形成丰富的吻合。头侧血管体与尾侧血管体分别约供应 1/4 的耳体，中间血管体约供应 1/2 的耳体（图 1-5-6）。

（二）随意皮瓣

小鼠随意皮瓣模型由黄谢梅（2011）建立并报道，用于研究随意皮瓣的成活机制。

小鼠麻醉后，背部脱毛消毒，建立颅端蒂舌形随意皮瓣（图 1-5-7）。颅缘为第 7 胸椎，尾缘为腰椎与骶骨连接处，两侧缘为中线旁开 0.5 cm。面积约 3.0 cm×1.0 cm。切开皮瓣尾缘和侧缘，深筋膜下掀起皮瓣至颅侧缘，硅胶膜覆盖创面并原位缝合，切口周围消毒，术后分笼饲养。术前和术后第 1、3、5、7 天采用散斑血流成像仪检测皮瓣不同区域血流变化，术后 7 天评估皮瓣存活率。

（三）跨区皮瓣中央 choke 区微循环重构动物模型

跨区皮瓣中央 choke 区微循环重构动物模

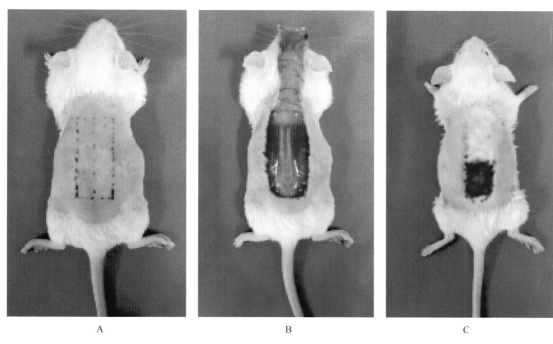

图 1-5-7 小鼠随意皮瓣

A. 皮瓣设计；B. 皮瓣切取；C. 术后 7 天皮瓣外形

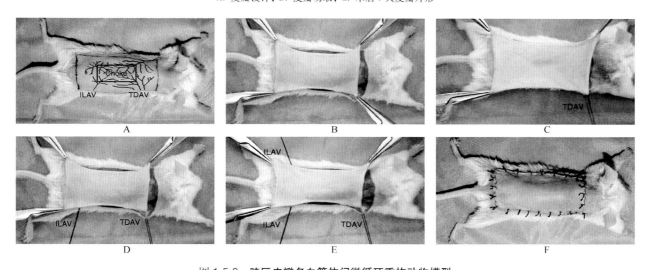

图 1-5-8 跨区皮瓣多血管体间微循环重构动物模型

A. 皮瓣设计；B. 对照组；C. 实验 A 组；D. 实验 B 组；E. 实验 C 组；F. 皮瓣原位缝合

型，由李红（2016）建立并报道，用于探讨多血管体间 choke 区灌注量变化及其对血管形态学的影响。

选健康小鼠，分成 1 个正常组和 3 个实验组（A、B、C）。小鼠麻醉后，脱毛、消毒。设计小鼠背部包括 2 个胸背穿支体区和 2 个髂腰穿支体区的跨区皮瓣，它们在皮瓣中央形成网状吻合区，即中央 choke 区（图 1-5-8）。皮瓣范围：头侧水平线

为肩胛下角处，尾侧水平线为髂后上棘处，左右侧背部中线各旁开 1.5 cm。皮瓣大小约 5 cm×3 cm。切开皮瓣外周，钝性分离皮肤和皮下组织。构建 4 种类型皮瓣：① 对照组，保留 4 条穿支，不做结扎。② 实验 A 组，结扎右侧胸背穿支，保留其余 3 条穿支。③ 实验 B 组，结扎右侧 2 条穿支，保留左侧 2 条穿支。④ 实验 C 组，只保留左侧胸背穿支，其余 3 条穿支均予以结扎。皮瓣原位缝合，单

独饲养。术前及术后6小时、1天、3天、5天、7天,用激光多普勒血流仪连续监测中央choke区血流量,术后7天观察皮瓣内血管形态学特点,HE染色对目的蛋白表达进行检测及定位。

(四)跨区供血耳瓣动物模型

跨区供血耳瓣动物模型由梁成(2014)建立并报道,探讨跨区皮瓣微循环的形态学变化。

选用鼠耳完整无皮肤病变或外伤的ICR小鼠,麻醉成功后,商业人用脱毛膏鼠耳脱毛并用流水冲净,用眼科剪从尾侧向头侧剪断小鼠耳基底部尾侧2/3,保留头侧1/3,形成以耳前动静脉为蒂内含3个血管体、2个choke区的跨区供血耳瓣(图1-5-9)。侧卧置于图像采集系统的动物承载台上,调节体视显微镜物镜并固定,设置承载台在X、Y轴上步进距离和间隔时间,弓形路线渐次、局部采集造模后所需时间点图像,合成鼠耳全景图。重点观察皮瓣的坏死率、皮瓣内choke血管的形态学变化。

三、兔皮瓣动物模型

(一)兔皮肤营养血管

兔皮瓣模型的常用皮动脉主要有4对,腹侧和背侧各2对。自头侧至尾侧,前者为胸外侧动静脉和腹壁浅动静脉,后者为胸背动静脉和旋髂深动静脉。其特点:① 血管基本均呈轴型,血管间多为非减少口径的真性吻合,尤其胸外侧静脉与腹壁浅静脉之间更像一条融合的粗大静脉干。② 血管体区间真性吻合头尾方向优于左右方向,中线区域的间接吻合背臀部优于胸腹部。③ 各血管体区动脉静脉伴行紧密。④ 腹侧血管主要营养胸腹部皮肤,背侧血管主要营养背臀部皮肤(图1-5-10A、B)。

股血管(动脉、静脉)在腹股沟韧带中点至股内侧肌与股薄肌之间下行,于大腿内侧中段浅出肉膜下,并继续向下走行达膝关节上方延续为隐血管,隐血管向下走行于趾长屈肌与腓肠肌之间,至踝关节处发出跖底内、外侧血管(图1-5-10C、D)。大隐静脉自小腿后内侧走行至小腿内侧,膝关节平面下4cm左右发出属支与隐静脉汇合。股血管在腹股沟韧带下1cm处、股内侧肌与股薄肌之间发出第一支肌间隔穿支血管,在腹股沟韧带下5cm处再发3~5支股部皮下浅血管向下进入皮肤,股部皮下浅血管向远侧延伸与隐血管向上发出的穿支之间吻合丰富。隐动脉在膝关节平面至踝关节平面发出3~5支肌间隔穿支,其中膝关节下3.0cm及踝关节平面上3.0cm的穿支较为恒定。

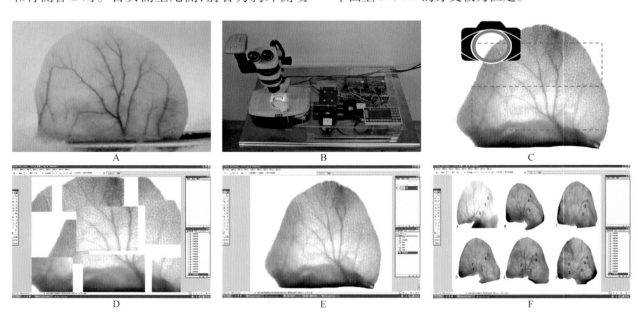

图1-5-9 跨区供血耳瓣动物模型

A. 模型建立;B. 动物侧卧于图像采集系统上;C. 体视显微镜物镜弓形路线渐次采集图像;D. 图像导入Photoshop软件;
E. 合成鼠耳全景图;F. 评估皮瓣的坏死率与皮瓣内choke血管的形态学变化

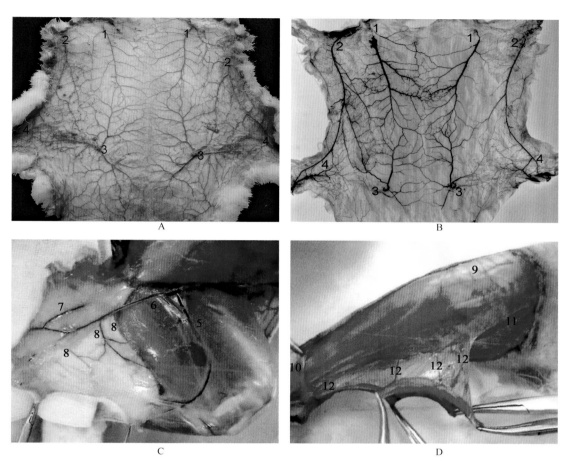

图 1-5-10　兔皮肤血管分布

A. 大体解剖；B. 血管造影；C. 股部血管；D. 小腿部血管
1. 胸背动/静脉；2. 胸外侧动/静脉；3. 旋髂深动/静脉；4. 腹壁浅动/静脉；5. 股动/静脉；6. 股动/静脉穿支；
7. 阴部内动/静脉；8. 皮下浅血管；9. 膝关节；10. 踝关节；11. 隐动/静脉；12. 隐动/静脉肌间隔穿支

（二）超长任意皮瓣

超长任意皮瓣兔动物模型由王心音（2016）建立并报道，用于探讨负压封闭引流技术促进皮瓣存活的效果与机制。

新西兰兔麻醉后，背部脱毛、温水洗净，在背部中线旁开 1.5 cm 处，对称设计两块尾端蒂舌形任意皮瓣，面积为 10.0 cm×2.5 cm（图 1-5-11）。皮瓣内无轴形血管，按实验所需随机选择一侧为实验瓣，另一侧为对照瓣。无菌操作原则下，按设计线切开皮瓣尾缘和侧缘，深筋膜下掀起皮瓣至尾侧缘，充分止血。皮瓣掀起后原位缝合，切口周围消毒，术后青霉素钠 20 万 U 腹腔注射，每天 1 次，连续 3 天，术后分笼饲养。术后 7 天观察皮瓣存活率、炎症细胞浸润、CD34 表达情况，半定量评估 HIF-1a 含量、定量分析 VGEF 含量。

（三）逆行岛状皮瓣

逆行岛状皮瓣兔动物模型由张世民（2004）建立并报道，用于探讨静脉逆向回流的机制。

新西兰兔麻醉后，后肢脱毛、温水洗净，仰卧位固定，股部上止血带。按设计掀起面积为 4.0 cm×3.0 cm 隐动静脉血管束岛状筋膜皮瓣，血管蒂长 9 cm。两后肢随机选择一侧为"迷路"保留组与"迷路"破坏组，进行同体对照。前者保留隐动静脉血管鞘的完整（即保留静脉回流的"迷路"通道）。后者在手术显微镜下将 3 根血管相互分开，各自游离 3 cm，即完全破坏静脉回流的"迷路"通道，但不损伤 3 根动静脉血管。术中放松止血带后分别在 5 分钟、15 分钟、30 分钟和 60 分钟测定静脉压力，术后 10 天测定皮瓣成活率，切取血管蒂做组织学观察。

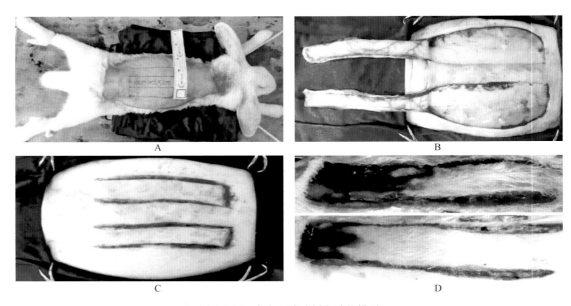

图 1-5-11　超长任意皮瓣兔动物模型

A. 超长任意皮瓣设计；B. 皮瓣掀起；C. 皮瓣原位缝合；D. 7 天后大体观察（上为对照瓣，下为实验瓣）

（四）动脉化静脉皮瓣

动脉化静脉皮瓣兔动物模型由 Hede 等（2013）建立并报道，用于探讨非生理性皮瓣的成活机制。

新西兰兔麻醉后，胸腹部脱毛、温水洗净，仰卧位固定，在兔胸腹部中线两侧对称设计"动脉静脉化皮瓣"和"血流动力学改建型动脉静脉化皮瓣"，面积为 7.0 cm×9.0 cm，进行两侧对照。两皮瓣内均包含胸腹部静脉及胸外侧动脉，切取时应保留胸腹壁静脉近端连续，远端需离断并与股动脉吻合。任选一侧，在皮瓣中段结扎胸腹壁静脉形成"血流动力学改建型动脉静脉化皮瓣"；另一侧不结扎胸腹壁静脉形成"动脉静脉化皮瓣"（图 1-5-12）。结果显示：结扎组皮瓣成活率为（97.67±1.72）% 明显高于未结扎组（59.15±4.23）%。成活机制：未结扎组皮瓣内能形成有效的循环通路，而未结扎组静脉血瘀滞，皮瓣内未形成有效的循环通路，导致皮瓣成活面积减小。

（五）flow-through 穿支皮瓣

flow-through 穿支皮瓣动物模型由卿黎明（2014）建立并报道，模拟临床穿支皮瓣游离移植的过程，探讨穿支皮瓣游离移植的可行性。

新西兰大耳白兔麻醉成功后，胸腹部脱毛、温水洗净，仰卧位固定。前胸部切除面积为 5 cm×2 cm 皮肤软组织形成组织缺损（受区），气管旁一侧纵行切开皮肤、浅筋膜，显露颈总动脉与颈外静脉备用。于受区的对侧下腹部联合会阴部，设计并切取面积为 6 cm×3 cm 股血管-腹壁浅血管穿支皮瓣，移植至受区，flow-through 吻合法吻合股动脉与颈总动脉，端端吻合股静脉与颈外静脉，皮瓣通血满意后，缝合皮瓣周缘（图 1-5-13）。术后动物安送笼内，严密观察兔的生命体征及其皮瓣血运情况。供区直接缝合。

四、小型猪皮瓣动物模型

（一）小型猪皮肤营养血管

小型猪躯干体被血运丰富，腹壁上动脉、肋间动脉穿支、旋髂深动脉穿支间有丰富的吻合（图 1-5-14），构成躯干体被组织的主要营养血管。

腹壁上动脉和腹壁下动脉：腹壁上动脉为胸廓内动脉在胸肋角处直接延续，紧贴腹直肌下向下走行，沿途分支从腱划处发出，分内外两组，每组共有 5~6 支。内侧组穿出腹直肌营养腹直肌及其表面皮肤，并与对侧同名动脉吻合。外侧组在穿出腹直肌前发出分支营养腹外斜肌，其肌皮穿支穿出腹直肌前鞘，营养腹前外侧壁大部分皮肤筋膜组织。腹壁下动脉与腹壁浅动脉共干发自髂内动脉，在腹直肌内行走，未见有明显的肌穿支。

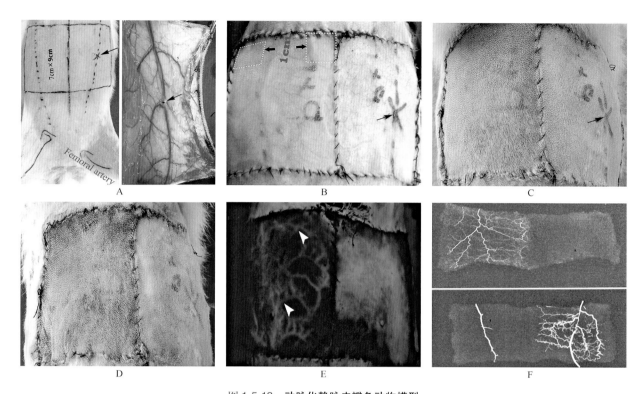

图 1-5-12　动脉化静脉皮瓣兔动物模型

A. 皮瓣设计(红色箭头表示胸腹壁静脉结扎处)；B. 术毕皮瓣外观；C. 术后 3 天皮瓣外观；
D. 术后 7 天皮瓣外观；E. 荧光素染色情况；F. 氧化铅凝胶灌注

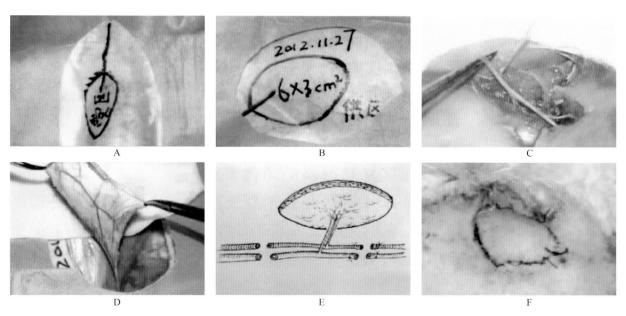

图 1-5-13　flow-through 穿支皮瓣动物模型

A. 前胸部受区示意图；B. 腹壁浅动脉穿支皮瓣；C. 皮瓣切取；D. 股动脉显露；
E. flow-through 法吻合股血管与颈总血管示意图；F. 术后 3 天皮瓣外形情况

旋髂深动脉：旋髂深动脉自髂总动脉发出后，沿腹股沟韧带中点深面斜向外上，沿途发出腹膜支和肌支。终末皮支经髂前上棘下方 1 ~ 2 cm 处走向下腹壁，向腹侧发出树枝状分支，营养靠近臀部的侧腹壁皮肤筋膜组织，并与腹壁上动脉穿支吻合。

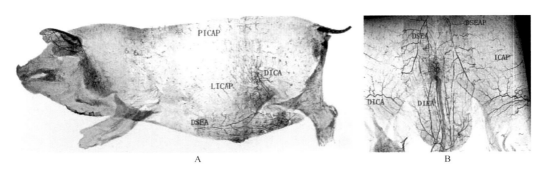

图 1-5-14   小型猪皮肤营养血管

A. 小型猪皮肤筋膜组织造影后的影像；B. 腹部皮肤血管造影
PICAP，肋间后动脉穿支；DICA，旋髂深动脉；LICAP，肋间外侧动脉穿支；DSEA，腹壁上动脉；
DIEA，腹壁下动脉；DSEAP，腹壁上动脉穿支；ICAP，肋间动脉穿支

肋间动脉穿支：呈节段性分布，在背部、外侧各发出一组穿支，营养相应的皮肤筋膜组织，且外侧穿支和腹壁上动脉穿支相对而行，两者之间存在丰富的吻合支。肋间后穿支发出后垂直走向，分布范围较小；外侧穿支供养面积较大。

胸背动脉：胸背动脉及其伴行静脉由肩胛下血管发出，走行在背阔肌的内表面肌膜下，发出内外 2 个分支，继而再发出分支进入肌腹，营养背阔肌。这些血管穿过肌肉后，仅发出细小的穿支进入皮肤浅筋膜，而缺少较大的皮肤穿支。

（二）随意型皮瓣

随意型皮瓣动物模型由赵天兰（2006）建立并报道，探讨随意型皮瓣蒂的长宽比例与皮瓣成活面积的关系。

猪随机分成 5 组，皮瓣蒂的长宽比分别为 0：2、1：2、2：2、3：2、4：2，每个长宽比例的狭长窄蒂均携带 5 个不同面积的随意型皮瓣，分别为 2 cm×2 cm、3 cm×3 cm、4 cm×4 cm、5 cm×5 cm、6 cm×6 cm，并依次命名为 A、B、C、D、E，其中 A 瓣为 B、C、D、E 瓣的对照瓣，在每组每只猪的双侧背部均形成 A、B、C、D、E 皮瓣，顺序排列但两侧背部相反（图 1-5-15）。不同时间点进行大体

观察、荧光色素钠染色、ECT 血流测定、皮瓣成活面积分析等。

（三）穿支皮瓣

穿支皮瓣小型猪动物模型由刘育凤（2007）建立并报道，探讨带主干与不带主干蒂穿支皮瓣血流动力学的差异。

小型猪麻醉成功后，取仰卧位，腹部备皮消毒。以两侧腹壁上血管为蒂，设计面积为 20 cm×15 cm 的 2 块腹部横行皮瓣，单个皮瓣长（横边）20 cm，宽（纵边）15 cm，皮瓣上界位于脐上 8 cm，下界位于脐下 7 cm，进行同体对照。随机选取一侧逆行解剖血管蒂至腹壁上动脉，形成带主干穿支皮瓣；另一侧解剖为腹壁上血管腹直肌穿支皮瓣（图 1-5-16）。于术后 2 小时以及 1 周、2 周和 3 周分别测量皮瓣的血流灌注量、腹壁上动脉的血流速度和皮瓣成活面积。

（四）超薄穿支皮瓣

超薄穿支皮瓣小型猪动物模型由宋剑刚（2013）建立并报道，探讨超薄穿支皮瓣血流动力学的变化，为临床应用超薄穿支皮瓣成活率提供基础。

选体重相近的成年健康巴马小型猪，麻醉成功后，取仰卧位，剔除腹部毛发，清洗腹部，备皮，消毒，铺巾。以腹壁上动脉为血管蒂，在腹壁设计

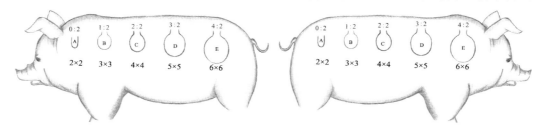

图 1-5-15   猪随意型皮瓣设计

双块 20 cm×15 cm 的穿支皮瓣。内侧界为腹中线，外侧界为腹中线旁开 15 cm，上界平剑突，下界距上界垂直距离为 20 cm。随机选取一侧解剖为超薄穿支皮瓣组，另一侧解剖为穿支皮瓣组，形成左、右自身对照。生理盐水反复冲洗创面，止血，缝合游离血管束时切开的腹直肌及前鞘，皮瓣原位缝合（图 1-5-17）。术后送回饲养笼，常规喂养。术前以及术后 2 小时、1 天、3 天、1 周、2 周、3 周分别用激光多普勒血流灌注成像仪测定皮瓣的血流灌注量，同时期记录每个时间点皮瓣的视觉评估。

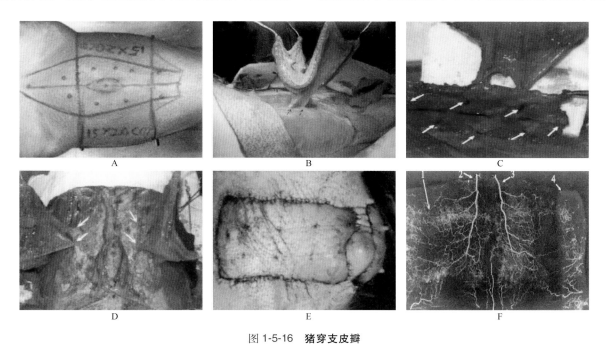

图 1-5-16 **猪穿支皮瓣**

A. 皮瓣设计；B. 术中穿支的解剖；C. 主干穿支皮瓣的形成，结扎腹壁上动静脉至周围组织的分支；D. 图示两侧皮瓣的形成；
E. 术后 1 周时皮瓣远端出现坏死，界线较为清楚；F. 术后 3 周氧化铅凝胶血管灌注皮瓣造影

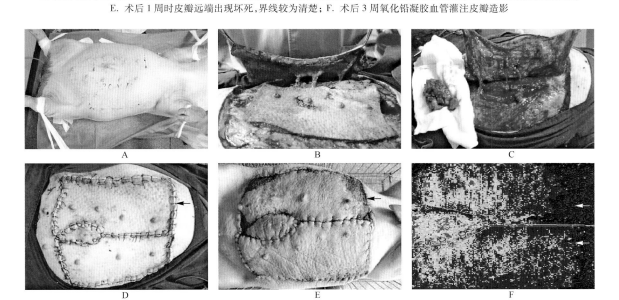

图 1-5-17 **穿支皮瓣猪动物模型**

A. 皮瓣设计；B. 穿支皮瓣建立；C. 超薄穿支皮瓣建立；D. 术毕（红箭头示超薄穿支皮瓣，黄箭头示穿支皮瓣）；
E. 术后 7 天皮瓣情况；F. 术后 3 天皮肤血流灌注情况

（郑和平　陶友伦　唐茂林）

第六节 随意型皮瓣

McGregor 和 Morgan（1973）根据血供特点将皮瓣分为轴型皮瓣（the axial pattern skin flap）和随意型皮瓣（又称任意型皮瓣，the random pattern skin flap）两大类。轴型皮瓣内包含轴心血管，随意型皮瓣内不包含轴心血管。需要指出的是，随意型皮瓣或任意型皮瓣的命名一直沿用至今并已被学术界所接受，随意型皮瓣与轴型皮瓣相比，仅仅是在血供特点方面不同的一个中文译名，而并不意味在设计皮瓣时可有随意性或任意性。

一、随意型皮瓣的血供

随意型皮瓣蒂部血供来源于肌皮动脉的肌皮穿支，皮瓣内仅有真皮层血管网、真皮下层血管网，有时也带有皮下血管网（图 1-6-1）。根据解剖学研究，皮瓣血供动脉的来源有直接皮动脉、肌皮动脉、动脉干网状血管及肌间隔或肌间隙血管 3 种。在皮瓣形成手术中如能将这些血管干包含在皮瓣内即可形成轴型皮瓣，如手术中不能或不将这些深部的血管干包含在皮瓣内，就不能形成轴型皮瓣，而只能作为随意型皮瓣应用。随意型皮瓣由于其血供方式不同于轴型皮瓣，设计皮瓣的部位及皮瓣纵轴线的方向不受轴心血管的分布和走行方向限制，因此，皮瓣设计有较大的"随意"性、灵活性，故在整形外科修复组织器官错位、缺损、畸形时应用最为广泛。

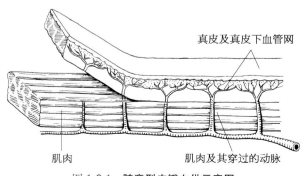

真皮及真皮下血管网

肌肉　　　肌肉及其穿过的动脉

图 1-6-1　随意型皮瓣血供示意图

二、随意型皮瓣的设计和转移操作原则

随意型皮瓣由于不含有轴心血管，皮瓣转移后借来自蒂部肌皮穿支供血与回流进行营养代谢而得以成活。这些穿支血管口径细小，灌注压很低，供养皮瓣组织的范围有限。为了减轻供皮瓣区继发的形态与功能损害，使皮瓣在转移过程中不发生血供障碍而能顺利成活，从而获得受区的良好修复效果，在皮瓣供区的选择、皮瓣的设计及转移操作方面，均应遵循一定的原则。

（一）随意型皮瓣的设计原则

1. 供区选择　设计皮瓣前，应根据组织缺损的部位、形状、范围大小以及对修复组织的色泽、厚薄、柔软度要求等具体情况，选择较为理想的皮瓣供区。原则上应首先选择在受区的邻近部位，尽可能避免不必要的间接转移。邻近部位作为供区，优点是不但皮肤色泽、组织质地相似，而且到达受区修复缺损所需手术的次数少，操作也较简便。需要间接转移时，应选择合适的供区部位，在转移过程中肢体制动固定时患者的体位和姿势比较舒适，又能将皮瓣以较少的手术次数顺利转移修复缺损。腔穴内修复如口腔、眼窝、尿道、阴道宜选择无毛或少毛部位的皮瓣供区，此时，常因局部缺乏供皮瓣条件而需选择远离受区部位的皮肤作为供区。切取皮瓣后，供区不能遗留较大的功能障碍和形态畸形。重要功能部位如关节等以及暴露部位如面部等一般均不宜选作供区。此外，供皮瓣区皮肤组织必须正常，无皮肤病损，无急、慢性炎症，无严重瘢痕。

2. 逆行设计　依照受区组织缺损创面形状用胶片或纸片裁剪成皮瓣片样，将其置于供区。固定片样的蒂部，试将其瓣部掀起、转移至受区创面。观察形成皮瓣的方向是否适宜，皮瓣蒂部位置是否恰当，转移过程中，蒂部有无过度牵拉、扭曲,皮瓣有无过大张力。必须注意,皮瓣转移后蒂部过度扭曲或皮瓣张力过大是皮瓣转移术后可能发生血运障碍的常见因素,故需要进行反复调整,确认满意妥当后,用甲紫标示出皮瓣具体位置。在设计局部旋转皮瓣时,要特别注意皮瓣旋转轴心点至瓣部最远点的长度必须等于或大于旋转轴心点至缺损创面最远点的长度,以使皮瓣转移后能达到修复缺损最远端的创面且张力又不致过大。设计远位直接皮瓣时,先将皮瓣片样置于受区,再将供区与受区撮合,调试皮瓣蒂部在供区适合位置后,将片样移至供区用甲紫标示定位。设计远位间接皮瓣时,先将皮瓣片样的蒂部置于预选的中间站部位,然后携带片样分别至受区和供区,反复演练皮瓣转移的步骤并进行调试,确认皮瓣在转移过程中最能顺利修复创面且体位和姿势均感比较舒适后,用甲紫标示出皮瓣及其蒂部位置。

3. 长宽比例　随意型皮瓣由于不包含轴心血管,其来自蒂部血管的血液灌注范围有限,为了皮瓣在转移过程中能顺利成活,设计皮瓣时对其长度和宽度比例有一定的限制。在一般情况下,皮瓣的长度不宜超过宽度的1.5倍。人体不同部位的皮下层血管构筑有很大差异,有的部位血管穿支密集,血管间吻合丰富成网,有的部位血管穿支及血管网吻合疏寡。因此,在不同的人体部位设计随意型皮瓣,其长宽比例亦有所不同。在上、下肢等血运较差的部位,即使顺着血管走行方向设计皮瓣,长宽比例也只能限于1:1,需要超过这一比例时,必须行延迟手术。在头、面、颈等血供丰富的部位,皮瓣长宽比例可以允许超过1.5:1的限制,有时可达到(3~4):1,并无血供障碍发生。在人体任何部位设计随意型皮瓣,如果长宽比例超过了规定的限制,宜先做皮瓣延迟术。

4. 皮瓣轴线　皮瓣的长轴方向应尽量顺应血管走行方向。蒂部应落在主要血管走行的近心端,设计时应注意到转移过程中,蒂部不低垂,不会过分扭曲。躯干中线一般为血管贫乏区,设计皮瓣尽量避免越过躯干中线。

5. 皮瓣面积　皮瓣切取后通常都有一定程度的收缩,故设计供区皮瓣的面积应略大于缺损

创面的实际面积,以防止皮瓣转移缝合后有张力而影响血运。一般情况下,设计的皮瓣需大于受区创面实际面积的10%~15%。皮瓣如需经多次转移才能完成修复缺损,则还需将在转移过程中的组织损耗考虑在内。如在术前设计供区皮瓣,有时以正常侧对称的部位作为判定缺损创面范围大小的参考,可帮助较准确估计出所需皮瓣的面积。

(二)随意型皮瓣的转移操作原则

1. 皮瓣的转移　随意型皮瓣根据供区与受区部位的关系有局部转移、邻位转移和远位转移三种方式。局部转移和邻位转移由于皮瓣毗邻受区,皮肤色泽、组织质地比较接近,手术次数少,操作也简便,宜作为首选。远位转移由于供皮瓣区远离受区,皮肤色泽、组织质地有较大差别,需多次转移手术,有时还需要做肢体制动固定,患者痛苦较大,而且会影响修复后外观效果。因此,只有在受区局部缺乏条件不能或不适宜做供区时才考虑选用。在进行远位转移过程中,应避免皮瓣蒂部有创面存留以防感染,也不能有过度牵拉、扭曲和张力,否则会影响皮瓣的血供。转移时如需要将供区肢体与受区进行固定制动,如上肢作为中间站携带腹部皮瓣转移修复头面部创面及下肢交叉皮瓣等,应选择患者感觉较舒适的体位和姿势固定,且制动固定务必牢靠以防撕脱。包扎固定时应避免皮瓣蒂部受压,以防造成皮瓣血供障碍。

2. 皮瓣的操作原则　在皮瓣形成操作中,应掌握正确的分离平面,在血运充沛的部位形成较小的局部皮瓣时,由于真皮内和真皮下均有较丰富的血管网,故仅保留一层薄薄的脂肪也足够保障血液供应。在形成较大面积的皮瓣转移时,由于皮瓣的主要滋养血管位于深层组织中,故需在筋膜深层分离切取,以保护皮下脂肪组织深层的血管网,保障皮瓣有良好的血供。

皮瓣为一暂时缺血的组织,活力较差,不能耐受粗暴操作的损伤。因此,在皮瓣形成和转移过程中,尤其应严格遵循无创伤操作原则,要爱护组织,选用锐利、精巧的手术器械,分离、止血均需十分细致、准确,避免过度提拉、挤捏。皮瓣形成后,注意观察皮瓣的血运情况,如果皮瓣色泽红润、远

端创缘渗血活跃,血色鲜红,则表示活力良好,即可转移到受区。如果皮瓣色泽苍白、创缘渗血迟滞,可能是动脉供血不足或暂时性动脉血管痉挛所致,可用温热生理盐水纱布包敷片刻后再观察。如皮瓣色泽青紫、创缘渗血迟缓,血色深暗,则表示静脉回流不畅,可将皮瓣的远端提高,由瓣部向蒂部轻轻按摩以促进血液回流。倘若经上述处理后皮瓣血循环仍无好转,最好还是将皮瓣缝回原位进行延迟,以免转移后血供障碍发生皮瓣组织坏死。如果皮瓣形成后观察到血供良好,而在转移后出现血供障碍,此时应检查是否有蒂部过度扭曲、张力和受压等情况。

三、皮瓣延迟手术

皮瓣在转移过程中,完全依赖来自蒂部的动脉供血和静脉回流维持其营养代谢而得以成活。如果设计的皮瓣超过其蒂部所能供应血液循环的限度,转移术后就可能发生远端部分皮瓣组织营养代谢障碍而导致坏死。因此,任何皮瓣无论是随意型皮瓣(包括单蒂、双蒂扁平皮瓣或管状皮瓣)还是轴型皮瓣,在超过规定的长宽比例时,必须经过延迟手术,以保障在转移过程中能完全成活。当设计的皮瓣需要超越躯干中线或不能按躯体血管走行方向设计皮瓣,以及供区皮肤组织质地不佳、血供条件不良时,为了增进皮瓣的血供,确保转移后能顺利成活,也须经过延迟手术。此外,在皮瓣形成以后,如发现皮瓣色泽苍白、发绀、创缘渗血迟缓等血循环障碍征象,虽经适当处理仍不能改善,估计转移后难以保证其活力时,可考虑将皮瓣原位缝合作为一次延迟手术。

皮瓣延迟手术是指采取分步切开、剥离最终全部掀起形成皮瓣的手术方式。延迟手术的目的旨在促进皮瓣逐渐由蒂部建立丰富的血液循环,最终使整个皮瓣特别是其远端部分能充分获得血运供给,从而提高成活能力,最大限度增大可供切取皮瓣的面积。皮瓣经延迟后,其蒂部及皮下血管的构筑、血流方向、灌注动力等均将发生一系列变化。由于皮瓣边缘的动脉侧支在延迟手术时被切断,使其远端仅能接受蒂部的血供,血管排列方向逐渐顺着蒂部与皮瓣的长轴相一致,皮瓣内血

管数量增加并代偿性扩张,逐渐形成以蒂部为基础,与皮瓣长轴相平行的血循环系统。皮瓣延迟后完成血管重建需10~14天,因此一般情况下,皮瓣经延迟手术后3周左右即可转移修复缺损创面。倘若延迟手术后的时间超过2个月,皮瓣与创面基底和创缘又重新建立血循环系统,这时的皮瓣就不再属于延迟皮瓣,必须再一次进行延迟手术后皮瓣方可转移。根据拟切取皮瓣的大小需要及供区血管分布、走向等具体情况,皮瓣在转移前可行1次或多次延迟手术,每次手术须间隔2~3周。延迟手术虽能增加皮瓣的血供,但延迟本身就是一次组织创伤,术后创面将产生纤维组织增生而变厚,弹性、伸展性变差。此外,由于创缘瘢痕组织在移植前必须予以切除,会使皮瓣面积变小。因此延迟次数愈多,对皮瓣质地的影响越大,转移过程中皮瓣组织的损耗也愈多。鉴于皮瓣延迟转移手术过程中造成的组织损耗,在设计皮瓣时,通常应使设计的皮瓣面积略大于实际需要的面积,以免转移后不能无张力覆盖创面。

皮瓣延迟手术有多种方式。通常的方法是将设计皮瓣的切口线部分或全部切开,皮下不做潜行分离或仅做部分潜行分离甚至全部进行潜行分离,然后原位缝合(图1-6-2)。在第二次手术时,再将整个皮瓣全部切开、分离掀起,然后将其转移到受区进行创面修复。皮管形成及转移是皮瓣延迟手术的一种特殊形式,故在转移过程中应遵循皮瓣延迟手术原则的有关规定。在形成皮管时,如设计皮管的长度超过长宽比例的规定限制,或由于供区血供不丰富等因素,估计一次形成皮管可能造成中段血供不足,需要进行延迟手术。皮管延迟手术通常采取保留"桥"的方式,即在形成皮管一侧切口的中部,保留一段皮肤组织不做切开,使与供区皮肤组织保持相连形同皮管的"桥"(图1-6-3)。根据需要有时还可保留多个这种"桥"。如此,在剥离、缝合形成皮管后,其血供除由两端的蒂部获得外,还可经"桥"获得,从而保障整个皮管组织的活力。一般在皮管形成术后约2周,在确定阻断桥部血流而不影响皮管血运时,即可将"桥"切断形成整个皮管。如果皮管保留有多个"桥",每次手术可选择切断1~2个,直至完成

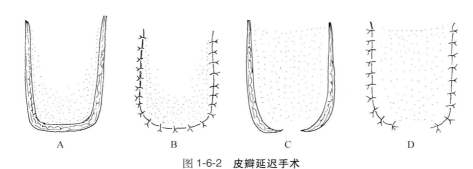

图 1-6-2　皮瓣延迟手术

A、B. 皮瓣全部切开部分剥离；C、D. 皮瓣部分切开全部剥离

整个皮管的形成，两次手术之间相隔也是 2 周左右。由于有留桥的方法，皮管的长度往往不受一般比例限制，可以做得很长以满足修复的需要。

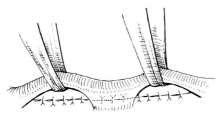

图 1-6-3　皮管延迟手术

皮管中段不做切开，保留为"桥"

四、随意型皮瓣的分类

随意型皮瓣尚无统一的分类方法，根据不同的分类，随意型皮瓣有众多的名称。按皮瓣形成的部位分类可分为头面部皮瓣、颈部皮瓣、胸部皮瓣、背部皮瓣、腹部皮瓣、上臂皮瓣和下肢皮瓣等。按皮瓣的形状分类可分为菱形皮瓣、三角形皮瓣、舌状皮瓣、双叶皮瓣、扁平皮瓣、管形皮瓣等。按皮瓣的蒂部情况分类可分为单蒂皮瓣、双蒂皮瓣、皮下组织蒂皮瓣等。按皮瓣转移方式可分直接皮瓣、间接皮瓣、推进皮瓣、旋转皮瓣等。按皮瓣供区与受区的关系分类可分为局部皮瓣和远位皮瓣，此一种分类比较简明，予以分述如下。

（一）局部皮瓣

局部皮瓣是指在邻接缺损区或与缺损区邻近的部位形成的皮肤组织瓣。这种皮瓣是利用缺损区周围皮肤组织的伸展性及可移动性，通过调整局部皮肤的位置，以达到修复组织缺损的目的。由于供皮瓣区皮肤组织的色泽、厚度、质地均与受区比较接近，手术操作也较为简单，修复的效果比较理想，故在临床上应用最为广泛。根据皮瓣供区与受区的毗邻关系，局部皮瓣又可分为邻接皮瓣和邻位皮瓣两类。

1. **邻接皮瓣**　邻接皮瓣是指在与缺损创面相邻接部位所形成的皮肤组织瓣。皮瓣创缘的一部分就是缺损创面的创缘，在切取掀起皮瓣后可直接转移到受区进行修复，手术一次即可完成。临床常用的邻接皮瓣有以下几种。

（1）推进皮瓣：皮瓣在缺损创面的邻接部位形成，经切开、分离掀起后，以滑行推进的方式将皮瓣转移到受区修复缺损创面，称为推进皮瓣或滑行皮瓣。设计时，根据修复的需要，可将皮瓣设计成矩形、三角形、舌状，也可以设计成双蒂皮瓣，分述如下。

矩形推进皮瓣：适用于较小缺损创面的修复。方法是以缺损创面的一侧创缘为皮瓣的远侧切缘，沿缺损区上、下创缘延伸线做辅助切口，切开皮肤及皮下组织。在深筋膜浅面自皮瓣远端向蒂部剥离皮下组织，形成一矩形的单蒂皮瓣，将皮瓣掀起向缺损区滑行推进修复创面。皮瓣缝合后，蒂部两侧常出现皮肤褶皱，可通过分别切除一块三角形皮肤组织予以消除，并使皮瓣远端的缝合张力减低以利成活愈合（图 1-6-4）。

三角形推进皮瓣：适用于错位组织或器官的复位、瘢痕挛缩后组织纵轴的延长及较小缺损创面的修复。Y-V 成形和 V-Y 成形即是三角形推进皮瓣在临床上应用的常用技术。V-Y 成形术的方法用于矫正组织或器官移位时，在移位组织或器官的下方设计"V"形切口，切开皮肤及皮下组织后，稍做皮下剥离、松解使移位组织和器官复位，然后切口做"Y"形缝合（图 1-6-5）。

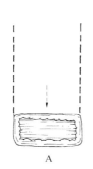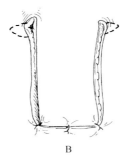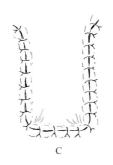

图 1-6-4　矩形推进皮瓣

A. 切口设计；B. 皮瓣滑行推进缝合；C. 切除蒂部褶皱后缝合

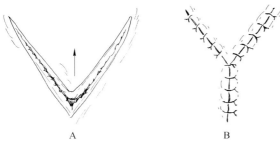

图 1-6-5　V-Y 成形术

A.“V”形切开；B.“Y”形缝合

双蒂推进皮瓣：适用于头皮、面颈、小腿、指端等部位梭形缺损创面的修复。方法是在缺损创面一侧的正常皮肤组织部位设计皮瓣，缺损创面的一侧创缘即是皮瓣的一侧创缘，皮瓣的另一切口与缺损创面另一创缘大致平行，蒂部尽量接近或稍越过缺损两端。按设计切开皮肤及皮下组织，在切口和创缘间做皮下分离形成双蒂皮瓣。将皮瓣滑行推进覆盖创面，在无张力下与对侧创缘缝合，供皮瓣区的继发创面以皮片移植修复（图1-6-6）。根据缺损创面的大小及周围正常皮肤组织条件的需要，也可在缺损两侧各设计一个皮瓣，将两个皮瓣相向滑行推进修复创面，供区直接缝合或移植皮片修复。

（2）旋转皮瓣：皮瓣在缺损创面外缘邻接部位形成，经切开、分离掀起后，将其轴线按顺时针或逆时针方向旋转一定的角度转移到受区修复缺损创面，称为旋转皮瓣。设计旋转皮瓣时，所做弧形切口的长度一般应为缺损区宽度的4倍（图1-6-7）。皮瓣旋转轴点至皮瓣最远点的长度应等于或略大于旋转轴点至创面最远点的长度，以减少旋转轴线上的张力，避免皮瓣转移后其远端不能够抵达创面的最远端而遗留部分创面得不到覆盖（图1-6-8）。

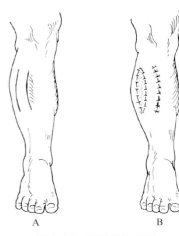

图 1-6-6　双蒂推进皮瓣

A. 切口设计；B. 双蒂瓣推进缝合，供区植皮

如果皮瓣旋转转移缝合后张力较大，可在蒂部做一与最大张力线呈一定角度的辅助切口（buck cut）。由于做此切口会减少蒂部宽度而可能影响皮瓣血运，故需慎用。如确需做此切口，切口不宜过长，仅将皮肤组织切开至真皮下层，避免损伤深部的血管（图1-6-9）。旋转皮瓣对于圆形或三角形的缺损尤其适用。根据缺损创面的大小及其形状，可将皮瓣设计成扇形、菱形、双叶形转移修复，亦可设计多个皮瓣修复一个缺损创面（图1-6-10）。

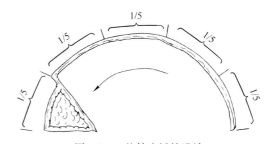

图 1-6-7　旋转皮瓣的设计

弧形切口的长度应为缺损区宽度的4倍

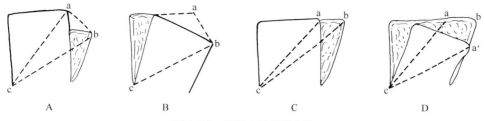

图 1-6-8　旋转皮瓣的张力线

ac 和 bc 为旋转皮瓣的张力线,设计时 ac 必须等于或大于 bc(A 和 B),否则皮瓣旋转张力过大,缝合困难(C 和 D)

图 1-6-9　旋转皮瓣的辅助切口

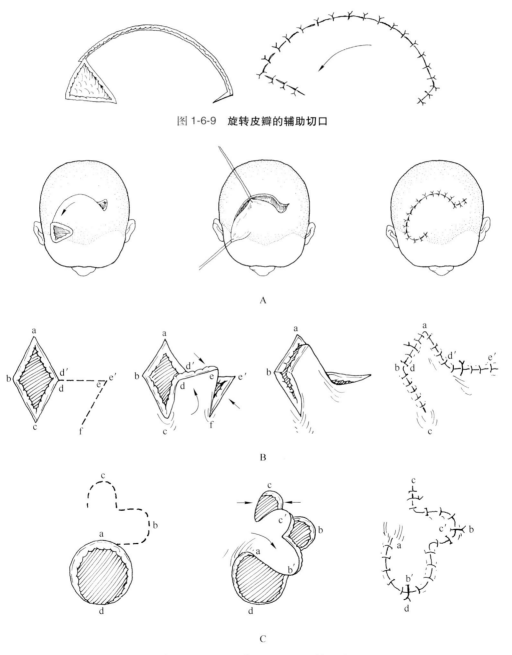

图 1-6-10　扇形、菱形、双叶形旋转皮瓣

A. 扇形旋转皮瓣;B. 菱形旋转皮瓣;C. 双叶形旋转皮瓣

（3）交错皮瓣：交错皮瓣是指以轴线为共同边，在其两侧设计一对方向相反的三角形皮肤组织瓣，经切开、剥离后将两个皮瓣变换位置缝合的一种"Z"成形术（Z-plast），又称易位皮瓣或对偶三角皮瓣。皮瓣经易位插入后，可改变瘢痕挛缩方向，使之与皮纹相一致，延长纵轴线长度，起到松解挛缩、使错位的组织或器官恢复原位的作用，从而达到改善功能与外形的目的。交错皮瓣特别适用于条索状瘢痕挛缩畸形、蹼状挛缩畸形的松解及组织或器官错位的修复，是整形外科中应用最广泛、最简便而效果良好的一种局部皮瓣。设计交错皮瓣时，应考虑到两个三角形皮瓣的臂与轴的角度大小和延长轴线的长度有一定关系，理论上讲角度大，延长率亦大。如角度过小，当然不能达到充分解除挛缩、延长轴线长度的效果，但角度超过70°时，皮瓣易位转移则十分困难。根据临床实践观察，臂与轴之间的角度以60°～70°最为适合。

交错皮瓣的设计除了两个三角形皮瓣的大小、形状完全对称外，根据修复需要还可演变为多种形式以便灵活应用，如三角形皮瓣的两臂不等长或夹角不相等、连续多个三角形皮瓣、交错三角形皮瓣与矩形皮瓣联合应用及"Z"成形术与Y-V成形术联合应用等。在临床上交错皮瓣最为常用的几种方法分述如下。

"Z"成形术：以索条状瘢痕的挛缩线为中轴线，在此轴线上根据需要延长的长度确定两个三角形皮瓣共同边的长度即中轴切口线长度。然后在中轴切口线两端各向相对方向伸出一臂，形成两个对偶三角形皮瓣。两臂与轴线之间夹角根据需要确定，一般各为60°，臂的长度略大于中轴切口线的长度。按设计切开皮肤及皮下组织，分离三角形皮瓣及其周围的皮下组织，以使皮瓣能无张力易位转移。分离层次可在筋膜浅层或深层，根据局部血供情况而定。然后将两个三角形皮瓣互相交换位置缝合（图1-6-11）。为了防止皮瓣尖端坏死，保障皮瓣转移后顺利成活，手术时须注意无创伤操作，组织瓣的蒂部需有足够的宽度，三角形皮瓣的尖角须呈钝圆形并采用三角尖皮下缝合法缝合皮瓣尖端。

连续多"Z"成形术：适用于周围组织延展性、松动性不很充分的较长条索状瘢痕挛缩的松解矫正。方法是以瘢痕挛缩的长轴为中轴线，连续形成一系列对偶三角形皮瓣，相互交错易位后镶嵌缝合（图1-6-12）。连续多"Z"成形术较单个"Z"成形术可以使中轴线长度得到更多的延长，缝合后呈锯齿状打断直线瘢痕，从而更能充分矫正线性挛缩，改善形态和功能。

五瓣成形术：五瓣成形手术由一对"Z"成形术联合一个Y-V成形术所组成，以蹼状瘢痕的纵轴线设计为中轴（ab），在中轴的两端向同一侧各伸出一臂（ac、bd），臂长均约为中轴长度的一半，

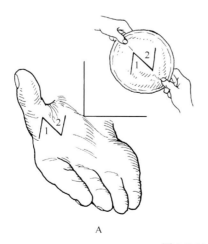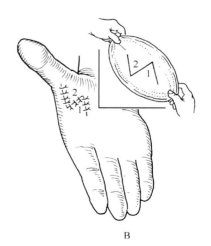

A　　　　　　　　　　　　　　　　B

图1-6-11　"Z"成形术

A. 切口设计；B. 皮瓣易位后缝合

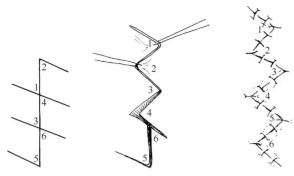

图1-6-12 连续多"Z"成形术

臂与中轴夹角（∠cah，∠dbh）均为60°。自中轴的中点（h）再做一位于前述两臂同侧、长度稍短的垂直线（eh）。再在中轴另一侧自中点（h）做二斜臂，形成三个角度相等（约60°）的夹角（∠ahg，∠ghf，∠fhb），臂长亦均约为中轴长度的一半。按设计线切开皮肤及皮下组织，形成5个三角形皮瓣。分别将中轴两端一对三角形皮瓣相互交换位置插入缝合，并将垂直切开的皮瓣直角部分切缘稍作修整。再将中轴中点处一侧的三角形皮瓣向对侧相应的V形创面推进嵌入后缝合，相当于一个Y-V成形术（图1-6-13）。

五瓣成形术适用于质地较软、较宽大及组织可移动度较大的蹼状瘢痕，多应用在颈、第一指蹼、腘窝、腋窝等部位。在腋部蹼状瘢痕的松解

时，由于五瓣成形术联合应用一个Y-V成形术，使腋窝中心不发生改变，因此在解除瘢痕挛缩畸形的同时又能避免单纯"Z"成形术腋毛发生移位的缺点，故五瓣成形术尤为适合。

2. 邻位皮瓣 邻位皮瓣是指在与受区缺损创面相邻近的部位所形成的皮肤组织瓣，故又称邻近皮瓣。由于供皮瓣区与受区之间有正常皮肤组织相隔，在转移过程中一般不能一次直接转移，一般需在3~4周后二期断蒂手术才能最终完成修复（图1-6-14）。如果将蒂部的皮肤组织剔除仅保留皮下组织为蒂，形成皮下组织蒂皮瓣，通过隧道转移到受区缺损创面，则不需要二期断蒂，一次手术即可完成修复。

（二）远位皮瓣

远位皮瓣是指在远离缺损区、外观和功能相对不重要的较为隐蔽部位所形成的皮肤组织瓣。由于远位皮瓣在皮肤组织色泽、厚度、质地及功能等方面均与受区有较大差别，修复的效果往往不如局部皮瓣理想。在修复缺损创面的整个过程中，常需要2次或2次以上转移手术方能最终完成，疗程颇长。皮瓣经多次转移后，正常组织耗损较多，组织质量也受到一定的影响。远位皮瓣如需经由四肢作为中间站携带转移，还需要做肢体制动固定，患者痛苦较大，老年人应尽量避免采

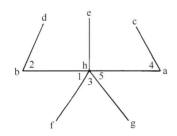

图1-6-13 五瓣成形术

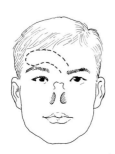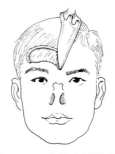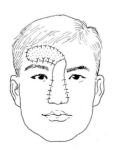

图1-6-14 邻位皮瓣转移术

用。因此,只有当缺损创面附近部位确无适当的皮肤组织可以利用,或局部组织被利用后将造成外形或功能得不偿失的后果时才考虑采用。根据皮瓣的形态及在转移过程中是否需经中间站,远位皮瓣又可分为直接远位皮瓣、间接远位皮瓣和管形皮瓣3种。

1. 直接远位皮瓣　直接远位皮瓣是指在远离受区部位按缺损创面修复要求设计皮肤组织瓣。在切取、掀起皮瓣后,将受区与供区撮合,皮瓣直接转移覆盖缺损创面,仅保留蒂部与供区相连。根据缺损修复的需要,保留的蒂可以是单蒂或双蒂。在转移过程中,需做可靠的肢体制动固定,一般在皮瓣转移3周以后第二次手术断蒂,完成修复。这种方法由于皮瓣与创面接触面宽大,建立血供快而且丰富,成活的把握性较大,手术操作也比较简单。直接远位皮瓣多适用于四肢缺损创面的修复,如手、腕部、前臂的缺损,可采用胸肩部、下胸部或腹部皮瓣和对侧上臂或前臂部皮瓣,肘部附近的缺损可用躯干部的皮瓣,手指部的缺损可用相邻手指的邻指皮瓣等(图1-6-15)。小腿或足部缺损,可用下肢交叉皮瓣修复。现以右小腿部的缺损采用对侧小腿交叉皮瓣修复为例介绍如下。

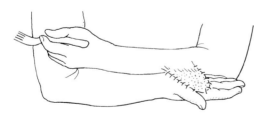

图1-6-15　前臂直接远位皮瓣示意图

逆行设计法用纸片按缺损形状裁剪制成皮瓣片样,面积略大于缺损创面。将片样固定于右小腿外侧缺损处,使左小腿与受区撮合携带片样移至左小腿选择皮瓣供区。皮瓣供区的具体位置须反复模拟转移后确定,以患者感到比较舒适且估计皮瓣转移过程中蒂部不会过度扭曲和张力为准。再将片样的蒂部固定于供区,移去右侧小腿,按照片样绘出皮瓣切口线。沿标记切口线切开皮肤及皮下组织,在深筋膜的浅层进行瓣部皮下剥离,皮瓣的蒂部仍与供区相连,以保证皮瓣能从供

区获得血供。在剥离时也可使深筋膜包括在皮瓣内以增加皮瓣的供血,并将筋膜与皮肤固定数针,以防撕脱。然后将两小腿靠拢,掀起皮瓣移位到右侧小腿受区覆盖缺损创面并缝合。皮瓣供区创面彻底止血后取中厚皮片修复,并使皮片在皮瓣的蒂部留有一定的宽度返折覆盖蒂部的创面,保障在皮瓣转移过程中无裸露的创面以防发生感染。术后将两小腿做制动固定。皮瓣转移术后2~3周,经血流阻断试验确认瓣部与受区间已建立充裕的血液循环能够维持皮瓣的代谢,即可进行断蒂术。将蒂部切断,分别缝合供区与受区的切口,完成皮瓣的转移手术(图1-6-16)。

2. 间接远位皮瓣　间接远位皮瓣是指在远离受区部位按缺损创面修复要求设计皮肤组织瓣,在转移过程中,此皮肤组织瓣需要由中间站作为过渡,携带其到受区。方法步骤是先在供区将形成皮瓣的蒂部移植至中间站,待蒂部与中间站建立了能够维持皮瓣血供后,切取、剥离、掀起皮瓣,利用中间站将皮瓣携带转移至受区。等到转移后的皮瓣与受区创面间已建立充裕的血液循环能够维持皮瓣的代谢后,再切断中间站的蒂,完成转移修复的全过程。间接远位皮瓣移植至少需3次以上手术才能最终完成修复,每次手术间隔约需3周,每次手术前都需经过蒂部血流阻断试验,确认皮瓣与受区创面间已建立了充分的血循环系统后方可断蒂。在转移过程中,需进行可靠的肢体制动固定。在临床上通常以手或前臂作为中间站,将胸、腹部的皮瓣携带转移到面、颈部或下肢等部位修复缺损。现以前臂腕部为中间站携带腹部皮瓣修复面部创面为例介绍如下。

(1) 以左腕部为中间站,按逆行设计法设计皮瓣:根据右颞面部缺损创面的大小、形状,裁剪制成皮瓣片样。片样包括瓣部和蒂部两部分,瓣部面积略大于缺损创面。蒂部的宽度与瓣部一致且能在无过大张力下缝合成管状,蒂部的长度根据中间站的实际位置而定,以能在转移过程中无过度扭曲、牵拉和张力,而且患者感到比较舒适为准。将腕部携带的片样移至腹部,反复进行模拟转移后,在腹部供区展开片样用甲紫分别标记出瓣部和蒂部。第一期手术按设计将蒂部皮瓣切

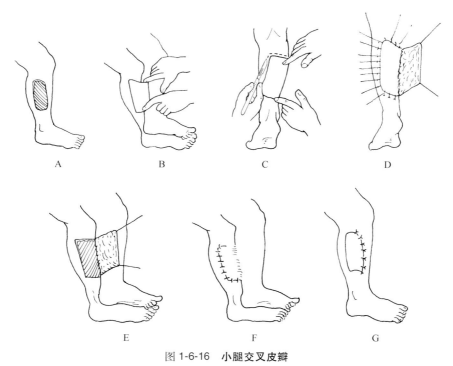

图 1-6-16　小腿交叉皮瓣

A. 右小腿外侧创面；B. 逆形设计皮瓣；C. 标示皮瓣切口线；D. 切取掀起皮瓣,供区植皮；
E. 左小腿与受区撮合；F. 皮瓣覆盖修复创面；G. 皮瓣断蒂完成修复

开、剥离掀起缝成管状,用蒂部断端创面在左腕部印制一血迹标记,按血迹范围的一半切开皮肤及皮下组织,剥离形成一向内侧翻转的皮瓣,造成与血迹标记面积大小一致的创面。再把前臂移至腹部,将皮瓣的蒂部与前臂创面和翻转的皮瓣缝合。如有必要,皮瓣的瓣部进行延迟手术。术后将前臂与腹部妥善制动固定。在第一期手术 2~3 周后,经血流阻断试验确认蒂部血供已能维持皮瓣代谢时,进行第二期手术。切开、剥离掀起腹部皮

瓣,将携带皮瓣的前臂移至颞面部受区,皮瓣与缺损区创缘缝合,并做妥善的制动固定。腹部供区创缘做潜行分离后直接缝合或移植皮片修复。第二期手术后 2~3 周,经血流阻断试验确认皮瓣与受区已建立良好的血循环,施行第三期手术。切断皮瓣蒂部,分别将受区与腕部创缘修整后缝合(图 1-6-17)。

（2）以左前臂为中间站,按逆行设计法设计皮瓣：根据右面颊部缺损创面的大小、形状,裁剪

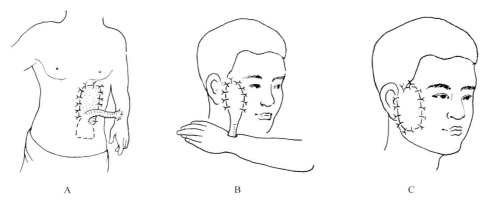

图 1-6-17　左腕部为中间站间接皮瓣转移术

A. 第一期手术,皮瓣蒂部缝合成管状转移到中间站；B. 第二期手术,中间站携带皮瓣
转移修复右颞面部缺损；C. 第三期手术,断蒂完成修复

制成皮瓣片样。将左前臂携带的片样移至上腹部,反复进行模拟转移后,在腹部供区展开片样用甲紫标记出皮瓣。第一期手术按设计将蒂部皮瓣切开剥离掀起,再于前臂按皮瓣的宽度切开剥离翻起另一皮瓣,将上腹部蒂部皮瓣创面与前臂创面瓦合后缝合。前臂皮瓣呈铰链状翻转,缝合封闭蒂部和腹部创面,如翻转皮瓣不敷腹部创面修复,可移植皮片修复腹部创面。术后将前臂与腹部妥善制动固定。在第一期手术2~3周后,经血流阻断试验确认蒂部血供已能维持皮瓣营养代谢时,进行第二期手术,切开、剥离掀起腹部皮瓣,将携带皮瓣的前臂移至右颊面部受区,皮瓣与缺损区创缘缝合,并做妥善制动固定。腹部供区直接缝合或移植皮片修复。第二期手术后2~3周,经血流阻断试验确认皮瓣与受区已建立良好的血循环,施行第三期手术,切断皮瓣蒂部,分别将受区与前臂部创缘修整后缝合(图1-6-18)。

3. 管形皮瓣 管形皮瓣是指皮瓣在形成和转移过程中,将皮瓣相对的两侧创缘互相缝合,其形状如管,故又称皮管。皮管的形成就是一次皮瓣延迟手术,可充分增加皮瓣的血供和长度而能提高成活率。皮管在转移修复的全过程中,无创面暴露,大大减少了感染的机会和瘢痕的形成。皮管的蒂部较长,转移比较方便灵活,有利于制动固定时姿势和体位的调整。身体很多部位都可形成皮管转移到需要修复的部位,供区选择性较大。其主要缺点是整个转移、修复的过程需要多次手术方能完成,每手术一次都会有新的瘢痕形成,耗损的正常皮肤组织亦较多,疗程较长。有时需做

肢体制动固定,患者痛苦较大,老年患者不太适用。随着显微外科技术的发展,吻合血管游离皮瓣移植几乎替代了皮管修复缺损的方法,故在临床上现已很少采用。但皮管成形和转移技术作为整形外科修复缺损的传统方法,至今仍有其应用价值。

(1)皮管的设计:首先要根据缺损创面范围的大小和深度、转移距离的远近和转移时是否便于制动固定等情况选择好部位。身体很多部位都可作为形成皮管的供区,常用的有颈部、肩胸部、胸腹部、上臂、股部和背部等(图1-6-19)。设计时,应尽量按供区血管走行的方向设计皮管的纵轴线,以使皮管有充沛的血供。还要考虑到皮管在多次转移过程中皮肤组织的损耗因素,因此皮管的设计面积一般应大于受区创面30%。然后,

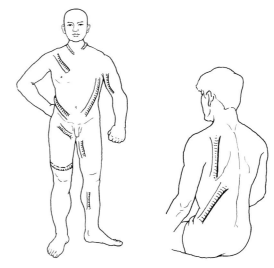

图1-6-19   常用设计皮管的部位

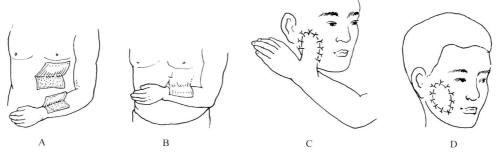

图1-6-18   左前臂为中间站间接皮瓣转移术

A、B. 第一期手术,腹部皮瓣蒂部转移到左前臂;C. 第二期手术,左前臂携带皮瓣转移
修复右颊面部缺损;D. 第三期手术,断蒂完成修复

在选择供区部位,设计一长条形皮瓣,此皮瓣因有两个蒂,故其长宽比例一般为(2.5~3)∶1。如供区的血供良好,长宽比例可为5∶1。倘若所需皮瓣长度超过规定的比例限制,可在皮管的中段增加1~2个蒂即皮管的"桥"。

(2)皮管的形成:按设计的切口线,先切开皮瓣两条平行切口线一侧的皮肤及皮下脂肪组织,在深筋膜浅面锐性剥离,直达皮瓣另一侧的切口线。剥离时在皮瓣的两端蒂部各保留一个三角形皮下组织区不做分离,以防止皮管缝合后,蒂部出现无效腔。试将已切开剥离的皮瓣边缘卷向另一侧未切开的切口线,估计既能无张力缝合皮瓣卷成皮管又不会形成无效腔后,再将该侧切口线切开。否则应调整未切开一侧的切口线位置,改变皮瓣的宽度,然后沿调整后的切口线切开皮肤和皮下脂肪组织。适当剪去皮瓣创缘突出的脂肪组织,创面仔细止血后,采用间断全层缝合法将皮瓣缝合卷成一实心皮管。缝合时,皮管两端缝线不可离切口末端太近,一般应保持末端切口2.5 cm部分不做缝合,否则蒂部易造成张力而影响皮管血运。为了减少皮肤缝合的张力,皮下组织可间断缝合数针。供区继发

创面通过游离创缘两侧皮下组织或做辅助切口而直接缝合。如不能直接缝合,采用皮片移植修复以消除创面。在皮管两侧各放置一条与皮管大小相近并略长于皮管的纱布卷,以防止包扎固定时皮管受压(图1-6-20)。皮管两端蒂部与皮管下创面相接处可采用对合式褥式缝合、"Z"形切口缝合、单侧辅助切口缝合等方法缝合,以达到完全封闭创面(图1-6-21)。

(3)皮管的转移:一般在皮管形成后3周左右进行转移手术,有直接转移和间接转移两种方式。直接转移是指皮管从供区形成后,一次就可转移到受区进行缺损创面的修复。间接转移是指皮管从供区形成后,需经过中间站多次的转移才能到达受区进行缺损创面的修复。

直接皮管转移:皮管形成术3周左右以后,经血流阻断试验确认皮管蒂部足以维持整个皮管的血供,即可将进行血流阻断试验的一端皮管蒂部切断。根据修复缺损的需要,沿缝合线按修复所需长度剖开皮管,切除瘢痕组织,将皮管移至受区,舒平剖开部分覆盖于缺损,间断缝合创缘。2~3周后再将皮管蒂部切断、修整,分别缝合供区和受区的创口,完成缺损修复的全过程。

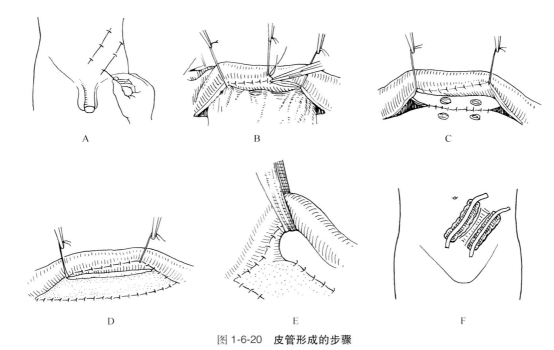

图 1-6-20　皮管形成的步骤

A. 皮管的设计;B. 缝合皮瓣两侧切缘成皮管;C. 供区直接缝合;
D、E. 供区不能直接缝合,以皮片移植修复;F. 皮管两侧各置一纱布卷予以保护

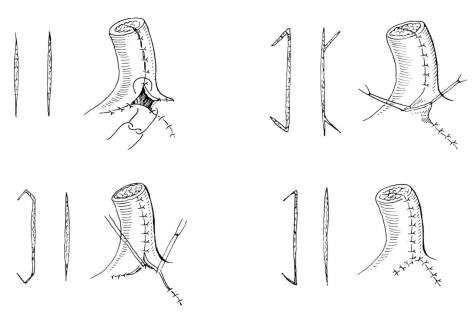

图 1-6-21　皮管蒂部缝合方法

间接皮管转移：皮管形成后先将其转移到中间站作为过渡，通常采用手腕部携带转移法。手腕部携带转移手术方式与手腕部携带皮瓣间接转移手术相似，在皮管形成 3 周左右后，经血流阻断试验确认皮管蒂部足以维持整个皮管的血供，即可进行第二期手术。将进行血流阻断试验的一端皮管蒂部切断，转移至中间站。待转移的皮管蒂部与中间站建立良好血运后，进行第三期手术。将另一端皮管蒂部切断，使皮管与供区完全脱离，沿缝合线按修复所需长度剖开皮管，切除瘢痕组织。利用中间站携带皮管移至受区，将皮管剖开部分舒平覆盖于缺损创面，间断缝合创缘。2~3 周后再将皮管蒂部切断、修整，分别缝合供区和受区的创口，完成缺损修复的全过程（图 1-6-22）。

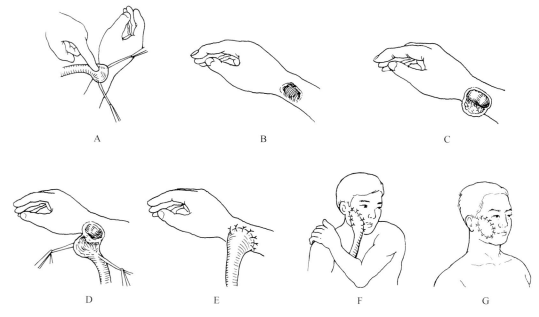

图 1-6-22　皮管手腕部携带转移法

A、B. 将皮管断端移至腕部印出血痕；C. 沿血痕缘一半切开剥离翻转皮瓣；
D、E. 将皮管断端与前臂创面及翻转皮瓣缝合；F. 腕部携带皮管修复缺损；G. 断蒂完成修复

在不适合采用手腕部携带转移法者也可考虑采用跳跃式分次转移法（图1-6-23）和蠕行转移法（图1-6-24）。

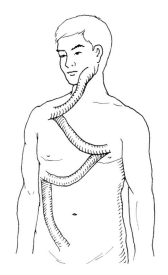

图 1-6-23　皮管跳跃式分次转移法

（4）皮管形成和转移注意事项

1）皮管为暂时性缺血组织，活力较差，不能耐受粗暴手术操作的损伤。在皮管形成手术时，要求严格遵循无创伤操作技术，选用精巧、锐利手术器械。掌握正确的剥离层次，彻底止血，防止发生皮管内血肿形成。皮管内发生血肿可以使皮管张力增加，造成血液循环障碍而影响皮管的质量甚至影响皮管的成活。皮下脂肪过多常使皮管缝合时发生困难，必要时可适当修剪一部分脂肪，使皮管在无张力下缝合，但修剪脂肪务必谨慎，以免损伤血管影响血循环。

2）在断蒂手术时如发现皮管远端苍白或断端渗血不活泼，提示血供不良，则应将皮管断端缝回原位，再过3周后重新做血流阻断试验和进行皮管转移。皮管在每次断蒂手术前均须做血流阻断试验，通常应用橡皮筋或阻断夹夹住拟切断的皮管蒂部，阻断该端蒂部对皮管的血液供应，观察皮管的血运（图1-6-25A）。在以手腕部携带皮管

图 1-6-24　皮管蠕行转移法

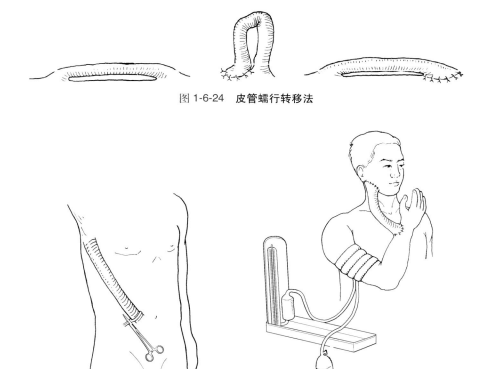

A　　　　　　　　　B

图 1-6-25　皮管蒂部血供阻断试验方法

A. 橡皮筋血流阻断试验方法；B. 气囊式血压计血流阻断试验方法

间接转移时,可用气囊式血压计束缚于携带皮管的肢体近侧,充气至压力高于动脉压时即可(图1-6-25B)。阻断后如皮管颜色、温度无改变,第一日可夹住5分钟,以后逐日延长阻断时间,每天1~2次,直至夹住蒂部1小时皮管无肤色、温度变化或水肿时,表明皮管已能从另一端获得足够的血液供应,即可切断皮管进行转移。橡皮筋或阻断夹应有海绵、胶皮管或纱布衬垫,以防损伤皮管组织。血流阻断试验可以测定血运建立的情况,也可以起到刺激促进血循环建立的训练

作用。

3)皮管形成后包扎固定须防止皮管受压影响血供。皮管与供皮区的缝合线分别用一层凡士林纱布覆盖,在皮管下放置纱布3~4层,两侧各置一纱布卷并用宽胶布顺皮管固定,注意胶布切不可横过皮管任何部分,特别是蒂部。然后再在其上覆盖纱布与棉垫,用绷带包扎固定。皮管转移时须防止有过大张力、牵拉或扭曲。肢体制动固定务必牢靠,防止皮管撕脱,避免皮管受压影响血供,姿势体位要比较舒适(图1-6-26)。

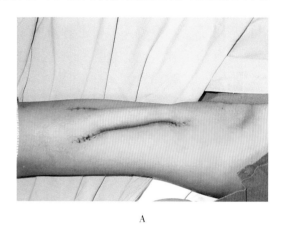
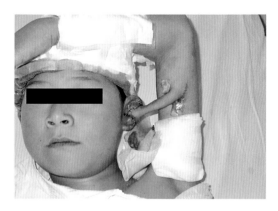

A　　　　　　　　　　　　B

图1-6-26　皮管转移术后肢体制动固定

A. 上臂皮管;B. 皮管转移修复耳部创面后制动固定

（林子豪　汪国民）

第七节　肌皮瓣与肌瓣

肌皮瓣(musculocutaneous flap, myocutaneous flap)是借助于肌肉的血管而成活的复合组织瓣,即肌肉表面皮肤的成活依赖于肌肉,切取皮瓣必须连带切取其深层的肌肉。肌瓣(muscle flap)是有完整动静脉血管系统,能独自成活的肌肉组织块,以肌肉的营养血管为蒂,可切取整块肌肉或其一部分。肌瓣和肌皮瓣可以带蒂转移,也可以吻合血管游离移植,主要用于覆盖创面、填充腔隙或重建肌肉功能。

肌皮瓣的出现首先始于零星的临床应用,然

后才有理论上的研究,反过来又极大地促进了肌皮瓣的发展。肌皮瓣的应用始于20世纪初,1906年意大利医师Tansini最早将背阔肌肌皮瓣用于覆盖乳腺癌切除后的创面。1955年Owens应用胸锁乳突肌肌皮瓣修复口角和鼻翼部的皮肤缺损获得成功。1966年Ger等报告了应用比目鱼肌、屈趾肌带蒂转移与肌瓣表面植皮相结合的办法治疗小腿慢性溃疡、淋巴水肿、胫骨开放性骨折后不稳定性瘢痕等,获得了良好的效果。1977年McCraw对肌瓣和肌皮瓣进行了动物实验和尸体解剖研

究。1981 年 Mathes 和 Nahai 在大量尸体解剖研究的基础上,首先提出了依据血供类型进行肌瓣分类的方法,使其成为目前大家公认的肌瓣分类方法。

显微外科技术的发展将肌瓣与肌皮瓣的应用范围进一步拓宽,1974 年 Harii 首先报告了吻合血管的游离股薄肌肌皮瓣移植覆盖创面获得成功,1976 年陈中伟首次报道吻合血管神经的胸大肌移植,重建前臂缺血性肌挛缩的屈指动力功能。

一、肌肉血供类型

进入肌肉的血管蒂,从肌肉的起点和止点之间进入肌肉,一条动脉有一或两条静脉伴行。从血管管径以及肌肉内血管的分布来看,在同时存在几个血管蒂时,如果某个血管蒂对肌肉的成活非常重要,这个血管蒂就被称为优势血管蒂。同时存在两个或两个以上的优势血管蒂时比较重要的血管蒂为主要血管蒂。非优势血管蒂被称为次要血管蒂。如果存在一系列节段性的小血管,即使结扎了优势血管蒂或主要血管蒂,它们仍能保证肌肉的成活,这些次要血管蒂被称为次级血管蒂。主要血管蒂和优势血管蒂的解剖变异非常罕见,然而次要血管蒂的部位和数量可以有很大变化。

1981 年 Mathes 和 Nahai 通过对进入肌肉血管蒂的位置、数量或直径研究,提出了肌肉血供的 5 种类型(图 1-7-1、表 1-7-1),为临床肌(皮)瓣的选择及应用提供了解剖学依据。其分类主要根据:① 血管蒂进入肌肉的部位。② 血管蒂的数量和粗细。③ 血管蒂与肌肉起至点之间的关系。④ 肌肉内血液供应的类型。

1. **单血管蒂型** 进入肌肉的营养血管只有一组,以此为血管蒂可形成理想的肌瓣或肌皮瓣,具有该血供模式的肌肉有:腓肠肌、阔筋膜张肌、股直肌、股外侧肌、小指展肌、拇短展肌、第一骨间背侧肌、颏舌肌、舌骨舌肌、舌(上、下)纵肌、茎突舌肌。

2. **主要血管蒂加次要血管蒂型** 肌肉有一条主要及一些次要血管供应,结扎次要血管,以主要血管为蒂,可以形成肌瓣或肌皮瓣,但皮瓣远端血运不可靠。具有该血供模式的肌肉包括:股薄肌、半腱肌、股二头肌、小趾展肌、肱桡肌、喙肱肌、尺侧腕屈肌、趾短屈肌、腓骨短肌、腓骨长肌、颈阔肌、比目鱼肌、胸锁乳突肌、斜方肌、肱三头肌、股内侧肌。

3. **双优势血管型** 肌肉有两条几乎等同的血管供应,由于血管之间有丰富的交通支,每根血管蒂均可单独供应整块肌肉。具有该血供模式的肌肉有:臀大肌、腹直肌、肋间肌、口轮匝肌、胸小肌、前锯肌、颞肌。

4. **节段性血管蒂型** 肌肉有许多细小血管供应,呈节段性分布,每个节段性血管蒂供养一部

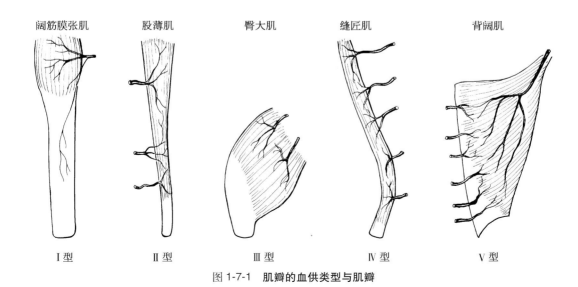

阔筋膜张肌　　股薄肌　　　臀大肌　　　　缝匠肌　　　　背阔肌

Ⅰ型　　　　Ⅱ型　　　　Ⅲ型　　　　Ⅳ型　　　　Ⅴ型

图 1-7-1　**肌瓣的血供类型与肌瓣**

表 1-7-1 肌肉血管的类型

分 类	特 征	举 例
Ⅰ型：单血管蒂型	只有一个血管蒂进入肌肉。肌肉可以依靠单一血管蒂安全转移	小指展肌、拇短展肌、肘肌、第一骨间背侧肌、腓肠肌、颏舌肌、舌骨舌肌、舌（上、下）纵肌、茎突舌肌、阔筋膜张肌、舌横肌和舌垂直肌、股外侧肌
Ⅱ型：优势血管蒂和次要血管蒂型	有 2 个血管蒂进入肌肉，需切断部分或全部的次要血管蒂，保留优势血管蒂才能转移	小趾展肌、跗收肌、肱桡肌、喙肱肌、尺侧腕屈肌、趾短屈肌、股薄肌、腘绳肌、股二头肌、腓骨短肌、腓骨长肌、颈阔肌、股直肌、比目鱼肌、胸锁乳突肌、斜方肌、肱三头肌、股内侧肌
Ⅲ型：双优势血管蒂型	两个大的血管蒂，每根血管蒂均可单独供应整块肌肉	臀大肌、肋间肌、口轮匝肌、胸小肌、腹直肌、前锯肌、颞肌
Ⅳ型：节段性血管蒂型	一系列节段性血管蒂，通常管径大小一致，沿肌肉走行进入肌肉。每个节段性血管蒂供养一部分（一个节段）的肌肉。切断两根血管蒂可以把肌肉的一部分形成肌瓣进行转移。然而如果在切取肌瓣时切断过多的节段性血管蒂，肌肉将不能成活	趾长伸肌、跗长伸肌、腹外斜肌、趾长屈肌、跗长屈肌、缝匠肌、胫前肌
Ⅴ型：优势血管蒂加次级节段性血管蒂	肌肉接受一个大的血管蒂的供养，当以这个大的血管蒂转移肌瓣时，这个大血管蒂就可单独供应整块肌肉。肌肉还有次级血管蒂，它们多从优势血管蒂进入肌肉的对侧进入。如果优势血管蒂被切断，这些次级血管蒂也可以滋养整块肌肉。因此，肌肉可以分别以两套独立的血供来源形成肌瓣使用	腹内斜肌、背阔肌、胸大肌

分（一个节段）肌肉，由于缺乏最主要血管蒂，无法形成整块肌肉的肌瓣或肌皮瓣。具有该血供模式的肌肉有：缝匠肌、胫前肌、趾长伸肌、腹外斜肌、趾长屈肌。

5. 主要血管蒂加节段性血管蒂型　肌肉有一条主要血管及一些方向与来源不同、呈节段性分布的血管供应，以主要血管为蒂，可形成整块肌肉的肌瓣或肌皮瓣；如果主要血管被切断，这些呈节段性分布的血管蒂也可以滋养整块肌肉。肌肉可分别以两套独立的血供来源形成肌瓣使用。具有该血供模式的肌肉包括：背阔肌、胸大肌、腹内斜肌。

二、肌皮瓣大小和类型

肌皮瓣是肌肉连同浅层皮下组织及皮肤一起切取而形成的复合组织瓣，主要用于填塞无效腔，修复创面和重建功能。临床应用时，由于需修复创面大小、范围不同，以及肌皮瓣的相对位置及转移范围的不同，可形成不同类型的肌皮瓣（图 1-7-2）。

（一）**肌皮瓣大小**　肌皮瓣由肌肉和皮瓣两部分组成，临床上可根据实际需要切取不同大小和形状的皮肤和肌肉，用以填充无效腔和修复创面。

（1）肌肉与皮肤等大：用于皮肤和深部组织缺损范围相同的组织修复。

（2）肌肉大于皮肤：用于皮肤缺损范围小，而深部组织缺损范围大的组织修复，其中超出皮肤部分的肌瓣填塞无效腔，皮肤覆盖创面。另外在肌瓣移位行功能重建时，也常带一小块菱形皮肤，以减少缝合时张力，便于肌瓣滑动。

（3）肌肉小于皮肤：用于修复以皮肤缺损为主的创面。皮肤超出肌肉范围主要位于肌腹两侧，而不是在肌肉末端以远，此点在肌皮瓣设计时要注意。

（二）**肌皮瓣类型**　根据肌皮瓣蒂部组织不同，可形成不同类型肌皮瓣（图 1-7-3）。

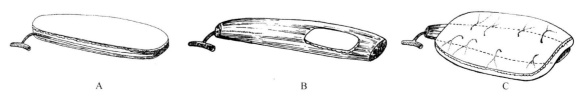

图 1-7-2　肌皮瓣大小

A. 肌肉与皮肤大小一致肌皮瓣；B. 肌肉大于皮肤的肌皮瓣；C. 肌肉小于皮肤的肌皮瓣

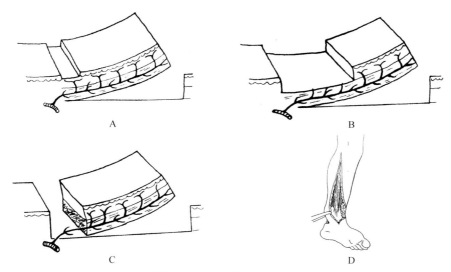

图 1-7-3 **肌皮瓣类型**

A. 肌肉皮下组织蒂肌皮瓣；B. 肌肉蒂肌皮瓣；C. 血管蒂肌皮瓣；D. 双蒂肌皮瓣

（1）皮肤肌筋膜蒂肌皮瓣：该肌皮瓣切取时，蒂部皮肤、皮下组织及肌肉蒂均不切断，由于不需要显露肌肉血管蒂，操作简单，手术安全，但皮瓣旋转弧度较小，由于皮瓣与创面无正常皮肤间隔，通常用于紧邻皮瓣的创面修复。

（2）肌筋膜蒂岛状肌皮瓣：切断或切除肌皮瓣基部皮肤和皮下组织，但不切断肌肉。形成肌筋膜蒂岛状肌皮瓣可增加肌瓣旋转范围，并可通过皮下隧道进行转移修复创面。

（3）血管神经蒂岛状肌皮瓣：全部切断肌皮瓣基部皮肤、皮下组织及肌肉，形成仅保留血管神经蒂的岛状肌皮瓣。皮瓣旋转弧度大，转移方便，且可向远侧或近侧推进转移修复创面。

（4）双蒂肌皮瓣：肌皮瓣远侧皮肤保留一定宽度不予切断，形成双蒂肌皮瓣，可增加肌瓣远端血运，延长皮瓣长度，但皮瓣移动幅度最小，仅用于邻近皮瓣的创面修复。

三、肌瓣与肌皮瓣的主要适应证

与皮瓣比较，肌瓣或肌皮瓣具有血运丰富、抗感染力强，组织量大利于填充无效腔，容易塑形便于带蒂转移的特点。肌瓣或肌皮瓣临床主要用于修复创面，尤其是感染性创面；带有运动神经的肌（皮）瓣还可用于肢体运动功能重建。

（1）修复创面：任何需要皮瓣移植覆盖的创面理论上均可以采用肌瓣或肌皮瓣转移修复，由于肌瓣血供丰富，抗感染力强，一般用于血液循环比较差的难愈性创面或感染性创面修复，如放射性溃疡、压疮、糖尿病性溃疡、慢性骨髓炎等。由于肌瓣和肌皮瓣血运丰富，转移后改善局部的血液循环，使伤口容易愈合。

（2）填塞无效腔：深部组织由于创伤、肿瘤切除或严重感染病灶清除造成较多组织缺损，并有无效腔形成时，由于肌瓣组织量大，可有利于消灭无效腔，通常临床用于较深创面的修复，如慢性骨髓炎病灶清除后，可利用肌瓣填塞无效腔，皮瓣修复创面。如果患者皮下组织太厚，转移之后由于外形臃肿，临床可采用肌瓣覆盖创面，并在肌瓣表面植皮，以减少修复后受区的外形臃肿。由于肌瓣转移失神经支配后废用，会发生不同程度肌肉萎缩，使移植肌肉体积缩小，故采用肌瓣作为填充物时要考虑这一因素。对于临床上常遇到的伴有内植物（如钢板）外露的创面，可以用肌瓣覆盖，由于肌瓣或肌皮瓣比较厚，同时血运丰富，覆盖之后移植物不容易再次发生外露。

（3）肌肉功能的重建：因重要肌肉功能丧失，造成肢体运动功能障碍，可以用带有运动神经的相对次要的肌肉或部分肌瓣转移进行功能重建，如胸大肌上半部肌瓣移位重建肩外展功能，背阔肌移位重建屈肘功能，蹈展肌瓣游离移植治疗面瘫。

四、肌皮瓣的临床应用原则

（一）肌皮瓣的临床选择

确定肌瓣或肌皮瓣的供区，需要考虑以下因素。

（1）肌瓣或肌皮瓣距拟修复部位的距离，如果是局部转移，距离越近越好。

（2）肌瓣或肌皮瓣的大小和厚度，转移的肌瓣和肌皮瓣应该能满足组织修复的需要，最好在受区清创之后再确定肌瓣或肌皮瓣切取的大小和范围。

（3）在用肌瓣行功能重建时，肌瓣的大小、厚度等在术中可以根据需要进行调整。

（4）术前必须能够确定肌瓣或肌皮瓣的血管蒂是否完整，如果肌瓣供区也有创伤，最好术前行血管造影，以便确定血管蒂是否也遭受创伤。

（5）肌瓣或肌皮瓣切取后供区的代价，包括肌肉功能的损失程度、供区瘢痕的大小等。

（6）受区修复中是否除创面覆盖之外还有其他需求，如感觉的恢复、是否需要同时行骨移植、肌皮瓣表面皮肤的质地、厚度和面积是否能满足受区对外形修复的需要。

（7）如果是采用吻合血管的游离肌瓣或肌皮瓣移植，还需要考虑血管蒂的外径和长度能否满足受区血管吻合的需要。

（二）肌皮瓣的手术方法

肌瓣的切取包括开放切取和内镜辅助下切取两种方法。开放切取方法的优点是操作容易，手术时间短，缺点是肌瓣供区遗留切口瘢痕，影响外观。内镜辅助下肌瓣切取的优点是切口小，供区瘢痕不明显，缺点是增加了手术的时间与难度，需要专门的设备和器械。具体手术方法如下。

（1）按照设计切开皮瓣边缘的皮肤和皮下组织，直达肌肉表面。

（2）如果切取的肌肉与表面的皮肤面积等大，则进一步向下切开肌肉全层，然后在肌肉下剥离，注意在切开肌肉之后，在皮瓣边缘和肌肉边缘缝合数针，以防止表面的皮肤与肌肉由于牵拉发生分离。

（3）如果切取的肌皮瓣的肌肉比表面皮肤面积大，则在切开皮瓣边缘的皮肤和皮下组织之后，在肌肉表面向周围分离，直至拟切取的肌肉边缘，同肌瓣剥离方法进一步进行剥离。

（4）如果切取的肌皮瓣的表面皮肤比肌肉面积大，则在切开皮瓣边缘皮肤和皮下组织之后，在深筋膜下向内剥离，待到达肌肉边缘之后再进入肌肉下进行剥离，同样需要在肌肉边缘缝合固定数针，以防止肌肉和表面皮肤的分离。

（5）肌皮瓣切取之后，如果创面可以直接拉拢缝合，则直接拉拢缝合，如果不能直接拉拢缝合，但是，通过皮肤牵引可以关闭切口，可以采用皮肤伸展术关闭切口，否则，需要在供区植皮封闭创面。

（三）肌皮瓣的临床应用形式

1. 旋转弧的扩大　肌（皮）瓣的旋转弧主要取决于肌肉从其原解剖部位游离和掀起的程度以及在不影响肌肉血液供应的前提下肌肉移动的范围。通常情况下，肌肉是从起点或止点切断游离，然后把肌肉掀起到达旋转点，旋转点通常邻近主要血管蒂或优势血管蒂。肌瓣的旋转弧由优势血管蒂或主要血管蒂的分离程度决定。随着血管蒂的进一步分离松解，肌瓣的旋转弧也随之增加。进一步切断血管蒂进入点附近的肌肉骨性附着点，可以把肌肉制成仅以血管蒂为血供来源的岛状瓣，从而更进一步增加了旋转范围。

2. 肌皮瓣表面携带的皮肤　每块表浅的肌肉与其表面的皮肤均有血管交通。以肌皮穿支为蒂，有可能将一部分皮肤携带在肌肉上形成肌皮瓣。每块表浅肌肉的皮肤血供区域的解剖学范围一般是肌肉的止点与起点之间，沿着肌肉的走行方向，位于肌肉的两侧缘之间的一块皮肤。如果包括深筋膜，某些肌皮瓣岛状皮肤可能超出肌肉的范围。然而，携带的皮肤范围除取决于肌肉的血供解剖外，还与肌瓣的形状和设计有关。设计肌皮瓣时可以是蒂部有皮肤连接的，也可以形成岛状的皮瓣。一般来讲，肌肉越窄，对皮肤血供区域就越有限，因为到表面皮肤的穿支血管数量减少，所以增加了邻近肌肉的皮肤血供范围对肌间隔血管的依赖性。

3. 部分肌瓣 准确地掌握肌肉解剖特点和血供模式,可以在皮瓣设计时进行适当的裁剪。整形重建外科的目标是在保证肌瓣成活的前提下恢复受区的形态和功能,虽然标准的肌瓣设计一般情况下能够达到上述目标,但也可对设计进行改进,或者不采用标准设计方法转移肌瓣,以便达到更好的修复效果。

应用部分肌肉可能有以下优点:保存肌肉功能,减轻肌瓣的臃肿程度,用剩下的肌肉可以同时或延期形成第二个肌瓣,第Ⅲ型肌肉,尤其是臀大肌,由于有双重血供,特别适合于部分肌瓣的切取,可以把肌肉分成两半,保留一半肌肉的止点、起点及运动神经,然后掀起另一半肌肉做易位肌瓣。这种方法还适用于Ⅰ型和Ⅱ型血供支配的肌肉,肌肉可以按优势血管蒂的分支而分开。使用第Ⅳ型肌肉作为肌瓣时,由于其血供解剖特点,只能形成部分肌瓣。因为仅用单个节段性血管做蒂不能使整块肌肉均成活,只能切取部分肌肉形成易位肌瓣。用小腿肌肉的下段覆盖小创面以及用缝匠肌上段覆盖外露的腹股沟血管就是部分肌瓣应用的例子。

4. 蒂在远端的肌瓣 以次要血管为蒂的肌瓣与标准肌瓣的位置相反,称为蒂在远端的肌瓣。一般而言,切断优势血管蒂后整块肌肉不能完全成活,只有一小部分肌肉可以用特定的次要血管为蒂掀起。皮瓣掀起前14~21天,先将大血管蒂结扎进行延迟,有助于形成蒂在远端的肌瓣,携带全部近端肌肉。

5. 功能性肌瓣 肌瓣可以为受区提供运动功能和结构支撑。肌瓣设计必须包括优势血管蒂和运动神经。为了保持肌肉功能,移植的肌肉必须在新的位置保持与供区相同的长度和张力。因为缺损区重要肌肉的缺失,所以设计的肌瓣必须同时具有填补缺损和恢复局部功能的作用。

6. 带感觉神经的肌皮瓣 设计肌皮瓣时可以将支配皮肤的感觉神经包括在内。如果感觉神经没有紧贴优势血管蒂或主要血管蒂进入皮瓣的皮肤区,则在掀起皮瓣时可能需要切断该神经。然后与受区另一条感觉神经进行神经吻接。

7. 携带骨的肌瓣 肌肉与其邻近的骨之间一般有血管交通支。如果保留这些血管交通支,就可以将一段带血管蒂的骨与肌瓣一同掀起。胸大肌携带一段第6肋骨,腹内斜肌(旋髂深动脉瓣)携带部分髂骨,肋间肌携带部分肋骨都是肌瓣携带骨的例子。

8. 肌瓣与肌皮瓣的延迟 肌瓣延迟术是某些肌瓣形成前一项很重要的准备工作。沿着瓣周缘事先切开,造成局部缺血,从而增加瓣蒂部的血供。使用肌瓣或肌皮瓣很少需要进行延迟术。可是,如果需要肌皮瓣的皮肤面积增大,即皮肤的面积超过了肌肉对皮肤的血供范围,可以在掀起肌皮瓣之前进行皮瓣延迟,对次要血管蒂的切断延迟也会增加此肌皮瓣的血运。

9. 与组织扩张术的联合应用 在肌皮瓣下放置扩张器可以增加皮肤的面积并且有助于供区的闭合。在乳房再造时,扩张器置入乳腺切除的部位,可以增加剩余的皮肤和胸大肌的面积,为植入永久性假体做准备。需要比较大或比较薄的肌皮瓣时也可以预先进行肌(皮)瓣扩张预制。

10. 吻合血管的游离肌瓣 自从吻合血管的显微外科技术出现以后,一块带优势血管蒂或主要血管蒂的肌肉可以从远离缺损处掀起,经过肌瓣血管蒂与受区血管吻合而将肌瓣转移到受区。应用显微外科组织移植的方法在头颈部和小腿远端1/3处需要肌(皮)瓣移植覆盖时尤其显得重要。在这两个部位,尤其是小腿远端,局部缺乏合适的肌肉组织来设计局部肌瓣,可切取的皮瓣又不能满足特定的重建目的,如局部皮瓣过于臃肿,不适用于面部和口腔。局部转移和吻合血管肌瓣和肌皮瓣游离移植的设计基本上是一样的。大多数Ⅰ、Ⅱ和Ⅴ型的肌肉组织都有较长的血管蒂,都可以将肌肉连同血管蒂一起掀起,进行吻合血管的游离移植。

(侯春林)

第八节　筋膜皮瓣与筋膜瓣

一、筋膜皮瓣的历史

筋膜皮瓣（fasciocutaneous flap）是由瑞典整形外科医师 Ponten 在 1981 年首先发现并描述命名的。其实，包含深筋膜这层结构的皮瓣，很早以前即有人提出，只是没有科学的理论根据，未得到广大学者的接受与重视而已。例如，早在 1917 年和 1920 年，整形外科学前辈 Esser 和 Gilles 就曾告诫其学生，在形成皮瓣时，尤其皮瓣位于下肢时，连带部分深筋膜一同切取有可能增加皮瓣成活的潜在安全性。1974 年，Hartwell 为减少手术中的出血，曾在小腿内侧的深筋膜下层进行分离，形成连带深筋膜的双蒂皮瓣以修复胫前软组织缺损。Bowen（1974）在小腿形成带深筋膜的以近端或远端为蒂的皮瓣时，为了安全起见而予以施行延迟术。McGregor（1975）曾指出，如果包含深筋膜结构在内，可以安全地向胸肌三角肌沟以外切取扩大了面积的胸三角皮瓣。Schafer（1975）和 McCraw（1977）均曾注意到深筋膜浅面有丰富的血管网存在，但这一发现并未被重视。

据 Ponten 记述，筋膜皮瓣的发现纯粹是从临床日常工作的实践中总结和提炼出来的。Ponten 认为以下事项和经验对其发现并提出筋膜皮瓣的概念有重要意义。

（1）Ponten 经常处理复杂的、兼有深部其他组织问题的小腿皮肤创面，如在皮肤缺损的同时伴有粉碎性骨折、血管损伤、软组织感染、骨髓炎窦道及痛性皮肤瘢痕等，并常为治疗这些复杂创面的方法匮乏而困惑。

（2）Ponten 经常采用病灶切除加延迟游离植皮的方法治疗下肢的静脉性溃疡创面。他发现，在大多数病例，对慢性静脉溃疡进行根治性切除至深筋膜层后，几天之内深筋膜就能很快长出新鲜的肉芽组织，为植皮提供很好的受床；仅少数静脉溃疡长期不愈的患者，清创时需切除至深筋膜结构。

（3）深筋膜的结构特性是坚实而强韧，以前曾被用来做游离移植，如在整形外科，用大腿的游离阔筋膜条来悬吊治疗面瘫；在骨关节重建外科，用大张的游离阔筋膜片来包绕骨端进行关节成形术等。深筋膜在其他场合亦有很好的应用，如在截肢的残端处理上，于肢体前、后方留取的舌状皮瓣上包含深筋膜结构，两者缝合后，一是能对不规整的骨端或锐利的骨端边缘进行良好的软组织覆盖，使将来安装假肢后，截肢残端的负重压力能分散地分布到四周的皮肤上；二是深筋膜组织对压力的耐受性强，不像肌肉组织那样代谢率高，对压力敏感，受压后易发生萎缩、纤维化，而引起截肢残端疼痛等症状。另外，在对假关节或骨折进行植骨后，常采用一片深筋膜组织来包绕、覆盖移植的骨片。Ponten 认为这样做有两层意思：一是深筋膜能对植骨片起到加固稳定的作用；二是深筋膜似乎也是邻近组织中最好的骨外膜代用品。

（4）从 20 世纪 60 年代开始，Uppsala 大学医院开始对四肢电烧伤患者实施一项新的常规诊疗措施，即对所有的高压电烧伤住院患者立即进行动脉血管造影检查。电流对血管的损伤范围，往往要显著地超过根据临床体检所能想像、估计的程度。血管造影一是能为科学地评估血管损伤的长度和程度提供可靠的信息，二是电流在人体的走行方向变化无常，血管造影有时能发现"惊人的""可能有巨大潜在价值"的新情况。例如，Ponten 曾描述一名 10 余岁的男孩，在爬屋顶时被高压电烧伤，电流从其腘窝部进入，经过小腿和足部，最后由足底穿出。该患儿从膝部至足部均为三度电烧伤，但小腿后方的部分区域却"奇迹般地"得以幸免，在腘窝烧伤创面的远侧，小腿后方几乎延伸至跟腱区有 15 cm × 6 cm 范围的皮肤"惊人地"成活了下来。血管造影显示腘动脉的所有分支均完全损伤闭塞，但在腘窝后方走行于中线附近的一条细小动脉却未受到任何伤害，其分布区域与成活的小腿后方皮肤范围相一致。Ponten 指出，这条血管（即后来命名的腓肠浅动脉，superficial sural artery，或称腘窝皮动脉）的细小口径与其供养皮肤范围的异常广大给其留下了深刻的印象。在此基础上，Ponten 首先于小腿后方切取了以近端为蒂、包含深筋膜与腓肠神经和腓肠浅动脉的皮瓣，修复各种复杂的下肢创面，包括急性创伤、慢性溃疡和骨髓炎窦道，皮瓣的平均长宽比例 2.5∶1，取得了良好的治疗效果。由此，Ponten 正式提出了筋膜皮瓣这一名词。

Ponten 的第一篇筋膜皮瓣论文发表于 1981 年的 *British Journal of Plastic Surgery*（《英国整形外科杂志》）上，介绍了 23 例小腿后部筋膜皮瓣带蒂局部转移在修复小腿复杂创面的成功经验，皮瓣不经延迟而平均长宽比例达 2.5∶1，引起了各国学者的极大兴趣，被誉为超级皮瓣（super flap）。以后，英国 Barclay 和 Haertsch、荷兰 Tolhurst 等均曾对筋膜皮瓣的早期发展做出过重要贡献。Barclay（1982）首先在小腿将筋膜皮瓣的长宽比例做到 3∶1。Haertsch（1982）通过解剖学研究，发现在手术掀起皮瓣时从深筋膜下间隙（subfascial space）中分离，不仅操作简单，分离容易，而且出血少，是掀起皮瓣的"外科平面"（surgical plane）。Tolhurst（1982）在身体的其他部位将筋膜皮瓣的长宽比例扩大到 4∶1。1982 年以后，英国 Cormack 和 Lamberty 对全身（主要是四肢）皮肤的动脉血管解剖学进行了系统的研究，在筋膜皮瓣的血管解剖学方面发表了多篇论文，并于 1986 年整理出版了他们的解剖学专著 *The Arterial Anatomy of Skin Flaps*，1994 年重新补充后进行了再版。美国 Hallock 则着重在筋膜皮瓣的临床应用方面进行研究，并于 1992 年出版了筋膜皮瓣临床应用方面的专著 *Fasciocutaneous Flaps*。国内侯春林、张世民于 2000 年出版了《筋膜皮瓣与筋膜蒂组织瓣》专著。

穿支皮瓣以及穿支超薄皮瓣的出现，使人们重新反思深筋膜血管网对皮肤的血供作用。目前认为，躯干部的深筋膜发育不佳（配合呼吸），而且躯干皮肤的血供以肌皮穿支为主，深筋膜血管网的作用较小；而四肢部位的深筋膜发育良好，主要以肌间隔穿支血管供血，四肢的深筋膜血管网对皮肤血供有较大的作用。但深筋膜血管网的密集程度不如真皮下血管网丰富，真皮下血管网是体被组织中血供最丰富的部位。

二、筋膜皮瓣的定义

对筋膜皮瓣的定义目前仍有争论，一般有广义与狭义两种看法。广义的一派认为所有包含深筋膜的皮瓣均为筋膜皮瓣，筋膜皮瓣可以在身体任何含有深筋膜结构的部位任意设计切取。可以看出这是从皮瓣的组织构成上对筋膜皮瓣所下的定义。狭义的一派认为只有在存在肌间隙（隔）筋膜皮肤穿血管（septo-fascio-cutaneous perforating vessels）的四肢部位，才存在深筋膜血管网，才能设计切取筋膜皮瓣；而在躯干扁平宽阔的肌肉部位，皮肤的血供主要来自肌皮动脉穿支或直接皮动脉，不存在筋膜皮肤穿血管，不能切取筋膜皮瓣。可以看出这是从皮瓣的血供来源上对筋膜皮瓣所下的定义。

筋膜皮瓣是指皮瓣中包含深筋膜结构，且深筋膜血管网对皮瓣成活有重要作用的一类局部带蒂皮瓣。从皮瓣的解剖构成上看，筋膜皮瓣均含有深筋膜结构。从皮瓣的血供来源上看，则可将筋膜皮瓣分为 4 种类型：① 主干动脉带小分支蒂，可以切取轴型皮瓣。② 肌间隙（隔）筋膜穿血管蒂，血管口径多在 1 mm 左右，可以形成轴型筋膜皮瓣。③ 筋膜血管网蒂，普遍存在于有深筋膜结构的部位，可以形成随意型筋膜皮瓣。④ 有明显供血方向的筋膜血管丛蒂，是在四肢的远侧段依据众多细小肌间隙筋膜穿血管的链式吻合所形成的纵向筋膜血管丛而设计，可以顺沿血管丛的轴向形成链型血供筋膜皮瓣（表 1-8-1）。

表 1-8-1 筋膜皮瓣的定义

解 剖 学 含 义	外 科 含 义	其 他 名 称
主干动脉带小分支	轴型筋膜皮瓣	主干动脉皮瓣，如桡动脉皮瓣
肌间隙(隔)筋膜穿血管	轴型筋膜皮瓣	肌间隙(隔)皮瓣
筋膜血管网	随意型筋膜皮瓣	筋膜皮瓣
筋膜血管丛	链型筋膜皮瓣	筋膜皮瓣

注：(1) 肌间隙皮瓣：指穿支血管位于(功能相同的)肌肉之间(intermuscular septum)。
(2) 肌间隔皮瓣：指穿支血管位于(功能不同的)肌肉群组之间(intercompartmental septum)。

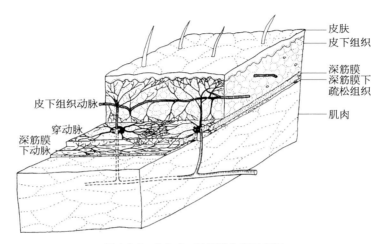

图 1-8-1 Schafer 深筋膜血供示意图

三、筋膜皮瓣的动脉血供

德国的 Klaus Schafer 曾对小腿的深筋膜(1972)和皮下脂肪(1975)的血供进行了研究，发现深筋膜的上、下和内部(如股外侧的阔筋膜)均有血管网存在，且深筋膜上面的血管网较粗大、丰富。Schafer 认为，深筋膜上血管网从 3 个途径获得血液供应：① 穿支血管在深筋膜表面发出 3~5 个放射状的分支并相互吻合。② 浅层皮下组织血管发出的下降分支。③ 深筋膜下疏松组织的血管分支穿过深筋膜而到达其表面(图 1-8-1)。

皮肤、皮下组织(浅筋膜)和深筋膜包被着整个机体，构成了人体的体被组织(integument)。筋膜皮瓣在结构上包含了体被组织由深至浅的所有层次，可将筋膜皮瓣和正常体被组织的血管系统等同看待。Masquelet 认为，皮肤的营养血管来源可简单地分为 3 个方面：① 直接皮肤血管。② 穿支血管(肌皮穿支和肌间隔穿支)。③ 体被组织中特殊结构的营养血管。目前认为，深部的节段性源动脉(deep segmental source artery)发出

的血管分支，一般都是经过下列途径到达体被组织的(图 1-8-2)。

(一) 直接皮肤血管

由于主干血管走行于解剖结构的窝内、肌腔隙内，表面缺乏肌肉覆盖，皮动脉从主干血管发出后，直接穿过深筋膜在皮下组织中与皮肤平行走行，一般口径较大，行程较长，供养的范围较为广泛。直接皮动脉(direct cutaneous artery)多是主干血管的侧支，少数是主干动脉的终末支(如颞浅动脉)。侧支型直接皮动脉多位于关节的附近(屈面)，在解剖结构的窝内容易找到，如上肢的腋窝、下肢的隐静脉裂孔(卵圆窝)、腘窝等。另外，在肢体远段的浅表部位如足背动脉，主干血管浅居皮下，尚可发出筋膜皮肤穿血管(fascio-cutaneous perforator)，出深筋膜后直接在皮下组织中分布。直接皮肤血管在人体并不多见，以直接皮肤血管为蒂可以切取层次较薄的轴型皮瓣。

(二) 肌间隙(隔)穿血管

主干血管走行于四肢的细长肌肉之间时，多发出肌间隙(隔)筋膜皮肤穿血管(septo-fascio-

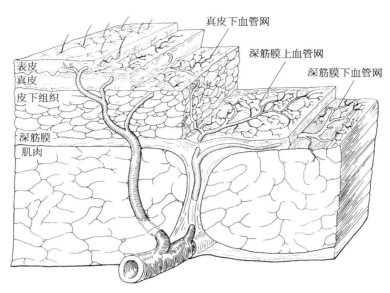

图 1-8-2 体被组织的血供来源及血管网

cutaneous perforator),营养邻近的深部结构(肌肉、骨骼、神经等)及其表面的体被组织。深部主干血管发出的穿支,首先经过筋膜隔后才到达浅层。在四肢,血管经过筋膜隔时,一般都是由深至浅地斜向远侧,沿途发出较粗长的降支和细短的升支(或称返支)及横支(或称水平支),相邻血管的分支之间存在着丰富的相互吻合。筋膜隔血管的分布特点是,在四肢的近侧,由于主干血管深在,肌间隔和肌间隙深而厚,穿支血管要经较长的距离才能到达浅层,因此穿支血管的数目较少而口径较大,有时在 1 mm 左右;而在四肢的远侧,由于主干血管表浅,肌间隙浅而薄,穿支血管距离皮肤较近,因此穿支血管数目较多而口径较小,多在 0.1~0.5 mm。以肌间隙(隔)穿血管为蒂可以切取筋膜皮瓣(图 1-8-3)。

(三)肌皮动脉穿支

主干血管走行于宽大扁平的躯干肌肉深层时,多发出肌皮穿动脉(musculo-cutaneous perforator)。肌皮动脉起自主干血管后,先进入肌肉实质中走行,再向浅层发出穿支,或直接发出缘支(即肌皮动脉的直接皮肤分支),营养体被组织。有人认为肌皮血管穿支往往在深筋膜层不形成血管网,而是直接进入皮下组织,供血范围有限。但缘支是存在的,只是在宽大扁平的肌肉部位,筋膜血管网不如细长的肌腱部位丰富,这在躯干宽大的扁平

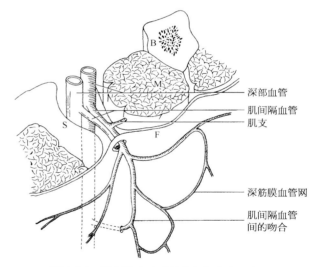

图 1-8-3 肌间隙穿动脉的走行与分布示意图

S,肌间隙;F,深筋膜;M,肌肉;B,骨骼

肌肉部位尤为明显,深筋膜血管网比较稀疏。以肌皮动脉为蒂可以切取轴型血供的肌皮瓣。

(四)其他结构的营养血管

体被组织中如包含有其他特殊结构,如皮下疏松组织中的皮肤感觉神经支和浅静脉干,这些结构往往带有自身的伴行营养血管,如较大神经干的营养动脉。对较细小的结构,虽然不存在专门的营养血管,但往往在其周围形成丰富的神经旁血管丛(paraneural plexus)和静脉周围血管丛(perivenous plexus)。这些营养血管或血管丛亦有分支营养体被组织。

四、筋膜皮瓣的静脉回流

筋膜皮瓣包含了体被组织的全部层次，因此体被组织的静脉血管分布与筋膜皮瓣的静脉回流通路具有相同的解剖学特征。研究筋膜皮瓣的静脉回流途经对提供远端蒂筋膜皮瓣或逆行岛状筋膜皮瓣的成活率有重要意义。

（一）体被组织的静脉血管构筑

体被组织的静脉血管系统分为浅、深两组，均起自微静脉血管网。体被组织的微静脉血管网由浅入深分为4层：① 皮肤乳头下层。② 皮肤网状层。③ 浅筋膜层（皮下脂肪层）。④ 深筋膜层（图1-8-4）。

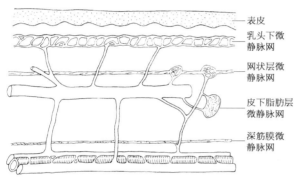

图1-8-4　体被组织的静脉血管构筑

1. 乳头下微静脉网　位于真皮乳头层与网状层的交界处，由毛细血管的后微静脉（口径为10~30 μm）组成。微静脉之间通过众多水平方向的吻合，侧支间相互形成密集的网格，邻近网格在交界处汇集，经2~4级汇合后，口径增加到50 μm左右，即向深面穿过网状层，形成皮下脂肪中的非伴行性浅静脉，再逐级汇合成浅静脉干，在皮下组织中平行走行。

2. 网状层微静脉网　位于皮肤网状层与皮下脂肪交界处、有皮肤的附属器（汗腺、皮脂腺、毛囊）存在的部位，围绕这些皮肤器形成团簇状或丛状微静脉团。这些微静脉（口径为20~30 μm）逐级吻合，形成1~2条管径为50~70 μm的集合微静脉，向深面垂直经皮下组织层，汇合成穿静脉，回流入深静脉系统。

3. 皮下脂肪微静脉网　存在于脂肪颗粒之间，比较稀疏，既与浅静脉系统沟通，又与深静脉系统吻合。

4. 深筋膜微静脉网　存在于深筋膜的深、浅两面，以浅面密集，主要经穿动脉的两条伴行穿静脉回流入深静脉系统。

皮肤组织的静脉系统分为浅、深两组。浅组静脉系统指皮肤的非伴行性浅静脉（无动脉伴行），主要起自最浅层的乳头下微静脉网，由毛细血管后微静脉和集合微静脉组成，经2~4级的汇合后，即向深面走行至皮下脂肪层，收纳体被组织浅层结构的静脉血，在一定的区域汇集成较大的非伴行性浅静脉支和浅静脉干，平行走行于皮下组织的浅层，如上肢的头静脉、贵要静脉及其属支，以及下肢的大、小隐静脉及其属支。深组静脉系统指皮肤的伴行性浅静脉（有动脉伴行），主要起自网状层微静脉网的皮肤附属器（毛囊、皮脂腺、汗腺）周围，也收纳体被组织浅层的静脉血，主要在小范围内汇集成穿支静脉或直接皮肤动脉的伴行静脉，垂直走行于皮下组织的深层，在穿过深筋膜之前，还收集深筋膜微静脉网的静脉血，最后进入深部主干静脉直接回流。

（二）体被组织的浅-深静脉交通吻合

体被组织4层微静脉网之间联系丰富，存在着众多的、无瓣膜结构的微小吻合支，如深筋膜微静脉网向下与肌间隔微静脉网彼此交通，并借之与深面的骨膜微静脉网相联系，向上与浅筋膜微静脉网及皮神经、皮静脉的微静脉丛亦有交通支连接。但在浅静脉系统与深静脉系统之间，主要通过下列两种途经而互相沟通（图1-8-5）。

（1）口径较大的浅-深静脉干交通支：这种交通支一端连接皮下浅静脉干，另一端连接深部主干动脉的伴行静脉，口径为1~3 mm，直接将浅静脉干收集的静脉血导入深静脉系统。浅-深静脉干交通支在关节部位恒定出现，一般1~2支，内有坚强的静脉瓣膜，指向深层。

（2）口径较小的穿支静脉：它一端连接体被组织的深层微静脉网，另一端连接深部的伴行静脉，直接将静脉网收集的静脉血导入深静脉系统回流。穿静脉一般伴穿动脉而行，多为2支，口径略大于动脉。与穿动脉系统的配布相对应，在肢体近侧的肌间隔部位，穿静脉数目较少，但口径较

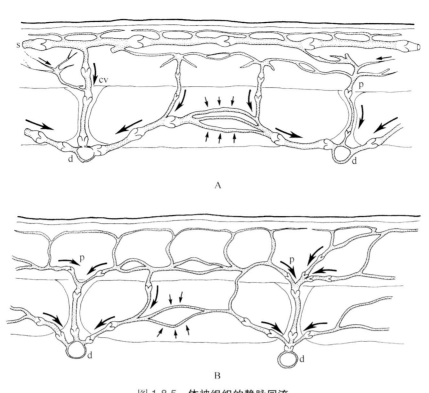

图 1-8-5　体被组织的静脉回流
A. 有浅静脉干的部位；B. 无浅静脉干的部位
s,浅静脉干；cv,浅-深静脉干交通支；p,穿静脉；d,深部静脉

大,多在 0.8 mm 以上;而在肢体远侧的肌间隙部位,穿静脉数目较多,但口径较小,多在 0.5 mm 以下。穿静脉本干中均有静脉瓣膜结构,保证静脉血由浅入深地回流;而且,在穿静脉的分支中,口径超过 0.15~0.20 mm 的较大分支亦有瓣膜样结构存在,保证静脉血以穿支本干为中心集中汇流。

五、筋膜皮肤血管网

筋膜皮瓣中一般都含有多层动脉血管网(network),由浅入深分别为:皮肤乳头层,乳头下层,真皮深层,浅筋膜层,深筋膜上、下两层,以及筋膜隔血管网。在肢体的体被组织中尚形成一种密集的具有一定方向性的血管丛(plexus)。另外,在浅筋膜的皮神经支和浅静脉干周围亦存在着顺沿其轴向的营养血管丛。

(一)筋膜隔血管网

筋膜隔是深筋膜向深面延伸并附着于骨面的结缔组织隔。在四肢,除前臂存在较多的肌间隙而无明显的肌间隔外,其他部位均有 2~4 个肌间隔。筋膜隔的血供有以下 4 个来源:① 筋膜隔穿血管的分支,筋膜隔皮肤穿动脉在通过筋膜隔浅出的过程中,发细支供应筋膜隔。② 深筋膜血管,在深筋膜延续为筋膜隔的部位,附近的深筋膜血管也有分支至邻近的筋膜隔。③ 肌的营养血管的分支,部分肌间隔成为肌的起始和(或)附着,营养肌的血管有细小分支至肌间隔。④ 骨膜血管的分支,在筋膜隔连续骨膜处,骨膜血管发细支至筋膜隔。筋膜隔的 4 个血供来源之间在筋膜隔内互相吻合,形成筋膜隔血管网,但参与的血管均细小,吻合也不稠密。筋膜隔血管网与浅面的深筋膜血管和深面的骨膜血管相沟通,是深筋膜血管联系骨膜血管的中介和桥梁。

(二)深筋膜血管网

来自筋膜隔(肌间隔和肌间隙)的穿支血管在穿过深筋膜之前和之后均发出许多分支,与来自筋膜隔血管网及肌皮血管穿支的分支,在深筋膜的下、上两面的疏松结缔组织中互相吻合,形成深筋膜下血管网和深筋膜上血管网。肌皮动脉的穿支及其缘支和直接皮动脉虽也有分支加入深筋膜血管网的构成,但贡献较少。

1. **深筋膜下血管网**　体被组织的营养血管在接近穿出肌间隔、肌间隙、肌腔隙或肌肉时发出分支,在深筋膜下面与肌肉或肌腱之间的疏松结缔组织中互相吻合,形成血管网。这些分支发出后通常呈 $40°\sim50°$ 斜行走向深筋膜下方。深筋膜下血管网在与肌间隔相连处的附近较为稠密,远离肌间隔的部位较为疏松。从深筋膜下血管网发出的许多细小分支,除分布到深筋膜外,与深部结构的血供联系较多。例如,分布到其深面的肌间结缔组织,通过肌间隔或肌间隙与肌膜肌肉或腱旁膜的血管相联系,是临床切取筋膜肌瓣(做填充用)和筋膜肌腱瓣的解剖基础;分布到其下方的骨膜或经筋膜隔后再与骨膜联系,是构成筋膜骨膜(骨)瓣的解剖学基础。

2. **深筋膜上血管网**　体被组织的穿血管(主要为筋膜隔穿血管)在穿出深筋膜后,与其表面的疏松组织中呈放射状、形成蜘蛛网样的分支吻合。这些分支可分为升支、降支和横支(水平支)。在肢体,通常降支较粗大,行程也较长。相邻血管之间的分支相互沟通,形成血管网。深筋膜上血管网较深筋膜下血管网吻合充分,参与吻合的血管也较粗大。因此,深筋膜上血管网是体被组织血供的主要来源,也是筋膜皮瓣和筋膜蒂各类组织瓣移植的主要血供解剖学基础。

(三)浅筋膜血管网

皮下疏松组织的血管网可分为深、浅两层。深层脂肪组织由穿血管直接发出分支向上营养,浅层脂肪组织则由真皮下血管网向下营养。两层之间联系较少。在皮下组织中存在皮肤感觉神经支和(或)皮肤浅静脉的部位,还存在着围绕这些特殊结构的营养血管丛(通常在其周围 $0.5\sim1.0$ cm 的范围内),尤以皮神经周围血管丛丰富、稠密。因此,切取筋膜皮下组织瓣可仅带深层脂肪组织,而将浅层脂肪与皮肤留在一起。

(四)筋膜血管网(丛)的方向性

在体被组织的多层血管网中,深筋膜血管网、真皮下血管网和皮神经周围血管网最为密集,是许多较长的外科皮瓣赖以成活的血管基础。就

深、浅筋膜而言,虽然其血管网广为存在,但血管配布和血流渠道仍有明显的方向性。深筋膜血管网形成轴向性的原因,有两种猜想:一是与肢体的生长增长有关,这需要对胎儿、婴儿、儿童乃至成人的标本进行对比研究。另一种可能性是与身体各部位胶原纤维的排列方向有关。

在肢体,相邻肌间隙、肌间隔穿动脉的升支与降支在深筋膜表面相互联系,形成环环相扣的纵向链式血管吻合。总的来说,筋膜血管网的方向与深部主干动脉的走向、肌间隔(隙)的方向、穿支血管的配布轴向、深筋膜的纤维方向和皮神经支、浅静脉干(支)的走行方向一致,即在纵行的方向上,血管分支的口径粗,且吻合充分而稠密。有学者研究认为,这些纵行的链式吻合血管丛(chain-linked longitudinal vascular plexus)在组织学上主要是由微动脉(arteriole)、微静脉(venule)和直通毛细血管(thoroughfare 或 preferential channel)构成,其血管阻力较低。Batchelor(1995)通过对小腿筋膜血管网的研究发现,在深筋膜上、下和其内,有两种动、静脉吻合:① 外径大于 $50~\mu m$ 的较大动静脉短路,数目较少。② 直通毛细血管,外径 $12\sim25~\mu m$,尤其在深筋膜的上、下两层较多。据测算,在 $0.5~cm^2$ 的筋膜面积内,平均有 1.1 $(0\sim3)$ 个直通毛细血管。在带血管蒂的岛状皮瓣中,经动静脉短路分流的血量占整个皮瓣灌注量的 $70\%\sim80\%$;在岛状肌皮瓣中,动静脉短路分流的血量占整个肌皮瓣血流量的 50% 左右。虽然筋膜皮瓣中动静脉短路的分流量占其灌注量的多少仍不清楚,但可以肯定,动静脉短路的存在对筋膜皮瓣的成活有重要作用。

Cormack 认为,一个肌皮动脉的穿支仅能代偿供应其邻近一个穿支的营养区域,范围和长度均有限;而一个筋膜皮肤穿支却能通过筋膜层的链式血管网代偿供应几个筋膜穿支的营养区域,范围和长度均较传统的随意型皮瓣显著增大。根据血流动力学的 Poiseuille 定律,同样的血流压力在低阻力的条件下可以灌注较多的血流量(血流量 Q =压力 P/阻力 R);而且在达到新的血流动力学平衡之前,同样压力的血液顺沿此低阻力的链式血管丛可以运行较长的距离。因此,临床上在设

计筋膜蒂组织瓣时,必须要考虑到血管丛的方向性,以确定组织瓣的长轴。

(五)血管网(丛)的交通吻合及供血方向的可逆性

体被的各层组织不仅有着共同的血供来源,而且各种来源的血管及各层次的血管网、血管丛之间均存在着丰富的吻合与交通,形成错综复杂的三维血管构筑网络。因此,虽然正常情况下,体被组织的动脉供血方向是由深至浅、由近及远,但在某些情况下,血流的方向也可以发生逆转。如在手术掀起筋膜骨膜(骨)瓣、筋膜肌瓣或筋膜肌腱瓣时,骨膜和骨组织及肌、肌腱组织从浅层的筋膜得到由浅入深的逆向供血而成活。同时,依据筋膜血管丛中血液可以双向流动的特点,即既可顺向由近及远,又可逆向由远至近,临床上可根据需要,灵活地选择以近端或远端筋膜血管丛为蒂的各类组织瓣。

六、筋膜皮瓣的实验研究

人的皮肤血供与猪相似,主要是以肌皮动脉穿支和肌间隙(隔)筋膜皮肤穿支供血的,而直接皮动脉供血的区域则很有限。因此开展筋膜皮瓣和筋膜蒂组织瓣的外科实验研究应以猪为首选动物。

(一)筋膜皮瓣的血供能力

Tolhurst(1983)以猪做实验,在两侧后腿上各做一个长宽比例为 4:1 的包含深筋膜的筋膜皮瓣和不包含深筋膜的传统的皮下组织皮瓣,然后静脉注射荧光素,并用紫外线照射皮瓣,观测荧光素的染色范围。结果深筋膜层完整的皮瓣,90%的长度着色;而不包含深筋膜的皮瓣,只有25%的长度着色。再在猪的两侧后腿上各掀起一个 3:1 的筋膜皮瓣,实验组在蒂部将深筋膜切断,结果皮瓣75%坏死,仅蒂部25%成活;而对照组保留深筋膜完整则皮瓣全部成活。Tolhurst 在组织切片中观察到,深筋膜有丰富的血管分布,其数量明显多于深层的肌肉组织。在随意型筋膜皮瓣 2~3 cm 宽的基底部,深筋膜深、浅两面各有20~30条肉眼可见的(口径至少50 μm)纵向微小血管,这些微小血管的横断面积之和不小于一条口径为 3 mm 的轴心血管,足以营养一块筋膜皮瓣。因此,Tolhurst 提出,对筋膜皮瓣而言,进入皮瓣的血管口径的粗细可能是次要的,而血管的数目、走行方向、分布形式及相互间吻合的多寡则是主要的。

Thompson(1989)在 20 头猪的左右前后肢,随机配对掀起 12 cm × 5 cm 的随意型筋膜皮瓣或不包含深筋膜的传统皮下组织皮瓣,观察其成活长度;并在 11 头猪静脉注射荧光素,应用紫外线照射,观察荧光染色长度。前肢的皮瓣位于外侧部,基底在肱骨外上髁近侧 1 cm,向远侧形成。后肢的皮瓣亦位于外侧部,基底在大转子与足跟连线的中上 1/3 处。结果经配对 t 检验,发现筋膜皮瓣无论在成活还是在荧光染色长度上,均较对照组为长,有非常显著的统计学差异,认为随意型筋膜皮瓣的成活长度较传统的皮下组织皮瓣长 12%~18%(表 1-8-2)。

(二)筋膜皮瓣的抗感染能力

犬的腹直肌在腹部正中线的两侧连接胸廓和骨盆。腹直肌的血供在上部来自腹壁上深动脉,下部来自腹壁下深动脉。腹直肌表面的皮肤血供,在上部主要来自腹壁上浅动脉,下部主要来自腹壁下浅动脉;另外尚有腹直肌肌皮穿支的作用。Chang(1982)为了研究肌皮瓣和随意型皮瓣对接种细菌的清除作用,在犬的腹部设计了以头端为蒂的腹直肌皮瓣(带有腹壁上深、浅动脉)和在腹直肌前鞘表面掀起的随意型皮瓣(仅带有腹壁上

表 1-8-2 随意型筋膜皮瓣成活长度的实验研究

项 目	上肢皮瓣成活长度(cm)	下肢皮瓣成活长度(cm)
筋膜皮瓣	8.2 ± 0.3	7.9 ± 0.4
传统皮瓣	7.3 ± 0.3	6.7 ± 0.3
增加百分比	12%	18%
配对 t 检验	$P < 0.01$	$P < 0.001$

浅动脉)模型,并创造了在组织中产生人工无效腔的"创腔圆柱体"(wound cylinder)植入物。该植入物由不锈钢丝网编织制成,长 3.5 cm,直径1.0 cm,两端的圆面由 2 mm 厚的橡胶膜覆盖,可经反复穿刺抽液而不损坏。

Calderon(1986)对此模型进行了改良,以犬的尾端为蒂设计皮瓣,观察腹直肌肌皮瓣和包含腹直肌前鞘的筋膜皮瓣对接种细菌的清除作用。先以 5 条犬的尾端为蒂,在其腹部正中线两侧,随机对称地设计掀起 5 cm × 20 cm 的肌皮瓣和筋膜皮瓣,并将皮瓣的远侧段分成 6 个 3 cm × 2.5 cm 的长方形,依其离蒂部的远近依次标以平面 0 和平面 1、2、3(图 1-8-6)。在两组皮瓣的各 6 个方格中央(实验组)和犬侧腹部同平面的 3 点正常皮肤(对照组),分别于皮内注入每毫升含 $1.9×10^8$ 个金黄色葡萄球菌的细菌悬液 0.2 ml,在注射后24 小时、48 小时和 72 小时,计算皮肤的损害面积,并将两组做配对 t 检验。结果发现,肌皮瓣组各平面的皮损面积均较所对应的筋膜皮瓣组为大,但两组间无显著的统计学差异($P = 0.054$)。实验结果表明,在犬筋膜皮瓣和肌皮瓣对其表面皮肤的血供和抗感染能力没有明显差别。而两实验组各与同侧的对照组比较,皮损面积明显为大,各平面均有显著的统计学差异。表明皮瓣掀起后,其血液循环均有一定程度的变化,抗感染力较正常皮肤差。再在 5 条犬于肌皮瓣和筋膜皮瓣的远端,于腹直肌肌肉下或腹直肌前鞘下分别植入"创腔圆柱体",并将该圆柱体完全用腹直肌或腹直肌前鞘包盖。在创腔圆柱体中注入每毫升含金黄色葡萄球菌 $2.1 × 10^6$ 个的细菌悬液 1.5 ml。术后分别于 24 小时、48 小时、72 小时、96 小时和120 小时,从圆柱体中抽取组织液 0.2 ml 做细菌计数。结果发现,肌皮瓣组术后第 1 天,细菌数显著下降,从 10^6/ml 降至 10^3/ml,以后的 2~5 天维持在 $10^3 ~ 10^5$/ml。而筋膜皮瓣组,术后细菌数下降不明显,均为 $10^5 ~ 10^6$/ml。经配对 t 检验,肌皮瓣组与筋膜皮瓣组各时间段均有极显著的统计学差别($P<0.01$)。表明筋膜皮瓣(深筋膜)在深层清除细菌的能力远较肌皮瓣(肌肉)为差。

Gosain(1990)采用相似的手术设计,随机于

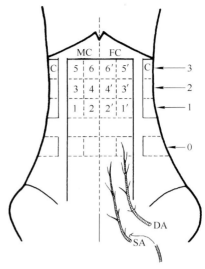

图 1-8-6　筋膜皮瓣与肌皮瓣的对比实验
MC:肌皮瓣;FC:筋膜皮瓣;C:对照组;
SA:浅动脉;DA:深动脉

10 条犬的左右两侧掀起 5 cm × 20 cm 的腹直肌肌皮瓣或带腹直肌前鞘的筋膜皮瓣,并植入相同的"创腔圆柱体"。皮瓣完全掀起后均原位缝合。术后 1 小时,分别在肌皮瓣腹直肌下或筋膜皮瓣前鞘下的圆柱体中,注入含金黄色葡萄球菌的悬液1.5 ml(细菌个数 $3×10^7$/ml)。术后 1 天、3 天、6 天,每天于圆柱体中抽取组织液 0.5 ml,进行细菌计数。结果发现,在肌皮瓣组,于实验后的第 1个 24 小时,细菌数从 10^7/ml 降至 10^3/ml,在以后2~6 天内维持在 10^2/ml。而筋膜皮瓣组,在实验后的第 1 个 24 小时,细菌数从 10^7/ml 降至 10^5/ml,在以后的 2~6 天内仍维持在 10^5/ml。可见肌皮瓣组抽取液的细菌计数明显低于筋膜皮瓣组,两组经配对 t 检验,$P<0.001$,有极显著的统计学差异。实验结果同样证明了肌皮瓣(肌肉)清除深层细菌的能力远较筋膜皮瓣(筋膜瓣)为强。

(三)筋膜皮瓣的耐压能力

自 20 世纪 70 年代以来,肌皮瓣转移修复压疮在临床获得广泛的应用,取得了很好的效果,但也发现了不少新问题,如肌肉不耐压,萎缩明显等。肌肉组织与筋膜组织的一个显著差别是肌肉本身代谢快、血供多,而深筋膜组织本身的代谢慢,但其上、下面的血供却很丰富。Nola(1980)以大鼠为对象,对皮肤和肌肉组织在压力作用下的不同反应做了研究,结果发现肌肉较皮肤对压力

更敏感,更容易发生缺血坏死。Daniel(1981)以猪为实验动物,研究了骨骼以外的各层软组织对外加压力的反应,结果发现,外加压力是以圆锥形的方式向深部传递的,最早的原始损害发生于深层的肌肉组织,以后随着压力的增加和(或)时间的延长,依次由深而浅经筋膜组织向皮肤发展。如经高压短期(66.7 kPa,4小时)或低压长期(13.3 kPa,10小时)的压迫,虽然表面的皮肤完整,但深部肌肉已出现损害。经超高压长期(106.8 kPa,10小时)或低压超长期(26.7 kPa,15小时)的压迫,损害从肌肉层经深筋膜、皮下脂肪至真皮发展,而浅层皮肤及毛发仍能正常生长。每天长时间的压迫(53.4 kPa,11小时,或26.7 kPa,16小时),1周后才出现肉眼可见的皮肤破坏。Daniel(1982)对正常骨隆起部位(坐骨结节、骶骨、股骨大粗隆)表面的软组织构成进行了研究,发现在正常的解剖结构上,这些骨突起部位的软组织覆盖仅为深筋膜、皮下组织和皮肤,而没有肌肉组织,肌肉只是以腱或腱膜的方式附着于骨突部位。因此,用肌皮瓣或肌瓣覆盖发生压疮的骨突部位并不符合正常的解剖生理要求。如果压疮部位没有明显的炎症和(或)较大的无效腔,筋膜皮瓣修复压疮创面可能较肌皮瓣更为合理。

七、筋膜皮瓣的分类

(一)筋膜皮瓣的血管解剖学分类

Cormack 1984年提出了筋膜皮瓣的血管解剖学分类法。以后几经修正补充,于1994年重新提出了改良的分类法,对理解筋膜皮瓣的血供和临床应用原则很有帮助(图1-8-7)。

1. A类 皮瓣由多个细小、互相独立的肌间隙筋膜穿支血管通过筋膜血管网(或筋膜血管丛)而供血。这种类型在四肢广泛存在。

2. B类 皮瓣由单一、口径较大的肌间隙筋膜穿支血管供血。这种类型的例子很多,如肘前筋膜皮瓣,臂内侧、臂外侧筋膜皮瓣,内踝上、外踝上筋膜皮瓣等。尚可在解剖这一筋膜穿支时追踪到深部的起源动脉,从深部动脉上截取血管蒂,扩大了可用血管的口径,称为改良B类。

3. C类 由起自深部的同一节段性源动脉

(segmental source artery)的多个肌间隙筋膜穿支血管供血,且连同此深部动脉一起切取。因其血管排列类似梯形,又称梯形血供筋膜皮瓣,如带桡动脉的前臂皮瓣。

4. D类 血供与C类相同,但在组织构成上包含有深层结构,如骨、肌腱等。为复合筋膜皮瓣。

(二)筋膜皮瓣的外科分类

筋膜皮瓣的血管解剖学分类对认识筋膜皮瓣虽然很有帮助,但并非所有的筋膜皮瓣均搞清了其血管解剖特点。因此,从外科临床的实际应用出发提出的筋膜皮瓣外科分类法可能更为实用(图1-8-8,表1-8-3)。

1. 随意型筋膜皮瓣 指皮瓣的蒂部没有口径较大的肌间隙筋膜穿支血管,皮瓣的血供来自多个起源、相互独立的细小血管,或直接来自筋膜血管网。成活的长宽比例不超过(2.5~3):1。

2. 链型筋膜皮瓣 皮瓣的蒂部同样没有口径较大的肌间隙筋膜穿支血管,但皮瓣在设计上,充分考虑了众多细小肌间隙筋膜穿支血管的配布轴向,以及其分支间相互吻合形成的环环相扣的链式筋膜血管丛的方向性,筋膜皮瓣的长宽比例达(3~5):1成活无虞。实际上,链式血供是体被组织的随意型血供(无轴向性)向轴型血供(100%的轴向性)过渡的中间体。当然,对四肢而言,因筋膜血管网均存在或多或少的纵行轴向性,因此顺沿肢体纵轴切取的筋膜皮瓣均不是严格意义上的随意型皮瓣。但在前臂、小腿的远侧1/2段,筋膜血管丛的纵行轴向性非常明显,可以切取较长的链式血供筋膜皮瓣。

3. 轴型筋膜皮瓣 皮瓣的蒂部存在与皮瓣长轴同一方向的较大口径的轴心血管,可分为口径较大的肌间隙筋膜穿支血管和深部的节段性源血管两种。

八、筋膜瓣与筋膜皮下组织瓣

(一)发展历史

将局部组织瓣以翻转(turn-over)移位的方式进行转移,对覆盖与供区相距180°或接近180°的创面,十分有利。在Ponten筋膜皮瓣成功应用的

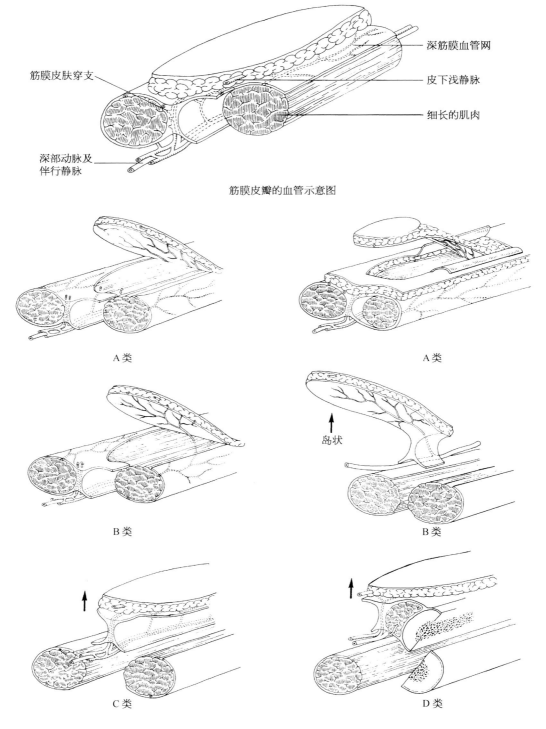

筋膜皮肤穿支

深筋膜血管网

皮下浅静脉

细长的肌肉

深部动脉及
伴行静脉

筋膜皮瓣的血管示意图

A 类

A 类

B 类

岛状

B 类

C 类

D 类

图 1-8-7　筋膜皮瓣的血管解剖学分类

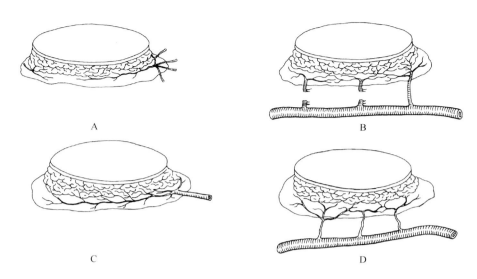

图 1-8-8　筋膜皮瓣的外科分类

A. 随意型；B. 链型；C、D. 轴型

表 1-8-3　筋膜皮瓣血管解剖学分类和外科分类的相互关系

血 管 分 类	外科分类	转移方式	反方向应用
A：多条细小穿支		带蒂	
筋膜血管网	随意型	局部	远端蒂皮瓣
筋膜血管丛	链型	局部、区域	远端蒂皮瓣
B：单一较大穿支	轴型	带蒂、游离	远端蒂皮瓣
C：深部节段性源血管和众多细小穿支	轴型	带蒂、游离	逆行岛状皮瓣
D：同 C	轴型	带蒂、游离	逆行岛状皮瓣
筋膜复合皮瓣	复合皮瓣		

鼓舞下，印度 Thatte（1984）对 Ponten 小腿后内侧筋膜皮瓣的切取方法做了改良，不带表面皮肤，从深筋膜下掀起仅包含深筋膜和部分皮下组织的近端蒂筋膜瓣，向前翻卷（roll-over）180°覆盖胫骨外露创面，再在朝上的深筋膜面上植皮，获得完全成活。以后，中国台湾赖春生等对四肢，特别是前臂和小腿的翻转筋膜皮下瓣做了许多研究，提出了纵向和横向筋膜皮下瓣的切取原则，为修复肢体和远侧肢端创面提供了一种简单易行的新方法。

（二）血供考虑

皮下疏松组织是体被组织血管的主要寓居地，综合考虑组织瓣的血供和供区剥离后皮肤瓣的成活，在掀起组织瓣的深、浅解剖平面上，以筋膜皮下组织瓣（adipofascial flap）最为合理。它不仅最大限度地在组织瓣中包含了体被组织的丰富血管网，而且考虑到供区皮肤的成活，保留了真皮下血管网的完整，兼而具有前述筋膜瓣和皮下组织瓣的优点。这也是近年来临床上筋膜皮下组织瓣应用较多的原因：① 深筋膜是一明显的解剖标志，组织瓣的深层在深筋膜下的疏松组织间隙内解剖，不仅操作方便，层次容易掌握，而且出血少，深筋膜下间隙被誉为"外科平面（surgical plane）"。② 解剖时带上深筋膜下的疏松组织，组织瓣翻转移位后，深筋膜下血管网是游离植皮的良好受区，皮片成活有保障。③ 真皮层亦是一明显的组织层次标志，解剖时紧靠真皮，在皮下疏松组织的浅层进行，仅保留少量的脂肪颗粒于分离的皮肤瓣上，层次容易掌握，不会过深而损害组织瓣的皮下组织血管网，亦不会过浅而损害供区皮肤瓣的真皮下血管网。组织瓣与供区皮肤均能得到可靠的血供，成活无虞。

（三）定义

人体的体被组织包括深筋膜、浅筋膜和皮肤 3

层不同的结构。由于 3 层组织中均有血管网分布，因此，包含任何一层或相邻 2 层或全部 3 层的组织均可设计成组织瓣，只不过由于各层组织中血管多少和配布方向的不同，成活的概率相差很大。

1. 筋膜瓣（fascial flap） 是指组织瓣的构成以深筋膜为主，深筋膜是组织瓣转移的主要目的。在深筋膜的表面带有少量的薄层皮下组织，为的是防止损伤丰富的深筋膜上血管网，保证筋膜瓣的成活。其解剖的深、浅平面分别是深筋膜下间隙和皮下组织的深层。

2. 皮下组织瓣（subcutaneous tissue flap） 由 Marty（1984）和 Gumener（1986）介绍。他们认为，深筋膜本身血管稀少，且结构坚韧，对皮瓣的成活与转移均不会有多大的贡献。而皮下疏松脂肪组织（adipose tissue）是体被组织血管的主要寓居地，因此他们建议在掀起筋膜组织瓣时，不必携带深筋膜，仅包含全层的皮下疏松组织即可。其解剖的深、浅平面分别是深筋膜上和真皮下。

3. 筋膜皮下组织瓣（adipofascial flap） 是指组织瓣的构成除了深筋膜外，还包括较多、较厚的皮下疏松脂肪组织。其解剖深、浅平面分别是深筋膜下间隙和皮下疏松组织的浅层。

（四）适应证

（1）筋膜皮下组织瓣移植适合于不伴皮肤缺损的各部位、各原因的软组织重建（soft-tissue reconstruction）。

（2）如需同时重建创面的皮肤组织，则在筋膜皮下组织瓣上进行游离植皮。

（3）修复伴有肌肉、肌腱、神经、血管等需保持收缩和滑动功能的深部结构外露的创面。

（4）切取组织瓣而又不想损害供区的外形、功能和美观时。

（五）筋膜皮下组织瓣的优点

带蒂筋膜皮下组织瓣是一局部组织瓣，不仅较吻合血管的游离皮瓣和远位皮瓣优点突出，而且与筋膜皮瓣相比，亦有许多明显的优点。

（1）筋膜皮下组织瓣的血供来源和血管分布与筋膜皮瓣一样或相似，而营养的组织却较少，成活面积和长度均较大。

（2）筋膜皮下组织瓣较筋膜皮瓣更加柔软，伸展性和适应性好，与创面贴合密切。

（3）筋膜皮下组织瓣可翻转移植，蒂部猫耳畸形更小，不需二次修整。

（4）筋膜皮下组织瓣翻转移植的覆盖弧度，较筋膜皮瓣的旋转弧度显著增大，扩大了局部组织瓣的适用范围。

（5）在供区，当筋膜皮瓣切取不太宽，而将供区皮肤直接拉拢缝合时，由于缝合张力较大，愈合有时不理想，瘢痕明显；而筋膜皮下组织瓣切取后，供区缝合无张力，愈合质量高，瘢痕小。

（6）在供区，当筋膜皮瓣切取较宽时，供区往往难以直接缝合，需进行植皮封闭，留下一不雅观的植皮区；当切取筋膜皮下组织瓣移植时，无论切取多宽，供区皮肤复位后均可一期缝合，且真皮下血管网未破坏，成活无虞。

（7）在供区，由于将皮肤切开向两侧翻起，完全显露了皮下组织，因此，在供区解剖、保留重要的皮神经（上肢的桡神经浅支和尺神经手背支、下肢的腓浅神经和隐神经）和较大的浅静脉干时容易实施，对供区的损害减少。

（8）筋膜皮下组织瓣可根据受区创面的需要，一期修除多余的脂肪，进行减薄手术，修复受区后不显臃肿。

（9）筋膜皮下组织瓣翻转后，深筋膜面朝上，因为带有深筋膜下疏松组织及其血管网，植皮后成活良好。

（10）对受区有肌肉、肌腱、神经、血管等具有收缩及滑动功能的深部结构暴露的创面，筋膜皮下翻转组织瓣的脂肪层向下，既能为其提供良好的软组织覆盖，又不与它们发生粘连，有利于滑动功能的恢复。

（11）筋膜皮下组织瓣能为受区提供良好的软组织重建（soft tissue reconstruction）材料——柔软的皮下疏松脂肪组织，可根据具体需要灵活运用（Braun，1995），如包绕松解的神经，包绕移植的神经、肌腱，防止形成粘连；插入尺、桡骨之间防止骨桥形成；植入关节之中减少摩擦等。

（张世民　侯春林）

第九节　穿支皮瓣

穿支皮瓣(perforator flap)是指由穿支动静脉供养的岛状皮下组织皮瓣,属轴型血管的皮瓣范畴(图 1-9-1)。穿支皮瓣的概念起于 20 世纪 80 年代后期,Kroll & Rosenfield(美国 1988)、Kojima & Soeda(日本 1989)、Allen & Treece(美国 1994)、Blondeel(比利时)、Hallock(美国)、Morris(加拿大)、魏福全等是该领域的先驱代表。我国的穿支皮瓣概念由张世民等于 2004 年首先介绍。穿支皮瓣的概念曾在国内引起过激烈的争论,包括其基本的定义、命名、与传统皮瓣的关系等。从 2005 年开始,我国专家学者召开了多次穿支皮瓣专题研讨会,逐步达成了共识。当前,穿支皮瓣在我国正处于蓬勃发展的时期,在创伤修复、肿瘤切除后重建等方面,获得了广泛的应用,取得了许多创新性成果。穿支皮瓣是显微外科皮瓣移植的新发展,符合组织移植"受区修复重建好,供区破坏损失小"的原则,但对术者的显微外科技术要求更高。

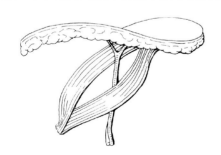

图 1-9-1　穿支皮瓣示意图

在早期的传统皮瓣阶段,只有直径≥1 mm 的直接皮肤血管和主干带小分枝血管(肌间隔皮支)才能切取轴型皮瓣,即全身的轴型皮瓣有 70 余处;而肌肉的皮肤穿支血管因为太细小,仅能作为随意型皮瓣的形式使用。随着显微外科精细解剖和吻合技术的进步,轴型皮瓣的概念也在不断发展,细小的穿支血管(直径≥0.5 mm 或 0.8 mm)也能吻合成功,即全身有穿支皮瓣 300 余处;现在

看来,再细些的血管(直径≥0.3 mm)也可被称作轴型血管而进行"穿支对穿支"的游离移植;甚至直径<0.3 mm 的毛细血管型穿支血管(capillary perforator),在超级显微外科技术(super-microsurgery)下也能完成游离移植,更不用说作为穿支带蒂皮瓣进行局部转位。穿支皮瓣概念的提出使轴型皮瓣的供区数目显著增加了(300 余处),而随着显微外科技术的深入发展,更使穿支皮瓣达到了"自由王国"的程度,在临床应用上可以说很少考虑其数量问题,而更多考虑的是其质量问题。

一、皮肤的穿支血管

从解剖学的角度看,人体的皮肤血供均来自深部动脉,通过 3 个途径营养皮肤、皮下组织和深筋膜,即:① 直接皮肤动脉。② 穿动脉。③ 伴随皮神经浅静脉的营养血管。

穿动脉是指穿过深筋膜进入皮肤的动脉,对穿动脉的分类有多种方法,至今仍有争论。但按其起源可分为两种:① 肌肉血管的皮肤穿支(即肌皮穿支血管,musculocutaneous perforator),经过深层的肌肉后再穿过深筋膜到达皮肤(称间接穿支,indirect perforator),多存在于扁平宽阔的肌肉部位,如躯干和四肢的近段,可通过向肌肉深层追踪解剖获得较长的血管蒂。② 肌间隙(隔)筋膜皮肤穿支(septofasciocutaneous perforator),经肌间隙穿过深筋膜到达皮肤(称直接穿支,direct perforator),多存在于肌肉细长和四肢肌间隔的部位,分开肌间隔可见到穿支血管起自深部主干动脉。

二、穿支血管的分类

穿支(perforator),又称穿动脉,是指穿过深筋膜进入皮下组织与皮肤的营养动脉。从人体层次解剖结构分析可知：不论人体各部皮下组织（浅筋膜）的厚度如何，其深面都有一层深筋膜，营养皮下组织及皮肤的小动脉都必须穿过此筋膜才能对其供血。所以，全身皮肤及皮下组织内的每一支营养动脉都应视其为穿支，其界定的部位为穿深筋膜处。穿支具有以下特征：① 仅指发自源动脉之任一分支，不包括源动脉。② 经深筋膜浅出。③ 为皮下组织及皮肤供血。

穿支曾有多种不同的分类方法，1986 年，Nakajima 等将其分为 6 种：① direct cutaneous perforator。② direct septocutaneous perforator。③ direct cutaneous branch of musclar vessel。④ perforating cutaneous branch of musclar vessel。⑤ septocutaneous perforator。⑥ musculocutaneous perforator。后渐简化为直接穿支与间接穿支两大类。直接穿支是指其自源动脉发出后仅经过疏松结缔组织便直接穿深筋膜至皮下组织与皮肤的小动脉。间接穿支则指其自源动脉至穿出深筋膜前还穿经某些特殊结构的小动脉。这些特殊结构可能是肌肉、肌间隔、神经、肌腱、骨或软骨膜等。一般而言，穿经神经、肌腱或软骨膜等结构的穿支均较细，无明显临床意义。虽然也有部分穿经骨孔的穿支较粗，如眶上、下动脉，颏动脉等，但其数量有限。因此，间接穿支便被进一步简化为肌皮穿支（musculocutaneous perforator，MC）与肌间隔（隙）穿支（septocutaneous perforator，SC）两种（图1-9-2）。

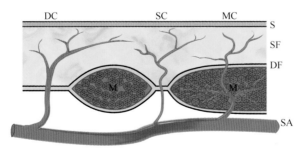

图 1-9-2　穿支血管示意图

DC，直接穿支；SC，肌间隔（隙）穿支；MC，肌皮穿支；S，皮肤；SF，浅筋膜；DF，深筋膜；SA，源动脉；M，骨骼肌

三、穿支皮瓣的发展历史

与血管解剖学相对应，临床上穿支皮瓣亦有两种类型：① 肌间隔穿支皮瓣（septocutaneous perforator flap）。② 肌皮穿支皮瓣（musculocutaneous perforator flap）。但国外不少学者认为，穿支皮瓣仅仅是指肌皮穿支皮瓣，而肌间隔穿支皮瓣仍应称为肌间隔皮瓣（septocutaneous flap）或筋膜皮瓣（fasciocutaneous flap）。

（一）肌皮穿支皮瓣

穿支皮瓣的发展是从腹直肌肌皮瓣起步的。20 世纪 70 年代是肌皮瓣（musculocutaneous flap）发展的黄金时期，开发了大量的肌皮瓣供区。但当时认为肌肉血管的皮肤穿支细小，单独以其皮肤穿支供血切取皮瓣，只能按照随意型血管的原则进行。1977 年，美国 Mathes 和 Bostwick 首次介绍了腹直肌肌皮瓣（rectus abdominis musculocutaneous flap）。1979 年，澳大利亚 Robbins 报道采用该肌皮瓣进行乳房再造。1982 年，美国 Hartrampf 等设计带蒂岛状横行腹直肌皮瓣（TRAM 皮瓣），利用其丰富的皮下脂肪进行乳房再造，获得了良好的效果。该肌皮瓣面积体积大，血管蒂粗大恒定，供区容易处理，对乳房再造非常适合，但并不适合修复需要较薄皮瓣的部位，比如四肢（手足）和头颈部。其缺点一是带有肌肉和肥厚的皮下脂肪，显得十分臃肿；二是腹直肌切取之后，腹壁薄弱，容易发生切口疝。

为了解决腹直肌皮瓣臃肿和损害肌肉的两个问题，Taylor 等（1984）和 Onishi 等（1986）进一步开展了腹直肌皮瓣的血供研究，发现腹直肌的穿支血管在皮下脂肪层仅发出少量的分支，形成深筋膜上血管网，而大量的分支是在真皮下层，形成真皮下血管网，真皮下血管网是皮肤组织血供的主要来源。

1988 年，日本 Koshima（光岛勋）和 Soeda 受此启发，首先进行了"不携带肌肉"的尝试。先在皮瓣的外侧，于深筋膜（腹直肌前鞘）浅层切开皮瓣，从深筋膜表面将皮瓣向内侧掀起，在脐旁观察到较粗的穿支血管穿过腹直肌进入皮下组织后，再沿穿支血管向深层切开腹直肌前鞘，垂直向下追踪解剖，至腹直肌内的腹壁下动脉，并继续沿着腹壁下动脉的走行向远侧解剖（骨盆方向），其间需结扎腹壁下动脉发出的肌支血管，直至将携带脐旁穿支的腹壁下动静脉血管完全游离出来。该皮瓣仅由一个脐旁肌皮穿支供养（来自腹壁下动脉）且仅包含皮肤和皮下脂肪，称为"不带腹直肌的腹壁下动脉皮瓣"。Koshima 等的第 1 例手术完成于 1988 年 1 月，为一例 44 岁男性在舌癌切除后进行口腔重建，皮瓣大小 13 cm×6 cm。第 2 例手术完成于 1988 年 7 月，为一例 64 岁男性在切除左侧腹股沟恶性淋巴瘤后，采用右侧的腹壁下动脉皮瓣带蒂转位修复，皮瓣大小 28 cm×17 cm。2 例皮瓣均完全成活。Koshima 发现，一个脐旁穿支血管供养的皮瓣面积，几乎与先前整个腹直肌皮瓣的面积一样。因此，保留腹直肌在供区原位，一并不影响皮瓣的血供，二有利于供区的闭合，能预防肌肉疝的发生，三有利于对肥厚的皮下脂肪组织进行减薄处理。Koshima 和 Soeda 在 1988 年 9 月将论文投寄到 *British Journal of Plastic surgery*（《英国整形外科杂志》），在 1989 年 11 月（第 6 期）获得了发表。他们在该篇论文中并没有提出穿支皮瓣的名称，而是称为"不带腹直肌的腹壁下动脉皮瓣"。

1988 年 4 月，美国 Kroll 和 Rosenfield 首先使用了"穿支蒂"皮瓣的名称（perforator-based flap）。他们依据背阔肌和（或）臀大肌在脊柱骶旁的肌肉穿支，切取仅以无名的穿支血管（unnamed perforators）为蒂的皮瓣局部转位修复躯干缺损，术中将穿支血管裸化（skeletonize）以增加其移动度，创面最大直径 15 cm，5 例患者均获得了成功。作者认为这种穿支蒂皮瓣的皮肤血供优于肌皮瓣，原因是携带的组织减少了（不带肌肉），但供养的血管直径却没有减少（肌皮穿支）。Koshima 等紧跟英文医学文献，采纳了"穿支蒂皮瓣"的名称，在其后的几年内连续发表了多篇"穿支蒂皮瓣"的论文，包括：1991 年报道的 2 例胫后动脉穿支蒂皮瓣游离移植修复手部和足部缺损；1991 年报道的 2 例术中即刻减薄的（去除大部分皮下脂肪组织，保留厚度 5 mm）腹壁下动脉穿支蒂皮瓣修复面部和足部缺损；1992 年报道的 13 例腹壁下动脉穿支蒂皮瓣的临床应用经验，其中岛状皮瓣 3 例，不减薄皮瓣 3 例，减薄皮瓣 7 例，分别修复腹部、头面、咽喉颈部及下肢足部创面；1993 年报道的 22 例股前外侧穿支蒂皮瓣修复头颈创面。由此奠定了 Koshima 教授在穿支皮瓣领域的开创地位。

然而，真正的穿支皮瓣（perforator flap）名称是在美国医师 Allen 和 Treece 于 1994 年发表"腹壁下动脉穿支皮瓣再造乳房"一文之后才出现的。Allen 等介绍了自 1992 年 8 月开始，在 15 例患者采用腹壁下动脉穿支皮瓣进行乳房再造的经验，皮瓣纵向长 10～20 cm，横向长 20～42 cm，最大面积 20 cm×29 cm，配有精美的手术示意图，而且将"腹壁下动脉穿支皮瓣（deep inferior epigastric artery perforator flap）"直接用在论文题目上，并用英文缩写 DIEP 代替该皮瓣名称，随即风靡学术界，对穿支皮瓣在世界的推广起到了巨大的促进作用。2014 年 Allen 等总结了其 20 年间 2 850 例乳房再造的经验，采用 DIEP 者占 66%，仍是自体组织再造乳房的首选。以后，阿根廷 Angrigiani 等在 1995 年介绍了胸背动脉穿支皮瓣（TDAP），美国 Allen 等在 1995 年介绍了臀上动脉穿支皮瓣（SGAP），穿支皮瓣走向了蓬勃发展的轨道，身体各处的穿支皮瓣相继被开发出来（表 1-9-1）。1996 年日本 Kimura 等报道了 5 例股前外侧皮瓣的显微削薄技术，并将穿支血管在皮下组织中的分枝走行分为三类。

表 1-9-1　几个肌皮穿支皮瓣的发展

作　者	年　份	皮　瓣	皮瓣英文缩写
Kroll	1988	脊柱骶旁穿支皮瓣	
Kojima	1989	腹壁下动脉穿支皮瓣	DIEP
Kojima	1993	臀上动脉穿支皮瓣	S-GAP
Angrigiani	1995	胸背动脉穿支皮瓣	TAP
Deiler	2000	阔筋膜穿支皮瓣	TFL-P
Cavadas	2001	腓肠肌内侧头穿支皮瓣	M-SAP

自 1997 年起，国际穿支皮瓣学术委员会每年举办一次国际培训交流大会，第一届会议在比利时根特市召开。但直到 2003 年穿支皮瓣命名共识的发表（根特共识），才引起全世界学者的广泛重视。2011 年，Hallock 提出了特殊类型穿支皮瓣的命名方法，包括穿支联体皮瓣、穿支嵌合皮瓣、穿支血流桥接皮瓣等及其各种组合拼装形式。第十六届国际穿支皮瓣大会于 2014 年在我国宁波市召开，标志着我国的穿支皮瓣研究工作进入了世界前列。

（二）肌间隔穿支皮瓣

1981 年，Ponten 首先报道筋膜皮瓣（fasciocutaneous flap）的概念。开创了四肢皮瓣应用的新局面。同年，杨果凡报道桡动脉皮瓣（radial forearm flap，Chinese flap）的临床应用，以后又发展出其他带主干动脉的皮瓣。随之，又衍化出这类皮瓣的反向使用，即逆行岛状皮瓣（reverse-flow flap）。我国钟世镇院士带领南方医科大学（原第一军医大学）解剖学工作者，开展对人体皮肤血管的系列研究，于 1982 年报道了一类新的皮肤营养血管：肌间隔血管。这一概念的出现，导致了临床不损伤主干动脉的肌间隔皮瓣（septocutaneous flap）的应用（表 1-9-2）。肌间隔皮瓣与筋膜皮瓣有许多相似之处，两者均带有深筋膜血管网。肌间隔穿血管的口径多在 1 mm 左右。以远侧的肌间隔穿血管为蒂，可以形成远端蒂皮瓣（distally-based flap）进行局部转移，对修复手

足肢端创面很有价值。广州南方医科大学徐达传、罗力生（中文）和北京整形外科医院宋业光（英文）分别于 1984 年发表的股前外侧皮瓣（anterolateral thigh flap），是肌间隔皮瓣的典型代表。

四、穿支皮瓣的供区

2003 年 Geddes 认为切取穿支游离皮瓣的供区应具备 4 个条件：① 术前能预知该供区存在恒定的血管供应。② 至少存在 1 条较大的穿支血管，动脉穿过深筋膜后其口径仍足以进行显微外科吻合（≥0.5 mm）。③ 向深层解剖分离能够获得足够的血管蒂长度。④ 供区皮肤直接拉拢缝合后没有过大的张力，成活无虞。

依据 Taylor 对皮肤血管体区（cutaneous angiosome）的系列研究报道，每个人体平均有口径≥0.5 mm 的筋膜皮肤穿支血管 374 支，大多数位于躯干部。在前臂约有 37 支（前面 28 支，后面 9 支），其中 31 支为肌间隙穿血管（起自桡动脉 12 支，尺动脉 11 支，骨间后动脉 7 支，骨间前动脉腕背穿支 1 支）。小腿约有穿支血管 25 支：前面 12 支，均为肌间隔穿血管；后面 13 支，肌间隔穿血管 6 支（起自腓动脉的 4 支，胫后动脉的 2 支），肌皮血管穿支 7 支，分别来自腓肠肌（5 支）和比目鱼肌（2 支）。

Geddes 认为，依据 Taylor 对皮肤血管体区的研究，在人体可切取近 40 个肌皮穿支血管皮瓣（表 1-9-3）。

表 1-9-2   几个肌间隔穿支皮瓣的发展

作　者	年　份	皮　瓣　名　称
钟世镇	1982	肌间隔皮动脉的概念
Cormack	1983	筋膜皮瓣的血管解剖研究
Donski，顾玉东	1983	小腿外侧肌间隔穿支皮瓣
Baek	1983	股外侧皮瓣
徐达传，罗力生，宋业光	1984	股前外侧皮瓣——ALT-P
Amarante	1986	内踝上皮瓣（胫后动脉）
Masquelet	1988	外踝上皮瓣（腓动脉前支，前外侧肌间隔）
Becker，张高孟	1988	尺动脉腕上穿支皮瓣
张世民	1990	桡动脉茎突部穿支皮瓣
Masquelet	1992	外踝后上穿支皮瓣（腓动脉穿支，后外侧肌间隔，腓肠神经营养血管皮瓣）
张高孟	1992	桡动脉鼻烟窝穿支皮瓣

表 1-9-3 几个常用的穿支皮瓣

皮 瓣 名 称	英文缩写	动 脉
肌皮穿支皮瓣 musculocutaneous perforator		
腹壁下动脉穿支皮瓣 deep inferior epigastric perforator flap	DIEP	腹壁下动脉
胸背动脉穿支皮瓣 thoracodorsal artery perforator flap	TAP	胸背动脉
臀上动脉穿支皮瓣 superior gluteal artery perforator	SGAP	臀上动脉
臀下动脉穿支皮瓣 inferior gluteal artery perforator flap	IGAP	臀下动脉
乳内动脉穿支皮瓣 internal mammary artery perforator flap	IMAP	乳内动脉
肋间动脉穿支皮瓣 intercostals perforator flap	ICAP	肋间动脉
腰旁穿支皮瓣 paralumbar perforator flap	PLP	腰旁穿支动脉
股薄肌穿支皮瓣 gracilis perforator flap	GP	旋股内侧动脉
阔筋膜张肌穿支皮瓣 tensor fasciae latae perforator flap	TFLP	旋股外侧动脉横支
股前外侧穿支皮瓣 anterolateral thigh perforator flap	ALTP	旋股外侧动脉降支
股前内侧穿支皮瓣 anteromedial thigh perforator flap	AMTP	旋股外侧动脉降支的无名分支
腓肠动脉穿支皮瓣 sural artery perforator flap	SAP	腓肠动脉(内侧,外侧)
胫后动脉穿支皮瓣 posterior tibial artery perforator flap	PTAP	胫后动脉
胫前动脉穿支皮瓣 anterior tibial artery perforator flap	ATAP	胫前动脉
肌间隔穿支皮瓣 septocutaneous perforator		
桡动脉穿支皮瓣 radial artery perforator flap	RAP	桡动脉
内收肌穿支皮瓣 adductor perforator flap	AP	旋股内侧动脉
股前内侧穿支皮瓣 anteromedial thigh perforator flap	AMTP	股前外侧动脉降支的无名动脉(如果穿支仅从肌间隔走行)
股前外侧穿支皮瓣 anterolateral thigh perforator flap	ALTP	股前外侧动脉降支(如果穿支仅从肌间隔走行)

四肢肌间隔穿支血管皮瓣的供区也有不少。我国学者对四肢肌间隔穿支血管的数目、口径、长度、分布、走行部位等进行了深入的研究,促进了肌间隔筋膜皮肤穿支皮瓣的临床应用;但对肌皮穿支血管的研究尚缺乏专题论述。深入开展血管解剖学研究对开发穿支皮瓣的供区十分重要。

杨大平、唐茂林和 Geddes 及 Morris 等,通过对全身皮肤血管区域定性和定量分析,确定了全身皮肤穿支血管的位置、数量、口径,穿支蒂的长度、类型、来源血管,以及穿支所供应皮肤的面积等参数,为临床设计应用穿支皮瓣提供解剖学依据。

选用 10 具新鲜尸体,采用改良氧化铅-明胶灌注技术,进行动脉灌注。在解剖进程中,将每个口径大于 0.5 mm 的穿支血管进行拍照并记录。解剖全身完整的皮肤并拍摄 X 线片,以显示皮肤内血管的形态和分布。将 X 线片扫描制成数字化血管造影图。全身皮肤分为 4 个部分:头颈部、躯干、上肢和下肢。本研究将供应皮肤的起源血管(source vessel)定义为局部血管轴的主要终末分支,相当于 Taylor 和 Palmer 描述的血管体区(angiosome)的主要动脉。血管区域(vascular territory)指的是一个起源血管所供应的二维面积。穿支面积(perforator zone)指的是单一穿支血管所供应的二维面积。相邻穿支区域的界线由减小口径的血管吻合处确定(reduced-caliber choke anastomoses)。定量数据分析包括全身各部位的穿支血管的数量、口径、类型及其供应区域的面积:① 类型,直接穿支和间接穿支(肌皮穿支和肌间隔穿支),主要确定两种穿支血管,即肌皮穿支(MC)和肌间隔穿支(SC)。② 口径,测量穿支血管穿过深筋膜处的外径。③ 起源血管,解剖穿支追溯到起源血管。④ 穿支血管供应皮肤面积。⑤ 穿支位置。

采用 Scion Image for Windows™ 软件,计算各部位血管造影图的面积。图 1-9-3 显示由股动脉发出的肌皮穿支(从股内侧肌穿出)和肌间隔穿支(从股内侧肌和缝匠肌之间穿出)的面积计算。计算标准差反映尸体间的穿支血管的面积变异,区域面积以占全身体表面积表示以消除尸体大小的差异。我们假设全身皮肤血供均由皮穿支、肌皮穿支和肌间隔穿支直接供给,其中很多穿支血管

供应的区域相对恒定,并适合切取穿支皮瓣。通过分析每个来源血管供应区域确定可供选择的穿支皮瓣供区。

结果发现,全身 63 支起源血管(source artery)发出 220 支穿支(口径大于 0.5 mm)供应皮肤。其中肌皮穿支与肌间隔穿支之比为 3∶2。穿支平均直径为 0.7 mm。在头颈部约有穿支 20 支(图 1-9-4),其中头部 7 支,面部 5 支,颈部 8 支。躯干部约有穿支 60 支(图 1-9-5),其中胸部 13 支,腹部 17 支,背部 21 支,腰部 9 支。上肢(图 1-9-6)和下肢(图 1-9-7)穿支最多,分别为 49 支和 91 支(表 1-9-4)。

研究表明穿支血管的分布有以下规律。

(1)躯干皮肤的血供主要来自肌皮穿支,这与躯干的扁平肌数量多有关。这些肌皮穿支的口径在皮肤内的走行距离和分布范围明显大于肢体皮肤的穿支。在躯干相对疏松的皮肤区域,如胸大肌、髂峰区和关节的深面,穿支呈扇形分布在皮肤内各层血管网。各穿支之间可见减小口径的细小血管吻合。

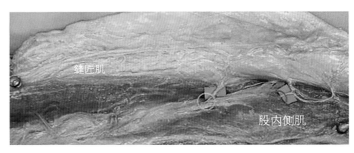

A

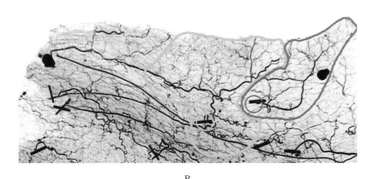

B

图 1-9-3　新鲜尸体灌注氧化铅后右大腿皮肤血管

A. 右大腿解剖照片,图中红圈表示肌皮穿支,蓝圈表示肌间隔穿支,这些穿支均起源于股动脉,肌皮穿支穿过股内侧肌,肌间隔支由股内侧肌和缝匠肌之间穿出;B. 同一部位右大腿皮肤血管造影图,展示相同的穿支在皮肤内的分布,红、蓝线表示穿支的血管区域,注意相邻穿支区域之间减小口径的血管吻合(choke zone),红圈表示肌皮穿支,蓝圈表示肌间隔穿支

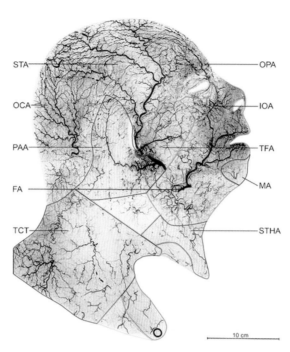

图 1-9-4 头颈部皮肤各血管区域分布图

STA,颞浅动脉；OCA,枕动脉；PAA,耳后动脉；FA,面动脉；TCT,甲状颈干；OPA,眼动脉；
IOA,眶下动脉；TFA,面横动脉；MA,颏动脉；STHA,甲状腺上动脉

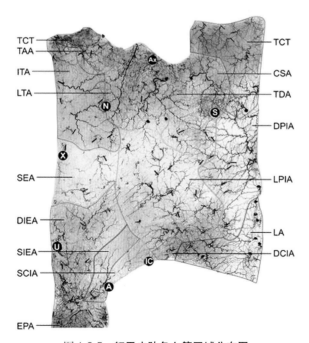

图 1-9-5 躯干皮肤各血管区域分布图

TCT,甲状颈干；TAA,胸肩峰动脉；ITA,胸廓内动脉；LTA,胸外侧动脉；SEA,腹壁上动脉；DIEA,腹壁下动
脉深支；SIEA,腹壁下动脉浅支；SCIA,旋髂浅动脉；EPA,阴部外动脉；CSA,旋肩胛动脉；TDA,胸背动脉；
DPIA,肋间动脉后侧分支；LPIA,肋间动脉外侧分支；LA,腰动脉；DCIA,旋髂深动脉 N,乳头；S,肩胛骨下
角；X,剑突；U,肚脐；A,髂前上棘；IC,侧中线；Ax,腋下

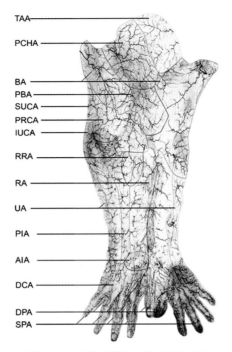

图 1-9-6　上肢皮肤各血管区域分布图

TAA,胸肩峰动脉；PCHA,旋肱后动脉；BA,肱动脉；PBA,肱深动脉；SUCA,尺侧上副动脉；PRCA,桡侧副
动脉后支；IUCA,尺侧下副动脉；RRA,桡侧返动脉；RA,桡动脉；UA,尺动脉；PIA,骨间后动脉；AIA,骨间
前动脉；DCA,掌背动脉；DPA,掌深弓；SPA,掌浅弓

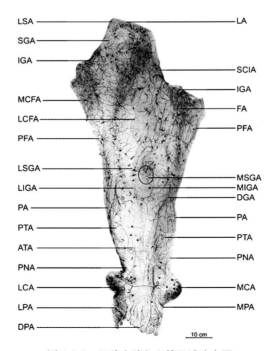

图 1-9-7　下肢皮肤各血管区域分布图

LSA,骶外侧动脉；LA,腰动脉；SGA,臀上动脉；IGA,臀下动脉；MCFA,旋股内侧动脉；LCFA,旋股外侧动脉；PFA,
股深动脉；LSGA,膝上外侧动脉；LIGA,膝下外侧动脉；PA,腘动脉；PTA,胫后动脉；ATA,胫前动脉；PNA,腓动脉；
LCA,跟外侧动脉；LPA,足底外侧动脉；DPA,足背动脉；SCIA,旋髂浅动脉；FA,股动脉；MSGA,膝上内侧动脉；
MIGA,膝下内侧动脉；DGA,膝降动脉；MCA,跟内侧动脉；MPA,足底内侧动脉

表 1-9-4　全身穿支血管数据表

部　　位	血管区域数量	穿支数量	穿支口径(mm)	面积(cm²)	占体表面积比例(%)
全身	61	220	0.7	7 507	50
头颈部	10	20	0.9	810	5
头部	3	7	1.1	325	2
面部	5	5	0.9	201	1
颈部	2	8	0.7	284	2
上肢	15	49	0.7	1 104	10
肩臂部	7	22	0.8	376	5
肘前臂部	5	24	0.5	604	3
腕手部	3	3	1.3	124	2
躯干	15	60	0.7	2 218	14
胸部	4	13	0.8	520	3
腹部	4	17	0.7	665	4
上背部	4	21	0.7	722	5
腰部	3	9	0.7	311	2
下肢	21	91	0.7	3 375	21
臀部	3	21	0.7	419	2.5
大腿部	5	34	0.7	1 408	9
小腿部	8	30	0.7	1 149	7
足踝部	5	6	0.8	399	2.5

（2）肢体皮肤的血供主要来自肌间隙穿支血管，这些穿支在皮肤内形成多层血管网，主要分布在深筋膜表面，皮神经和浅静脉周围穿支之间形成链式血管吻合，与深部主干动脉的走向、肌间隙的排列方向以及皮神经和浅静脉的走行方向一致。

（3）单位面积的穿支数量与皮肤的移动程度成反比，即皮肤移动度大的部位穿支数量少，而皮肤与深部组织联系紧密的部位，穿支数量较多（如手掌部）。另一方面，穿支的口径大小和穿支在皮肤内走行距离与皮肤移动度成正比，与穿支的供应面积成正比。例如，胸腹部和背部的穿支口径和穿支供应面积大于头面部和手足部，下腹部腹股沟区和臂内侧松弛皮肤内穿支走行距离较长等。

五、穿支皮瓣的数字化解剖

1987 年，Taylor 等提出了三维血管体这一新概念，但限于当时的条件，他们的研究方法及展示的结果却是二维的。20 世纪 90 年代以来许多国家在"可视人（Visible Human，VH）"计划方面取得了可喜的突破性成果，我国解剖学家于 2002 年在世界上首次报道了血管标识技术，并成功地从"中国数字人（Chinese Digital Human，CDH）"数据集重构出部分人体血管，为"数字人"的发展做出了重大贡献。然而在 VH 数据集处理过程中，小血管、小神经仍分割不出来，即便是实力雄厚、技术先进的 Voxel-man 研究人员也只能应用管道编辑器（tube editor）人为地模拟小血管和神经。2004 年 Gao 等首次报道了穿支皮瓣血管树的三维重建，由于该方法比较复杂，需要专业电脑知识，因而未得到推广。直至 2006 年，张志浩、张元智、唐茂林等应用 3D-Doctor、Mimics、Amira 等三维重建软件，将经全身血管造影处理后的 CT 扫描图像进行 3D 可视化处理，在普通家用电脑上成功地重构出穿支血管并模拟皮瓣设计。此方法亦可方便地应用于动物穿支皮瓣模型的制备。由于经过放射造影剂标识血管后，可轻松地对小血管进行定位、配准与三维重建等数字化处理，因此，采用此方法可非常方便地显示源动脉及其穿支，包括发出多少皮穿支及其发出部位与分布范围等信息，可以非常方便地进行皮瓣设计与模拟手术（图

1-9-8~图 1-9-10）。同期，Masia、Alonso-Burgos 也分别报道了利用 CT 扫描设备自带软件，进行腹壁下动脉穿支皮瓣移植的术前设计。2008 年，陆林国、董佳生等应用高频彩超（探头频率为 10~13 MHz）对穿支进行术前定位，可准确探测到直径≤1 mm 的穿血管。Rozen 和 Taylor 应用 CT 扫描加电脑导航系统，成功地进行了腹壁下动脉穿支皮瓣的术前设计与术中导航。这些研究成果成功地将穿支皮瓣的形态学基础研究工作引入数字化时代。下面针对几个常用的穿支皮瓣做简要的数字化解剖学方法介绍。

（一）股前外侧穿支皮瓣

股前外侧区的血供主要来自旋股外侧动脉、股深动脉之穿动脉及膝上外侧动脉等（图 1-9-11）。旋股外侧动脉降支在髂髌线（髂前上棘与髌骨的连线）中点的外下方发出股外侧肌皮穿支或肌间隙皮支，大的穿支主要位于中点 5 cm 的范围内。

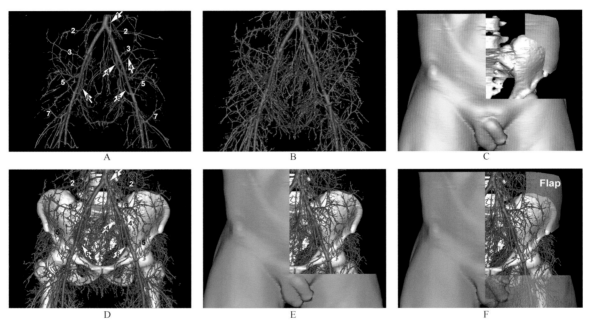

图 1-9-8　盆部三维重建与穿支皮瓣设计

A、B. 动脉系统三维重建；C. 骨骼及软组织三维重建；D. 动脉及骨骼三维重建；E、F. 盆部三维重建与穿支皮瓣设计
1. 肠系膜下动脉；2. 腰动脉；3. 髂腰动脉；4. 乙状结肠动脉；5. 旋髂深动脉；6. 腹壁下动脉；7. 旋股外侧动脉升支；Flap，皮瓣

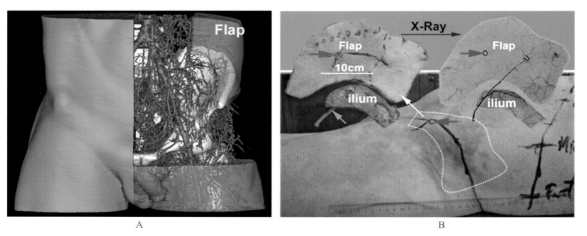

图 1-9-9　穿支皮瓣设计与模拟手术

A. 盆部三维重建与旋髂深动脉穿支皮瓣；B. 新鲜尸体经旋髂深动脉与旋髂浅动脉灌注不同颜色的墨水后进行模拟手术，并以 X 线摄片证实皮瓣的血供来源与分布；绿色箭头示旋髂深动脉；红色箭头示髂前上棘；Flap，皮瓣；ilium，髂骨；X-Ray，X 线摄片

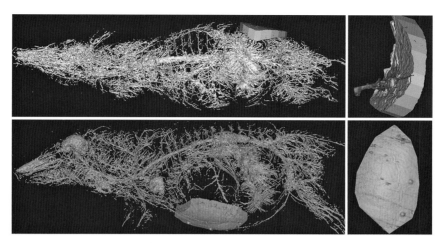

图 1-9-10 小型猪穿支皮瓣模型

上图,旋髂深动脉穿支皮瓣;下图,腹壁上动脉穿支皮瓣

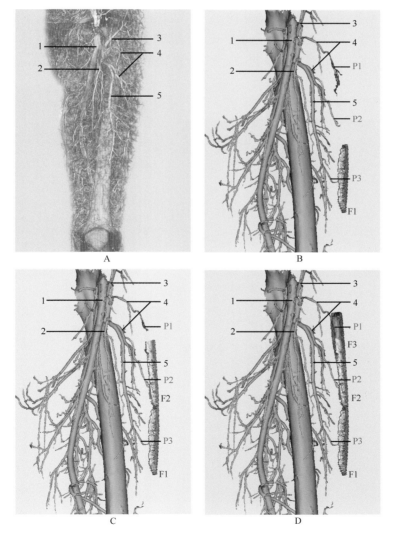

图 1-9-11 股前外侧区三维重建与穿支皮瓣设计(左大腿)

A. 直接体绘制法,示股动脉、旋股外侧动脉;B~D. 旋股外侧动脉穿支皮瓣设计

1. 股动脉;2. 旋股外侧动脉高位皮支;3. 股外侧动脉升支;4. 股外侧动脉横支;5. 旋股外侧动脉降支;P,穿支;F,皮瓣

旋股外侧动脉系统发出升支、横支及降支,均有穿支至皮肤,应用 Mimics 软件中的直接体绘制方法(volume rendering,VR),可以快速显示出大腿主要穿支的位置与源动脉(图 1-9-11A)。然后,利用该软件中的其他工具:Thresholding、Region Growing、Edit Mask in 3D 等重点对骨骼、动脉及软组织进行提取,采用表面重建的方法对各提取结构进行三维重建。根据重建后的 3D 视图,可以很方便地设计穿支皮瓣。如以旋股外侧动脉降支最粗的穿支可以设计单穿支皮瓣(图 1-9-11B)。若受区较大,可将皮瓣向上延伸设计一个双穿支皮瓣(图 1-9-11C)或三穿支皮瓣(图 1-9-11D)。

(二)腹壁下动脉穿支皮瓣

腹前外侧壁皮肤主要由腹壁上、下动脉的肌皮动脉穿支,腹壁浅动脉,下位肋间后动脉,肋下动脉和腰动脉的前皮支,以及旋髂浅动脉供血,穿支之间有广泛的吻合(图 1-9-12)。

腹前壁中间部分皮肤穿支主要来自腹壁上、下动脉,在脐旁直径 8.0 cm 的范围内穿支最为密集,且以腹壁下动脉穿支为主,两侧腹壁下动脉穿支间存在丰富的跨越中线的吻合,此区域是设计皮瓣的重要部位。腹壁上、下动脉的穿支向两侧分别与下位肋间后动脉、肋下动脉和腰动脉的穿支吻合(图 1-9-12B)。左、右侧腹壁血管的分布不一定对称,两侧腹壁之间的血管联系主要是腹壁中线深筋膜和真皮下的血管网。

腹壁下动脉是下腹壁皮肤的主要供血动脉。因此以腹壁下血管为蒂的下腹部横行肌皮瓣或穿支皮瓣较腹壁上血管提供了更为丰富的血供。若以单侧腹壁下血管为蒂,下腹部横行皮瓣按照血循环的等级分为 4 个区(图 1-9-12D):Ⅰ区是与血管蒂同侧的腹直肌正上方的区域;Ⅱ区指过腹

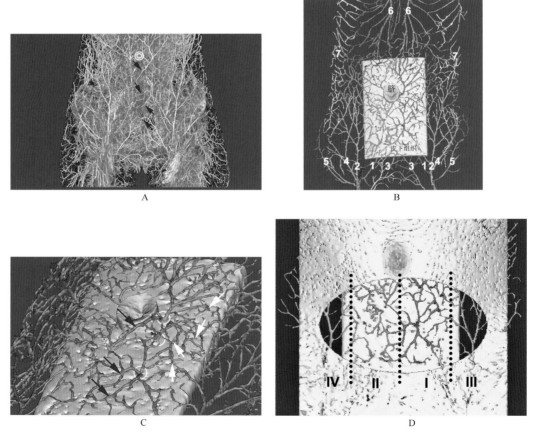

图 1-9-12　腹前外侧壁三维重建与 DIEA 穿支皮瓣设计

A. 直接体绘制法,示腹前外侧壁穿支分布情况;B~D. 腹前外侧壁多种组织三维重建与 DIEA 皮瓣设计

1. 腹壁下动脉;2. 腹壁浅动脉;3. 阴部外浅动脉;4. 旋髂深动脉;5. 旋髂浅动脉;6. 腹壁上动脉;7. 肋间动脉。

蓝色箭头示穿支间跨越中线的吻合;白色圆圈示腹壁下动脉内侧列穿支;白色箭头示壁下动脉外侧列穿支

正中线与Ⅰ区紧相邻的区域；Ⅲ区是与腹直肌同侧的腹壁外侧区域；Ⅳ区与Ⅱ区相邻，为对侧腹直肌的腹壁外侧区域。由此可见，Ⅰ区的血循环最好，Ⅳ区最差。由于两侧腹壁之间的血管不一定都存在明显的跨越正中线的有效吻合，有可能导致Ⅰ、Ⅱ区间的供血不稳定。因此有学者提出将Ⅱ、Ⅲ区换位，这种分区方法似乎更符合皮瓣的生理性血供状况，可能有利于皮瓣设计与临床应用。

（三）游离腓肠内侧动脉穿支皮瓣

腓肠内侧动脉是营养腓肠肌内侧头及其表面皮肤的主要血管，由腘动脉发出（图1-9-13）。该动脉下行进入腓肠肌内侧头肌纤维深层，与支配腓肠肌的运动神经伴行，沿途发出营养肌肉和腓肠肌表面皮肤的肌皮穿支血管。肌皮穿支有1~5支，其中常有2支比较粗大，分别距离腘窝水平线8~15 cm，所有肌皮穿支距离小腿后正中线的距离为0.5~4.5 cm。以腘窝中点（A）至内踝（B）连线，与股骨内上髁（C）至外踝（D）连线之交点为圆心，以半径4 cm范围为肌皮穿支的入皮点设计皮瓣（图1-9-13）。

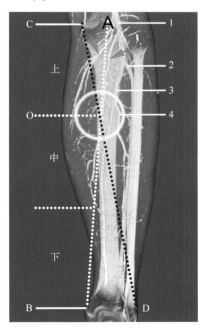

图1-9-13　小腿后区三维重建与腓肠内侧动脉穿支皮瓣设计

A，腘窝中点；B，内踝；C，股骨内上髁；D，外踝。AB线与CD线之交点为圆心（O），以其半径4 cm范围为肌皮穿支的入皮点设计皮瓣。1. 腘动脉；2. 胫前动脉；3. 胫后动脉；4. 腓动脉。绿色箭头示腓肠内侧动脉（双支型）

腓肠肌内侧头表面皮肤的血供除来自腓肠内侧动脉的肌皮穿支血管外，还可能有源自腘动脉的腓肠中央动脉发出的皮穿支供应。特别是当肌皮穿支缺如或太细小时，腓肠中央动脉或腓肠外侧动脉发出的皮穿支就相对粗大（图1-9-14），可以用来行游离皮瓣移植。

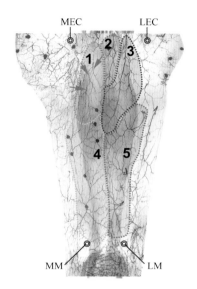

图1-9-14　小腿部皮肤穿支造影

方法：一次性全身血管造影后，自前正中切开小腿皮肤向两侧掀起，然后拍摄X线片并进行电脑图像配准，整合等处理。1. 腓肠内侧动脉分布区域；2. 腓肠中央动脉分布区域；3. 腓肠外侧动脉分布区域；4. 胫后动脉分布区域；5. 腓动脉分布区域。红色箭头示腓肠内侧动脉穿支。MEC，股骨内上髁；LEC，股骨外上髁；MM，内踝；LM，外踝

六、穿支皮瓣的临床应用

穿支皮瓣的临床应用可分为带蒂转移和游离移植两种形式。

穿支皮瓣的出现，使皮瓣移植走向了"自由王国"，即临床医师可根据具体需要，在身体任何具有穿支血管的部位切取穿支皮瓣进行游离移植。但兼顾供区和手术操作的方便，临床常用的游离穿支皮瓣仅为10余个。

（一）穿支皮瓣的设计原则

皮肤穿支血管细小，解剖变异较多，出现部位和口径并不恒定，因此，术前进行超声Doppler探测或彩色Duplex扫描，对确定穿支血管的出现部位和口径十分必要。但最重要的是术中根据血管解剖学知识，进行有目的的仔细观察。穿支皮瓣的分

布,遵循典型的"压力平衡(pressure equilibrium)"规律,即某一特定区域的正常血供量是基本稳定的,因此,其供养血管在口径和间距方面互有代偿性。如果一条血管的口径细小,那么相邻的另一条血管口径则相应地代偿粗大,间距则相应地代偿缩短。

(二)带蒂转移

带蒂转移的穿支血管皮瓣多属于肌间隔筋膜穿支皮瓣(septocutaneous perforator flap),主要供区在肢体,临床应用较多。尤其以四肢主干动脉发出的最远侧肌间隔穿支(均在腕、踝关节上 5 cm左右),为血供切取的远端蒂皮瓣,包括筋膜皮瓣和皮神经浅静脉营养血管筋膜皮瓣,已广泛应用于肢端创伤缺损的修复。

如上肢:① 桡动脉腕上穿支皮瓣,穿支血管在桡骨茎突上 6 cm;桡动脉茎突部穿支皮瓣。② 尺动脉腕上穿支皮瓣,穿支血管在豌豆骨上 4 cm。③ 骨间前动脉背侧穿支皮瓣,穿支血管在尺骨茎突上 2.5 cm。

下肢:① 腓动脉外踝上前穿支皮瓣,穿支血管在外踝前上 5 cm 的前外侧肌间隔。② 腓动脉外踝上后穿支皮瓣,即腓肠神经营养血管筋膜瓣,穿支血管在外踝后上 5 cm 的后外侧肌间隔。③ 胫后动脉内踝上穿支皮瓣,穿支血管在内踝上 4~6 cm 的内侧肌间隔。

穿支带蒂皮瓣主要有两种应用方式,一是V-Y 推进,二是螺旋桨样旋转,各有优缺点(表1-9-5)。穿支血管蒂螺旋桨皮瓣(perforator-pedicled propeller flap)覆盖范围大,皮瓣围绕穿支血管旋转移位(可达 180°),平滑方便。

表 1-9-5　穿支蒂 V-Y 推进皮瓣与穿支蒂螺旋桨皮瓣的比较

	穿支蒂 V-Y 推进皮瓣	穿支蒂螺旋桨皮瓣
蒂部移动方式	推进	旋转
移动范围	中小	大
皮瓣大小	中小	中大
穿支数量	单支或多支	单支
转换成传统皮瓣(后备皮瓣)	总是可以	通常可以
血供安全性	高	高,但难以预知
供区	直接缝合	大的缺损需要植皮

(三)游离移植

游离移植的穿支血管皮瓣多属于肌肉皮肤穿支血管皮瓣(musculocutaneous perforator flap),主要供区在躯干。切取的穿支血管口径一般在 1 mm 左右,血管吻合具有较高的安全性。肢体近侧的肌间隔穿支血管皮瓣(如上臂外侧肌间隔穿支皮瓣)或深在的腓动脉肌间隔穿支血管皮瓣,在临床也有较多的应用。

2003 年 Geddes 总结了 6 种最常用的肌皮穿支血管皮瓣,具体如下。

(1)腹壁下动脉穿支皮瓣(DIEP):由 Kojima等于 1989 年首先报道,穿支血管起自腹直肌,主要用于乳房再造,是临床研究和应用最多的穿支皮瓣。

(2)臀上动脉穿支皮瓣(SGAP):穿支血管起自臀大肌,由 Kojima 等于 1993 年首先报道,用于骶尾部压疮的修复,以后 Allen 用于乳房再造。

(3)胸背动脉穿支皮瓣(TAP):穿支血管起自背阔肌,由 Angrigiani 等于 1995 年报道,用于躯干和肢体的创面覆盖。

(4)股前外侧穿支皮瓣(ALTP):由股前外侧皮瓣(徐达传,1984)改进而来,穿支血管起自旋股外侧动脉的降支,穿过股外侧肌后到达皮肤。近来我国张春(2001)、徐达传(2002)等对股前外侧皮瓣的高位直接皮肤穿支进行了进一步研究,罗力生等(2001)采用这一方法游离移植 10 例均获成功。该皮瓣的特点是既可保留皮下脂肪以充添缺损,又可修除皮下脂肪将皮瓣做得很薄,形成真皮下血管网皮瓣,适用于手外科及头颈、颅面外科的修复重建,中国台湾魏福全(2002)认为是最理想的游离皮瓣供区。

(5)阔筋膜穿支皮瓣(TFLP):由 Deiler(2000)首先报道,穿支血管起自旋股外侧动脉的横支,穿过阔筋膜到达皮肤,多用于伴有肌腱缺损(如跟腱)的四肢修复。

(6)腓肠内侧穿支皮瓣(MSAP):由 Cavadas(2001)首先报道,穿支起自内侧腓肠肌动脉,穿过腓肠肌到达皮肤,多用于下肢的创面覆盖。

(四)穿支嵌合皮瓣

在同一个血管体区(供区)内切取的包含有多个独立皮瓣但又共同起源于一个较大的上级母体

血管蒂的一组皮瓣,称为嵌合皮瓣(chimeric flap,conjoint flap),或多叶皮瓣(polyfoliate flap),是复合皮瓣(compound flap)的一种。肌皮穿支皮瓣的发展,使嵌合皮瓣的供区获得了极大的扩展,形成嵌合穿支皮瓣(chimeric perforator flap)。旋股外侧动脉降支发出的皮肤穿动脉平均每侧有 2.5 支,外径 0.6 mm。2002 年 Huang 首先以旋股外侧动脉降支发出的 2 个穿支动脉,分别形成 2 个皮瓣,但将其追踪到旋股外侧动脉的降支主干,以其主干携带 2 个穿支的嵌合皮瓣修复累及口角的面颊部洞穿缺损,仅需吻合一组血管蒂。2004 年 Sano 以腓肠肌内侧头的营养血管(腓肠内侧动脉)发出的 2 个肌皮穿支血管,分别形成 2 个穿支皮瓣,再将其向上追踪到腓肠内侧动脉的起始处切断,仅吻合腓肠内侧动脉和静脉,将 2 个穿支嵌合皮瓣同时转移。肌肉血供为主要血管蒂者(Mathes Ⅰ、Ⅱ、Ⅴ型),最适合设计穿支嵌合皮瓣。术前需用超声多普勒探测穿支血管的位置,术中需确认这些穿支起自肌肉的同一母体血管蒂。如不是起自同一母体血管,则需要加做血管吻合。

七、穿支皮瓣的优缺点

穿支皮瓣的出现符合当代组织移植的发展需要,即减少供区损害,但对手术医师的技能要求更高。另外,临床游离皮瓣移植约有 80% 是为了表面皮肤的覆盖,仅少部分是为了填塞无效腔或深部缺损。所以,仅包含皮下脂肪和皮肤的穿支皮瓣,符合"缺什么补什么"的重建原则。

1. 穿支皮瓣的主要优点　① 不切取肌肉,不影响运动功能。② 有时也不切取深筋膜。③ 供区损害少,不破坏供区外形。④ 设计灵活,可根据受区需要包含或多或少的皮下脂肪组织。⑤ 患者术后康复快,住院时间缩短。2000 年 Futter 等回顾比较了 27 例腹直肌皮瓣(TRAM)和 23 例腹直肌穿支皮瓣(DIEP)的女性患者的腹壁肌力,结果切取 TRAM 皮瓣者较 DIEP 皮瓣者腹壁肌力显著减低。

2. 穿支皮瓣的主要缺点　① 追踪解剖血管蒂费力耗时。② 对术者的显微外科技术要求更

高。③ 穿支血管的部位和口径存在变异。④ 细小血管更容易被牵拉或扭曲,也更容易发生血管痉挛。

八、几点争论

穿支皮瓣经近 20 年的发展,临床应用日渐广泛,也逐步取得了共识。但在早期阶段曾出现过不少争论,主要在概念和命名方面。

1. 概念方面　狭义的概念以中国台湾魏福全为代表,认为穿支皮瓣仅指肌皮穿支血管皮瓣,且切取皮瓣时均不带深筋膜,而切取的肌间隔筋膜穿支血管皮瓣,仍称肌间隔皮瓣或筋膜皮瓣,以免造成混淆。Geddes 也认为穿支皮瓣仅指肌皮穿支血管皮瓣,但带有深筋膜的皮瓣也包括在该定义之内。广义的概念以 Kojima 和 Hallock 为代表,认为一切穿支血管供养的皮瓣均是穿支皮瓣,如肌间隔穿支、肌间隙穿支、筋膜穿支、肌皮穿支等,且深筋膜血管网的血液供应非常丰富,穿支皮瓣均应携带深筋膜。国外文献报道的许多穿支皮瓣符合广义的概念。

2. 肌皮穿支皮瓣与保留肌肉的皮瓣(muscle sparing flap)　两者仍有区别。前者是指切取皮瓣时不携带任何肌肉组织;后者是指切取皮瓣时,为了方便和保护血管蒂,携带了少量的肌肉组织,但对肌肉的主体和神经支配没有损伤,肌肉的功能仍得到保留。

3. 命名方面　穿支皮瓣的命名混乱,许多学者提出了自己的方法,多是在"穿支皮瓣"的名称前加上修饰限定性名词,如供区部位、主干血管、深部肌肉等,即"解剖部位+穿支皮瓣""深部主干血管+穿支皮瓣""深部肌肉+穿支皮瓣"等。2001 年 9 月各国专家曾在比利时的根特市召开了一个命名研讨会,提出了穿支皮瓣命名的原则(表 1-9-6):① 源血管+穿支皮瓣,如腹壁下动脉穿支皮瓣、胸背动脉穿支皮瓣、臀上动脉穿支皮瓣等。② 如果该源血管能切取多个穿支皮瓣,则以"解剖部位+穿支皮瓣""深层肌肉+穿支皮瓣"的方法命名,如旋股外侧动脉可供养多个穿支皮瓣,名称分别有"阔筋膜穿支皮瓣""股前外侧穿支皮瓣"等。

表 1-9-6　穿支皮瓣命名的根特共识（Blondeel，PRS，2003）

	定　义	说　明
1	穿支皮瓣由皮肤和(或)皮下脂肪构成。其供养血管是已解剖出的一个或几个穿支。这些穿支血管可穿过或位于深部组织(多为肌肉)之间	在结构上，已经解剖出、分离出，直接看到了穿支血管强调皮瓣的直接供养血管是穿支，可以是一个或多个
2	肌皮穿支是指穿过肌肉而供养其表面皮肤的血管	—
3	肌间隔穿支是指仅穿过筋膜隔而供养其表面皮肤的血管	—
4	由肌肉穿支供血的皮瓣，称为肌皮穿支皮瓣	—
5	由肌间隔穿支供血的皮瓣称为肌间隔穿支皮瓣	—
6	穿支皮瓣应以其供养血管(近侧的源血管)命名而不是其下面的肌肉 ① 源血管+穿支皮瓣 ② 如果该源血管能切取多个穿支皮瓣，则以"解剖部位+穿支皮瓣""深层肌肉+穿支皮瓣"的方法命名	腹壁下动脉穿支皮瓣，胸背动脉穿支皮瓣，臀上动脉穿支皮瓣如旋股外侧动脉可供养多个穿支皮瓣，名称分别有"阔筋膜穿支皮瓣""股前外侧穿支皮瓣""股外侧肌穿支皮瓣"

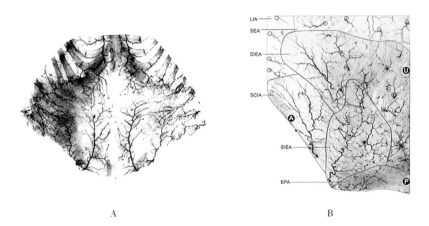

图 1-9-15　腹壁下动脉穿支皮瓣

A. 腹壁肌肉血管造影图；B. 腹壁皮肤血管造影图；LIA，胸外侧动脉；SEA，腹壁上动脉；DIEA，腹壁下动脉深支；
SIEA，腹壁下动脉浅支；SCIA，旋髂浅动脉；EPA，阴部外动脉；U，脐部；P，耻骨；A，髂前上棘

4. 临床命名　穿支皮瓣的临床应用主要是 2 种形式，即游离移植(free)和带蒂移位(based)。为了简洁明了，作者提出其中文命名方法，如：① 股前外侧穿支游离皮瓣修复手部(ALT perforator free flap for hand reconstruction)。② 股前外侧穿支蒂皮瓣修复膝部(ALT perforator-based flap for knee coverage)。

九、几种穿支皮瓣的具体应用

（一）腹壁下动脉穿支皮瓣

Koshima(1988)首次报道腹壁下动脉穿支皮瓣的应用。Allen(1994)应用 DIEP 皮瓣进行乳房再造。DIEP 皮瓣是在传统的横行腹直肌皮瓣基础上的改良，将 DIEP 从腹直肌中分离出来，避免

供区腹直肌损伤，减少腹壁疝、腹壁薄弱等术后并发症的发生。

1. 皮瓣应用解剖　腹壁下动脉于腹股沟韧带上方起源于髂外动脉，向内上行经半月线进入腹直肌鞘，在腹直肌深面上行，腹壁下动脉于脐水平发出终末分支 2～3 支，在脐上一个腱划水平与腹壁上动脉吻合。在其行程中向外侧发出节段动脉，走行于腹内斜肌与腹横肌之间，分别与肋间动脉吻合，同时发出肌皮穿支供应腹部皮肤。肌皮穿支的穿出点主要分布在腹直肌腱鞘划区，75% 位于脐周区，其中直径 ≥0.5 mm 穿支约 7.8 支（图 1-9-15）。

2. 皮瓣设计要点

（1）皮瓣设计呈梭形或椭圆形，两侧至髂前

上嵴,上界位于脐上 2~3 cm,下界可达耻骨结节上方。

（2）从皮瓣外侧于腹外斜肌腱鞘表面掀起皮瓣,显露脐旁肌皮穿支,切开腹直肌前鞘,钝性分离穿支,追寻穿支至腹壁下动脉的主干。

3. 典型病例　患者女性,因左侧乳腺导管癌行乳癌改良根治术致左侧乳房缺损。于根治术后 6 个月,在全麻下应用腹壁下动脉穿支皮瓣游离移植行乳房再造,术后皮瓣完全成活(图 1-9-16)。

（二）胸背动脉穿支皮瓣

Angrigiani(1995)报道应用胸背动脉穿支皮瓣(thoracodorsal arfery perforator flap,TAP)覆盖躯干和肢体创面。该皮瓣血供来自胸背动脉的穿支血管穿过背阔肌达皮肤。与其他常用的穿支皮瓣(如腹壁下动脉穿支皮瓣和臀上动脉穿支皮瓣)相比,胸背动脉穿支皮瓣相对较薄,该皮瓣更适合四肢及头面部的修复再造。若以单一穿支为蒂,皮瓣切取范围可达 15 cm × 8 cm。既可直接缝合供区创面,又能避免术后皮瓣静脉回流障碍。

1. 皮瓣应用解剖　胸背血管起自肩胛下动脉供应背阔肌。胸背动脉在背阔肌深面分为两支:即内侧的水平支和外侧的垂直支。胸背动脉由肌肉深面进入肌肉,外侧支垂直向下走行在肌肉外侧缘以内 2~3 cm。胸背动脉穿支皮瓣的血供既可来自血管主干的远端,也可起自外侧支。第一个穿支位于腋后襞下 6~8 cm,起源于胸背动脉主干远端或外侧支。以下从外侧支发出的穿支数可多达 3 个,外侧支每隔 1.5~4 cm 发出穿支。每个穿支斜行 3~5 cm 穿过肌肉达皮肤。穿支动脉口径为 0.3~0.6 mm,均有两条伴行静脉(图 1-9-17)。

2. 皮瓣设计要点

（1）患者取侧卧位。触诊确定背阔肌外侧边缘并标记,于腋后襞下 6~8 cm 及背阔肌外侧边缘以内 2~4 cm 处用笔式多普勒血流仪测定穿支并标记。按第一个穿支以下 1.5~4 cm 间隔依次确定其他穿支位置。

（2）以第一个穿支为中心设计 15 cm × 8 cm 的椭圆形皮瓣,皮瓣长轴平行于背阔肌外侧缘,皮瓣宽度以能直接缝合供区为原则。皮瓣长度最长可达 25 cm(以单一穿支血管为蒂)。

3. 典型病例　患者男性,车祸致右小腿胫腓骨开放性、陈旧性骨折,创伤性骨髓炎及小腿皮肤坏死。在全麻下行清创、胸背动脉穿支皮瓣游离移植术,皮瓣面积为 18 cm × 12 cm,术后皮瓣完全成活(图 1-9-18)。

（三）臀上动脉穿支蒂皮瓣(superior gluteal artery perforator flap,S-GAP)

Koshima(1993)研究发现,在整个臀区,共有 20~25 个肌肉筋膜皮肤穿支和肌间隙筋膜皮肤穿支,这些血管的口径在 1~1.5 mm,行程为 3~8 cm。因穿支血管众多,有学者认为在设计臀部

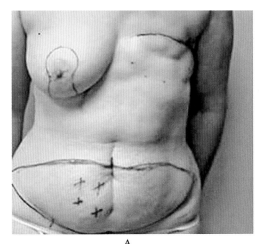
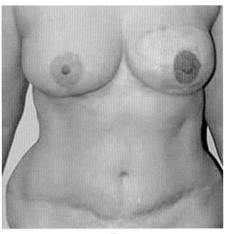

A | B

图 1-9-16　腹壁下动脉穿支皮瓣游离移植再造乳房

A. 术前左侧乳房缺损；B. 术后再造乳房外形

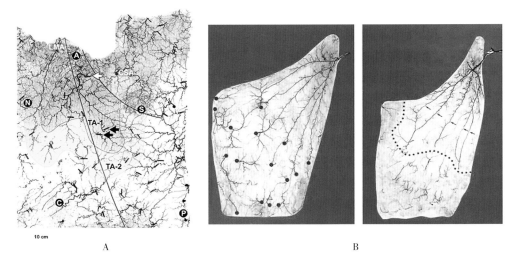

图 1-9-17　胸背动脉穿支皮瓣

A. 胸背部皮肤血管造影图, 黑线表示背阔肌体表投影, A, 肩峰; N, 乳头; S, 肩胛骨下角; C, 侧中线;
P, 髂后上棘; B. 胸背动脉在背阔肌内的血管造影图

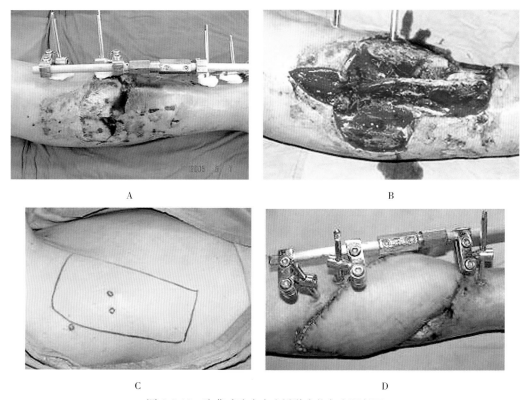

图 1-9-18　胸背动脉穿支皮瓣游离修复小腿创面

A. 右小腿外伤致胫骨开放性粉碎性骨折合并创伤性骨髓炎及小腿皮肤感染坏死; B. 小腿清创术后, 皮肤缺损约 18 cm × 12 cm;
C. 胸背动脉穿支皮瓣的设计; D. 胸背动脉穿支皮瓣游离移植修复小腿创面术后

穿支血管蒂筋膜皮瓣时, 术前用不着进行超声多普勒血管探测, 术中均能找到可用作血管蒂的穿支血管。每一穿动脉均有 1~2 条伴行静脉, 引流皮瓣的静脉血。

典型病例: 患儿男性, 12 岁。因先天性腰骶脊膜膨出住入神经外科。行脊膜修复后直接缝合创口。因张力过大伤口裂开不愈转入骨科。测量创口 5 cm × 6 cm。在缺损的一侧, 切开皮肤、皮下组织和腰臀筋膜,从上方向下在深筋膜下掀起,边解剖边观察穿支血管的发出部位。再根据穿支血管的部位,调整皮瓣的设计大小。本例穿支皮

瓣面积6 cm × 8 cm,将其无张力下转移覆盖受区。供区直接拉拢缝合。术后皮瓣完全成活,创面一期治愈(图1-9-19)。

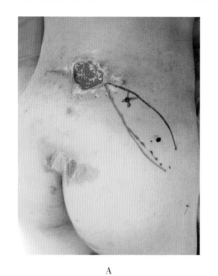

A

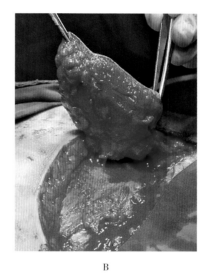

B

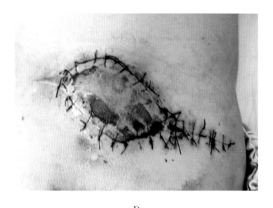

C   D

图1-9-19　臀上动脉穿支蒂皮瓣修复腰骶脊膜膨出创面
A. 术前创面及皮瓣设计;B. 术中皮瓣掀起,显示穿支血管;C. 皮瓣转移缝合;D. 术后皮瓣成活

(张世民　唐茂林　唐举玉)

第十节　真皮下血管网皮瓣

真皮下血管网皮瓣又称超薄皮瓣或薄皮瓣,是继游离皮瓣、肌皮瓣和筋膜皮瓣之后出现的又一新型皮瓣。这一新技术打破了对传统皮瓣多年所严格奉行的皮瓣形状设计规则、不应超过常规

的长宽比例、不宜即时修剪皮下脂肪的常规法则。真皮下血管网皮瓣是在传统的随意皮瓣或轴型皮瓣的基础上,将其大部脂肪剪除,在真皮下血管网的下方保留一薄层脂肪改造而成的一种薄型皮

瓣。早在 1976 年，Myers 就提出了借真皮下血管网供血成活的随意型薄皮瓣。之后 Thomas（1980）也报道了薄皮瓣的应用，并提出在皮下要带一薄层脂肪移植，以保护真皮下血管网。1983 年，司徒朴、王业江、胡安军等分别将随意真皮下血管网皮瓣应用于临床获得成功。1989 年，袁相斌等首先将吻合血管的膝内侧真皮下血管网皮瓣应用于临床获得成功。国内学者对真皮下血管网皮瓣的解剖学基础、供血范围、成活机制、长宽比例、蒂部作用及断蒂时间等进行了大量研究，并将其广泛用于临床。

一、应用解剖学基础

皮肤及真皮下的血管构筑呈多层次的水平网状结构，各层间有垂直的交通支相互沟通，皮肤至筋膜主要有 4 层血管网，从上至下依次为：乳头状血管网、真皮血管网、真皮下血管网及皮下血管网。其中真皮下血管网位于真皮网状层与皮下组织交界处，它是真皮血管的起源地，对局部皮肤的血供起着主要作用。真皮下动脉供应皮肤的大部分结构，较粗大的皮肤动脉穿过浅筋膜即在真皮下向水平方向相互吻合成网。自真皮动脉网向浅面的乳头下层和深层的浅筋膜发出分支，形成毛细血管网。真皮下动脉网呈"蜘蛛痣"状稠密吻合（图 1-10-1）。稠密吻合的真皮下血管网是真皮血管网皮瓣血供的重要渠道。"蜘蛛痣"的中央即筋膜穿支形成真皮下血管网的分叉处，蜘蛛痣的周边部为真皮下吻合稠密的血管网，真皮下血管网并非处在同一水平面，而像丘状起伏不平。蜘蛛痣周边的血管均紧贴着真皮下层，大部分中央部与真皮之间夹着不同程度的皮下脂肪组织。真皮下血管网存在于全身所有部位的皮肤，但各部位真皮下血管网密集程度有所不同，如面部、颈部真皮下血管网明显比四肢真皮下血管网稠密，故在面颈部形成的真皮下血管网皮瓣的长宽比例可明显大于四肢的长宽比例。

真皮下动脉网没有静脉伴行，皮肤大部分静脉回流是通过非伴行静脉完成，乳头层毛细血管襻及毛细血管均汇入乳头下静脉网，该网在整个皮肤形成均匀密集的网格，相邻网格逐步汇合成

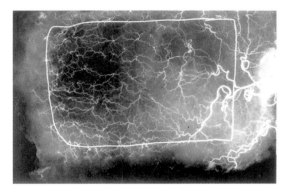

图 1-10-1　真皮下血管网皮瓣血管造影显示血管相互吻合

较粗大的静脉，穿过真皮层进入下层，直接汇入非伴行静脉。

二、真皮下血管网皮瓣成活机制

真皮下血管网皮瓣自身带有血供，与受区创面间无厚厚的皮下脂肪层相隔，皮瓣与受区间的血液循环建立早于传统皮瓣，其成活长宽比例大于传统皮瓣，并能在早期断蒂。该皮瓣已被临床实验和临床实践证实，但对其成活机制尚有争论，目前有以下几种解释。

1. **真皮下血管网皮瓣是由蒂部供血**　真皮下血管网皮瓣在一定长宽比例内，早期可以借助蒂部供血成活。实验发现，随意皮瓣的静脉回流远不及动脉的输送能力，而皮瓣修薄后远端动脉血供应量没有明显减少，由于皮瓣修薄，减轻远端静脉回流的负担，而且相对缺血缺氧可以刺激血管新生，增加了皮瓣静脉小血管断端与受床和创周血管对接的机会，在一定程度上加强了静脉回流，促使进出血量相对平衡。

2. **真皮下血管网皮瓣有 3 条营养渠道**　应用硅胶膜分别阻隔其基底、边缘和基底加边缘，都会不同程度地影响皮瓣成活。这表明与传统皮瓣单一蒂部供血不同，认为是由蒂部通过真皮下血管网供血以及吸取创缘和基底的 3 条渠道供养而得以成活。

3. **真皮下血管网皮瓣加真皮下血管网皮片联合体效应**　超长比例的皮瓣远端若不修薄，其远端势必要发生坏死，而修薄后，则兼有真皮下血管网皮片易于吸取血浆营养的特点，呈现皮瓣与

皮片联合体效应。同时蒂部持续少量的供血，又使皮片无缺血期，有利于皮瓣血管化，起到互补作用。

4. "中介蒂"学说　该学说认为这是一种特殊的皮瓣，在真皮下血管网皮瓣中段存在一血管增生快速密集区，称之为"中介蒂"。他们在实验中发现，真皮下血管网皮瓣基底血运重建较传统皮瓣、真皮下血管网皮片快1~2天；真皮下血管网皮瓣的中段较之近远端最早出现新生血管，且术后早期(7天以内)这一区域基底新生血管密度一直与近、远端有明显差异。将皮瓣中段血管增生快速密集区称为"中介蒂"，并认为"中介蒂"可在术后早期向远端供血，使其超长成活；另一方面，也可向皮瓣近端逆向供血，使其得以早期断蒂。至于这一血管增生快速密集区为何出现在皮瓣中段，目前尚无直接证据，推测皮瓣中段术后早期存在一定程度的缺血缺氧，缺氧刺激诱导血管增生；另一方面，这一区域在术后早期蒂部血供并未完全中断，大量血管生长因子可随血循环到达这一区域，促进血管再生。但是，"中介蒂"的作用亦受其灌注压的制约，当长宽比例超过"中介蒂"供血能力时，其超长部分必将出现表皮水疱、花斑等真皮下血管网皮片的表现。

5. 真皮下血管网的低氧加速血管化　真皮下血管网皮瓣术后在低氧幅度和持续时间上都较轴型皮瓣明显，低氧具有刺激血管生成的作用。皮瓣的相对供血不足可促进皮瓣与受区血运重建，可能是因少量的缺血表皮能产生某种扩散性血管生长因子所致。故真皮下血管网皮瓣与受区重建血运要比传统皮瓣快。

6. 真皮下血管网皮瓣内环境平衡学说　修剪过多的皮下脂肪可以减少组织的血供负荷和对氧的需要量，从而使其在一种低氧、低代谢的状态下达到相对平衡，同时修薄的结果也可使需回流的静脉血流减少，而静脉的引流途径增加，进而维持皮瓣在一低血流量下的进出血量平衡，促使皮瓣成活。

三、适应证

主要用于修复面、颈部及手部等外露部位皮肤软组织的修复，也可用于有部分肌腱及骨外露创面的修复。

四、手术方法

（一）随意型真皮下血管网皮瓣

1. 皮瓣设计　根据受区的需要选择合适的皮瓣供区，进行局部转移或带蒂交叉移植。在临床应用中，对随意型真皮下血管网皮瓣设计的长宽比例报道不一。真皮下血管网皮瓣的长宽比例与皮瓣的部位、方向、皮瓣供区有无知名血管和真皮下血管网的密度有关，肩颈部及头面部皮瓣长宽比例可达(3.5~4)∶1，髂腹部为(2~3)∶1，四肢为(1.5~2)∶1。若交叉移植，皮瓣蒂部应有一定长度，以便术后蒂部有一定活动余地。

2. 手术步骤

（1）皮瓣切取及皮瓣修薄：先按传统皮瓣全层掀起，然后用组织剪从远端向近端小心修剪瓣部的皮下脂肪，减薄层次，在真皮下血管网的下方保留一薄层脂肪，一般为3 mm左右。瓣部与蒂部衔接处应有一坡度，越近蒂部越厚，越远离蒂部越薄。若修复部位需要厚一些，皮瓣可多保留些脂肪，使其与受区缺损厚度一致，修复后与周围皮肤保持平整。修剪脂肪过程中，较大出血点用双极电凝小心止血，勿过深防止损伤真皮下血管网，小的出血点压迫即可停止。皮瓣蒂部不修剪。

（2）皮瓣转移：将皮瓣直接转移或交叉移植至受区。注意皮瓣与创面间的严密接触，并给予适当压力，由远端至近端压力逐渐减小，有利于静脉回流，有助于两者间血液循环的重建。蒂部不加压。若交叉移植，蒂部较宽者可卷成皮管，不能卷成皮管者，将蒂部暴露的创面用皮片覆盖。皮瓣供区创面直接缝合或用皮片修复。

（二）轴型真皮下血管网皮瓣

轴型真皮下血管网皮瓣包括带蒂、岛状及吻合血管的真皮下血管网皮瓣。

1. 皮瓣设计　根据修复部位和创面大小选择合适的皮瓣供区，按轴型皮瓣常规设计皮瓣。若交叉移植，皮瓣的长度应比受区实际长度适当延长，以使皮瓣蒂部有一定长度，便于术后有一定活动度。

2. 手术步骤

（1）皮瓣切取及皮瓣修薄：岛状或吻合血管的皮瓣血供是通过唯一与皮瓣相连的动静脉来完成，故该种皮瓣不能全部修薄，血管蒂周围及血管主干走行的两侧必须保留一定范围不修薄，以保证蒂部血管有一定数量的分支进入真皮下及真皮内，血液通过真皮内及真皮下血管网系统而到达皮瓣远端。由于轴型皮瓣的血管类型不同，血管进入皮瓣部位及走行亦不同，故修薄部位也不相同。

血管蒂主干或主支从皮瓣中央或靠近中央部位进入皮瓣内，应采用圆形或椭圆形修薄法。如以肌皮穿支为轴心血管的股前外侧皮瓣，肌皮穿支穿出深筋膜后向周围不同方向发出分支，血管蒂进入皮瓣部位不修剪，而将其周围修薄。血管蒂从皮瓣近端进入皮瓣，轴心动脉在浅筋膜层的走行方向与皮瓣纵轴平行，主要向两侧及浅面发出分支，应采用"U"形修薄法。如膝内侧皮瓣及脐旁皮瓣，皮瓣轴心血管走行区域不修薄，而将其两侧及远端修薄。修薄范围约占皮瓣的70%，蒂部不修剪区域占30%左右，修剪方法同随意型真皮下血管网皮瓣。

（2）皮瓣移植：将皮瓣直接转移、交叉移植或吻合血管游离移植至受区。皮瓣包扎及供区创面处理同随意型真皮下血管网皮瓣相同。

五、断蒂时间

真皮下血管网皮瓣交叉移植需要断蒂，传统皮瓣带有厚厚的脂肪层，影响新生血管长入，断蒂时间一般为3周左右。而真皮下血管网皮瓣因真皮下血管网与基部创面紧密相贴，重新建立血循环快于传统皮瓣，故可提前断蒂。断蒂时间应根据受区创基、真皮下血管网的类型、长宽比例、术后皮瓣肿胀程度和蒂部阻断试验等具体情况酌情而定。若受区血运好，皮瓣面积小，一般可在术后7天左右断蒂。如有肌腱、骨面暴露较多或受区血供条件差，皮瓣面积较大，应适当延长皮瓣断蒂时间，必要时在断蒂前行蒂部阻断试验，以此为依据，以策安全。

六、典型病例

患者男性，26岁。因右手热压伤后全手背皮肤软组织感染坏死，3个掌骨及2个指骨外露，创面16 cm×10 cm。在全麻下行右手背清创，切取脐旁皮瓣长20 cm宽12 cm，血管断蒂前将皮瓣呈"U"形修薄，修薄范围占皮瓣总面积70%，血管蒂进入皮瓣部位及脐旁动静脉穿支主干走行区不修剪。然后离断血管蒂将皮瓣移植修复右手背，将腹壁下动静脉分别与桡动静脉吻合。术后皮瓣全部成活，外形不臃肿（图1-10-2）。

七、注意事项

（1）真皮下血管网皮瓣的血供也是有一定限度的，长宽比例过大，超长部分血供难以保证，可能会出现真皮下血管网皮片移植术后常见的水疱、花斑、色泽改变现象，手术设计时注意皮瓣不能无限制超长。

（2）真皮下血管网的下方保留一薄层脂肪的目的，不仅是为保护真皮下血管网的完整及连续性，以免影响皮瓣血供，而且还具有使皮瓣移植后质地柔软、色泽与正常皮肤相似的目的。故修剪皮下脂肪时，不能损伤真皮下血管网，较大出血点可用双极电凝止血，勿过深防止损伤真皮下血管网，小出血点压迫即可停止。

（3）修剪轴型皮瓣皮下脂肪时，特别是岛状及吻合血管的皮瓣，要辨清血管进入皮瓣的部位及其走行方向，以决定是采用圆形或椭圆形修薄，还是"U"形修薄。注意勿将刚进入皮瓣内的血管主干剪除，而影响整个皮瓣血运。

（4）皮瓣应给予一定压力，压力从远端至近端逐渐减小，压力略小于皮片的压力，皮瓣下应常规放置引流，防止血肿发生。

（5）真皮下血管网皮瓣的优点：真皮下血管网皮瓣成活长宽比例大于传统皮瓣，不需做延迟手术就可修复较大面积的组织缺损，在形状设计方面可根据受区创面的需要进行设计。断蒂时间早，皮瓣薄，外形不臃肿，不需晚期去脂术，质地柔软，色泽与正常皮肤相似，美学效果好，尤其适用于修复面颈部、手部及前臂软组织缺损。

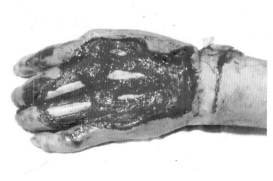
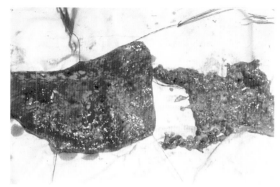

A

B

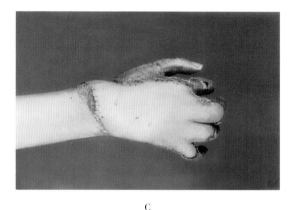

C

图 1-10-2　吻合血管的脐旁真皮下血管网皮瓣修复手背创面
A. 术前手背创面；B. 皮瓣呈"U"形修薄；C. 术后皮瓣成活，外形不臃肿

（袁湘斌）

第十一节　皮神经营养血管皮瓣

　　自 Taylor 和 Ham 于 1976 年首先报道吻合血管的桡神经浅支游离移植以来，国内、外许多学者对人体的皮神经血供进行了解剖学研究，为游离神经移植供体的选择提供了形态学基础。如第二次世界大战以后，英国 Sunderland 对周围神经从各个方面进行了半个多世纪的潜心研究，发表了 100 多篇论文和 2 部专著。然而，很少有人注意到皮神经的伴随营养血管（concomitant vasa nervorum）与其周围皮肤的供血关系。在胚胎发生上，皮肤与

神经同源自外胚层；在胚胎发育上，当肢体胚芽形成后，是神经引导着血管生长。因此，皮肤与皮神经在血供上的密切关系并不足为奇。其实，早在 20 世纪的 1892 年，法国解剖学家 Quenu 和 Lejars 即指出皮肤的血供部分地依赖于皮神经周围的血管。1936 年，法国解剖学家 Michel Salmon 在其著作《皮肤的动脉》中也强调了皮神经与皮肤的血供关系。但因这些论文发表较早，远远超越了当时皮瓣外科的发展水平，并未受到外科学界的重视；

且这些著作均是以法文写成的,在英语世界影响很小。直到 20 世纪 90 年代,才有几位学者(法国 Masquelet、巴西 Bertelli、澳大利亚 Taylor 等)重新研究了皮神经营养血管与皮肤血供的相互关系,发现围绕皮神经的伴行营养血管(丛)对皮肤的血供有重要作用,并提出了神经皮瓣(neurocutaneous flap 或 neuro-skin flap)的概念;因为在这类皮瓣中往往均包含有一条皮肤浅静脉,所以又有神经静脉皮瓣之称(neuro-venous flap)。虽然对这类皮瓣的名称,国内、国外仍存在较多的争论,但对皮神经与皮肤血供关系的新认识,丰富了人们关于皮瓣血供的知识,也为临床设计应用长皮瓣(long flap)提供了新的研究方向。

一、研究历史

以肢体皮神经营养血管为供血基础的新型皮瓣(neurocutaneous flap),自 Bertelli(上肢,1991)和 Masquelet(下肢,1992)首先报道后,已经历 12 年发展历程(表 1-11-1)。国内张世民和宋建良在 1994 年进行了介绍。1999 年钟世镇总结归纳了这类皮瓣成活的血管基础。现国内文献名称逐渐统一,称为皮神经营养血管皮瓣,在上、下肢均有不少解剖研究与临床应用。国外文献除 Bertelli 在上肢有报道外,多集中于下肢,尤其是小腿后侧包含腓肠神经小隐静脉的远端蒂腓肠筋膜皮瓣(sural fasciocutaneous flap),临床应用广泛,近来新观点较多。1998 年 Nakajima 解剖研究发现,浅静脉周围的营养血管对皮肤也有供血作用,提出了浅静脉筋膜蒂皮瓣(veno-adipofascial pedicled flap)的概念并临床应用成功。由于肢体皮神经常与浅静脉伴行,且手术切取时均带有深筋膜,近年来多称为皮神经-浅静脉筋膜皮瓣(neuro-veno-fasciocutaneous flap)。2001 年 Ayyappan 将腓肠神经小隐静脉筋膜皮瓣的切取部位扩大至小腿上 1/3 近腘窝部,最大面积达 17 cm×16 cm。2001 年 Le Fourn 和 Al Qattan 通过解剖学研究,发现深层的腓肠肌血管与腓肠神经营养血管束之间亦有交通吻合,成功地切取带肌肉的远端蒂肌筋膜皮瓣(myo-fasciocutaneous flap)修复骨髓炎创面,充分利用了肌肉代谢率高、抗感染能力强的优点。2002 年 Presad 通过解剖学研究,进一步在肌筋膜皮瓣的远侧携带一肌瓣,获得成功。

表 1-11-1　四肢皮神经营养血管皮瓣的发展

年　代	作　者	皮　瓣　研　究
1991	Bertelli	前臂内外侧皮神经营养血管的解剖,提出名称
1992	Bertelli	桡神经浅支、尺神经手背支营养血管皮瓣
1992	Masquelet	小腿皮神经营养血管轴筋膜皮瓣,提出概念
1993	Bertelli	前臂皮神经营养血管皮瓣的解剖、实验及临床应用
1994	Hasegawa	腓肠神经营养血管皮瓣(腓肠浅动脉)
1994	Taylor	皮肤的血管神经体区
1995	Bertelli	前臂皮神经营养血管逆行岛状皮瓣
1996	Chang	筋膜皮瓣的特殊范例
1997	Cavadas	隐神经营养血管皮瓣
1998	Nakajima	皮神经浅静脉营养血管筋膜皮瓣
1998	Chang	链型血供筋膜皮瓣
1999	Imanishi	小隐静脉的逆向灌注研究
1999	Coskunfirat	神经筋膜皮瓣
1999	Baller	内踝血管网对隐神经营养血管皮瓣的供血作用
2000	Chang	头静脉影响的动物实验研究
2001	Le Fourn Al Qattan	腓肠神经小隐静脉筋膜为蒂的肌筋膜皮瓣
2002	Prasad	腓肠神经小隐静脉筋膜为蒂的肌筋膜皮瓣携带肌瓣
2002	Chang	腕踝血管网对前臂小腿远端蒂筋膜皮瓣的供血作用

二、皮神经的血供形式

显微外科解剖学研究发现,皮神经干(支)的血液供应非常丰富。从神经走向的纵行方向看,皮神经的每一节段和每一段落之间均有很发达的侧支循环,包括神经外纵向血管网和神经内纵向血管网,血液沿此纵行的方向能运行很长的距离;从神经的横断面方向看,神经的每个层次中均有丰富的血管网(丛),神经外膜及其外面的神经旁血管网(paraneural vascular plexus)与神经内部的神经内血管网(intraneural vascular plexus,包括神经束膜血管网和神经束内微血管网)之间亦有众多的交通吻合,为神经轴突提供丰富的血液营养,以维护神经的正常传导功能。

研究发现,在人体每一皮神经均有一套动脉和静脉血管相伴随营养。只不过神经的走向很"节省",在两点之间取最近的直线途经;而血管却行径曲折,多呈襻状和弓状。Taylor 为了显微移植的需要,将皮神经的血供按其血管来源分为两类。

1. **主要动脉型** 为一口径较大的营养动脉,伴皮神经主干共同穿过深筋膜后,动脉与神经并列,随行的距离较长。伴行动脉(accompanying artery, concomitant artery)是指伴随皮神经和浅静脉共同穿过深筋膜进入皮下组织的动脉。但血管的伴行距离都没有神经走行的那么长,往往只是在与神经共同穿出深筋膜后的一段距离内。伴行动脉主要构成皮神经的内在血管系统,存在于其结构的内部和外膜上,是皮神经和浅静脉近侧段的重要血供来源,通常是一条动脉与两条静脉组成血管束。在神经的近段,伴随血管并不直接供养神经,而是通过走行过程中发出的细小节段性分支,在神经周围相互吻合形成血管网而营养神经。较大的主要动脉型神经营养血管能对长段神经进行营养,如在腓浅神经移植时,仅保留上端的营养血管(腓浅血管),腓浅神经切取长度达 27 cm,远端仍有活跃滴血;在治疗臂丛损伤进行尺神经移位与健侧 C₇ 神经根吻接,仅保留近侧的尺侧副动脉而切取前臂全长的尺神经时,神经远端渗血活跃,证明神经的纵向血供代偿能力很强。

2. **血管网型** 为搭乘于(hitchhike)皮神经的节段性横向小动脉,在神经表面发出众多的升支和降支,多个上、下位节段性血管的升支与降支之间通过链式吻合(chain-linked anastomosis)形成丰富的纵向血管网。这些横向的小动脉可能来自神经主要营养血管的终末支、邻近的肌皮穿支、肌间隙(隔)筋膜皮肤穿支和直接皮肤穿支。穿动脉的分支主要构成皮神经和浅静脉的外在血管系统,存在于皮神经两侧各 5 mm 的疏松组织内,是皮神经和浅静脉远侧段的重要血供来源。研究发现,这些小动脉之间的吻合是不减小口径的真正吻合(true anastomosis,类似直通毛细血管),而不是逐渐减小口径的阻塞性吻合(choked anastomosis,类似真毛细血管)。虽然一条穿支血管本身的供血范围有限,仅营养神经的一段,犹如接力赛跑的一程(relay);但许多穿支血管通过分支的相互吻合,形成密集的纵向交织血管网(longitudinal interlacing plexus),即显著地扩大了穿支血管的供血范围和供血距离,能对长段皮神经进行营养。

人体的皮神经依靠主要血管营养者较少,而依靠多个节段性血管营养者较多。对任何一条具体的皮神经而言,这两种血供类型仅有主、次之分,相互间并不是完全单一、孤立的,而是共同存在、相互结合、互为补充(图1-11-1)。即使皮神经的血供是主要血管型的,在其变细的远段亦得到其他穿支血管的加强;即使皮神经的血供是节段性血管型的,在其较粗的近段,亦能发现口径较大的神经伴随营养穿支。

Nakajima(1998)将皮神经血供归纳为 3 类:① 主要由粗大的轴心动脉伴随营养,如臂后皮神经、股后皮神经、腓肠外侧皮神经。② 主要由细小的节段性穿支动脉营养,如臂外侧上皮神经、臂外侧下皮神经、臂内侧皮神经、前臂背侧皮神经、股外侧皮神经和腓浅神经。③ 皮神经与浅静脉伴行且从穿支动脉共同获得营养,如前臂外侧皮神经(头静脉)、前臂内侧皮神经(贵要静脉)、股前内侧皮神经和隐神经(大隐静脉)、腓肠神经(小隐静脉)、掌指背皮神经(手背浅静脉)和足背皮神经(足背静脉)。

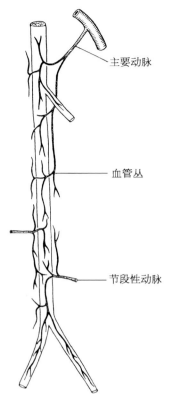

图 1-11-1 **皮神经的营养血管**

主要动脉

血管丛

节段性动脉

三、皮神经营养血管与皮肤血供的关系

人体的浅层结构包括皮肤、浅筋膜和深筋膜。浅筋膜即皮下组织,可分为浅层和深层。浅层为脂肪层,富含脂肪组织;深层为膜性层,含弹性组织较多。浅筋膜的浅、深两层之间,含有丰富的皮血管、皮神经和淋巴管。人体浅层结构的血液供应均来自深层动脉,包括穿动脉[如肌间隔(隙)穿动脉、肌皮穿动脉、筋膜穿动脉]、直接皮动脉、皮神经和浅静脉的伴行动脉。如果在某一局部的皮下组织中存在特殊结构,如皮神经和浅静脉,邻近的穿动脉尚向这些结构发出分支,形成皮神经和浅静脉周围血管网,参与皮神经和浅静脉的营养。Nakajima 研究发现,伴行动脉主要构成皮神经和浅静脉的内在血管系统,存在于其结构的内部和外膜上,是皮神经和浅静脉近侧段的重要血供来源;穿动脉的分支主要构成皮神经和浅静脉的外在血管系统,存在于皮神经两侧各 5 mm 或浅静脉两侧各 10 mm 的疏松组织内,是皮神经和浅静脉远侧段的重要血供来源。浅静脉的周围血管网不如皮神经周围丰富。皮神经和浅静脉的内在、外在营养血管之间有丰富的交通吻合,而且与深筋膜血管网和真皮下血管网亦有分支相互联系,尤以外在血管系统与筋膜皮肤的吻合较多,平均每 1~2 cm 就有一支。

因此,起自深部节段性动脉的筋膜皮肤穿支血管[肌皮穿支、肌间隔(隙)皮肤穿支、筋膜皮肤穿支、直接皮肤穿支],不仅在深筋膜、皮下组织及真皮层形成丰富的血管网,而且如果这一部位的皮下疏松组织中包含有特殊的结构,如皮神经和皮静脉,穿支血管亦发出分支到这些特殊结构,围绕皮神经和皮静脉形成丰富的血管网。体被组织的这些血管网之间不仅具有共同的血供来源,而且相互间吻合丰富,形成错综复杂的三维立体交通网络,具有良好的侧副循环功能。在肢体,由于深部主干动脉的走向、肌间隔(隙)的方向、深筋膜的纤维方向及皮神经、浅静脉的分布方向等均是纵向走行的,所以相邻穿动脉的升、降支间,特别是搭乘于皮神经和浅静脉的营养血管之间,吻合丰富而明显,在深筋膜表面和皮神经、浅静脉周围,形成环环相扣的纵向链式吻合(chain-linked longitudinal anastomoses),使这一局部筋膜皮肤的血供渠道具有鲜明的方向性,即,在肢体是纵行的,在躯干是横行或斜行的,在头颈部是放射状的。这是带皮神经营养血管的体被组织瓣(筋膜皮瓣、皮下组织皮瓣、筋膜皮下组织瓣)成活较长的血管解剖学基础。

四、皮神经营养血管皮瓣的临床应用原则

(一)皮瓣设计

皮神经营养血管或血管丛位于皮神经走行于皮下组织的段落中,在皮神经周围 5 mm 左右的范围内与皮神经相伴而行。因此,带皮神经营养血管的皮瓣在设计时必须遵守以下原则。

(1)在皮神经穿出深筋膜后走行于皮下组织的段落内设计切取。

(2)皮瓣的长轴设计与皮神经走行方向一致。

（3）皮瓣的蒂部必须保留一定的宽度，以包含皮神经周围的营养血管（或营养血管丛）。在手背、指背，一般为0.5~1.5 cm；在前臂、小腿，一般为2.5~3.5 cm。

（4）皮瓣的蒂部应尽可能设计在有深部穿支血管加入神经旁血管丛的部位，即存在神经皮肤穿支（neurocutaneous perforator）轴心血管的部位，以设计切取轴型皮瓣。这种穿支轴心血管的部位，可以显微外科解剖学资料和（或）超声多普勒探测帮助确定。

（5）虽然皮神经营养血管口径细小，但皮神经周围的血管分布密集，相互吻合成丛，方向性明显，血液循此低阻力的纵向血管丛能运行较长的距离。因此皮瓣的蒂部不一定都要存在轴心穿支血管，仅以皮神经营养血管（丛）或再配合包含深筋膜血管网、皮静脉周围血管网等，同样可以形成长宽比例较大的链式（link-pattern）血供组织瓣。

（6）较大的皮神经支在走行上常与较大的浅静脉干相伴，如头静脉与前臂外侧皮神经，贵要静脉与前臂内侧皮神经，大隐静脉与隐神经，小隐静脉与腓肠神经等。由于这些浅静脉干在皮下显而易见，因此，在这些部位设计皮瓣时，可以皮下浅静脉作为标志，以浅静脉干的方向作为皮神经走向的向导，帮助确定皮瓣的部位与长轴。

（7）皮神经周围血管丛具有双向供血的能力，血液在此血管丛上既可由近及远地顺向流动，又可由远及近地逆向流动。因此，可以安全地设计切取近端蒂或远端蒂皮瓣，成活的质量差别不大。远端蒂的皮神经营养血管（丛）皮瓣对修复手、足肢端特别适宜。

（二）切取方式

皮神经营养血管（丛）位于含有皮神经支的皮下组织之中，因此，在这些部位切取的包含皮下组织层的各式组织瓣均有可能包含皮神经营养血管（丛）。一般将其分为下列3种。

1. 包含皮神经营养血管（丛）的筋膜皮瓣 皮瓣的深层解剖平面在深筋膜下间隙；浅层可以不切开皮肤使皮瓣成为半岛状，或切开皮肤但保留深筋膜和皮下组织而成为岛状。

2. 包含皮神经营养血管（丛）的皮下组织皮瓣 皮瓣的深层解剖平面在深筋膜上；浅层处理亦有两种方式，切开皮肤或不切开皮肤。

3. 包含皮神经营养血管（丛）的筋膜皮下组织瓣 皮瓣的深层解剖平面在深筋膜下间隙；浅层解剖平面在皮下组织的浅层。

（三）适应证与优缺点

带皮神经营养血管的皮瓣属于局部——区域性组织瓣，多用在邻近创面的覆盖上。适用于除明显炎症外的一切外伤后的新鲜创面，骨、肌腱等深部结构外露的陈旧创面，以及病变切除后的无菌创面。

带皮神经营养血管（丛）的皮瓣除了具有局部皮瓣的一切优点外，尚具有一些独特的突出优点。

（1）较一般组织瓣（筋膜皮瓣、筋膜皮下组织瓣、皮下组织皮瓣）多了一套密集的皮神经营养血管（丛）供血系统，因此血供较一般的组织瓣丰富，成活质量可靠且长宽比例较大，可安全到达较远的创面；但必须注意，不包含深筋膜的皮下组织神经血管丛皮瓣的血供能力较带深筋膜者为差，切取这类皮神经血管丛皮瓣时不能做得太长，临床上已有因不带深筋膜而使小腿后侧的腓肠神经血管丛皮瓣缺血坏死的报道（Hasegawa，1994）。

（2）可任意以远、近端为蒂，临床应用灵活，尤其对创伤和组织缺损较多见的手、足肢端，提供了一种不损伤知名血管、不影响肢体血循、不需显微外科血管吻合的新方法。

（3）带有皮肤感觉神经，能制成感觉皮瓣，为某些特殊的摩擦、受压和知觉部位，如胫骨结节、足跟、尺骨鹰嘴和指端、指尖，提供良好的覆盖和感觉功能。在局部转移中，如以近端为蒂，皮神经未被切断，皮瓣本身即带有感觉功能；如以远端为蒂，将此皮神经支与受区近端皮神经通过端-端或端-侧吻接后，亦可恢复感觉功能。

（4）穿支蒂皮神经营养血管皮瓣（perforator-pedicled neurocutaneous flap）由柴益民于2001年首先报道，将穿支皮瓣与皮神经营养血管皮瓣两种技术方法相结合，仅以细小的腓动脉终末穿支为蒂，通过腓肠神经营养血管链逆向供养皮瓣，修复足踝部创面。该方法将宽厚的筋膜皮神经蒂部改进为细小的穿支血管,旋转更加平滑、方便,消除了猫耳畸形。

该皮瓣的缺点:① 不能随意切取,必须遵守一定的规则。② 损失一条皮神经,有供区部分感觉丧失和形成痛性神经瘤的可能。Staniford(1978)发现,用神经切取器盲法抽取腓肠神经后,42%患者有小腿后侧触痛。但 Wood(1989)发现痛性神经瘤的发生率仅 6.1%。

五、常用的皮神经营养血管皮瓣

皮神经营养血管(丛)普遍存在于皮神经周围,因此,在有皮神经支经过的部位,均可依据皮神经的走行方向设计切取带皮神经营养血管(丛)的皮瓣(图 1-11-2)。带皮神经营养血管的皮瓣主要应用在肢体。目前应用的供区,上肢包括前臂外侧皮神经、前臂内侧皮神经、桡神经浅支、尺神经手背支、掌背皮神经、指背皮神经;下肢包括股后皮神经、股内侧皮神经、腓肠神经、腓浅神经、隐神经、足背皮神经。我们归纳总结了肢体皮神经的一些解剖参数,对这类皮瓣的设计切取有所帮助(表 1-11-2)。

六、评价

(一)皮神经营养血管(丛)的作用

近年对皮神经营养血管的研究丰富了人们对

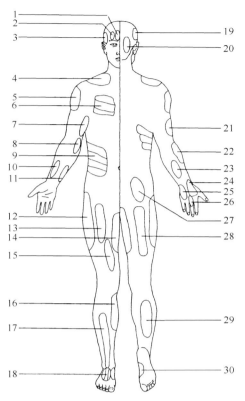

图 1-11-2　带皮神经营养血管皮瓣的(潜在)供区

1. 滑车上神经;2. 眶上神经;3. 耳颞神经;4. 锁骨上神经;5. 腋神经皮支;6. 肋间神经前穿支;7. 肋间臂神经;8. 臂内侧皮神经;9. 肋间神经外侧穿支;10. 前臂外侧皮神经;11. 前臂内侧皮神经;12. 股外侧皮神经;13. 股中间皮神经;14. 闭孔神经皮支;15. 股内侧皮神经;16. 隐神经;17. 腓浅神经;18. 足背(内侧、中间、外侧)皮神经;19. 耳大神经;20. 枕大和枕小神经;21. 臂外侧上皮神经;22. 臂外侧下皮神经;23. 前臂后侧皮神经;24. 桡神经浅支;25. 尺神经手背支;26. 指背皮神经;27. 臂上皮神经;28. 股后皮神经;29. 腓肠神经;30. 足底内侧神经

表 1-11-2　肢体主要皮神经的解剖参数

皮神经	来源	深筋膜穿出点	主要动脉	分布区域
臂外侧上皮神经	腋神经	三角肌后缘中下部	臂外侧上皮动脉	三角肌下部、臂外侧上部
臂外侧下皮神经	桡神经	三角肌止点下方后缘		臂外侧下部
臂后皮神经	桡神经	腋后襞下方	腋动脉直接皮支	三角肌止点以下的臂后部
肋间臂神经	第 2 肋间神经	腋前线稍后	肋间动脉外侧皮支	腋窝底与臂内侧上部
臂内侧皮神经	臂丛内侧束	臂内侧中点		臂内侧下部
前臂外侧皮神经	肌皮神经	肘部肱二头肌腱外侧		前臂外侧,分前、后 2 支
前臂内侧皮神经	臂丛内侧束	臂内侧中点下方		前臂内侧,分前、后 2 支
前臂后皮神经	桡神经	臂外侧肌间隔下部		前臂后面
桡神经浅支	桡神经	桡骨茎突上 6 cm		手背、指背桡侧半
尺神经手背支	尺神经	豌豆骨上 4 cm		手背、指背尺侧半
臀上皮神经	腰丛	髂嵴后上方	第四腰动脉后支皮支	臀中上部
臀下皮神经	股后皮神经	臀大肌下缘正中线		反向分布于臀下部
股外侧皮神经	腰丛	髂前上棘内、下 3 cm		臀前与股外侧
股神经前皮支	股神经	大腿前面		大腿前侧
闭孔神经皮支	闭孔神经	股内侧上 1/3		股内侧上部

（续表）

皮神经	来源	深筋膜穿出点	主要动脉	分布区域
股内侧皮神经	股神经	缝匠肌内缘		股内侧下部
股后皮神经	骶丛	臀横纹下 4 cm 后正中线	臀下动脉终末支	股后、腘窝
隐神经	股神经	膝内侧缝匠肌与股薄肌之间	隐动脉	小腿、足内侧面
腓浅神经	腓总神经	小腿前面中下 1/3	腓浅动脉	小腿前下部及足背中、内侧
腓肠神经	胫、腓总神经	小腿后面中上 1/3	腓肠浅动脉	小腿后外侧面及足背外侧

皮肤血供的认识。我们知道,体被组织的血供均来源于深部的节段性动脉(deep segmental artery)或称源动脉(source artery)。这些动脉在不同的部位向体被组织发出不同的分支,计有:① 直接皮肤动脉。② 穿支动脉,包括肌皮穿支、肌间隔(隙)皮肤穿支和筋膜皮肤穿支。③ 皮神经(穿出)、皮静脉(进入)经过深筋膜孔隙时所带有的营养动脉。实际上,起自深部动脉的穿支血管,不仅在体被组织的深筋膜、皮下组织和真皮层发出分支形成丰富的血管网,而且如果在局部的皮下疏松组织中包含有特殊结构,如皮肤的感觉神经和浅静脉血管,穿支血管亦发出分支营养这些组织并形成围绕皮神经支和浅静脉干的血管网。因为这两种结构具有明显的纵行方向性,相邻穿支血管的分支通过环环相扣的链式吻合,使皮神经的伴行营养血管亦显示出同样的轴向,而成为具有方向性的血管丛(plexus)。其实,深筋膜血管网在前臂和小腿的远侧段亦具有明显的方向性,与肌间隙的方向和穿支血管的配布轴向一致,也是纵向走行的。皮神经血管丛的存在,更是加强了局部深筋膜血管丛的方向性。两者的联合存在,作用类似于轴心动脉,供血范围较大,血液流程较长。临床上可以深筋膜血管丛、皮神经血管丛与深部动脉的吻合汇入点(即穿支动脉)为蒂,掀起轴型皮瓣;或仅以这些丰富的链式吻合血管丛为蒂,掀起链型皮瓣(link-pattern flap)。

对皮神经营养血管(丛)的认识,使人们开发长皮瓣(long flap)的愿望找到了新的研究方向。Taylor(1994)认为下列方法有助于开发长皮瓣:① 显微解剖研究。② 浅静脉走向是重要的向导。③ 超声多普勒探测,帮助确定穿支出深筋膜的轴点位置。④ 皮神经电刺激,帮助决定皮神经支的位置和走向。⑤ 抓捏试验(pinch test),皮神经及其伴行血管多在肌间隔(隙)中穿过深筋膜到达皮下组织,当局部皮肤松弛活动度大时,其供血血管的口径也相应较大,伴行的距离较长。因此,皮肤的最大松弛方向,往往提示了皮神经及其伴行营养血管的轴向。这一关系在躯干部尤为明显。

(二)与筋膜皮瓣、皮下组织皮瓣和筋膜皮下组织瓣的关系

随意型的筋膜皮瓣、皮下组织皮瓣和筋膜皮下组织瓣可在肢体的任何部位、任何方向设计切取。但临床应用中,为了使皮瓣切取得更长,成活更加可靠,往往均遵循一定的规则,如沿肢体纵轴的方向设计切取。如果组织瓣切取的部位有皮神经支经过,手术无论在深筋膜下间隙掀起或是在深筋膜表面掀起,均有意或无意地包含了皮神经及其营养血管(丛);如果组织瓣的切取方向与皮神经的分布走向一致,则不仅包含了皮神经营养血管(丛),而且还兼顾了该营养血管(丛)的轴向。这种筋膜皮瓣、皮下组织皮瓣和筋膜皮下组织瓣与目前所称的"带皮神经营养血管的皮瓣"没什么两样,是对同一事物从不同的侧重角度所起的不同名称。分析已有的皮瓣可以发现,许多应用很久的长皮瓣本身就含有皮神经及其营养血管,只是人们没有认识到它们的重要供血作用。早在 1981 年,Ponten 首先报道的小腿后侧筋膜皮瓣,即包含了腓肠内侧皮神经、腓肠外侧皮神经或腓肠神经及其营养血管。因此,笔者 1996 年在美国 *Plastic and Reconstructive Surgery* 杂志上撰文指出,近年来出现的"带皮神经营养血管的皮瓣"仅是以前筋膜皮瓣、皮下组织皮瓣的特殊范例,它仅能在有皮神经经过的部位、顺沿皮神经的走行方向顺行或逆行切取。这一观点已获得了不少学者的认可。

（三）与带蒂静脉皮瓣的关系

静脉皮瓣（venous flap）是 20 世纪 80 年代出现的一种仅包含浅静脉管道系统的非生理性皮瓣。有动脉化静脉皮瓣（动脉血营养）与单纯静脉皮瓣（静脉血营养）、游离静脉皮瓣与带蒂静脉皮瓣之分。带蒂静脉皮瓣（pedicled venous flap）是一局部皮瓣，与供区有静脉血管蒂相连，又可分为远端蒂、近端蒂和远–近双蒂（即静脉血流经的 flow-through）静脉皮瓣。以后两种含有流出静脉者较为成熟。在动物实验中发现，保留静脉血管蒂周围 0.5～1.0 cm 的疏松结缔组织，对提高带蒂静脉皮瓣的成活率有着至关重要的影响，因为它能为静脉皮瓣提供少许的动脉性血液灌注，改善其低氧状态。在临床应用中，许多学者都强调不可将静脉血管蒂裸化（skeletonization），而应保留静脉蒂周围 1～1.5 cm 宽的皮下组织条，其中即有可能包含了皮下组织血管网、静脉干周围血管丛和皮神经营养血管丛，与目前应用的"带皮神经营养血管的皮下组织皮瓣"相似。皮肤是低血流低氧耗器官，研究发现，每 100 g 皮肤组织每分钟只要有 1～2 ml 动脉血流灌注，即能保证其成活。因此，我们认为，许多临床应用成功的单纯带蒂静脉皮瓣，由于在蒂部保留了较宽的筋膜疏松组织，可能已不是真正的非生理性静脉皮瓣了。

（四）命名问题

该类组织瓣的命名，国内外均较混乱，且与其他类型的组织瓣有交叉重叠。Bertelli 和 Masquelet 使用的名称有：神经静脉皮瓣（neuro-venous flap）、神经皮瓣（neurocutaneous flap，neuroskin flap）、神经皮肤岛状瓣（neurocutaneous island flap）、浅感觉神经血管轴供养的岛状皮瓣（skin island flaps supplied by the vascular axis of the sensitive superficial nerves）。后来 Nakajima 同时兼顾瓣部和蒂部的组织构成，提出新的命名：① 神经筋膜疏松组织蒂筋膜皮瓣（neuroadipofascial pedicled fasciocutaneous flap，NAF flap）。② 静脉筋膜疏松组织蒂筋膜皮瓣（venoadipofasical pedicled fasciocutaneous flap，VAF flap）。③ 静脉神经筋膜疏松组织蒂筋膜皮瓣（veno-neuroadipofascial pedicled fasciocutaneous flap，V-NAF flap）。可见，Nakajima 认为这类组织

瓣属于筋膜皮瓣的范畴，蒂部和瓣部均包含皮下组织和深筋膜。国外近来采用新的组合词"神经静脉筋膜皮瓣（neuro-veno-fasciocutaneous）"较多。国内开展此类组织瓣移植后，文献报道中采用的名称有：带皮神经及其营养血管的皮瓣、皮神经营养血管皮瓣、皮神经伴行血管皮瓣、皮神经血管皮瓣、血管神经蒂皮瓣、皮神经血管襻皮瓣、含皮神经蒂皮瓣、浅表皮神经伴行血管为蒂的皮瓣、带皮神经血管丛的皮瓣、皮神经营养血管及筋膜蒂皮瓣等，非常繁杂。

对以下两个概念的不同理解和认识，可能是造成命名混乱的根本原因：① 伴行血管和营养血管。② 这类组织瓣与传统筋膜皮瓣的关系。钟世镇通过解剖学研究，认为伴随皮神经穿出深筋膜的伴行动脉（第一节段动脉）并未伴随皮神经的全长，因此，如果组织瓣所携带的皮神经血管并未证实为伴行血管（尤其做远端蒂移位时），可笼统地称之为皮神经营养血管。另外，虽然对皮神经周围营养血管（丛）的认识始于 20 世纪 90 年代，但在临床应用上，这类皮瓣并不新鲜，80 年代即有应用，均是按皮瓣的部位、供血动脉和切取形式命名的，如小腿后侧腓肠浅动脉筋膜皮瓣。

我国 1988 年曾公布了一个皮（组织）瓣命名的原则，有 3 条：① 对复杂手术，按 3 层法命名，即手术方式为第一层（吻合血管或带血管蒂）；供区的部位与转移的组织为第二层（前臂皮瓣、小腿筋膜瓣、髂骨皮瓣等）；手术目的为第三层。② 对普通的单纯皮瓣，以供皮部位命名。③ 对有多条供血动脉的同一个供区，若不是以常规供血动脉为蒂切取的皮瓣，则应在皮瓣部位的前面加上此供血血管的动脉名称。

按照上述命名原则，我们认为：① 虽然皮神经与其周围的营养血管（丛）的关系密切，但皮神经并不是皮瓣的直接供血来源。② 伴行血管并不跟随皮神经的全长而营养神经，而是众多的节段性穿支血管，序贯地加入皮神经营养血管（丛），才为其提供了全长的营养。③ 带上深筋膜可使皮瓣成活得更长，但亦非皮瓣成活所必需。因此，我们认为，将这类皮瓣统称为"带皮神经营养血管的皮瓣"较好。其实，皮肤浅静脉周围的营养血管

从对皮肤血供也有贡献。皮静脉营养血管丛多存在于静脉周围1 cm的范围内，不如皮神经营养血管丛丰富密集。命名这类组织瓣，应指明其特殊成分、蒂部方向、是否岛状、基本组织构成等4项要素（表1-11-3），如：带皮神经营养血管的远端蒂岛状筋膜皮瓣（distally based neuro-fasciocutaneous island flap）、带皮静脉营养血管的近端蒂岛状筋膜皮瓣（proximally based veno-fasciocutaneous island flap）、带皮神经和皮静脉营养血管的远端蒂筋膜皮下组织瓣（distally based neuro-veno-adipofascial flap）。临床应用时可再加上供、受区以指明其用途，如：带腓肠神经小隐静脉营养血管的远端蒂岛状筋膜皮瓣修复足跟缺损，带前臂外侧皮神经营养血管的远端蒂筋膜皮下组织瓣修复腕部创面。

（五）应用注意点

目前皮神经营养血管皮瓣主要以远端蒂皮瓣的形式应用在肢体，以带腓肠神经小隐静脉的远端蒂筋膜皮瓣应用最为广泛，约占国外该类皮瓣文献报道量的2/3。其受区多为小腿下1/3和踝部足跟创面。病因包括：创伤性皮肤软组织缺损、骨跟腱外露、战争中地雷炸伤、骨髓炎窦道、脊髓损伤后压疮、放射性溃疡、静脉性溃疡、糖尿病足跟溃疡、电烧伤、恶性肿瘤切除后创面、瘢痕挛缩松解术后等。

1. 切取形式　传统的瓣部的切取形式有3种，即筋膜皮瓣（fasciocutaneous flap）、皮下组织皮瓣（adipocutaneous flap）、筋膜皮下瓣（adipofascial flap）。蒂部一般均包含深筋膜和皮下组织，可不包含皮肤，方便转移（岛状）。2002年Prasad通过血管解剖学研究发现，在小腿上1/3段，腓肠神经营养血管与深层的腓肠肌之间有丰富的交通吻合（即肌肉血管的皮肤穿支），临床切取以远端腓肠

神经小隐静脉筋膜皮下组织为蒂的肌肉筋膜皮瓣和肌瓣，修复3例足跟和小腿下段恶性肿瘤切除后创面，筋膜皮瓣面积最大13 cm×8 cm，携带的肌瓣延伸部面积最大8 cm×6 cm，均获成功。

2. 切取层次　在前臂和小腿，组织瓣和蒂部的解剖平面均应在深筋膜下进行。对手背、足背而言，因深筋膜位于伸肌腱深面，可不带深筋膜。将深筋膜包含在内，有以下优点：① 完整地包含了深筋膜上血管网，此血管网非常丰富，必能加强组织瓣的血供。② 深筋膜是浅、深层组织的分界线，容易辨认，在深筋膜下间隙解剖，快捷方便，耗时短，是掀起组织瓣的外科平面。③ 深筋膜结构致密，有一定韧性，便于术中操作。实际应用中，不必过于强调组织瓣的血供类型。采用包含深筋膜、皮下组织、皮神经和浅静脉的复合蒂（neuro-veno-adipo-fascial pedicle），不仅增加了动脉供血与静脉回流通道，有利于成活，而且免去了手术中过多的显微分离，操作简单安全，缩短手术时间。

3. 切取面积　早期学者强调腓肠神经营养血管皮瓣仅能在皮神经走行于皮下组织的段落内切取，即小腿的下2/3段。因为尚有部分长度被蒂部占用，所以皮瓣长度多不超过10 cm。但小隐静脉全长均走行于皮下组织中。2001年Ayyappan在印度古吉拉特帮地震救灾中，采用大面积腓肠神经小隐静脉营养血管筋膜皮瓣（长宽均在10 cm以上）修复包含足跟的大面积缺损5例，最大1例17 cm×16 cm，皮瓣近端邻近腘横纹，均完全成活。

4. 蒂部宽度　以包含链式吻合血管丛的宽度为度。在前臂和小腿要求3～4 cm，手背、足背1.5～2 cm，指背0.8～1 cm。再增加宽度，也不见得能为组织瓣增加血供，反而增加转移难度，蒂部隆起，外形难看。

表1-11-3　带皮神经和（或）皮静脉营养血管组织瓣的命名方法

特 殊 成 分	蒂 部 方 向	形 状	组织瓣构成
—	近端蒂	—	筋膜皮瓣
带皮神经营养血管	远端蒂	岛状	筋膜皮下组织瓣
带皮静脉营养血管	双蒂		皮下组织皮瓣
带皮神经和皮静脉营养血管			

5. 转移方式　Cavadas 总结其应用隐神经营养血管皮瓣 40 例的经验指出,因这类皮瓣蒂部较宽厚,皮瓣转移方式以切开皮肤的明道转移最为可靠,打皮下隧道因压迫蒂部,已被放弃。如果切取不带皮肤的筋膜皮下瓣,则可采取翻转移位(turnover)的方式。在切取岛状筋膜皮瓣时,将皮瓣延伸至蒂部使成为梨状,或在蒂部携带一条宽 1~2 cm 的皮桥,如此在旋转移位后,皮桥正好架于受区与旋转轴点之间,缝合后能避免对筋膜蒂的压迫,保证皮瓣血供。

6. 皮神经的处理　国外学者多将腓肠神经包含在皮瓣内切取,在供区予以牺牲;如果修复足跟,则将其与受区的神经进行端-侧或侧-侧吻合,多数能恢复保护性感觉功能。Jeng 将腓肠外侧皮神经在踝部与腓肠神经总干吻合,皮瓣静态两点辨别觉恢复到 13~20 mm。Nakajima 和 Chen 等将腓肠神经留在供区,仅切取带小隐静脉的筋膜皮瓣或筋膜皮下瓣,亦获得成功。可见,皮神经并非皮瓣成活所必需。

7. 浅静脉干的处理　目前对浅静脉干在远端蒂皮神经营养血管皮瓣中的作用,仍有争论。Chang 通过解剖学研究,提出浅静脉干在远端蒂皮瓣中有害无益,应在远端蒂部予以结扎,防止静脉血的倒灌。Price 则强调腓肠神经营养血管皮瓣必须带上小隐静脉,认为能够帮助静脉血的逆向回流,是保证皮瓣成活的关键之一。但 Cavadas 报道,在切取远端蒂隐神经静脉筋膜皮瓣时,早期均保留大隐静脉,皮瓣多有肿胀,大隐静脉充盈饱满,后来在远端蒂部结扎大隐静脉,肿胀明显减少,现结扎浅静脉干已被 Cavadas 作为常规施行。如能在受区近侧找到一条向心性的引流静脉,与其吻合,建立浅静脉干的回流通道,则是最好的处理方法。但有时寻找引流静脉并非易事,需延长切口加长小隐静脉的切取,吻合静脉需显微外科技术,增加手术难度和时间等。

8. 旋转轴点　在远端蒂皮瓣掀起时,近侧的血管均被切断结扎,对皮瓣成活不起作用。其血供均来自远侧的穿血管与链式血管丛的吻合,因此对远侧穿支血管的研究最有意义。远端蒂皮瓣的旋转轴点有两种类型:一是轴型穿支动脉,二是链式吻合血管丛。多数学者强调将轴点放在有较大穿支动脉的部位,即腕踝关节上 5 cm 左右的最远侧肌间隔穿支。1999 年 Baller 研究了内踝血管网,发现该血管网能为隐神经筋膜皮瓣提供足够的血供,可将其旋转轴点下移至内踝部,增加了皮瓣的旋转弧,可以覆盖部分前足创面。2002 年 Chang 进一步研究了腕、踝血管网对前臂、小腿远端蒂筋膜皮瓣的供血作用,认为依靠这些血管网与前臂、小腿血管丛的交汇吻合,同样能安全地切取远端蒂皮神经营养血管筋膜皮瓣。

9. 并发症与缺点　远端蒂皮瓣转移后出现静脉性并发症并不少见,这主要与对其静脉回流研究不深有关。2002 年 Almeida 报道 71 例远端蒂腓肠神经营养血管皮瓣,术后感染者 6 例(8.5%),部分坏死者 15 例(22.1%),均需再次手术处理(清创植皮、皮瓣重新缝合),3 例全部坏死(4.2%),另有术后严重静脉性肿胀 17 例(23.9%)。2001 年 Touam 对比观察 27 例外踝上皮瓣(平均随访 5 年)和 42 例腓肠神经营养血管皮瓣(平均随访 2 年),结果前者失败率(18.5%)显著高于后者(4.8%)。Touam 认为修复足踝部创面应首选腓肠神经营养血管皮瓣,次选外踝上皮瓣。

缺点包括:① 痛性神经瘤,Touam 报道在 36 例中有 3 例,其中 1 例症状明显需再次手术切断并埋入肌肉中,另 2 例随着供区创面的稳定,疼痛自然消退。② 在皮下脂肪厚的患者,蒂部旋转,外形难看,有的需二次修整。③ 供区不美观,在年轻女性皮瓣切取较大需植皮覆盖时应注意,可切取筋膜皮下瓣。④ 部分皮瓣肿胀持续时间长,需研究改善静脉回流的方法。

(张世民　侯春林)

第十二节 复（组）合组织瓣

组织缺损的修复原则是根据受区的需要"缺什么补什么"。因此，采用同类组织结构的组织瓣移植最为常用。然而，大面积皮肤伴骨、肌肉或肌腱复合组织缺损，应用显微外科技术，选用大面积组织瓣供区，设计带血供的复（组）合组织瓣移植或移位修复，是迄今最有效的治疗手段。近10多年来，国内外一些学者对复（组）合组织瓣的分类和临床应用进行许多研究，提出了一些新的概念。本节重点介绍复（组）合组织瓣的分类以及几个常用组织瓣供区的显微外科解剖学。

一、复（组）合组织瓣的分类

复合组织瓣（compound flap）是指包含有多种组织结构、具有自身血供的一个活的组织单位。依据复合组织瓣血供的形式，可分为两大类：① 单一的血管蒂供养的单纯复合组织瓣（composite flap）。② 多个血管蒂供养的组合组织瓣（combined flap）。

（一）单纯复合组织瓣

单纯复合组织瓣是指由单一血管蒂供养的包含多种不同组织结构的组织瓣，同时这些组织结构之间相互依存，不可分离，才能获得血供而成活。因此，单一血管蒂的肌瓣、肌腱皮瓣和骨皮瓣等均属复合组织瓣的范畴。但临床上，复合组织瓣的名称常指包含骨组织的皮瓣，如腓骨皮瓣、髂骨皮瓣、肩胛骨皮瓣等。

（二）组合组织瓣

组合组织瓣即由多个独立的单一组织瓣（mono flap）经不同的组合而形成的具有多个组织瓣（poly flap）范围（或结构）的组合组织瓣，其中的每个单一组织瓣均保留了自身的独立血供来源。依据相互间组合方式的不同，又可分为以下3类。

1. 联体组织瓣 联体组织瓣（siamese flap）

是指被转移的组织瓣在组织结构上相互连续，但组织瓣的面积超出了任何一个血管蒂的供血范围，因此，必须在远端或对侧进行血液循环重建（图1-12-1）。临床上，联体组织瓣都是些切取范围巨大的组织瓣（mega flap），常保留其一端（侧）的血管蒂而切断远端（对侧），以获得大的旋转弧，但需要对组织瓣的远侧部分进行血管吻合以重建辅助的血液供应。如切取背阔肌组织瓣与腹股沟组织瓣的联体组织瓣修复腹壁巨大缺损，以下方的旋髂浅动脉为蒂旋转移位，需将上方的胸背动脉在受区进行显微外科血管吻合。

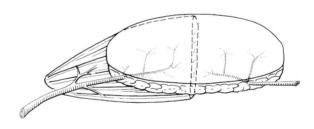

图1-12-1 联体组织瓣示意图

2. 嵌合组织瓣 嵌合组织瓣（chimeric flap，conjoint flap）又称多叶组织瓣（polyfoliate flap），是指在同一个血管体区（供区）内切取的包含有多个独立组织瓣但又共同起源于一个较大的上级母体血管蒂的一组组织瓣（图1-12-2）。多个独立组织瓣在血供上是并联的，一个组织瓣的成活并不影响其他组织瓣的成活。其嵌合方式可以是同类的（如多个皮瓣或多个肌瓣），也可以是不同种类的（如皮瓣+肌瓣+骨瓣）。肩胛下动脉及其分支所供养的组织叶（artery tree and tissue leaf）是嵌合组织瓣的典型代表。虽然其血管分支供养的每个组织瓣均可单独移植，如肩胛皮瓣、肩胛旁皮瓣、背阔肌瓣、前锯肌瓣、肩胛骨瓣、肋骨瓣等，但为了同时满足受区多种组织结构缺损修复的需要，可根据需要将上述多种组织瓣的血管蒂向上追踪至其母体血管,即肩胛下动脉,仅吻合肩胛下血管就可将这些组织瓣同时转移。

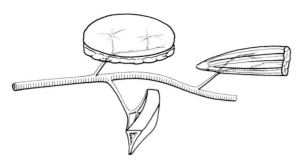

图 1-12-2　三叶组织瓣示意图

3. 串联组织(皮)瓣　串联组织瓣(chain-link flap)是指将多个供区的独立组织瓣通过显微外科血管吻合的方法,将其串联成一个组织瓣序列而进行移植(图 1-12-3),又称序列皮瓣(sequential flap)。相对于后一个皮瓣而言,前一个皮瓣是其受区并为其血供架桥。因此,串联皮瓣又称桥式皮瓣(bridge flap)或血流桥接皮瓣(flow-through flap)。

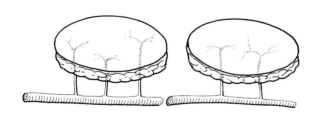

图 1-12-3　串联皮瓣示意图

二、联体组织瓣中远侧或对侧血管吻合的形式

联体组织瓣的临床应用往往是以其一端的血管带蒂转移,但因组织瓣面积较大,其远侧或对侧部分超过了该血管蒂的供养范围。因此,必须对其远端或对侧进行血管吻合,建立辅助的血液循环。

临床上有两种为远侧部分建立血液循环的方式:一是将组织瓣远侧血管蒂与组织瓣以外的受区血管进行吻合,称为外增压(supercharge,该名词引自汽车行业的一个术语,即通过外加能量来提高发动机的动力)。二是将组织瓣远侧血管蒂

与组织瓣近侧自身血管蒂的另外一个分支进行吻合,称为内增压(turbocharge,即通过增加自身的油、气压力来提高发动机的动力)。近侧单蒂的横行腹直肌皮瓣在女性乳房再造中很常用。但如何增加腹部中线对侧的皮瓣的血供是再造成功的关键。上述两种血管吻合的方法在 TRAM 组织瓣中都有很好的应用,可将对侧的腹壁下动脉或腹壁浅动脉与胸部的外来动脉吻合(外增压,图 1-12-4),亦可将对侧的腹壁下动脉与同侧的腹壁下动脉吻合(血供来自同侧的腹壁上动脉血管蒂,外增压,图 1-12-5)。Core 在以旋股内侧动脉为蒂进行股薄肌组织瓣游离移植时,将组织瓣远侧的一个穿支血管通过静脉移植与旋股内侧动脉近侧的一个分支吻合,提高了组织瓣远侧血供的可靠性。内增压的吻合方式有时需将组织瓣弯曲以使血管

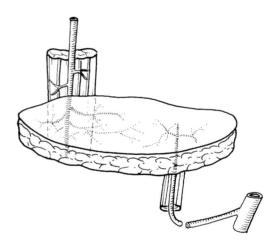

图 1-12-4　组织瓣外增压示意图

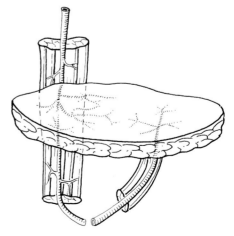

图 1-12-5　组织瓣内增压示意图

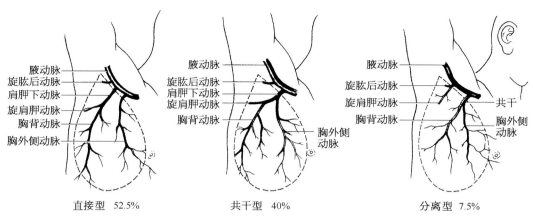

图 1-12-6　肩胛下动脉的分支类型

蒂相互靠近，这在乳房再造中很是适合，但在其他平整的部位，则需进行静脉移植。Koshima 指出，内增压的方式并不如外增压的方式可靠。内增压的方式应限制在受区难以找到外来吻合血管的情况下使用。

三、常用复（组）合组织瓣供区显微外科解剖

已开发可形成复（组）合组织瓣的供区有几十个，其中部位较隐蔽、组织瓣面积大、可以一条总（母体）血管为蒂带其分支形成多种形式的复（组）合组织瓣的常用供区，主要为下述 3 个。

（一）以肩胛下血管为蒂复（组）合组织瓣

肩胛下动脉通常发出旋肩胛动脉和胸背动脉，分支分布于肩胛区皮肤、肩胛骨外侧缘、背阔肌、前锯肌、肋骨及侧胸部皮肤。以肩胛下血管为蒂带其分支，可设计形成多种形式的复（组）合组织瓣。

1. 肩胛下动脉分支类型　肩胛下动脉多起于腋动脉的第三段，少数起于第二段。根据肩胛下动脉的分支可归纳为 3 种类型。

（1）直接型：肩胛下动脉主干直接发出旋肩胛动脉和胸背动脉，占 52.5%。

（2）共干型：肩胛下动脉发出旋肩胛动脉、胸背动脉、旋肱后或胸外侧动脉，占 40%。

（3）分离型：旋肩胛动脉、胸背动脉分别起于腋动脉，占 7.5%（图 1-12-6）。

2. 肩胛下动脉的分支及分布

（1）旋肩胛动脉及其分支：在肩胛下动脉起

点下方 1.5~2.5 cm 处发出，起始后穿三边间隙分为浅、深支。浅支为肌间隙皮动脉，通常分为升支、横支和降支，分布于肩胛冈下部的肌骨膜支，分布于冈下窝、肩胛骨外侧缘中上段背外侧及前外侧（图 1-12-7）。

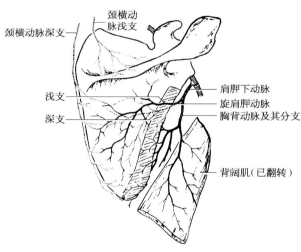

图 1-12-7　肩胛下动脉的分支分布

（2）胸背动脉的分支：胸背动脉多为肩胛下动脉的直接延续，向下越过大圆肌，沿背阔肌外侧缘深面下行，恒定的分支有肩胛骨支、前锯肌支，37.5% 发侧胸皮动脉，主干在背阔肌深面下行，于肩胛骨下角上方 1.9 cm，距背阔肌外侧缘 2.2 cm 处分为内、外侧支，分布于背阔肌。外侧支尚发肌皮动脉穿支至侧胸部皮肤。

1）肩胛骨支：在胸背动脉起点下方 4.2 cm（0.6~6.8 cm）处从胸背动脉后内侧壁发出。有 1~2 支，1 支的占 85%，2 支占 15%。90% 与前锯

肌支共干起始,共干长 2.0 cm(1.0~3.2 cm),共干外径 2.1 mm(1.0~2.8 cm)。肩胛骨支分布于肩胛骨外侧缘中下段及肩胛骨下角。

2）前锯肌支:从胸背动脉外侧发出,有 1~2 支,1 支占 70%,2 支占 30%。起点在肩胛骨下角上方(1.4±1.2)cm 处。分布于前锯肌及其筋膜和第 5~7 肋骨骨膜。

3）侧胸皮动脉:在胸背动脉起点下 2.9 cm 处发出,起始后沿背阔肌外侧缘下行,分布于腋中线前方 2~3 cm 侧胸皮肤,末端达第 7~8 肋平面。肩胛下血管蒂组织瓣有关血管的长度(图 1-12-8)。

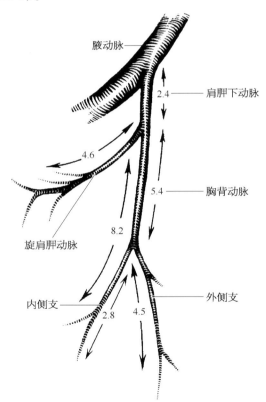

图 1-12-8　肩胛下血管蒂组织瓣有关血管长度(cm)

3. 动脉起始类型与复(联)合组织瓣的设计　肩胛下动脉分支的类型是设计形成复合组织瓣与联合组织瓣的解剖学基础。

肩胛下动脉起于腋动脉,旋肩胛动脉、胸背动脉由肩胛下动脉发出(直接型、共干型)的占 83.3%~97.0%,可以肩胛下血管为总蒂带旋肩胛血管和胸背血管及其分支,可设计形成以下几种形式的复(联)合组织瓣(图 1-12-9):① 背阔肌皮瓣+肩胛(骨)皮瓣。② 背阔肌皮瓣+侧胸皮瓣。③ 肩胛(骨)皮瓣+侧胸皮瓣。④ 肩胛-侧胸-背阔肌联合皮瓣。⑤ 肩胛皮瓣+前锯肌肋骨复合组织瓣。

有 3.0%~16.7% 的旋肩胛动脉、胸背动脉为分别起于腋动脉(分离型),则不能以肩胛下血管为蒂设计形成组织瓣,可以胸背动脉为蒂形成下述形式的复(联)合组织瓣:① 背阔肌皮瓣+侧胸皮瓣。② 背阔肌皮瓣+前锯肌肋骨复合组织瓣。③ 背阔肌肩胛骨皮瓣+侧胸皮瓣。

以肩胛下血管为蒂或以胸背血管为蒂复合组织瓣、联合组织瓣是躯体可设计种类最多、面积最大的供区,可视受区组织缺损修复的需要灵活设计选用,可适用皮肤组织缺损伴骨和肌肉缺损的修复,吻接胸背神经的背阔肌皮瓣移植可重建动力肌功能。

4. 应用解剖学要点　以肩胛下血管为蒂的复(联)合组织瓣移植或移位有关应用解剖学要点主要有:① 显露肩胛下血管,观察其分支类型,依其再决定组织瓣设计。② 组织瓣切取过程中,显露出胸背神经加以保护,防止损伤,若切取胸背血管前锯肌肋骨瓣,应特别注意对胸长神经的保护。③ 注意结扎切断与组织瓣血供无关的血管,如共干型中的旋肱后动脉、胸外侧动脉的处理。④ 将切断的肌做缝合固定,以减小对供区功能的影响。⑤ 有些类型的联合组织瓣切取面积大,创面也大,对供区的外形与功能有损害,选用要慎重。

（二）以旋股外侧血管为蒂的组织瓣

旋股外侧动脉通常发升支、横支和降支,分支分布于阔筋膜张肌、髂嵴前外侧部、臀中肌、股骨大转子前外侧部、股外侧肌和股前外侧部皮肤等,以旋股外侧血管为总蒂可带其分支形成多种形式的复(联)合组织瓣。

1. 旋股外侧动脉分支起始类型　旋股外侧动脉从股深动脉或股动脉发出后,很快分为深支、横支和降支,其中降支最粗、最长,在股直肌与股中间肌行向外下方(图 1-12-10)。

Ⅰ型:旋股外侧动脉发出升支、横支和降支,占 79%。

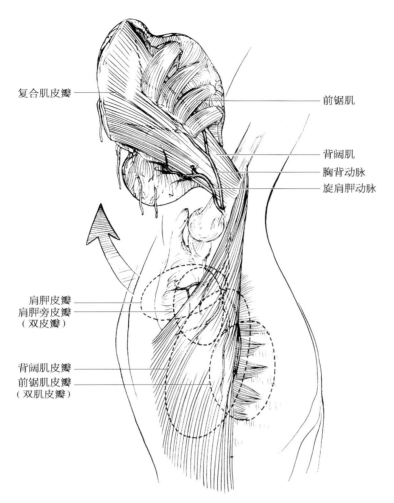

图 1-12-9 肩胛下血管为蒂复(组)组织瓣设计

图中标注：复合肌皮瓣、前锯肌、背阔肌、胸背动脉、旋肩胛动脉、肩胛皮瓣、肩胛旁皮瓣（双皮瓣）、背阔肌皮瓣、前锯肌皮瓣（双肌皮瓣）

Ⅱ型：升支、横支、降支由两干从股深动脉或股动脉发出，占 19.5%。

Ⅲ型：升支、横支、降支单独从股深动脉或股动脉发出，占 1.5%。

2. 旋股外侧动脉的分支、分布 旋股外侧动脉起始后，向外穿过股神经分支间，到达缝匠肌及股直肌的后面，除发出肌支至邻近肌肉外，通常分为升、降支和横支（部分）而终。动脉干在分为升、降支前，常直接发一支较粗大的肌皮动脉。

（1）升支：多起于旋股外侧动脉，少数直接起于股动脉，起始外径 3.1 mm(1.6~4.4 mm)，起始后在股直肌与髂腰肌之间向外上行，继而在阔筋膜张肌深面上行，长为 8.7 cm(5.5~11.5 cm)，在起始段多发粗大的肌支至股中间肌、股直肌等处。在阔筋膜张肌肌门处，分 5 支(3~9 支)。主要分支是：① 阔筋膜张肌支，通常为上、下支。② 阔筋膜张肌前、后缘支，分别经前、后缘浅出，分布于该肌前、后缘附近皮肤。③ 髂嵴支，可视为升支的终支，起始后沿阔筋膜张肌内侧与股直肌之间上行，分布于髂前外侧部及阔筋膜张肌始部（图 1-12-11）。

（2）降支：出现率为 97.5%，起始处外径 3.7 mm(2.0~7.0 mm)，长为 20.0 cm(5.0~31 cm)，多在 15 cm 以上。降支多数起自旋股外侧动脉，少数直接起于股动脉。起始后在股直肌与股中间肌之间行向外下方，约在髂前上棘与髌骨中点连线的中点稍上方分为内、外侧支。内侧支继续下行，沿途分支至股直肌、股中间肌及股内侧肌的外侧部，终支至膝关节附近，参与膝关节动脉网的形成；外侧支沿股外侧肌与股直肌之间外

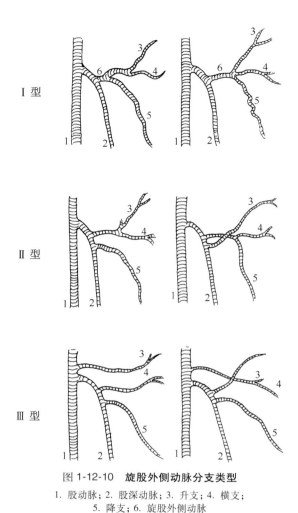

图 1-12-10　旋股外侧动脉分支类型

1. 股动脉；2. 股深动脉；3. 升支；4. 横支；
5. 降支；6. 旋股外侧动脉

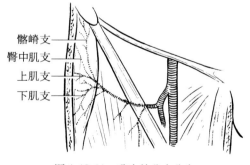

图 1-12-11　升支的分支分布

行,沿途发出许多分支供养股外侧肌和股前外侧部皮肤。股外侧皮动脉每侧有 2.5 支(1~8 支),外径 0.6 mm(0.4~1.1 mm)。皮动脉浅出至皮肤的方式有两种类型:① 肌皮动脉穿支,穿过股外侧肌后至皮肤,占 59.8%。② 肌间隙皮支,在降支主干末段或外侧支的起始处发出,经股直肌与股外侧之间的间隙浅出,供养皮肤面积为

12.5 cm × 30 cm 左右。

(3) 横支:横支的起始有多种类型,20%直接起于旋股外侧动脉;75%与升支共干发出。横支起始后先在股直肌深面向外行,至阔筋膜张肌肌门下方处,除发肌支至股外侧肌外,主干继续向下穿经股外侧肌深面达大转子下方,向大转子前外发 2~4 支前支和外侧支,形成大转子前外侧部和股骨上段骨膜血管网(图 1-12-12)。

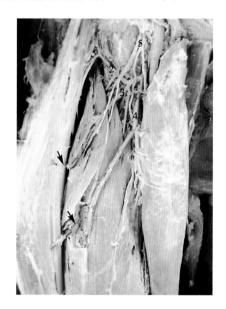

图 1-12-12　旋股外侧动脉的分支分布

1. 旋股外侧动脉；2. 升支；3. 横支；4. 降支；
5. 股神经；箭头示横支、降支皮动脉

股前外侧部皮肤为股外侧皮神经分布。股外侧皮神经在髂前上棘内侧 1.0 cm(0~3.8 cm)处从腹股沟韧带深面至股部。在此处 92%为 1 支。主干至股部通常分为粗长的前支和较短细的后支。主干及前支在缝匠肌与阔筋膜张肌之间的浅沟内下行,继而沿阔筋膜张肌前缘浅、深两层阔筋膜之间下行,在髂前上棘下方 7~10 cm 处穿出阔筋膜。向下分布于股前外侧中下部。前支 90%在髂前上棘与髌骨外上缘直线 1 cm 范围内走行,制备带感觉的股前外侧皮瓣时,沿上述标志线纵行分离,容易寻找,在连线中点稍上方前支的横径为 1.0~1.5 mm。

3. 动脉起始类型与复(联)合组织瓣的设计　旋股外侧动脉分支的类型是形成复(联)合组织瓣设计的解剖学基础。根据升支、降支

与横支的起始和视受区组织缺损情况来设计组织瓣。

旋股外侧动脉79%发升支、横支和降支,可以旋股外侧血管为总蒂带其分支,可设计形成以下几种形式的复(联)合组织瓣:① 股前外侧皮瓣+阔筋膜张肌皮瓣。② 股前外侧皮瓣+大转子骨瓣。③ 阔筋膜张肌皮瓣和(或)髂骨瓣+股前外侧皮瓣。④ 阔筋膜张肌皮瓣+大转子骨瓣+股前外侧皮瓣。

升支、横支和降支以两个干形式分别由股深动脉或股动脉发出。选择一干分两支的,设计形成两个上述的前3种复(联)合组织瓣。

4. 应用解剖学要点　以旋股外侧血管及其分支为蒂复(联)合组织瓣设计与切取应用解剖学要点,除了与升支阔筋膜张肌皮瓣或髂骨瓣、横支大转子骨(膜)瓣、降支股前外侧皮瓣单一移植有关的应用解剖学要点外,应特别注意:① 股神经的分支与旋股外侧动脉及其分支被结缔黏附较紧,需仔细分离,防止损伤。② 应熟悉旋股外侧动脉的分支类型,视类型设计切取相应的复(联)合组织瓣。③ 支配阔筋膜张肌的神经与血管蒂的方向相反,为臀上神经的一细长分支,从臀中肌与臀小肌之间走行,于阔筋膜张肌后缘深面转向下行,在升支血管入肌点或其稍上方可找到该神经,吻接此神经可重建肌功能。④ 股外侧皮神经在髂前上棘与髌骨外上缘连线1 cm范围内走行,股前外侧皮瓣或阔筋膜张肌皮瓣吻接此神经可有感觉功能。⑤ 复合组织切取对供区的创伤大,应

注意对供区的处理,尽可能减少对供区的功能影响。

(三)膝降血管复合组织瓣

膝降动脉通常发关节支和隐支,分支分布于股骨下端内侧髁、大收肌腱、股内侧肌、缝匠肌下端和小腿内侧上段的皮肤,以膝降血管为总蒂带其分支可形成多种形式复(联)合组织瓣。

1. 膝降动脉的起始与分支类型　膝降动脉起自股动脉的占95%,起自腘动脉的占5%。其发出部位在股骨内侧髁收肌结节上方7.8 cm,起始处外径2.3 mm,主干长约1 cm。起始后向前下穿大收肌腱板,经股内侧肌与股薄肌之间、缝匠肌深面伴随神经下行。膝降动脉分支有3种类型(图1-12-13)。

Ⅰ型:膝降动脉发关节支、隐支和股内侧肌支,占60%。

Ⅱ型:膝降动脉发关节支和隐支,股内侧肌支由关节支发出,占30%。

Ⅲ型:关节支、股内侧肌支共干起始,隐支单独起自腘动脉或股动脉,占10%。

2. 膝降动脉的分支及分布

(1)关节支:为大收肌腱-骨瓣的主要营养血管。关节支多起于膝降动脉,少数直接起于股动脉;其起点距收肌结节(7.0±0.6)cm,起始处外径(1.4±0.4)mm,长度为(6.7±1.3)cm。关节支沿股内侧肌后内侧、大收肌腱前面向下走行,沿途发1~3支股内侧肌支,3~5支细小的大收肌腱支。肌腱支行于腱周组织中,分支分布于大收肌腱。

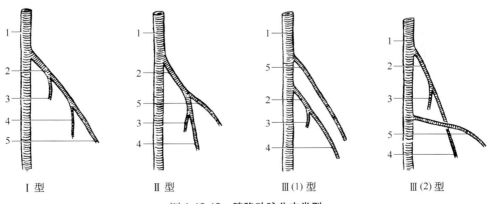

图 1-12-13　**膝降动脉分支类型**

1. 股动脉;2. 膝降动脉;3. 股内侧肌支;4. 关节支;5. 隐支

关节支在收肌结节上方恒定地分为横支、降(纵)支。横支为骨膜支,行向前与股骨下端的骨膜动脉吻合。降支为关节支的终支,经收肌结节前方分支分布于收肌结节和股骨内侧髁,末端参加膝关节网,并与横支的分支、膝上内侧动脉的分支吻合成网。

关节支的伴行静脉多为2条,外径与动脉相近,注入膝降动脉的伴行静脉。

(2)隐支:是供体皮瓣的蒂血管。隐支大多数起于膝降动脉,少数单独起于股动脉。其起点距股骨内上髁(7.9±1.9)cm,起点外径(1.3±0.2)mm。经收肌腱裂孔前方下行,至膝关节内侧位于缝匠肌深面,在胫骨平台上段发3~5支缝匠肌支从肌的深面入肌,是缝匠肌下1/3段主要营养血管。主干平膝关节处缝匠肌下缘浅出,分支分布于小腿内侧中上部6 cm×15 cm皮肤,并与胫后动脉的分支吻合。隐支伴行静脉为2条,外径稍粗于动脉,注入膝降静脉。

小腿内侧上部皮瓣由隐神经分布,隐神经在股薄肌与缝匠肌之间浅出后与大隐静脉伴行,其横径为1.5~2.0 mm,建立皮瓣感觉功能时,可缝接此神经(图1-12-14)。

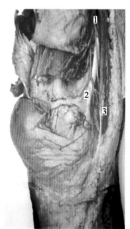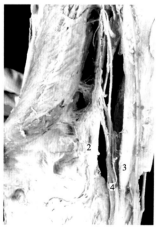

图1-12-14　膝降动脉的分支分布
1. 膝降动脉; 2. 关节支及大收肌腱;
3. 缝匠肌; 4. 隐动脉及隐神经

3. 膝降血管蒂复(组)合组织瓣的设计　膝降动脉发出的关节支分布于大收肌腱、股骨内侧髁;隐支发支供应缝匠肌下1/3段和小腿内侧中上部皮肤。可根据膝降动脉的分支分布类型和受

区组织缺损修复需要设计形成的复(联)合组织瓣(图1-12-15),主要有以下几种。

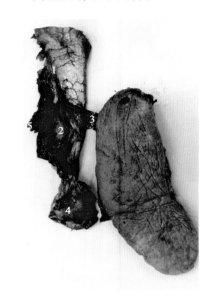

图1-12-15　膝降血管蒂复(组)合组织瓣

(1)大收肌腱-骨瓣:以膝降血管-关节支大收肌腱-骨瓣游离移植,适用于单纯肌腱伴小面积骨缺损的修复(如跟腱跟骨缺损)。切取时结扎除膝降动脉和关节支以外的其他分支,如股内侧肌支和隐支。

(2)大收肌腱骨皮瓣:以膝降血管带隐支切取小腿内侧上部皮瓣;带关节支携带内收大肌腱-骨瓣,形成膝降血管大收肌腱骨皮瓣,根据受区的功能需要,缝接隐神经,可建立皮瓣的感觉功能。

(3)大收肌腱骨肌皮瓣:在大收肌腱骨皮瓣设计的基础上,根据受区的修复需要,可设计带股内侧肌支携带部分内侧肌或以隐支携带缝匠肌下段肌皮瓣,形成膝降血管大收肌腱骨肌皮瓣,既可填充受区,改善血供,又可在大收肌腱较薄弱的个体,增加大收肌腱的强度,如重建受区动力肌功能时,吻接至缝匠肌的神经支,可重建受区肌的部分功能。

4. 应用解剖学要点　截取大收肌腱骨(皮)瓣的应用解剖学要点是:① 在缝匠肌前缘入路切开皮肤时,要注意保护大隐静脉及隐神经。② 股内侧肌与大收肌腱有时粘连甚紧,宜切开股内侧肌肌膜,在肌膜侧做钝性分离,以保护膝降动脉关节支。③ 截取大收肌腱骨瓣时要保护关节支,使其与肌腱相连,防止分离影响肌腱的血供。④ 切取骨瓣时,前方应注意勿伤及髌上囊,下方应注意勿伤及膝关节。⑤ 约有1/4的关节支和隐支为非共干型,不能以膝降血管形成联合组织瓣,肌腱骨瓣和(肌)皮瓣可分别以关节和隐支血管为蒂。

(四)其他复(组)合组织瓣

除上述 3 个复(组)合组织瓣供区外,还有一些部位可设计切取复(组)合组织瓣,如以腹壁下血管为蒂的胸脐皮瓣,以颈横血管为蒂带其浅、深支的肩胛冈(骨瓣)斜方肌复(组)合组织瓣等。

(五)复(组)合组织瓣的其他形式

前述的复(组)合组织瓣供区,优点是部位较隐蔽,可以一条总血管为蒂带其分支形成两个以上多种形式的复(组)合组织瓣,已成为大面积皮肤缺损和深部组织缺损修复常用供区,但组织瓣切取后造成供区大面积皮肤缺损,需再切取大面积皮片覆盖,手术创伤较大,如处理不当,对供区的功能与外形有影响。随着显微外科技术的发展,可视受区组织缺损情况,灵活选用 2~3 个游离组织瓣组合移植,采用吻合两组血管、血管并联或串联等各种吻合方式重建血液循环,既修复了巨大创面缺损,又对供区的影响小,达到两全其美的效果。由于此种复(组)合组织瓣多以上述供区为基础,加上某些单一组织瓣游离移植形成,故简要介绍其选择应用形式。

1. 超长复(组)合组织瓣　适用于超长皮肤组织缺损及深部组织外露的创面供修复,主要有以下组织瓣。

(1)侧胸-下腹部复(组)合皮瓣:以肩胛下(或胸背)血管及腹壁浅血管为蒂的侧胸下腹部皮瓣,可形成 60 cm × 10 cm 超长皮瓣,适应相应创面的修复。

(2)胸脐-髂腹股沟复(组)合皮瓣:以腹壁下血管及腹壁浅(或旋髂浅血管)为蒂,此复(组)合皮瓣切取面积可达 30 cm × 15 cm 左右。

(3)肩胛-背阔肌-下腹部复(组)合皮瓣:以肩胛下血管及腹壁浅(或旋髂浅)血管为蒂,复(组)合皮瓣最大切取面积可达 80 cm × 12 cm。

上述 3 种超长联合皮瓣可行游离移植,也可带蒂移位,游离移植时需吻合两组血管。

2. 组合皮瓣　组合组织瓣的形式多种多样,可视受区组织缺损的情况,选择适合缺损修复的组织瓣进行组合修复,简要介绍以下几种组合形式组织瓣。

(1)血管并联吻合的组织瓣:以肩胛下动脉系统为宿主的 3 个单一的皮瓣或肌皮瓣,利用胸背动脉或旋肩胛动脉并联吻合。① 腹壁下动脉的胸脐(或脐旁)皮瓣。② 旋股外侧动脉降支的股前外侧皮瓣。③ 腹壁浅(或旋髂浅)动脉的下腹部皮瓣等。

(2)血管串联的组织瓣:以股前外侧皮瓣的旋股外侧动脉降支为宿主串联吻合。① 腹壁下动脉的胸脐(或脐旁)皮瓣。② 肩胛下动脉系统单一的背阔肌皮瓣、肩胛皮瓣或侧胸皮瓣。③ 腹壁浅(或旋髂浅)动脉的下腹部皮瓣等.

(3)以并联与串联相结合的组合组织瓣:如以肩胛下动脉为蒂的 3 个单一组织瓣与股前外侧皮瓣的旋股外侧动脉(或降支)或小腿内侧皮瓣的胫后动脉并联合后,再将旋股外侧动脉降支或胫后动脉远端串联缝合其他组织瓣等,将 3 块组织瓣组合在一起修复巨大创面缺损。

(徐达传　唐林俊　芮永军)

第十三节　远端蒂皮瓣

远端蒂皮瓣是在筋膜皮瓣的基础上出现的。目前对远端蒂皮瓣的确切定义仍有争论。但远端蒂皮瓣能在不用显微外科吻合血管的情况下,将近侧的供区组织带蒂转移至远侧受区,手术快捷,技术简单,成活可靠,是修复手足肢端创伤缺损的好方法。

一、历史

早在 1597 年,意大利 Tagliacozzi 为鼻再造在上臂内侧设计的"意大利皮瓣"即属远端蒂皮瓣。但远端蒂皮瓣的现代概念是 1983 年由瑞士学者 Donski 首先提出的。Donski 依据腓动脉肌间隔穿支的上升支,在小腿后方切取以远端穿支血管为蒂的小腿筋膜皮瓣。以后根据这一原理,不少学者在四肢应用远端蒂皮瓣获得成功。其中,根据前臂、小腿最远侧的肌间隔穿支血管设计的远端蒂皮瓣最有临床价值,在手足肢端的修复重建中获得了广泛的应用(表 1-13-1)。

表 1-13-1　四肢几个主要远端蒂皮瓣的发现

皮 瓣 名 称	作 者	发 表 时 间
小腿外侧肌间隔穿支皮瓣	Donski	1983
内踝上皮瓣	Amarante，Ferrira	1986
外踝上皮瓣	Masquelet	1988
尺动脉腕上穿支皮瓣	Becker,张高孟	1988，1989
桡动脉茎突部穿支皮瓣	张世民	1990
足内侧远端蒂皮瓣	Masquelet	1990
跟外侧远端蒂皮瓣	Ishikawa	1990
膝上内侧远端蒂皮瓣	Hayashi	1990
膝上外侧远端蒂皮瓣	Hayashi	1990
桡动脉鼻烟窝穿支皮瓣	张高孟	1992
前臂和手背皮神经营养血管皮瓣	Bertelli	1992
小腿皮神经营养血管皮瓣	Masquelet	1992
腓肠神经营养血管皮瓣	Hasegawa	1994

二、定义

远端蒂皮瓣(distally-pedicled flap, distal-based flap)的概念有广义和狭义两种。广义的远端蒂皮瓣,是指一切蒂部位于被转移组织远端(指远离心脏)的皮瓣,包括逆行岛状皮瓣在内。狭义的远端蒂皮瓣,是指供养皮瓣成活的蒂部血管仅从远离心脏的一端,且仅从正常主要血供方向的远侧进入的皮瓣(图 1-13-1)。虽然远端蒂皮瓣和逆行岛状皮瓣均能将近侧供区组织(瓣)带蒂转移至远侧受区,但两者在血液循环上仍有显著的区别,即前者基本上是生理性的,而后者是非生理性的。远端蒂皮瓣在微循环的层次上,其血液循环仍是按动脉→毛细血管→静脉的途径正常进行的。在四肢,体被组织(指皮肤、皮下组织及深筋膜)的正常血液循环方向,总的来说,是动脉血供由近及远、静脉回流由远至近,纵向运行的。因此,在肢体,蒂部位于被转移组织远侧一方的任何皮瓣,均属于远端蒂皮瓣,又称下方蒂皮瓣(inferior-based flap)。当然,对下腹部及腹股沟皮瓣而言,由于它们的出现远在远端蒂皮瓣概念提出之前,且其正常的血管蒂即位于远离心脏的下方,正常的血液循环方式是动脉由下(远端)向上(近端)灌注,静脉由上(近端)向下(远端)回流,一般不将其列入远端蒂皮瓣的范畴。

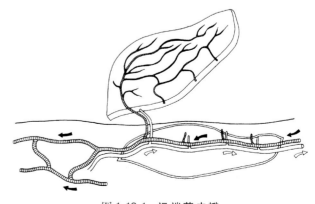

图 1-13-1　远 端 蒂 皮 瓣
➡动脉供血方向；⇨静脉回流方向

三、实验研究

按照一般的经验,许多人认为近端蒂皮瓣的成活均较远端蒂皮瓣为好。Hallock(1995)在15只SD大鼠的腹部进行了实验研究。将大鼠腹部以两侧髂前上棘向上做纵线,并与经剑突和耻骨联合的两条水平线相交,在腹部划出一大的长方形皮瓣实验区。再以正中线和两侧线将腹部分为4个相等的纵行长方形小区。在这4个小区内随机配对地进行轴型皮瓣、随意型皮瓣和肌皮瓣的近端蒂和远端蒂实验。结果发现,各实验组皮瓣的成活面积与其蒂部的远、近(或上、下)朝向(orientation of pedicle)并无关系,而是与皮瓣的内在血供(intrinsic blood supply)有密切关系,从而证明了近端蒂皮瓣较远端蒂皮瓣优越的观点并不正确。Hallock(1997)从临床分析远端蒂(16例)和近端蒂(162例)皮瓣的术后并发症,也发现两者并无明显差异。但用腹部皮瓣模型比较远、近蒂皮瓣有其不足。Valdatta(2001)通过扫描电镜发现大白鼠腹壁浅静脉中没有瓣膜,甚至其下肢静脉中是否含有瓣膜也存在争论。

新西兰大白兔的后肢小隐静脉含有丰富瓣膜,笔者在20只兔的后肢比较了远、近端蒂皮瓣的成活作用。设计包含小隐静脉腓肠神经的筋膜皮瓣(the lesser saphenous sural veno-neuro-adipofascial pedicled fasciocutaneous flap),大小 6.0 cm×2.0 cm,皮神经浅静脉筋膜蒂宽 1.5 cm,长宽比例4∶1。将兔40侧后肢随机分配至4组,每组10个皮瓣。组1:近端蒂皮瓣,保留近侧筋膜蒂中小隐静脉干的完整(流出静脉)。组2:近端蒂皮瓣,在手术显微镜下(×10)于筋膜蒂近侧 1 cm 将小隐静脉干分出结扎。组3:远端蒂皮瓣,保留远侧筋膜蒂中小隐静脉干的完整(流入静脉)。组4:远端蒂皮瓣,手术显微镜下于筋膜蒂远侧 1 cm 将小隐静脉干分出结扎。最后在皮瓣与创面之间,垫入同样大小的塑料薄膜做隔绝,将皮瓣复位缝合(图1-13-2)。

术后10天测定皮瓣平均成活面积,因术后均有缩小,故以与术前的百分率表示。20只兔均完成实验,其中4块皮瓣发生感染,统计时将其剔除。经 t 检验,组1成活百分率较组2($t = 6.68$,$P < 0.001$)、组3($t = 8.12$,$P < 0.001$)均高,相差极为显著;组4成活百分率较组3($t = 3.70$,$P < 0.01$)低,相差极为显著;组2与组4($t = 1.58$,$P > 0.05$)无显著性差别(表1-13-2)。说明只要远端蒂皮瓣设计合理,符合组织的内在血液循环规律,在四肢照样能安全地应用远端蒂皮瓣。

四、远端蒂皮瓣的动脉血供

根据皮瓣动脉供血的直接来源血管不同,可将远端蒂皮瓣的供血方式分为3类。

(一)血管网(丛)类

体被组织的动脉血管网,口径细小,形态密布。按解剖结构由浅入深,共有5层动脉血管网(vascular network),依次为皮肤乳头层、乳头下层、真皮深层、脂肪小叶层和深筋膜层。然而,肢体动脉血管网的供血渠道具有明显的方向性——称为血管丛(vascular plexus)。如果在皮下脂肪组

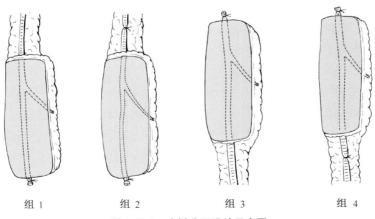

组1   组2   组3   组4

图1-13-2 皮瓣分组设计示意图

表 1-13-2　不同实验组的皮瓣成活率比较

组　别	皮瓣数(n)	完全成活	部分成活	完全坏死	成活百分率(%) ($\overline{X} \pm$ SD)
组 1	10	2	8	—	88.8±6.5
组 2	8	—	8	—	62.6±9.7
组 3	9	—	5	4	22.7±24.9
组 4	9	—	9	—	55.5±9.4

织中存在皮神经支和(或)浅静脉干,围绕这些特殊的纵向结构还存在着丰富的纵向皮神经旁血管丛(paraneural vascular plexus)和浅静脉周围血管丛(perivenous vascular plexus)。在体被组织的各层血管网中,尤以真皮深层、深筋膜层和皮神经血管丛为重要。

因为动脉血管网(丛)中没有瓣膜阻挡,血液可以根据远、近端灌注压力的变化而发生双向流动,既可由近及远地顺流,又可由远至近地逆流,因此,依据血管丛的逆向供血作用,可以在身体的任何部位切取远端蒂的随意型筋膜皮瓣,长宽比例不宜超过 2.5∶1。

肢体体被组织的筋膜血管丛方向,与深部主干动脉的方向、肌间隔(隙)的走向、穿支血管的配布轴向一致,均是纵向走行的。研究发现,体被组织的这些纵向血管丛在组织学上主要是由微动脉、微静脉和直通毛细血管构成的,相互间的动-静脉短路和直接交通很多。由于血管丛的阻力较低,血液顺沿血管丛的轴向能运行较长的距离。在这些部位,可以设计切取远端蒂链型血供筋膜皮瓣,其成活的长宽比例可达(3~5)∶1。如果同时兼顾供区部位浅表皮神经的存在,可以切取长宽比例更大的"带皮神经营养血管的远端蒂筋膜皮瓣"。

(二)肌间隙(隔)筋膜穿血管类

起自主干动脉的肌间隙(隔)筋膜皮肤穿血管,在穿出深筋膜后,一般均在深筋膜表面发出放射状的分支。在肢体,肌间隙筋膜穿血管的上升支和下降支的口径较粗大,行程较长,多个穿动脉的上升支和下降支相互吻合,构成纵向的深筋膜血管网(丛)。在有横向韧带(为深筋膜的横行纤维增多而来)束缚肌腱的部位,如腕、踝,由于这些致密韧带的压迫作用,深部肌间隙穿动脉常在横韧带的上、下边缘以回返支的形式出现,供养近侧的组织。因此,以肌间隙(隔)穿支血管或其降支为蒂,依靠其上升支或回返支与近侧筋膜血管丛的沟通,可以设计远端蒂轴型筋膜皮瓣,做成岛状向远侧转移。

(三)直接皮肤血管类

直接皮肤血管来源于深筋膜深面的主干血管。由于这些主干血管走行于解剖结构的窝内或肌腔隙内,位置较浅,表面缺乏肌肉等厚实结构的覆盖,因此皮动脉从主干血管发出后,直接穿出深筋膜,口径较大;在皮下组织中与皮肤表面平行走行,行程较长。直接皮肤血管多数是主干血管的侧支,少数是主干血管的终末支(如颞浅动脉、手足的肢端动脉等)。侧支型直接皮肤动脉多位于四肢关节的屈面,在解剖学的窝内容易找到,如上肢的腋窝、肘窝,下肢的卵圆窝、腘窝等。

五、远端蒂皮瓣的静脉回流

(一)体被组织的静脉构筑

体被组织的静脉血管网,由浅入深分为 4 层,即皮肤乳头下层、皮肤网状层、皮下组织脂肪层和深筋膜层。皮肤组织的静脉系统分为浅、深两组。浅组静脉系统起自乳头下微静脉网,收纳皮肤浅层结构的静脉血,在一定的区域汇集成较大的浅静脉支和浅静脉干,平行走行于皮下组织的浅层,如上肢的头静脉、贵要静脉和下肢的大隐静脉、小隐静脉。皮肤的深组静脉系统起自网状层微静脉网,也收纳皮肤浅层的静脉血,主要在小范围内汇集成穿支静脉或直接皮肤动脉的伴行静脉,垂直走行于皮下组织的深层,在穿过深筋膜之前,还收纳深筋膜微静脉网的静脉血,最后进入深部主干静脉直接回流。

（二）浅-深静脉系统的交通吻合

体被组织的 4 层微静脉网之间,相互联系丰富,存在着众多的无静脉瓣膜或瓣膜样结构的微小吻合支,在这些微小的吻合支里,静脉血可以在局部灌注和回流压力的调节、作用下,进行往-返、左-右、上-下等无方向性的震荡运动,故 Taylor (1990) 称这种无瓣膜的细小静脉为震荡性静脉 (oscillating vein) 或双向性静脉 (bi-directional vein)。而浅静脉系统与深静脉系统之间,主要通过两种大的吻合途径相沟通：① 口径较大的静脉干交通支。这种交通支一端连接着皮下浅静脉干,另一端连接深部主干动脉的伴行静脉,口径为 1~3 mm,直接将浅静脉干收集的来自远侧肢体广大区域的静脉血导入深静脉系统回流。浅-深静脉干交通支在关节部位恒定出现,多为一支,内有坚强的静脉瓣膜,朝向深层。② 口径较小的穿支静脉。它一端连接体被组织的深层微静脉网,另一端连接深部的主干伴行静脉,直接将微静脉网收集的局部区域性的静脉血导入深静脉系统回流。穿静脉一般伴穿动脉而行,多为 2 支,口径略大于穿动脉。与穿动脉系统的分布相对应,在肢体近侧的肌间隔部位,穿静脉数目较少,但口径较大,多在 0.8 mm 以上；而在肢体远侧的肌间隙部位,穿静脉数目较多,但口径较小,多在 0.5 mm 以下。穿静脉本干中均有静脉瓣膜结构,保证静脉血由浅入深地顺向回流；而且,在穿静脉的分支中,口径超过 0.15~0.20 mm 的较大分支,亦有瓣膜样结构存在,保证静脉血以穿支本干为中心的集中性汇合,而后再流入深静脉系统 (图 1-13-3)。

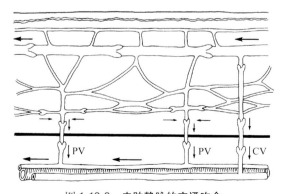

图 1-13-3　**皮肤静脉的交通吻合**

PV：穿静脉；CV：交通支静脉

（三）近端蒂皮瓣的静脉回流

因为口径较大的穿静脉分支中亦有静脉瓣膜样结构存在,因此,如果近端蒂皮瓣切取较长,超过了下一个穿静脉分支的有瓣膜区域,则在皮瓣的远侧穿静脉分支中亦存在着部分逆瓣膜方向回流的静脉血 (图 1-13-4)。由于瓣膜的机械性阻挡,集聚的静脉血将通过压力的调节作用,经无瓣膜结构的震荡性小静脉吻合支向压力较低的微静脉网回流,并逐渐达到静脉回流的新平衡。然而,如果能在近端蒂皮瓣中保留一条或数条浅静脉支,增加回流的快捷通道,将显著改善皮瓣远侧的静脉回流,不仅消除静脉血的淤滞现象,而且能扩大皮瓣的切取长度,可超过几个穿静脉的引流范围。同时近端引流静脉的存在,将有利于受床血浆的弥散和新生血管的长入,加快皮瓣在受区再血管化的进程。

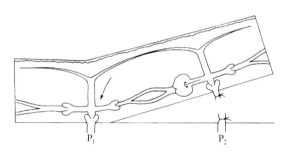

图 1-13-4　**近端蒂皮瓣的静脉回流**

P₁：近侧穿静脉；P₂：远侧穿静脉

（四）远端蒂皮瓣的静脉回流

因为远端蒂皮瓣掀起时,近端的静脉血管均被切断、结扎,通过皮下浅静脉干直接回流的管道亦不复存在,皮瓣的所有静脉血最终都需进入深静脉系统或蒂部侧旁的浅静脉系统,即只有通过蒂部的浅-深静脉干交通支、穿静脉或浅-浅静脉交通支才能完成回流。

对血管网(丛)类远端蒂皮瓣,微静脉网收集静脉血后,向蒂部回流,通过蒂部可能存在的穿静脉和(或)交通支静脉回流入深静脉系统；如果蒂部无穿静脉,则继续向远端及侧方回流直至有穿静脉的部位。对肌间隔(隙)筋膜穿血管类远端蒂皮瓣,蒂部的穿静脉是皮瓣静脉回流的主要途径,如果设计得当,不超过近侧穿静脉有瓣膜的分支区域,一般不发生逆瓣膜方向的静脉逆流(图1-13-5)。而对直接皮肤动脉类的远端蒂皮瓣,动脉回返支的伴行静脉或不伴行静脉的瓣膜开口即朝向远侧,是其正常的回流方向,静脉血引流顺畅。

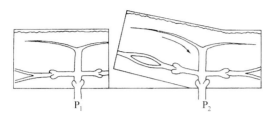

图 1-13-5　远端蒂皮瓣的静脉回流
P_1:近侧穿静脉;P_2:远侧穿静脉

远端蒂皮瓣只要手术设计恰当,皮瓣切取得不是太长,即使有些逆瓣膜方向的静脉血,通过无瓣膜的小静脉吻合支和微静脉网亦能得到较好的回流代偿,不发生静脉血的淤滞。由于这些皮瓣的动脉血供和静脉回流与正常相似,均不存在逆向血流,血液循环符合生理性,是真正狭义的远端蒂皮瓣(表1-13-3)。

六、浅静脉干在远端蒂皮瓣中的作用

在四肢的远端蒂皮瓣和逆行岛状皮瓣的切取中,有时不可避免地要碰到较大的浅静脉干。浅静脉干的瓣膜密度不如深静脉高。上肢头静脉含瓣膜8~16个,平均11个,其中一半分布在前臂;贵要静脉含瓣膜4~8个,平均6个。下肢大隐静脉含瓣膜4~15个,平均8个,其中一半在小腿;小隐静脉含瓣膜7~13个,平均9个。但浅静脉干的

瓣膜发育好,可对抗高达 200 mmHg 的压力而不发生逆流。

逆行岛状皮瓣的血管蒂是深部血管束,浅静脉干不利用,远近端均被结扎。但单纯的远端蒂皮瓣不包含深部血管束,在这种情况下,是否要在皮瓣中包含这类较大的浅静脉?这些浅静脉干对远端蒂皮瓣的作用如何?目前仍存在较多的争论。张世民从解剖和动物实验两方面,提出了较大浅静脉在远端蒂皮瓣中"有害无益"的观点。

(一)皮瓣模型

兔后肢外侧的小隐静脉较内侧的大隐静脉粗且长,近端汇入后臀静脉。3 kg 左右的新西兰大白兔,从膝关节平面至胫骨结节长 2 cm,至踝关节平面长约 10 cm。在腘窝部,小隐静脉和腓肠神经位于后肢的后外侧面,静脉在神经的前方,两者无明显动脉伴行。该静脉神经束首先在腓肠肌内外侧头之间的筋膜下走行,约在胫骨结节下 2 cm 穿出深筋膜,位置表浅。小隐静脉出深筋膜前,先向深面发出一肌肉交通支,出深筋膜后即分为前后 2 支。前支较粗,分出后向前侧斜行下降,途中接受一肌肉交通支,经外踝前方终止于足(爪)背静脉弓外侧。后支较细,分出后垂直下降,经外踝后侧终止于足(爪)底。腓肠神经也同样分为前后 2 支伴静脉而行。小隐静脉主干在膝部口径 1.0～1.2 mm,前支踝部口径 0.8～1.0 mm。结扎与深层肌肉静脉的 2 个交通支后,在近端对小隐静脉进行插管逆向灌注墨水,可见小隐静脉主干及其前支有5～6个静脉瓣膜,其中最强的1个位于前

表 1-13-3　四肢的远端蒂皮瓣

血管类型	上　肢	下　肢
血管网类 (随意型)	任意切取	任意切取
血管丛类 (链型)	有链式吻合筋膜血管丛的部位,如: 　前臂远侧段的桡、尺两侧	有链式吻合筋膜血管丛的部位,如: 　小腿远侧段的前、内、后 3 方
肌间隙(隔) 穿血管类 (轴型)	有肌间隙(隔)穿血管升支的部位,如: 　尺动脉腕上穿支 　桡动脉茎突部穿支 　骨间掌侧动脉的背侧穿支	有肌间隙(隔)穿血管升支的部位,如: 　腓动脉外踝前穿支 　腓动脉外踝后穿支 　胫后动脉内踝上穿支
直接皮肤血管类 (轴型)	腋窝 腋、肱动脉直接皮支	卵圆窝、腘窝 股动脉直接皮支 腘窝股后直接皮支

支汇入主干的远侧,对抗 75 mmHg 压力而不发生逆向回流。根据上述解剖学研究结果,在小腿中段后外侧设计包含小隐静脉腓肠神经的筋膜皮瓣(the lesser saphenous sural veno-neuro-adipofascial pedicled fasciocutaneous flap),大小为 6.0 cm×2.0 cm,皮神经浅静脉筋膜蒂宽 1.5 cm,长宽比例4 : 1(图 1-13-6)。

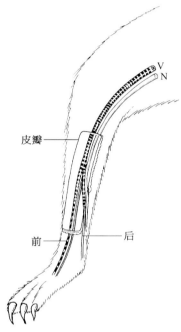

图 1-13-6　兔小隐静脉腓肠神经岛状筋膜皮瓣示意图

(二)材料与方法

兔以 2% 戊巴比妥钠 2 ml/kg 耳缘静脉麻醉,两侧后肢剪毛,8% 硫化钠脱毛。冲洗擦干后,腹卧固定,在大腿上止血带。常规消毒铺巾,注意无菌操作。在兔膝下的小腿外侧设计包含小隐静脉腓肠神经的筋膜岛状皮瓣(the lesser saphenous sural veno-neuro-adipofascial pedicled island fasciocutaneous flap),大小 6.0 cm×2.0 cm,蒂部位于远侧,宽 1.5 cm,长宽比例4 : 1。四周皮肤切开后,将近侧小隐静脉切断结扎,由近及远从深筋膜下掀起皮瓣直至蒂部,其间需结扎 2 个深浅静脉交通支。将兔 40 侧后肢随机分配至下列 4 组,每组 10 个皮瓣(图 1-13-7)。组 1:在皮瓣蒂部远侧仅做皮肤切开,保留小隐静脉干的完整(流入静脉)。组 2:远侧皮肤切开后,在手术显微镜下(×10)于蒂部远侧 1 cm 筋膜组织中将小隐静脉干分出结扎。组 3:远端蒂部不做处理,但在近侧将小隐静脉重新自身吻合(流出静脉)。组 4:远端蒂部不做处理,但在皮瓣表面做 4 处长 1 cm 的皮肤切开,外涂肝素,以利渗出。放松止血带,观察皮瓣的血液循环情况。最后在皮瓣与供区创面之间,垫入同样大小的塑料薄膜做隔绝,将皮瓣复位缝合。术后即刻肌注青霉素 80 万单位,以后不再应用抗生素。大白兔清醒后常规分笼饲养,后肢不做固定,亦不限制兔的活动。

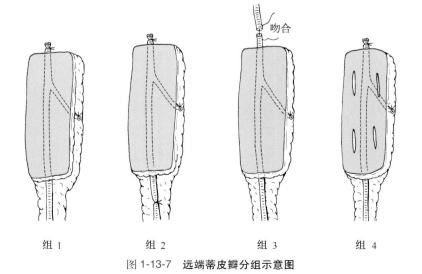

组 1　　组 2　　组 3　　组 4

图 1-13-7　远端蒂皮瓣分组示意图

（三）结果

1. 术中静脉压测定 先在近端小隐静脉主干插入含肝素的 4F 硬膜外导管,结扎固定后,经三通管与 SMUP-C 型生物信号处理仪相连。以大气压为基线,放松止血带后连续观察浅静脉干压力变化,分别在 5、15、30、60 分钟读取数据。兔正常小隐静脉压力在 10 cmH$_2$O 左右。术中对 3 组远端蒂皮瓣进行了小隐静脉压测定,各时间点的数据见表 1-13-4。经 t 检验,组 1、组 4 与组 2 间各时间点差异均有极显著意义（$P < 0.01$,$P < 0.001$）,且 15 分钟后组 1 和组 4 各时间点的平均压力均超过正常毛细血管动脉压（30 cmH$_2$O）。组 1 与组 4 间除在第 15 分钟有显著差异外（$t = 2.47$,$P < 0.05$）,其余各时间点差异均无显著统计学意义。

2. 术中浅静脉干动态造影 在组 1 的 10 个皮瓣于小隐静脉近端（皮瓣远端）注入 76% 泛影葡胺 2 ml,立即放松止血带,见小隐静脉逐渐从远侧蒂部向皮瓣中充盈,静脉管壁逐渐扩张乃至怒张,直径增大 2~3 倍,X 线屏幕观察造影剂停留于小隐静脉近端,并无向远侧蒂部的逆向流动（图 1-13-8）。在小隐静脉充盈扩张后,近端加压注入造影剂 10 ml,见造影剂向远侧逆向流动,经蒂部的侧支和足部（爪）的静脉弓后,再按正常方向向肢体近侧回流（图 1-13-9）。注射 1 小时后,小隐静脉近端仍充满造影剂,部分造影剂在小隐静脉压力的推动下,倒流入皮瓣之中（图 1-13-10）。

3. 皮瓣成活面积百分率 术后 10 天测定皮瓣成活面积。20 只兔均完成实验,其中 3 块皮瓣发生感染,统计时将其剔除（表 1-13-5）。经 t 检验,组 3 成活面积的百分率较组 1（$t = 8.77$,$P < 0.001$）、组 2（$t = 10.27$,$P < 0.001$）、组 4（$t = 7.81$,$P < 0.001$）均高,相差极为显著;组 2 成活面积的百分率较组 1（$t = 3.70$,$P < 0.01$）、组 4（$t = 2.82$,$P < 0.01$）均高,相差极为显著;组 2 与组 4 间（$t = 0.79$,$P > 0.05$）无显著性差别。

表 1-13-4 远端蒂皮瓣掀起后浅静脉干压力测定

组　别	静脉压力（$\overline{X} \pm SD$）cmH$_2$O			
	5 分钟	15 分钟	30 分钟	60 分钟
组 1（$n=10$）	18.0±3.5	37.6±4.8	35.7±5.4	31.9±4.2
组 2（$n=10$）	9.1±1.4	15.5±2.3	19.9±3.1	22.1±3.1
组 4（$n=10$）	16.7±3.5	32.4±4.6	37.8±4.9	33.0±4.8

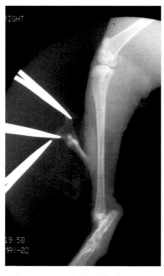

图 1-13-8 在小隐静脉近端注射造影剂,无逆向回流

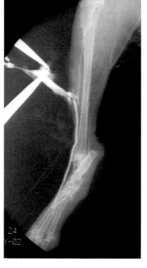

图 1-13-9 在小隐静脉近端加压注射,出现逆向回流

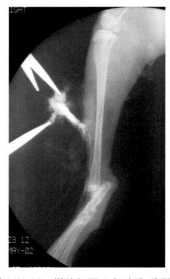

图 1-13-10 撤除加压 1 小时后,造影剂积存于小隐静脉近端并逆向流入皮瓣中

表 1-13-5 不同实验组的皮瓣成活面积百分率比较

组 别	皮瓣数(n)	完全成活	部分成活	完全坏死	成活面积百分率(%) ($\overline{X} \pm SD$)
组 1	9		5	4	22.7±24.9
组 2	9		9		55.5±9.4
组 3	10	5	5		94.5±7.1
组 4	9		6	3	24.0±20.5

4. 组织学检查 切取皮瓣远端蒂部组织做H-E 染色,显微镜观察。组 1、组 4 即使在部分成活的皮瓣,小隐静脉也粗大僵硬,肉眼见静脉中巨大长条血栓,组织切片见血栓充满小隐静脉管腔。组 2 小隐静脉细小僵硬,血栓形成。组 3 小隐静脉通畅,未见血栓形成。

(四)讨论

远端蒂皮神经浅静脉筋膜岛状皮瓣属特殊类型的筋膜皮瓣,因有动脉血液灌注,与静脉血营养的静脉皮瓣不同。但浅静脉干在这类皮瓣中的作用不容忽视。目前,对包含皮神经能增加皮瓣成活的观点,认识比较统一。但浅静脉与皮神经不同,浅静脉的各种结构特点,使其对远端蒂皮瓣的血液循环起着不同的正、负影响。

1. 浅静脉干将远侧肢端静脉血导入远端蒂皮瓣 手足肢端皮肤动-静脉短路多,血供丰富。肢体浅静脉干的主要功能是收集远侧手足肢端回流的静脉血,但也通过分支引流其经过区域的皮肤静脉血。浅静脉干是手足肢端静脉血回流的快捷通道。因此,健在通畅的浅静脉干能将远侧肢端静脉血导入远端蒂皮瓣并不奇怪,由于近端出口已被切断结扎,静脉血将在皮瓣中积聚,压力增加,导致浅静脉干扩张乃至怒张,加重远端蒂皮瓣的正常静脉回流负荷。但临床实际中,浅静脉干将远侧肢端静脉血导入皮瓣的情况并不多见,这是因为远侧的手足创伤或炎症,已使浅静脉干的远侧属支损伤或闭塞,浅静脉干的远侧回流来源已不复存在,即"无血可导"。

2. 浅静脉干不能帮助远端蒂皮瓣的静脉血逆向回流 静脉血只有通过功能不全的瓣膜才能发生逆流。Timmons 通过人体造影研究,对单根浅静脉(贵要静脉)的逆向回流提出了 3 个条件,只有同时满足这 3 个条件,静脉血才能经瓣膜发生逆流。① 瓣膜失神经支配,如手术分离、局部浸润麻醉。② 瓣膜两端均有血液充盈,其远段静脉必须使瓣膜呈漂浮状态,不完全关闭。③ 瓣膜近端压力高于远端。其实,静脉瓣膜是否发生急性相对关闭不全,关键看瓣膜附着缘处静脉的扩张程度。远端蒂皮瓣的掀起,使静脉失去了从近侧来源的神经支配,静脉血的灌入充盈,对静脉壁施加较高的透壁压力,静脉壁将显著扩张,从而达到静脉瓣膜关闭不全,具备了经瓣膜逆向回流的基础。但是,由于静脉血是由远(蒂部)向近灌入的,早期瓣膜两侧由近及远的压力阶差并不存在;后期由于远端蒂皮瓣不存在高压力的动脉灌注(与带主干动脉的逆行岛状皮瓣不同),也不能在皮瓣产生近端高于远端的压力阶差,因此浅静脉干中的静脉血不能发生逆向回流。实验中在小隐静脉近端注射造影剂,1 小时后观察造影剂仍存留于小隐静脉近端且向皮瓣中逆向扩散。

3. 浅静脉干周围血管丛的动脉供血与静脉引流作用 Nakajima 经解剖研究,发现浅静脉干营养血管丛虽不如皮神经丰富,但亦明显存在于其左右各 10 mm 的范围内。Noredin 经大鼠实验,发现保留浅静脉干周围的疏松组织对腹部静脉皮瓣的成活有重要作用,与完全剔除周围组织使浅静脉干裸化组有非常显著的统计学差别。临床实践也发现,保留静脉干周围 1~2 cm 的疏松组织,能为静脉皮瓣提供少许高氧的动脉灌注,对静脉皮瓣的成活有重要作用。另外,Imanishi在新鲜标本对小隐静脉近端插管,以毛细血管压力($30\ cmH_2O$)逆向灌注,发现造影剂不能经小隐静脉瓣膜逆流,但可经小隐静脉的周围血管丛迂曲回流。因此,浅静脉干周围的丰富血管丛,不仅参与远端蒂皮瓣的动脉血供,对其静脉回流亦有重要作用。

4. 静脉血对皮瓣的营养作用 流经肢端的静脉血,仍有70%以上的含氧量,静脉血营养的静脉皮瓣可赖此成活。研究发现,包含远近端静脉的双蒂静脉皮瓣,因有静脉血液的进出流动和交换,成活最好;仅包含近端静脉的单蒂静脉皮瓣,流出道通畅,静脉引流好,能加快受床的血浆弥散和新生血管的长入,皮瓣大多能成活;而仅包含远端静脉的单蒂静脉皮瓣,静脉血有进无出,在静脉血的自身含氧量耗尽之后,皮瓣多淤血坏死。因此,建立静脉血的流出通道是发挥静脉血营养作用的关键。

本实验表明,远端通畅的浅静脉干(组1、组4)能将肢端的静脉血导入皮瓣,对远端蒂皮瓣的成活有不良影响;如远侧浅静脉干已损伤闭塞(组2),其不良作用则不复存在;如能在近端建立静脉血的流出通道(组3),则尚可发挥静脉血的营养作用,显著提高皮瓣成活率。

七、临床意义

(一)远端蒂皮瓣的优点

远端蒂皮瓣属于局部或区域性皮瓣,与远位皮瓣和游离皮瓣相比,有许多优点,在修复肢端的创伤缺损中体现得尤为突出,具体如下:① 技术简单,容易开展。② 一次完成,耗时短。③ 在同一肢体手术,麻醉、消毒、铺巾一次完成。④ 不破坏他处结构。⑤ 不损失肢体的主要血管。⑥ 属局部皮瓣,就近取材,转移的组织与受区相近。⑦ 为生理性皮瓣,成活可靠。⑧ 避免固定肢体,利于早期活动和功能康复,患者痛苦少。⑨ 不需显微外科技术等。

(二)远端蒂皮瓣的临床类型

远端蒂皮瓣在临床应用上可分为下述两类。

1. 轴型皮瓣 以远侧较大的轴心穿支血管为蒂,蒂部可以做得很细,仅动静脉血管蒂。一般而言,一个较大的远侧穿静脉能充分引流一个较大的近侧穿静脉的无瓣膜区域,因此在肢体近侧的两个较大穿静脉间设计切取远端蒂皮瓣是安全的(跨区供血)。由于穿静脉伴穿动脉出现,临床上可用超声多普勒探测穿动脉的位置来帮助决定远端蒂皮瓣的切取部位和范围,如前臂、小腿的最远侧肌间隔穿支均在腕、踝关节上5cm左右。

2. 链型皮瓣 以远侧的筋膜复合组织为蒂,包含筋膜皮神经浅静脉血管丛,一般要求至少有3cm的宽度。一个细小的远侧穿静脉通过筋膜纵向血管网(丛)和皮神经浅静脉周围纵向血管丛的帮助,亦能充分引流近侧多个无瓣膜的细小穿静脉的分支区域,因此在四肢的远侧,可以安全地切取较长的远端蒂链型筋膜皮瓣。

(三)鉴别浅静脉干的作用

术前、术中判断浅静脉干是否存在不良作用,采取积极措施促进静脉回流,对提高远端蒂皮瓣的成活率有重要意义。① 术前在供区近侧扎一静脉止血带,观察浅静脉干的充盈情况。② 术中皮瓣掀起后,放松止血带,观察浅静脉干是否充盈怒张。③ 如术前浅静脉干充盈且皮瓣切取较大,可在供区将浅静脉干向近侧多切取一段,皮瓣转移后,在受区找到一条向心性的回流静脉,将两者吻合,为皮瓣提供深、浅两套静脉回流通道。这是最好的处理方法。但临床上,在受区有时难以找到接受吻合的静脉,且口径粗细不配,向近侧延长切口会增加瘢痕以及需要显微外科技术,限制了这一方法的应用。④ 如浅静脉干怒张,扪及一坚韧条索,可在蒂部远侧1~2cm将其分出结扎。结扎时应紧贴静脉干,避免损伤周围的营养血管。⑤ 如浅静脉干无怒张,常是远侧创面已将其引流属支破坏损伤,浅静脉干的不良作用已不复存在,即不必再对其结扎。

(四)改善远端蒂皮瓣静脉回流的方法

与影响近端蒂皮瓣成活的主要原因是动脉血供不同,影响远端蒂皮瓣成活的关键因素是皮瓣静脉回流的充分与否。因此,欲切取较长的远端蒂皮瓣,必须从改善其静脉回流入手。临床设计中应尽可能减少静脉血逆瓣膜方向回流的范围,以适应无瓣膜的细小吻合支的代偿能力。由于静脉血回流不畅和淋巴液回流受阻,大多数远端蒂皮瓣术后早期均有不同程度的肿胀,但创口渗出缓解了静脉回流障碍。在创口渗血停止后(术后48小时),静脉回流障碍即表现出来,淤血肿胀,出现张力水疱。但在1周后,随着动脉灌注与静脉回流新的动态平衡的到达和受区新生血管的长入,肿胀都能自然消退,皮瓣完全成活。这类皮瓣术后的主要危险是静脉回流不充分,导致皮瓣的静脉性淤血、肿胀,组织营养障碍,甚至发生局灶性淤血坏死。可采取下列方法予以避免或减轻:① 在皮瓣的近端留取1~2支细小的浅静脉予以敞开,使淤滞的静脉血从此流出。② 因该类皮瓣的蒂部较宽,转移时少用皮下隧道,避免蒂部扭曲和压迫,应切开明道转移,必要时蒂部植皮覆盖。③ 皮瓣缝合时避免张力,针距大些,必要时敞开几针,有利于组织液的溢出。④ 医用水蛭(蚂蟥)。

(张世民)

第十四节　逆行岛状皮瓣

虽然人体的血液循环在正常情况下存在着确定的走行方向,但由于人体组织结构的血液循环不仅受解剖因素的影响,而且受血流动力学规律的支配,在相邻血管间存在侧副循环或交通吻合的部位,当组织一端的灌注血管闭塞时(如外科手术切断、结扎或电凝、血管栓塞、损伤等),这些组织往往能通过侧支或交通支从邻近相对高灌注压的组织中,得到新的不同于原来方向的血流灌注(相邻代偿)。在人体,除了少数存在终末动脉的部位外,绝大多数的组织结构和解剖部位在血液循环上均存在着与邻近结构的交通吻合。这种关系在肢体的关节部位尤其明显,以其远侧的血液供养为蒂可以形成远端蒂皮瓣和逆行岛状皮瓣。

一、历史回顾

虽然早在1976年Bostwick就描述了头部以颞浅血管为蒂的逆行岛状筋膜瓣移植,但在四肢,逆行岛状皮瓣(reverse-flow island flap)却是在我国学者杨果凡(1981)首先介绍前臂桡动脉皮瓣游离移植之后出现的。王炜、鲁开化(1982)和Stock(1983)几乎同时将桡动脉游离皮瓣发展为带蒂的逆行岛状皮瓣,用于修复手部创面和进行拇指再造。在这一思想指导下,以后在四肢又开发出10余种带知名血管的逆行岛状皮瓣(表1-14-1)。目前对这类皮瓣的认识已有20余年的历史。

表1-14-1　四肢几个逆行岛状皮瓣的发现

皮 瓣 名 称	作 者	时间(年)
桡动脉逆行岛状皮瓣	王炜,鲁开化	1982
腓动脉逆行岛状皮瓣	顾玉东,Yoshimura	1983,1984
胫后动脉逆行岛状皮瓣	张善才	1984
尺动脉逆行岛状皮瓣	李柱田	1985
胫前动脉逆行岛状皮瓣	Wee	1986
臂外侧逆行岛状皮瓣	Maruyama	1986
骨间后动脉皮瓣的解剖	Penteado,路来金	1986,1987
足背动脉逆行岛状皮瓣	Ishikawa	1987
臂内侧逆行岛状皮瓣	Maruyama	1987
足底内侧动脉逆行岛状皮瓣	Amarante	1988
足底外侧动脉逆行岛状皮瓣	Sakai	1988
隐动脉逆行岛状皮瓣	Torri	1989
指动脉逆行岛状皮瓣	Lai	1989
跟外侧动脉逆行岛状皮瓣	Ishikawa	1990
掌背动脉逆行岛状皮瓣	Small,路来金	1990

二、逆行岛状皮瓣的概念

逆行岛状皮瓣［reversed（retrograde） island flap］或称逆血流岛状皮瓣［reverse-flow（retrograde-flow）island flap］，是以远端为蒂皮瓣的一种特殊类型，指其动脉血供和静脉回流均逆正常生理方向而流的皮瓣。这类皮瓣仅能在有平行的、两条以上的主干动脉，且两条动脉在远端有较大的弓状吻合的部位切取。因动脉无瓣膜，动脉血流的逆向灌注很好理解；但对静脉系统，因有静脉瓣膜的阻挡，对其回流机制的认识仍有争论。这类皮瓣的早期血循特征是动脉灌注量高，而静脉回流量低，具有灌注易而回流难的特点，即高灌注，低回流，术后肿胀多见，但成活一般均无问题。逆行岛状皮瓣在微循环的层次上是生理性的，但其静脉血在蒂部需逆静脉瓣膜的方向才能发生回流，因此这类皮瓣的早期血液循环状态是非生理性的，属非生理性皮瓣的一种（图1-14-1）。

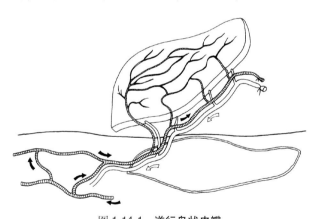

图 1-14-1 逆行岛状皮瓣
➡动脉供血方向；⇨静脉回流方向

采用逆行岛状的血循方式，能在不用显微外科技术吻合血管的前提下，将近侧供区的组织（即瓣本身）带蒂转移至远侧受区，手术简单且一期完成。这对容易受伤而又缺乏远侧组织、不能应用近端蒂皮瓣的腕踝和手足肢端，极有临床价值。

三、逆行岛状皮瓣的动脉血供

逆行岛状皮瓣的切取有严格的供区条件，即在作为供区的肢体上至少要有两条或两条以上平行的动脉干，而且两条动脉干在肢体的远侧端有

较大的直接吻合。如手部的深、浅动脉弓和足部的足底动脉弓。当切取一条动脉干时，血液从另一条动脉干，通过远侧端的动脉弓状吻合而逆向灌注皮瓣。因此，逆行岛状皮瓣的动脉血液灌注方向都是与正常相反的，是由远向近逆向流动的。肢体的主干动脉，在关节的部位，均发出分支相互吻合，形成关节的动脉血管网，如上肢的肩、肘、腕、掌、指，下肢的髋、膝、踝及足部。依据逆行岛状皮瓣血管的这一解剖要求，在肢体的许多部位，主要是在关节的周围，可以设计切取许多以不同动脉供血的逆行岛状皮瓣。

逆行岛状皮瓣的动脉血管蒂口径均较粗大，属于知名血管类，其血供均属于动脉主干带小分支的类型，或称动脉干网状供血的类型。这种"小分支"可以是主干动脉在深部走行中发出的肌间隙（隔）筋膜穿支，亦可以是主干动脉在浅表走行中或邻近肢端时发出的直接筋膜皮支，或主干动脉发出的骨膜、肌肉、肌腱、神经等深部结构的营养支。因此，依靠逆行的主干血管蒂，既可以仅切取筋膜皮肤组织形成岛状皮瓣或岛状筋膜瓣，亦可以单独或连带切取深部的骨、肌肉、肌腱、神经等形成复合组织瓣，应用灵活。

依切取的血管蒂对供区肢体动脉血供的重要性不同，可将逆行岛状皮瓣分为带主要血管蒂和带非主要血管蒂两种类型。带主要血管蒂的逆行岛状皮瓣切取后，对供肢的远侧血液循环常有明显损伤，应尽量少用；带非主要血管蒂的逆行岛状皮瓣切取后，对供肢的远侧血液循环影响很小，应首选使用（表1-14-2）。

四、逆行岛状皮瓣的静脉回流

四肢的静脉血管（以下肢更为突出），无论是浅静脉、深静脉还是联系两者的交通支静脉，均被赋予一种特殊的结构，即静脉瓣膜（venous valve）。静脉瓣膜为单叶、双叶和三叶状，以双叶状最多见，叶片之间的接触面占其静脉口径的 20%～50%，瓣叶的开口方向与皮肤表面平行，即有深、浅两瓣。它的作用，一是保证静脉血的向心性回流，二是通过毛细血管的静脉端，调节、维持正常的组织压力，并能对组织压力的正常变化（如体位

表 1-14-2　四肢的逆行岛状皮瓣

血管类型	上　肢	下　肢
带主要动脉型	桡动脉逆行岛状皮瓣 尺动脉逆行岛状皮瓣 指动脉逆行岛状皮瓣	胫后动脉逆行岛状皮瓣 胫前动脉逆行岛状皮瓣 足背动脉逆行岛状皮瓣
带非主要动脉型	桡侧返动脉逆行岛状皮瓣 尺侧返动脉逆行岛状皮瓣 骨间后动脉逆行岛状皮瓣 掌背动脉(1~4)逆行岛状皮瓣 指背动脉逆行岛状皮瓣	膝上内侧动脉逆行岛状皮瓣 膝上外侧动脉逆行岛状皮瓣 隐动脉逆行岛状皮瓣 腓动脉逆行岛状皮瓣 跗内侧动脉逆行岛状皮瓣 跗外侧动脉逆行岛状皮瓣 跖背动脉(1~4)逆行岛状皮瓣 足外侧动脉逆行岛状皮瓣 足内侧动脉逆行岛状皮瓣 足底内侧动脉逆行岛状皮瓣

表 1-14-3　前臂、小腿主干动脉的伴行静脉的瓣膜测量(de Pinal & Taylor, 1993)

血管名称	血管长度(cm)	瓣膜个数	瓣膜间平均距离(cm)	无瓣膜段的最大距离(cm)	发生逆流时所需压力, Torri (1984)(cmH₂O)	保留远端不同血管蒂长度时的瓣膜个数		
						10 cm	5 cm	2.5 cm
桡静脉	20	22	0.91	3.35	61	3	2	1
尺静脉	17	25	0.68	1.86	90	6	2	1
骨间后静脉	16	10	1.6	—	—	3	2	1
胫前静脉	37	53	0.70	2.08	100	4	2	1
胫后静脉	29	41	0.72	1.91	105	5	4	2
腓静脉	22	23	0.96	3.08	90	5	2	1

改变、肌肉收缩等)做出代偿。静脉瓣膜多存在于两个血管交汇处的远端。静脉直径与瓣膜的结构有直接关系。直径在 50 μm 以下的静脉,仅有略微缩窄的结构;直径在 50~150 μm 的静脉,已存有瓣膜样结构,但不能完全阻断血流;直径大于150 μm 的静脉,瓣膜结构完整,能完全阻断逆向血流。静脉血管由于有了瓣膜而不能发生血液倒流的理论,自 William Harvey(1628)创立血液循环论以来,一直沿用至今。然而,自桡动脉逆行岛状皮瓣成功创用以来,静脉血不能倒流的理论受到了挑战,许多学者对逆行岛状皮瓣的静脉回流机制进行了探讨。

(一)伴行静脉的特征

主干动脉的伴行静脉(venae comitantes)属深静脉系统,许多研究发现,伴行静脉的结构特点使其容易发生血液的逆流。

(1)伴行静脉的瓣膜发育不全,不如浅静脉的瓣膜坚强,而且上肢的静脉瓣膜不仅数目较少,发育上也不如下肢(表1-14-3)。

(2)两条伴行静脉间存在着众多的各式各样的口径为 1 ~ 3 mm 的较大联系(macrovenous connections),即交通支(communicating branch)和旁路侧支(bypassing branch)(图1-14-2A)。

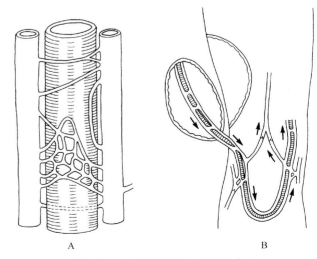

图 1-14-2　伴行静脉的大交通吻合支

A. 两条伴行静脉间的交通支;
B. 伴行静脉与浅静脉间的交通支

（3）两条伴行静脉均有自身的营养血管,口径为 0.1~0.3 mm,而且有着众多的细小吻合交通(microvenous connections),围绕伴行静脉的走行,存在着丰富的静脉丛(perivenous plexus)(图1-14-3)。

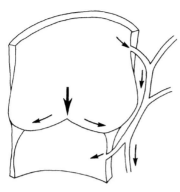

图 1-14-3 伴行静脉本身的
小交通吻合支

（4）在肢端的腕、踝部位,深-深静脉、深-浅静脉间存在着固定而丰富的直接交通吻合支(图1-14-2B)。

（5）研究发现,伴行静脉及其附属的交通支、旁路侧支和营养血管的静脉(vasa vasorum)均有静脉瓣膜的分布,只是瓣膜的抵抗能力大小不一。

（6）上肢的桡、尺静脉和骨间前、后静脉的瓣膜数目,较下肢的胫前、胫后和腓静脉的瓣膜数目少,以胫前静脉的瓣膜数目最多。

（7）上肢深静脉的瓣膜之间接触面积少,其接触部分占静脉口径的 20%~30%。且上肢的静脉窦呈梭形,当静脉管腔由于压力的作用向外增大时,静脉窦与静脉壁一起均匀地膨胀,从而向外牵拉静脉瓣膜,使其相互间接触的面积更加减少,有助于瓣膜的失活(图1-14-4A)。而下肢的静脉瓣膜之间接触面积大,其接触部分占静脉口径的 40%~50%,且下肢的静脉窦呈球囊形,当静脉管腔受压力的作用向外增大时,静脉壁很少增宽,而是静脉窦向外膨胀和旋转,对静脉瓣膜并无牵拉作用,对瓣膜的失活亦无帮助(图1-14-4B)。

（二）逆行岛状皮瓣的静脉回流途径

目前认为,逆行岛状皮瓣的静脉回流主要依靠动脉的两条伴行静脉(venae comitantes)及其辅助的联系静脉(connecting veins)而完成逆流的。对逆行岛状皮瓣的静脉血的逆流途径有两种不同的观点:一是经两条伴行静脉的交通支和旁路侧支以"迷宫式途径"迂曲回流;二是经失活的静脉瓣膜而直接逆流。但可以肯定,逆行岛状皮瓣的静脉回流是多因素共同作用的结果(图1-14-5,表1-14-4)。

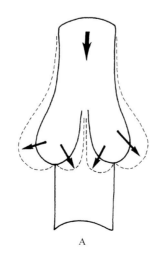
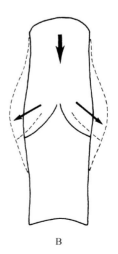

图 1-14-4 静脉窦的形状及其膨胀运动
A. 下肢(胫前静脉)静脉窦的形态与扩张运动;
B. 上肢(桡静脉)静脉窦的形态与扩张运动

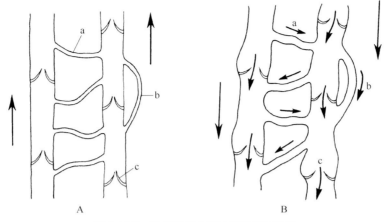

图 1-14-5　逆行岛状皮瓣的静脉回流途径
A. 术前；B. 术后
a. 伴行静脉间交通支；b. 旁路侧支；c. 直接经失活的瓣膜

表 1-14-4　逆行岛状皮瓣的静脉回流理论

"迷宫式途径"逆流理论	"瓣膜失活途径"逆流理论
（1）经较大静脉（两条伴行静脉） 　　A. 横向的交通支 　　B. 纵向的旁路侧支 （2）经微小静脉（伴行静脉的营养血管） 　　A. 交通支 　　B. 旁路侧支 （3）经无瓣膜的静脉节段	（1）瓣膜结构改变 　　A. 瓣叶接触面积 　　B. 瓣叶坚强程度 　　C. 瓣窦的大小 　　D. 瓣叶的内源性平滑肌收缩 　　E. 瓣膜失去交感神经支配 （2）管腔内因素 　　A. 血液充盈，压力增加 　　B. 静脉近端压力高于远端的压力阶差 （3）管腔外因素 　　A. 组织压力的减少 　　B. 静脉瓣膜的轴向改变 （4）管壁因素 　　A. 失去交感神经支配而扩张 　　B. 剥去结缔组织束缚而扩张 （5）各种体液因素

1. "迷宫式途径"逆流理论　该理论描述了静脉血的迂曲逆流，由孙博（1983）首先从解剖学方面提出，以后中国台湾林幸道（1984）通过术中静脉造影予以证实。该理论认为，静脉血不能直接通过静脉瓣膜而逆流，但可以经过两条伴行静脉之间的交通支和旁路侧支，以"迷宫式途径"绕过瓣膜的阻挡而迂曲逆流。"迷宫式途径"逆流理论要求手术中对血管蒂不做过多的解剖分离，尽量保留血管蒂周围的疏松结缔组织，以保护两条伴行静脉间的交通支和旁路侧支的完整，提供更多的迷路途径。从目前的临床实践来看，大多数学者均采纳"迷宫式迂曲逆流"的理论，对血管蒂不做分离，虽然皮瓣术后肿胀多见，但成活一般均

无问题。

2. "瓣膜失活途径"逆流理论　该理论描述了静脉血的直接逆流，由 Timmons（1984）首先提出。静脉血只有通过功能不全的瓣膜才能发生逆流。Timmons 通过活体静脉造影提出了 3 个条件，认为只有同时满足这 3 个条件，静脉血才能逆流：① 瓣膜失神经支配，如手术分离、局部浸润麻醉。② 瓣膜两端均有血液充盈，其远端静脉必须使瓣膜呈漂浮状态，不完全关闭。③ 瓣膜近端的压力高于远端。因皮瓣有高压力的动脉灌注，经皮瓣微循环后，血液在皮瓣部分（血管蒂的远端）积聚，能够产生近端高于远端的压力阶差。Wee（1986）进一步发展该理论，认为临床手术中掀起皮瓣、结

扎近端血管蒂即能达到去除瓣膜的神经支配,动脉灌注皮瓣,血液在静脉血管的累积能达到近端压力高于远端,而血管蒂中的动静脉间的细小血管则能使瓣膜两端血液充盈,因此手术中保留血管蒂的疏松组织至关重要。Satoh 等(1989)、del Pinal 和 Taylor(1993)和 Nakajima 等(1996)均指出,深静脉系统的瓣膜密度高于浅静脉系统,且两条伴行静脉、交通支和旁路侧支甚至细小营养静脉中均有静脉瓣膜存在,在逆行岛状皮瓣中,静脉血不经过任何瓣膜而完成逆向回流是不可能的。

五、静脉回流的实验研究

静脉逆流两种观点对逆行岛状皮瓣手术的实际指导作用不同。如迷宫回流理论要求手术中应尽量保留血管蒂周围的疏松结缔组织,以保护两条伴行静脉间的交通支和旁路侧支的完整;而瓣膜失活理论则要求手术中应尽量分离血管蒂静脉,以去除瓣膜的内在神经支配。从目前的临床实践来看,大多数学者均保守地相信迷宫式迂曲逆流的理论。为验证"迷宫式途径"和"瓣膜失活途径"哪个更容易发生逆流,笔者进行了动物实验研究。

(一)皮瓣模型

兔隐动脉于大腿内侧中段起自股动脉,口径为 1 mm,前方有隐神经和 1 根静脉伴行,共同在股薄肌深面下降。在膝关节略上方穿出股薄肌筋膜后,位置表浅。约在胫骨结节水平,大隐静脉从内后侧加入,并立即发出一粗大的交通支跨过隐动脉与前侧的伴行静脉沟通。该神经血管束(隐神经、隐动脉、2 根静脉)在胫骨内侧垂直下降,沿途很少分支,在内踝后方进入足底(图 1-14-6)。分别在膝上对大隐静脉和伴行静脉逆向插管,接三通管测压计进行墨水灌注,可见各有静脉瓣膜 4~7 个,各瓣膜的逆向抗力为 33~76 cmH$_2$O。体重 2.5~3.0 kg 的新西兰大白兔,从膝关节平面至胫骨结节水平长 2 cm,至内踝长约 10 cm。实验所设计的隐动静脉逆行岛状筋膜皮瓣(the saphenous reverse-flow island fasciocutaneous flap)近端在胫骨结节水平,隐动脉口径 0.8 mm,伴行静脉口径

0.8 mm,大隐静脉口径 1.2 mm。皮瓣远端约在内踝上 2 cm,上述血管口径均略有缩小。皮瓣面积 3 cm×3 cm,血管蒂长 3 cm(图 1-14-7)。

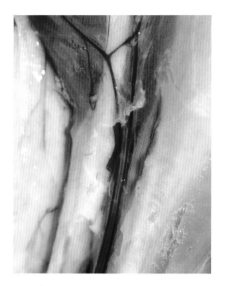

图 1-14-6　兔隐动脉及其两条伴行静脉血管束

(二)实验设计与方法

健康新西兰大白兔 10 只,体重 2.5~3.0 kg,雌雄不拘。2% 戊巴比妥钠 2 ml/kg 耳缘静脉麻醉,两侧后肢剪毛,8% 硫化钠脱毛。冲洗擦干后,仰卧固定。抬高后肢 1 分钟促使静脉血回流,在大腿上止血带,压力为 150 mmHg。常规消毒铺巾,注意无菌操作。按设计逆向法掀起隐动静脉血管束逆行岛状筋膜皮瓣,皮瓣面积为 4 cm×3 cm,血管蒂长 3 cm。将左侧后肢设定为实验组(组 1),右侧即为对照组(组 2),进行同体对照。每组 10 个皮瓣。组 1 保留隐动静脉血管鞘的完整,即保留静脉回流的"迷路"通道(图 1-14-8)。组 2 在手术显微镜下(×10)将 3 根血管相互分开,各自游离 3 cm,其间可见 2~4 条细小的横向交通支,即完全破坏静脉回流的"迷路"通道,但不损伤 3 根动静脉血管(图 1-14-9)。在皮瓣远端(即后肢近端)的大隐静脉中逆向插入一口径 4F 的硬膜外导管(内含肝素液),打结固定,接三通管后与 SMUP-C 型生物信号处理仪相连。将大气压设为基线 0 值。放松止血带,进行静脉压测定,分别在 5、15、30 和 60 分钟读取数据,并观察皮瓣的血循

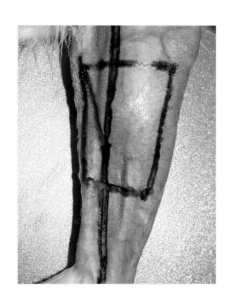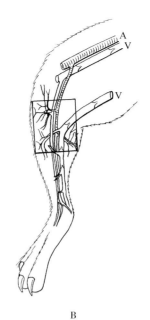

A　　　　　　　　　　　　　　　　B

图 1-14-7　兔隐动静脉逆行岛状筋膜皮瓣

A. 手术皮瓣设计；B. 皮瓣示意图

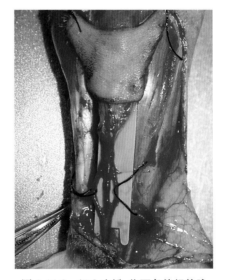

图 1-14-8　组 1 皮瓣,保留两条伴
行静脉的迷路交通支

图 1-14-9　组 2 皮瓣,将两条伴行静脉
完全分开,破坏其间的迷路

情况。最后,在皮瓣与供区创面之间垫入同样大小的塑料薄膜隔绝,将皮瓣复位缝合。术后即刻肌注青霉素 80 万单位,以后不再应用抗生素。大白兔清醒后常规分笼饲养,后肢不做固定,亦不限制兔的活动。术后 10 天测定皮瓣成活面积。因创口收缩,术后皮瓣面积均较术前设计为小,故以成活面积的百分率做比较。

（三）结果

1. 术中血循观察　放松止血带后,隐动脉通过远侧的吻合逆向灌注,见血管蒂部的隐动脉逐渐由远向近扩张,约 1 分钟后皮瓣末端的皮缘即有渗血,动脉血供良好。同时,隐静脉及伴行静脉亦由远向近充盈,将足部的静脉血引到皮瓣中。由于近端的静脉流出通道已被结扎,随着时间的延伸,静脉血管逐渐由充盈变为扩张乃至怒张,口径扩大。在组 2,静脉扩张更为明显,为原来的 2~3 倍,血管蒂中呈葫芦状膨大的静脉瓣窦清晰可见。但随着静脉逆流的建立,静脉瓣窦的膨大即不再明显。

2. 术中静脉压测定　放松止血带后,两组皮瓣的静脉压力均升高,约 15 分钟达到高峰,后缓慢下降,在 30 分钟左右达到新的平衡。两组各时间点的平均静脉测压数据见表 1-14-5。经 Wilcoxon 符号等级和检验(非参数分析,ANOVA),两组在 30 分钟和 60 分钟的静脉压力均有极显著的统计学差别($P<0.01$,ANOVA),组 2 较组 1 显著为低。

3. 术后皮瓣成活面积　10 只兔均完成实验。组 1 发生感染 1 例,统计时将其剔除。术后 1~2 天,两组皮瓣颜色均红润,但 13 块皮瓣有明显肿胀,无张力水疱发生。术后第 3 天起,组 1 和组 2 各有 4 块皮瓣出现较明显的青紫,其中组 1 有 2 块皮瓣最终出现远侧 1/3 坏死,余皮瓣均完全成活(图 1-14-10)。组 1 平均成活面积百分比(94.5%)与组 2(100%)相比无显著统计学差别($P>0.05$,ANOVA)(表 1-14-6)。

4. 组织学检查　动物处死后,探查血管蒂均通畅,静脉中未见血栓形成。切取血管蒂中段做 H-E 染色,显微镜观察见组 2 的静脉管腔较组 1 为大。

(四)讨论

Torri 等(1987)和 Timmons(1994)认为,迷宫式途径和瓣膜失活途径两种静脉逆流方式在逆行岛状皮瓣中都存在,但以瓣膜失活途径为主,在完全成活的皮瓣更是如此。本实验为同体对照研究,两组皮瓣具有相同的整体血流动力学环境。通过术中静脉测压,笔者推测,"瓣膜失活途径"较"迷宫途径"可能更容易实现静脉血的逆流。经瓣膜发生逆向回流,必须满足 2 个条件:一是近端高于远端的压力阶差;二是静脉瓣膜关闭不全。对

表 1-14-5　逆行岛状皮瓣的静脉压力测定

分　　组	静脉压力(cmH$_2$O)($\overline{X}\pm SD$)			
	5 分钟	15 分钟	30 分钟	60 分钟
组 1($n=10$)	19.3±5.1	24.6±4.0	21.2±3.0	20.3±2.2
组 2($n=10$)	19.8±3.7	25.1±4.5	18.0±1.8*	17.3±1.6*

* $P < 0.01$,ANOVA。

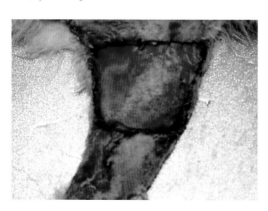

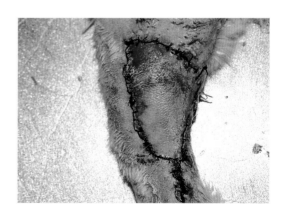

A　　　　　　　　　　　　　　　　　　　B

图 1-14-10　实 验 结 果
A. 组 1 皮瓣成活情况;B. 组 2 皮瓣成活情况

表 1-14-6　皮瓣成活率比较

分　　组	完全坏死	部分成活	完全成活	成活面积(%)($\overline{X}\pm SD$)
组 1($n=9$)	0	2	7	94.5±11.0
组 2($n=10$)	0		10	100±0.0

第一条,因皮瓣有持续的高压力动脉灌注,经皮瓣微循环后,血液在皮瓣部分(血管蒂的远端)积聚,能够对静脉血管产生近端高于远端的压力阶差。对第二条,许多因素可使术前完好的瓣膜立刻变得相对关闭不全(relative regurgitant):① 放松止血带后,伴行静脉将手足肢端的静脉血引入皮瓣内,由远侧蒂部逐渐向皮瓣方向充盈扩张,使瓣膜处于漂浮状态,不完全关闭。② 手术达到了去神经支配和解除血管外组织束缚的作用,管腔扩张尤其瓣窦基底部的扩张,促进了瓣膜相对关闭不全(图1-14-11)。③ van Bemmelen(1990)通过超声静脉血流动力学研究显示,正常静脉瓣膜的关闭,需要有一个足够大的逆向冲击血流或逆向冲击压力,如逆向流量大于 15～35 ml/min,或逆向流速大于 30 cm/s,或瓣膜两端的逆向压力差大于 15～30 mmHg。如此高的逆向流量或速度在逆行岛状皮瓣的静脉中并不存在。在静脉瓣膜关闭不全的前提下,皮瓣静脉血通过近端高于远端的压力阶差的驱动,完成逆向回流。虽然两组皮瓣的成活率无显著的统计学差别,但术中静脉测压显示,30 分钟后组 1 的静脉压较组 2 显著为高,提示组 1 的静脉逆流阻力较组 2 为大,静脉血逆流较组 2 更为困难。

六、临床意义

(一)逆行岛状皮瓣的优缺点

逆行岛状皮瓣属局部或区域性皮瓣,与远位皮瓣和游离皮瓣相比,有许多优点,在修复肢端的创伤缺损中体现得尤为突出:① 技术简单,容易开展。② 一次完成,耗时短。③ 在同一肢体手术,麻醉、消毒、铺巾一次完成。④ 不破坏他处结构。⑤ 属局域性皮瓣,就近取材,转移的组织与受区相近。⑥ 血循丰富,成活有保障。⑦ 可以做成复合皮瓣,或再携带其他皮瓣构成串联皮瓣,临床应用灵活。⑧ 避免固定肢体,利于早期活动和功能康复,患者痛苦少。⑨ 不需显微外科技术。缺点主要是损失一条肢体的主要动脉,有可能影响手足肢端的血供。因此,临床应多选用非主要血管的逆行岛状皮瓣。对严重损害肢体血供的桡、尺、指动脉和胫前、胫后、足背动脉逆行岛状皮瓣,应谨慎使用。术前必须做腕、指或踝的 Allen 试验,以判断剩余血管的代偿作用能否满足远侧肢体的血循需要。

(二)逆行岛状皮瓣的旋转轴点

影响逆行岛状皮瓣成活的关键因素,除了静脉回流的阻力大小外,血管蒂旋转部位的选择可能是最重要的因素了。旋转轴点应选择在深、浅静脉固定性交通支的近侧。一般深、浅静脉间大的交通支在关节部位恒定出现,如腕、踝关节附近,逆流的静脉血很容易进入交通支而反流。如果手术解剖时,超过了此交通支的位置,则破坏了交通支,减少了逆流静脉血的快捷通道,血液必须继续向远侧逆流,直至到达下一个交通支。如果

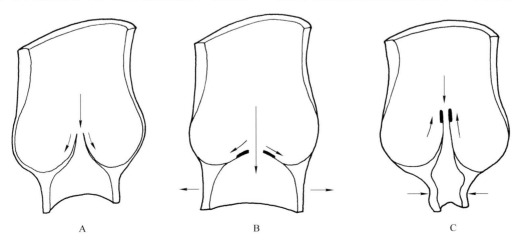

图 1-14-11　静脉扩张对瓣膜关闭的影响

A. 正常瓣膜关闭,不发生逆流;B. 瓣窦远侧扩张,瓣膜关闭不全,出现逆流;
C. 瓣窦远侧缩窄,瓣膜关闭更加明显,更难发生逆流

在手术解剖时,不到达此交通支,则未被手术掀起的这段静脉瓣膜功能良好,逆流的静脉血必须克服更大的阻力,才能到达交通支而反流。逆行岛状皮瓣的血管蒂轴点一般留取在腕、踝关节近侧2~3 cm,超过或不到均对静脉回流不利。

(三)逆行岛状皮瓣中静脉血的二次逆流

对一般的逆行岛状皮瓣而言,其静脉血只需经过伴行静脉的一次逆向回流即可到达与对侧深静脉的交通支处,再按正常的方向顺行回流(图1-14-12A)。但当皮瓣切取过大、血管蒂解剖过短(图1-14-12B),或为了获得较大的旋转弧而将皮瓣的远侧穿支血管切断,将皮瓣旋转仅以近侧穿支为皮瓣的供养血管时(图1-14-12C),皮瓣的部

分区域即超出了该穿支血管的静脉引流范围,相当于在逆行岛状皮瓣的基础上又增加了一个远端蒂或近端蒂皮瓣,致使这部分皮瓣的静脉血发生二次逆流,即首先克服本区穿静脉的瓣膜阻挡逆流至邻近的穿静脉,再克服两条伴行静脉的瓣膜阻挡,才能完成逆流过程。在这种情况下,皮瓣末端部分的静脉回流将更加困难。

(四)上臂与股部的逆行岛状皮瓣

在肢体,几乎所有带较大知名血管束的远端蒂皮瓣均为逆行岛状皮瓣,但也有几处例外,如上臂部以① 尺侧返动静脉和桡侧返动静脉血管束为蒂的臂内、外侧逆行岛状皮瓣,以及大腿后方② 以3、4穿动脉血管束为蒂的股后逆行岛状皮

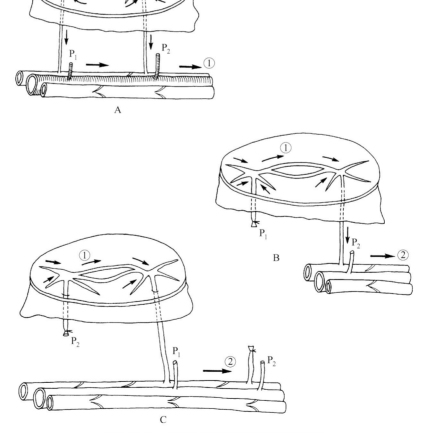

图1-14-12　逆行岛状皮瓣静脉血的二次逆流
A. 静脉血经一次逆向回流;B. 以远侧穿静脉为蒂,静脉血经二次逆向回流;
C. 以近侧穿静脉为蒂,静脉血经二次逆向回流
P₁,近侧穿静脉;P₂,远侧穿静脉;① 第一次逆流;② 第二次逆流

瓣,因为在这些部位的下段深静脉血管中,其静脉瓣膜的生理性配布方向即是朝向远侧,即正常的静脉血液回流方向有部分指向远侧的肘关节和膝关节,然后再经肱静脉或股静脉回流。因此在这些部位切取的逆行岛状皮瓣,其静脉血并不发生逆流,仍是按其正常的回流方向(指向远侧)运行,血液循环符合生理性,似乎称为远端蒂皮瓣更为合适。

(张世民)

第十五节　静 脉 皮 瓣

一、历史回顾

血流形式上仅通过皮瓣的静脉系统灌注(静脉流入又静脉流出)而成活的皮瓣,称为静脉皮瓣。与传统皮瓣不同,静脉皮瓣不需要牺牲供区动脉,具有设计简单、切取方便、供区丰富、不臃肿、质地薄等优点,同时还可以根据临床需求设计成带肌腱、神经的复合皮瓣等。因此,静脉皮瓣已成为修复重建外科,尤其是手外科医师所青睐的传统皮瓣的替代皮瓣之一。

顾玉东于1980年首先利用小隐静脉动脉化游离移植腓肠神经获得成功,这是突破传统Harvesion组织灌注模式、利用静脉系统营养组织的早期探索和尝试。此后,1981年Nakayama Y等首先在动物实验中观察到皮瓣仅通过其静脉系统灌注亦可成活;1982年国内纪树荣等也报道了游离皮瓣由动脉血灌注浅静脉网而成活的基础研究结果;1984年Honda T等针对断指再植中合并血管及皮肤缺损的患者尝试采用"带皮瓣的静脉移植方式"进行血管移植并修复皮肤缺损;1985年国内顾玉东也在临床上成功地实施了静脉干动脉化游离皮瓣同时修复肢体主要动脉和神经的缺损;同一年,Back在实验中注意到无动脉血灌注的静脉皮瓣亦可能成活;2年后,Tsai TM等将仅静脉血流营养的静脉皮瓣应用到断肢再植患者中并获得了成功。此后,各类静脉皮瓣的基础研究及临床报道逐渐增多,尤其是在20世纪90年代,静脉皮瓣曾一度成为显微外科领域的一大研究热点;但是,作为一种非生理性皮瓣,由于其术后肿胀、淤血、皮瓣挛缩、成活不稳定等不足,加之各类传统皮瓣的大量开发和广泛应用,在进入21世纪后,对该皮瓣的关注热度逐渐走低,国内外越来越多的显微外科医师对该皮瓣的临床应用大多持观望态度。然而,近5年来,随着对静脉皮瓣成活机制认识的不断深入和临床实践经验的长期积累,特别是与传统皮瓣相比静脉皮瓣固有的那些优点,该皮瓣又重新进入修复重建外科医师的视野,成为显微外科领域,尤其是手外科医师所喜爱的一种替代传统皮瓣的理想皮瓣。

二、静脉皮瓣的分类

静脉皮瓣自20世纪80年代应用到临床以来有多种临床分类方法。1991年Chen HC等最早将静脉皮瓣分为4种类型:第一型,静脉血灌注、经静脉回流型静脉皮瓣(V-V-V);第二型,静脉血灌注带蒂静脉皮瓣;第三型,动脉血灌注、经静脉回流型静脉皮瓣(A-V-V);第四型,动脉血灌注、经动脉回流型静脉皮瓣(A-V-A)(图1-15-1)。

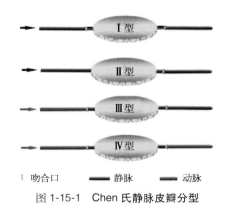

图 1-15-1　Chen 氏静脉皮瓣分型

1993 年,Thatte MR 等将静脉皮瓣大致分为
3 种类型:第一型,单蒂型静脉皮瓣;第二型,双
蒂型静脉皮瓣;第三型,动脉化静脉皮瓣(图
1-15-2)。

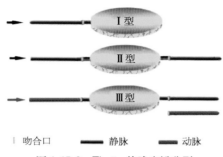

| 吻合口 ━━ 静脉 ━━ 动脉

图 1-15-2　Thatte 静脉皮瓣分型

1994 年 Fukui A 等将静脉皮瓣分为带蒂静脉
皮瓣(A 型)和游离静脉皮瓣(B 型:B1,V-V-V;
B2,A-V-V;B3,A-V-A)两种类型。其实,这一分型
与 Chen HC 的分类方法基本类似(图 1-15-3)。

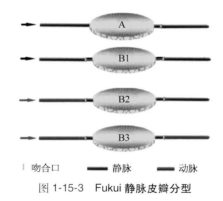

| 吻合口 ━━ 静脉 ━━ 动脉

图 1-15-3　Fukui 静脉皮瓣分型

在临床实践过程中,绝大多数的静脉皮瓣为
动脉化静脉皮瓣(arterialized venous flap,AVF),
即 Chen 氏分型的 Ⅲ、Ⅳ 型,Thatte 分型的 Ⅲ 型或
Fukui 分型的 B 型。所以,2007 年 Woo SH 等总结
其 10 多年 150 余例动脉化静脉皮瓣的临床经验,
充分考虑到静脉瓣膜、皮瓣静脉结构以及吻合口
的数量等实际情况,将动脉化静脉皮瓣进一步细
化为三大类型。第一型为顺静脉瓣灌注动脉化静
脉皮瓣,这类皮瓣其实就是临床上常用的合并皮
肤缺损、又需静脉移植时使用的静脉皮瓣,有单一
主干型或"Y"形两种亚型;第二型为逆静脉瓣灌
注动脉化静脉皮瓣,主要有"Y"形或"H"形两种
亚型;第三型为混合型,皮瓣同时存在顺静脉瓣回

流及逆静脉回流两种回流方式(图 1-15-4)。

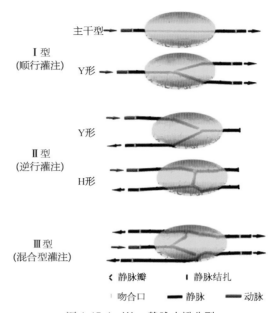

‹ 静脉瓣 ┃ 静脉结扎
| 吻合口 ━━ 静脉 ━━ 动脉

图 1-15-4　Woo 静脉皮瓣分型

随着静脉皮瓣临床应用的进一步推广,2012
年 Goldschlag R 等认为最初 Chen 氏分型的有些
分型已不再符合临床实际情况,他们又对 Chen
氏分型做了进一步的改良,也分为 4 型,第一型
与 chen 氏分型相同,即经过型静脉皮瓣(V-V-
V);第二型也是带蒂静脉皮瓣,但可分为远端或
近端带蒂,两种情况;第三型为动脉化静脉皮瓣
(A-V-V,CxPx,C 表示经过性中央静脉,x 表示静
脉的数量,可以是 0、1、2 等;P 表示周围静脉,
即与中央静脉并不直接相通的静脉,x 亦表示静
脉的数量,数值可以是 0、1、2 等);第四型为动
脉化静脉皮瓣(A-V-A,CxPx)。如没有特别注
明,则表示皮瓣血流为顺静脉瓣灌注方式,如血
流逆静脉瓣灌注则注明为逆行静脉皮瓣(图
1-15-5)。该分型充分考虑了临床应用中的实际
情况:① 与皮瓣中央静脉吻合的灌注血管的类
型。② 与皮瓣中央静脉吻合的回流血管的类
型。③ 皮瓣回流静脉的数量。④ 与皮瓣中央静
脉不直接相通的周围型回流静脉的数量。⑤ 中
央静脉是否是以带蒂方式(近端为蒂或者远端为
蒂)移植皮瓣。⑥ 中央静脉的灌注方向(顺静脉
瓣或逆静脉瓣)。这一分类是目前对静脉皮瓣最
全面而简洁明了的分类方法。

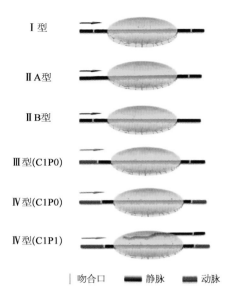

I 型

II A型

II B型

III型(C1P0)

IV型(C1P0)

IV型(C1P1)

| 吻合口 ■■■ 静脉 ■■■ 动脉

图 1-15-5 Goldschlag 静脉皮瓣分型

三、静脉皮瓣的成活机制

静脉皮瓣之所以被认为是一种非生理性皮瓣,是因为机体组织的传统 Harvesian 灌注模式为血流经动脉系统进入组织后,经毛细血管网完成能量和物质交换,最终回流至静脉系统而完成组织的灌注(图 1-15-6),而静脉皮瓣的形式上的灌注方式仅经过静脉系统,其中间的能量和物质交换方式是如何进行,并保障皮瓣成活的机制至今仍存在争议,其可能的主要成活机制如下。

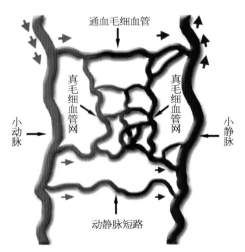

图 1-15-6 Haversion 3 种微循环模式

(一)静脉自我营养学说

1992 年 Noreldin AA 等在以 SD 大鼠腹壁下静脉皮瓣为动物模型的实验研究中发现在腹壁下静脉管壁周围存在许多细小的单细胞排列的毛细血管网,即该静脉的滋养血管网,他们认为该血管网可为腹壁下静脉皮瓣提供营养支持而促使其成活。1993 年 Shalaby HA 等的解剖学及临床观察也支持这一学说。他们在人体新鲜的小隐静脉及头静脉的标本中以及 2 例临床病例中都观察到在静脉周围的疏松结缔组织中都有 1 根或者 2 根小动脉以及多条毛细血管,这提示这些疏松结缔组织中的小动脉可能对静脉皮瓣的成活起到至关重要的营养支持作用。但是,1996 年 Xiu ZF 等在大兔静脉周围的结缔组织中并没有发现这些细小的动脉,他们认为静脉的滋养动脉的作用仅仅是为静脉本身提供营养支持,并提出受区基地床新生血管的早期快速长入皮瓣内是静脉皮瓣最终成活的主因,而且静脉皮瓣早期的相对缺血缺氧状态有效地刺激了新生血管的再生,也即下面提到的"旁路"学说。

(二)"旁路"学说("by pass" theory)

所谓"旁路"学说是血流并未进入毛细血管网而直接由静脉系统流出皮瓣。国内顾玉东认为静脉皮瓣早期回流主要依靠创面渗出、渗漏,大部分血流并未进入循环系统,后期则主要依靠创面新生血管与皮瓣建立血供循环来支持皮瓣成活。

(三)"海潮式"回流学说("to and fro" theory)

Baek SM 认为随着动脉搏动,由于收缩压与舒张压之间的压力差存在,血流在收缩压时从静脉系统逆流入毛细血管网,舒张压时又返回静脉系统,如此不断循环而完成了皮瓣的组织灌注,这也是为什么单蒂型静脉皮瓣(Thatte I 型)也可以成活的最可能的解释。

(四)动静脉短路学说(A-V shunting theory)及"逆流"学说(reverse flow theory)

随着临床经验的积累,临床成功报道也越来越多,皮瓣的成活质量也有了大幅提高,获得了与传统生理皮瓣相似的临床效果。所以,许多学者推测动脉化静脉皮瓣的成活机制可能最终还是以某种方式完成了传统 Havesian 生理性微循环灌注。主要有动静脉短路学说(A-V shunting theory)

及"逆流"学说(reverse flow theory)。前者主要是指血流通过静脉系统与动脉系统间开放的直接通路在毛细血管网之前(如小动脉水平)逆向进入动脉系统,而后遵循组织生理微循环模式完成皮瓣的组织灌注和循环(图1-15-7);后者主要是在毛细血管网水平通过微静脉"逆流"进入毛细血管网,而后再按照生理微循环模式实现皮瓣的营养供应(图1-15-8)。

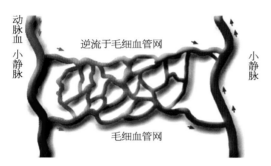

图1-15-7 AVF"逆流"成活学说示意图

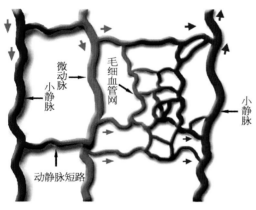

图1-15-8 AVF"动静脉短路"成活学说示意图

虽然关于静脉皮瓣成活机制的研究很多,但至今对其确切的成活机制学术界还缺乏统一的认识。其实,笔者通过相关实验研究及大量的临床观察认为静脉皮瓣的成活机制可能是以上几种学说综合作用的结果,不同类型的静脉皮瓣其主要成活的机制可能也不尽相同,如单蒂型静脉皮瓣可能以"海潮式"回流为主,而各型动脉化静脉皮瓣的成活主要依靠"动静脉短路"学说及"逆流"学说为主,而创面后期新生血管的长入对各类静脉皮瓣的成活都发挥一定的辅助支撑作用。

四、静脉皮瓣的实验研究

1985年Baek以犬的大隐静脉为中心设计膝内侧仅带有大隐静脉的皮瓣获得成活,以后未见用相似的实验方法来研究静脉皮瓣。1988年Sasa用犬研究静脉皮瓣,认为其成活的原理如游离植皮。

(一)实验设计与方法

1992年,笔者用大鼠的腹部皮瓣研究了不同血流对静脉皮瓣的影响。用195只雌性SD大鼠,体重170~200 g,随机分为9组,除组5为35只动物外,其他各组均20只。各组皮瓣血管蒂处理如图1-15-9。组1:保留两侧腹壁浅静脉。组2:于右侧腹壁浅静脉近端结扎股静脉。组3:将右侧腹壁浅静脉与股静脉远端吻合。组4:将右侧腹壁浅静脉与股动脉远端吻合。组5:将右侧腹壁浅静脉与股动脉近端吻合。组6:将右侧腹壁浅动脉与股动脉近端吻合,将左侧腹壁浅动脉与股动脉远端吻合。组7:右侧保留腹壁浅动脉,左侧保留腹壁浅静脉。组8:结扎全部血管,将皮瓣原位缝合。组9:剪除皮瓣的皮下脂肪,然后将皮肤原位缝合(图1-15-9)。

全部大鼠均经臀部肌内注入戊巴比妥钠(6 mg/100 g)麻醉。仰卧,去毛,按各组要求处理血管蒂,然后原位缝合。术后观察皮瓣的颜色、肿胀情况,于术后3周在前述麻醉下,测量皮瓣的成活面积、残留的溃疡面积。并将成活面积/设计面积×100%,计算成活率。每组有1/3的动物,在手术显微镜下穿刺入右腹壁浅静脉,注入墨汁,观察墨汁在皮瓣内的行径。全部皮瓣,取成活部分一条做弹性试验并取部分做组织学检查,用H-E染色及Mason染色。

弹性试验方法:用两把相距6 mm平行固定的切片刀,平行腹白线切取成活部分的皮瓣一条,夹存架子上,然后逐渐加重,每次5 g,直到连续加3次重量皮瓣长度不变。皮瓣不再延伸的最初重量为弹性极点,测量皮瓣延伸的长度,计算延伸率和每延伸1%所需要的拉力。术后各组大鼠均有不同程度的死亡及自行或相互将皮瓣咬食。组6大鼠于术后3~6天全部死于全身衰竭和贫血,组5

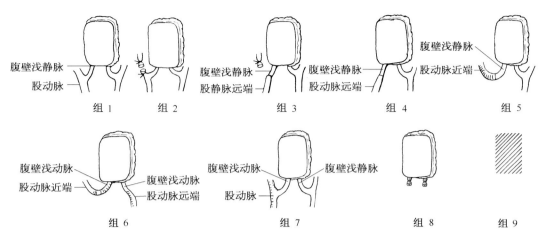

图 1-15-9 各组血供示意图

表 1-15-1 静脉皮瓣实验结果

分组	例数(n)	皮瓣的成活率(%)	残留溃疡面积(cm^2)	弹性极点(g)	皮瓣延伸率(%)	皮瓣延伸1%所需拉力(g)
1	14	3.38 ± 2.13	5.33 ± 1.98			
2	19	12.70 ± 7.41	3.89 ± 1.55			
3	15	14.73 ± 7.84	1.65 ± 1.28	24.5 ± 6.43	30.09 ± 12.85	0.92 ± 0.36
4	18	21.21 ± 8.96	1.27 ± 1.22	18.08 ± 11.46	25.44 ± 13.96	1.34 ± 0.78
5	20	34.64 ± 21.48	3.55 ± 2.71	38.64 ± 9.24	41.52 ± 21.26	0.91 ± 0.4
6	0					
7	18	57.38 ± 12.21	0.20 ± 0.61	33 ± 5.87	40.68 ± 12.38	0.78 ± 0.22
8	15	0.79 ± 1.78	6.24 ± 2.91			
9	19	21.85 ± 10.01	2.33 ± 0.78	36.11 ± 10.54	37.34 ± 11.02	1.01 ± 0.35
10*	10			35.45 ± 5.68	61.45 ± 7.8	0.58 ± 0.04

* 未经皮瓣过程的腹部皮肤。

有 13 只大鼠于术后 3~4 天死于心力衰竭和贫血。还有检验时发现有些大鼠的血管吻合口已栓塞,这些动物均不用于实验结果的比较。各组有用的大鼠数见表 1-15-1。实验结果用方差分析进行比较。

（二）结果

1. 成活率 静脉皮瓣的成活率随着血流量的增加而增加。组织学证明,组 2 至组 5 的溃疡面积仅是皮肤坏死,皮下脂肪和肌肉均未坏死,注入的墨汁可顺利达到溃疡面。组 5 的皮瓣,从术后第 1 天起就十分肿胀,皮瓣下积血,动脉萎靡,活动极少,皮瓣呈紫色,术后第 3~4 天死亡 13 只,但皮瓣尚未见坏死,另两只因咬破皮瓣,引起大出血而死。术后 3 周检验时,皮瓣下仍有红黄色积液,其成活率为（34.64 ± 21.48）%。高于其他静脉皮瓣及游离植皮组（$P < 0.01$）。组 1 大部分皮瓣均坏死,除组 8 外其成活率显著较其他各组为低（$P < 0.01$）。组 2、组 3、组 4 的差别无显著性,组 8 全部皮瓣于术后第 3 天发紫变干,绝大部分均坏死。组 9 为游离植皮组,有较高的成活率。组 7 正常皮瓣组,其成活率优于其他各组（$P < 0.01$）。

2. 残留溃疡 组 8 的残留溃疡面积为（6.25 ± 2.91）cm^2,组 1 次之。这 2 组显著大于除组 5 的其他各组（$P > 0.01$）。组 2 残留的溃疡明显大于组 3、组 4、组 7 及组 9（$P < 0.01$, $P < 0.05$）。组 5 残留的溃疡面积亦大于组 3、组 4、组 7（$P < 0.01$, $P < 0.05$）。

3. 弹性试验 组 1、组 2、组 8 因皮瓣成活部分太小,未能做弹性试验。同时取 10 只未经皮瓣过程的大鼠腹部皮肤,做相同的弹性检测,与各组相比较,结果详见表 1-15-1。

(1)皮瓣的弹性极点:组 5 皮瓣的弹性极点最高,为(38.64±9.24)g,与组 3、组 4 有显著性差别($P<0.01$);组 7 次之,为(36.11±10.54)g,与组 3 的差别有意义($P<0.05$)。

(2)弹性极点时皮瓣的延伸率:未经皮瓣过程的腹部皮肤延伸率显著优于其他各组($P<0.01$);其次为组 7 正常皮瓣组,较组 3、组 4 有统计学意义($P<0.05$);第三为组 5,较组 3 为优($P<0.05$);以后相继为组 9、组 4 和组 3,这些组的皮瓣延伸率差别无统计学意义。

(3)皮瓣的延伸率与拉力之间的关系(图 1-15-10):未经皮瓣过程的腹部皮肤每延伸 1% 所需要的拉力最小,为(0.58±0.04)g,除组 7 外,较其他各组均有显著意义($P<0.01$, $P<0.05$);其次为组 7,以后依次为组 3、组 5、组 9 和组 4,这些组之间的差别均无统计学意义。

4. 组织学检查 静脉皮瓣的组织学检查,可以看到随着血流量的增加,皮瓣增厚,其中的胶原纤维和弹性纤维的数量、密度都在逐渐增加;利用股动脉远端血流的静脉皮瓣与正常皮瓣的厚度相仿,而利用股动脉近端血流的静脉皮瓣则显著增厚;组织内有淤血;真皮内的胶原纤维和弹性纤维的密度和厚度亦显著增加。我们看到除组 1 外其余灌注墨汁的各组,皮瓣均很快染黑,包括溃疡面,墨汁从右腹壁浅静脉注入,很快进入左腹壁浅静脉,在组 5 腹壁浅静脉明显增粗,墨汁一下子就冲入左侧腹壁浅静脉,然后自下而上,自右向左,慢慢使整个皮瓣染黑。

显微镜下见从组 1 到组 5 皮下的小静脉及毛细血管显著增多,毛细血管内有墨汁的痕迹,说明墨汁能够从静脉系统流入毛细血管组织;组 7 皮瓣的厚度和皮下毛细血管均与未经皮瓣过程的腹部皮肤相同,皮下无增生现象。

我们的研究还证明,皮片移植的成活率和成活后的弹性均远比用静脉血流营养的静脉皮瓣为佳,在皮肤缺损而皮下软组织良好时,仍为修复皮肤缺损的良好方法。

本研究观察到通过静脉系统营养皮瓣可以使之成活,有两点可以清楚证明:① 其成活率随营养血管血压的升高而提高。② 同样大小的不吻合血管的皮瓣则绝大多数完全坏死。静脉皮瓣能够成活的原因是静脉系统的血液可以流入毛细血管内营养皮瓣组织,沉积在毛细血管的墨汁可以证明这一观点。这点与 Sasa 观察的结果不同。组 5 术后早期皮瓣下大量积血,术后 3 周皮瓣下仍有淡红色积液,可以推断静脉皮瓣早期进入组织内的血流主要是依靠向组织外渗出,或漏出。此外进入毛细血管的血液可随着动脉的搏动、收缩压和舒张压的变化,有一部分返回静脉系统,而后期进入组织内的血液则是依靠皮瓣与周围组织慢慢建立的侧支循环而逐渐获得了充分的回流。因此我们不能同意静脉皮瓣的成活机制可能与游离皮片移植相同。

(三)结论

1. 成活后皮瓣的收缩率 任何一个皮瓣包括血流从动脉进入皮瓣,从静脉回流到体循环的

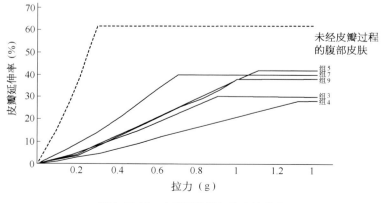

图 1-15-10　皮瓣延伸率与拉力的关系

正常皮瓣,成活后均有一定程度的缩小,而静脉皮瓣则缩小得更为明显。我们在动物实验中看到,正常皮瓣成活后,为设计皮瓣的57.83%,而相同部位和大小的静脉皮瓣成活后仅为设计皮瓣的34.64%,因此成活的静脉皮瓣仅为相同成活的正常皮瓣的60.37%。

2. 皮瓣的弹性试验 这些测量可以说明成活后皮瓣的弹性、柔软性,从而提示成活后皮瓣的质量。笔者注意到皮瓣延伸相同长度,正常皮瓣需要的拉力仅是静脉皮瓣的86.97%。从这些研究中我们看到成活后的静脉皮瓣的弹性远不如正常皮瓣。

笔者还可看到静脉皮瓣不但能够成活,而且随着营养皮瓣血流的压力愈高,其成活率以及成活后的弹性也愈来愈好。

五、静脉皮瓣与正常皮瓣比较的实验研究

在临床上我们所做的静脉皮瓣虽然常常能成活,但不尽如人意。首先是皮瓣成活过程中风险很大,创面渗血多,早期有皮瓣臃肿、隆起;后期又收缩,少数还可能呈瘢痕样改变。为此笔者又做了静脉皮瓣与正常皮瓣比较的实验研究。研究中发现正常皮瓣成活的机会、成活后的质量均显著优于静脉皮瓣。

(一)实验设计与方法

用135只体重170~200 g雌性SD大鼠随机分为3大组6个小组(表1-15-2)。甲组为股静脉远端血流营养皮瓣组,其中A组结扎右侧腹壁浅静脉,于右侧腹壁浅动脉起点上方结扎股动脉,再于腹壁浅动脉起点下方切断股动脉,然后切断股

静脉,将股静脉远端与股动脉吻合,利用静脉血流营养正常皮瓣。B组切断右侧腹壁浅动静脉和股静脉,将股静脉远端与腹壁浅静脉吻合。乙组为股动脉远端血流营养皮瓣组,其中C组结扎右侧腹壁浅静脉,再于右侧腹壁浅动脉起点上方结扎、切断动脉,利用股动脉远端血流营养正常皮瓣。D组结扎、切断右侧腹壁浅动、静脉及股动脉,将股动脉远端与腹壁浅静脉吻合。丙组为股动脉血流营养皮瓣组。其中E组结扎、切断右侧腹壁浅静脉。F组结扎、切断右侧腹壁浅动、静脉及股动脉,将股动脉近端与腹壁浅静脉吻合。手术方法和观察项目同不同血流对静脉皮瓣的影响。

(二)结果

各组实验结果详见表1-15-2。① 甲组中,B组皮瓣的成活率、残留的溃疡面积以及皮瓣的弹性均显著优于A组。② 乙组中,C组皮瓣的成活率、残留溃疡面积及皮瓣的弹性均优于D组。③ 丙组中,E组皮瓣的成活率及弹性明显优于F组($P<0.01$)(图1-15-11)。F组的皮瓣弹性极点大于E组,亦大于未经皮瓣过程的腹壁皮肤(图1-15-12~图1-15-14),可能与皮瓣本身的水肿、组织过分收缩有关。笔者从本实验结果中看到E、F两组的皮瓣成活率、弹性及残留溃疡面积分别优于C组、A组和D、B组,各组的组织学检查中,可以看到静脉皮瓣组的真皮内胶原纤维和弹性纤维层均较正常皮瓣组增厚。其纤维增粗排列紊乱可能与皮肤和皮下组织间隙有大量渗出液、积血,以及这些渗出物、血液的机化和以后逐渐收缩有关。

表1-15-2 静脉皮瓣与正常皮瓣比较的实验结果

分 组		实验动物数	动物死亡数	有效动物数	皮瓣成活率(%)	残留溃疡面积(cm²)	弹性极点(g)	皮瓣延伸率(%)	皮瓣延伸1%所需拉力(g)
甲组	A	20	4	16	5.48 ±5.27	3.60 ±3.7	17.69 ±11.48	17.46 ±10.23	1.12 ±0.42
	B	20	3	17	14.73 ±7.84	1.65 ±1.28	24.5 ±6.43	30.09 ±12.85	0.92 ±0.36
乙组	C	20	2	18	28.82 ±11.52	1.1 ±0.84	28.33 ±6.45	28.73 ±6.09	0.99 ±0.16
	D	20	5	15	21.21 ±8.96	1.27 ±1.12	28.08 ±11.46	25.44 ±13.96	1.34 ±0.78
丙组	E	20	2	18	57.38 ±12.21	0.2 ±0.61	33 ±5.87	44.68 ±12.38	0.78 ±0.22
	F	35	15	20	34.64 ±21.48	3.55 ±2.71	38.64 ±9.24	41.52 ±21.26	0.91 ±0.4
未经皮瓣过程的腹部皮肤组		10		10			35.45 ±5.68	61.45 ±7.8	0.58 ±0.04
合计		145	31	114					

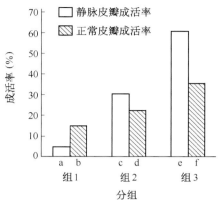

图 1-15-11　相同血压情况下正常皮瓣
与静脉皮瓣成活率的比较

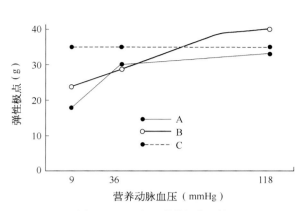

图 1-15-12　各组弹性极点比较
A 组,正常皮瓣;B 组,静脉皮瓣;
C 组,未经皮瓣过程的腹壁皮肤(以下各图图例与此图同)

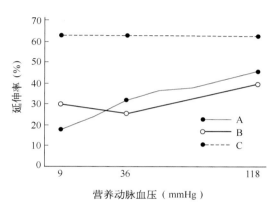

图 1-15-13　各组皮瓣延伸的比较

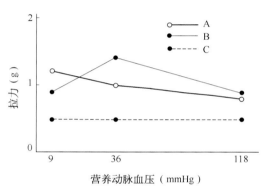

图 1-15-14　各组皮瓣每延伸 1% 所需拉力比较

这项研究表明,营养皮瓣血流的压力愈高,正常皮瓣和静脉皮瓣的成活率以及弹性就愈好,而正常皮瓣均明显优于静脉皮瓣。

六、临床应用

虽然以静脉血灌注静脉皮瓣(带蒂或游离)在各类分型中都有提及(Ⅰ、Ⅱ 型),但是在实际应用中该类皮瓣的成活不稳定,部分甚至完全坏死率较高。其实,文献中也较少提及这类纯静脉血营养的静脉皮瓣,文献中报道较多、技术比较成熟的都是动脉血营养的静脉皮瓣,即各类动脉化静脉皮瓣(AVF),而且主要应用在覆盖相对较小的手部创面上。

(一)动脉化静脉皮瓣的临床应用

1. 指腹缺损的修复
如图 1-15-15、图 1-15-16 所示。

2. 合并肌腱缺损的复合组织缺损的修复
如图 1-15-17~图 1-15-20 所示。

3. 合并指神经缺损的复合组织缺损修复
如图 1-15-21、图 1-15-22 所示。

4. 合并血管缺损的手指创面修复　对于同时合并皮肤及血管缺损的断指患者,再植时需要一期血管移植及创面覆盖,这是静脉皮瓣移植修复的最佳适应证,也是静脉皮瓣最早的临床尝试。针对合并指动脉缺损者宜选用 Goldschlag Ⅳ 型(C1P0 或 C1P1)静脉皮瓣,而对于合并指背静脉缺损的病例可采用 Goldschlag Ⅰ 型,即经过型纯静脉灌注皮瓣,因为这类缺损面积一般较小,皮瓣一般皆可顺利成活,这也是目前 Ⅰ 型静脉皮瓣移植的最佳适应证(图 1-15-23)。

5. 非手部创面的修复　虽然绝大多数静脉皮瓣都用于修复手部创面,但也有关于利用静脉

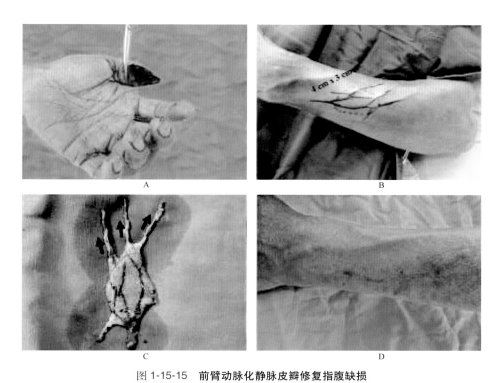

图 1-15-15 前臂动脉化静脉皮瓣修复指腹缺损

A. 切割伤致左拇指腹缺损；B. 皮瓣设计（左前臂）；C. 皮瓣血管蒂血流灌注示意图；D. 供区情况（术后 6 个月）

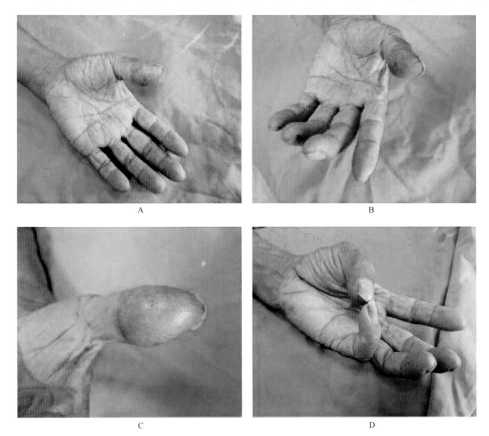

图 1-15-16 术后 11 个月随访

A~C. 拇指指腹正、侧面外观；D. 拇指对指功能情况

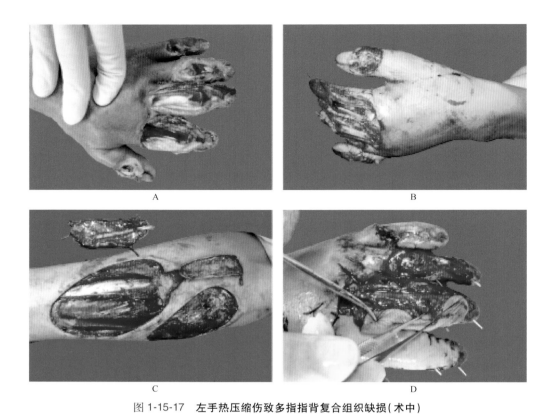

图 1-15-17   左手热压缩伤致多指指背复合组织缺损（术中）

A. 背侧外观；B. 清创后指背外观及局部皮瓣设计（覆盖拇指缺损）；C. 带掌长肌复合动脉化静脉皮瓣切取完成；
D. 复合静脉皮瓣、掌长肌腱修复中指伸肌腱缺损

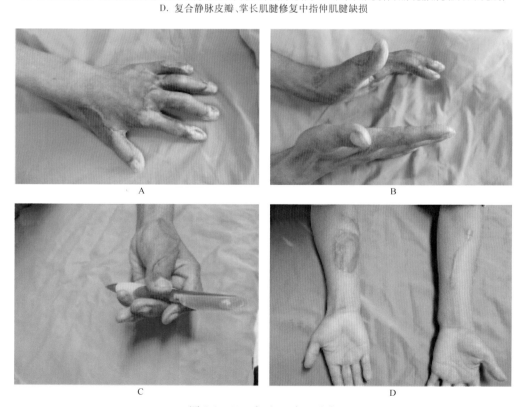

图 1-15-18   术后 15 个月随访

A. 背面观；B. 侧面观；C. 对指功能展示；D. 供区外观

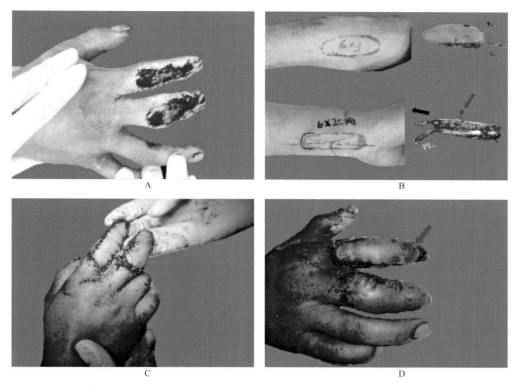

图 1-15-19 复合静脉皮瓣与传统生理皮瓣修复指背复合组织缺损的对比

A. 外伤致右示、中指指背复合组织缺损；B. 分别于同侧设计前臂背桡侧穿支皮瓣及带掌长肌复合静脉皮瓣分别修复中指及
示指指背软组织缺损；C. 皮瓣移植完成后包扎前皮瓣外观；D. 术后 10 天皮瓣外观(箭头示示指移植静脉皮瓣水疱形成)

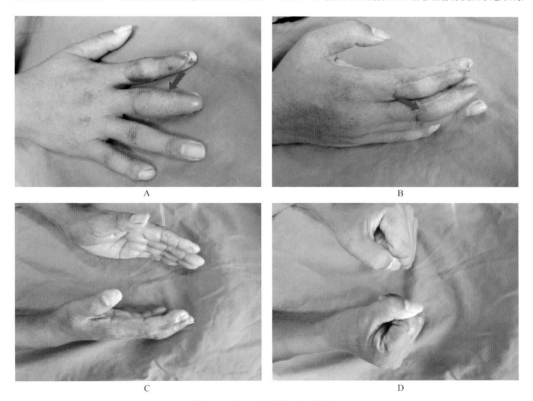

图 1-15-20 术后 13 个月随访

A、B. 正侧面外观(箭头示传统生理皮瓣仍略显臃肿)；C、D. 手指伸屈功能情况

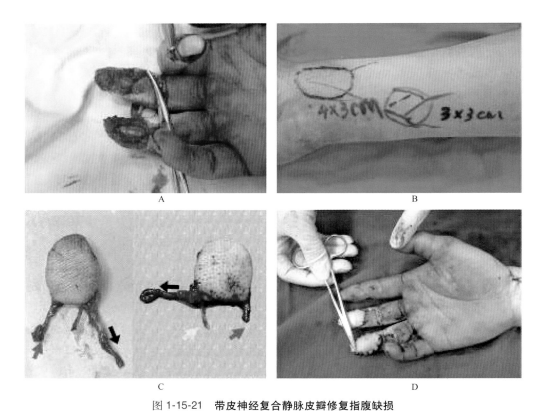

图 1-15-21　带皮神经复合静脉皮瓣修复指腹缺损

A. 外伤致右中环指腹缺损；B. 于同侧前臂设计带皮神经复合静脉皮瓣；
C. 皮瓣游离完成(红、黄、黑色箭头分别示灌注静脉、皮神经及回流静脉)；D. 术中皮瓣外观

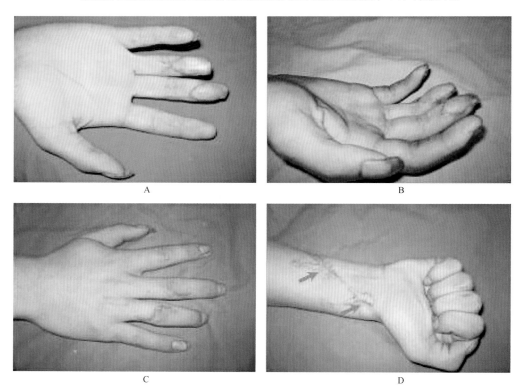

图 1-15-22　术后 9 个月随访

A、B. 皮瓣外观；C、D. 手指伸屈功能情况(箭头示供区瘢痕较明显)

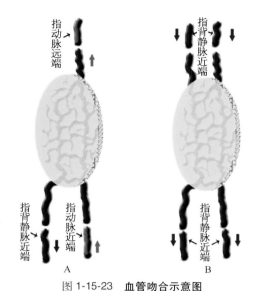

图 1-15-23 **血管吻合示意图**

A. 修复伴随指动脉缺损；B. 修复伴随指背静脉缺损

皮瓣修复头面部皮肤缺损的临床报道。1998年 Kovacs 等首先报道利用前臂动脉化静脉皮瓣（皮瓣平均大小 >20 cm²）修复口腔皮肤缺损获得了 60% 的成活率（6/10）。Rozen 等报道了 5 例 Ⅳ 型（A-V-A，C1P1）大隐静脉为中央血管的动脉化静脉皮瓣一期修复前臂软组织合并尺动脉或桡动脉缺损的病例（皮瓣平均大小 6.8 cm×15 cm），除 1 例部分表层坏死外，其余都顺利成活。作者采用动脉化小隐静脉皮瓣游离移植修复对侧小腿创面，术后创面修复，皮瓣成活良好（图 1-15-24）。由此可见，动脉化静脉皮瓣亦可修复中等大小的皮肤缺损，尤其适合于合并主干动脉缺损的病例。

（二）手术要点

1. 供区选择 对于手部创面的修复，由于所

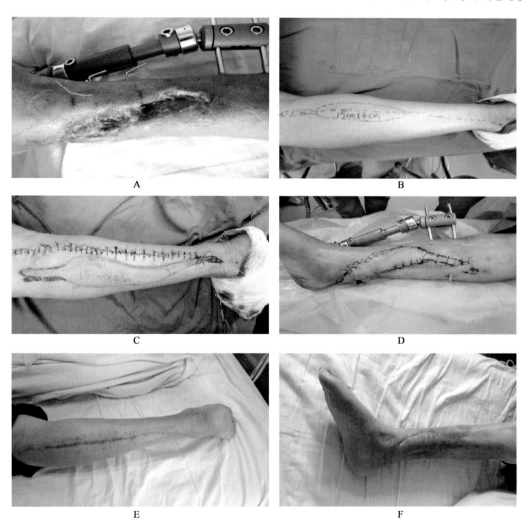

图 1-15-24 **动脉化小隐静脉皮瓣修复对侧小腿创面**

A. 术前小腿创面；B. 健侧小腿设计动脉化小隐静脉皮瓣；C. 皮瓣切取；D. 皮瓣移植；E. 供区创面一期缝合；F. 术后皮瓣成活

需皮瓣较小,主要以前臂(掌侧或背侧)及足部为供区;如需要修复相对较大创面(宽度>6 cm)则建议以小腿部为宜。

2. 皮瓣设计 根据实际需要,采用个体化的设计方案,如需同时重建血管缺损,宜选用主干型Ⅳ型(C1P1)静脉皮瓣;如同时需修复肌腱缺损,应设计以掌长肌为中心的Ⅲ型静脉皮瓣。建议首先低压止血带下(略高于患者的舒张压而低于收缩压)使供区静脉充盈而便于选择合适的皮瓣设计位置。

一般而言,皮瓣设计建议遵循以下基本原则:① 尽可能选取口径小的动脉作为输入灌注动脉。② 皮瓣供区宜选择在静脉网络相对丰富而非主干型(需要同时修复血管缺损者除外)的区域,输入输出,一般为至少1∶2为宜。③ 如选择主干型Ⅲ型或Ⅳ型静脉皮瓣,宜设计为C1P1或C1P2,如果分支静脉与主干相连,可采用结扎的方法,阻断其与主干中央血管直接相通;如采用C1P0,可于中央静脉中间予以结扎,血流动力学改建以增加皮瓣的灌注。

3. 受区血管的搭配及注意事项 对于手指创面的修复,输入端需与指动脉吻合,输出端与指背静脉吻合。由于局部血管蒂需背侧(指腹部缺损,输出端需与指背静脉吻合)或掌侧转移(指背皮肤缺损,输入端需与指动脉吻合),故皮瓣切取时要充分估计所需的血管长度,如图1-15-25所示。

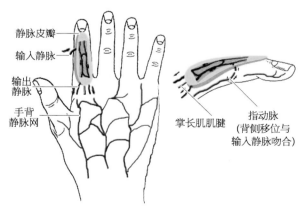

图1-15-25 动脉化静脉皮瓣血管吻合示意图

(三)术后监测

静脉皮瓣术后除显微外科皮瓣移植术后常规监测及处理外,需注意该皮瓣术后往往出现不同程度的肿胀、淤血、水泡形成以及表皮脱落等情况(图1-15-26);有时甚至肿胀淤血较重。对生理皮瓣而言如发生类似状况,皮瓣最终大多以坏死为结局;而对于静脉皮瓣而言,多数最终可以成活(图1-15-26)。

(四)影响动脉化静脉皮瓣成活的主要因素

早期Inoue等的临床观察表明,AVFs的成活状况似乎与皮瓣的大小密切相关,小型的静脉皮瓣成活率要高于相对较大的静脉皮瓣。然而,随着临床经验的积累,近期大宗的临床报道表明皮瓣的大小与皮瓣的成活状况并无直接联系。最近,Woo等报道了154例AVFs以修复手部各类创面,按皮瓣大小分为大(>25 cm^2,$n=42$)、中($10\sim25$ cm^2,$n=64$)、小(<10 cm^2,$n=48$)三组,最终的观察结果表明,三组之间皮瓣的成活状况并没有显著差异。

但是,现有的临床观察结果显示皮瓣的供区与其成活质量息息相关。取自足底内侧、大小鱼际的小型AVFs用于修复指腹缺损,其成活状况与生理皮瓣基本类似,一般不会出现水疱、淤血等状况(图1-15-27)。这可能与这些供区的静脉网络、皮肤结构等和前臂供区有着较大区别有关。因此,对于指腹缺损而言,足底内侧可能是最佳供区。

(五)改善动脉化静脉皮瓣成活的策略

为了改善动脉化静脉皮瓣的成活状况,尤其是为了获得稳定成活的大型动脉化静脉皮瓣,许多学者进行了一系列的基础研究和临床尝试,主要技术策略为外科延迟技术(surgical delay)及预动脉化技术(prearterialization)。这两项技术都可显著扩大皮瓣的成活面积,改善皮瓣的成活状况,但由于该类技术都需要二次手术,治疗周期长(>3周),临床实用性不大。笔者将这两项技术相结合,动物实验结果显示可将预制周期缩短为1周,这将大大增强这一技术的临床实用性,将为特定病例提供备选处置方法。如今,该技术已成为断指再植、复合组织再植的常规技术。

针对动脉化静脉皮瓣术后普遍出现的静脉淤血、皮瓣肿胀、水疱形成等血流动力学超灌注状况,笔者尝试通过血流动力学改建的方式,使之成为一种"类生理性"灌注模式,如图1-15-28~图1-15-31所示。通过中心结扎中央静脉,造成输入端与输出端的压力差,形成一种类似生理性灌注的血流动力学模式,将初始的"一体化"灌注模式改建为"分体式"灌注模式,从而实现皮瓣"生理性"改建的研究目的。研究结果表明,这一改建方式可有效改善皮瓣的灌注状况,阻止其血流超灌注状态的形成,从而最终促进该皮瓣的成活。这一研究发现为该技术的临床应用提供了理论支持。

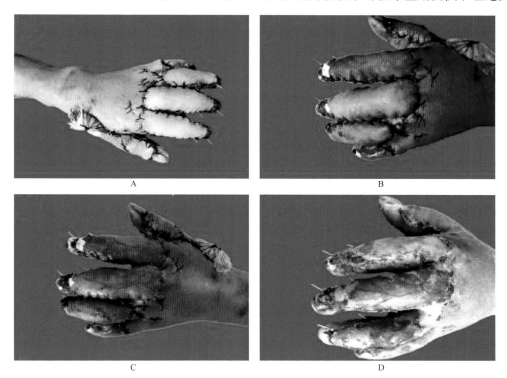

图 1-15-26　动脉化静脉皮瓣移植术后动态演变

A. 皮瓣移植术后即时情况(皮瓣略显苍白);B. 术后 2 天(皮瓣肿胀、淤血);
C. 术后 7 天(皮瓣肿胀、淤血更加明显);D. 术后 2 周(肿胀消退,表皮局部脱落)

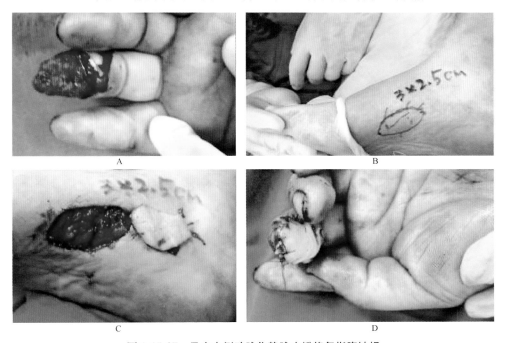

图 1-15-27　足底内侧动脉化静脉皮瓣修复指腹缺损

A. 外伤致左中指指腹缺损;B. 于足底内侧设计动脉化静脉皮瓣;C. 皮瓣游离完成;D. 皮瓣移植完成;

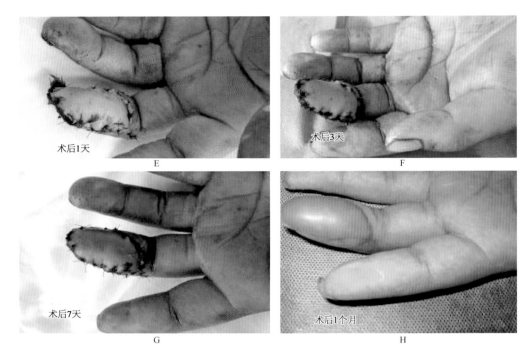

图 1-15-27（续）

E~H. 术后 1、3、7 天及 1 个月皮瓣外观

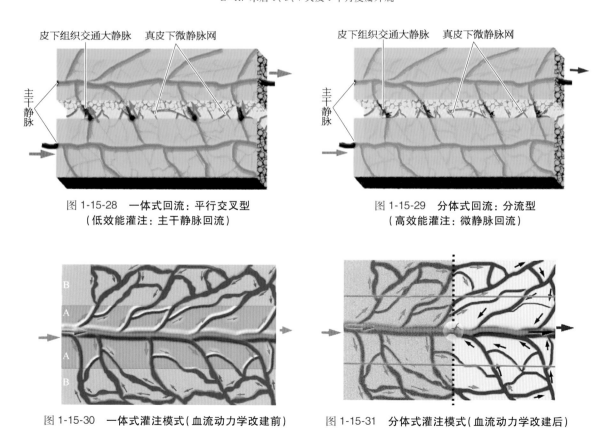

图 1-15-28　一体式回流：平行交叉型
（低效能灌注：主干静脉回流）

图 1-15-29　分体式回流：分流型
（高效能灌注：微静脉回流）

图 1-15-30　一体式灌注模式（血流动力学改建前）

图 1-15-31　分体式灌注模式（血流动力学改建后）

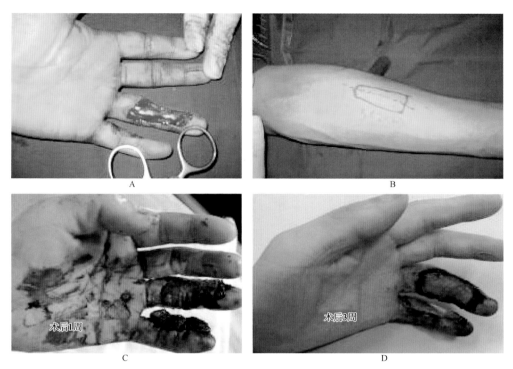

图 1-15-32　一体式灌注模式病例展示

A. 外伤致左环指指腹缺损(并小指桡侧皮肤缺损);B. 同侧前臂设计 flow-through 一体式灌注动脉化静脉皮瓣修复环指皮肤缺损
(小指皮肤缺损行皮片移植术);C. 术后 1 周外观(环指皮瓣淤血肿胀明显);D. 术后 3 周皮瓣大部成活

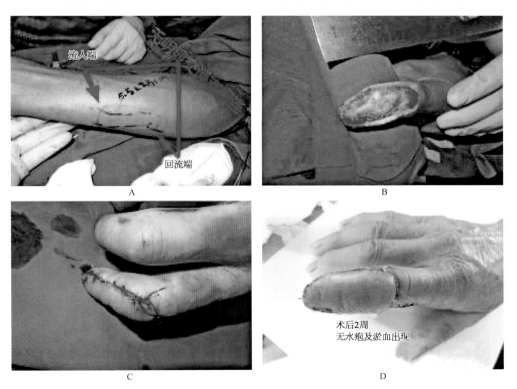

图 1-15-33　分体式灌注模式病例展示

A. 皮瓣设计(输入灌注端与输出回流端未直接相通);B. 外伤致右食指中末节背侧皮肤缺损;
C. 皮瓣移植完毕外观;D. 术后 2 周外观

静脉皮瓣作为一种非生理性皮瓣,虽然其确切的成活机制至今未明,对其成活稳定性的认识也不很统一,但结合近 30 年的临床实践,尤其是近 5 年来实践表明,如果合理把握手术适应证,科学选择皮瓣供区和类型,动脉化静脉皮瓣可以成为传统皮瓣良好的替代修复方式,尤其是对于某些手部创面而言,该类皮瓣有其自身优势;静脉动脉化技术理念的推广和应用,将为修复重建外科提供新思路。

(闫合德　高伟阳　梁启善　陈德松　沙　轲)

第十六节　皮肤软组织扩张术

一、皮肤扩张术的基本概念

皮肤软组织扩张术(skin tissue expansion),简称皮肤扩张术,是将皮肤软组织扩张器(简称扩张器)置入正常皮肤软组织下,通过向扩张囊内注射液体增加扩张器容量,在皮肤软组织深面对表面皮肤产生膨胀压力,使皮肤面积被扩展,并促进细胞分裂、增殖,从而获得"额外"皮肤,利用新增加的皮肤软组织转移进行组织修复和器官再造的一种方法。

皮肤软组织扩张的原理如同怀孕妇女,随着胎儿的生长腹部的皮肤软组织逐渐扩张;或肿瘤患者随着瘤体增大导致的表面皮肤增长扩张。

现代皮肤扩张术的创始者是美国整形外科医师 Radovan,他和生物医学工程师 Schulte 合作研究了第一个皮肤软组织扩张器。1982 年 Radovan 首先在美国整形外科杂志上发表了应用报告。

在我国,张涤生等于 1985 年首次在国内报道了皮肤扩张术在 10 例烧伤后遗畸形中的应用。从 1985 年底国产皮肤扩张器的研制与应用在西安、重庆、成都、天津、北京、上海先后展开,西安第四军医大学附属西京医院、上海交通大学医学院附属上海第九人民医院、北京大学附属第三临床医院、整形外科医院等先后有较多的应用经验报道。1991 年 9 月,鲁开化、艾玉峰主编的专著《皮肤软组织扩张术》出版。在许多整形外科学者的努力下,皮肤扩张术在我国已经得到了比较广泛的开展,并已经积累了比较丰富的实验研究资料和临床经验,该项技术已成为整形外科常规治疗手段之一。由于扩张产生的皮肤颜色、质地、结构和毛发均与受区相近似,是比较理想的修复材料,并且扩张产生的皮瓣多数能保存感觉神经,供区继发畸形小,具有传统的整形外科治疗方法不可比拟的优点。它与皮管、取皮鼓、显微外科技术、轴型皮瓣等发明或应用一样,是整形外科发展史上具有里程碑意义的成果,是一种全新、安全有效、可广泛应用的整形外科新方法。

在本书中为什么要提到皮肤软组织扩张术呢?因为在临床医疗实践中已经证实:皮肤软组织扩张术形成的"额外皮肤"虽然也可以作为"游离皮片"供皮的来源,但绝大多数情况下是作为皮瓣的形式而加以利用的,也可以理解它是皮瓣应用的扩大,解决了皮肤供区范围不足及克服皮瓣移植术存在的臃肿及供皮瓣区面积不足等缺点。

二、皮肤扩张术的基础研究

对扩张术的实验研究,主要从不同的角度观察皮肤扩张的机制,探讨扩张时皮肤面积增加的来源,扩张对组织形态学及生物化学的改变,以及扩张后局部血运的影响等。

(一)皮肤扩张后局部组织面积的增加和来源

皮肤经一定量的扩张后,一般可使面积增长 $80\% \sim 140\%$。目前认为皮肤扩张后表面面积的增加主要由以下 3 个方面组成。

1. 生物性生长　局部组织细胞接受扩张刺

激后,在扩张应力的作用及间接产生的局部缺血缺氧等刺激作用下,促使局部组织细胞增殖,使细胞的绝对值增加。Vander Kolk 的实验证实,皮肤纤维组织扩张后有重新排列向外扩展的现象,而皮肤细胞间质明显增多,细胞有丝分裂增加,有新生的细胞形成。Austad 采用氚标记的胸腺嘧啶核苷放射自显影技术观测到,表皮细胞有丝分裂的增加在扩张进行 24 小时就非常明显,48 小时后有丝分裂增加了 3 倍。他认为单纯的机械性皮肤扩展,其面积增加是有限的,而细胞的增殖才是组织增加的主要来源。

2. 组织弹性扩张 由于扩张囊内压的不断增加,使得扩张局部表面张力不断增加。组织在张力的牵拉作用下发生结构变化,弹性伸展。同时,组织发生"蠕变"。弹性伸展的组织在去除张力后可能回缩,而"蠕变"所得到的组织在去除张力后并不回缩。

3. 周围组织移位 当局部表面张力增加时,使邻近的皮肤组织受到牵拉向扩张区移动。在猪背部扩张的实验中发现,经 6 周扩张后,组织移动所获得的面积,占扩张增加总面积的 10%~20%。

（二）对扩张后局部组织形态学的研究

组织在扩张后可引起一系列形态学变化。实验研究发现扩张 4~6 周后,可见真皮乳头层明显变薄,基底细胞间距明显增大,真皮网状层有部分弹力纤维断裂,胶原纤维变宽,排列松散。真皮及皮下组织变薄。皮下脂肪小叶间纤维隔增厚。Leighton 等发现扩张后皮肤毛细血管数量有明显增加。在猪的皮肤扩张过程中观察到,扩张后 6 周新生毛细血管芽增加了 62.9%,到 6 周左右新生神经末梢增加了 27%。

实验及临床结果均显示,当硅胶囊埋入体内后,2 周左右即在囊壁周围形成一层纤维囊壁。到 6~8 周时囊壁达到最厚,一般为 0.3~1.2 mm。在扩张囊基部,环绕囊周形成一圈更为增厚的纤维环。

实验还观察了扩张对其他组织形态的影响,如扩张可使肌纤维拉长或萎缩。Mustoe 认为扩张亦可使肌细胞增殖。对神经干扩张在掌握一定的扩张量及扩张速度时,可达到延长神经干长度的目的,且不引起神经损伤及功能障碍。

扩张对骨组织的影响,主要表现在扩张囊基部受压部位的骨皮质轻度吸收。当扩张囊取出后,即可逐渐恢复正常。

（三）扩张对局部皮肤组织血流动力学及氧分压影响的研究

通过核素微球标记技术,测定扩张前后毛细血管血流量及流速等指标显示,扩张是影响毛细血管灌注压的直接因素。皮肤表面当单位面积内的压力超过毛细血管灌注压时,局部血流将被阻断。鲁开化、艾玉峰等实验结果证实,当囊内压 <100 mmHg 时,对局部毛细血管灌注影响不明显;如果 >140 mmHg 时,局部血流将暂时中断,皮肤毛细血管充盈恢复时间 >30 s,甚至更长。

对于局部经皮氧分压（$TePO_2$）,测定显示当囊内压升至 140 mmHg 时,$TePO_2$ 值降为 0,经 10~20 分钟后,才开始回升。48~72 小时后才可恢复到注液扩张前水平。

（四）扩张对皮瓣活力的影响研究

人们已知传统的延迟术可以提高皮瓣成活能力,扩大成活面积。扩张术实际上是一种特殊的延迟术。经大量的研究证实,扩张对皮瓣活力的影响远远超过传统的延迟效果。Cherry 证实,扩张后皮瓣的成活能力比正常任意皮瓣高出 117%。而传统延迟任意皮瓣其提高皮瓣成活的最大效果仅达 48%。

（五）关于持续组织扩张术的基础研究

常规皮肤扩张术治疗周期较长,有较高的并发症,人们开始寻找一种快速、安全、有效的扩张方法。Logan 于 1987 年首先应用便携式恒压灌注系统进行持续稳压灌注扩张的方法,取得满意效果。后来,Wee（1992）采用了微电脑程序化控制,使持续注液的压力、时间和量都更为精细,临床应用更安全。

在基础研究方面,Schmidt（1992）用犬做实验动物,将持续扩张法与常规扩张法对照,结果显示前者的扩张面积明显高于后者。胡华新等（1995）测定两者血流量变化显示,前者血流量较后者有所降低,其后的研究证明扩张皮肤的生物学特性在移植后 3 个月内依然存在,3~6 个月逐渐恢复正常,表现为一个创伤愈合的过程。李江、鲁开化（1998）用家猪进行研究,结果显示恒压（5.3 kPa）持续扩张 6 天可获得常规扩张 27 天的结果。实验还发现持续扩张的皮肤净增面积比常规法减少4.7%,在面积的增殖来源中,靠移行增殖的面积较常规法高出 6.65%。说明持续扩张对外周皮肤的牵拉作用较强,但对总的增殖面积影响不大,且及时回缩率也未增加。持续扩张的安全性及实用性已被证实,但扩张毕竟是增殖与损伤并存的,选用时应根据需要而定。

三、扩张后皮瓣的特点与应用方式

通过前面的介绍,可以得知扩张后的皮瓣与未扩张的皮瓣相比有如下特点（或称优点）：① 皮瓣面积较原来的面积增大,供区有可能直接缝合。② 皮瓣变薄,修复后外观更趋正常。③ 皮瓣血供增加,活力增强,转移后更安全。④ 皮瓣切取简单、出血少。

临床应用的方式大约有如下几种。

1. 局部扩张　在病变边缘或邻位形成扩张皮瓣后通过滑行推进（图 1-16-1）、旋转移位（图1-16-2）,或交错皮瓣（图 1-16-3）的形成,转移到受区,一般不需要断蒂。

2. 远位扩张　由于病变或缺损周围的正常皮肤不敷应用,而在远隔部位行皮肤扩张,然后通过直接转移（图 1-16-4）或间接转移的方式转移至受区。直接转移又分为带蒂直接转移与吻合血管直接转移（图 1-16-5）两种方式,间接转移又可分为通过中间站携带（图 1-16-6）与蠕动法或跳行法（图 1-16-7）渐次转移。

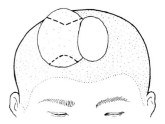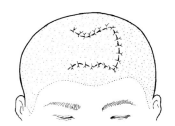

图 1-16-1　皮肤扩张后滑行推进皮瓣转移修复创面

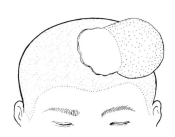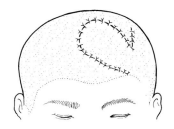

图 1-16-2　皮肤扩张后旋转皮瓣转移修复创面

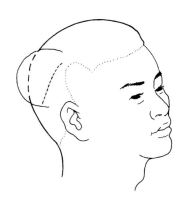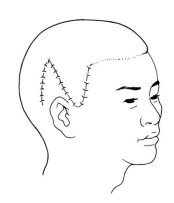

图 1-16-3　皮肤扩张后行交错皮瓣转移修复创面

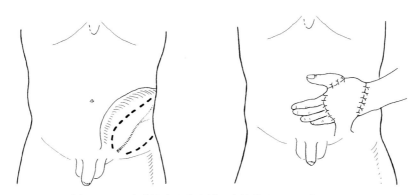

图 1-16-4   皮肤扩张形成皮瓣后直接转移至左手背创面上

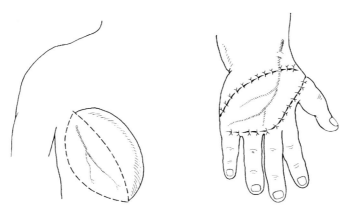

图 1-16-5   于左肩胛区扩张后形成皮瓣,通过吻接血管神经,
以游离皮瓣的形式转移至右手背

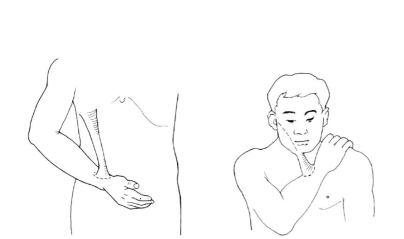

图 1-16-6   在右下腹部扩张后先形成皮管,通过中间站
(右腕)再转移至右面颊部修复创面

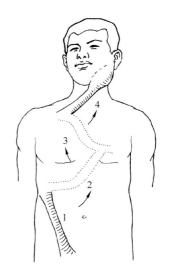

图 1-16-7   通过跳行法渐次转移

四、皮肤扩张术的手术方法与步骤

(一) 皮瓣供区的选择

只要病变与缺损区周围有可供应用的皮肤软组织,应尽量首先选用,因为颜色、质地、毛发、厚薄均比较匹配。

(二) 扩张器的选择

多选择大容量的扩张器,肾形、方形、长柱形,一个或多个。

（三）扩张器埋植的层次与方法

除了扩张是为了切取皮片或缺损的修复只需短暂扩张的病例，其他病例扩张器可埋植在皮下。典型、正规的扩张后皮瓣的形成，宜埋植于深筋膜与肌膜之间，以确保血管蒂的血管均在扩张囊的上方（图 1-16-8），以防损伤。剥离的方法为劈裂法，严防深一刀浅一刀，确保剥离平面的平整。

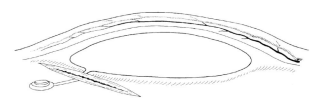

图 1-16-8　扩张器埋植的位置

若要形成轴型岛状皮瓣或游离皮瓣，扩张器应埋植在血管蒂的下方，在操作中注意勿损伤血管蒂

（四）注水扩张

扩张器植入后，注水扩张从术中即开始。一般在术中可视局部松弛程度，按扩张器大小，可注入 15%~20% 的容量，有时甚至达到 30%~40% 的容量。

术后 4~5 天，在未拆线前即可注水扩张。常规方法是 3~4 天注水 1 次，每次按额定容量的 10%~15%，张力大、皮肤紧的部位也可每次只注射 5~6 ml。不可操之过急，以免引起皮肤坏死、溃破等并发症。

扩张达到预定容量后应维持一段时间，特别是耳廓再造等一些需要塑形的手术，更需等待较长的时间（最好半年）。

（五）扩张后皮瓣的设计、切取与转移

（1）在手术前首先要预测扩张所产生的"额外皮肤"是否能满足修复的需要，需计算注水量（总量）、受区面积，并进行逆行试样设计。

根据多年来的经验积累，发现不同部位修复 1 cm² 面积所需的注水量亦不相同。现有的经验如下。

头部：1 cm² 的缺损需 3.5~4.0 ml 注水量。

面部：1 cm² 的缺损需 6.0~8.0 ml 注水量。

颈部：1 cm² 的缺损需 8.0~13.0 ml 注水量。

躯干、四肢：1 cm² 的缺损需 4.0~6.0 ml 注水量。

除采用注水量推算修复面积的方法外，还可用皮尺分区测量比试。总之，在安排二期手术前必须确认扩张产生的组织量已够修复用。方可安排二期扩张器取出、皮瓣转移修复术。

（2）多数手术可在强化加局麻下施行，但笔者采用的局麻药均为混合液。强化用哌替啶（度冷丁）加氟哌啶，首次各半量，即哌替啶 50 mg，氟哌啶 2.5 mg（成人）肌注或静脉输液中点滴。局麻药的配制如下。

0.5%~0.75% 布匹卡因 10 ml；

0.5% 利多卡因 10 ml；

0.5% 普鲁卡因（亦称奴佛卡因）100 ml；

也可加 5% 碳酸氢钠 5 ml；

加去甲肾上腺素 6~8 滴。

以上局麻药一般均能维持 4 小时以上，手术可以完全无痛。

（3）手术前要根据需要事先绘出切口线，手术时一般要先取出扩张器，进一步设计，而不要先将瘢痕或病变全部切除再来设计，万一皮瓣不够用就很被动。

多个扩张器埋入者，可以一个一个地取出，分别设计，完成后再做下一个。也可以先将多个扩张器一起取出，全面设计好后再一个个地做。手术时笔者多用手术刀切开真皮后，进一步的手术可用电刀及电凝下完成，这样出血既少，又不会损伤扩张器（因扩张器系惰性绝缘很好的硅胶材料制成，电刀直接切割也不会破损）。在修复中扩张后皮瓣是一半球体，如何将组织展平又不损伤主干血管甚为重要，要借透光试验观察皮瓣上的血管分布，切口尽可能不伤及主干血管。

（4）瘢痕或病变组织的局部或邻位扩张所形成的扩张后皮瓣，在修复时多采用任意型皮瓣的局部转移，即选用滑行推进皮瓣、旋转皮瓣或交错皮瓣修复，或 2 种以上形式综合。上述 3 种皮瓣一般蒂均较宽，故少有血运障碍之虑。但缝合后不应有过大的张力，否则仍然可致皮瓣血运障碍，甚至有坏死的可能。

（六）扩张后皮瓣使用的方式

1. 任意型皮瓣及转移方式

（1）局部转移：须用滑行推进、旋转或交错等

形式,单一的或复合的。

（2）直接带蒂转移:如腹部直接转移至手部。

（3）通过中间站间接转移:如胸、腹部扩张后皮瓣可先转移至腕部(蒂部形成皮管),再转移至头面或上、下肢。

2. 轴型皮瓣及转移方式

（1）直接携带皮瓣:胸部直接转移至头面部,或腹部直接转移至上肢,上肢(前臂、上臂)直接转移至鼻部。

（2）带蒂岛状瓣:从额部转移至鼻部、眼部等,从肩背部转移至腋部或上臂、胸部。

（3）吻合血管的皮瓣转移:如扩张后的肩胛区皮瓣可以转移至身体任何部位。

五、扩张后下腹部皮瓣的临床应用

【应用解剖】

下腹部皮肤的血液供应是多源性的,计有 3 组:第一组是肋间后动脉的分支与外侧皮神经伴行。第二组腹壁上动脉与腹壁下动脉的前穿支达皮下。第三组是发自股动脉的旋髂浅动脉、腹壁浅动脉与阴部外浅动脉。扩张后的皮瓣既可以某一血管为轴心形成轴型皮瓣,也可不带轴心血管做任意型皮瓣使用。

【适应证】

下腹部皮瓣扩张后主要用于:① 手部烧、创伤后的晚期修复,特别是有肌腱、骨关节损伤的晚期修复。② 通过手腕等部位的中间站携带至面、颈部及下肢,包括鼻再造等均可。

【手术方法】

1. 皮瓣设计 根据病变组织大小,决定下腹部皮瓣的大小范围,选择大小与形状合适的扩张器,一般多选择 450~600 ml 大肾形的扩张器,最好是定向扩张的类型(即向上扩张、基底部加厚)。

2. 手术步骤 在预定形成皮瓣处的边缘做一长为 5~6 cm 切口,深达深筋膜下与肌膜(或腱膜)之间,剥离形成腔隙。此腔隙的大小,一般宜超过扩张器周边 1 cm。另外在扩张囊的旁边再剥离较浅的腔隙,作为安放注射阀门的地方。边剥

离边止血,剥离完成后宜仔细地再检查一下创基及皮瓣上有无遗漏的出血点,再次予以止血。检查无渗血后即可将负压引流管及扩张器埋入,在埋植扩张囊前需事先向扩张囊内注水 10~20 ml,并检查扩张器有无渗漏、破损情况。证实完整无损后即可植入。分层缝合伤口,在缝合伤口前要将扩张器向内推开,将皮瓣边缘与创基深部做固定缝合 3~4 针,以确保扩张囊不会突出到伤口内来(图 1-16-9)。然后再分层缝合皮下及皮肤。负压引流管予以缝合固定,此时需通过皮肤用 4 号半小针头穿刺注射阀门,并向其中注入含庆大霉素(8 万单位)、地塞米松(5 mg)的生理盐水或甲硝唑溶液(20 ml 左右)。术中注水一方面可检查注射阀门及导管有无倒置、折叠等;另一方面,适量注水后可以使扩张囊膨胀,防止折叠及成角。另外,还有一定的止血及消灭无效腔的作用。注水至皮肤开始有些苍白为止,至此扩张器一期埋植手术即告完成。

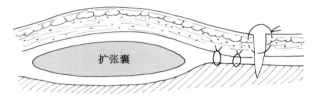

图 1-16-9 为防止埋植的扩张囊突至伤口处,需将皮瓣边缘与深部组织缝合固定后再缝合伤口

在术后 4~5 天即可开始注水扩张,每次注水量为额定容量 10%~15%,常规扩张间隙时间为 3~4 天。经过 2 个月左右的注水扩张,产生的"额外皮肤"已够修复使用时,即可考虑行扩张器二期手术。

扩张器二期手术首先是根据病变创面的大小,设计扩张后皮瓣。一般尽可能做到扩张后的皮瓣一半用于创面修复,另一半关闭供皮瓣区创面,这样就可以不要另行植皮关闭创面。用于转移修复手部的皮瓣设计要比创面大 10%~15%。皮瓣形成后要转移至受区,再次测量或比试证明可行后,才开始切除瘢痕或病变组织。在操作中要注意将创缘保留一部分皮肤反折下去,与皮瓣之创面瓦合,形成密闭的无创面外露的蒂部。皮瓣下常规留置负压引流(2~3 天后再拔除)。

【典型病例】

病例一：腹部扩张皮片修复手部创面。

患者男性，21岁。双手深度烧伤后瘢痕增生、挛缩，右手严重爪形手畸形，左手部分残缺。由于早期全身烧伤面积很大，供皮区缺乏，双侧下腹部虽然被二度烧伤，但仅留下浅在的瘢痕，除颜色稍白外，柔软可用。因而决定采用下腹部为供皮瓣区，第一次手术右下腹侧埋植450 ml大肾形扩张器1个。术后7天开始注水扩张，经过68天的扩张后右侧下腹部扩张器内已注水986 ml，形成皮瓣后转移至右手背，使屈曲的掌指关节得以恢复功能。1个月后再次入院左下腹埋植450 ml扩张器，术后常规扩张共注水1 020 ml。此次扩张产生的额外皮肤准备作为全厚皮片的供区，用于修复左手掌面的瘢痕挛缩（图1-16-10）。

病例二：腹部扩张皮瓣转移行全鼻再造。

患者男性，24岁。头面部及双上肢烧伤后瘢痕及手指残缺畸形，鼻尖、鼻小柱及鼻翼大部缺损。利用扩张后的下腹部皮瓣，先形成皮管转移至左手拇指处，通过此中间站携带皮瓣行全鼻再造（图1-16-11）。

六、扩张后胸三角皮瓣的临床应用

【应用解剖】

胸三角皮瓣是前胸上部范围较广的一个皮瓣，上界为锁骨，下界在乳头乳晕上方，外界为腋前，内界为胸骨柄旁开2 cm处。该区也是多源性供血，除选用的胸廓内动脉Ⅱ、Ⅲ穿支为蒂外，供养该区的血供来源尚有胸肩峰动脉皮支及颈横动脉颈段皮支（图1-16-12）。血管造影显示它们之间有较多的交通吻合支（图1-16-13）。

【适应证】

扩张后胸三角皮瓣在临床上应用最多的是修复面、颈部瘢痕，肿瘤（黑痣及血管瘤等）切除后的缺损，以及鼻缺损的修复与再造等。

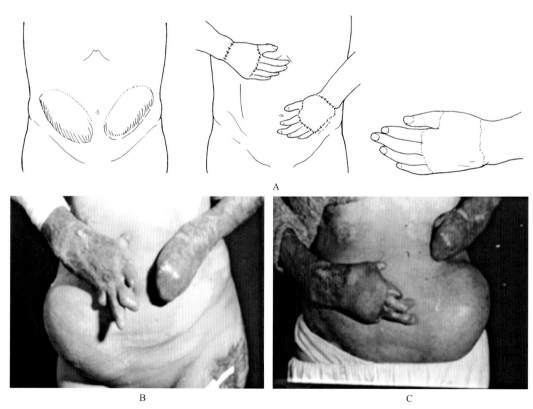

A

B   C

图1-16-10　腹部扩张皮片修复手部创面

A. 示意图；B. 右下腹皮肤扩张后；C. 示右手背皮瓣修复后及左下腹埋植扩张器
扩张完成后准备作为全厚皮片供区，修复左手掌面瘢痕挛缩

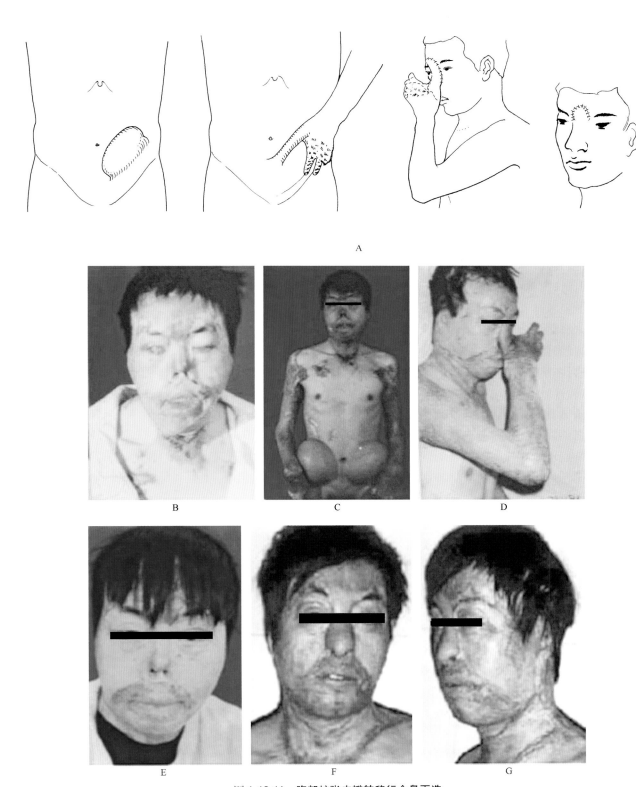

图 1-16-11 腹部扩张皮瓣转移行全鼻再造

A. 示意图；B. 术前；C. 腹部扩张后；D. 通过手为中间站带至鼻部；E. 鼻再造前；F、G. 全鼻再造术后正侧位

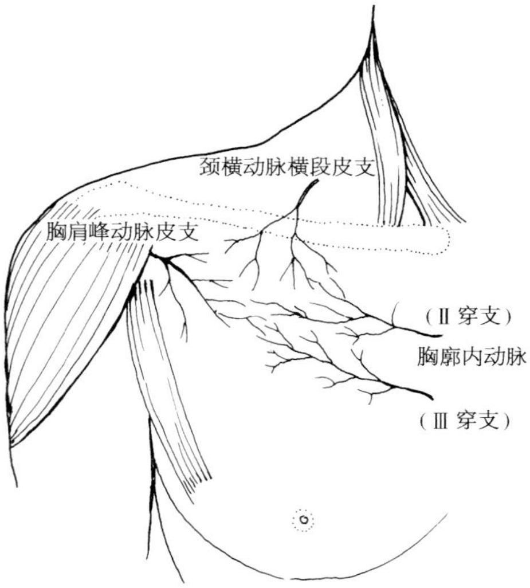

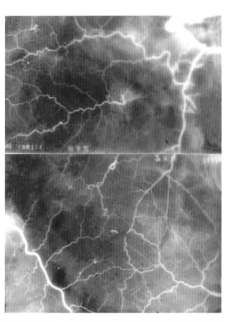

图 1-16-12　颈胸部皮瓣血供解剖

图 1-16-13　主干血管间有广泛的交通吻合支

【手术方法】

切口选择：胸三角皮瓣的扩张有 2 个入路可供选择，一个是在锁骨下斜切口；另一个是胸前双侧近腋皱襞处。剥离的层次在深筋膜与胸大肌肌膜之间，在外上方可以稍薄，可在深浅筋膜之间，但向内剥离时要厚一些，一定要让胸廓内动脉的Ⅱ、Ⅲ穿支在上方且勿损伤，其他操作和注意事项与下腹部皮瓣相同。不一一赘述。

【典型病例】

病例一：胸三角皮瓣修复全颜面部瘢痕。

患儿男性，8 岁，火焰烧伤颜面部致下颌发育受限（小颌）、下唇外翻不断流涎。在双侧胸三角区各埋植 450 ml 扩张器 1 个，术后慢慢注水扩张，术后 10 个月右侧已注入生理盐水 1 200 ml，左侧为 1 180 ml，再次住院后形成 11 cm × 13 cm 的皮瓣，转移至双侧颜面部，从鼻旁至耳前，胸部创面可以直接缝合，半年后断蒂将剩余的皮管舒平，修复下唇及颏颈部（图 1-16-14）。

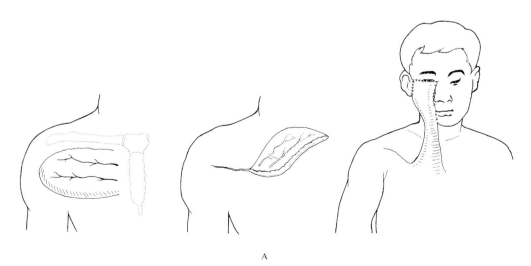

A

图 1-16-14　胸三角皮瓣扩张后修复全颜面部瘢痕
A. 示意图

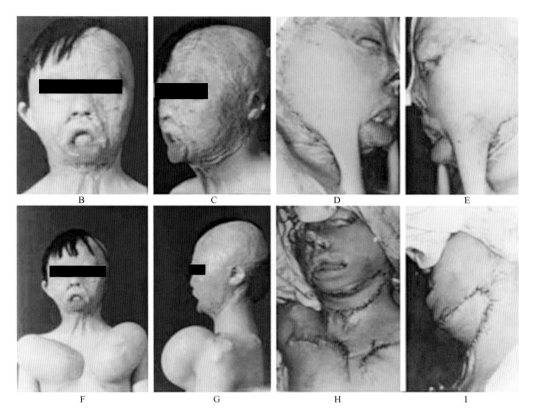

图 1-16-14(续)

B、C. 术前；D、E. 胸三角区扩张后；F、G. 皮瓣转移至双侧面部；H、I. 断蒂时将皮管舒平修复下唇及颏、颈部

病例二：胸三角皮瓣行全鼻再造。

患者女性，36 岁，整个颜面烧伤鼻缺损，因额部为深二度烧伤，愈合后形成瘢痕，已不能应用作为供瓣区，故采用右胸三角区皮瓣扩张术。埋植450 ml 肾形扩张器，扩张至 860 ml，以后形成三叶皮瓣转移至鼻部进行全鼻再造。照片示术前、右胸前扩张及全鼻再造后的情况（图 1-16-15）。

七、扩张后肩胛区与背阔肌皮瓣的临床应用

【应用解剖】

肩胛区皮瓣与背阔肌皮瓣的供血动脉从总干上看是一个，即肩胛下动脉。此动脉向后穿过四边孔，分为旋肩胛动脉，其主干继续下行，分为胸背动脉及前锯肌支。旋肩胛动脉是肩胛区皮瓣的供养动脉，而胸背动脉是背阔肌肌瓣的供养动脉。因此，在临床上有时为了巨大缺损的修复，可以从肩胛下动脉处切取，既包括肩胛区，又包括胸背阔肌区的巨型皮瓣。

【手术方法】

放置扩张器扩张时需考虑临床的需要，若不需太大的皮瓣则可单独放置在肩胛区，蒂部即用旋肩胛动脉。在放置扩张器时仔细分离辨认旋肩胛动脉及伴行静脉，将扩张器放置在其下方。也可以只形成背阔肌肌皮瓣，扩张器则需放置在胸背动、静脉之下方。其他操作前已述及。

【典型病例】

患者男性，25 岁，战士，全身严重深度烧伤，早期下颌、颈部曾植皮修复，但颜色深暗，患者要求更换。在肩胛背阔肌下方埋植多个扩张器（450 ml 1个，170 ml 1 个），注水扩张总量在 980 ml，形成27 cm × 10 cm 的游离皮瓣，转移至下颌及颈部，获得较好的效果（图 1-16-16）。

身体各部能形成皮瓣的供皮瓣区，均可事先埋入扩张器进行注水扩张，然后根据修复的需要形成各种类型的转移皮瓣。

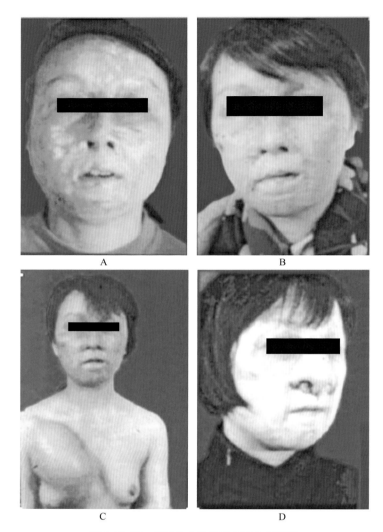

图 1-16-15　胸三角皮瓣扩张后行全鼻再造

A、B. 术前；C. 右胸三角区扩张后；D. 全鼻再造术后

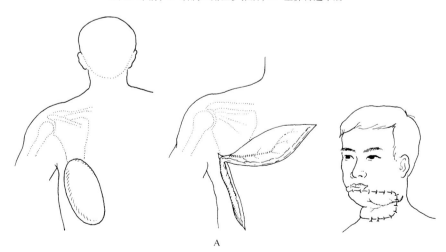

图 1-16-16　肩胛背阔肌皮瓣扩张后修复颈及下颌部缺损

A. 示意图

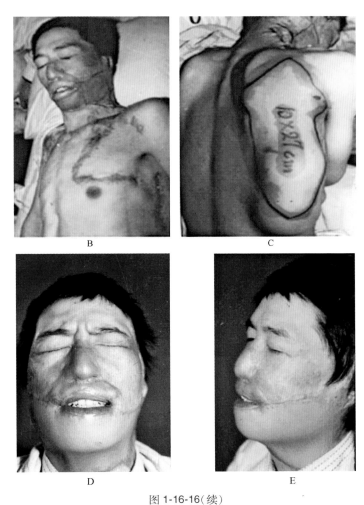

图 1-16-16（续）

B. 术前；C. 肩胛和背阔肌区扩张后及游离皮瓣的设计；D. 术后正位；E. 术后侧位

（宋保强　鲁开化）

第十七节　皮瓣预构技术

在 20 世纪 70 年代前，复杂组织缺损的修复重建常需进行多次手术。随着轴型皮瓣、吻合血管的游离组织移植及肌皮瓣的开发利用，本需多次手术才能修复的组织缺损，现在只需一次就可完成。然而由于局部血管分布的限制、血管的变异及供皮瓣区的功能障碍等问题，使某些疾病或创伤的修复仍存一定的困难。为了解决组织移植受血管分布的局限，以及组织供区来源不足、与受区不匹配等问题，从六七十年代起，有学者开始了预构皮瓣的基础研究与临床应用，用于修复复杂的组织缺损。这一技术能够在原本不具有轴型组织血供的区域将可供吻接的血管束（包括动、静脉）转移到该区域的皮下，或先将修复缺损所需的组织（复杂形状或复合组织）预先转移至有轴型血管载体的区域,经过一段时间的再血管化,这些组织就可以形成满足受区修复所需的轴型皮瓣。

一、组织预构技术的命名

预构皮瓣一度也有人称之为"预制皮瓣""预置皮瓣"等,名称不太统一,容易产生混淆,其英文名称也有两种:prefabricated flap 与 prelaminated flap。目前学术界比较公认的称谓是我国学者沈祖尧与美国学者 Pribaz 提出的,将预构组织分为两类,分别称为预构皮瓣(prefabricated flap)与预制皮瓣(prelaminated flap)。

本文所讨论的组织预构技术实际上包括了这两种类型。两者的区别在于:"预构"是将轴型血管载体(知名血管蒂或筋膜组织瓣)移植于本来没有知名血管的部位(或区域)的某一层次(常用的是皮下组织层),其目的是在随意性血供的皮肤软组织区域形成轴型血供,以植入的血供为蒂形成新的轴型皮瓣进行转移。而"预制"的过程正好相反,是将皮肤、骨、软骨等不含轴型血供的组织移植于已有知名血管的部位,其目的是使单一的轴型皮瓣包含更多的组织,或更加适合受区缺损的形态以修复复杂的缺损。

例如,将颞浅筋膜瓣翻转至颈部皮下并埋置扩张器,二期利用扩张的颈部皮肤来修复面部缺损,这一携带了颞浅筋膜作为血供的颈部扩张皮瓣是预构皮瓣。如果将软骨支架及皮肤衬里移植于额部皮瓣内,预先在额部制作出外鼻的立体结构,二期使用含有软骨支架及衬里的立体额部皮瓣修复全鼻缺损,该携带了滑车上血管的复合组织瓣就是预制皮瓣。不论是预构还是预制,都要通过两期手术,通过组织的再血管化过程,最终形成一块新的根据受区缺损需求"定制"的轴型组织瓣。

二、历史回顾

Diller 等最早于 1966 年证明犬的含血管回肠片段能够维持预构皮肤皮下组织的成活,并提出了预构的概念,他认为通过预构的手段可形成本不存在的皮瓣或复合组织瓣。Washio 于 1971 年在犬的模型中预构以肠系膜动、静脉为蒂携带腹壁组织的轴型皮瓣。Erol 于 1976 年将皮肤覆盖到犬股部血管表面,并以此形成局部带蒂皮瓣转移修复创面获得成功。

我国学者沈祖尧在 1981 年将血管束植入任意皮管形成轴型皮瓣取得成功,并指出植入的层次与受区接触的密切程度对预构皮瓣再血管化有重要意义。1981—1987 年,先后有人利用转移动、静脉预构骨、软骨。在临床上,Orticochea 于 1971 年应用颞浅动、静脉转移到耳区预构皮瓣进行全鼻再造。沈祖尧在 1982 年利用股外侧血管预构大腿内侧皮瓣,利用预构皮瓣游离移植修复颈部瘢痕获得成功。以上是预构皮瓣发展的最初历史。实验和临床上的应用成功,展示了预构皮瓣的发展前景。时至今日,大网膜血管蒂、单纯血管束(动静脉束,单纯静脉,或通过动、静脉瘘使静脉动脉化)、肌肉血管蒂及异体血管束都可作为预构皮瓣的血供来源,而身体各部位都可被预构成轴型皮瓣。

然而,"预构(prefabrication)"在运用过程中逐渐失去了其特异性。如 Khouri 等将延迟、组织扩张,血管化骨、软骨等组织统称为"预构皮瓣"。在 1994 年,Pribaz 首先引入了"预制(prelamination)"的概念。他认为预构皮瓣是指将血管载体(如血管束、肌肉瓣、筋膜瓣)埋置在皮瓣下方所构建的轴型皮瓣组织,而预制皮瓣是指将不同组织、器械和材料等埋置在皮瓣下方,用以构建"定制"的复杂结构,如鼻、耳等组织,该定义一直沿用至今。Chiang 等和 Dabernig 等分别应用预制技术构建了外耳和阴茎并用以移植,获得了良好的临床效果。

三、组织预构技术的特点

利用组织预构技术,最大的优势是可以按照受区的需要来"定制"供区组织,以此来得到更好的修复效果。组织预构技术尤其适合颜面部的修复,因为面部有眼、鼻、口等重要器官,形态复杂,而且对修复的外观要求是最高的,皮瓣的厚度与颜色质地都必须与受区匹配,才能得到良好的修复效果。按照整形外科"以相似的组织修复缺损"的原则,与面部最匹配的皮肤供区是颈部,其次是前胸部,而这两个部位都缺乏优势的轴型血管。利用预构皮瓣我们可以在颈胸部形成较大的轴型皮瓣,结合扩张器的使用还可以得到较薄的皮瓣,最终可以得到与面部皮肤最接近的修复效果。而如果颜面部存在复杂缺损,如鼻缺损、牙槽缺损等等,利用预制皮瓣可以先构建出符合五官缺损形状的供体组织,得到更好的修复效果,同时还能减少手术次数。

预构皮瓣还有一个特点,就是常常结合扩张器、显微外科等技术进行应用。植入轴型血管蒂通常需要借助于显微外科技术,而植入血管筋膜蒂的同时可以很方便地放置扩张器,扩大供区皮肤组织的范围,也有利于一期关闭供区。此外扩张器将筋膜蒂与其下方的组织相隔绝,一定程度上也能够促进其与供区皮肤软组织的血管化,缩短手术间期。总之,组织预构技术结合运用了整形外科的多项技术,很好地体现了皮瓣外科的艺术性与创造性,值得我们去开发和灵活使用。

不论是预构还是预制,手术都需要分两期进行,一期将血管载体与供体组织相复合,经过一段时间血管化后形成新的轴型皮瓣,再行二期手术,这也是组织预构技术的一个特点(图 1-17-1)。

四、预构组织的血供基础

预构皮瓣的形成过程,实质上就是轴型血管(筋膜)蒂与供区皮肤软组织再血管化的过程。神经、血管侧支发芽是生物学的基本原理,这也是预构组织再血管化的理论基础。实验研究与临床观察均已证明,将皮片移植到动静脉瘘管上面,或在有丰富血供的浅筋膜上,经过一段时间血管即长入皮片,它们之间形成了丰富的血管网。通过微血管造影等先进的实验技术已经观察到血管化的过程。血管束植入 2 天后即有新生血管从血管旁原有的微动脉、微静脉及毛细血管以发芽的形式向外呈角状或球形突生长,并逐渐形成丰富的树丛状血管网,术后 4~6 天开始出现血管间的吻合。吻合血管早期呈毛细血管样,渐向静脉样转变,最后呈动脉样结构。术后 1~2 周就开始建立但还不够充分,术后 3~4 周有较多的新生血管形成并连接血管束与真皮下血管网,术后 6~8 周血管束与真皮下血管网间的毛细血管丛已减少。这一血管化的过程还存在很多影响因素,血管束植入的层次与受区密切接触对再血管化非常重要,预构皮瓣血管化过程是由植入血管束远端及围绕血管束为中心开始逐渐遍布至整个皮瓣。另外,血管束的新生能力与组织缺氧、巨噬细胞、血管内的压力高低及血管周围组织内血管分布的密度有关。有人认为术后 14 天预构皮瓣就可以完全成活,但多数学者认为术后 3~4 周才安全、可靠。

为了加快血管化过程,国内外学者尝试了很

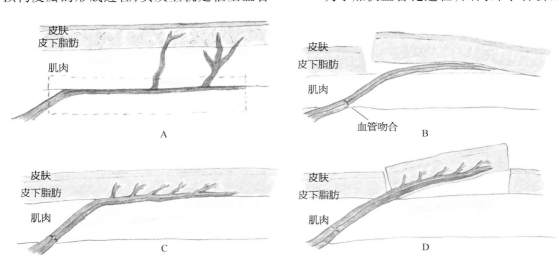

图 1-17-1　预构皮瓣形成过程示意图

A. 切取一块知名血管蒂及其供养的筋膜组织;B. 将血管载体移植到别的需要预构的部位皮下,与该区域的知名血管进行吻合;
C. 经过一段时间,植入的血管载体和周围皮肤组织之间再血管化,形成预构皮瓣;D. 切取预构皮瓣,转移修复组织缺损

多办法,目前所知的有:①可携带一部分筋膜血管植入预构区,可以加快皮瓣血管化的进程。②蒂下放置硅胶膜,在较短的时间内使血管化的过程在硅胶膜上,迅速进入皮瓣内,而不向下发展。③扩张术与预构皮瓣相结合,能明显缩短二次手术时间,同时使皮瓣变薄,血运更加丰富。④植入血管束的同时进行皮瓣手术延迟手术,在皮瓣相对缺血的条件下更利于预构皮瓣的血管化。笔者在国际上首次提出并开发出外延迟技术(ex vivo delay;X-Delay),该技术是指在一、二期手术之间将环形器械(如金属环,血管载体处器械保留一个开口)压迫在预构皮瓣四周,阻断皮瓣四周来源的血供,可建立缺血环境,显著诱导血管新生,继而明显扩大皮瓣的成活面积。改善皮瓣成活面积的效率与每天外延迟干预的时间长短相关(每天干预 1~2 小时效果明显,4 小时可进一步改善皮瓣成活面积),与压迫的压强没有明显关系。⑤转化生长因子-β(TGF-β)、碱性成纤维细胞生长因子(bFGF)以及血管内皮细胞生长因子(VEGF)等血管形成因子,均可加快预构皮瓣的血管化过程,增加肉芽组织形成。此外,使用临床上已经用于治疗疾病的低氧模拟剂去铁胺,也能显著地促进预构皮瓣血管化。

Tark 等的研究指出血管载体的规格与预构皮瓣的成活面积相关,如上述新生血管化的程度与预构皮瓣内的血管密度正相关,后者又和皮瓣的成活面积正相关。那么,血管载体来源的新生血管越多便越有利于提高预构皮瓣的成活面积。因此,规格越大的血管载体所构建的预构皮瓣成活面积越大。不过,虽然这一规律为人所熟知,文献中却鲜有报道为临床医师提供血管载体和预构皮瓣成活面积之间的量化关系。笔者在前期实验中发现两者之间符合公式:$Y = 201.80X + 4.12$[X:预构血管束长度占皮瓣对角线的比例(小数);Y:皮瓣成活面积占总面积的比例(%)],与 Tark 等的结论较一致。另外,预构血管束来源的新生血管其实是作为"桥梁"将血管束与皮瓣内的血管网进行连接。因此,笔者认为预构皮瓣内血液的流动同样也会受到血管体区 choke 血管的影响。我们的实验证明当新生血管没有越过 choke 血管或者动脉灌注能力不足时,血流会被 choke 血管限制在 choke 血管近端部分,进而影响皮瓣的成活面积。虽然我们在临床实践中,试图将尽可能大的血管载体埋置在目标皮瓣下方,但是预构皮瓣过大时,成活面积依然不可靠。所以,我们认为当获取大面积的预构皮瓣时,将血管载体埋置在两个或多个血管体区之间,可以改善皮瓣的成活面积。Pribaz 等在研究中发现预构皮瓣术后会出现"一过性"静脉淤血征象,笔者在临床中也发现同样的问题,而此问题会影响皮瓣的成活面积。我们在实验中发现该"静脉淤血"征象不是由于预构静脉的引流能力相对不足引起的,而很可能是动静脉压力差不足,那么,动/静脉外增压技术可以有效改善动静脉压力差,从而增加皮瓣的成活面积。然而,有意思的是外增压血管的类型(动脉或静脉)和位置(皮瓣的近端或远端)与皮瓣的成活面积似乎没有明确的相关性,说明预构皮瓣的动静脉压力差不足可能是影响其微循环的一个重要因素,只要改善此问题,不论方法有何差异,皆能达到改善皮瓣成活面积的目的。但是外增压存在阈值,一味地增强灌注或引流能力反而会影响皮瓣的成活,导致坏死。

五、组织预构技术的临床应用

前面提到组织预构技术分为"预构"与"预制"两种形式,下面分别结合典型病例就两者的临床应用进行阐述。

(一)预制皮瓣的临床应用

预制皮瓣是利用血运丰富的筋膜、大网膜或知名血管束作为血供载体,将皮片或其他组织移植到其上,使皮片等组织血管化,再作为预制的轴型皮瓣进行吻合血管移植或带蒂移位(图 1-17-2)。1976 年 Ero 报道将游离皮片移植于颞筋膜上使其血管化,成为可供游离移植的皮瓣(图 1-17-3)。1977 年陈宝驹等也相继开展了颞区血管化皮瓣,待皮片成活后以岛状皮瓣的形式行耳廓再造,或用于额部面颊部缺损的修复,或行游离移植修复颈部及手部瘢痕挛缩畸形。目前临床上常用的方式是在颞浅筋膜瓣上植皮,并等待 3 个月,待皮片已不再收缩后行二期手术,将颞浅筋膜从深

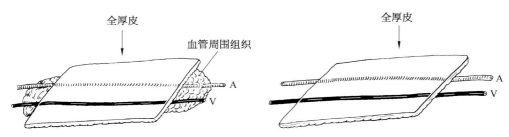

图 1-17-2　皮片移植到预构区,靠预构区血管维持其成活,去除
血管周围组织对其成活无显著影响(示意图)

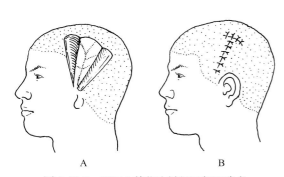

图 1-17-3　颞区血管化皮瓣行耳部再造术
A.“T”形切开,将头皮瓣向两边翻转缝合,中央植皮;
B. 皮片成活后形成皮瓣行耳廓再造

部掀起(包含颞浅动、静脉)形成带蒂的轴型皮瓣行耳轮或耳廓再造。

　　手术方法:预构皮瓣的设计,在颞部做“T”形切口,宽 7 cm,长约 11 cm,切开颞部头皮直至颞浅筋膜表面,从颞筋膜表面细致向周围分离,注意勿损伤头皮瓣的毛囊,然后呈扇形将两边的头皮瓣向两边卷起并缝合,中央可露出含有颞浅动脉的颞浅筋膜,此时可按其大小(一般为 7 cm×11 cm)切取游离皮片移植至此创面上,周边留长线打包包扎固定。

【典型病例】

　　患者男性。烧伤后左耳廓大部缺如,周围皮肤亦为烧伤后瘢痕,局部无正常皮肤可利用,拟使用颞浅筋膜瓣移植加植皮行耳廓再造。但若一期植入软骨支架,则会给植皮的效果造成影响,皮片的成活没有把握,且术后远期外形多呈板状,轮廓不清晰。因此决定先将皮片移植于颞浅筋膜表面,预制出含有颞浅动静脉的薄皮瓣,二期再转移该皮瓣覆盖软骨支架。手术大致流程如下:一期手术在左颞部做一“T”形切口,长 11 cm,宽

7.5 cm,将头皮瓣切至颞浅筋膜表面,从颞浅筋膜浅面在毛束之下方仔细分离。剥离宽度达 7～7.5 cm 后,将两侧的皮瓣向内卷曲缝合,中央形成的创面植中厚皮片,然后打包稍加压包扎,术后 8 天拆线,皮片 100% 成活,患者出院。3 个月后再次入院行二期全耳廓再造手术。手术分两组施行,一组切取右侧第 6、第 7 肋软骨,并雕刻成耳廓外形(以对侧耳为标准);另一组将皮片已良好血管化的颞区头皮进一步向深部切至颞浅筋膜下,以含颞浅动静脉血管为蒂的预构好的皮瓣向下翻转,并将原向双侧翻转的头皮瓣剥开,舒平缝合,关闭原颞区创面。雕刻好的耳廓支架在耳区固定在原烧伤缺损的耳廓剩余的残根上,再将预构的皮瓣包裹在耳廓支架上,填塞塑形,打包加压包扎。术后 7 天打开敷料检查,预构皮瓣血运良好,耳廓外形基本满意。

　　预制皮瓣还有一种常见的类似做法:将大网膜移植到受区后,在其上面植皮,使移植的皮片与大网膜血管化,形成一个新的较薄的轴型皮瓣。成人大网膜通常有 25 cm×30 cm 左右大小,经过适当剪裁还可延长,形状也可多样。血管蒂可有 20 cm 长,血管口径粗大,便于吻合、抗感染、愈合好。大网膜轴型皮瓣适于临床修复大的组织缺损和器官重建,特别是坏死组织多、感染重、组织缺损量大的电烧伤创面,常可获得一期愈合。可游离移植修复远位缺损,也可局部转移修复前胸部缺损。

　　以上预制皮瓣的方法,其优点主要在于预制的皮瓣几乎没有皮下脂肪,厚度非常薄,因此很适合做耳廓、手等部位的再造修复。除此之外,利用皮瓣预制技术,还可以先在皮瓣中植入软骨支架、

骨支架等组织,形成复合组织瓣,用于修复复杂缺损。最常见的就是预先在皮瓣内植入软骨或骨支架并制作出外鼻的三维结构,二期转移修复全鼻缺损。

(二)预构皮瓣的临床应用

皮瓣预构技术由两期手术组成:一期往组织供区植入血管(筋膜)蒂,经过一段时间的血管化,形成新的轴型组织瓣后实施二期手术,形成以植入的血管蒂为血供来源的预构皮瓣,带蒂或游离移植修复组织缺损。一期植入血管蒂的过程可以游离移植,也可以带蒂转移,还可以结合扩张器的使用,设计较为灵活多样。目前临床上常用的用于做预构的血管(筋膜)蒂有如下几种。

1. **大网膜预构皮瓣** 我国学者沈祖尧是将预构皮瓣应用于临床的先驱者,1979年沈祖尧等将患者的一片大网膜从腹腔引出到腹部皮下,预制成以胃网膜动、静脉为蒂的腹部轴型皮瓣,作为吻合血管的游离皮瓣移植,临床应用3例获得成功。具体操作流程如下:剖腹后将大网膜从腹腔内提出,分离结扎胃网膜动、静脉和胃大弯之间的多组短小血管和系膜,以及大网膜反折部分和横结肠之间的系膜和血管,将胃网膜右或胃网膜左动静脉血管蒂保留一组,切断另一组,通常保留血管蒂较长、血管口径较粗的胃网膜右动静脉,再将大网膜适当剪裁,即可形成一大片有粗大血管蒂和丰富血运的大网膜组织,将其带血管蒂通过腹膜切口引入腹壁皮瓣下,关闭腹部切口,缝合皮瓣,等大网膜和皮瓣愈合为一体,3~5周后即可做带蒂移位或吻合血管的游离移植。沈祖尧等曾报道用大网膜轴型皮瓣移位做乳房重建,吻合血管移植修复颅骨头皮全层坏死,膝关节深度烧伤等。

2. **颞浅筋膜预构皮瓣** 颞浅筋膜由颞浅动静脉供养,血管蒂较粗较长且在筋膜内的分支丰富,筋膜组织也较厚实,是非常理想的预构皮瓣血供来源,可以游离移植到身体其他部位形成轴型皮瓣,也可以带蒂向下翻转至颈部形成轴型皮瓣,结合扩张器的使用,特别适合于修复半侧面部缺损。由于颈部紧邻面部,修复后的色泽质地与面部的匹配程度要明显优于其他皮瓣。该手术不需

要吻合血管,操作相对简单,修复效果好,有很大的推广价值。其主要操作步骤如下(图1-17-4、图1-17-5)。

患者剃光头,沿颞浅动脉顶支走行,在颞线范围内设计筋膜瓣的切取范围,而后在颞部发际线内沿"Z"字形切口切开头皮,紧贴皮下组织,在颞浅筋膜表面走形,暴露颞浅动、静脉。注意颞浅静脉走行较浅,解剖时应特别注意,最好在放大镜下进行,以免损伤颞浅血管。待颞浅筋膜完全暴露后,沿其边缘从颞深筋膜浅层掀起颞浅筋膜。颞浅筋膜与颞深筋膜之间是一乏血管的疏松腔隙,解剖分离较容易。

将颞浅筋膜完全掀起,解剖至耳屏前的蒂部,而后用膨体聚四氟乙烯将血管蒂包裹起来以利于二期手术解剖。将此颞浅筋膜瓣往下翻转180°,放置于颈部预先剥离好用于放置扩张器的囊腔内,沿颞浅筋膜周围缝5~7针牵引线,从扩张囊腔的皮肤表面穿出,用凡士林纱条固定。最后放置扩张器及引流管,缝合皮肤及头皮切口。

待扩张器注水充分后行二期手术:按照面部分区设计足以修复半侧面颊部缺损的预构扩张皮瓣——因为预构皮瓣可以获得较大的面积,色泽质地与面部非常接近,建议将下颌缘以上、鼻唇沟以外、睑颊沟下方的面部皮肤作为一个亚单位进行整体修复,不要在其中残留切口瘢痕,这样反而能获得更加满意的修复效果。设计完毕后,按照设计线将预构皮瓣切取游离,取出扩张器,将预构皮瓣翻转至面部修复缺损。注意须将包裹皮瓣蒂部的膨体聚四氟仔细分离开,防止蒂部被其卡压。

颞浅筋膜是最早用于预构的血管载体之一,应用方式灵活多样,除了上述的结合扩张器预构颈部皮肤修复面部缺损之外,还有多种临床应用方式:沈祖尧等曾报道将颞浅动静脉血管束解剖后向下移位,经过耳前皮下隧道植入侧颈部细长皮管,血管束远端2 cm左右一段植入皮管,或将颞浅动静脉前后支分别植入皮管上下方向,4~6周后即可一次采取"钓鱼"的方式将细长皮管转移修复耳轮缺损(图1-17-6)。并可将肋软骨雕刻的耳软骨支架埋藏在颈部皮下,在血管植入的同时用于全耳再造。Hyakusoku及法国学者报道将一

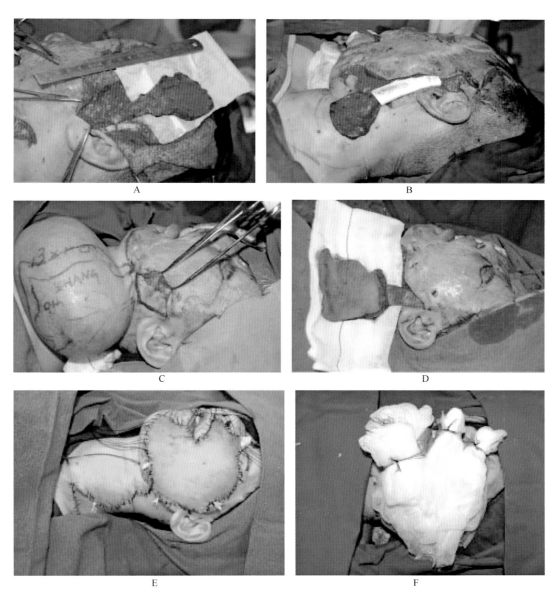

图 1-17-4 颞浅筋膜预构皮瓣修复半侧面部缺损操作示意图

A. 获取颞浅筋膜瓣；B. 翻转筋膜瓣,皮瓣蒂部使用膨体包裹,有利于二期手术寻找血管蒂；C. 二期手术,预扩张预构筋膜皮瓣；
D. 切取皮瓣；E. 按亚单位原则切除面颊部瘢痕,转移皮瓣并缝合；F. 包扎

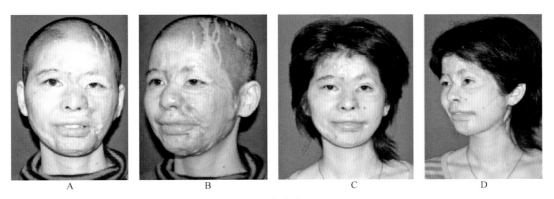

图 1-17-5 患者术前正、侧面观

A、B. 术前；C、D. 术后

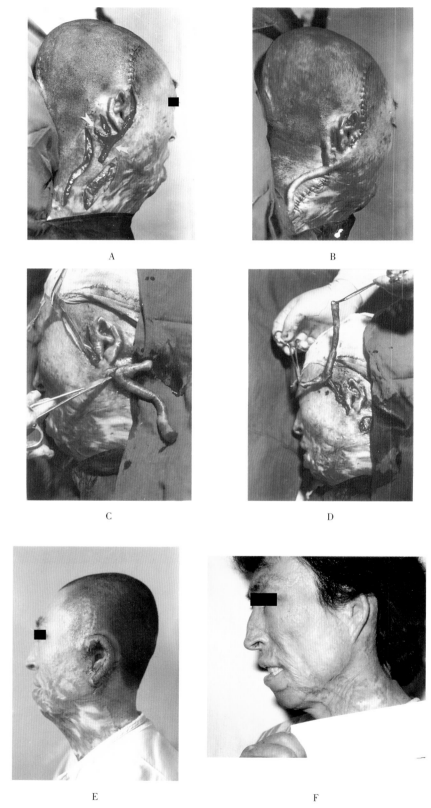

A

B

C

D

E

F

图 1-17-6　颞浅动静脉预构皮瓣修复耳轮缺损

A. 颞浅动静脉血管束向下移位准备植入颈部细长皮管；B. 颈部细长皮管已成形；C. 6 周后将细长皮管两端及桥部断蒂；
D. 以植入血管为蒂"钓"起皮管；E. 皮管修复耳轮缺损；F. 术后 10 年

束游离的颞浅动静脉血管和一侧面浅动静脉吻合,将血管束远端植于下颌部皮瓣下,3 周后将一块 3 cm×3 cm 带毛发的岛状皮瓣向上移位修复上唇缺损,外观、功能均良好,供区直接缝合。Morrison等应用颞浅动、静脉预构锁骨区皮肤,皮瓣血管化成功后行游离移植或带蒂移位修复额部缺损。还可运用颞浅血管束连同部分筋膜组织植入耳后颈上区皮下,3 周后形成血管化筋膜皮瓣,修复眶周组织(图 1-17-7),供区可直接缝合。

3. **旋股外侧动脉降支预构皮瓣** 旋股外侧动脉降支由股深动脉发出,向下走行于股外侧肌与股直肌之间,沿途发出穿支营养大腿前外侧皮肤及股外侧肌。作为股前外侧皮瓣的营养血管,旋股外侧动脉降支具有蒂长、直径粗的优点,非常适合做吻合血管游离移植,因此也适合作为预构皮瓣的血管载体。沈祖尧等曾将旋股外侧动脉降支植入缺乏常规轴型皮瓣的大面积烧伤患者大腿内侧皮瓣下,8 周后利用植入动脉及皮瓣内原有的大隐静脉做血管吻合游离移植修复颈部瘢痕挛缩,获得成功,皮瓣面积为 25 cm×20 cm。皮瓣第一次掀起时即做得很薄,移植成活后不需再修整(图 1-17-8)。李青峰等将旋股外侧动脉降支及其附属肌膜移植至颈胸部皮下,同期埋置扩张器,制作预构扩张皮瓣修复面部缺损,结合外增压技术,可以形成较大面积的皮瓣,用于修复面部大面积缺损(图 1-17-9)。

4. **胸背动脉预构皮瓣** 胸背部尤其是侧胸部皮肤具有供区面积大,埋置扩张器效果好、供区隐蔽等优点,且该部位皮肤是除颈部和前胸以外与面部最接近的皮肤,因此是修复面部缺损的良好皮肤供区。然而侧胸部皮肤的营养血管变异较大,一共有 3 支主要供养血管,较难形成大面积的轴型皮瓣。但是如果将胸背血管束携带部分肌肉从背阔肌内解剖游离,放置于皮下并放置扩张器,就可以重构出新的胸背动脉扩张皮瓣,用于修复大面积缺损。这种轴型血管层次的重构,也是预构皮瓣的形式之一。沈祖尧等曾报道用背阔肌的胸背动静脉血管束和腹直肌的腹壁下动静脉血管束分别在背部和下腹部做预构扩张皮瓣,6 例均吻合血管游离移植成功,皮瓣面积最大 35 cm×25 cm(图 1-17-10)。1982 年 Shintomi 和 Ohura 报道将胸背动静脉血管束游离,带一条 12 cm 长小指粗细的肌肉束,移位植入同侧上臂内侧,经一段时间后将上臂内侧皮瓣移位修复面部皮肤缺损,不必做吻合血管移植,手术简单安全,效果良好。笔者使用胸背动脉的前锯肌支,携带部分前锯肌筋膜,游离移植与甲状腺上动脉吻合,在前胸部可形成较大的扩张皮瓣用于修复面部缺损(图 1-17-11)。由于该预构组织携带了前锯肌及其筋膜,其血管网比单一的血管束丰富,预构的皮瓣血供较为可靠,二期一般不需要做外增压即可修复大面积面部缺损。

5. **桡动脉预构皮瓣** 与旋股外侧动脉降支一样,桡动脉具有蒂长且粗、适合做游离移植等优点,有学者将桡动静脉血管束及周围筋膜游离移植于锁骨上区,与面动静脉相吻合,结合组织扩张器用于修复面部大面积缺损,也取得了良好的效果(图1-17-12)。但是从保护供区的角度出发,该预构皮瓣牺牲了前臂的一条主要供养血管,创伤较大,不推荐优先考虑此方法。

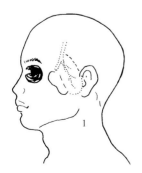 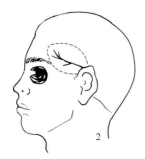 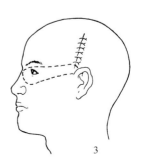

图 1-17-7　耳后血管化皮瓣修复眶周组织示意图

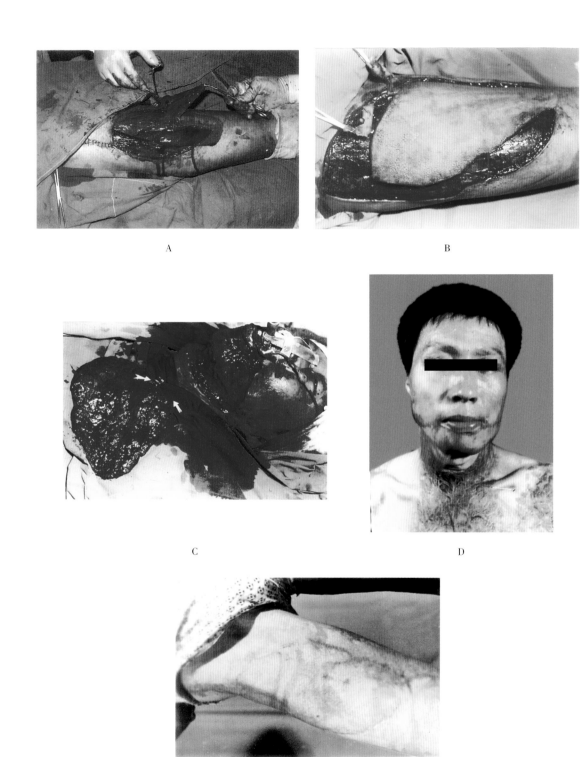

图 1-17-8   旋股外侧动脉降支预构皮瓣游离移植修复颈部瘢痕挛缩

A. 旋股外侧动脉降支植入大腿薄皮瓣；B. 8 周后切取以植入动脉及大隐静脉为蒂的游离皮瓣；
C. 预构游离皮瓣吻合血管移植修复颌颈瘢痕挛缩；D. 术后外形良好；E. 供区无明显皮下组织缺损

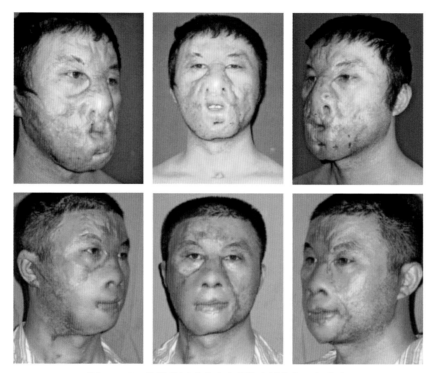

图 1-17-9　旋股外侧动脉降支预构皮瓣修复面部瘢痕

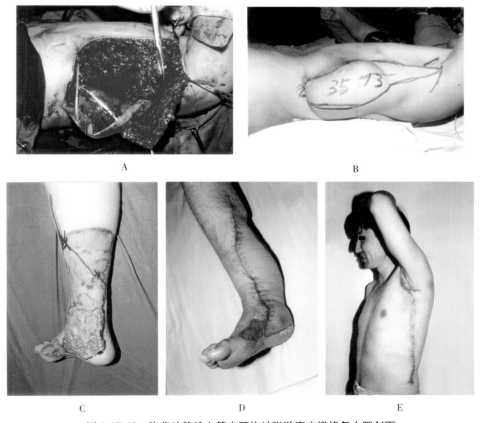

图 1-17-10　胸背动静脉血管束预构扩张游离皮瓣修复小腿创面

A. 胸背动静脉血管束带一条肌束植入胸背部皮下同时放扩张器；B. 8 周后预构扩张皮瓣成形；
C. 术前小腿创面；D. 预构扩张游离皮瓣吻合血管移植于小腿术后；E. 皮瓣供区直接闭合

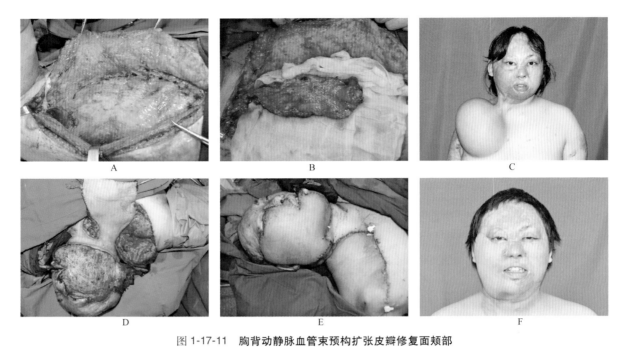

图 1-17-11　胸背动静脉血管束预构扩张皮瓣修复面颊部

A. 一期手术暴露供区；B. 获取以胸背动静脉为蒂的前锯肌筋膜瓣；C. 二期术前；D. 获取皮瓣；E. 转移皮瓣并缝合；F. 术后

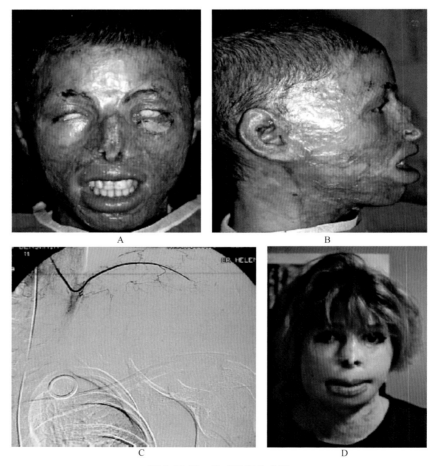

图 1-17-12　桡动脉预构皮瓣

A、B. 术前面部烧伤后瘢痕；C. 皮瓣扩张后血管造影；D. 修复后脸部外形

六、组织预构技术的优缺点

组织预构技术不是一项单一的技术,它整合了整形外科的多种技术,涉及显微外科技术、组织扩张技术、穿支皮瓣技术等,是重建外科艺术的体现。它最大的优点在于可以根据我们的需要来"定制"组织用于修复缺损,这是传统皮瓣所不能具备的。特别是在面部修复方面,预构皮瓣有着其他方式无法代替的优势,能形成与面部皮肤色泽质地最接近的大面积轴型皮瓣,还能复合骨及软骨等支架结构,同期再造耳、鼻等复杂器官。然而预构皮瓣目前并没有得到较为广泛的应用,这与其操作较复杂、对术者要求较高、手术需分两期进行有关。此外,预构皮瓣由于不是天然的皮瓣,其血供范围和可靠程度完全取决于血管化,因此在二期手术时存在一定的不确定性,也影响了它的应用。但是鉴于它在面部修复方面具有不可替代的优势,组织预构技术还是值得重建外科医师进行推广和掌握。

(李　华　许　恒　章一新　沈祖尧　鲁开化)

第十八节　提高皮瓣成活质量的方法

皮瓣的成活质量,可从皮瓣成活后的质地、弹性、感觉、色泽、稳定性、柔软度、厚薄、毛发、美观与周围皮肤的匹配性等方面考虑。皮瓣移植的100%成活,是外科医师的不懈追求。游离移植的皮瓣成活率,主要与血管的吻合质量有关,目前已达到98%以上。带蒂转移的皮瓣成活率较游离移植为高,发生坏死或部分坏死的病例,多是由于血管变异(尤其静脉回流血管变异)、血管蒂扭曲受压等原因。皮瓣转移后成活与否及其成活质量如何,与皮瓣的血液循环(动脉方面、静脉方面)密切相关,即皮瓣转移后能否获得充足的营养代谢物质交换,是影响其成活质量的第一因素。

临床皮瓣失败或质量不佳的原因,大多数是静脉回流问题,即多数皮瓣是静脉回流不畅而"涨"坏的,而不是动脉供血不足而"饿"坏的。静脉回流常常比动脉供血更重要。一个淤血的组织微循环内可能形成血栓,影响细胞的营养,最后导致组织坏死。即使勉强成活,皮瓣也可能变得质地僵硬、皮色灰暗、溃疡不愈、容易破溃等。因此皮瓣成活并不代表手术的最终成功,重视并努力提高皮瓣术后的成活质量也是皮瓣外科医师必须具备的意识和技能。与预防和避免皮瓣坏死一样,提高皮瓣成活质量的方法同样需从患者状态评估、创面准备、皮瓣选择和设计等步骤开始,一直延续至皮瓣术后的康复。只有在整个治疗过程中都注重提高皮瓣成活的质量,才能真正达到创面重建的目的。

一、患者状态及创面的评估与准备

皮瓣移植后能否与创面顺利愈合与两大因素有关:① 皮瓣血供是否充分。② 患者有否存在影响愈合的全身或局部的医学问题。而后者是我们为提高皮瓣成活质量,在术前首先需评估和准备的内容。

可能阻碍皮瓣与创面愈合的全身性因素有:① 正在进行的肿瘤化疗。② 糖尿病患者血糖控制欠佳。③ 多个部位创伤导致机体低血容量和低蛋白血症。④ 频繁的吸烟史。⑤ 营养状况不佳。⑥ 长期激素使用。⑦ 存在导致血液高凝状态的疾病。⑧ 肥胖。⑨ 严重的心理疾病。在行皮瓣移植之前,术者如不注意纠正以上情况,即便皮瓣获得成活,术后皮瓣与创面也有可能难以愈合。因此,术前应请多学科对以上问题进行会诊,按要求停用化疗、激素,改善营养状况,纠正负氮平衡和高凝状态,监测并降低高血糖。

除全身因素外,创面评估不足也会影响皮瓣的愈合。具体有:① 对接受放疗后的创面认识不到位。② 对热烧伤的范围和深度估计不足。③ 未能彻底清除创面内失活、感染及血运欠佳的组织。

二、皮瓣的选择和设计

选择相似组织重建创面可使皮瓣拥有与周围皮肤相似的颜色、厚度、纹理和耐磨性，如转移的皮瓣内带有神经，还可恢复感觉功能，能极大提高皮瓣的成活质量。因此，对于面积较小的缺损，选用局部皮瓣或邻近的带蒂皮瓣进行修复应首先考虑，而对面积较大、局部转移无法覆盖的创面，应从全身的皮瓣供区，选用符合受区皮肤特性的组织进行修复：① 指腹、手掌、足底、足跟部的创面重建除需外形美观外，还应有一定的感觉恢复，同时具备较强的耐磨性与稳定性。没能达到这些要求的皮瓣在后期将会出现烧伤、冻伤、磨损、溃疡等问题，同时也会因皮瓣的成活质量不高而影响整个手、足部的功能恢复。② 四肢关节周围及头颈部的缺损在修复时应选用延展性较好的皮瓣供区，以利于关节和头颈部恢复原有的活动范围。③ 对于需在术后接受放射治疗的部位，在重建时应尽量选择吻合血管移植方式来保证皮瓣获得丰富的血供，避免因接受长时间放疗而导致的皮瓣渐进性坏死。④ 借助穿支皮瓣技术，选择嵌合型皮瓣可一期完成多组织缺损的修复。与传统先覆盖创面，后重建骨或肌腱的手术方式不同，嵌合皮瓣不但能减少患者手术次数和病程，而且还可提高皮瓣、骨瓣的成活质量。另外，使用穿支营养的肌瓣治疗骨髓炎或空洞性创面，可避免皮瓣成活后在深部出现血肿或脓肿，治愈难治性感染。

当确定适合的皮瓣供区与转移方式后，接下来需依照缺损特点及"点、线、面、弧"的原则设计皮瓣，避免因皮瓣面积太小或蒂部长度不够导致创面覆盖不全。如果在张力较大的情况下，勉强把皮瓣和创缘缝合，极容易导致皮瓣部分坏死，即便皮瓣勉强成活，其远端也可能变紫，出现水疱，后期会有色素沉着、质地僵硬等表现，皮瓣边缘可能形成较宽、较厚的瘢痕。术中遇到这种情况应重新调整皮瓣的位置，尽可能通过无张力缝合来优先覆盖有深部组织外露（如骨、肌腱、神经）的部位，并采取残余创面植皮或皮瓣延期缝合是最为合理的处理方式。当然，为提高皮瓣成活质量，最

恰当的方法还是应在手术前按如下步骤设计皮瓣：① 依照解剖学规律，结合高频彩超或 CTA 的检查结果，确定皮瓣的穿支入皮位置、蒂部旋转点。② 蒂部旋转点至皮瓣最远端的长度应大于或等于此点至创面最远端的距离。③ 皮瓣的长宽应比创面各增加 1~2 cm。如遇 BMI 指数过高的患者，此数值还应进一步加大。④ 对不规则形状的缺损，可借助模板设计皮瓣。

三、皮瓣的切取与转移

皮瓣成活后的外观与质地均与皮瓣的血供密切相关。如动脉供血不足，成活的皮瓣就容易发生色素沉着，或呈瘢痕样。另外，静脉回流受阻也会降低皮瓣的成活质量。一个长期淤血的微循环，同样会阻碍皮瓣的营养吸收。为此，在皮瓣切取和转移过程中，术者应预估并防止可能导致皮瓣缺血和淤血的状况：① 在解剖血管蒂时应注意可靠地结扎分支，避免由此导致的顽固性血管痉挛。② 在确保分支结扎的前提下，可在血管蒂周围局部使用 20% 的利多卡因或罂粟碱，来解除因解剖操作诱发的血管痉挛。③ 在皮瓣转移时，较长的血管蒂容易出现扭转或受压。为防止此类错误，除在转移血管蒂时需多加注意外，还应在皮瓣通血后检查蒂部是否顺畅。尤其当血管蒂通过皮下隧道时，不能让它被隧道内的筋膜束带卡压。如反复处理皮瓣血供仍有障碍，应毫不犹豫地打开隧道，再次彻底检查蒂部有否扭转或受压。④ 张世民等已证实，在逆行岛状筋膜瓣或神经营养皮瓣中，蒂部包括逆行的浅静脉不仅无助于皮瓣的成活，而且还会引起静脉血倒灌。因此，在此类皮瓣手术中，在蒂部以远结扎浅静脉能显著提高皮瓣的成活质量。⑤ 当皮瓣面积过大，可能超过血管蒂营养范围时，有条件可在手术中利用吲哚菁绿造影进一步判断皮瓣的供血界限。另外，利用皮瓣延迟或联体皮瓣（外增压或内增压）技术可解决皮瓣供血不足的问题。⑥ 在行游离皮瓣或逆行岛状皮瓣（非筋膜皮瓣）转移时在皮瓣近端保留 1 条浅静脉，并将其与受区的浅静脉吻合能显著改善皮瓣的静脉回流。⑦ 皮瓣覆盖创面前需确保后者已被彻底止血，如此可避免术后因皮

瓣下血肿导致血管蒂受压和皮瓣愈合不良等问题。⑧ 皮瓣下负压引流是防止血肿的有效方法,但是引流管应避免放置在血管蒂周围。

四、术后管理与皮瓣监护

无论是局部皮瓣、远位皮瓣、带蒂岛状皮瓣还是游离皮瓣,术后都应密切观察皮瓣血供,及时预防和处理皮瓣缺血或淤血。经长期随访,早期挽救的危象皮瓣后期成活质量并不会降低(见第二章第七节)。

皮瓣的康复

术后积极康复对于提高皮瓣成活质量也十分重要:① 通过各种理疗或作业治疗减轻皮瓣水肿,运用反复的感觉训练加速并提升皮瓣的感觉恢复(局部带蒂皮瓣或吻合皮神经的皮瓣)。② 做好预防措施,避免皮瓣因尚未恢复保护性感觉而被冻伤或烫伤。③ 对于跨越关节、虎口、手掌的皮瓣,应行牵拉训练并同时辅以夜间支具固定,避免出现皮瓣挛缩现象。

五、新技术新方法应用

除了皮瓣设计和手术技术以外,应用其他辅助方法提高皮瓣的成活质量,一直是临床医师的梦想。不过,这些辅助方法仅能弥补手术上的一些可逆性缺陷:① 高压氧可增加血氧含量并提高氧分压,进而改善组织的微循环和有氧代谢,对皮瓣成活有一定促进作用。它通过加速皮瓣移植后的血管再生、减轻缺血再灌注损伤、抗感染等作用提高皮瓣成活率,但其深层机制还有待进一步研究。② 体外冲击波疗法具有上调血管生成和组织再生因子,改善局部血液供应,促进组织再生的作用。此疗法在皮瓣切取前或切取后都可使用,且均能提高皮瓣成活质量。不过,体外冲击波疗法应用时的能量、聚焦程度、频率及周期数的最佳设置还有待进一步研究。③ 药物的应用也能在一定程度上提高皮瓣成活质量。除临床常规使用的扩血管、抗血栓形成、抑制白细胞和血小板黏附等药物能有效预防吻合口血栓形成外,有研究表明,在皮瓣局部或血管蒂内应用血管内皮生长因子(VEGF)、碱性成纤维细胞生长因子(bFGF)或

血小板源性生长因子(PDGF)均可以模拟皮瓣的手术延迟效应来提升皮瓣的成活范围。同时,为解决 VEGF 蛋白半衰期太短,在正常有氧环境下有效时间过少的不足,部分学者已开始 VEGF 基因疗法的探索。将来借助生长因子的基因治疗,有可能实现在围手术期稳定长期地释放 VEGF,促进皮瓣内微血管网再生,进而有效提升缺血皮瓣的成活质量。④ 缺血再灌注损伤是降低危象皮瓣成活质量的主要原因。有实验提示,在皮瓣移植前或移植后,对皮瓣或身体其他部位进行缺血再灌注训练(短时间内多次重复人为控制的缺血和再灌注过程),可明显提升缺血皮瓣的成活范围。其机制包括降低了线粒体中的 Ca^{2+} 含量;关闭了线粒体的膜渗透功能;增加了细胞内的 ATP 含量等。近来有实验证实,环孢素 A 静脉内注射或口服可通过这些机制来有效保护缺血再灌注的皮瓣或肌瓣。⑤ 缺血皮瓣大都质地僵硬、色素沉着,并伴有大量增生的瘢痕形成。早期使用硅凝胶薄膜覆盖已成活的皮瓣;用低过敏性微孔胶带减少皮瓣创缘的张力;用压力衣或压力袖套持续给肿胀的皮瓣适度加压均有助于解决这些问题。如后期瘢痕已成熟,还可用 1 550 nm 的激光照射造成皮肤内的微小创伤,通过重新诱导皮瓣瘢痕内的胶原重塑,使增生的瘢痕变平。另外,瘢痕内注射类固醇药物、博莱霉素或 5-氟尿嘧啶等药物也可抑制胶原形成。将来,还可通过一些转化生长因子(TGF)中和抗体的应用,来进一步减少缺血皮瓣的瘢痕增生。

六、提高皮瓣成活质量的实验研究

皮瓣血供与成活质量关系的实验研究

(一)实验设计

1. 皮瓣的设计 设计大白鼠腹部皮瓣,上自剑突下,下至耻骨联合上方,两旁包括腹壁外侧血管。皮瓣大小为 7 cm×5 cm。于躯干皮肤深层分离皮瓣,皮瓣上方的两侧腹壁外侧血管以及皮瓣与腹壁之间的交通血管均一一电凝止血后切断。游离皮瓣,使之仅剩右侧腹壁浅动脉和左侧腹壁浅动、静脉与身体相连,再根据各组的要求处理血

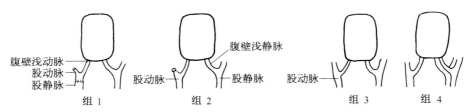

图 1-18-1　各组皮瓣血管蒂示意图

管蒂后,将皮瓣原位缝合。

2. 实验分组　用 80 只雌性 SD 大鼠,体重 170~200 g,随机分为 4 组,每组 20 只(图 1-18-1)。

组 1:股静脉远端血流营养皮瓣组,结扎左侧腹壁浅动脉,再于右侧腹壁浅动脉起点上方及下方结扎切断股动脉及股静脉,将股静脉远端与带着腹壁浅动脉的股动脉段吻合。

组 2:股动脉远端血流营养皮瓣组,结扎左侧腹壁浅动脉,再于右侧腹壁浅动脉起点上方结扎,切断股动脉。

组 3:正常股动脉营养皮瓣组,结扎左侧腹壁浅动脉。

组 4:双侧股动脉营养皮瓣组,即皮瓣游离后的模型。

（二）实验方法

用苯妥巴比妥(6 mg/100 g)经大鼠臀部肌肉注入麻醉,仰卧后固定四肢,腹部用脱毛剂去毛,按各组设计游离皮瓣,然后用 5－0 尼龙线将皮瓣原位缝合。术后观察大白鼠皮瓣的颜色及肿胀情况。术后 3 周在前述麻醉下,测量皮瓣的成活面积、残留的溃疡面积,再按成活面积/设计面积× 100%计算出成活率。

检验方法同不同血流对静脉皮瓣的影响(见第十五节)。

（三）实验结果

各组检验结果:在术后观察中,见到组 1 的大鼠皮瓣于术后第 1 天就明显干瘪,至术后第 3~4 天,边缘部分发黄发黑,至术后第 7 天,皮瓣大部分发黑,呈干痂状。组 2 皮瓣于术后第 3~4 天,边缘呈黄色,皮瓣有干硬区,以后整个皮瓣缩小,部分黄色干硬区变成黑色,最后脱落形成溃疡面。组 3 全部皮瓣术后色泽正常,呈粉红色。组 4 皮瓣基本同组 3,术后 1 周内,皮瓣略有肿胀,以后

渐渐恢复正常。

术后 3 周测量的各项检验结果:皮瓣的成活率随着营养动脉血压的升高而明显升高,组 4 优于组 3、组 2 及组 1(P 均 < 0.01),组 3 优于组 2 及组 1(P 均 < 0.01),组 2 优于组 1(P < 0.01)。而残留的溃疡面积随着血压的升高而减少,其中组 3、组 4 溃疡面积小于组 1、组 2(P < 0.01,P < 0.05),组 1 与组 2 的差别无统计学上的意义。皮瓣的弹性极点、皮瓣的延伸率、皮瓣每延伸 1%所需要的拉力,均随着营养血管的血压升高而越来越接近未经皮瓣过程的正常皮肤(图 1-18-2)。

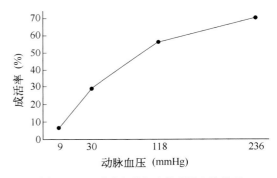

图 1-18-2　动脉血供与皮瓣成活率的关系

各组皮瓣的组织观察发现,随着营养血管血压的升高,真皮内的弹性纤维有从数量上的增加、纤维直径增粗逐渐转变为正常的趋势。

从组 1 到组 4 营养皮瓣动脉的压力差别很大。在该实验研究的同时,笔者用 35 只年龄、体重在同一范围的 SD 大鼠研究了大鼠股动、静脉结扎后远段血管内血压的变化,结果发现,股静脉结扎后,其远段血管内血压很快升至原始股静脉内血压的 6 倍左右,平均静脉压从(5.07± 2.03) mmHg[(0.67±0.27) kPa]升至(29.40± 11.79) mmHg[(3.91±1.57) kPa];8 小时后即降为(12.00±2.92) mmHg[(1.60±0.39) kPa];

24 小时后仅为（9.40±2.44）mmHg[（1.25±0.32）kPa]，以后仍然在缓缓下降。而股动脉结扎后，其远段血管内血压立即从（118.83±12.38）mmHg[（15.80±1.63）kPa]下降至（36.27±10.31）mmHg[（4.82±1.37）kPa]，以后 7 天内仍有所下降（图 1-18-3）。可见股静脉远端的血压太低，这些低血压的血流，是很难流经动脉系统来营养 7 cm×5 cm 这么大的腹部皮瓣的，特别是当皮瓣动脉系统因缺氧而痉挛时，低血压的静脉血流就更难流入，必然会造成皮瓣组织的缺血及大部分坏死。所以组 1 的皮瓣大部分均干性坏死，其成活率仅为（5.48±5.27）%。组 2 的营养血管血压为股动脉远段的压力，仅为正常股动脉血压的 1/3 左右，对原来血供丰富的腹部皮瓣来说，也是远远不够的。而且股动脉远端的血压，随着时间的推移还在逐渐下降（图 1-18-3）。所以该组皮瓣成活后，在逐渐收缩。组 3 的营养血管为正常股动脉压力，平均为（15.80±1.63）kPa[（118.83±12.28）mmHg]，而组 4 则含有 2 根来自正常股动脉的营养血管，这两组皮瓣的成活率显著地升高，残留的溃疡面积则显著下降。皮瓣的弹性则接近正常（图 1-18-4～图 1-18-6）。可见，皮瓣的成活率和成活质量与皮瓣的血供有密切的关系，也就是说皮瓣的血供状况，不仅影响其成活，而且影响其成活后的质量。

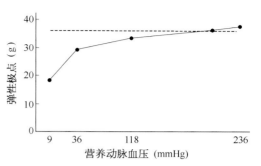

图 1-18-4 **营养动脉血压与皮瓣弹性极点的关系**
（虚线为未经皮瓣过程的腹部皮肤的弹性极点）

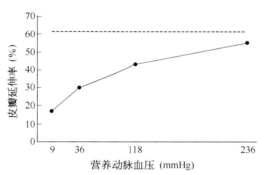

图 1-18-5 **营养动脉血压与皮瓣延伸率的关系**
（虚线为未经皮瓣过程的腹部皮肤的延伸率）

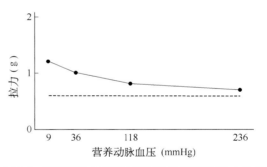

图 1-18-6 **营养动脉血压与皮瓣每延伸 1% 所需拉力的关系**
（虚线为未经皮瓣过程的腹部皮肤每延伸 1% 所需拉力）

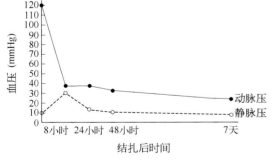

图 1-18-3 **大白鼠股动、静脉结扎后远段血管内血压的变化**

任何一个皮瓣经游离移植后，即使完全成活，也均有一定程度的收缩，其原因为皮瓣移植后张力改变，缺血过程，皮瓣血循环的重新调整过程中部分组织的相对缺血，以及术后一段时间皮瓣处于相对静止状态。组 3 及组 4 大多数皮瓣完全成活，无溃疡发生，但皮瓣术后 21 天，组 3 的皮瓣平均值仅为设计时面积的（57.38±12.21）%，组 4 的皮瓣平均值仅为设计时的（70.0±11.46）%。本实验各组皮瓣术后的张力相同，回流静脉条件相同，可以看出，皮瓣的收缩率与动脉的血供有显著关系。动脉血供越佳，皮瓣的收缩率越小。在组织学观察时，笔者看到组 1 与组 2 真皮内弹性纤维较组 3 与组 4 密集、增厚，且排列紊乱，认为这可能与组 1、组 2 皮瓣血流灌注太差有关，是组织缺氧严重造成的，这也是这两组皮瓣收缩率高的原因。

因此笔者认为,在临床上选择搏动良好的动脉,或肢体的大动脉作为受区的营养动脉,将有利于皮瓣的成活以及提高皮瓣成活后的质量。如有可能,多吻合一根进入皮瓣的动脉,特别当切取的皮瓣较大时,如能在皮瓣远端寻找一根动脉与受区动脉吻合,将起到提高皮瓣成活率及保证皮瓣成活后质量的作用。同时应该强调,在临床上绝不应该用静脉血流来营养由动脉到静脉的正常皮瓣。当受区无接受动脉时,应做血管移植或行桥式交叉吻合血管的游离组织移植。

回流静脉对游离皮瓣影响的实验研究

(一)实验方法

用 100 只 SD 雌性大白鼠,体重 170~200 g,随机分为 5 组,每组 20 只,经臀部肌内注入苯巴比妥(6 mg/100 g 体重)麻醉。麻醉后,仰卧,固定四肢,用脱毛剂脱去腹部毛发,设计 7 cm × 5 cm 大小之矩形皮瓣,上至剑突,下抵耻骨上,两旁包括腹壁外侧血管,沿躯干皮肤与腹壁之间的疏松结缔组织游离皮瓣,由腹壁向皮瓣发出的动静脉穿支,一一用双极电凝止血。以右侧腹壁浅动脉为营养血管,分别选择同侧腹壁浅静脉,同侧腹壁外侧静脉,对侧腹壁外侧静脉,对侧腹壁浅静脉,以及同时选择两侧腹壁外侧静脉及对侧腹壁浅静脉作为回流静脉的 5 种情况,为 5 组实验模型(图 1-18-7),比较各组静脉回流模型皮瓣的成活率及残留的腹部溃疡情况。

组 1:回流静脉为腹壁浅动脉伴行的腹壁浅静脉。

组 2:回流静脉为同侧的腹壁外侧静脉。

组 3:回流静脉为对侧的腹壁外侧静脉。

组 4:回流静脉为对侧的腹壁浅静脉。

组 5:回流静脉为两侧的腹壁外侧静脉和对侧的腹壁下静脉。

术后每天观察大鼠腹部皮瓣的颜色和肿胀程度。于术后 21 天,在麻醉下,测量皮瓣成活部分的面积、残留的溃疡面积,算出每个皮瓣的成活率(成活面积/设计面积×100%)。

各组大白鼠均有死亡,还有些是自行将腹部皮瓣咬食,这些动物均予去除。这样组 1 剩下 15 只;组 2 剩 14 只,组 3 剩 14 只,组 4 剩 18 只,组 5 剩 16 只。

(二)结果

1. 皮瓣成活率 皮瓣的成活率以组 5 同时保留 3 根回流静脉组最高,为 (59.69 ± 8.41)%,以下依次为:组 4 为 (57.3 ± 12.21)%,组 1 为 (51.58 ± 14.27)%,组 3 为 (48.17 ± 20.81)%,最差的为组 2。各组均数用方差分析进行统计学比较,最差组组 2 较其他 4 组的差别有非常显著的意义(P 均 < 0.01)。其他各组之间的差别无统计学上的意义。

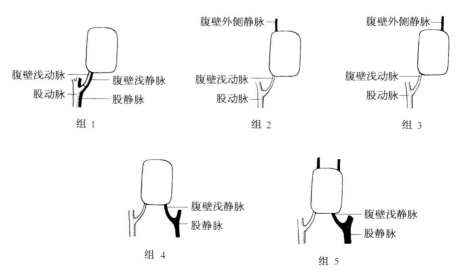

图 1-18-7 各组回流静脉示意图

2. 溃疡面积 各组皮瓣均有部分坏死,脱落,创面再生并有收缩,于术后 3 周测量其实际面积,测得的结果以组 4 最小,为（1.89 ± 1.66）cm²,以后依次为：组 5 为（0.39 ± 0.35）cm²,组 1 为（1.89 ± 1.66）cm²,组 3 为（2.35 ±2.48）cm²,组 2 为（3.04 ±2.91）cm²。组 4 和组 5 残留之溃疡面积非常显著地小于组 2（P 均<0.01）。组 4 和组 5 与组 3 及组 1 的差别也有统计学上的差异（P 均 < 0.05）。

上述结果可以看出,大鼠的跨中线腹部皮瓣以保留 3 根回流静脉及对侧腹壁下静脉皮瓣成活情况和愈合情况最佳。

笔者认为,用成活率来比较各组皮瓣的成活情况是比较合理的。皮瓣被游离后仅剩血管蒂,能否成活的决定因素之一便是皮瓣内的血循环能否自行调整好。皮瓣成活后还将由于调整后的循环好与差发生不同程度的收缩。本实验中,最好的完全成活的皮瓣,3 周后也只有设计之皮瓣的 85.67%,最差的完全成活的皮瓣仅为设计皮瓣的 38.57%,所以用成活的百分率来比较各组皮瓣,不仅显示皮瓣的成活情况,还提示皮瓣成活后的质量。本实验证实,一根外径仅 0.15~0.25 mm 的腹壁下动脉完全能够保证设计的 7 cm × 5 cm 大小的皮瓣全部成活,关键在于回流静脉。大白鼠的腹壁浅静脉充盈时血管外径可达 0.7~0.9 mm,而腹壁外侧静脉在剑突水平扩张时也只有 0.2~0.3 mm。

为了进一步了解静脉回流情况,笔者用 12 只大鼠的皮瓣,经右侧腹壁浅动脉注入墨汁。见墨汁向上、向内侧顺腹壁浅动脉及其分支推进,并很快出现在同侧伴行的腹壁浅静脉,此时墨汁染黑的皮瓣仅在右下方,还不到整个皮瓣的 1/4。墨汁以相近的速度向右上方及通过左右腹壁的动脉吻合支向左下方推进,几乎是同时到达右上方及左下方,此时对侧腹壁浅静脉和同侧腹壁外侧静脉内均能见到墨汁。墨汁最后达左上方。在 12 例灌注墨汁的过程中,笔者发现 3 例皮瓣在距动脉起点的 2~3 cm 内,腹壁浅动脉和静脉之间有直接吻合支,直径为 0.03 mm 左右,2 例发现 1 条吻合支,1 例有 2 条吻合支。如果沿动脉、静脉干向皮瓣内解剖,可能会发现更多的吻合支。组 1 仅保留同侧腹壁浅静脉为回流静脉,其不利因素是动脉血很快进入伴行静脉内,甚至可能通过伴行动静脉之间的吻合支短路回流,从而降低了动脉血继续向前的压力。故可造成左侧皮瓣,特别是左上角血供不足,继之发生部分坏死溃烂。而保留对侧的腹壁浅静脉作为回流静脉时,情况就有了改观。笔者注意到该组皮瓣很少肿胀,这不仅是由于腹壁浅静脉口径大,而且是由于左右两侧静脉和上下两方静脉均有较大、较多的吻合支,为游离后的皮瓣静脉回流的重新调整创造了条件。

两腹壁外侧静脉均较细小,实验中见到仅保留一侧的腹壁外侧静脉回流是不够的,这两组动物术后皮瓣均有明显肿胀,尤以仅保留同侧腹壁外侧静脉组最差,该组有 7 只大鼠于术后 1 周,左侧皮瓣肿胀、发紫,最后发黑,留下较大的溃疡面。这是由于对侧腹壁皮瓣的静脉回流未能建立的结果。而用对侧的腹壁外侧静脉做回流静脉,效果有了显著变化,静脉的血流必须跨过中线才能回流,且回流的血液必须通过左上角,兼顾了腹中线两侧皮瓣的血液回流。

从实验结果看到,保留 3 条回流静脉组的皮瓣成活率最高,说明回流静脉多有利于游离皮瓣的成活。众所周知,在断肢、指再植时,吻合的动脉与静脉之比是 1∶（1.5 ~ 2）。这是因为吻合的静脉太少,回流不够造成静脉淤血;而吻合的静脉太多,又造成每根静脉的血流量太少,流速太慢。这两种情况均易造成静脉血栓形成。但游离皮瓣的情况不同,本来可从四周及深面进出的循环,皮瓣一旦游离,全部皮瓣的循环仅剩一条动脉作为营养血管和一条静脉作为回流血管,所以皮瓣游离后接通血管,其内部的循环需要重新调整。动脉因无瓣膜,只要有小分支与主干相通,血供就能到达。静脉则不然,由于静脉有瓣膜,静脉内血流有一定方向,当回流静脉血不畅时,就可能造成皮瓣的坏死或部分坏死,加上回流静脉的压力低,受区组织的肿胀,或瘢痕组织的压迫,易产生回流障碍,更易造成皮瓣坏死。因此,只要动脉血供良好,多几条回流静脉,是有利于皮瓣内血循环重新调整的。

通过该实验研究，笔者认为有两点对临床游离皮瓣的设计有参考价值：① 利用非伴行静脉作为回流静脉，可能有利于皮瓣的成活。② 回流静脉多，且方向、部位不同，有利于皮瓣的成活。

带蒂皮瓣和远侧交叉皮瓣同样存在血供和设计的问题。笔者设计皮瓣的最远端常常是皮瓣最重要的部位，是最容易发生血循危象、皮瓣部分坏死的部位，也是最需要皮瓣有良好质量的部位。在临床上经常可以看到这样的病例：一个较大的游离皮瓣或者转移皮瓣，大部分皮瓣成活，仅远端小部分甚至只有 3~4 cm 的坏死，而其深面的骨、肌腱外露的问题仍没有解决，不得不再做一次皮瓣手术。对交叉皮瓣的断蒂时间笔者也做了一些临床观察和实验研究。皮瓣的质地、颜色和断蒂时间有一定关系：断蒂太早，皮瓣质地常常偏硬，有色素沉着。实质上做交叉皮瓣时患者最痛苦的时间就是麻醉过后 1~3 天，以后也就不感到难受了，只要全身情况许可，患者可以起床行走。过分强调缩短固定时间，皮瓣质量可能受到影响。

笔者在临床上曾经遇到过这样一例患者，用髂腹股沟皮瓣修复瘢痕挛缩的虎口，术中见皮瓣内的旋髂浅动脉很粗大，静脉也很清楚，皮瓣血供非常好，手术很顺利，于是认为这样的皮瓣应该很

快和手部创面建立循环。17 天断蒂，再过 2 周后拆除断蒂伤口与手背的缝线，断蒂口与手背伤口即裂开，缝合皮肤无内翻迹象。剪除少许手部伤口及皮瓣边缘，手部伤口有鲜血流出，而皮瓣边缘是苍白的。用手指挤压出现一个小出血点。再予以缝合，术后 3 周拆线，再用胶纸保护伤口 2 周，术后 6 个月复查，整个皮瓣明显缩小，断蒂缝合伤口见 1.5 cm 的瘢痕挛缩。对该病例笔者做了这样的分析：外伤后虎口瘢痕挛缩，局部血供很差，而髂腹股沟皮瓣血供特别好，手术后皮瓣和虎口部组织建立的循环可能主要由旋髂浅动脉供给。术后 17 天虽然建立了循环，但仍是腹部循环为主。断蒂后，皮瓣失去了大部分血供造成了愈合困难。以后又由于血供的不足而收缩。因此笔者认为如果迟几天断蒂，这几天再延长皮管训练时间，进一步通过血循环良好的皮瓣组织来改善虎口部软组织的循环，可能会好得多。

为此，笔者用大鼠腹部皮瓣做最佳断蒂时间的研究，发现大鼠的带蒂皮瓣 1 天后断蒂也能成活，1~3 天断蒂成活的皮瓣其弹性及延伸率与 5 天后断蒂的皮瓣有明显的差别，而且延长断蒂时间有皮瓣弹性愈来愈好的趋势。

（潘佳栋　王　欣　章伟文　陈德松　李学渊）

参考文献

［1］孙弘, 侯春林. 带血管蒂皮瓣肌皮瓣转移术［M］. 南京：江苏科学技术出版社, 1988.

［2］侯春林. 带血管蒂组织瓣移位手术图解［M］. 第三版. 上海：上海科学技术出版社, 2006.

［3］侯春林. 褥疮的治疗和预防［M］. 上海：上海科学技术出版社, 1995.

［4］侯春林, 张世民. 筋膜皮瓣与筋膜蒂组织瓣［M］. 上海：上海科学技术出版社, 2000.

［5］顾玉东. 手的修复与再造［M］. 上海：上海医科大学出版社, 1996.

［6］顾玉东. 四肢的显微外科修复［M］. 上海：上海医科大学出版社, 1999.

［7］顾玉东, 王澍寰, 侍德. 手外科手术学［M］. 上海：上海医科大学出版社, 1999.

［8］钟世镇. 显微外科解剖学基础［M］. 北京：科学出版社, 1995.

［9］钟世镇, 徐达传, 丁自海. 显微外科临床解剖学［M］. 济南：山东科学技术出版社, 2000.

［10］徐达传. 手功能修复重建外科解剖学［M］. 北京：人民卫生出版社, 1996.

［11］杨志明, 陈尔瑜. 带血管蒂组织瓣移位术［M］. 成都：四川科学技术出版社, 1988.

［12］杨志明. 修复重建外科学［M］. 北京：人民卫生出版社, 2000.

［13］朱盛修. 现代显微外科学［M］. 长沙：湖南科学技术出版社, 1994.

［14］胥少汀, 葛宝丰, 徐印坎. 实用骨科学［M］. 第二版. 北京：人民军医出版社, 1998.

［15］王成琪, 陈中伟, 朱盛修. 实用显微外科学［M］. 北京：人民军医出版社, 1991.

［16］范启申, 王成琪. 现代骨科显微手术学［M］. 北京：人民军医出版社, 1995.

［17］范启申,王成琪.现代手外科显微手术学［M］.北京：人民军医出版社,1996.

［18］陈中伟,杨东岳,张涤生.显微外科［M］.第二版.上海：上海科学技术出版社,1985.

［19］陈中伟.创伤骨科与显微外科［M］.上海：上海科学技术出版社,1995.

［20］于仲嘉.四肢显微血管外科学［M］.上海：上海科学技术出版社,1995.

［21］丸毛英二(日本).肌皮瓣与肌瓣［M］.杨果凡,译.北京：人民军医出版社,1988.

［22］朱家恺.显微外科进展［M］.合肥：安徽科学技术出版社,1989.

［23］郭恩覃.现代整形外科学［M］.北京：人民军医出版社,1999.

［24］张震康,邱蔚六,皮昕.口腔颌面外科临床解剖学［M］.济南：山东科学技术出版社,2001.

［25］沈祖尧.血管植入的实验研究及临床应用［M］.//朱家恺.显微外科进展.合肥：安徽科学技术出版社,1989.

［26］黎鳌,杨果凡,郭恩覃.手术学全集(整形与烧伤外科卷)［M］.北京：人民军医出版社,1996.

［27］汪良能,高学书.整形外科学［M］.北京：人民卫生出版社,1989.

［28］查元坤,戴永贵.现代美容外科学［M］.北京：人民军医出版社,1995.

［29］张涤生,冷永成.整形外科手术图解［M］.南京：江苏科学技术出版社,1996.

［30］鲁开化,艾玉峰.皮肤软组织扩张术［M］.北京：金盾出版社,1991.

［31］侯春林,顾玉东.皮瓣外科学.上海：上海科学技术出版社,2006.

［32］朱家恺.显微外科学.北京：人民卫生出版社,2009.

［33］钟世镇.数字人和数字解剖学.济南：山东科学技术出版社,2004.

［34］杨东岳,顾玉东.游离皮瓣在四肢创伤中的应用［J］.中华医学杂志,1978,58：143-145.

［35］侯春林.提高大面积皮肤撕脱伤的诊治水平.中华手外科杂志,1995,11(2)：65-66.

［36］郭立新,侯春林,张文明.动脉分支处的红细胞流变学研究与小动脉端侧吻合［J］.中国修复重建外科杂志,1996,10(2)：106-108.

［37］郭立新,侯春林,张文明.动脉分支处血小板流变行为与小动脉端侧吻合［J］.中华手外科杂志,1996,12(2)：110-112.

［38］侯春林,刘岩,匡勇.翻转皮下组织瓣修复胫前创面［J］.中国修复重建外科杂志,1996,10(1)：49.

［39］侯春林.轴型皮瓣肌皮瓣移位术的并发症及其防治［J］.中华显微外科杂志,1988,11(3)：143-144.

［40］顾玉东.静脉带蒂动脉化游离腓肠神经移植［J］.中华外科杂志,1985,23：338.

［41］顾玉东,张高孟,严计庚.静脉干动脉化游离皮瓣［J］.中华外科杂志,1987,25：260.

［42］陈伯华,司徒朴,徐达传,等.真皮下血管网皮瓣成活机理的研究进展［J］.中国临床解剖学杂志,1993,11(3)：235-237.

［43］王渭滨,柳大烈,孟庆延,等.跨区互蒂轴型皮瓣的研究进展［J］.中国临床解剖学杂志,2000,18(4)：385-387.

［44］高建民,徐达传,陈振光,等.吻合血管大收肌腱复合组织瓣移植修复跟腱缺损的应用解剖［J］.中国临床解剖学杂志,2000,18(2)：102-104.

［45］熊绍虎,徐达传,程新德,等.面部真皮下血管网皮瓣血供的解剖学基础［J］.中国临床解剖学杂志,2000,18(4)：330-332.

［46］程国良.严重巨大缺损的组织瓣修复选用原则［J］.中华显微外科杂志,1999,22(3)：165-167.

［47］郭树忠,卢丙仑,夏炜,等.内镜辅助下肌瓣剥离转移术［J］.中国美容医学,2001,10(4)：324-325.

［48］袁相斌,林子豪,何清濂,等.部分超薄型吻合血管皮瓣的临床应用［J］.中华显微外科杂志,1991,14(3)：169-170.

［49］袁相斌,林子豪,何清濂,等.真皮下血管网皮瓣修复手部软组织缺损［J］.中华手外科杂志,1991,10(2)：92-94.

［50］袁相斌,陈卫平,杨勇,等.岛状超薄型皮瓣的实验研究.中华显微外科杂志［J］.1993,16(3)：188-190.

［51］袁相斌,林子豪,陈卫平,等.真皮下血管网皮瓣的实验研究与临床应用［J］.中华整形烧伤外科杂志,1993,9(6)：401-404.

［52］孙永华,王春元,李波,等.含真皮下血管网超薄型随意皮瓣的血供研究和临床应用［J］.中华整形烧伤外科杂志,1991,7(1)：8-10.

［53］马福顺,杨智义,原林,等.真皮下血管网皮瓣血循环途径的实验研究［J］.中华整形烧伤外科杂志,1993,9(5)：344-345.

［54］原林,钟世镇,马福顺,等.颈胸部超长随意皮瓣的解剖学基础［J］.中国临床解剖学杂志,1992,10(1)：1-5.

［55］陈伯华,徐达传,司徒朴.颈肩肱部真皮下血管网皮瓣的解剖学基础［J］.中国临床解剖学杂志,1993,11(4)：245-248.

［56］肖添有,司徒朴,赵森林.真皮下血管网皮瓣的基础研究进展［J］.中华整形外科杂志,1997,13(4)：291-293.

［57］高建华,罗锦辉.真皮下血管网皮瓣移植［J］.中华整形外科杂志,1997,13(5)：380-382.

［58］宋业光,修志夫,张智勇,等.真皮下血管网皮瓣的血管构筑变化与成纤维细胞生长因子的关系［J］.中华整形烧伤外科杂志,1996,12(5)：323-325.

［59］黄巍,宋业光,修志夫.真皮下血管网皮瓣的血运重建方法的实验研究［J］.中华整形外科杂志,2000,16(3)：161-162.

［60］肖添有,肖能坎,司徒朴.轴型真皮下血管网皮瓣的解剖学基础及临床应用［J］.中华整形外科杂志,2001,17(6)：379-380.

［61］司徒朴,陈杰,陈金火,等.暴露真皮下血管网的带蒂皮瓣［J］.第一军医大学学报,1986,6(1)：60-61.

［62］钟世镇,孙博,刘牧之,等.皮瓣血供的解剖学类型［J］.临床应用解剖学杂志,1984,2(1)：1-5.

［63］张世民,张连生,刘大雄.带皮神经血管丛的小腿筋膜皮下组织瓣［J］.中华显微外科杂志,1994,17：284-285.

［64］宋建良,李松春,范希玲,等.皮神经逆行岛状皮瓣修复指端及指部损伤［J］.中华手外科杂志,1994,10：233-235.

［65］张世民,刘大雄,张连生,等.远端蒂皮瓣的血液循环特征及临床意义［J］.中国临床解剖学杂志,1998,16(2)：103-106.

［66］张世民,徐达传.带皮神经及其营养血管的皮瓣［J］.中国临床解剖学杂志,1996,14：313-315.

［67］张世民,陈中伟.前臂远端蒂筋膜皮瓣的静脉回流［J］.手外科杂志,1992,8(2)：72-73.

［68］张世民,刘大雄,张连生,等.远端蒂皮瓣的血液循环特征及临床意义［J］.中国临床解剖学杂志,1998,16(2)：103-106.

［69］张世民,侯春林,徐瑞生.浅静脉干对四肢远端蒂皮瓣作用的实验研究［J］.中国临床解剖学杂志,2001,19(2)：175-176.

［70］张世民,顾玉东,李继峰.浅静脉干不同处理方法对远端带蒂皮瓣影响的实验研究［J］.中华手外科杂志,2003,19：36-38.

［71］芮永军,徐建光,顾玉东.以上肢和手部浅表皮神经营养血管为

蒂皮瓣的解剖学[J].中华手外科杂志,1997,13:226-230.

[72] 钟世镇,徐永清,周长满,等.皮神经营养血管皮瓣解剖基础及命名[J].中华显微外科杂志,1999,22(1):37-39.

[73] 廖进民,钟世镇,苗华.四肢皮神经营养血管筋膜皮瓣的应用解剖[J].中华国际医学杂志,2002,2(4):353-356.

[74] 柳昊,叶澄宇,魏立坤,等.吻合浅静脉的皮神经营养血管逆行皮瓣转位术[J].中华显微外科杂志,2002,25(4):288-289.

[75] 鲁世荣,赵玲辉,王广宏,等.手及前臂皮神经营养血管蒂皮瓣的应用解剖[J].中华手外科杂志,2002,18(4):251-253.

[76] 康安,熊明根,张世民.远端蒂皮瓣的静脉回流[J].中国临床解剖学杂志,2001,19(2):188-190.

[77] 顾玉东.皮瓣的静脉危象及其处理[J].中华手外科杂志,1996,12(3):131-133.

[78] 孙博,钟世镇,郑玉明.前臂桡侧岛状逆行旋转皮瓣静脉回流的解剖学研究[J].临床应用解剖学杂志,1983,1(1):8-10.

[79] 陈德松.皮瓣血供与存活质量的关系[J].上海医学,1991,14:91-93.

[80] 陈德松,顾玉东.正常皮瓣与静脉皮瓣比较的实验研究[J].中华外科杂志,1991,29:701-704.

[81] 陈德松,顾玉东.回流静脉对跨越中线的腹壁游离皮瓣影响的实验研究[J].上海医学,1992,15:581-584.

[82] 陈德松,苏镫昌,顾玉东.不同血流对静脉皮瓣的影响[J].中华创伤杂志,1992,328-330.

[83] 陈德松,成效敏,严计庚.静脉皮瓣修复手指皮肤缺损[J].中国修复重建外科杂志,1993,72-73.

[84] 鲁开化.皮肤扩张术基础研究与临床应用[J].实用美容整形外科杂志,1999,10(2):57-58.

[85] 鲁开化,李江.皮瓣扩张术[J].中华手外科杂志,1999,15(3):183-184.

[86] 鲁开化,曹景敏,王臻.预制皮瓣基础与临床应用[J].中华手外科杂志,1998,14(4):197-199.

[87] 王臻,鲁开化.跨区供血皮瓣与预构皮瓣血管化研究进展[J].中华显微外科杂志,1997,20(3):172-175.

[88] 沈祖尧.大网膜轴型皮瓣一种形成游离皮瓣的新技术[J].中华外科杂志,1979,17(3):151-153.

[89] 沈祖尧.预构扩张游离皮瓣移植术[J].中国修复重建外科杂志,1996,10(1):61-63.

[90] 张绍祥,刘正津,谭立文.首例中国数字化可视人体完成[J].第三军医大学学报,2002,24(10):1231-1232.

[91] 王兴海,傅群武,刘畅."虚拟中国人"建模的动脉灌注研究[J].中国临床解剖学杂志,2002,20(5):227-329.

[92] 毕思文.数字人体与医学[J].生物医学工程与临床,2005,9(3):179-184.

[93] 张志浩,李严斌,梅劲,等.应用放射造影术进行血管3D可视化研究初探[J].中国临床解剖学杂志,2006,24(3):255-258.

[94] 张元智,李严兵,唐茂林,等.数字化与虚拟现实技术在皮瓣移植中的应用[J].中华创伤骨科杂志,2006,8(6):501-504.

[95] 张继,归来,梅劲,等.小型猪皮瓣模型的影像解剖学研究[J].中国临床解剖学杂志,2007,25(5):502-506.

[96] 张绍祥,刘正津,谭立文.首例中国数字化可视人体完成[J].第三军医大学学报,2002,24(10):1231-1232.

[97] 张志浩,李严斌,梅劲,等.应用放射造影术进行血管3D可视化研究初探[J].中国临床解剖学杂志,2006,24(3):255-258.

[98] 张元智,李严兵,唐茂林,等.数字化与虚拟现实技术在皮瓣移植中的应用[J].中华创伤骨科杂志,2006,8(6):501-504.

[99] 陆林国,徐秋华,燕山,等.高频彩超对穿支皮瓣血管的探索研究[J].上海医学影像,2008,17(3):200-202.

[100] 程国良.严重巨大缺损的组织修复选用原则[J].中华显微外科杂志,1999,22(3):165-167.

[101] 张世民,徐达传,俞光荣,等.复(组)合皮瓣的分类、供区及临床应用[J].中国临床解剖学杂志,2005,23(6):670-673.

[102] 张震康,邱蔚六,皮昕.口腔颌面外科临床解剖学[M].济南:山东科学技术出版社,2001.

[103] 钟世镇,徐达传,丁自海.显微外科临床解剖学[M].济南:山东科学技术出版社,2001.

[104] 陈伯华,司徒朴,徐达传.真皮下血管网皮瓣成活机理的研究进展[J].中国临床解剖学杂志,1993,11(3):235-237.

[105] 王渭滨,柳大烈,孟庆延,等.跨区互蒂轴型皮瓣的研究进展[J].中国临床解剖学杂志,2000,18(4):385-387.

[106] 陈世新,吴东方,丁茂超,等.穿支体区血管及其相互间吻合的3D可视化研究[J].中国临床解剖学杂志,2011,29(3):237-242.

[107] 庄跃宏,胡斯旺,吴东方,等.一种研究choke血管新的动物模型—大鼠背部皮窗[J].中国临床解剖学杂志,2011,29(6):599-601.

[108] Song R, Gao Y, Song Y, et al. The radial forearm flap [J]. Clin Plast Surg, 1982, 9(1):21-26.

[109] Song YG, Chen ZJ, Song YL. The free thigh flap: a new free flap concept based on the septocutaneous artery [J]. Brit J Plast Surg, 1984, 37:149-159.

[110] Chang SM, Chen ZW. The distally based radial forearm fascia flap [J]. Plast Reconstr Surg, 1990, 85(1):150-151.

[111] Buncke HJ. Forty years of microsurgery: what's next? [J] J Hand Surg, 1995, 20(3, Pt2):34-45.

[112] Calderon W, Chang N, Mathes SJ. Comparison of the effect of bacterial inoculation in musculocutaneous and random pattern flaps [J]. Plast Reconstr Surg, 1986, 77:785.

[113] Eshima I, Mathes SJ, Paty B. Comparison of the intracellular killing activity of leukocytes in musculocutaneous and random pattern flaps [J]. Plast Reconstr Surg, 1990, 86:541.

[114] Mathes SJ, Alpert BS, Chang N. Use of the muscle flap in chronic osteomyelitis: Experimental and clinical correction [J]. Plast Reconstr Surg, 1982, 69:185.

[115] Myers B, Donovan W. The Location of the blood supply in random flaps [J]. Plast Reconstr Surg, 1976, 58:314-316.

[116] Thomas CV. Thin flaps [J]. Plast Reconstr Surg, 1980, 65:741-749.

[117] Al Qatan MM. A modified technique for harvesting the reverse sural artery flap from the upper part of the leg: inclusion of a gastrocnemius muscle cuff around the sural pedicle [J]. Ann Plast Surg, 2001, 47:269-278.

[118] Almeida MF, De Costa PR, Okawa RY. Reverse-flow island sural flap [J]. Plast Reconstr Surg, 2002, 109:583-591.

[119] Ayyappan T, Chadha A. Super sural neurofasciocutaneous flaps in acute traumatic heel reconstruction [J]. Plast Reconstr Surg, 2002, 109:2307-2313.

[120] Baller FT, Hertel R, Noetali HP, et al. The medial malleolar network: a constant vascular base of the distally based saphenous

neurocutaneous flap [J]. Surg Radiol Anat, 1999, 21: 297-303.

[121] Bertellli J, Khoury Z. Vascularization of lateral and medial cutaneous nerves of the forearm: anatomic basis of neurocutaneous island flap on the elbow [J]. Surg Radiol Anat, 1991, 13: 345-346.

[122] Cavadas PC. Reversed saphenous neurocutaneous island flap: clinical experience and evolution to the posterior tibial perforator-saphenous subcutaneous flap [J]. Plast Reconstr Surg, 2003, 111: 837-839.

[123] Chang SM, Chen ZW. Can superficial veins reverse flow through valves in distally based fasciocutaneous flaps? [J] Plast Reconstr Surg, 1991, 87(5): 995-996.

[124] Chang SM, Gu YD, Xu DC, et al. Anatomic observation of the ankle vascular network and its clinical correlation with the blood supply of distally based flaps of the lower leg [J]. J Clin Anat, 2002, 1: 18-22.

[125] Chang SM, Hou CL. Chain-linked directional vascular plexuses of the integument and link-pattern vascularized flaps in distal extremities [J]. Plast Reconstr Surg, 1998, 101: 2013-2015.

[126] Chang SM, Hou CL. Role of large superficial veins in distally-based flaps of the extremities [J]. Plast Reconstr Surg, 2000, 106(1): 230-231.

[127] Chang SM. The pedicle of neurocutaneous island flaps [J]. Plast Reconstr Surg, 1996, 98: 374-376.

[128] Chen SL, Chen TM, Chou TD, et al. The distally based lesser saphenous venofasciocutaneous flap for ankle and heel reconstruction [J]. Plast Reconstr Surg, 2002, 110: 1664-1672.

[129] Hasegawa M, Torri S, Kato H, et al. The distally based superficial sural artery flap [J]. Plast Reconstr Surg, 1994, 93: 1012-1020.

[130] Imanish N, Nakajima H, Fukuzumi S, et al. Venous drainage of the distally based lesser saphenous-sural venoneuroadipofascial pedicled fasciocutaneous flap: a radiographic perfusion study [J]. Plast Reconstr Surg, 1999, 103: 494-498.

[131] Jeng SF, Wei FC. The distally based sural island flap for foot and ankle reconstruction [J]. Plast Reconstr Surg, 1997, 99: 744-750.

[132] Le Fourn, Cave N, Pannier M. Distally based sural fasciomuscular flap: anatomic study and application for filling leg or foot defects [J]. Plast Reconstr Surg, 2001, 107: 67-72.

[133] Masqulet AC, Romana MC, Wolf G. Skin island flaps supplied by the vascular axis of the sensitive superficial nerve: anatomic study and clinical experience in the leg [J]. Plast Reconstr Surg, 1992, 89: 1115-1121.

[134] Nakajima H, Imanishi N, Fukuzumi S, et al. Accompanying arteries of the cutaneous veins and cutaneous nerves in the extremities: anatomical study and a concept of the venoadipofascial and/or neuroadipofascial pedicled fasciocutaneous flap [J]. Plast Reconstr Surg, 1998, 102: 778-791.

[135] Prasad JSR, Gunha-Gomes D, Chaudhari C, et al. The venoneuroadipofascial pedicled distally based sural island myofasciocutaneous and muscle flaps: anatomical basis of a new concept [J]. Brit J Plast Surg, 2002, 55: 203-209.

[136] Price MF, Capizzi PJ, Watterson PA, et al. Reverse sural artery flap: caveats for success [J]. Ann Plast Surg, 2002, 48:

[137] Taylor GI, Palmer JH. The vascular territories (angiosomes) of the body: experimental study and clinical applications [J]. Brit J Plast Surg, 1987, 40: 113-141.

[138] Touam C, Rostoucher P, Bhatia A, et al. Comparative study of two series of distally based fasciocutaneous flaps for coverage of the lower one-fourth of the leg, the ankle, and the foot [J]. Plast Reconstr Surg, 2001, 107: 383-292.

[139] Yildrim S, Akan M, Akoz T. Soft-tissue reconstruction of the foot with distally based neurocutaneous flaps in diabetic patients [J]. Ann Plast Surg, 2002, 48: 258-264.

[140] Bertelli JA. Neurocutaneous axial island flaps in forearm: anatomical, experimental and preliminary clinical results [J]. Brit J Plast Surg, 1993, 46: 489-496.

[141] Timmons MJ. William Harvey revisited: reverse flow through valves of the forearm veins [J]. Lancet, 1984, 2: 394-397.

[142] Noreldin AA, Fukuta K, Jackson IT. Role of perivenous areolar tissue in the viability of venous flaps: an experimental study on the inferior epigastric venous flap of the rat [J]. Brit J Plast Surg, 1992, 45: 18-22.

[143] Nichter LS, Jazayeri MA. The physiologic basis for nonconventional vascular perfusion [J]. Plast Reconstr Surg, 1995, 95: 406-411.

[144] Lin SD, Lai CS, Chiu YT, et al. Venous drainage in the reverse forearm flap [J]. Plast Reconstr Surg, 1984, 74: 508-512.

[145] Wee JTK. Reconstruction of the lower leg and foot with the reverse-pedicled anterior tibial flap: preliminary report of a new fasciocutaneous flap [J]. Brit J Plast Surg, 1986, 39: 327-337.

[146] Satoh K, Okabe K, Matsui A. Anatomical considerations for the venous drainage of the reverse flow island flaps in the extremity [J]. Eur J Plast Surg, 1989, 12: 171-174.

[147] Del Pinal F, Taylor GI. The deep venous system and reverse flow flaps [J]. Brit J Plast Surg, 1993, 46: 652-664.

[148] Timmons MJ. The deep venous system and reverse flow flaps [J]. Brit J Plast Surg, 1994, 47: 290-291.

[149] Van Bemmelen PS, Beach K, Bedford G, et al. The mechanism of venous valve closure: its relationship to the velocity of reverse flow [J]. Arch Surg, 1990, 125: 617-619.

[150] Harii R, et al. Free deltopectoral skin flaps [J]. Brit J Plast Surg, 1974, 27: 231.

[151] Sasa M, Xian W, Breidenbach W, et al. Survival and blood flow evaluation of canine venous flaps [J]. Plast Reconstr Surg, 1988, 82: 319.

[152] Yoshimura H, et al. The venous skin graft method for repairing skin defects of the fingers [J]. Plast Reconstr Surg, 1987, 79: 243.

[153] Thatte RL. A study of the saphenous venous island flap in the dog without arterial inflow using a non-biological conduit across a part of the length of the vein [J]. Brit J Plast Surg, 1987, 40: 11.

[154] Back SM, et al. Experimental studies in the survival of venous island flaps without arterial inflow [J]. Plast Reconstr Surg, 1985, 75: 88.

[155] Radovan C. Tissue expansion in soft-tissue reconstruction [J]. Plast Reconstr Surg, 1984, 74: 482.

[156] Austad ED, Pasyk KA, Moclachey KD, et al. Histomorphologic evaluation of guinea pig skin and soft tissue after controlled

expansion [J]. Plast Reconstr Surg, 1982, 70(6): 704-710.

[157] Kin KH, Hong C, Futrell JW. Histomorphologic changes in expanded skeletal muscle in rats [J]. Plast Reconstr Surg, 1993, 92(4): 710-716.

[158] Johnson TM, Lowel L, Brown MD. Histology and physiology of tissue expansion [J]. Dermatol Surg Oncol, 1993, 19 (7): 1074-1079.

[159] Aubert JP, Paulhe P, Magalon C. Forum on tissue expansion, Expansion of the upper limb [J]. Ann Chir Plast Esthet, 1993, 38 (1): 34-60.

[160] Pribaz J, Fine N, Orgrill D. Flap prefabrication in the head and neck: A 10-year experience [J]. Plast Reconstr Surg, 1999, 103: 808-812.

[161] Lauer G, Schimming R, Gellrich NC, et al. Prelaminating the fascial radial forearm flap by using tissue-engineered mucosa: improvement of donor and recipient sites [J]. Plast Reconstr Surg, 2001, 108: 1564-1575.

[162] Diller JG, Hartwell SW, Andreson R. The mesenteric vascular pedicle: Review of its clinical uses and report of experiments in dogs [J]. Cleve Clin Q, 1966, 37: 163-170.

[163] Washio H. An intestinal conduit for free transplantation of other tissue [J]. Plast Reconstr Surg, 1971, 48: 48-51.

[164] Erol OO. The transformation of a free skin graft into vascularized pedicled flap [J]. Plast Reconstr Surg, 1976, 58: 470-477.

[165] Yao ST. Vascular implantation into skin flap experimental study and clinical application. A preliminary report [J]. Plast Reconstr Surg, 1981, 68: 404-407.

[166] Oricochea M. A new method for total reconstruction of the nose: The ears as donor areas [J]. Br J Plast Surg, 1971, 24: 225-232.

[167] Yao ST. Microvascular transplantation of a prefabricated free thigh flap [J]. Plast Reconstr Surg, 1982, 69: 568.

[168] Morrison WA, Penington AJ, Fumta SK, et al. Clinical applications and technical limitations of prefabricated flaps [J]. Plast Reconstr Surg, 1997, 99: 378-385.

[169] Kwan-Chul T, Willi WS. The revascularization interface in flap prefabrication: a quantitative and morphologic study of the relationship between carrier size and surviving area [J]. J Reconstr Microsurg, 1996, 12: 325-330.

[170] Walten RL, Brown RE, Ahong L, et al. Creation of a vascularized alloplastic unit for composite reconstruction [J]. Plast Surg Forum, 1987, 56: 32-37.

[171] Clifford YK, Willam WS. Durability of prefabricated versus normal random flaps against a bacterial challenge [J]. Plast Reconstr Surg, 1997, 99: 372-377.

[172] Honda T, Nomura S, Yamanchi S, et al. The Possible application in the replantation of a composite skin and subcutaneous vein graft in the replantation of amputated digits [J]. Brit J Plast Surg, 1984, 37: 607-609.

[173] Foucher G, Norris RW. The venous dorsal digital island flap or the "neutral" flap [J]. Brit J Plast Surg, 1988, 41: 337-339.

[174] Ji SY, Chia SL, Cheng HH. Free transplantation of venous network pattern skin flap: An experimental study in rabbits [J]. Microsurgery, 1984, 5: 151-159.

[175] Soutar D, Mcgregor IA. The radial forearm flap in intraoral reconstruction: The experience of 60 consecutive cases [J]. Plast Reconstr Surg, 1986, 78: 1-8.

[176] Taylor GI, Palmer JH. The vascular territories (angiosomes) of the body: experimental study and clinical applications [J]. Br J Plast Surg, 1987, 40(2): 113-141.

[177] Cormack GC, Lamberty BG. A classification of fascio-cutaneous flaps according to their patterns of vascularisation [J]. Br J Plast Surg, 1984, 37(1): 80-87.

[178] Saint-Cyr M, Wong C, Schaverien MV, et al. The Perforasome Theory: Vascular Anatomy and Clinical Implications [J]. Plast Reconstr Surg, 2009, 124(5): 1529-1544.

[179] Converse JM. Introduction to plastic surgery [M]//Converse JM. Reconstructive Plastic Surgery. 2nd Ed. Philadelphia: WB Saunders Co. 1985.

[180] Strauch B, Vasconez LO, Hall-Findlay EJ. Grabb's Encyclopedia of Flaps[M]. Boston: Little, Brown & Company, 1990.

[181] Hallock GG. Fasciocutaneous Flaps [M]. Boston: Blackwell Scientific Publications, 1992.

[182] Cormack GG, Lamberty BGH. The Arterial Anatomy of Skin Flaps [M]. 2nd Ed. Edinburgh: Churchill livingstone, 1994.

[183] Chen ZW, Yang DY, Chang DS. Microsurgery[M]. New York: Springer-Verlag, 1982.

[184] Zhong SZ, Kong JM, William WC. Clinical Microsurgery Anatomy [M]. Hong Kong: Med Info Publishing Co. 1991.

[185] Masquelet AC, Gilbert A. An Atlas of Flaps of the Musculoskeletal System[M]. London: Martin Dunitz Ltd. 2001.

[186] Song R, Gao Y, Song Y, et al. The radial forearm flap[J]. Clin Plast Surg, 1982, 9(1): 21-26.

[187] Song YG, Chen ZJ, Song YL. The free thigh flap: a new free flap concept based on the septocutaneous artery[J]. Brit J Plast Surg, 1984, 37: 149-159.

[188] Chang SM, Hou CL, Xu DC. An overview of skin flap surgery in the mainland China: 20 years achievements (1981-2000)" [J]. J Reconstr Microsurg, 2009, 25(6): 361-368.

[189] Buncke HJ. Forty years of microsurgery: what's next[J]? J Hand Surg, 1995, 20A(3,Pt2): 34-45.

[190] Tang M, Yin Z, Morris SF. A Pilot Study on Three-Dimensional Visualization of Perforator Flaps by Using Angiography in Cadavers [J]. Plast Reconstr Surg, 2008. 122(2): 429-437.

[191] Hallock GG, Rice DC. Cranial epigastric perforator flap: a rat model of a true perforator flap[J]. Ann Plast Surg, 2003. 50(4): 393-397.

[192] Mei J, Yin Z, Zhang J, et al. A mini pig model for visualization of perforator flap by using angiography and MIMICS[J]. Surg Radiol Anat, 2010. 32(5): 477-484.

[193] Nakajima H, Fujino T, Adachi S. A new concept of vascular supply to the skin and classification of skin flaps according to their vascularization[J]. Ann Plast Surg, 1986. 16(1): 1-19.

[194] Taylor GI, Palmer JH. The vascular territories (angiosomes) of the body: experimental study and clinical applications[J]. Br J Plast Surg, 1987. 40(2): 113-141.

[195] Gao J, Wen Q. Automatic 3D vascular tree construction of perforator flaps for plastic surgery planning. Proceedings of the 26th Annual International Conference of the IEEE EMBS 2004:

3424-3427.

[196] Tang M, Yin Z, Morris SF. A Pilot Study on Three-Dimensional Visualization of Perforator Flaps by Using Angiography in Cadavers [J]. Plast Reconstr Surg, 2008. 122(2): 429-437.

[197] Mei J, Yin Z, Zhang J, et al. A mini pig model for visualization of perforator flap by using angiography and MIMICS[J]. Surg Radiol Anat, 2010. 32(5): 477-484.

[198] Masia J, Clavero JA, Larranaga JR, et al. Multidetector-row computed tomography in the planning of abdominal perforator flaps [J]. J Plast Reconstr Aesthet Surg, 2006. 59(6): 594-599.

[199] Alonso-Burgos A, Garcia-Tutor E, Bastarrika G, et al. Preoperative planning of deep inferior epigastric artery perforator flap reconstruction with multislice-CT angiography: imaging findings and initial experience[J]. J Plast Reconstr Aesthet Surg, 2006. 59(6): 585-593.

[200] Rozen WM, Ashton MW, Stella DL, et al. Stereotactic image-guided navigation in the preoperative imaging of perforators for DIEP flap breast reconstruction[J]. Microsurgery, 2008. 28(6): 417-423.

[201] Yang D, Morris SF. An extended dorsal island skin flap with multiple vascular territories in the rat: a new skin flap model. Journal of Surgical Research, 1999, 87, 164-170.

[202] Zhuang Y, Hu S, Wu D, et al. A novel in vivo technique for observations of choke vessels in a rat skin flap model. Plast Reconstr Surg. 2012; 130(2): 308-317.

[203] 庄跃宏, 胡斯旺, 吴东方, 等. 一种研究 choke 血管新的动物模型——大鼠背部皮窗. 中国临床解剖学杂志, 2011, 29(6): 609-613.

[204] 郑俊, 习珊珊, 李红, 等. 静脉超引流与动脉增压对皮瓣存活的影响. 解剖学报, 2016, 47(3): 359-363.

[205] Lee HJ, Lim SY, Pyon JK, et al. The Influence of Pedicle Tension and Twist on Perforator Flap Viability in Rats. J Reconstr Microsurg, 2011; 27(7): 433-438.

[206] Trinh Cao Minh, Shigeru Ichioka, Kiyonori Harii, et al. Dorsal bipedicled island skin flap: a new flap model in mice. Scand J Plast Reconstr Surg Hand Surg, 2002, 36: 262-267.

[207] 黄谢梅, 邢伟, 黄宏, 等. 小鼠皮肤局部缺血模型的建立. 世界科技研究与发展. 2011,33(6): 1078-1080.

[208] 李红, 毛以华, 郝晓迪, 等. 外科延迟术对跨区皮瓣多血管体间微循环重构的影响. 解剖学报, 2016,47(5): 645-651.

[209] 梁成, 庄跃宏, 郑和平, 等. 新型小鼠跨区供血动脉耳瓣模型的构建. 中国比较医学杂志, 2014,24(7): 25-29.

[210] 杨颖. 静脉外增压肌间隔穿支筋膜皮肤蒂皮瓣的兔实验研究与临床应用. 长沙, 中南大学湘雅第二医院, 2013: 9-10.

[211] 王心音. 负压封闭引流技术促进兔超长任意皮瓣存活及机制研究. 南京, 东南大学, 2016: 13-16.

[212] 张世民, 顾玉东, 李继峰. 逆行岛状皮瓣静脉回流的实验研究. 中国临床解剖学杂志, 2004,22(1): 5-7.

[213] Yan H, Kolkin J, Zhao B, et al. The effect of hemodynamic remodeling on the survival of arterialized venous flaps. PLoS One. 2013; 8(11): e79608.

[214] 卿黎明, 唐举玉, 杜威, 等. 兔腹壁浅动脉穿支皮瓣动物模型的建立. 中华显微外科杂志, 2014,37(4): 364-367.

[215] 赵天兰, 俞道江, 吴浩荣, 等. 猪狭长窄蒂随意皮瓣蒂部不同长宽比例与成活面积关系的研究. 中华整形外科杂志, 2011. 27(1): 41-43.

[216] 高嵩, 程新德, 赵天兰, 等. 猪背部窄蒂随意型皮瓣的实验研究. 中华显微外科杂志, 2006. 29(4): 286-288.

[217] 刘育凤, 归来, 张智勇. 主干蒂与穿支蒂穿支皮瓣血流动力学的比较研究. 中国修复重建外科杂志, 2007. 21(4): 331-335.

[218] 宋剑刚. 小型猪超薄穿支皮瓣与穿支皮瓣血流动力学比较研究. 衡阳, 南华大学, 2013: 11-17.

[219] Yao ST. Microvascular transplantation of prefabricated free thigh flap[J]. Plast Reconstr Surg, 1982, 69: 568.

[220] Pribaz JJ, Fine NA. Prelamination: defining the prefabricated flap e a case report and review[J]. Microsurgery, 1994, 15: 618e23.

[221] 柴益民, 林崇正, 陈彦堃, 等. 腓动脉终末穿支蒂腓肠神经营养血管皮瓣的临床应用[J]. 中华显微外科杂志, 2001, 24(3): 167-169.

第二章

临床应用原则

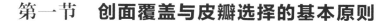

第一节　创面覆盖与皮瓣选择的基本原则

皮肤是人体面积最大的器官,因其具有阻挡异物和病原体侵入,防止体液流失等功能,从而对身体其他器官或组织起到重要的屏障保护作用。当外伤或肿瘤切除等因素造成皮肤和皮下组织缺损,尤其伴有血管、神经、肌肉、骨骼,甚至重要器官外露,应及时修复闭合创面,否则可导致创面的急性或慢性感染,及其他严重并发症发生,甚至危及生命。另外较大创面得不到修复,可导致水、电解质和蛋白质从创面过量丢失,而致机体营养不良。即使是较小的创面,若不能及时修复,最终也因创面以瘢痕形式愈合,影响美观和功能。所以应对创面及时进行修复。而创面修复的成功与否与修复方法的正确选择有关。

一、影响创面修复的常见因素

临床上直接缝合的手术切口或采用皮瓣移植修复的创面,通常组织一期愈合,愈合时间短,愈合质量好,形成瘢痕小。但在组织愈合过程中存在以下因素干扰,可严重阻碍组织正常愈合过程,应予避免。

（1）感染:这是影响组织愈合的最常见原因,

在采用皮瓣修复感染创面时,必须彻底清除病灶,包括炎性肉芽组织、血运差的瘢痕组织、死骨等。如果创面有急性炎症时,应先予切开引流经过换药扩创等处理,待急性炎症控制后再行清创,务必使采用皮瓣修复的创面是一个相对清洁健康的组织缺损。

（2）异物:开放性创伤常造成伤口内不同程度的异物残留,清创术应予彻底清除,否则异物残留极易造成伤口感染,影响组织愈合。

（3）血流循环障碍:严重创伤尤其伴有主要血管损伤时,会影响肢体或某部分组织血液供应障碍,轻者影响受波及组织愈合,重者造成肢体全部或部分坏死,因此,应高度重视受伤肢体血供情况,一旦判断有大血管损伤,影响肢体血液供应时要及时探查修复。如伤后肢体出现高度肿胀,有肌间隔综合征先兆,应及时切开深筋膜减压,避免肌肉因微循环障碍而坏死,影响组织愈合和功能恢复。

（4）张力过大:无张力缝合是皮瓣移植应遵循的原则,皮瓣移植缝合后张力过大,会影响皮瓣血运、组织愈合,甚至皮瓣部分坏死。

（5）局部制动不够：在关节部位伤口缝合或皮瓣移植后，会因关节活动，而使皮瓣受到张力牵拉，尤其皮瓣血管蒂部受到牵拉，会影响皮瓣成活和伤口愈合。

（6）皮瓣选择不当：在遭受创伤或接受放射治疗部位选用皮瓣，因该区血管已经不同程度受到损害，易造成皮瓣手术失败。

（7）皮瓣设计不合理：皮瓣切取面积偏小或皮瓣转移后不能有效覆盖创面远端，勉强缝合，会造成对皮瓣血管蒂的牵拉，而影响皮瓣血供及愈合。

（8）全身因素：因营养不良，长期使用皮质激素或糖尿病患者等，在创面治疗的同时，应提高全身营养状况，治疗原发疾病，改善创面愈合的全身因素。

二、创面覆盖方式选择的原则

外科医师在进行创面修复时，应对创口部位、大小、深度、重要结构暴露的情况及损伤程度等进行全面检查和功能评估。在选择修复方法时应遵循由简至繁，外观、功能兼顾的原则，选用直接缝合、皮片移植、带蒂皮瓣移植、游离皮瓣移植、皮肤牵张等方法进行治疗。

（一）直接缝合

伤口若无软组织缺损，创面清创后，均能在无张力或低张力下缝合，但需充分考虑到创伤及手术造成组织创伤反应，术后出现肢体肿胀而导致的创口愈合不良，故清创时应注意止血，避免血肿形成等。缝合前可以游离松解两侧创缘，必要时可做相应的减张切口，使创面可以在无张力下缝合。

（二）皮片移植

新鲜或肉芽组织生长良好的软组织表面，均可采用游离皮片修复创面，方法简单可靠，但伴有骨肌腱、血管、神经外露的创面，则不适合皮片移植修复。对于皮片修复后明显影响受区外形及功能者，应选用皮瓣修复。常用的皮片有：刃厚皮片、中厚皮片、全厚皮片。通常皮片越薄，移植后抗感染率越强、成活率越高，但后期皮片收缩越严重、色泽改变越显著、外形影响较大；相反皮片越厚，移植后抗感染力越弱、成活率越低，但后期皮片收缩程度轻、色泽改变小、外形满意。故临床应根据受区创面情况、功能要求合理选用。

（三）皮瓣移植

皮瓣或肌皮瓣是有自身血液供应的组织瓣，通过局部转移或游离移植修复组织缺损时，由于皮瓣本身有血供，抗感染能力强，有利于感染创面及难治性创面的修复；又具有一定的厚度，在修复创面同时，可消灭无效腔。因此在创面修复有广泛的应用价值，具体适应证如下。

（1）因创伤、烧伤、火器伤及肿瘤切除后所致软组织缺损，伴有骨、关节、肌肉、主干血管、神经和脏器等组织裸露，无法直接缝合闭合创面时，应选用皮瓣移植修复。

（2）人体重要部位如脸面、关节，虽无深部组织缺损外露，但为了获得接近正常的皮肤色泽、质地和优良的外形，或满意的功能效果，也宜选用皮瓣移植修复。

（3）严重瘢痕挛缩畸形、切除瘢痕、矫正畸形后有深部组织裸露，或需在瘢痕或窦道区内进行骨、关节、肌腱、神经手术者。

（4）慢性溃疡、压迫性褥疮、放射性溃疡、慢性骨髓炎等难愈性创面，经彻底病灶清除，可采用血供丰富的组织瓣，一期消灭无效腔修复创面。

（5）因创伤或肿瘤切除后造成的皮肤肌肉缺损，需同时修复创面或重建肌肉功能者，或因周围神经损伤导致肢体功能障碍，可选用带运动神经肌（皮）瓣进行肢体运动功能重建。

（6）需重建某些特殊部位如手指指端或足跟负重区的感觉功能者，需采用带感觉神经皮瓣修复；面颊、鼻、上腭等部位的洞穿性缺损，除制作衬里外，亦常需要有丰富血供的皮瓣覆盖。

（7）需进行器官再造，如鼻、舌、拇指、乳房、阴茎、阴道等。

（四）皮肤牵张术（skin-stretching expansion）

通过皮肤牵张器的机械外力，将创缘两侧的正常皮肤向中央牵拉，利用皮肤的黏弹性、伸展性和生长性特点，通过线性负载而产生"额外"的皮肤用于覆盖创面。皮肤牵张术有术中即时一次性牵张和术后缓慢持续性牵张两种方式。

牵张术所产生的"额外皮肤"包括三部分：弹

性扩张、机械蠕变和生物性生长。进行皮肤牵张常需在距创缘 1 cm 左右的真皮内穿入钢针，作为传递机械牵拉张力的工具，牵张过程中需严密观察皮缘血液循环，根据其颜色、温度、毛细血管反应、肿胀程度等，调节牵张力的大小和牵张与放松的时间间隔，避免皮肤撕脱和坏死。

通过牵张产生的"额外"皮肤具有感觉功能，其颜色、质地、结构和毛发均与受区相近似，是修复邻近创面的理想材料。缺点包括疼痛、部分皮肤坏死、张力性瘢痕等。

三、皮瓣选择原则

皮瓣主要用于修复创面、恢复功能和改善外形。临床应根据创面部位、大小、缺损组织性质及程度，以及功能要求等来选择皮瓣、肌皮瓣、肌皮骨瓣或其他复合组织瓣、组合组织瓣。由于一个部位的创面可用多种皮瓣或肌皮瓣来修复，具体选择何种皮瓣为宜，需根据修复方法、受区与供区情况来权衡利弊，加以比较。总的原则是，应选择方法简便、效果满意、对供区影响小且成功率高的皮瓣或肌皮瓣。近年来，穿支皮瓣因切取后对供区损害小，不仅能提供更薄的皮瓣，使修复后受区外形更满意，而且由于多个穿支血管自同一母血管发出后供应不同组织，且相互间移动度大，通过嵌合、串联等可形成多种组合组织瓣，用于修复多种组织缺损，真正做到缺什么补什么。

（一）遵循由简至繁的原则

创面修复在争取获得同等修复效果的前提下，应遵循由简到繁选择皮瓣的原则。即能用游离皮片修复的创面就不必采用皮瓣进行修复；能用转移皮瓣修复就不用吻合血管的游离皮瓣；能用传统的随意型皮瓣就不用带血管蒂的皮瓣；能用筋膜皮瓣就不用肌皮瓣；能用非主干血管供血的皮瓣就不用包含主干血管的皮瓣。总之，应选用简单、安全、有效的修复方法。

（二）根据移植方式选择皮瓣

皮瓣选择前应根据受区创面情况、功能要求及血管条件等情况先确定修复方式：是采用游离皮瓣移植还是带蒂皮瓣转移。若选用吻合血管的游离皮瓣移植来修复创面，则可根据受区创面性质、大小及功能要求，在全身较大范围选择合适的皮瓣，所选皮瓣必须具有可供与受区血管相吻合的血管。若选用带蒂皮瓣转移来修复创面，只能在受区邻近选择皮瓣，即选用皮瓣在以皮瓣营养血管为蒂局部转移后应能有效覆盖受区创面。

（三）受区情况

1. **根据受区部位选择皮瓣**　通常选用邻近创面的皮瓣，因邻近创面的皮瓣肤色、质地、厚薄近似，转移方便，应优先选用。如足跟部创面，可选用多种带蒂皮瓣或肌皮瓣修复，如位于足底的足底内侧皮瓣、足底外侧皮瓣、踇展肌肌皮瓣、趾短屈肌肌皮瓣；位于足外侧面的足外侧皮瓣；位于足背的足背皮瓣、趾短伸肌肌皮瓣；位于小腿的小腿内侧皮瓣、小腿外侧皮瓣等。由于位于足底的皮瓣、肌皮瓣与受区创面邻近，质地与足跟部皮肤近似，转移最方便，修复后效果最满意，应优先选用。

2. **根据创面性质选择皮瓣**　组织缺损的修复应遵循缺什么补什么的原则，因此应依据受区组织缺损的性质来决定移植组织的种类。对于无骨或肌肉缺损的浅创面，一般选用轴型皮瓣或肌肉较薄的肌皮瓣；而伴有骨及肌肉缺损的深创面，则应选用肌皮瓣，以便在修复皮肤缺损的同时充填缺损，消灭无效腔。如单纯足跟部软组织缺损一般选用足底内侧皮瓣或足外侧皮瓣，若用肌皮瓣修复，不仅显得臃肿，而且由于皮肤与肌肉之间的滑动，行走时可能有不稳感；如同时伴有跟骨缺损，则选用踇展肌肌皮瓣或趾短屈肌肌皮瓣较好，其中肌肉部分填塞无效腔，皮肤部分修复创面。

3. **根据功能要求选择皮瓣**　在创面修复的同时应注意功能，如需同时重建缺损部肌肉功能时，应选用带有运动神经的肌皮瓣；需重建缺损部感觉功能时，应选用包含感觉神经的皮瓣或肌皮瓣；如需同时进行肌腱或骨缺损修复时，应选用带有肌腱或骨的复合组织瓣。

4. **根据受区范围选择皮瓣**　皮瓣选择时应把受区创面的大小与供区皮瓣可能提供的范围加以比较，然后进行选择。一般认为，供区皮瓣要大于受区创面 20%。对于巨大受区创面，若一块皮瓣不能覆盖创面时，可选用多块皮瓣组合移植进行修复。

（四）供区条件

理想的供区应具备的主要条件如下。

（1）供区部位皮肤或肌肉应健康，局部做过手术、接受过放射治疗或有炎症则不宜采用。

（2）所选皮瓣或肌皮瓣在切取后，应对供区外形及功能无明显影响，故应选择位置相对隐蔽、切取后对供区影响较小的皮瓣。

（3）应选择血管恒定、变异较小、易于切取的皮瓣或肌皮瓣。若行游离移植，尚需考虑供区皮瓣的血管口径、长度与受区血管应匹配，通常要求游离皮瓣血管外径在 1 mm 以上，蒂长 2～3 cm 以上，以便血管吻合。如受区要求恢复感觉功能时，皮瓣内必须有可供对接的皮神经。

（侯春林）

第二节　创面闭合的一般技术

虽然近 30 年来显微外科和修复重建外科技术已取得了巨大发展，但进行创面覆盖时仍应遵循先易后难、先简后繁的原则（图 2-2-1）。在许多情况下，若能正确地选择局部或区域性皮瓣，不仅操作简单，而且修复效果并不比吻合血管的游离皮瓣差。

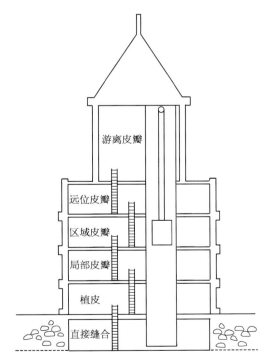

图 2-2-1　创面修复方法选择原则

对各种不同几何形状的缺损创面，采用不同形状的局部皮瓣进行修复，不仅能获得受区的良好覆盖，而且供区也多能一期直接缝合，愈合良好，形态和功能效果满意。对不规则的创面，可通过清创手术予以适当的修整，使之成为可利用的几何形状，如梭形、三角形、正方形、长方形、菱形、圆形、椭圆形等。

（一）梭形创面的修复

1. **V-Y 推进皮瓣法**　在梭形创面的一侧设计宽"V"字切口，形成"V"形双蒂皮瓣。深筋膜下游离皮瓣，将其推进修复受区创面，供区可呈"Y"形直接缝合（图 2-2-2A）。

2. **双蒂推进皮瓣法**　在梭形创面的一侧做平行于创面纵轴的直切口，深筋膜下剥离，形成双蒂皮瓣推向创面将其修复。若一侧推进双蒂皮瓣不足以覆盖创面，可在另一侧再设计一双蒂推进皮瓣。皮瓣的长宽比例可达（3～5）：1 而成活无虞。供区创面采用皮片移植封闭（图 2-2-2B）。

3. **旋转皮瓣法**　在梭形创面的两侧各设计一个方向相反的弧形切口，皮下剥离，形成两旋转皮瓣，供受区切口直接缝合（图 2-2-2C）。

4. **插入皮瓣法**　在邻近梭形创面的健康部位设计一形状相同、面积等大的皮瓣，游离切取后转移至创面，供区继发创面经潜行剥离创缘后可直接缝合（图 2-2-2D）。

（二）三角形创面的修复

1. **直接缝合法**　创缘皮肤做适当游离后，从 3 个尖角部分开始向中间缝合，逐层闭合创面图

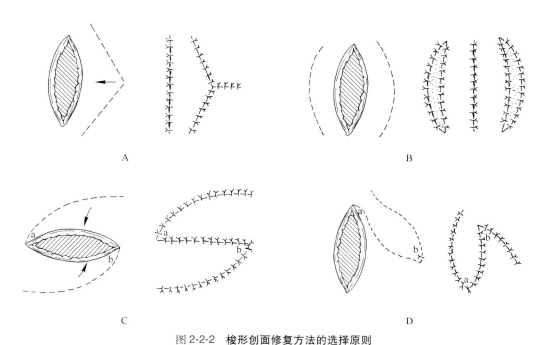

图 2-2-2　梭形创面修复方法的选择原则

A. V-Y 推进皮瓣法；B. 双蒂推进皮瓣法；C. 旋转皮瓣法；D. 插入皮瓣法

（2-2-3A）。

2. 旋转皮瓣法　沿三角形创面的底边向一侧做弧形延长切口，其长度一般为底边的 4 或 5 倍，皮下剥离形成皮瓣后旋转推进闭合创面，切口直接缝合（图 2-2-3B）。若在旋转点处形成"狗耳"，处理方法同上。亦可沿三角形创面的底边向两侧做适当长度弧形延长切口，皮下剥离形成两个皮瓣后，相向旋转推进闭合创面，切口直接缝合（图 2-2-3C）。

3. 一侧单边推进皮瓣法（Burow 楔形皮瓣法）沿三角形创面的底边向一侧做适当长度的延长切口，经皮下剥离形成皮瓣后，向创面推进将其覆盖，切口直接缝合。应用该法时在延长切口的末端、三角形创面的相反侧往往形成皮肤褶皱，即所谓"狗耳"，需切除一块较小的楔形皮肤（Burow 三角）方可使切口缝合平整，因此又称 Burow 楔形皮瓣法（Burow's wedge flap）（图 2-2-3D）。

4. 双侧单边推进皮瓣法（A-T 封闭法）　沿三角形创面的底边向两侧做适当长度的延长切口，经皮下剥离形成两个皮瓣，向创面中央推进将其封闭，切口直接缝合。若延长切口末端形成"狗耳"，处理方法同上。该法因三角形创面类似大写字母"A"，修复后切口缝合成大写字母"T"形，故又称 A-T 封闭法（图 2-2-3E）。

5. 易位皮瓣法　在三角形创面长边的一侧设计一矩形皮瓣，其长宽比例一般为 1.5∶1，皮瓣的远端略超过三角形创面远端。皮瓣形成后，向创面旋转易位将其闭合。供区继发创面可以 V-Y 缝合方式闭合，或另取皮片覆盖（图 2-2-3F）。

（三）长方形与正方形创面的修复

1. 单蒂推进皮瓣法　沿长方形创面的两条短对边或正方形创面的两对边向同一侧做适当长度的平行延长切口，皮下剥离后形成一单蒂矩形皮瓣，将其向创面方向推进，闭合创面。若延长的切口远端形成"狗耳"，可切除一小块三角形皮肤，使切口缝合平整（图 2-2-4A）。若一侧单蒂推进皮瓣不足以封闭整个创面，可在创面另一侧再设计一相同的皮瓣，两皮瓣相向推进，闭合创面，切口直接缝合。该法修复创面后，因切口缝合成大写字母"H"形，故又称"H"形皮瓣封闭法（图 2-2-4B）。

2. 单边推进皮瓣法　沿长方形创面两条短对边或正方形创面的两对边，做方向相反的延长切口，皮下剥离形成皮瓣后，将两皮瓣相向推进，闭合创面，切口呈"Z"形缝合（图 2-2-4C）。用该法修复方形创面时，称为"Z"成形术。

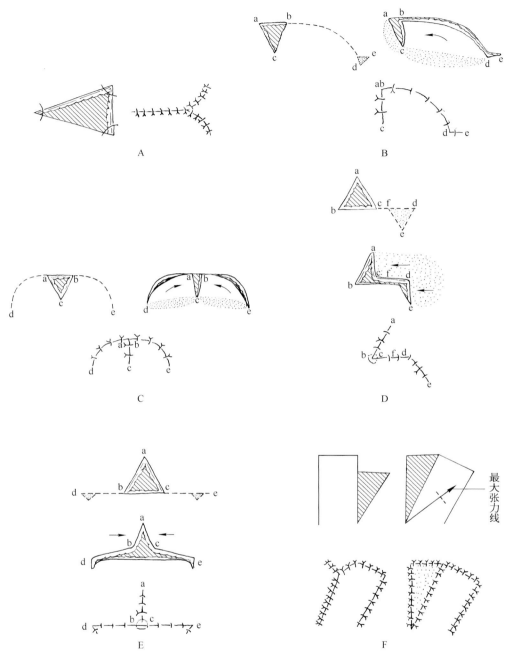

图 2-2-3 三角形创面修复方法

A. 直接缝合法；B. 单旋转皮瓣法；C. 双旋转皮瓣法；D. Burow 楔形皮瓣法；E. A-T 封闭法；F. 易位皮瓣法

（四）菱形创面的修复

1. **菱形皮瓣法** 自菱形创面短对角线向一侧做等长的延长切口，再做与邻边等长的平行切口，经皮下剥离形成等大的菱形皮瓣，将皮瓣旋转覆盖创面，切口直接缝合（图 2-2-5A）。

2. **改良菱形皮瓣法** 自菱形创面短对角线的延长线与任一邻边延长线间夹角的平分线上做

一与菱形边长等长的切口，再自该切口远端做一与菱形长对角线平行、与边长等长的切口（两切口间的夹角为锐角），皮瓣游离后，旋转覆盖创面，切口直接缝合（图 2-2-5B）。

3. **双"Z"成形法** 以菱形创面短对角线两端为起点，反方向等长延长菱形创面的两对边，再做与邻边等长的平行切口，皮下剥离后在菱形创面

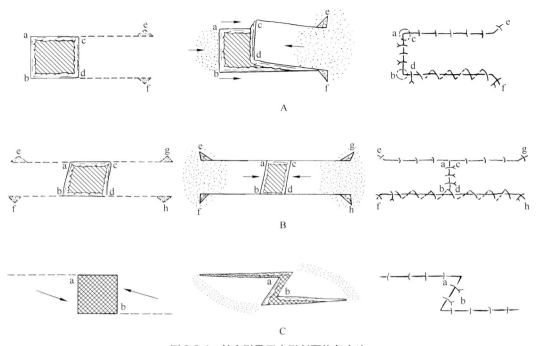

图2-2-4　长方形及正方形创面修复方法

A. 单侧单蒂推进皮瓣法；B. 双侧单蒂推进皮瓣法（"H"形皮瓣法）；C. 方-"Z"成形术

两侧各形成一对三角形皮瓣,将每对三角形皮瓣相互易位,切口直接缝合(图2-2-5C)。

（五）圆形创面的修复

1. 单侧旋转皮瓣法　在圆形创面一直径的两端标记a、c两点,经a点向圆形创面的一侧做一弧形延长切口至d点,ad弧的长度一般为圆形创面直径的4～5倍;皮下剥离形成旋转皮瓣,并将皮瓣的尖端做适当修剪,圆形创面的创缘ac做适当的皮下剥离,以使皮瓣的bc缘与创缘ac相适应;将皮瓣向圆形创面旋转覆盖创面,此时若在d和c点处出现"狗耳",可分别切除一小块三角形皮肤,以使切口缝合平整(图2-2-6A)。

2. 双侧反向旋转皮瓣法　即O-Z封闭法。在圆形创面一直径的两端标记a、b两点,经a点向圆形创面的一侧做一弧形延长切口至c点,再经b点向圆形创面的另一侧做另一弧形延长切口至d点,皮下剥离后在圆形创面的两侧形成一对方向相反的皮瓣;将两皮瓣向圆形创面旋转推进,切口直接缝合,呈"Z"字形(图2-2-6B)。

3. Burow楔形皮瓣法　在圆形创面一直径的两端标记a、b两点,经b点向圆形创面的一侧做一与直径ab垂直的延长切口至d点。bd的长度取决于创面该侧皮肤的松动性,皮肤松弛bd短;反之,则长。术中可边切开,边剥离皮瓣,并将皮瓣向创面试行推进,若不能将创面完全覆盖,则延长bd,进一步剥离皮瓣,如此反复,直至皮瓣可将创面完全覆盖。在bd延长切口的末端、圆形创面的相反侧切除一面积等于或略小于圆形创面的等腰三角形皮肤dec,以避免皮瓣转移后在b、d两点间形成"狗耳"。将皮瓣向创面推进,并将其尖端做适当修剪,切口直接缝合(图2-2-6C)。

4. 改良菱形皮瓣法　将圆形创面视为正方形创面,按改良菱形皮瓣设计原则在创面一侧皮肤较松弛的部位设计皮瓣。将皮瓣尖端应做适当修整以使皮瓣边缘与弯曲的创缘相适应。皮瓣形成后将原发创面及继发缺损的创缘做适当范围的皮下剥离,以减少切口缝合张力。皮瓣转移至创面后,c点处往往形成"狗耳",可切除一小块椭圆形皮肤以使切口缝合平整(图2-2-6D)。

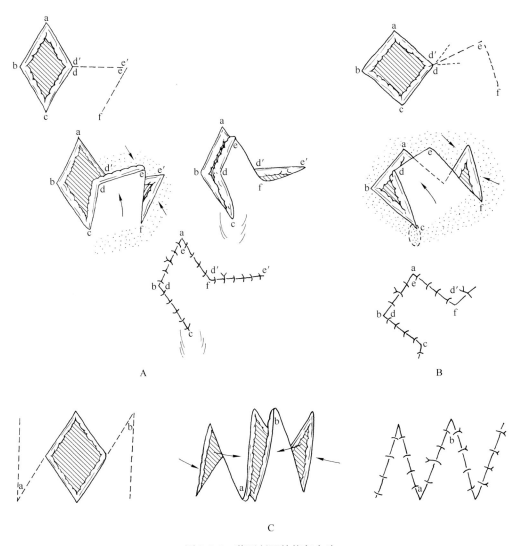

图 2-2-5 **菱形创面的修复方法**
A. 菱形皮瓣法；B. 改良菱形皮瓣法；C. 双"Z"成形法

（六）椭圆形创面的修复

1. 旋转皮瓣法 延长椭圆形较长的弧形边，做短弧形边的切线，并以该切线一边设计旋转皮瓣 a，两线相交部分皮肤及皮下组织应予以切除，以利旋转。皮瓣游离后局部旋转修复椭圆形创面，供区创面可直接缝合（图 2-2-7A）。

2. 改良菱形皮瓣法 将椭圆形创面视为菱形创面，按改良菱形皮瓣设计原则，在椭圆形创面长轴的一侧皮肤较松弛处设计皮瓣。将皮瓣蒂部同侧的椭圆形创面一端外侧的正常皮肤做一小块三角形切除，以免皮瓣转移后在该处形成"狗耳"。皮瓣形成后局部旋转覆盖创面，供区创面可直接缝合封闭（图 2-2-7B）。

3. 皮下蒂或肌肉蒂三角形皮瓣法 在椭圆形创面一极的侧方设计一三角形皮瓣，皮瓣的底边为椭圆形的短弧；沿切口设计线切开皮肤，先在皮下脂肪浅层向周围剥离创缘，然后在皮下脂肪深层剥离皮瓣基底及周缘，形成以皮下组织为蒂的三角形皮瓣（图 2-2-7C）。或沿切口设计线切开皮肤及皮下脂肪，并在肌肉表面向周围剥离，形成以肌肉为蒂的三角形皮瓣（图 2-2-7D）。将椭圆形创面其余创缘做适当皮下剥离，最后将皮瓣向创面推进，切口直接缝合。因皮瓣转移缝合后，形同"风筝"，故该法又称"风筝"皮瓣法（kite flap）。

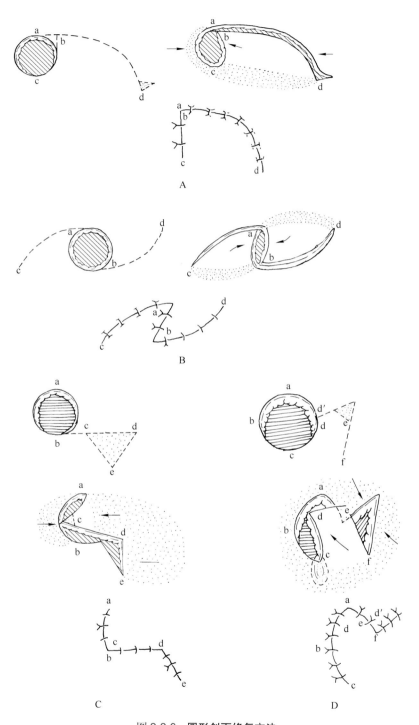

图 2-2-6　圆形创面修复方法

A. 单侧旋转皮瓣法；B. 双侧反向旋转皮瓣法（O-Z 皮瓣法）；
C. Burow 楔形皮瓣法；D. 改良菱形皮瓣法

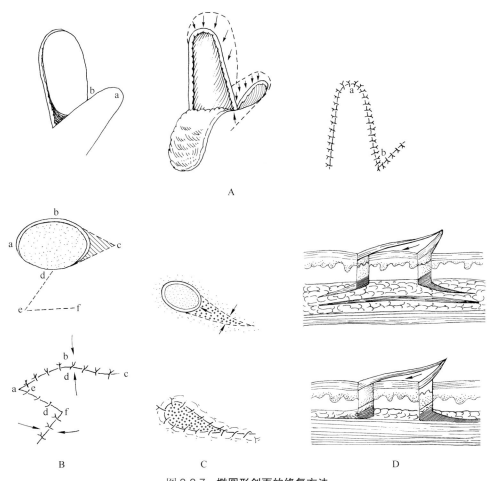

图 2-2-7　椭圆形创面的修复方法

A. 旋转皮瓣法；B. 改良菱形皮瓣法；C、D. "风筝"皮瓣法

（邢　新　侯春林）

第三节　皮瓣外科手术的麻醉

随着皮瓣显微外科技术的不断发展,一些过去不敢接近的手术"禁区"大大开放,因此对麻醉的要求越来越高,不仅要满足手术无痛、安静不动的要求,而且还要求更好地维护循环灌注和脏器功能。术后需要良好的镇痛,维持皮瓣区的血流灌注,促进皮瓣功能恢复。外科手术的发展及围手术期管理的改进使皮瓣手术成功率显著提高。

一、皮瓣显微外科手术要求及麻醉特点

显微外科技术是指在手术放大镜或手术显微镜下,应用精细的手术器械和材料进行的各项手术操作。显微外科手术操作精细复杂,手术时间长。显微外科是在手术放大镜或手术显微镜下操作,尤其是在进行小血管或神经纤维吻合或在重要组织区域操作时,要求患者绝对制动;手术中要

求循环、呼吸稳定,出血少;游离组织移植手术要求有效循环血量维持于较高水平,以利于吻合后的微血管通畅,保证移植处组织有足够的血流灌注。静脉移植是显微外科临床中用于克服血管短缺的常用方法,具有供区广泛、取材简便、管径可供选择的范围大、供区损害小、血管痉挛易于解除等优点。积极防治各种致血管痉挛因素对提高移植组织的成活率十分重要,诸如疼痛、寒冷、应用血管收缩药和输血输液反应等,术中常需利用完善的镇痛、合适的体温以及抗凝药物等措施抗血栓形成和血管痉挛。另外,由于手术显微镜的应用扩大手术视野,局部照明好,使局部结构包括血管、神经及微小组织得以清晰辨认,避免术中损伤,使手术并发症明显减少。

在显微手术中,围手术期恰当的麻醉处理往往是手术成功的关键。皮瓣显微外科手术麻醉的特点主要包括以下几个方面:合理的术前准备;维持合适的麻醉深度;保持较高水平的外周灌注,维持血流动力学稳定;避免任何可能引起血管痉挛的因素,监测并预防吻合血管栓塞;完善围手术期的镇痛和镇静。

二、皮瓣外科手术的麻醉选择

(一)术前准备

术前凡有水、电解质和酸碱失衡者,应常规给予输液,尽可能补充和纠正,特别是老年患者,应密切注意监测血清钠水平和白细胞计数;有感染症状者需控制感染后再行手术;手术前晚应保持充足的睡眠和良好的心态;麻醉前给予镇静药可减少术前的紧张和焦虑;为了提高对术后肺部感染的有效预防和控制,加快神经功能恢复,主张术前即予抗生素类药物(头孢唑林等)和类固醇激素类药物(地塞米松等);缩短患者入手术室至麻醉诱导的时间。Marchal 等研究发现术前给予可乐定可以减少术中出血,并减弱由于插管和手术操作引起的应激反应,减少麻醉药用量。断肢再植患者多为严重创伤患者,有的合并多处创伤,因而应注意对全身的检查和处理。术前药包括东莨菪碱 0.3 mg,另外,应用哌替啶 50~100 mg、异丙嗪 25~50 mg、地西泮(安定)5~10 mg,静脉内滴入,

待患者入睡后实施麻醉。

(二)麻醉方法

根据不同的手术部位可选择单独或联合使用神经阻滞、椎管内麻醉或硬膜外麻醉、全身麻醉等。神经阻滞或硬膜外麻醉是值得推荐的麻醉选择,研究表明其对于皮瓣手术具有很多优点:① 阻滞交感神经使血管扩张,增加组织灌注。② 维持正常体温,减少因低体温引起的血管痉挛。③ 为手术提供完善的镇痛,置入导管连续给药提供术后持续镇痛,减轻全身应激反应。与全身麻醉相比,局部麻醉具有更高的效费比。根据手术的需要和患者的意愿可联合使用插管或不插管全麻,为手术和患者提供更为满意的条件。尽管神经阻滞和硬膜外麻醉对此类患者手术具有效果好、安全性高、提供完善镇痛、促进术后恢复等诸多优点,但是对于手术时间过长、手术范围广泛或病情危重、精神极度紧张及不合作者,仍应选择全麻。

上肢手术患者,可以选择臂丛神经阻滞,或联合全身麻醉。在超声技术越来越普及的情况下,只要按照操作常规,规范实施臂丛神经阻滞是安全可靠的。下肢手术患者根据手术部位可选择腰丛神经阻滞、股神经阻滞、坐骨神经阻滞、隐神经阻滞、腘窝部神经阻滞等。超声和/或神经刺激器可有效帮助定位神经,安全有效实施神经阻滞。低浓度的罗派卡因(0.2%)可有效镇痛,同时对肌力影响较小,可以作为需要活动的肢体手术术后镇痛的首选局麻药。如果双下肢手术可以选择硬膜外麻醉,较少的局部麻醉药可以达到同样的效果。

头、颈或颌面部皮瓣显微外科手术宜做气管插管,吸入联合静脉复合全麻,维持麻醉。由于此类显微手术部位在头部,麻醉者远离手术野,故人工气道的选择和维持尤其重要。通常经鼻腔气管插管,一方面可降低插管的心血管反应,使诱导中呼吸循环平稳;另一方面经鼻腔气管导管较经口腔气管导管易于固定,可防止术中滑脱。临床实践中,可选择加强钢丝气管导管,避免导管扭曲、压扁。全麻不仅能较好地控制患者的机体反应,而且能为一些特殊技术如控制性降压、低温等的

运用创造有利条件。

（三）术中管理

游离皮瓣移植术中输注平衡盐溶液、羟乙基淀粉等，适当血液稀释可减少血液黏滞度，有利于修复组织的血运。适当采用小剂量肝素化可以防止吻合口血管栓塞，但临床发现肝素使用后修复组织易发生渗血，故在手术中常慎用肝素。肢体损伤、断肢再植、血栓形成、组织移植以及止血带的应用时间过长等均可引起肢体缺血，随着血流的恢复，易引起缺血再灌注损伤。现已用药物模拟这种物理性预适应的保护作用，如腺苷、尼可地尔等，能显著减轻骨骼肌的缺血再灌注损伤。通过基因转染等方法，有针对性地增加或减少一些酶、蛋白质及细胞因子的表达，也能减轻组织的缺血再灌注损伤。口腔颌面外科手术多为恶性肿瘤根治后实施即时皮瓣修复，常需同时在多部位手术，创面大，历时长，术中可有较多的失血、渗液，故应注意监测心电图、动脉血压、中心静脉压、脉搏及尿量等，及时了解循环功能和补充血容量，避免发生低血压。由于输血有增加传染疾病和发生输血反应的危险，传统的输血观念已在改变，手术中减少输血或不输血将成为今后的发展趋势。否则输血过多，反而会增加血液黏滞度，不利于吻合血管的通畅。另外，疼痛、低温、滥用血管收缩药及输血输液反应等均可引起血管痉挛，影响移植组织的血液供应，故尽量避免。此外，还应注意调节水和电解质以及酸碱平衡。

显微外科手术技术提高了手术成功率，控制性降压与急性高容血液稀释联合技术也日益普及。丙泊酚靶控输注应用于显微手术，具有对术中循环功能影响小、术后苏醒快、质量好的优点，是比较理想的麻醉方法。在咽喉癌切除而行喉重建手术时，可采用改良通气管高频喷射通气，既不影响手术视野，又不引起缺氧和二氧化碳蓄积，是咽喉显微手术麻醉中一种可取的通气方式。间歇通气用于显微喉手术的麻醉，可维持较满意的血气水平，与传统方法比较，麻醉用药少、患者苏醒时间短。对于易破裂的颅内动脉瘤，应在甘露醇保护下施行控制性降压麻醉，可明显减少出血机会。

（四）术后处理

显微手术后，需尽可能让患者平稳地度过麻醉恢复期，避免疼痛、呕吐和躁动，避免血压剧烈波动，注意移植处组织的保暖，保持皮肤、黏膜色泽红润。通常情况下，全麻后不宜延迟拔管，预计拔管后没有气道梗阻因素存在者，可待其通气量、咳嗽及吞咽反射恢复正常后即予拔管，不需等待至完全清醒。麻醉药过量而不得已采用催醒药绝非上策，在稍有过量的情况下，宜顺乎药物清除规律，待其自然消减恢复。药物的逆转还有可能因时效相差，出现再次反复的抑制，需注意追随观察。

术后镇痛对皮瓣移植患者尤为重要。通常应该从术前制定计划、术中管理以及术后早期实施着手，贯穿整个围手术期。目前，患者自控镇痛（PCA）技术是较为理想的术后镇痛方法。根据手术的麻醉方式可选择静脉自控镇痛（PCIA）、硬膜外自控镇痛（PCEA）、神经阻滞自控镇痛（PCNA）。其中 PCNA 和 PCEA 相比 PCIA 更有优势。例如连续臂丛神经阻滞可为术后提供良好的镇痛，无明显不良反应。

重危患者术后生理紊乱，常比术前、术中严重。麻醉药的残余抑制、创口疼痛的影响，使呼吸和循环功能短期内不如术前，有的经过几天还不能完全恢复。由于躁动、反应性体温上升、输液过量、水钠滞留等因素，心脏所增加的负荷也相当可观，处理上如有疏忽，可能造成氧的供求平衡失调。要争取药物搭配恰到好处，尽量恢复到接近术前生理功能。最具威胁性的躁动是部分性呼吸道阻塞或者通气不足造成慢性缺氧，或者因为内出血导致休克前期的躁动。这时如不能及时发现并给予正确处理，却采用镇静或止痛药物增加抑制，将使险情继续恶化。另外，在医院内感染的多种耐药细菌日益增多，已成为重要的临床问题，不宜不加选择地应用广谱抗生素，以防耐药菌形成。术后要鼓励患者及时有效地咳痰、深呼吸和活动锻炼。

重危患者的术后营养应列入治疗日程，以促进其顺利康复。不能口服且不便通过周围静脉补充营养者，宜根据条件参照下列程序给予大静脉营养：手术当天只输液体和电解质；术后 1～2 天

另加糖类,每天 1~2 g/kg,以及氨基酸每天 0.8~
1.0 g/kg;此后可在顺利情况下再增补糖类,每天
4~5 g/kg;待术后第 4~7 天所有代谢转为正常后,

再根据需要增加糖类及氨基酸摄入量。

(李玮伟　徐海涛)

第四节　皮瓣的手术方法

皮瓣手术过程通常包括:受区准备、皮瓣设计、切取、移植(或转移)及供区处理几个方面。

一、受区准备

轴型皮瓣或肌皮瓣作为良好的自体覆盖材料,只有在受区条件较好的情况下才能获得理想的治疗效果。遇下述情况,尚需对创面进行特殊处理。

(1)对于慢性感染创面或骨髓炎患者必须进行彻底病灶清除,包括彻底切除感染创面、窦道、死骨、炎性肉芽组织及血运差的瘢痕组织,然后用 0.1% 苯扎溴铵(新洁尔灭)或氯己定(洗必泰)溶液浸泡 5 分钟,使受区变成一个基部健康、相对无菌的创面。

(2)受区局部有急性炎症者,应先切开引流,待急性炎症消退后再行皮瓣转移手术。

(3)骨不连患者手术时要彻底清除骨折端的瘢痕组织,咬除硬化骨质,打通髓腔,同时行植骨术,使骨折部获得丰富的血液供应。

(4)受区有肌腱、神经损伤时,应先进行肌腱或神经修复手术,然后再采用皮瓣或肌皮瓣一期修复创面。

(5)对于瘢痕挛缩造成颈部或肢体畸形者,应先切除瘢痕、矫正畸形,根据畸形矫正创面设计皮瓣。

二、皮瓣设计

皮瓣设计是否合理和正确是手术成败的关键,术前设计应周密。

1. 皮瓣设计中的"点""线""面""弧"

(1)"点"为供养皮瓣血供的血管蒂的体表位置:对于转移皮瓣来说,"点"即为皮瓣旋转的轴点,皮瓣切取后围绕轴点旋转来修复受区缺损。某些皮瓣的营养血管,可分别在皮瓣远近两端形成轴点。如前臂皮瓣、小腿外侧皮瓣、小腿内侧皮瓣等,以近侧轴点为轴心,皮瓣可向近侧旋转修复肘部或膝及小腿上部创面;以远侧轴点为轴心,皮瓣可向远侧旋转修复手或足踝部创面。

(2)"线"指皮瓣设计的轴心线:轴型皮瓣轴心线即为皮瓣营养血管行走的体表投影线,皮瓣设计时应位于该线两侧。如前臂桡侧皮瓣的轴心线是由肘窝中点至腕部桡动脉搏动点的连线,即是桡动脉走行的体表投影线。而肌皮瓣轴心线即是肌肉的纵轴线,如股二头肌长头肌皮瓣的轴心线,即为坐骨结节与腘窝处股二头肌腱的连线。

(3)"面"的概念有两层意思:一指轴心血管供养皮肤的范围,即皮瓣切取的最大面积。皮瓣设计仅限于这一范围内,超过此范围可导致皮瓣部分坏死。"面"的另一概念是指皮瓣切取的层面,筋膜皮瓣切取层面位于深筋膜深面,轴型皮瓣切取层面必须将营养血管包括在皮瓣内,而肌皮瓣切取层面应在肌肉深面。

(4)"弧"指皮瓣的旋转弧:这是转移皮瓣所特有,是指带血管蒂皮瓣以营养血管为轴旋转修复邻近创面时,皮瓣远端所能到达的位置,将其连成弧形称皮瓣的旋转弧。皮瓣的旋转弧实为转移皮瓣的覆盖范围,在这一范围内任何组织缺损或创面均可用该皮瓣进行修复(图 2-4-1)。

2. 皮瓣设计方法　游离皮瓣与转移皮瓣的不同,在于皮瓣切取后需将皮瓣的营养血管与受区血管吻合,以达到重建皮瓣血运的目的;而转移皮瓣是以皮瓣营养血管为蒂,通过局部转移方式,来修复受区创面。

两者皮瓣设计基本相似,由于转移皮瓣其皮瓣的旋转点是固定的,因此设计时更要准确。下

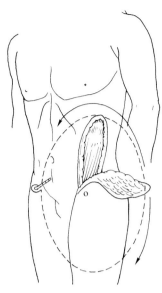

图 2-4-1　皮瓣的旋转
轴和旋转弧

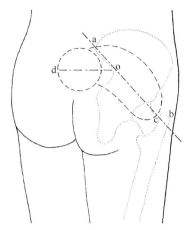

图 2-4-2　臀大肌上部肌皮瓣
转移修复骶部压疮

列仅以转移皮瓣为例介绍皮瓣设计方法。

（1）先标明皮瓣主要营养血管蒂的体表位置，即皮瓣的旋转轴点。

（2）从轴点沿血管走向或肌肉纵轴画出皮瓣设计的轴心线。

（3）在轴心线上标明皮瓣的旋转半径，即从旋转轴点至皮瓣最远端的距离应稍大于至创面最远端的距离。

（4）根据受区创面大小及形状，在轴心线两侧设计皮瓣。为使皮瓣移位后能无张力地覆盖创面，设计的皮瓣面积应大于受区创面。

举例：以设计臀大肌上部肌皮瓣转移修复骶部压疮为例。先用甲紫（龙胆紫）标出自髂后上棘与股骨大转子尖端间的连线，称 ab 线，该线为皮瓣设计的轴心线。ab 线中上 1/3 交点称"o"点，为臀上动脉穿出处，此为皮瓣旋转的轴点。皮瓣最远点称"c"点。从"o"点至皮瓣最远端"c"点的距离为皮瓣旋转半径。"d"点为创面最远点，设计时皮瓣旋转半径应稍大于"o"点至创面最远端"d"点的距离。皮瓣内侧缘与骶部创面相连，而皮瓣远端的大小与形状在旋转后能充分覆盖骶部创面（图 2-4-2）。

三、皮瓣切取

保护皮瓣的营养血管不受损伤是切取皮瓣的关键。切取皮瓣时必须严格按解剖层次进行。由于轴型皮瓣的血供直接来自深层动脉干，切取时应将直接皮动脉保留在皮瓣内，并注意勿损伤进入皮瓣的细小血管支。肌皮瓣的皮肤血供来自深面肌肉发出的肌皮血管穿支，术中应将切断的肌肉边缘与皮肤边缘做暂时性固定，以免皮肤与肌肉分离而影响皮瓣血供。考虑到皮瓣营养血管可能有解剖变异，切取皮瓣时通常先切一边，待确认营养血管位置后再做另一边切口；如有变异，可调整另一边切口，以确保营养血管完整包括在皮瓣内。切取皮瓣一般有以下两种方法。

1. 顺行切取　按设计先做皮瓣蒂部切口，将皮瓣蒂部主要的营养血管显露出来，然后沿血管走行，由近向远切取皮瓣（图 2-4-3A）。

2. 逆行切取　按设计要求从皮瓣远端开始，由远端向近端进行解剖，直至血管蒂部。在充分保护血管蒂免受损伤的情况下，继续向近端分离直至将皮瓣完全游离（图 2-4-3B）。

四、带血管蒂皮瓣转移术

带血管蒂皮瓣转移术是以皮瓣、肌皮瓣营养血管为蒂，通过局部转移来修复邻近组织缺损，其转移方式常用者有以下几种。

1. 皮瓣移位　主要用于修复紧靠皮瓣的创面，由于皮瓣与创面之间无正常组织间隔，转移方便，此为最简便的转移方式。术中不必显露皮瓣营养血管，蒂部皮肤也不必切断（图 2-4-4A）。

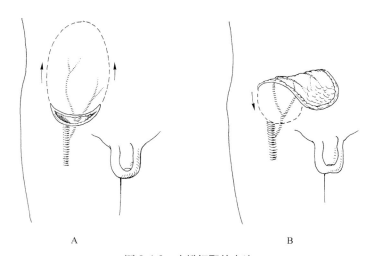

A   B

图 2-4-3 皮瓣切取的方法

A. 顺行切取；B. 逆行切取

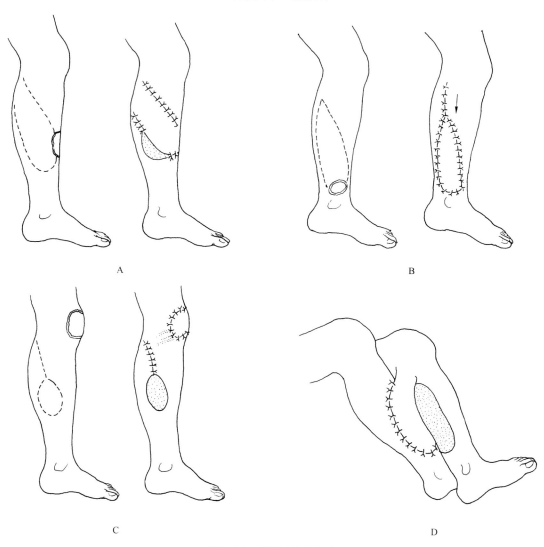

图 2-4-4 带蒂皮瓣移位术

A. 皮瓣移位；B. 皮瓣推进；C. 皮瓣旋转；D. 交叉移植

2. 皮瓣推进　主要用于修复皮瓣远侧或近侧部位的软组织缺损，通常采用 V-Y 推进方式闭合创面，皮瓣推进时可采用屈曲关节方法来避免血管蒂受到牵拉（图 2-4-4B）。

3. 皮瓣旋转　此为最常用的转移方式，主要用于较远距离或相反部位皮肤缺损和创面的修复。皮瓣蒂部最大的旋转角度可达 180°。皮瓣通过皮下隧道时，应注意隧道宽松。转移时血管蒂部不能呈锐角扭转或卷曲，亦不能受压或过分牵拉，以免造成血管蒂血运受阻而影响皮瓣的成活（图 2-4-4C）。

4. 交叉移植　对有些因严重创伤所致组织缺损无法用邻近皮瓣修复，又无理想的血管可利用进行游离皮瓣移植时，可选用健肢皮瓣交叉移植进行修复（图 2-4-4D）。

五、吻合血管的游离皮瓣移植术

游离皮瓣移植术是通过血管吻合方法，达到重建皮瓣血运、修复组织缺损的外科技术。常用的血管吻合方法有如下几种。

1. 端-端缝合法　皮瓣移植时，两血管口径相同或接近时，通常将供区血管与受区血管端对端进行吻合，血管端-端缝合符合血流的生理方向，能保持最大的流速和流量，是皮瓣移植中最常用的血管缝合方法。根据血管缝合顺序有二定点缝合法（图 2-4-5）和三定点缝合法（图 2-4-6）。

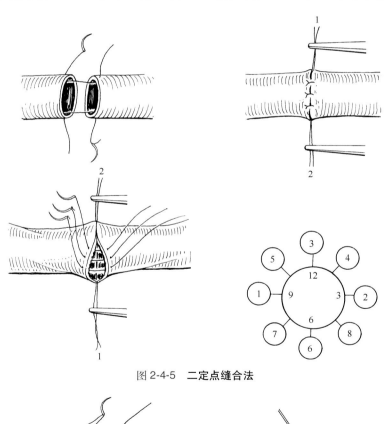

图 2-4-5　二定点缝合法

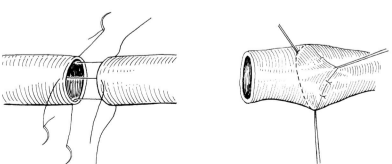

图 2-4-6　三定点缝合法

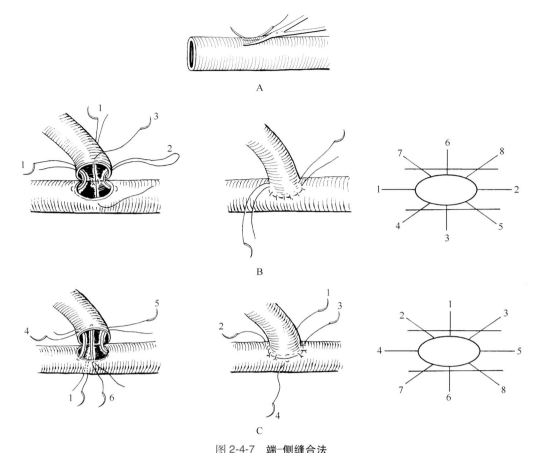

图 2-4-7 端-侧缝合法

A. 血管壁开口；B. 先缝合前壁；C. 先缝合后壁

2. 端-侧缝合法 皮瓣移植时由于两血管口径相差较大或受区血管重要不能损伤，不宜采用端-端吻合时，可采用端-侧缝合法。

（1）血管壁开口：根据血管长度确定端侧缝合位置，在选定血管开口处，适当修剪血管外膜，可采用小圆针引导开口，先用小圆针沿血管壁纵轴方向缝一针，其缝针距离相当于拟开口长度，挑起缝针用弯剪沿缝针将血管壁剪除，即在血管壁上形成一供吻合的椭圆形开口（图2-4-7A）。

（2）缝合方法：如皮瓣血管有一定长度的游离段，缝合比较方便，先缝合血管开口的上下两角，然后缝合前壁，最后翻转缝合后壁（图2-4-7B）。如血管游离段较小，翻转缝合困难时，即第1针缝合后壁正中，第2、3针缝合在第1针的两侧，然后依次向两侧缝合，待缝合完后壁及上下两角后再缝合前壁，先缝中间一针，再依次缝合前壁其他各针（图2-4-7C）。

3. 嵌入吻合法 适用于以主干血管分支为蒂的皮瓣移植。当皮瓣营养血管口径细小、直接吻合困难时，可在切取皮瓣时，将连接分支的主干血管切取约 0.5 cm 一段，皮瓣移植时，将该段血管嵌入受区血管间，由于是较大血管的缝合，使皮瓣移植易于成功。另外，该法还避免了受区血管受到损害（图2-4-8）。

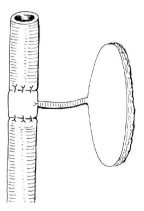

图 2-4-8 嵌入吻合法

4. 小血管移植 在皮瓣移植过程中,常遇到因血管缺损或严重挫伤切除而使血管缺损,需行血管移植。最常采用的是自体静脉移植。静脉移植时由于静脉瓣膜的存在,移植时应将移植静脉倒置过来,即移植静脉的远端与受区血管的近端缝合,而其近端与受区血管的远端缝合。

六、吻合血管的桥式交叉皮瓣移植

临床上由于严重创伤等原因导致受区缺乏可用于吻合的血管时,可应用桥式交叉的方式吻合血管,将安置在受区的移植组织的血管蒂吻合至健侧肢体健康的血管上,利用后者为移植组织供应血液,建立暂时的血液循环,经过一定的时间,待移植组织与受区周围组织之间建立足够的侧支循环后,再切断使两侧肢体连在一起,其间有吻合好的血管通过的皮桥,终止移植组织的轴心血供,让它依赖侧支循环而成活,最终实现修复相应组织缺损的治疗目的。Taylor(1977)、于仲嘉(1984)、Sharma(1992)相继采用健侧肢体血管为血供的桥式组织移植修复,为这一肢体大面积软组织缺损或复合组织缺损提供了一种新的修复方法。治疗的整个手术过程称为"桥式交叉吻合血管游离组织移植术"(图2-4-9)。对于小腿环状大范围软组织缺损或两处严重软组织缺损且深部组织裸露、受区无健康血管可供利用时,采用上述方法或任一类型单一巨大皮瓣均难以修复,常难免截肢。对此,裴国献将上述桥式移植改进为以健侧胫后血管顺、逆行皮瓣桥为血管蒂,分别携带一游离皮瓣成功地用于患肢小腿环状大范围软组织缺损或患肢小腿、足部两处软组织严重缺损的修复。

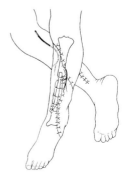

图2-4-9 桥式交叉吻合血管游离组织移植示意图

复,两皮瓣均顺利成活,肢体保全免于截肢,患肢恢复了负重与行走功能,该法称为"双桥式皮瓣移植"(图2-4-10)。

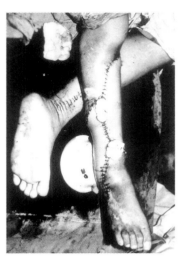

图2-4-10 小腿双桥式肌皮瓣移植

七、供区处理

由于皮瓣移植是利用供区的组织来修复受区的组织缺损。因此皮瓣移植在修复受区组织缺损的同时要注意供区创面的处理。通常有以下几种方法。

1. 直接缝合 当切取皮瓣或肌皮瓣范围不大且呈梭形时,供区创面通常可直接缝合,这样供区仅残留一线状瘢痕,对外形影响较小。如前臂尺侧皮瓣宽度小于 4 cm,大腿皮瓣宽度小于 6 cm,背阔肌肌皮瓣宽度小于 8 cm 时,供区创面一般均可直接缝合。

2. 皮片移植 供区皮瓣切取后不能直接缝合闭合创面,一般采用游离皮片修复供区创面,通常采用中厚皮片修复。

3. 转移皮瓣 在皮瓣移植修复受区创面后供区创面可就近设计另一个转移皮瓣修复,即采用皮瓣 1 修复受区创面,皮瓣 2 修复皮瓣 1 切取后供区创面,而皮瓣 2 切取后创面可直接缝合(图2-4-11)。

4. 双叶皮瓣 在供区皮瓣切取转移后残留创面直接缝合时,常残留一小三角形创面,闭合困难,勉强缝合可造成三角形坏死区。此时可在皮瓣前或后侧连接一个三角形小皮瓣,形成双叶转移皮瓣,其中皮瓣下叶旋转后修复受区创面,而前叶修复供区创面在直接缝合后残留三角形创面(图2-4-12)。

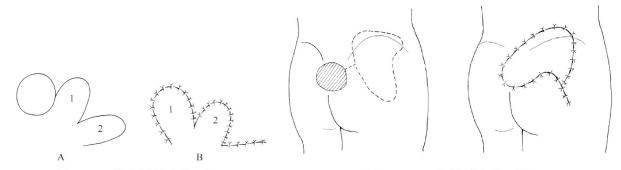

图 2-4-11　转移皮瓣修复供区创面
A. 皮瓣设计；B. 创面闭合

图 2-4-12　双叶皮瓣修复供区创面

（侯春林　曾炳芳　裴国献）

第五节　穿支皮瓣的影像学导航

皮瓣的应用在整形外科中占有极其重要的地位。自 1989 年以来,穿支皮瓣技术的出现引领现代整形外科进入一个更高的领域。但是穿支血管具有显著的解剖变异性,限制了穿支皮瓣应用的准确性和随意性,并最终影响到修复效果。因此,穿支血管的解剖学特点及最佳穿支血管的选择成为目前的研究热点。

导航技术的发展使得人类能够精确地绘制路线图,并通过它可以帮助我们准确、安全、快速地到达目的地,完成使命。同样,在穿支皮瓣的应用过程中,我们需要术前通过影像学导航技术,精确定位穿支的位置、走行以及其穿出筋膜进入皮下组织的位点,方能够合理的设计穿支皮瓣,并将它准确快速的解剖和切取,减少对周围组织的破坏,并提高手术成功率。

一、穿支皮瓣影像学导航的概念

1889 年,Manchot 首次描绘了皮肤动脉血管网络,解开了人类利用科学手段尝试了解皮瓣血供和存活机制的序幕。20 世纪 40 年代,Salmon在 Manchot 前期工作的基础上,利用在血管内灌注石墨氧化物后在 X 线照射下进行清晰显影。随后 Milton 进一步阐明了皮瓣成活与其血供的关系。20 世纪 80 年代,Taylor 和 Palmer 提出了全新的"血管体区"的概念,指出全身的皮肤组织均分别由特定的血管供血,并描绘了人体 374 个直径≥0.5 mm 的皮肤穿支血管。到 2009 年,Saint-Cyr 在前人的研究基础了提出了"穿支体区"的概念,基于这个研究理论,人体的每一个穿支血管都可以作为血管蒂部,用来被切取以形成带蒂或游离的穿支皮瓣。Taylor 等结合临床进一步完善了"血管体区"的理论,并扩展出了穿支血管的解剖体区以及临床应用中实际体区的概念(图 2-5-1)。这些不断完善的理论及其描述使得临床医师们能够更加了解血管的解剖及皮瓣的血供方式,合理的设计皮瓣,从而提高了皮瓣移植的成活率。

在这些研究理论的基础上,一些新的血管影像学技术被建立起来以评估穿支血管的各种特征,其临床应用优势已得到证明。"穿支血管术前

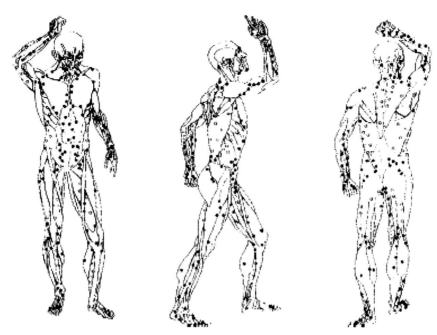

图 2-5-1 人体 374 个直径 ≥0.5 mm 的皮肤穿支血管模式图

"影像学导航"是指穿支皮瓣的影像学导航,是指采用影像学技术,术前对于穿支特征的一个完整的阅读和描绘,术中对显微移植进行精确的指导并能最终获得最佳且经济的手术效果,同时也能够节约手术时间。

目前,关于穿支血管的术前影像学导航技术包括:手持式多普勒(unidirectional handheld Doppler, HHD)、彩色多普勒超声(color Doppler ultrasound, CDU)、CT 血管造影(computed tomography angiography, CTA)和磁共振血管造影技术(magnetic resonance angiography, MRA)。采用不同的影像学导航方法就像使用不同的导航设备和导航地图,其信息获得的时间和完整性也会存在差异,进而影响最终手术方案的设计和手术完成的时间。精确的穿支定位、手术时间的缩短意味着减少手术的创伤和并发症产生。

二、手持式多普勒术前穿支导航

(一)手持式多普勒简介

手持式多普勒(HHD)是一种无创、经济、实用的穿支血管检测技术,是利用血管回声的原理来判断穿支血管的位置,早在 20 世纪 70 年代即被应用于皮瓣手术的血管定位。手持式多普勒目前在临床中使用较为普遍。

(二)手持式单向多普勒临床应用优缺点

手持式单向多普勒是应用最为普遍、经济的血管定位仪,完全无创。由于精度低,对血流过于敏感,可探测出供养皮瓣的穿支血管,而且容易被无临床意义的过分细小血管的血流所干扰(假阳性)。探测深度有限,探头与皮肤接触压力影响探测结果。无法获得足够穿支血管的术前资料。目前常常在术中使用较多,可以跟踪穿支血管,逆行解剖至母血管。

(三)临床应用方法

手持式多普勒使用较为简单。机身只有音量调节按钮和开关按钮。打开开关后,根据需要调节至适宜的音量大小,即可开始进行穿支探测。

探头涂抹耦合剂,与所探测区域皮肤相接触。探测至静脉时,会听到吹风样声响,动脉则发出"咚咚咚"连续声响,其搏动频率与心跳频率一致。在同一片穿支体区内,相同音量设置下,搏动最为强烈的位点提示有可能为穿支血管穿出肌筋膜的位点,可用记号笔标出。待所有可疑穿支点全部定位完毕后,可基于穿支点对皮瓣进行设计,同时手术切取皮瓣。

三、彩色多普勒超声术前穿支导航

（一）彩色多普勒超声简介

彩色多普勒超声（CDU）也是可供选择的一种无创、经济、实用的穿支血管检测技术。彩色多普勒血流成像是应用多普勒原理发展起来的一种超声技术，通过高分辨率的探头实时扫描，可以直观显示穿支血管的起源、方向、流速、血管管径等，可以测量平均血流速度（MV，cm/s）、最大流速（PSV）、阻力指数（RI）、血流量（Q，ml/min）、搏动指数（PI）等血流动力学参数。血流动力学参数可以反映目标穿支血管所供应的微血管网络的需求，从而反映其供养的皮瓣的面积。CDU 显示器上所显示的红、蓝两种颜色代表了血流方向与探头之间的不同关系。红色代表血流是流向探头方向，通常表示动脉；蓝色代表血流是远离探头方向，通常表示静脉。

20 世纪 80 年代，CDU 开始用于传统肌皮瓣相对粗大血管的术前检测，到 90 年代逐渐成为皮瓣血管检测的主要方法之一。后来随着软硬件设备的发展，CDU 可以实现浅表皮下层次细小血管的显影，最高可分辨直径≥0.2 mm 的血管。1993年，Amerhauser 介绍了将彩色多普勒超声技术用于监测游离皮瓣术后血运的应用价值；1994 年，Hallock 报道了术前应用彩色多普勒超声技术定位穿支血管，并于术中解剖所见进行对照，其准确率接近 100%，只有少数直径<0.5 mm 的穿支血管未能准确显影。

（二）彩色多普勒超声临床应用优缺点

彩色多普勒超声是另一种无创的、无放射线暴露的血管探测技术。其最大的优势是可以提供血管动力学信息，如穿支血管的流速和血管内的阻力，从而判断动、静脉血管的质量，是否病变情况。可以半定量测定血管直径，检测的穿支血管直径为 0.7 mm，阳性检测率在 90% 以上。有少量新近文献报道进行 3D 重建和血管内注射造影剂（Sonovue），克服了一些缺点。可以提高血管显影的连续性，与主干的关系及在皮下组织内的走行，并获得可以储存的血管解剖图像。因此，目前虽然 CTA 和 MRI 技术的迅速发展，但仍然有很多医师采用这个技术做术前穿支评估和设计。但是彩色多普勒超声受人为因素的限制，即与操作者的熟练程度密切相关，并且要求操作者具备一定皮瓣外科的知识；检测时需要长时间固定体位（接近 0.5 小时），结果的重复性低，由于探头的探测面积限制，提供的血管信息是节段性的，不能像CTA、MRA 技术提供一个完整的较大范围的血管周围结构信息。但它有一个优点是可以术中运用。

（三）临床应用方法

患者体位选择应便于暴露被检查区域且方便检查者操作。通过彩色多普勒超声探测目标穿支血管的精确位置，即穿支血管穿出深筋膜进入皮下脂肪层的位点（图 2-5-2），然后在该穿出点在体表投影点处用作标记。对各标记的穿支血管做各项相关指标的测量和记录，包括测量其直径、走行、血流动力学信息（收缩期峰值流速、阻力指数等）等，筛选出直径粗、位置合适、血流动力学指标较好的穿支血管作为拟切取皮瓣的供养血管。

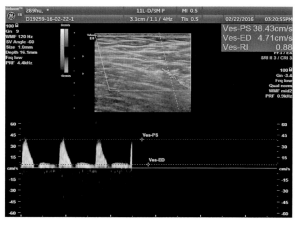

图 2-5-2　旋髂浅动脉穿支定位（彩色多普勒超声）

【典型病例】

病例一：胫前动脉穿支皮瓣修复创面。

患者男性，45 周岁，右侧胫骨开放性骨折内有金属植入物，软组织缺损达 10 cm×6 cm，欲设计胫前动脉穿支皮瓣覆盖创面。采用彩色多普勒超声定位胫前动脉穿支（图 2-5-3A），使用记号笔在体表标出穿支穿出筋膜位点，并据此设计皮瓣（图 2-5-3B）。依据术前设计切取皮瓣，发现穿支穿出点实际位置确实与彩色多普勒定位一致（图 2-5-3C），将穿支解剖完毕，皮瓣旋转 180°，覆

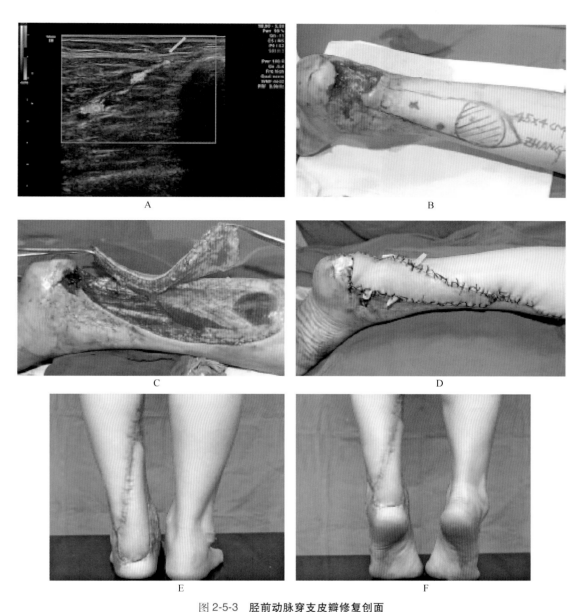

图 2-5-3　胫前动脉穿支皮瓣修复创面

A. 术前彩色多普勒超声定位穿支血管；B. 皮瓣设计；C. 皮瓣切取；D. 皮瓣转移修复创面；E、F. 术后

盖创面并缝合（图 2-5-3D），术后 6 个月随访发现患者外观和功能恢复良好（图 2-5-3E、F）。

四、CT 血管造影术前穿支导航

（一）CT 血管造影简介

CT 血管造影技术（computed tomography angiography，CTA）是指经静脉快速团注血管造影剂后，利用造影剂示踪技术，并预置靶主干血管（通常选主动脉弓、胸主动脉、腹主动脉等）造影剂浓度阈值，当靶血管内造影剂浓度达到阈值时，自动触发机器扫描。然后将扫描所得的数据进行血管重建，获得有关血管的影像，显示血管的走行、与周围组织的关系，也可用于心脑血管疾病及周围血管病变的诊断。

Masia 等于 2006 年首先借鉴了心血管外科医师的血管探测技术，采用 MDCT 术前定位下腹部穿支，进行乳房再造。Mathes 等提出，CTA 能分辨软组织平面。清晰显示下腹壁穿支血管在皮下组织、筋膜下组织及肌内的路径。Rozen 等检测了 42 个 DIEP 皮瓣中 280 个主要穿支，其预测准确率达到 99.6%。经过 3D 重建后，Hijjawi 等对腹部穿支进行了深筋膜下和深筋膜上的评估，穿支的选择标准从以往单纯考虑粗大管径的穿支转变为选择那些即使穿支较细,在深筋膜上的皮下组织内也有着更为广泛分布的穿支,这些能够营养到皮瓣的更远端。而深筋膜下的穿支信息可以告诉显微外科医师,哪些穿支的位置方便解剖,穿支的相互交通吻合,可是否合适带多个穿支及获取血管蒂的长度。

(二)CT 血管造影临床应用优缺点

随着多层螺旋 CT 技术(MDCT)的进步,目前医院大多都有 64 层 CT 或更好的设备,可以大大缩短扫描的时间(15 分钟暴露时间)和提高空间分辨率(spatial resolution)。通过 CT 血管造影后,可以对穿支进行准确定位,并可大大节约手术的时间(平均 100 分钟),目前 MDCT 被称为术前评估 DIEP 皮瓣的金标准。另外一些优点包括:数据可通过 CD 或 USB 储存设备储存,方便随时查阅,血管解剖位置显示明确,读片容易,手术医师可不依赖于放射科医师独立阅读。相对禁忌证为:幽居恐惧症;造影剂过敏引起肾损伤;有的造影剂会引起血管收缩反应,使得血管直径的精确测量、小直径血管的显影出现困难;使患者暴露在射线下,会引起 DNA 突变,如 BRCA(breast cancer gene)。一次腹部 6~10 mSv 放射当量相当于 3 年接受地球射线的总量。

(三)临床应用方法

(1)患者体位:扫描时患者体位与拟手术时的体位保持一致(仰卧位、俯卧位、侧卧位),胸腹部扫描时双上肢上举以减少伪影。

(2)扫描部位的制动(胸腹部扫描时嘱被检者屏气,四肢扫描嘱勿活动)。

(3)扫描范围:根据临床实际需求选择。

(4)坐标模型技术:在患者拟检查部位粘贴可在 CT 中显影的、非金属材料的坐标轴模型。

(5)CTA 扫描的参数:管电压,120 KV;管电流,200 mA;螺距,1.1;层厚,1.0 mm;重叠层厚,0.7 mm。

(6)对比剂:利用静脉团注的方式,以 4 ml/s(成人)或 3 ml/s(儿童)的注射速度,通过高压注射器,注入非离子型碘对比剂(安射力 350)80~100 ml。

(7)扫描触发时间:利用距目标穿支血管最近的源动脉(股动脉、肱动脉、主动脉等)作为靶血管,检测其内通过的造影剂达到一定阈值时,触发扫描。

(8)改良造影剂示踪技术来确定扫描时间,并根据目标穿支血管距靶血管的距离不同、部位不同、穿支血管走行长度不同,选择不同延迟时间(3~5 秒)。

(9)获取图像后,利用最大密度投影技术(MIP)从横断面、矢状面、冠状面上清晰地显示穿支血管的相关解剖学信息,包括穿支血管的起源、走行路径、穿出深筋膜的位置、与周围结构的关系等(图 2-5-4)。

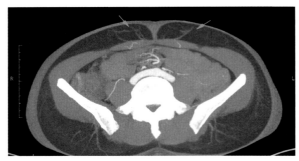

图 2-5-4　腹壁下动脉穿支定位(CTA)

【典型病例】

病例二:旋髂浅动脉穿支皮瓣修复创面。

患者男性,23 岁,因头颅外伤术后右颞部皮肤破溃感染伴钛网外露 3 个月入院。拟行旋髂浅动脉穿支皮瓣修复。术前 CTA 提示(图 2-5-5A、B):左侧旋髂浅动脉较右侧为佳(走行路径清晰、直径合适、旋髂浅动脉的浅支和深支存在且发育良好)。CTA 定位穿支血管的位置并定位于患者体表(图 2-5-5D)。术中予右颞部溃疡清创,保留钛网,清创后创面大小约 14 cm×7 cm(图 2-5-5C)。于左侧腹股沟区设计旋髂浅动脉穿支皮瓣,大小约 15 cm×8 cm。术中探查发现右侧颞浅动脉条件差无法使用,颞浅静脉健康,拟动脉吻合至颈外动脉分支。按设计掀起皮瓣,见血管定位准确,旋髂浅动脉浅支、深支发育良好,测量旋髂浅动脉浅支至主干长度仅 3 cm,故利用浅支和深支在近端共干的特点,利用深支来延长浅支的长度,深支远端作为血管吻合口,延长后血管长度可达 10 cm(图 2-5-5D~F)。皮瓣切取后游离移植至右颞部创面,旋髂浅动脉深支吻合至颈外动脉分支,静脉吻合于颞浅静脉。术后 6 个月随访(图 2-5-5G~I),皮瓣成活良好,右颞部外观良好,感染控制良好。供区直接缝合关闭,仅遗留线性瘢痕。

五、磁共振血管造影术前穿支导航

(一)磁共振血管造影简介

磁共振血管造影是一种特殊的磁共振 X 成像技术,根据受检者是否使用 MR 对比剂而分为增强磁共振血管造影术和非增强磁共振血管造影术,目前在临床应用最广泛的是对比增强磁共振造影。

Ahn 等在 1994 年首次报道使用 MRI 流空效应对腹直肌皮瓣供血穿支进行解剖学研究。随着 MR 技术的发展,MRA 首先被应用于游离腓骨移植术的术前血管定位,证实 MRA 的高阳性预测值和敏感性,术前 MRA 可精细地显示小腿解剖细节,并为重建外科医师提供血管肌肉内走行、解剖变异以及重要的周围血管疾病诊断,为有效的穿支血管定位工具。Alonso-Burgos 等对拟行 8 例 DIEP 和 2 例臀上动脉穿支皮瓣重建乳房术的患者在术前行 3.0 T MRA 检查来定位和评估皮瓣穿支,发现 MRA 能够清晰地显示主要的穿支血管的肌肉内行程,而且穿支体表定位与术中结果基本相符,从而使术者能够精准地评估供区的穿支情

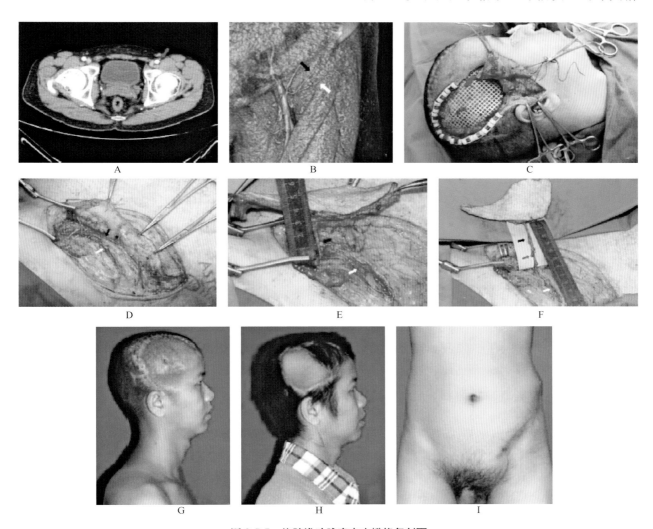

图 2-5-5 旋髂浅动脉穿支皮瓣修复创面

A、B. 术前 CTA 造影;C. 术中创面;D. 术中穿支血管位置;E. 根据穿支血管走行切取皮瓣;
F. 皮瓣切取;G. 皮瓣修复创面;H. 术后创面愈合良好;I. 术后供区一期缝合

况,同时避免了放射性辐射伤害。Cina 等通过对比行 23 例 DIEP 重建乳房术的术前 CTA、MRA,发现 MRA 在评估穿支动脉口径、穿支在肌肉内走行、供区静脉与主要表浅静脉的直接连接、双侧上腹部表浅静脉沟通、DIEP 穿支类型方面的能力接近于 CTA,得出了 MRA 可作为有 CTA 禁忌证的患者术前评估腹壁下动脉穿支皮瓣情况的第二选择的结论。

(二)磁共振血管造影临床应用优缺点

相对于 MDCT,MRA 的最大优点是不需要患者暴露在有害的放射线下和注射对比剂。Masia 等回顾了他们 5 年的经验,非增强的 1.5 T MRI 可以提供高质量的腹部穿支血管分布图,通过和 3.0 T MRI 比较后,1.5 T MRI 也可以提供 100% 准确的穿支选择和相邻的解剖结构。整个过程仅需要 10 ~ 20 分钟。随后,Greenspun 等又介绍了一种采用增强造影剂(gadolinium,具有较长的半衰期)的改良的 MRA 检测方法,这一方法不仅提高了穿支成像的质量,同时在一次 MRA 过程中可以探测到腹部、臀部和股部的穿支血管。因此,对于乳房再造患者,可以在手术前有多种再造术式的评估,可以选择腹部皮瓣、股薄肌穿支皮瓣或者臀部皮瓣。当

然,随着 MRA 和 MDCT 两种技术应用的广泛比较,更多的数据会证明其在穿支选择中的优越性。装心脏起搏器、内固定器材的患者是 MRA 的禁忌证。

(三)临床应用方法

(1)患者体位:扫描时患者体位与拟手术时的体位保持一致(仰卧位、俯卧位、侧卧位)。

(2)扫描部位的制动(胸腹部扫描时嘱被检者屏气,四肢扫描嘱勿活动)。

(3)扫描范围:根据临床实际需求选择。

(4)坐标模型技术:在患者拟检查部位粘贴可在 MR 中显影的、非金属材料的坐标轴模型。

(5)对比剂:利用静脉团注的方式,从肘正中静脉注入,以 1 ml/s 的注射速度,注入 10 ml 对比剂,之后继续注入 20 ml 生理盐水。

(6)扫描触发时间:当腹主动脉出现造影剂的时候,开始扫描获取图像。

(7)获取图像后,利用最大密度投影技术(MIP)从横断面、矢状面、冠状面上清晰地显示穿支血管的相关解剖学信息,包括穿支血管的起源、走行路径、穿出深筋膜的位置、与周围结构的关系等。

(冯少清　李　科　章一新)

第六节　穿支皮瓣的手术方法

一、穿支皮瓣游离移植的手术方法

穿支皮瓣游离移植步骤包括:受区创面准备与评估、受区血管准备、供区选择与评估、穿支定位与评估、皮瓣设计与切取、皮瓣移植、供区与受区创面闭合。

1. 创面准备与评估　彻底清创后,仔细评估创面特征,包括以下几个方面:① 创面的部位。② 创面形状与面积。③ 创面缺失组织的成分(是否合并骨缺损、肌与肌腱及韧带缺损)。④ 深部死腔的体积。⑤ 局部皮肤的颜色与质地。⑥ 局部组织(皮肤与浅筋膜组织)的移动度与厚度。

⑦ 是否有感觉重建要求。

2. 受区血管准备　皮瓣受区血管选择原则上要求:① 血管健康、质量可靠。② 具备一定的口径。③ 尽可能靠近创面,以减少皮瓣血管蒂切取长度,避免血管移植。④ 尽可能对肢体远端血运不造成影响。术前常规彩超检查了解动静脉质量、内径与血流动力学指标,急诊外伤患者可行 CTA 检查了解动脉情况,慢性溃疡创面(如糖尿病足)必要时行 DSA 检查。术中解剖分离出受区血管,判断血管断端质量和观察动脉喷血情况,应用肢体主干血管(如胫后动脉)作为受区血管时,应以血管夹阻断其血流观察肢体远端供血情况。

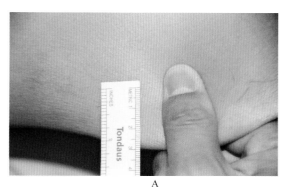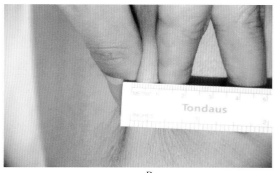

图 2-6-1 "提捏试验"

A. 测量皮瓣可切取宽度；B. 测量皮瓣厚度

3. 供区选择与评估　根据创面重建要求及患者年龄、性别、职业特点等选择皮瓣供区，游离穿支皮瓣的供区选择原则：① 皮瓣血供可靠，穿支血管具备一定的口径便于吻合，向深层解剖可获得一定的血管蒂长度。② 供区外观与功能相对次要。③ 供区尽可能隐蔽。④ 符合受区重建要求（包括颜色、质地、移动度、厚度、感觉等）。⑤ 供区能直接闭合，尽可能不牺牲第二供区。目前临床常用的游离穿支皮瓣供区包括腹壁下血管体区、旋股外侧动脉降支（或横支）血管体区、胸背动脉血管体区、旋肩胛血管体区、桡侧副血管体区、骨间后血管体区、腓肠内侧血管体区、腓血管体区、旋髂浅血管体区、旋髂深血管体区等。

供区皮瓣可切取宽度的评估常用"提捏试验"，即术者以拇指和示指对捏皮瓣供区皮肤，并用力提升，测量皮瓣厚度和皮瓣可切取宽度（测得的数字乘以 2 即为皮瓣的可切取宽度，测得的宽度除以 2 即为皮瓣的厚度。图 2-6-1）。通过提捏试验同时还可以判断皮肤的质地、弹性和移动度。

4. 穿支定位与评估　术前需确定穿支穿出深筋膜的位置、穿支数目、穿支直径、穿支走行、是否汇合及穿支的血流动力学参数。临床首选彩超检查，必要时可行 CTA 或 MRA 检查，帮助判断穿支分布、走行与汇合情况。无此设备和技术条件时，亦可常规应用简易超声多普勒探测标记穿支穿出深筋膜部位和判断穿支数目。

5. 穿支皮瓣设计

（1）点：以术前超声多普勒探测标记的穿支穿出深筋膜点为皮瓣的关键点（一级源动脉发出的主穿支穿出深筋膜的部位），皮瓣设计以该点为核心。一般将皮瓣的关键点设计于皮瓣中心，如受区所需血管蒂较长，为增加皮瓣血管蒂的有效长度，可将该点设计于靠近皮瓣的近心端（一般将该点设计于皮瓣的近心端 1/4 至 1/2 区域较为合适）。

（2）线：以术前超声多普勒探测标记的一级源动脉发出的主穿支穿出深筋膜点与该点相邻的副穿支穿出深筋膜点的连线为皮瓣轴线。

（3）面：包括两层含义，一指皮瓣的切取层面，穿支皮瓣切取层面位于深筋膜表面；二指皮瓣的切取范围。

皮瓣的关键点和轴线确定后根据创面大小、形状（创面布样）画出皮瓣边界，确定皮瓣的切取范围（皮瓣切取边界一般较实际创面放大 0.5 cm 左右）（图 2-6-2）。

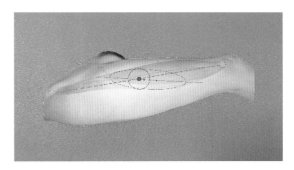

图 2-6-2 股前外侧穿支皮瓣点、线、面设计

6. 穿支皮瓣切取

（1）设备与器械要求：穿支皮瓣移植成功的关键之一在于穿支血管的解剖，由于穿支细小，对于相关设备、器械有较高要求。开展穿支皮瓣手

术除了需要配备基础的外科手术器械、气压止血带和显微外科手术器械外，还应配备最大倍数可达15~30倍的手术显微镜、手术放大镜、微型双极电凝、微型钛夹、精细整形组织剪、微型纹氏钳、标记笔、刻度尺、9/0~12/0缝合线等。

（2）切取方法：穿支皮瓣切取是穿支皮瓣游离移植手术的关键环节之一，皮瓣切取分"顺行切取法""逆行切取法"。"顺行切取法"即先显露源血管，再解剖穿支，手术具有一定盲目性。目前临床推荐唐举玉2007年创用的"逆行四面解剖切取法"，其操作简单、快速、可靠。下面以旋股外侧动脉降支穿支皮瓣为例介绍"逆行四面解剖切取法"：首先切开皮瓣外侧缘，切开皮肤、浅筋膜组织，自阔筋膜表面由外至内分离皮瓣，确认穿支可靠后旁开穿支3~5 mm切开阔筋膜，切开阔筋膜后，术者佩戴手术放大镜，应用显微剪和显微纹氏钳顺穿支血管由表至里分离解剖，一助以微型双极电凝和微型钛夹配合止血，首先解剖面对术者的剖面，即解剖穿支的第一个面，自阔筋膜层面顺穿支血管表面向深层解剖，剪开部分股外侧肌，处理细小肌支，直至分离到旋股外侧动脉降支，然后解剖穿支的第二个面，即术者左侧的穿支血管剖面，保留3 mm左右的血管周围组织，同法解剖第三个面（术者右侧的穿支血管剖面），最后切开皮瓣内侧缘，于阔筋膜表面自内至外会师至穿支处，接着解剖穿支的第四个面（术者对侧的穿支剖面），保留3 mm左右肌袖。根据所需血管蒂长度于肌内进一步解剖分离，分离并保护好股神经的股外侧肌肌支，处理沿途分支血管，至此皮瓣完全游离，检查皮瓣血供情况，观察皮缘出血情况判断皮瓣血供，有条件者亦可通过荧光造影来判断皮瓣血供情况（图2-6-3）。

7.　皮瓣移植　确定皮瓣血供可靠后，切断结扎血管蒂，将皮瓣转移至受区，皮瓣与受区创缘临时固定数针后尽快重建皮瓣血液循环。穿支血管与皮瓣受区主干血管分支吻合，如穿支皮瓣携带了一级源血管（如旋股外侧动脉降支及其伴行静脉），则将其与受区主干血管（如胫后动静脉）做端端、端侧或flow-through吻合。

8.　皮瓣供区与受区创面闭合　创面彻底止血后，皮瓣供区切口深部放置负压引流管，采用精

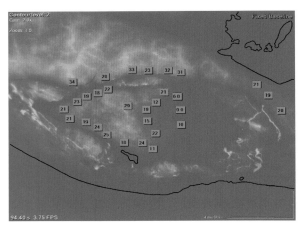

图2-6-3　皮瓣荧光显影图

细减张美容缝合法闭合供区创面：即以3/0（或4/0）可吸收缝线分层缝合切开的肌组织和深筋膜，然后以2/0慕氏丝线减张缝合，3/0可吸收缝线内翻缝合真皮深层，拆除减张缝合线，再以4/0可吸收缝线内翻缝合真皮中间层，3/0单股滑线连续缝合真皮浅层。如供区创面皮肤缝合张力大，选择皮肤延展器、局部皮瓣转移、接力皮瓣或皮肤移植等方法闭合切口。皮瓣受区创面间断缝合，皮瓣下放置多根硅胶半管低位引流。

二、穿支皮瓣带蒂转移

能做游离移植的穿支皮瓣均能带蒂转移，部分穿支口径细小不能实施游离移植的穿支皮瓣亦可带蒂转移。带蒂转移穿支皮瓣旋转点位于皮瓣的近心端称为穿支皮瓣顺行转移，位于远心端称为穿支皮瓣逆行转移，螺旋桨穿支皮瓣是带蒂转移穿支皮瓣的一种特殊类型，临床应用多为逆行转移。带蒂转移穿支皮瓣的一级源动脉为主干动脉时，皮瓣血管蒂为穿支蒂，皮瓣的旋转点即为皮瓣的关键点（穿支穿过深筋膜进入皮瓣的位置），带蒂转移穿支皮瓣的一级源动脉为非主干动脉（如旋股外侧动脉降支）时，两"点"可合可分，旋股外侧动脉降支的穿支穿过阔筋膜进入皮瓣的位置为皮瓣的关键点，皮瓣的旋转点可位于该点，亦可设计于旋股外侧动脉降支起始部至该点之间的任何位置，如此可以扩大皮瓣旋转弧，扩大皮瓣的修复范围。

（一）穿支蒂穿支皮瓣移位术

穿支蒂穿支皮瓣移位指的是穿支皮瓣带蒂转

移只涉及穿支,不带源血管。穿支蒂带蒂转移是穿支皮瓣实现了自由化(free-style)的结果,哪里探测到穿支血管就可在哪设计切取穿支皮瓣带蒂转移,皮瓣只需解剖穿支蒂,不需分离源血管,手术简单、快捷。但皮瓣血管蒂短、旋转弧小,修复范围有限。

1. 皮瓣设计

(1)点:以术前在创面附近超声多普勒探测标记的穿支穿出深筋膜点为皮瓣的旋转点。如创面位于小腿内侧上段,可设计以胫后动脉的近心端穿支穿出深筋膜点为旋转点顺行转移,如创面位于小腿内侧下段,可设计以胫后动脉的远心端穿支穿出深筋膜点为旋转点逆行转移(图2-6-4)。

(2)线:以旋转点与术前超声多普勒探测标记的相邻副穿支穿出深筋膜点的连线为皮瓣轴线。

(3)面:深筋膜表面。

测量旋转点至创缘距离,根据确定的皮瓣旋转点、皮瓣轴线和创面大小、形状(创面布样)画出皮瓣边界,确定皮瓣的切取范围(皮瓣宽度较实际创面放大约0.5 cm,皮瓣长度较旋转点至创面最远点距离放大约1 cm)。

2. 皮瓣切取 穿支蒂穿支皮瓣移位多采用"顺-逆结合法"切取皮瓣:即先于旋转点旁有限切开局部皮肤与皮下组织,探查确定穿支与术前超声多普勒探测标记的穿支相一致且外径可靠后,切开皮瓣四周,自皮瓣远端向旋转点逆行解剖,深筋膜表面分离皮瓣,处理沿途其他来源的细小穿支,分离至旋转点,旁开穿支0.5 cm切开深筋膜,顺穿支血管向深部游离1~2 cm。至此皮瓣完全游离,观察皮瓣血供情况。

3. 皮瓣移位 确定皮瓣血供可靠后,切开旋转点至创缘皮肤,将皮瓣顺行或逆行转移至创面。

对于四肢远端蒂穿支皮瓣逆行转移时,不急于将皮瓣逆行转移至受区创面,皮瓣游离完成后先放置原位保持通血10分钟左右,确认皮瓣供血可靠后再做转移。

4. 皮瓣受区与供区创面闭合 创面彻底止血后,间断缝合闭合皮瓣受区与供区切口,创口深部放置硅胶半管低位引流。

(二)一级源血管蒂穿支皮瓣移位术

此类穿支皮瓣的一级源血管为非主干血管,临床常用皮瓣包括骨间后动脉穿支皮瓣、腹壁下动脉穿支皮瓣、旋股外侧动脉降支穿支皮瓣、胸背动脉穿支皮瓣、腓肠内侧动脉穿支皮瓣等。皮瓣需解剖分离深部的一级源血管,对比穿支蒂穿支皮瓣移位,手术相对复杂、费时,创伤增加,但皮瓣血供可靠、切取面积大、血管蒂长,旋转弧增大,扩大了修复范围。

1. 皮瓣设计

(1)点:此类皮瓣的点包括两层含义,一个是皮瓣的关键点,指术前超声多普勒探测标记的一级源动脉穿支穿出深筋膜的位置;另一个是皮瓣的旋转点,最近可位于皮瓣的关键点,最远可达一级源动脉的起始部。

(2)线:以术前超声多普勒探测标记的一级源动脉发出的主穿支穿出深筋膜点与该点相邻的副穿支穿出深筋膜点的连线为皮瓣轴线。

(3)面:深筋膜表面。

皮瓣的关键点与轴线确定后根据创面大小、形状设计皮瓣(皮瓣切取边界一般较实际创面放大0.5 cm左右)。

2. 皮瓣切取 切取方法同游离穿支皮瓣,采用"逆行四面解剖切取法"。

3. 皮瓣转移 顺行转移多选择隧道转移,逆行转移多选择明道转移。

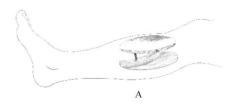
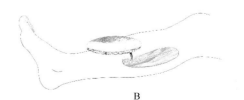

A B

图2-6-4 穿支皮瓣设计

A. 以胫后动脉近端穿支为蒂顺行转移;B. 以胫后动脉远端穿支为蒂逆行转移

4. 皮瓣受区与供区创面闭合 同游离穿支皮瓣。

（三）螺旋桨穿支皮瓣

螺旋桨穿支皮瓣切取组织仅包括皮肤与浅筋膜组织（携带了深筋膜建议命名为穿支蒂螺旋桨皮瓣），是带蒂转移穿支皮瓣中的一种特殊形式，多为远端蒂逆行转移，皮瓣分大桨与小桨，大桨覆盖创面与小桨切取后遗留创面，小桨覆盖近旋转点部大桨切取后所遗留的创面。

1. 皮瓣设计

（1）点：即皮瓣的旋转点，选择尽可能靠近创面的正常穿支穿出深筋膜点为皮瓣旋转点。

（2）线：即皮瓣的轴线，以旋转点与邻近该点深部源血管走行方向探测到的第二穿支穿出深筋膜点的连线为轴线。

（3）面：根据旋转点、皮瓣轴线和创面大小形状确定皮瓣切取范围，"大桨"的长度为"小桨"与创面长度之和再增加 1 cm，"大桨"宽度较创面宽度放大 0.5 cm。切取平面位于深筋膜以上。

（4）角：即皮瓣绕穿支蒂旋转的角度，是皮瓣轴心线与创面中轴线在旋转点处的夹角。可通过顺时针或逆时针方向旋转，旋转角越小，血管蒂扭转程度越轻。但临床常选择 180° 的旋转角，即皮瓣的轴线与创面的轴线为同一轴线，皮瓣转移后小桨可以有效覆盖靠近旋转点的大桨切取后残留创面，同时不会牵拉、卡压血管蒂。

术前常规使用超声多普勒血流探测仪定位邻近创面的 2 个穿支穿出深筋膜的位置。测量靠近创面的穿支点（旋转点）至创面最远端的距离。再沿皮瓣轴线（一般与肢体的纵轴方向平行，与深部主干血管的走向一致）确定皮瓣的切取长度，旋转点与皮瓣顶点之间的距离（即大桨的长度）比旋转点与创面顶点的距离放大约 1 cm。其次，测量创面宽度，设计皮瓣的宽度在此基础上增加 0.5 cm左右，以便皮瓣覆盖创面时达到无张力缝合。需要注意的是，皮瓣旋转点最好位于皮瓣的中轴线，以确保皮瓣旋转覆盖创面后，皮瓣缝合时不会侧向牵拉卡压血管蒂。

2. 皮瓣切取 采用"顺-逆结合法"切取皮瓣，即先于旋转点旁有限切开局部皮肤与皮下组织，探查确定穿支与术前超声多普勒探测标记的穿支相一致且外径可靠后，切开皮瓣四周，自皮瓣远端向旋转点于深筋膜表面逆行解剖分离皮瓣的大桨部分，分离至旋转点后，同法分离皮瓣小桨部分，会师至旋转点，旁开穿支 3~5 mm 切开深筋膜，顺穿支血管向深部游离 1~2 cm。至此皮瓣完全游离，将皮瓣放置原位，观察皮瓣血供情况。

3. 皮瓣移位 确定皮瓣血供可靠后，将皮瓣旋转，大桨覆盖创面，小桨覆盖靠近旋转点的大桨切取后残留创面。

4. 皮瓣受区与供区创面闭合 创面彻底止血后，先将皮瓣与创缘缝合数针固定防止穿支蒂牵拉，再间断缝合依次闭合皮瓣受区与供区切口，创口深部放置硅胶半管低位引流。

（四）穿支蒂拱顶石皮瓣

2003 年 Behan 首先介绍了穿支蒂拱顶石皮瓣（keystone perforator island flap，KPIF），并报道了300 个成功病例的应用经验。该皮瓣设计为上下边带有弧度的梯形，形状类似于罗马拱门建筑顶端的拱顶石（keystone）（图 2-6-5），因此作者将其命名为"穿支蒂拱顶石皮瓣"。

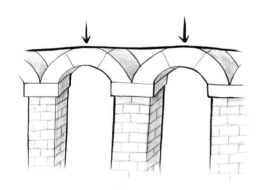

图 2-6-5 罗马拱门建筑及拱顶石（keystone）

穿支蒂拱顶石皮瓣是以拟修复创面周围的穿支血管为蒂设计的局部皮瓣。可以看作是两个沿皮瓣长轴排列的、相对的 V-Y 推进皮瓣，向创面方向进行推进，增加了皮瓣短轴方向的组织量。而短轴方向组织量正是覆盖创面所需的，该方向也是皮瓣缝合时张力最大的部位。V-Y 皮瓣推进过程中也直接关闭了部分皮瓣供区创面，也减少了最终供区缝合时的张力。穿支蒂拱顶石皮瓣实际上是利用创面周缘足量松弛的软组织,重新分配软组织而达到覆盖创面的目的。

1. 传统穿支蒂拱顶石皮瓣

(1)适应证:穿支蒂拱顶石皮瓣是一种局部皮瓣,适用于全身各处,创面周缘有足量健康、松弛软组织的中小型创面的修复。

(2)皮瓣设计

1)创面:将软组织缺损创面设计为类似椭圆形,其轴线与皮神经、浅表静脉或知名穿支血管的走行方向平行,以便保留皮瓣充足的血运及感觉。四肢创面的长轴设计为与肢体轴线平行,躯干创面的轴线与躯干中线垂直。

2)皮瓣:皮瓣位置选择在创面周缘皮肤软组织最松弛处。在小腿处通常选择在创面后缘(例如比目鱼肌表面);在上臂通常选择在肱二头肌、肱三头肌表面;前臂通常选择在屈肌群或伸肌群的近端。皮瓣的短弧边为创面边缘,长弧边与短弧边平行,另外两个短边设计在椭圆形创面两个顶点并与其短弧边成90°角;皮瓣宽度与创面宽度相同(1:1),皮瓣长轴与创面长轴一致,其长度也由创面长度决定(图2-6-6)。

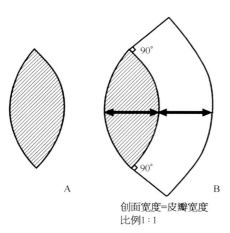

创面宽度=皮瓣宽度
比例1:1

图 2-6-6　穿支蒂拱顶石皮瓣设计示意图
A. 创面形状;B. 皮瓣设计

(3)手术方法:沿皮瓣周缘切开表皮、真皮至皮下组织层,钝性分离皮瓣周缘组织使皮瓣松动,游离度增加(图2-6-7A)。分离过程中注意保护与皮瓣长轴平行的皮神经、皮下静脉。皮瓣深面不需要进行潜行分离,以免损伤皮瓣基底的穿支血管。对于较小的创面,皮瓣周缘皮下组织分离后

可直接推进覆盖创面;如果需要增加皮瓣的游离度和推进距离,皮瓣外侧缘的深筋膜需进一步切断松解。

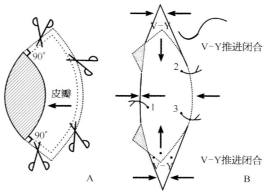

✂ 该图示代表需用剪刀钝性分离的区域

图 2-6-7　穿支蒂拱顶石皮瓣以 V-Y 推进
形式覆盖创面示意图

A. 皮瓣切取,在皮瓣周缘钝性分离皮下组织,增加皮瓣的游离度;B. 两侧 V-Y 皮瓣推进到新的位置后,使得整个皮瓣中间有了相对富余的组织量,可用于皮瓣推进覆盖创面。利用垂直褥式缝合(由数字 1~3 代表)作为张力承受点,将皮瓣覆盖固定于创面

穿支蒂拱顶石皮瓣以直接推进、旋转等方式来覆盖软组织缺损创面。垂直褥式缝合固定 3 针将皮瓣固定于拟修复创面并关闭皮瓣供区(第一针将皮瓣覆盖、固定于对侧创缘中点,第二、三针等分闭合供瓣区创面)(图 2-6-7B)。这 3 针承担横向张力,根据皮肤软组织的弹性伸展和机械蠕变的特性,在皮瓣最终缝合过程中,组织闭合的张力会逐渐降低。在初期组织闭合过程中,承担张力的缝线处会出现白色的张力线痕迹,代表局部张力过高造成真皮下血管网灌注不足,但这只是暂时的现象。当整个皮瓣固定到位,随着周缘缝线均匀分散了所有张力后,这种现象会逐渐消失。当缝合张力过大时,在皮瓣转移覆盖创面后,可在残留的供瓣区创面行皮片移植覆盖,以避免过度张力造成的损害。根据修复创面的具体情况酌情使用引流管。可采用单一"U"形引流管达到双侧引流的目的。

术后,外缝线或皮内连续缝线可根据手术部位不同在术后5~10天拆除;根据张力大小情况,减张缝线于术后2~4周拆除。术后护理方便,皮瓣检测和患者监护一般不是必须的。术后患者疼

痛程度较轻,皮瓣并发症较少。

（4）穿支蒂拱顶石皮瓣的一些现象

1）穿支蒂拱顶石皮瓣切取过程包括对周缘皮肤的切开,皮下组织的分离,不同程度上对深筋膜的切开和分离。皮瓣周缘的真皮下、皮下血管网被切断,导致切断的血管收缩、细小血栓形成,从而启动凝血过程。这使得手术初期皮瓣颜色显得略苍白。

2）随后皮瓣出现类似去交感神经支配的血管扩张现象,血流速度增加,皮瓣潮红,皮瓣处针刺点出血快,可见大血滴涌出（红点现象）。

3）虽然在最初几针减张缝线后出现因张力过大造成缝线处泛白的张力线痕迹,代表局部血液灌注不足。但在全部缝合完毕,张力均匀分配后,这些泛白的张力线会消失,整个皮瓣出现粉红色的充血表现。

4）因手术过程中剥离较少,造成的损伤轻;且术中对神经的分离可造成一定时间内的神经失能现象,因此术后患者的痛感较轻。

5）穿支蒂拱顶石皮瓣的4种表现。术中即刻表现:红点现象、充血现象。术后现象:术后疼

痛轻、切口愈合快。

（5）穿支蒂拱顶石皮瓣分类（图2-6-8）

（1）Ⅰ型（仅皮下组织分离）:此类型皮瓣转移时不需要切断长弧边侧的深筋膜。适用于全身的、宽度在2 cm以内创面的修复。

（2）Ⅱ型（皮瓣外侧缘深筋膜分离）:为了获得更大的移动度,此类型皮瓣长弧边侧的深筋膜需切断分离。包括两种亚型:ⅡA型,皮瓣转移后供瓣区可以直接拉拢关闭;ⅡB型,皮瓣转移后供瓣区无法直接关闭,需植皮覆盖。此类型的皮瓣常用于四肢创面的修复覆盖中。

（3）Ⅲ型（双拱顶石皮瓣）:为了充分动员创面周围可应用的软组织量,可在拟修复创面两侧设计两个对称的或非对称的拱顶石皮瓣,从两侧向创面推进达到完全覆盖的目的。此类型皮瓣适用于小腿、躯干、骶尾部较大创面（宽度5~10 cm）的修复。

（4）Ⅳ型（旋转型拱顶石皮瓣）:对于关节等部位（膝关节、踝关节、腕关节、颈部）软组织缺损,可设计旋转型拱顶石皮瓣,利用其旋转推进覆盖创面。此类型皮瓣可以设计为近侧蒂或远侧蒂,

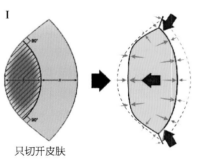

只切开皮肤

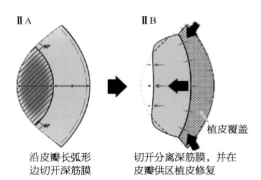

沿皮瓣长弧形边切开深筋膜　　切开分离深筋膜,并在皮瓣供区植皮修复

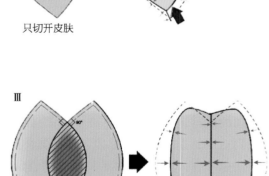

相对的拱顶石皮瓣设计（双拱顶石皮瓣）

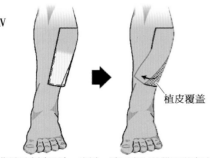

拱顶石皮瓣设计:皮瓣一端可在深筋膜下游离达50%的皮瓣长度

图2-6-8　Ⅰ~Ⅳ型穿支蒂拱顶石皮瓣的分型示意图

一端在深筋膜下剥离达 50% 皮瓣长度,然后旋转推进覆盖创面。皮瓣供区创面如果不能直接关闭,可采用游离皮片覆盖。

(6)术后管理及并发症:穿支蒂拱顶石皮瓣术后不需特殊皮瓣血运检测,护理方便。术后并发症有切口裂开、延迟愈合等。如果发生,通过常规换药护理可愈合。既往吸烟史和局部放疗史可增加切口并发症的发生率。严重并发症如皮瓣部分或全部坏死的发生率低(<10%)。

(7)穿支蒂拱顶石皮瓣的优点

1)相对于游离皮瓣或需解剖穿支血管的穿支皮瓣,穿支蒂拱顶石皮瓣手术过程中不需要对细小的穿支血管进行解剖,操作技术难度低,手术时间短(2~3 小时)。

2)皮瓣血运可靠。

3)穿支蒂拱顶石皮瓣为局部皮瓣,与受区皮肤在色泽、质地、弹性等方面相同,修复效果好。

4)如保留进入皮瓣的皮神经,则可保留皮瓣的感觉功能。

5)对于体质弱、基础疾病多、无法耐受长时间麻醉的患者来说,穿支蒂拱顶石皮瓣是一个很好的选择。

6)术后不需要特殊的监护,护理简单。

7)术后患者的疼痛程度低,可早期活动,减少了住院时间。

8)穿支蒂拱顶石皮瓣既可以作为一次手术治疗的首选方案,也可以作为术中的备用皮瓣。并且还可以作为第一次皮瓣修复手术失败后的二次手术方案。

(8)穿支蒂拱顶石皮瓣应用的禁忌证:穿支蒂拱顶石皮瓣的应用受限于穿支血管的存在和周围有松弛的软组织可获取。头皮因为缺乏穿支血管,因此头皮缺损的修复不建议应用拱顶石皮瓣。相对禁忌证包括术前手术区接受过放疗,术区曾受过广泛皮下组织剥离,手术区域存在明显的炎症反应等。因为上述情况可导致穿支血管受损伤或局部组织僵硬、松弛度降低。

(9)皮瓣操作过程中注意事项

1)Ⅰ~Ⅲ型皮瓣设计时长轴应顺皮神经或深部肌纤维的方向,皮瓣推进的方向与这些组织的走行方向相垂直。

2)Ⅳ型皮瓣蒂部应设计在有知名穿支发出的位置,以保证皮瓣远端的血供。但术前及术中对这些穿支血管的定位并不是必须的。

3)对于有骨隆起部位(如胫前区)创面的修复,建议采用旋转推进拱顶石皮瓣的方式进行修复;直接推进型皮瓣容易因为骨隆起部位的卡压出现皮瓣远端血运障碍。

4)皮瓣转移后出现的"狗耳"畸形可一期修整,但注意保持皮下筋膜组织和肌肉间连接的完整性,以便尽量保护其中可能存在的穿支血管。

5)按皮神经走行的方向设计皮瓣长轴。

6)在皮瓣切取过程中注意保护走行于其中的知名皮神经(例如腓肠神经、隐神经、腓浅神经、桡侧皮神经)。

7)术前多普勒穿支血管定位并不是常规需要的。但在一些特殊的情况,如皮瓣设计区曾有过手术操作史或有骨科外固定器械限制了皮瓣的大小时,就需要使用术前多普勒明确是否有穿支血管的进入皮瓣。

2. 改良的穿支蒂拱顶石皮瓣

随着对皮瓣血供模式解剖学研究的深入和手术经验的积累,特别是对"血管体区""穿支血管体区"这些血供模式的了解,穿支蒂拱顶石皮瓣在设计、切取方面可以进行一些改良。

(1)皮瓣与创面宽度比例:根据创面周围皮肤软组织松弛程度,可将皮瓣与创面宽度比例设计为>1∶1(例如 2∶1、3∶1、4∶1)。当术区周围组织接受过放疗、曾有过手术剥离史、炎症反应等情况,就需要设计较大的皮瓣(皮瓣∶创面宽度>1∶1),以包括尽量多健康的组织来增加皮瓣血运,提供松弛的、健康的皮瓣组织量。

(2)增加皮瓣内穿支血管的数量:皮瓣设计在知名穿支血管分布的区域或穿支血管密度较高的区域("热区"),以增加皮瓣内穿支血管的数量。穿支血管在体表分布的热区有一定规律:在四肢,"热区"主要集中于关节附近及两个关节连线的中点附近;在躯干,"热区"主要集中于平行于躯干前、后中线及腋中线区域附近。对于较小缺损的修复,通常不需要定位创面附近穿支血管的位置。但对于大型、复杂创面的修复,术前定位穿支血管位置可以确保皮瓣内囊括知名穿支血管,或用于备选皮瓣的设计方案。

(3)皮瓣长轴方向设计:皮瓣长轴的方向应平行于局部主要穿支血管的血流方向(例如,在四肢主要穿支血管血流方向与深部主干血管方向一致)。将皮瓣设计于体表穿支血管的"热区",并且尽量包含主要穿支血管以及各穿支血管之间的主要交通支,对于提高皮瓣存活率非常重要。

(4)设计在肢体及关节部位的皮瓣:可以将皮瓣的两端非对称设计,以避免皮瓣切口跨关节,或是切开后暴露了深部重要组织结构、损伤深部淋巴组织。将皮瓣切口设计在隐蔽区域或沿皮纹设计,可提高术后的美观效果。

(5)对于深筋膜的切断:可采用循序渐进的方式,从部分深筋膜切开到周缘的深筋膜全部切开,以达到皮瓣松动、向前推进的效果。

(6)深筋膜下分离:在注意保护穿支血管的"热区"以及主要的穿支血管的前提下,在深筋膜下分离可增加皮瓣的推进、旋转、异位程度,从而提高皮瓣修复的自由度。

(7)如有无效腔需要填塞关闭,拱顶石皮瓣远端的部分组织可以去表皮,用于充填无效腔,覆盖重要的深部组织。

三、flow-through 穿支皮瓣的手术方法

1. 供区选择　flow-through 穿支皮瓣要求一级源血管与穿支呈"干-支"型且一级源血管有一定的长度,发出穿支后具有一定的口径可供吻合。临床常用的有旋股外侧动脉降支穿支皮瓣和腓动

脉嵌合穿支皮瓣,亦有应用胸背动脉穿支皮瓣、骨间后动脉穿支皮瓣(如重建指动脉)等。

2. 皮瓣设计　皮瓣设计同常规游离穿支皮瓣,但要根据受区所需血管蒂长度设计切取一级源血管。

3. 皮瓣切取　常规方法游离穿支皮瓣后,将穿支向深层解剖,显露并分离出一级源血管,根据受区所需血管蒂长度确定切取一级源血管长度。

4. 皮瓣移植　皮瓣断蒂后,将一级源血管的"T"形血管蒂(图 2-6-9A,旋股外侧动脉降支)近端与受区主干血管(如桡动静脉)近端吻合,其远端与主干血管(如桡动脉)远端吻合(图 2-6-9B),临床实际操作中,近端吻合动静脉(A∶V=1∶2),而远端多仅吻合动脉,但修复肢体环形皮肤软组织缺损或合并主干动静脉缺损的创面时主张同时吻合远端的静脉以改善肢体远端的静脉回流。

5. 皮瓣供区与受区创面闭合　同常规游离穿支皮瓣移植。

四、显微削薄穿支皮瓣的手术方法

1. 皮瓣设计　同游离穿支皮瓣。

2. 皮瓣切取与显微削薄　按常规方法游离、切取穿支皮瓣之后(断蒂前),将皮瓣翻转,在放大镜或手术显微镜下顺穿支血管继续分离解剖直至穿支进入真皮下血管网层面,显露穿支血管在浅筋膜内的走行后,根据受区需要确定皮瓣厚度(一般至少保留真皮下 3~5 mm 脂肪组织),剔除其余过多的脂肪组织(图 2-6-10A、B),去脂时注意在穿支血管周围保留少量疏松组织以保

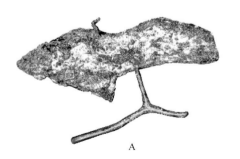
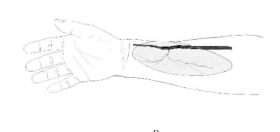

A　　　　　　　　　　　　　　B

图 2-6-9　flow-through 穿支皮瓣移植

A. 旋股外侧动脉降支"T"形血管蒂;B. 皮瓣血液循环重建示意图

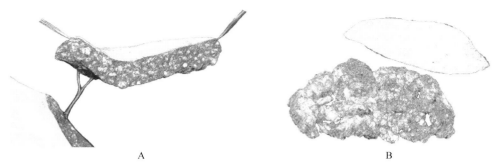

图 2-6-10　削薄穿支皮瓣

A. 皮瓣脂肪肥厚；B. 去脂后

护穿支蒂及其分支免受损伤。该方法可在同一平面解剖分离，操作较为方便，断蒂前皮瓣保留血流灌注，穿静脉充盈，容易辨认和保护穿支血管在浅筋膜内的分支。同时，由于去除了多余的脂肪组织，有利于皮瓣供区的直接闭合。穿支管径粗大且呈垂直方式进入真皮下者削薄简单、省时；穿支细小或者穿支在浅筋膜层分支多、走行较长距离再进入真皮下者削薄费力、耗时，并有一定的手术风险，术者需沉着、具备足够耐心，有时甚至需一个个脂肪球抽取方能达到均匀削薄的目的。

3. 皮瓣移植　同常规游离穿支皮瓣移植。

4. 皮瓣供区与受区创面闭合　同游离穿支皮瓣移植。

五、联体穿支皮瓣的手术方法

1. 供区选择　联体穿支皮瓣常用供区包括股前外侧（旋髂浅动脉血管体区-旋股外侧动脉横支血管体区-旋股外侧动脉降支血管体区-膝外上动脉血管体区）、股外侧（股深动脉第 1 穿动脉血管体区-股深动脉第 2 穿动脉血管体区-股深动脉第 3 穿动脉血管体区-膝外上动脉血管体区）、腹部（腹壁下动脉血管体区-对侧腹壁下动脉血管体区）、背部（旋肩胛动脉血管体区-胸背动脉血管体区-腰动脉血管体区）和侧胸腹部（胸背动脉血管体区-腹壁下动脉血管体区）等。

2. 皮瓣设计　以股前外侧区域多穿支联体穿支皮瓣为例介绍其设计方法。股前外侧区域可供携带的穿支有旋股外侧动脉降支穿支、旋股外侧动脉横支穿支、膝外上动脉穿支和旋髂浅动

脉穿支，一般以旋股外侧动脉降支穿支为主穿支，皮瓣设计以其穿出阔筋膜点为中心，依据受区创面大小、形状设计皮瓣，皮瓣设计时注意将主穿支近端和远端探测到的穿支包括于皮瓣内（图 2-6-11）。

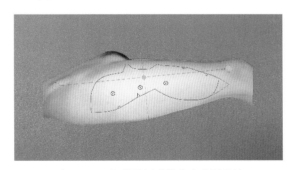

图 2-6-11　股前外侧联体穿支皮瓣设计

3. 皮瓣切取　采用逆行切取法切取皮瓣，先切开皮瓣外侧缘，在阔筋膜表面由外至内向皮瓣中央锐性分离，确认穿支后切开皮瓣内侧缘，同法分离，与穿支穿出阔筋膜点会师，至此皮瓣仅通过穿支相连，以血管夹逐一阻断皮瓣远、近端穿支血供，判断皮瓣远、近两端的血供情况，依据各穿支的供血能力和范围确定所需携带穿支的数量（图 2-6-12）。确定所需携带的穿支后，按"逆行四面解剖法"分离解剖穿支与源血管，旋股外侧动脉降支系核心血管，分离时注意携带其发出穿支以远主干及其沿途粗大的分支，各穿支分离至一级源血管后，再次以血管夹阻断其他备用穿支，证实皮瓣血运可靠后，结扎处理其他穿支，根据所需血管蒂长度于相应平面断蒂。

4. 皮瓣移植　皮瓣转移至受区后，核对皮瓣位置，临时缝合数针固定皮瓣，尽快重建皮瓣血液

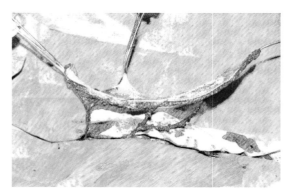

图 2-6-12　携带 3 组穿支

循环。联体穿支皮瓣血液循环重建：动脉重建分外增压和内增压两种方法，静脉重建分外引流和内引流两种方法，部分超长联体穿支皮瓣需携带多组穿支，需要采用内增压联合外增压、外引流联合内引流方法来重建皮瓣的血液循环（图 2-6-13）。

5. 皮瓣供区与受区创面闭合　同常规的游离穿支皮瓣移植。

六、分叶穿支皮瓣的手术方法

1. 供区选择　切取分叶穿支皮瓣的前提条件是同一源血管发出两支或两支以上的穿支血管，并且穿支血管具有一定长度，且相隔一定距离穿过深筋膜进入浅筋膜组织。临床可切取分叶穿支皮瓣的常用血管体区有旋股外侧动脉降支血管体区、腹壁下动脉血管体区、胸背动脉血管体区、旋肩胛动脉血管体区、骨间后动脉血管体区、桡侧副动脉血管体区、腓肠内侧动脉血管

体区、股深动脉第 3 穿动脉血管体区和腓动脉血管体区等。

2. 皮瓣设计　确定皮瓣供区后，常规采用超声多普勒血流探测仪确定该血管体区穿支的数目及其穿出深筋膜部位，以测得的穿支穿出深筋膜点为关键点分别设计每一叶穿支皮瓣，各叶皮瓣的长轴尽可能设计于同一轴线或接近于同一轴线上，从而将多个穿支皮瓣拼接成可分割的长梭形皮瓣（供区可直接缝合）。修复同一处宽大创面时，将创面做几何分割，将宽大创面转变为长梭形创面，从而将皮瓣"宽度转化为长度"，使按传统设计切取需要植皮修复的皮瓣供区可以直接闭合（如梯形皮瓣转化成长梭形皮瓣，图 2-6-14）。然后以术前探测标记的穿支穿出深筋膜点为关键点、参考分割后的创面形状与大小设计皮瓣，各叶皮瓣轴线设计与髂髋线一致或平行于髂髋线或成小夹角，有时供区亦可设计为垂直轴线（如腹部供区），下腹切取主体皮瓣，设计水平轴线，侧腹切取次要皮瓣，设计纵行轴线。

3. 皮瓣切取　按"逆行四面解剖法"切取皮瓣，解剖各穿支至共干并达到一定的口径和所需血管蒂长度。然后依据术前设计线分割皮瓣，各叶皮瓣分离后检查各叶皮瓣血运，确定皮瓣血运可靠后，依据受区所需血管蒂长度切断血管蒂。

4. 皮瓣移植　皮瓣断蒂后转移至受区创面，修复邻近的两个或多个创面时，将分叶穿支皮瓣的各叶皮瓣置于对应位置缝合固定，如修复一处

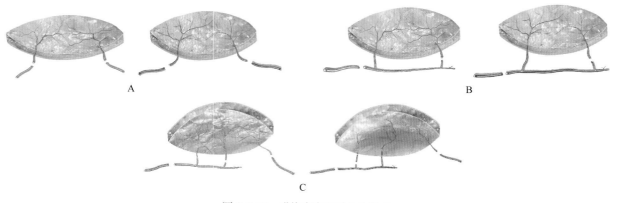

图 2-6-13　联体穿支皮瓣血供特点

A. 外增压、外引流；B. 内增压、内引流；C. 内增压联合外增压、内引流联合外引流

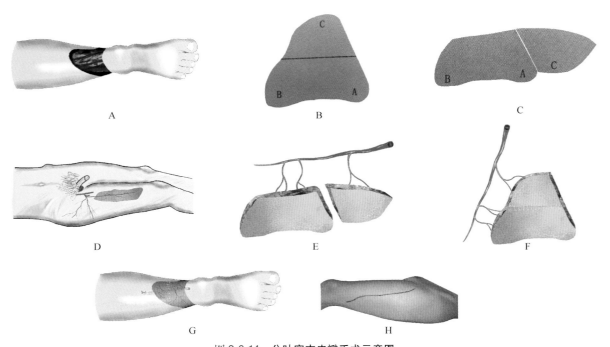

图 2-6-14　分叶穿支皮瓣手术示意图

A. 术前创面；B. 根据创面制作布样；C. 布样分割，将梯形转化为长梭形皮瓣；D. 皮瓣设计；
E. 皮瓣切取；F. 断蒂后重新排列；G. 皮瓣转移至受区；H. 皮瓣供区直接闭合

宽大创面，则先依据皮瓣设计时留置的标识和剪裁的创面布样将分叶穿支皮瓣重新组合拼接成与创面形状一致的宽大皮瓣，再置于创面缝合固定。将皮瓣动静脉与受区血管吻合重建皮瓣血液循环。

5. 皮瓣供区与受区创面闭合　同常规的游离穿支皮瓣移植。

七、嵌合穿支皮瓣

1. 供区选择　切取嵌合穿支皮瓣的前提条件是同一源血管在其血管体区内发出多个分支分别供养骨骼、肌肉、筋膜和皮肤等多种组织，穿支皮瓣大多为深部肌肉穿支供养，因此可以切取嵌合穿支皮瓣的供区较多，临床常用供区主要有旋股外侧动脉降支血管体区、腹壁下动脉血管体区、胸背动脉血管体区、旋髂深动脉血管体区、腓肠内侧动脉血管体区和腓动脉血管体区等。

2. 皮瓣设计　嵌合穿支皮瓣包含有穿支皮瓣和肌瓣、筋膜瓣、骨瓣等，其穿支皮瓣的设计与常规穿支皮瓣相同，肌瓣和骨瓣的设计要根据受

区创面深部组织缺损的内容和体积来决定，如合并有骨缺损，需精确测量其缺损长度、宽度和厚度，单纯的软组织缺损，则可采用"容积法"评估其缺损体积。

3. 皮瓣切取　按"逆行四面解剖法"切取穿支皮瓣，穿支游离合适长度后，转而显露分离出穿支源血管，再确认其至骨骼、肌肉、筋膜的分支，分别以各分支为蒂切取骨瓣、肌瓣或筋膜瓣，然后顺各分支解剖分离直至汇入同一源血管，各独立组织瓣完全游离后逐一检查其血运，确定血运可靠后依据所需血管蒂长度于一级源血管的相应平面断蒂。

4. 皮瓣移植　将嵌合穿支皮瓣移至受区，骨瓣重建骨缺损，以克氏针或螺钉内固定，肌瓣填塞无效腔，间断缝合数针予以固定，筋膜瓣重建关节囊、韧带或肌腱，穿支皮瓣覆盖浅表创面，将其一级源血管与受区血管吻合（图 2-6-15）

5. 皮瓣供区与受区创面闭合　嵌合穿支皮瓣切取了骨瓣或肌瓣，皮瓣供区需严密止血，创口深部放置硅胶管负压引流，分层闭合切口。皮瓣受区创面闭合后放置多根硅胶半管低位引流。

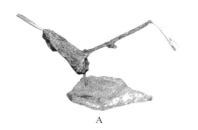
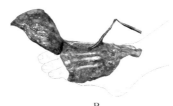
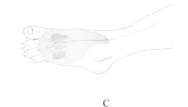

A   B   C

图 2-6-15　嵌合穿支皮瓣示意图

A. 切取嵌合穿支皮瓣；B. 肌瓣填塞死腔、皮瓣覆盖浅表创面；C. 皮瓣血管蒂与受区血管吻合

（唐举玉　章一新　冯少清）

第七节　皮瓣术后监测与血循环危象处理

一、临床常用的 4 项血循环观察指标

（一）皮肤温度

1. **正常指标**　移植组织的皮肤温度应在 33~35 ℃，与健侧相比温差在 2 ℃ 以内，手术结束时移植组织的皮温一般较低，通常应在 3 小时内恢复。

2. **注意事项**

（1）测量皮温（包括移植组织及健侧组织）的部位应固定，可用圆珠笔画出记号，以便定位观察。

（2）测定的先后次序及每次测量的时间要恒定。

（3）压力要恒定，一般应用半导体点温测定计，当用压较大时，点的接触面也大，测出温度较高。

3. **干扰因素**

（1）室温及患肢局部温度干扰：移植组织为失神经组织，温度调节功能已丧失，极易受到外界温度的影响，特别在局部有高温烤灯时，皮温的高低不能反映移植组织血循环的实际情况。

（2）受区创面大小的干扰：当移植组织面积大时，其受区创面必然也大，此时受区创面血液供应也良好，且创伤反应性充血使其温度较高，很像

一个"烘箱"，移植组织在此环境中，其温度也相应偏高。所以移植皮瓣的早期血循环危象较难从皮温降低的指标上反映出来。

（3）暴露时间的干扰：移植组织一般均用多层纱布棉垫包裹而保暖，一旦暴露后，皮温即随外界温度而变化。暴露时间越长，则皮温变化越大。

（4）减张切口的干扰：移植组织因血循环危象而做减张切口后，组织的渗血、渗液可干扰皮温的测定。

4. **变化规律**

（1）平行曲线：移植组织与健侧组织的皮肤温度在相差 0.5~2.0 ℃ 以内呈平行变化，说明动静脉吻合口通畅，移植组织血循环良好。

（2）骤降曲线：移植组织与健侧组织的皮肤温度突然相差 3 ℃ 以上时，大多是动脉栓塞，应立即手术探查。

（3）分离曲线：移植组织与健侧组织的皮肤温度相差逐渐增大，一般 24~48 小时后皮温相差达 3 ℃ 以上时，这种曲线大多数是静脉栓塞的表现。

（二）皮肤颜色

1. **正常指标**　移植组织的皮肤颜色应红润，或与健侧的皮肤颜色一致。

2. **干扰因素**

（1）光线亮暗的影响：在自然光线下观察皮肤

一般较红,也易发现偏暗的皮肤颜色;在白炽灯下观察皮肤颜色偏白;在热炽灯下观察皮肤颜色偏红。

（2）皮肤色泽的影响:皮肤色素较深的部位行组织移植后,皮色较难观察,如将足背皮瓣移植在掌心或前臂,一般皮色均较健侧为深。同时皮肤色素又随个体不同而有所差异。

（3）消毒剂的影响:组织移植手术时,常用染红的 0.1% 苯扎溴铵（新洁尔灭）消毒,移植组织被染红后很难观察皮肤原色。因此在组织移植手术结束时,需用温盐水将消毒剂洗净,以免影响对皮肤颜色的观察。

3. 变化规律

（1）皮色变淡或苍白,说明动脉痉挛或栓塞。

（2）移植组织皮肤上出现散在性瘀点,大多是静脉栓塞或早期栓塞的表现。随着栓塞程度的加重,散在性瘀点相互融合成片,并扩展到整个移植组织表面,示栓塞已近完全。

（3）移植组织的皮肤颜色大片或整片变暗,说明静脉完全栓塞。随着栓塞时间的延长,皮肤颜色由暗红→红紫→紫红→紫黑。

（4）当动静脉同时栓塞时,移植组织的皮肤呈灰暗色,继而变为洋红色,最后变为黑色。

上述各类危象的皮肤颜色的变化机制,主要是组织在缺氧后,随着缺氧程度及时间的改变,组织内红细胞中的血红蛋白及组织液中的胆红素等物质发生变化,引起颜色改变。

（三）肿胀程度

1. 正常指标 对皮瓣移植后的肿胀程度的判断见表 2-7-1。

2. 干扰因素 移植组织的肿胀程度很少受外界因素的干扰,是比较可靠的血循环观察指标。

3. 变化规律 ① 动脉血液供应不足或栓塞时,组织干瘪。② 静脉回流受阻或栓塞时,组织肿胀明显。③ 当动静脉同时栓塞时,肿胀程度不发生变化。

（四）毛细血管回流测定

1. 正常指标 用手指按压皮肤时,皮肤毛细血管排空,颜色变白;放开手指后,在数秒内毛细血管恢复充盈。

2. 干扰因素 ① 皮肤色素的干扰:皮肤色素深者不易测定。② 组织部位:足趾移植后,趾端的毛细血管很易观察,而腹部皮瓣则不易测定。

3. 变化规律 ① 动脉栓塞,回流不明显。② 静脉栓塞,回流早期增快,后期减慢。③ 动静脉同时栓塞后,因毛细血管内残留淤血,仍有回流现象,但充盈速度缓慢。

二、4 项血循环观察指标的可靠性

1. 应用范围 临床上足趾游离移植及各类皮瓣移植或带指示皮瓣的复合组织移植的病例,需要进行 4 项指标的血循环观察。而对单纯骨移植、肌肉移植、关节移植、神经移植、大网膜及肠管移植等深层组织移植,此 4 项指标均不适用。

2. 可靠性 在足趾移植及各类皮瓣移植中,4 项观察指标的可靠性也是不同的（表 2-7-2）。

表 2-7-1 皮瓣移植后肿胀程度的判断与记录

判 断	记 录
一般移植组织均有轻微肿胀	（-）
移植组织皮肤有肿胀,但皮纹尚存在	（+）
皮肤肿胀明显,皮纹消失	（++）
皮肤极度肿胀,皮肤上出现水疱	（+++）

表 2-7-2 4 项临床指标的可靠性

移植类型	皮 温	皮 色	肿胀程度	毛细血管回流
足趾移植	可靠	可靠	变化少	易观察
皮瓣移植	不可靠	可靠	变化多	不易观察

3. 4项指标的相关性 对4项血循环观察指标不能孤立、片面、静止地观察，而要全面、系统、连续地观察。不能单凭一项指标的改变而判断血循环的情况。作者常常观察到皮温相差近3℃，但皮色、肿胀程度及毛细血管回流3个指标都正常，此时则应密切观察，积极处理，而不应进行探查。如果有2个以上指标同时出现危象，则应积极处理，及早探查。

三、仪器观察的方法

任何仪器对移植组织的循环监护结果都不能替代临床观察，它们只是临床判断的辅助方法。到目前为止，尚无任何一种检查方法及仪器的监护可称为是理想的。故必须发展新技术、创立新方法，以提高移植组织术后血循环监护的水平。

（一）血流的测定

测定移（再）植组织的血流状态是显微外科临床最常用的监护技术，主要仪器有以下几种。

1. 超声多普勒血流计（UPF） 当高频声波射入血流时，入射声波的一部分被流动的红细胞散射而导致信号的频率发生变化，即多普勒频移。这是一项简单、快速、安全及可多次重复的方法。但临床的组织瓣监护结果并不理想。这是因为 UPF 要求测定时探头与血管具有很好的角度关系，当探头位置不合适时，就不易测出。

2. 激光多普勒血流计（LDF） 是基于多普勒转换原理设计的一种新型血流探测仪，它测定的是光线频率的转换，而不是超声波。然而 LDF 在应用中明显地受到外界光线的干扰，所以其监护的准确性有待进一步验证。

3. 光电容积描绘仪（PPG） PPG 作为血管性疾病的诊断方法，临床应用已有多年。其原理是光电脉冲传感器中的发光二极管发出的红外线照射于皮肤表面（深度为3 mm），由皮肤表浅血管血液反射回的光线及传感器中的光敏晶体管接收转变成电信号。反射的红外线量随局部血容量的改变而迅速改变，从而随血管的搏动，电信号呈现出脉冲样的变化，经放大后可以直接显示或记录。PPG 的优点是无损伤、可重复连续测定；PPG 的缺点是易受外界光线的干扰、温度的影响以及探头

与皮肤接触的压力影响。在静脉回流不足时，脉冲信号仍持续存在，所以 PPG 尚不能区别动静脉阻塞。

4. 电磁血流测定仪（EMP） 当导电流体在磁场中经过时，形成一个移动的电导体，在磁场及流体流动方向成直角的方向上产生电动势，电动势强度与血流速度成比例，从而可测知流量。应用 EMP 可测定直径为 1~2 mm 血管的血流量。电磁血流计的应用在操作上要求极为严格，任何一个环节有问题均可造成测定上的误差，这也是其临床应用受到限制的主要原因。

（二）色泽的测定

组织瓣的色泽在皮肤色素不变、吸入氧分压恒定、心血管呼吸功能正常的情况下，主要随乳头下血管丛的血流量及血液氧分压状态的变化而不同。Jones 应用反射光光谱测定仪（RSP）进行游离皮瓣的色泽测定的实验，可从某一波长的 RSP 分析来判断动脉输入及静脉回流的情况。所有成功的皮瓣，RSP 光谱位均高于失败的皮瓣。缺点是在应用不同波长光谱时要进行反射光的标准化，操作困难，不适合于连续测定。

（三）组织代谢的测定

经组织的气体交换水平取决于血循环的状况，所以测定经皮氧分压（$TcPO_2$）和经皮二氧化碳分压（$TcPCO_2$）是有效的监测方法。早期的气体分析是侵入性方法，后来采用了 Teflon 探头和质谱仪，显示气体张力与组织生存的相关性很好。新设计的小型热化气体敏感电极（Chark 电极）和气体分析仪，可提供准确的经皮非侵入性的气体分压监测。Chark 电极是由加热原件加热到 42~44℃，此时 $TcPO_2$ 电极下皮肤的毛细血管扩张，血流量增加，提供的 O_2 比皮肤所消耗的 O_2 要多，剩余 O_2 经电极的透氧膜与 Chark 电极内的电解质发生反应，产生电阻变化，因而电流的大小与 O_2 含量成正比。$TcPCO_2$ 的测定原理基本上与 $TcPO_2$ 一样。对兔、猪的动物实验和临床组织瓣活力监测证明，$TcPCO_2$ 是移（再）植组织活力的敏感指标，反应迅速，利于早期察觉血循环危象，准确可靠，可用于连续监护。但经皮气体测定也有其缺陷，它可受全身氧状况水平、局部组织代谢的

氧消耗、气体传导以及某些探头性能的影响。

（四）组织 pH 的测定

测定组织瓣的 pH 可以反映在血供不足、无氧代谢而造成乳酸聚积时的代谢变化。目前常用的 pH 电极有锑电极和玻璃电极，后者的应用广泛，敏感度也好。不同的 pH 可导致电极内电传导率的改变，从而由电极的输出信号可测出组织的 pH 变化。当组织瓣与邻近正常组织的 pH 相差大于 0.35 时，就有坏死的可能。但所有组织 pH 的测定都需将电极置于皮下或皮内，具有一定的损害性。

（五）荧光素的测定

荧光素是目前临床实验中应用广泛的药物。荧光素钠由静脉注入后，经毛细血管扩散到组织间液中，当用紫外光（波长 360~400 nm）照射时就可看到代表皮肤血供好的黄色荧光及血供差而无荧光的蓝色。荧光效应最佳时间是注射后 15~20 秒，血浆半衰期约 20 秒，皮瓣清除时间 12~18 小时，机体清除需要 24~36 小时。用量根据肤色深浅，分别为 15~30 mg/kg。

此法尚不能明确组织瓣生存与可能坏死的界线，其次荧光素钠法受主观判断、客观环境、温度、注射时间等因素影响较明显。另外，应用荧光素钠尚有不良反应，如血压下降等，虽几经改进，但应用价值仍有待提高。

（六）放射性核素的测定

1. 放射性核素组织瓣清除率　将一定量的放射性核素分别注入组织瓣远端及对照侧组织后，比较其放射性核素消除时间。常用的有 ^{32}P、^{22}Na、^{99m}Tc、^{131}I，指标有循环指数等，可准确估计血流量。

2. 放射性核素标记的生物制品测定法　将放射性核素与红细胞、白蛋白标记后静脉注射用于测定，从而更全面地观察组织瓣的循环状态。

（七）组织间液压的测定

这是利用一种改进的"针芯技术"，把针头插入皮瓣真皮内测定组织液压，以此来判断移植皮瓣的血循环情况。动脉或静脉栓塞时组织间液压下降。由于这种方法需多次穿刺，对移植物有一定损伤，同时针头常易堵塞而无法测定，从而影响其在临床上的应用。

（八）肌电图的测定

这种方法适用于肌肉移植或肌皮瓣移植后。这是利用肌肉在缺血 60 分钟后，对电刺激后产生的 M 波反映出来的变化情况来监测移植肌肉血循环的一种方法。一般地说，M 波在手术后 1~5 天内可出现消失，但如加强刺激及增加刺激时间，则仍可见到 M 波的出现。若未见到 M 波形时，则提示血循环障碍。在临床上较有意义的临界点是肌肉移植术后 90 分钟，即使是加强并延长刺激，其 M 波也全部消失，常提示动脉栓塞。

四、血循环危象的表现与鉴别

皮瓣出现血循环危象主要分为动脉危象和静脉危象。动脉危象包括动脉痉挛和动脉栓塞，导致移植组织供血不足。静脉危象主要是静脉微细、受压、血栓形成，致静脉回流障碍，血液瘀滞，最终累及动脉供血，形成动、静脉危象。

（一）动脉危象与静脉危象的表现

动脉危象和静脉危象的具体临床表现见表 2-7-3。

（二）血管痉挛与血栓形成的鉴别

参见表 2-7-4。

表 2-7-3　动脉危象与静脉危象的表现

鉴 别 项 目	动 脉 危 象	静 脉 危 象
危象发生时间	吻合术后 1~3 小时内多见	吻合术后 10~24 小时内多见
病变速度	突起，变化快	逐渐发生，变化慢
皮瓣变化		
颜色（指甲）	苍白	发紫
饱满度	瘪陷	丰满、膨胀
皱纹	加深	不明显或消失
温度	下降	下降

（续表）

鉴 别 项 目	动 脉 危 象	静 脉 危 象
血管搏动	减弱或消失	存在
毛细血管充盈时间	延长或消失	缩短，晚期消失
皮缘渗血	减少或不出血	较多，为紫色

表 2-7-4　血管痉挛与血栓形成的鉴别

鉴别项目	血 管 痉 挛	血 栓 形 成
发生原因	疼痛、血容量不足及温度下降等	管壁粗糙、血流缓慢及吻合质量差
好发时间	手术时或手术后48小时后	手术时或手术后24小时内
病理改变	管腔缩小，大部分闭塞	管腔内被血栓阻塞
临床特点	毛细血管充盈始终存在	毛细血管充盈消失
应用解痉药物	有效	无效
交感阻滞与针刺	有效	无效
加温	有帮助	有害（增加代谢和氧耗）
皮瓣小切口	可能有少量血水渗出	不出血
高压氧	有效	无效
处理方法	抗凝解痉治疗，严密观察吻合口远近端	一经确诊，早期手术探查
手术发现与处理	血管均变细，吻合口无栓塞征象。应立即中止手术，禁忌切除吻合口重接血管	吻合口近端血管扩张，吻合口紫蓝色，有实质感。吻合口远端血管变细、无搏动，管腔中有血栓，在血栓以下切断不喷血。应切除吻合口重接血管，或做血管移植

表 2-7-5　手术后不同时期血管平滑肌细胞的变化

手术后时间	细胞超微结构变化	Ca^{2+}-ATPase 变化	血管舒缩状态
<48 小时	细胞肿胀，细胞器如线粒体等结构破坏，糖原减少	无	平滑肌麻痹状态（麻痹期）
49~96 小时	消肿，坏死灶吸收，肌丝、线粒体结构清楚，糖原回升	无	有收缩反应能力，无迅速舒张能力（超敏期）
97 小时后	细胞器结构修复，坏死灶消失，新生平滑肌细胞出现，并逐渐成熟	出现并逐步正常	舒缩逐渐平衡，功能基本恢复（恢复期）

（三）血循环危象分期及临床意义

1. 麻痹期　如发生危象，由于平滑肌细胞处在缺血麻痹状态，很难发生痉挛。故一旦出现血循环危象，以血栓的可能性大，应尽早手术探查。

2. 超敏期　血管平滑肌收缩能力具备，但无钙离子腺苷三磷酸酶（Ca^{2+}-ATPase），无能力舒张，一旦受到寒冷、疼痛、吸烟、突然的体位变动等刺激，即可发生痉挛，而且为顽固性痉挛。故要采取预防措施，一旦发生，解痉治疗为首选。解痉治疗无效时，才考虑手术探查。超敏期易发生血管痉挛的主要原因是 Ca^{2+}-ATPase 的缺乏，将 Ca^{2+} 拮抗剂应用到显微外科手术中，收到显著的防治痉挛的效果。

3. 恢复期　是一个逐渐恢复的过程，从手术后第5天开始，一般要10天，Ca^{2+}-ATPase 才接近正常。故在此期内痉挛的可能性较小，程度较轻。临床上，手术后5天，内皮细胞大多愈合，故一旦产生危象要考虑为局部感染、炎症刺激等其他因素。处理上要找出致痉根本原因，以药物解痉治疗为主，彻底消除致痉原因。

手术后不同时期血管平滑肌细胞的变化参见表 2-7-5。

五、血循环危象的防治

（一）血管痉挛的防治

血管痉挛常发生在手术进行过程中，也多见于手术后48小时后。引起血管痉挛的原因很多，其中以疼痛、创伤、血容量不足、室温过低以及血栓形成为主要因素。采取下述措施一般即能避免。

（1）麻醉效果必须满意，以硬膜外麻醉最好。

（2）室温至少需保持在 25 ℃。

（3）补足血容量，手术时及手术后 5 天内应每天输液 3 000 ml。

（4）手术操作要轻柔，减少对血管的刺激；手术后应谨慎换药，拔引流条。

（5）手术中经常用温肝素普鲁卡因溶液（肝素 50 mg 溶于 2% 普鲁卡因 200 ml 中），或 2% 利多卡因溶液滴注已暴露的血管和血管缝接部位。手术后换药时应防止用冷生理盐水、冷乙醇刺激。

（6）手术中血管断端痉挛，可用机械性或液压性扩张解除，亦可用 2% 利多卡因溶液等解痉药物局部滴注，并对移植组织进行肝素普鲁卡因溶液及利多卡因溶液灌洗，剥除痉挛段血管外膜，或外膜内 2% 利多卡因封闭。

（7）必要时用解痉药物，如小剂量肝素（1/6 ~ 1/4 支）肌内注射或静脉滴注。并可用 10 ~ 20 mg 山莨菪碱，或 10 mg 双嘧达莫（潘生丁）静脉滴注，或口服硝苯地平。

（8）持续性痉挛应用高压氧治疗。

（9）严禁主动与被动吸烟。

（10）手术中或手术后疑为血栓引起的痉挛，应切除吻合口重接。

（二）吻合口血栓及其处理

1. 重视动脉反复痉挛的处理　动脉吻合口血栓常发生在血管吻合后数分钟或数十分钟后，往往在栓塞形成前多次出现血管痉挛现象，多经解痉处理后缓解。如出现很快复现的痉挛应考虑为栓子所致，应将吻合口切除重接。

2. 重视皮缘活跃性出血的现象　静脉吻合口血栓常发生在手术后 12 ~ 24 小时内，很少在手术时立即发现。这是因为静脉吻合口栓塞后，组织淤积的静脉可以通过开放的皮缘微细血管渗出，而缓解血循环危象的症状。当皮缘微细血管凝血过程完成后（一般需 12 ~ 24 小时），则静脉吻合口栓塞的危象才会在临床上表现出来。因此，在手术中关闭创面时应仔细注意皮缘出血现象，有活跃性难以控制的渗血或针眼出血明显时，应及时检查静脉吻合口，以便尽早发现、及时处理。

3. 及时探查，尽快重建血供的重要性　无论动脉或静脉血栓形成，均应及时探查，争取在缺血 6 小时内重建血供是关系到组织能否成活的关键因素。一般而言，从出现危象到确诊危象往往需要 1 ~ 2 小时的过程，从确诊危象到进入手术室探查又要 1 ~ 2 小时，从手术探查到重建血供再要 1 ~ 2 小时。因此从发现危象开始就应"马不停蹄"地进行下一步准备与处理，只有这样才能保证在 6 小时内重建血供，否则一切努力都将无效。

4. 确定血栓形成的原因与部位　临床中根据血循环危象的特点区分动脉与静脉危象比较容易，同时尚应注意是单纯动静脉栓塞还是动静脉复合栓塞，以便在探查时同时解除。在探查时更重要的是明确引起栓塞的原因，以采取相应的措施：① 吻合口缝合技术差造成栓塞，一般较局限。切除吻合口，在手术显微镜下，常可见血栓沿吻合口内面附着，大部分用镊子可将其整块剥下。血栓剥去后大部分内膜较光滑，但总有一处内膜较粗糙或有缝线与血栓黏着甚牢。② 血管变异或血管损伤所致栓塞，一般为长段血栓，在吻合口处血栓与吻合口内膜黏附不牢，易剥脱。吻合口处栓塞为继发性血栓，血栓的源头往往在血管变异或血管损伤的部位。③ 血管持续性痉挛所致栓塞，吻合口处无明显实质性血栓，往往发现以吻合口为中心的血管长段呈痉挛状态，一般发现此现象不应轻易切除吻合口，应用平针头，从血管分支结扎处刺入并注入 2% 利多卡因溶液，进行液压扩张，以解除痉挛。

5. 切除栓塞吻合口，重建游离组织血供　对吻合口栓塞应彻底切除病变组织，直到两吻合口断端有正常内膜。如切除血管过长、血管吻合有张力时应进行血管移植。在重接血管前，应清除淤积于血管床内的血栓条，血栓条的取出应完整，即有头（吻合口处）及逐渐变细的尾部。若残留血栓条在血管床内，必将影响血循环重建后的通畅性。为了证实有无血栓条残留，可以用平针头刺入远端管腔内注入 2% 普鲁卡因溶液，观察有无阻力，静脉内有无反流。为了增加缺血组织内血管内膜的抗凝作用，可在灌注溶液内加入肝素溶液（50 mg/100 ml）。静脉吻合口栓塞，一旦切除栓塞,吻合口即可见高压、快速、色暗的静脉血喷出,这是一种良好的征兆,说明动脉血供也有问题,或说明游离组织内微循环也发生水肿,这往往是探查过晚的表现。如果切除栓塞静脉吻合口后,不仅远端有高压反流,而且近端也有高压反流,这说明引起静脉栓塞的原因与近端高压反流有关,不仅要重接吻合口,尚需要更换受区静脉。重建血供一定要争取在组织缺血6小时内完成。

6. 手术后的抗凝解痉处理　重接吻合口后应加大抗凝解痉药物的应用。

7. 高压氧的应用　缺氧时间过长者,应及时应用高压氧,改善组织缺氧性损害。

8. 再探查的指征　游离组织移植经历了一次血循环危象后,由于血管内膜缺血、缺氧,更容易造成新的吻合口血栓形成,因此,应继续进行严密的血循环监护。一旦危象产生,特别是毛细血管反流消失,应再及时探查。作者曾遇1例,4次吻合口血栓形成,4次探查切除吻合口,最终获得成功。

（三）放血疗法

当移植组织出现静脉回流障碍且无探查再修复条件或手术中血管无条件建立动静脉平衡的血液循环,动脉供血超出静脉回流量时,为保证正常的动、静脉循环平衡而采取的改善静脉血流量的局部疗法即放血疗法。通过持续、间断、少量的放血,代替静脉回流或弥补静脉回流不足,且保持出血量不会造成机体因失血而产生异常,直至侧支循环能维持再植组织生存。越小的组织成活的概率越高,动静脉失调程度越小,效果越好。放血疗法是显微外科手术中血管条件不理想而采取的姑息疗法。常用小切口放血和水蛭吸血疗法。放血疗法适用于皮瓣血管蒂短且细,无条件修复静脉致静脉回流不畅时,且非大面积的皮瓣移植后。要求患者无血细胞减少和血容量不良情况。

1. 小切口放血　该方法是因静脉细小或小静脉栓塞,导致移植组织血循环障碍的补救措施。当移植组织或再植肢体术后出现异常肿胀、皮肤颜色变深、毛细血管充盈时间加快提示有可能出现静脉血管危象,尽管皮温尚且下降不明显时也要采取相应处理措施。通常先试行按摩方法,观察皮缘渗血情况,进一步进行放血试验。先间断拆除部分伤口缝线,用肝素盐水擦拭皮缘并剥离凝固的栓子,使皮缘渗血。如果渗血不能明显改善静脉危象,在皮瓣颜色最深、肿胀最明显部位,即选择离吻合的动脉最远处做一长0.3~0.5 cm切口,深达皮下,以达到放血治疗的目的。同时局部或必要时全身肝素化。局部用肝素生理盐水(12 500 U+10 ml生理盐水)使血液流出,防止血液凝固,以改善皮瓣血液循环。尽管局部肝素化,小切口仍会形成小血栓,而静脉危象尚未改善,可以间断用注射针挑拨小切口,使小栓子脱落,间断放血。放血的速度是每分钟3~5滴,故应采取"闸门式"间断控制放血,大大减少失血量。随着术后时间的延长,放血的间隔时间越来越长。如皮肤转红润,出血由暗红变为鲜红,说明放血疗法有效。若间隔一段时间后,静脉危象再次出现,可重复上述放血疗法。在操作中只要保持组织成活,不必无控制地放血。

2. 水蛭吸血疗法　水蛭吸血疗法也是静脉危象的一种处理方法。应用医学专用水蛭,用其微量吸血的特性和缓慢蠕动的按摩效果,以及不伤及皮肤的吸吮血液为其进食方式,间断使静脉危象的移植组织得到放血,同时避免了小切口放血疗法的弊端(即出血量较大、需人工不断护理,且破坏局部血管床等)。该方法是皮瓣静脉危象的一种处理方法。具有均匀微量的出血,不易造成失血过多和感染的特点。有时也需要辅以小切口,迅速尽快改善静脉危象。

图2-7-1示静脉危象皮瓣的水蛭吸血疗法,该

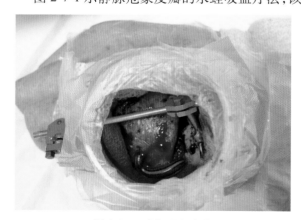

图2-7-1　水蛭吸血疗法

图是作者在一例修复手部缺损皮瓣移植术后静脉危象时进行的水蛭吸血疗法。水蛭吸血疗法是在局部制造一个水蛭活动范围的封闭空间，同时要让患者克服恐惧感。透明膜辅以一轻巧的支架固定于移植组织边缘，对皮瓣无压迫，同时限制水蛭活动范围，也便于观察。每 4~6 小时观察出血情况和皮瓣颜色的改变，维持 5~7 天，如果颜色、肿胀程度满意，可移除水蛭，继续观察 1 周。

（顾玉东 陆 芸）

第八节　皮瓣移位术后的病理生理变化

皮肤的功能可分为 3 种：一是体温调节功能，包括通过血流的散热、对体周微环境温度的反应和对冷收缩（储热）；二是保护功能，包括释出补体、免疫球蛋白、接触因子和白细胞及变态（过敏）反应等；三是储血功能，受活动、休克及情绪活动等因素的影响。

与皮瓣移植成活有密切关系的因素主要包括：① 皮肤血流量的控制因素。② 毛细血管内外体液交流的影响因素。③ 新生血管长入皮瓣的影响因素。

一、皮肤的微循环结构与功能

微循环是血管树的末端部分，是进行气体、养料和代谢产物交换的场所。其构成包括微动脉、终末动脉、毛细血管前括约肌、毛细血管、毛细血管后微静脉、集合微静脉，最后达到肌性微静脉。

1. 微动脉　供养皮肤的微动脉有 3 个来源，即直接皮动脉、肌皮动脉穿支和筋膜穿支。这些微动脉（$\phi < 300 \mu m$）位于皮下组织层，在向上走行的过程中口径逐渐减小，至约 $30 \mu m$，在真皮下和真皮深层形成血管网。真皮深层微动脉的管壁包含内皮细胞、4~5 层平滑肌细胞和一层疏松结缔组织。

2. 终末动脉　终末动脉起于微动脉，止于毛细血管。因为它除进入毛细血管床外，不与其他任何血管吻合，故称终末动脉。终末动脉的口径在 10~30 μm，在真皮乳突层，其外径在 17~26 μm。终末动脉由内皮细胞、1~1.5 层平滑肌细胞和弹力基底膜组成。直径小于 15 μm 的终末动脉，其弹力基底膜和平滑肌细胞消失。

3. 毛细血管前括约肌　从解剖学上讲，毛细血管前括约肌是动脉血管树中含有平滑肌细胞的最后一部分。经过此处，管腔口径从 30 μm 降至 10 μm。平滑肌细胞数目少，体积小，由包含无髓神经纤维的交感神经结缔组织包绕。功能上，毛细血管前括约肌是终末动脉的最后部分，控制进入毛细血管的血流。

4. 毛细血管　毛细血管外径 10~12 μm，管腔内径 3~7 μm。其构成有内皮细胞、基底膜和周细胞。毛细血管有 4 种基本类型：① 连续厚内皮细胞。② 连续薄内皮细胞（真皮毛细血管动脉端）。③ 开孔薄内皮细胞（真皮毛细血管静脉端）。④ 不连续内皮细胞。这 4 种类型在不同的组织器官和毛细血管的动静脉端，有不同的分布。

5. 毛细血管后微静脉　管腔内径为 8~30 μm，长度可短至 30 μm，长至 500 μm。在真皮乳突层，大部分毛细血管后微静脉的外径在 18~23 μm，内径 10~15 μm，含有内皮细胞、基底膜、周细胞和成纤维细胞。功能上，毛细血管后微静脉是代谢产物和水分从组织间隙渗入血管的部分，也是微循环中的敏感和易受损害部位，如过敏、炎症和温度变化，其反应方式主要是液体外渗（水肿）。

6. 集合微静脉　由毛细血管后微静脉汇集而成，直径 50 μm 左右。此时周细胞数目增加，开始形成环绕管壁的圈层，也开始出现一些平滑肌细胞，因此可控制管腔内径。此段对刺激不敏感。

7. 肌性微静脉　含有一层完全分化的平滑

肌细胞,管腔内径为 50~300 μm。在真皮层,其相对应的肌性微动脉多含有 2~3 层平滑肌细胞。

8. 动静脉短路　动静脉短路不是物质交换的场所,但对调节血流量有重要作用。动静脉短路在几乎所有的人体组织中均存在,一般其口径在 50~150 μm,但在皮肤,则几乎均在 50 μm 左右。动静脉短路有简单的直接连接动静脉型,但更常见的是间接连接动静脉型,即形成血管球。

动静脉短路的主要作用是分流毛细血管的血液,这可由流体动力学的 Poiseulle 定律($Q = \Delta P \pi r^4 / 8\eta L$)来估算。因为压力和血液黏度在动静脉短路和毛细血管两端相等,因此分流血量主要受管径大小的 4 次方的影响。假如动静脉短路的口径是毛细血管口径的 5 倍(50 μm),则经过动静脉短路的血量约是经过毛细血管的 600 倍。同样,血流速度也与口径的 4 次方成正比。正常毛细血管压力下,1 ml 血液流经 10 μm 的毛细血管约需 6 小时,而流经 50 μm 的动静脉短路,仅需约 0.5 小时。

正常动静脉短路有自我开发收缩节律,如通过兔耳透明窗观察到动静脉短路每分钟收缩 2~12 次。动静脉短路主要受神经体液和温度的调节。刺激交感神经,则动静脉短路持续收缩,去除交感神经支配,则动静脉短路持续扩张,一般 10~14 天后,重新恢复一定的张力,这是由于去神经支配的平滑肌细胞产生了对血液循环中缩血管

递质的超敏感。其他影响因素,如缺氧、pH 升高,使动静脉短路关闭;损伤使动静脉短路开放;管腔内灌注压的降低,引起动静脉短路收缩,如降低至"临界关闭压"以下,则动静脉短路突然关闭。

二、影响皮肤血流量的因素

据测算,每 100 g 皮肤组织的耗氧量约为 0.8 ml/min。因此,当皮肤组织暴露于 25~30 ℃ 的环境中时,其正常的血流量约为每 100 g 皮肤组织 20 ml/min。其中的主要功能是散热,因此这一血流量对皮肤营养而言已是过多灌注了(over-perfused)。缺血时不发生坏死的临界血流量为不能低于每 100 g 皮肤组织 2 ml/min。

皮肤的毛细血管密度各部位不一,每平方毫米在 16~55 个。因此,皮肤的血流量各部位并不相同,其中手、足、头部因有较多的动静脉短路,这三者的血流量即占去了整个身体皮肤血流量的一半。影响皮肤微循环血流量的因素很多,包括血管壁平滑肌的张力、内皮细胞介导的血管舒缩反应、静脉压力引起的血管运动反射、神经调节、体液调节、代谢性因子调节、温度调节以及局部血管损伤等(图 2-8-1)。

(1) 肌源性调节理论:这一理论最早由 Bayliss(1902)提出,即血管平滑肌细胞即使去除了神经支配,或在没有血管活性物质的情况下,血管也能处于部分收缩状态(相对于血管扩张而

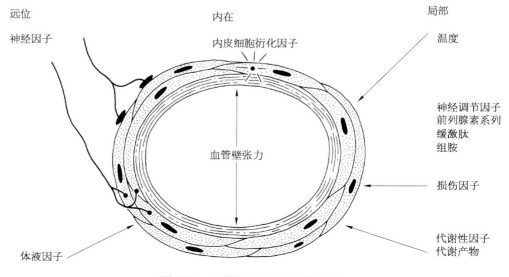

图 2-8-1　血管张力(口径)的影响因素

言）。这是因为血管壁平滑肌有自身的内在张力感受器，能自主调节平滑肌的收缩强度。当血管壁受到血流冲击、扩张时，管壁平滑肌的张力感受器即发出信息，促使平滑肌细胞调节其收缩力量。平滑肌张力的自身调节对调控皮肤微循环血流量，维持毛细血管的正常透壁压力，交感神经切断后（如皮瓣掀起）皮肤血管阻力的最终恢复至正常，以及皮肤短暂缺血后血流量的反射性增加等，均有重要作用。血管平滑肌存在自身静息张力及其自主调节功能，是控制皮肤血流量和防止组织水肿的重要基础。皮肤血管平滑肌的自身调节能力不如心、脑和骨骼肌的血管平滑肌强，在灌注压低于 100 mmHg 时即丧失调节作用。

（2）内皮细胞介导的血管舒缩反应：内皮细胞对血管张力的调节具有双重性，既有收缩作用，又有舒张作用；既是管壁张力的感受器，又是管壁张力的效应器。内皮细胞对许多化学、物理刺激能做出反应，如去甲肾上腺素、血栓素、细胞外液高钾、缺氧和受到牵拉等，释放出血管收缩因子。其中内皮细胞膜上的钙通道开放和内皮细胞依赖性血管收缩因子（EDCF）、内皮细胞依赖性血管扩张因子（EDRF）起着很重要的作用。EDCF 往往依种属和解剖部位的不同而异，一般可分为 3 类：① 花生四烯酸代谢产物。② 多肽（内皮素）。③ 缺氧环境下释放的弥散因子。EDRF 包括一氧化氮（NO）、P 物质等。

（3）静脉源性血管运动反应（venivasomotor reflex）：研究发现，当肢体下垂时，流经手、足部皮肤、皮下组织的血量明显减少，同时静脉压力升高。Henriksen（1976）认为，这不仅是因为静脉血充盈毛细血管使流出阻力增加的缘故，而且有一局部的血管神经反射引起微动脉阻力血管的张力增高。交感神经切除、糖尿病周围神经病变后，这一血管运动反应消失。可见，术后的患肢抬高不仅有利于静脉回流，亦有利于组织瓣的动脉灌注。

（4）神经调节：人们最早观察到的皮肤血流的神经调节，是由情绪激动引起的脸红反应（emotional blush response）和由情绪打击引起的脸白反应（出冷汗）。目前这两种反应的确切机制仍不清楚。较这种短暂的局部皮肤血流量调节更为重要的，是长时间、全身性的心血管系统的血流张力反射，包括心房的容量感受反射和颈动脉窦的压力感受反射。虽然神经调节因子繁多，但最终大多都是通过引起细胞内游离 Ca^{2+} 的增加而引起血管平滑肌收缩的。这也是皮瓣移植术后应用 Ca^{2+} 通道阻滞剂作为扩血管药物的原因。

（5）温度调节：环境温度对皮肤血流量的影响可分为全身性影响（如气温、室温）和局部性影响（如灯烤加热）。全身性影响主要是经下丘脑的体温调节中枢通过交感神经系统起作用的，引起皮肤血管收缩（冷）、扩张（热）和出汗。有两条通路：一是调节动静脉短路，主要在面部和手、足起作用；二是调节毛细血管前括约肌，在全身均起作用。在身体热负荷增加时，耳和手的动静脉短路最早扩张，然后是足部，最后才由身体的近侧皮肤向远侧扩展。血管扩张、血流增加引起汗腺血供增加，激肽合成增多，促进汗腺分泌散热。

温度的局部性影响，则以温度对血管平滑肌的直接作用为主。Awwad（1983）曾以犬的隐动脉岛状皮瓣和游离皮瓣做实验，发现温度依赖性的皮肤血流量变化率（称温度敏感指数，thermal sensitivity index）为 0.034 1/℃，即每 1℃ 温度的变化引起的皮肤血流量变化率为 3.4%。当局部温度超过 38 ℃ 和低于 22 ℃ 时，此变化率增大。

（6）局部损伤：局部动脉损伤常引起血管痉挛，静脉血管损伤常引起血栓形成。内皮细胞损伤引起的一系列反应非常复杂，主要包括血小板的聚集反应、血小板介导的血管舒缩反应和血栓形成过程。

（7）血液黏度：血液黏度主要受温度和其中有形成分多少（血细胞）的影响。寒冷使血液黏度升高。血细胞比容（haematocrit）正常为 0.40 ~ 0.45，减少时血液黏度降低，增加时血液黏度升高。

综合上述各种影响皮肤血流量的因素，可将其分为四大类：① 神经调节因素，自主神经系统对皮肤血流量的影响最重要。交感神经兴奋导致血管收缩；反之，交感神经兴奋性降低则引起血管扩张。血管壁的 α 受体兴奋引起血管收缩；存在于动-静脉交通支的 β 受体兴奋，引起血管扩张。

表 2-8-1　影响毛细血管体液透壁交换的因素

压　力　种　类	平均数值 kPa(mmHg)
a. 毛细血管液压	动脉端 3.33(25) 静脉端 1.33(10) 平均　2.26(17)
b. 组织间隙液压	−0.84(−6.3)
c. 血浆胶体渗透压	3.72(28)
d. 组织间隙胶体渗透压	0.67(5)
e. 淋巴管液压	−0.04(−0.3)

② 体液调节因素,肾上腺素、去甲肾上腺素引起血管收缩;组胺、缓激肽引起血管扩张。血管内皮细胞释放的前列环素(PGI₂)具有抗血小板聚集和扩张血管的功能;血栓素(TXA₂)则是血小板释放的能促进血小板聚集和能引起血管收缩的物质。在正常生理状态下,两者比值稳定,处于动态平衡状态,当平衡失调时则易出现血栓和血管痉挛。③ 代谢性调节因素,高二氧化碳血症(PCO_2↑)、低氧血症(PO_2↓)或酸中毒(pH↓)均可引起血管扩张。代谢产物几乎都是血管扩张因子。因皮肤组织的代谢率低,代谢性因素的影响很小。④ 物理性因素,包括灌注压力、局部温度、血液黏度,以及局部血管是否受损、受压、扭曲等。

三、影响毛细血管内外体液交流(水肿)的因素

皮瓣移位术后的水肿现象十分常见。水肿的发生与微循环中毛细血管的透壁体液交换有着重要的关系。根据改良的 Starling-Landis 模型,有 5 种力影响着体液的透壁交换(表 2-8-1,图 2-8-2)。

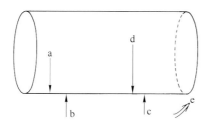

图 2-8-2　液体的透壁交换示意图

可以看出,在上述 5 种因素中,使体液流出毛细血管的力(a + d)大于使体液进入毛细血管的力(b + c),两者之差额由淋巴管液压(e)予以补偿,达到平衡状态,即(a + d + e) = (b + c) =

2.89 kPa(21.7 mmHg)。

在皮瓣掀起后,上述 5 种因素发生变化的主要是毛细血管液压(因血管扩张而增加)、组织间隙液压(因组织掀起而减少)和淋巴管负压(游离移植时因手术切断而不复存在;带蒂移植时虽然存在,但受到破坏),而胶体渗透压变化很小。淋巴管液压尽管只有−0.04 kPa(−0.3 mmHg),但正常情况下却引流了约 1/10 的组织液回流总量。

四、皮瓣移位术后的病理生理变化

皮瓣转移后能否成活,主要取决于皮瓣的微循环生理功能能否得到维持。微循环的微动脉、毛细血管和微静脉直接参与组织细胞的物质代谢交换,输入氧和养料,运走代谢产物,使组织能进行正常的生理活动而得以成活。

微循环生理功能的维持必须具备以下条件:① 微血管中的体液是流动的,不流动就不能进行交换。② 微血管具有正常的通透性。③ 微血管前的心脏和大、小动脉,以及微血管后的大、小静脉,功能结构正常,能正常泵出和输送、引流血液。④ 微血管数量和管径正常。

正常情况下,皮肤各种力量的血管舒、缩调节因子处于相对的平衡状态,一旦形成皮瓣,其动态平衡即被打破,引起血液循环的一系列变化:手术时交感神经纤维被切断,皮瓣内血管失去神经支配,失去了正常的血管张力,血管扩张,灌注增多,但因回流管道受限,血流滞缓。众多实验证明,皮瓣切取后从蒂部向远端血循环逐渐减少,术后 1~2 小时,血流量急剧下降到最低点;12~24 小时后,血流量逐渐增加;术后 4~6 天,受区血管逐渐长入皮瓣而建立新的血液循环;1 周后血流量上升到术前的 65%。由于血流量逐渐增加,代谢紊乱状态也随

之得到改善而趋于正常,皮瓣得以完全成活。

五、影响受区新生血管长入皮瓣的因素

新生血管长入皮瓣依赖于内皮细胞的迁移和分裂。内皮细胞的迁移有两种方式:一是原有毛细血管的加长。二是形成新的侧芽。从临床角度分析,干扰受区新生血管长入皮瓣的因素主要有3类:① 受床与皮瓣被隔开,如血肿形成、坏死组织残留等。② 受床与皮瓣之间滑移、包扎不良或肢体制动不够。③ 全身营养不良。从细胞迁移生长的角度分析,则有众多的物理和化学因素(表 2-8-2)。

六、促进皮瓣成活的化学药物

虽然皮瓣外科技术有了很大发展,但临床皮瓣坏死仍时有发生,因此,如何防治皮瓣的坏死,始终是实验和临床的研究热点。应用药物提高皮瓣的成活质量和成活面积,一直是临床医师的梦想。

目前用药物防治皮瓣坏死尚没有根本性突破,可能主要与以下因素有关:① 皮瓣形成后经历了非常复杂的病理生理变化过程。例如,皮瓣休克(flap shock)理论认为,皮瓣坏死也经历了微循环收缩期、舒张期及衰竭期,准确判断不易。② 药物往往仅涉及了众多因素的某一方面,不足以彻底纠正皮瓣坏死的病理生理进程。③ 动脉缺血、静脉淤血和再灌注损伤的机制各不相同。

利用药物提高皮瓣成活,近30年来国内外对此进行了许多动物实验,尝试的药物有100多种,但大多数药物自报道之后便再无人问津,用于临床的报道则更少。目前,实验研究药物对皮瓣血液循环的作用,多采用猪侧胸部的随意型皮瓣模型。实验药物按其主要作用机制,一般可分为以下几种(表 2-8-3),许多药物的作用是多方面的。

表 2-8-2 影响新生血管长入皮瓣的因素

分 类	作 用 机 制
机械张力	通过血流动力学(如血管扩张)或外界轴向拉力(如组织扩张),影响细胞的形状和生长倾向;通过改变纤维和血管网的排列方向,影响内皮细胞的迁移方向
血管周围微环境	如细胞的接触状况、基底膜性质、间质组织性质
温度	影响细胞代谢率、组织顺应性和血液黏度
特殊结构物质	影响细胞吸附和迁移,如纤维素、胶原、基底膜、纤维连接蛋白、板层素、蛋白酶等
代谢产物	CO_2、乳酸等,多为扩血管因子
炎性物质	来自中性粒细胞、淋巴细胞、巨噬细胞、肥大细胞、血小板和损伤组织,包括:蛋白酶、自由基、前列腺素系列、淋巴因子、分裂素、组胺、肝素、血清素、ADP、补体、凝集素等
血管生长因子	来自纤维细胞、上皮细胞等

表 2-8-3 促进皮瓣成活的药物

类 别	药 物 举 例
扩张血管	酚妥拉明、妥拉唑林、苯氧丙酚胺、肼屈嗪、硝酸甘油
改善血液流变学	己酮可可碱
钙通道阻滞剂	硝苯地平、维拉帕米(异搏停)、尼莫地平
减轻炎症反应	糖皮质激素(地塞米松)、阿司匹林、吲哚美辛(消炎痛)、布洛芬
减轻再灌注损伤	维生素 A、维生素 C、维生素 E、别嘌醇、肝素、去铁胺、外源性 SOD、二甲亚砜
前列环素系列	长效前列环素(伊洛前列环素,西卡前列环素)
白细胞黏附抑制剂	黏附分子抗体
肝素系列	小剂量肝素、N-己酰肝素
血栓素 A_2 合成抑制剂	雪鱼油
溶栓药	尿激酶、链激酶
局麻药	利多卡因
神经结苷脂和细胞因子	生长因子

目前已获公认的是,外科延迟术(surgical delay)能增加皮瓣的成活面积和成活质量,但外科延迟术有二次手术的缺点。术前应用某些药物调整皮肤的血流状态,有可能达到药物延迟术(drug delay)的作用,对提高皮瓣的成活有一定作用。但这种方法仅能用在择期手术的病例。

（张世民 章伟文）

第九节 皮瓣转移并发症及其防治

皮瓣可以带蒂局部转移、区域转移、远位转移,亦可吻合血管的游离移植。皮瓣并发症包括供、受区并发症。游离组织移植时显微血管吻合的并发症大同小异,与移植组织或皮瓣的构成并无多大关系。

一、几个概念

对皮瓣术后的任何不良过程,均需仔细鉴别分析,它可能仅仅是术后出现的一个令人不愉快的现象,也可能是一种真正的术后并发症。为了避免在判断上的失误,有必要明确几个相关概念。

1. 重要并发症 是指皮瓣移植术后出现的需要施行外科手术干预的任何一种意外的不利情况,而不论皮瓣是否完全成活。外科医师对这种手术干预,在术前并无预见,完全是另外增加的。皮瓣术后常见的重要并发症包括:① 皮瓣全部坏死。② 皮瓣部分坏死。③ 创面覆盖目标的任何其他原因导致的失败,如皮瓣缺血导致创口裂开、皮瓣下感染积脓需重新掀起清创。因为皮瓣的供区处理是伴随皮瓣的转移同时进行的,因此如果受区皮瓣成活、创口愈合良好,但供区的创面覆盖不良,需要另外的手术干预,也属皮瓣移植的重要并发症。简而言之,皮瓣移植后在供、受区出现的任何一种需要另加手术干预的不利情况,均属重要并发症。

2. 次要并发症 是指导致创口延迟愈合但最终仍能愈合,而不需要进一步手术干预的任何一种术后不利情况。次要并发症包括:① 皮瓣的表皮松解脱落。② 小部分的皮瓣创口裂开。③ 皮瓣下血清聚集(血清肿)。④ 创口轻度感染。⑤ 有明显的化脓炎症。

二、皮瓣术后并发症

(1) 皮瓣切取或移植(转移)后因血供不足或障碍而引起皮瓣部分或完全坏死。

(2) 因皮瓣缝合张力较大而发生伤口裂开,造成新的骨外露创面。

(3) 因止血不彻底皮瓣下形成血肿,影响皮瓣愈合。

(4) 因清创不彻底,皮瓣转移或移植后伤口感染,创面不愈或延迟愈合。

(5) 皮瓣切取后,供区创面处理不当,过紧拉拢缝合创面,而导致供区肢体筋膜间隙综合征,造成供区肢体肌肉广泛坏死,甚至神经功能障碍。

三、防治措施

(1) 必须熟悉供区皮瓣的应用解剖,血管神经蒂的位置及其走行,以及可能出现的解剖变异等,以免切取皮瓣时造成对血管的损伤。

(2) 应选用正常部位的皮肤和肌肉作为供区。对凡施行过手术、遭受过创伤或接受过放射治疗的区域,因血管可受到不同程度的损害,应当慎用。

(3) 正确估计受区创面的面积。由于病变切除后受区实际创面的面积要扩大,而皮瓣切取游离后皮瓣将会缩小。因此,设计时皮瓣面积一般要较创面面积大 10%～20% 为宜。切取肌皮瓣时其面积还应加大。对于使用单一皮瓣无法修复的巨大创面,可联合应用多块皮瓣组合进行修复。

(4) 皮瓣设计要合理,采用转移皮瓣修复创面时,应正确标明皮瓣旋转轴心和旋转半径。从旋转轴点至皮瓣远端的距离应大于轴点至创面最远端的距离,以使皮瓣转移后能无张力地覆盖远端的创面。

(5)切取肌皮瓣时务必保护好肌皮动脉穿支,这是皮肤部分血运的唯一来源,术中应避免皮肤、筋膜与肌肉之间的任何剪力可能对肌皮动脉造成损害。可将皮肤边缘与肌肉边缘暂时性间断缝合固定数针,以免两者分离而影响皮瓣血运。一旦分离,应停止手术,3周后,待皮肤与肌肉间的肌皮血管重建后,再行切取。

(6)切取肌皮瓣时,若皮瓣切取面积超过肌肉范围时,应包括完整的深筋膜,因为深筋膜有广泛的血管网,这对皮瓣远端的成活有重要意义。

(7)在止血带控制下切取肌皮瓣,虽然在术中获得无血的手术野,但在松止血带后,往往因止血不彻底,术后易出现皮瓣下血肿,故切取肌皮瓣时一般不在止血带控制下进行。术中应仔细止血,术后皮瓣下放置引流,不宜采用加压包扎的方法来止血,以避免影响皮瓣血运。

(8)术中应彻底切除受区血运差、无弹性的瘢痕组织,以免缝线缝在脆弱的瘢痕组织上,因术后组织肿胀而使伤口裂开。

(9)皮瓣的血管蒂必须妥为保护。为此在显露血管蒂时操作应轻柔;皮瓣经皮下隧道时隧道应宽敞,且应避开骨突起部位,皮瓣旋转时血管蒂

不能呈锐角扭转,以免血管蒂扭转、受压或过分牵拉而影响皮瓣血运。

(10)精细的小血管吻合是游离皮瓣移植成败的关键,术中应采用9-0或11-0无损伤缝合线,在手术显微镜下进行精细的小血管吻合。若血管长度不够,宁可行血管移植,也不能在张力过大的情况下勉强缝合,否则必然引起吻合口痉挛、狭窄,最终导致栓塞而造成皮瓣血运障碍。

(11)肌皮瓣移位后,肌肉边缘要与受区缝合固定,以免因肌肉的重力或回缩造成皮肤下无效腔,影响皮瓣愈合,甚至影响皮瓣的血运。面颌部可采用宽胶布或绷带稍加固定,四肢可采用石膏托制动。

(12)术后应密切观察皮瓣血运,一旦皮瓣出现血管危象,应查明原因,及时处理。如包扎过紧者,应立即松开敷料;如皮瓣下有血肿者,应清除血肿;对血管蒂扭转受压者,经采用一般处理无效时应迅速手术探查,解除压迫,对于吻合口血栓形成者,应重新行血管吻合。

(13)口腔内为一污染环境,对转移至口内的皮瓣或肌皮瓣,应采用较粗的缝线,缝合要深,间距要密,边距要宽,以免伤口缝线过早脱落而导致伤口裂开。

(侯春林)

第十节　皮瓣移植的功能评价

皮肤覆盖人体表面,是人体最大的器官,面积 1 500～1 700 cm²,约占体重的16%。皮肤作为屏障与外界接触,有感觉、保护、美观、调节体温、分散压力、吸收振荡、物质代谢及合成等多种功能。

临床开展皮瓣手术的目的多种多样,但均可归于修复创面、功能重建和改善外形的范畴内。皮瓣移植后的效果如何,可从皮瓣是否成活、皮瓣成活质量、手术目的是否达到、皮瓣是否具有特别功能(感觉、运动)、患者是否满意、对生活质量的影响等方面进行评价。

一、皮瓣的成活率及成活质量评价

皮瓣移植技术成熟,术后成活率很高。皮瓣移植100%成活,是外科医师的不懈追求。游离移植的皮瓣成活率,主要与血管的吻合质量有关,目前已达到98%以上。带蒂转移的皮瓣成活率较游离移植为高,发生坏死或部分坏死的病例,多是由于血管变异,尤其静脉回流血管变异的原因。

皮瓣的成活质量,可从质地、弹性、感觉、色泽、稳定性、柔软度、厚薄、毛发、美观以及周围皮

肤的匹配性等方面考虑。

二、皮瓣的功能评价

皮瓣在受区成活后，会根据受区的环境逐渐适应，如移植到足底的皮瓣会出现厚的角化层，也会逐渐与深面的结构发生联系而逐渐稳定，减少负重时的滑动。当然，皮瓣仍会保留某些其供区的特性，如移植到手部的腹部皮瓣，会随着人的腹部肥胖而出现皮瓣肥胖，这可能与特定部位脂肪细胞的遗传特性或受体有关。

皮瓣的感觉功能（如两点辨别觉，2-PD）在下列部位非常重要，如舌再造，阴茎再造，手掌、足底等受压摩擦部位。

皮瓣的滑动功能在手背、足背和肌腱丰富的部位非常重要；而在手掌指腹、足跟足底等部位，则强调其稳定性。

皮瓣的美观功能在头面部和手部非常重要。

用肌瓣和肌皮瓣进行动力重建时，肌力的恢复程度、是否能满足功能需要（如手的抓握持物），是评价功能效果的主要指标。

三、患者评价

传统的结果评价方法都是医务工作者评定的，诸如皮瓣成活率、肌力等级等。但现代的"生物-心理-社会医学"模式认为这些方法并不能准确反映患者对治疗结果的满意程度，因此，结果评定应该更强调患者而不是医生的感受。患者作为完整的个体，其功能效果包括：精神健康、社会功能、角色功能（如工作角色、夫妻角色、父母角色）、身体功能、日常生活活动等。

当前的功能效果评价以患者为主导，大量使用各种评价量表。量表可分为2类，一是整体功能评价量表，如医学效果研究会的简表36（medical outcome study short form 36，SF-36），另一类是针对各个具体解剖部位的，如上肢的臂-肩-手残疾评分（disabilities of the arm，shoulder and hand，DASH）。这种功能效果评分能从深层次反映出患者恢复日常生活活动能力、娱乐或职业追求的能力水平。

我们针对指腹缺损的修复，提出了一个患者评分表格（图2-10-1），经初步临床试用，具有较好的区分效果。

这种以患者自己的感受、使用量表作为标准的方法是可靠的，可以作为对比不同治疗方法的评价手段。

姓名：　　　　性别：　　　　年龄：　　　　职业：
- 您的哪个手使用最灵活？（左手，右手，左右一样）
- 您受伤的是哪个手？（左手，右手），哪个手指？（拇、示、中、环、小）
- 手术方法＿＿＿＿＿＿＿＿＿＿＿＿＿＿＿
- 手术日期＿＿＿＿＿＿＿＿＿＿＿＿＿＿＿
- 评定日期＿＿＿＿＿＿＿＿＿＿＿＿＿＿＿

满分100分

项　　　目		计分
耐磨15	耐磨，从无破溃	15
	不耐磨，有破溃	0
疼痛15	无疼痛	15
	有刺痛、触痛	0
外观10	对手指的外形满意或大体满意	10
	在大庭广众之下常因手指外形感到尴尬，隐藏起来	0
血液循环10	手指色泽、温度正常	10
	色泽稍差，温度略低，怕冷	5
	色泽苍白或发绀，发凉，冬天不敢外露，需要保护	0

（续图）

项　　目		计分
活动幅度 10	手指屈伸幅度正常，与其他手指一样	10
	屈伸幅度略有减少，但不影响生活和工作	5
	屈伸幅度明显减少，影响生活和工作	0
感觉功能 10	感觉正常，与其他手指一样	10
	有感觉，但迟钝，麻木	5
	无感觉功能	0
手指使用 20	能方便地完成 5 分，能完成但有困难 2 分，不能完成 0 分	
	捡针	
	捡硬币	
	写字	
	系鞋带或扣纽扣	
	拧螺丝	
职业工作 5	仍从事原职业工作	5
	受伤后调换了职业工作	0
满意程度 5	对总的治疗效果满意	5
	不满意	0
供区减分 −10	对供区处理满意，没有后遗症	0
	对供区处理不满意，有后遗症（如瘢痕挛缩、疼痛等）	−10

图 2-10-1　指腹缺损修复的患者评价量表

（张世民）

第十一节　皮瓣的感觉功能重建

随着显微外科技术的发展，皮瓣转移术已成为软组织修复重建的关键技术。然而，除了带感觉神经蒂的局部皮瓣转移后可保留感觉外，其余皮瓣无论是否吻合神经，术后均存在感觉由丧失到恢复的过程。皮瓣转移术后感觉恢复过程缓慢且效果难以预测。皮瓣感觉对于肢体功能具有重要影响，尤其是修复手和足部缺损时。皮瓣感觉障碍可导致局部丧失保护功能及神经营养功能，容易引起溃疡等并发症，最终影响肢体功能及患者生活质量。因此，改善皮瓣移植术后感觉功能的恢复可能具有重要的临床意义。目前，临床上尚无规范有效的重建皮瓣感觉功能的方案。本节主要介绍皮瓣转移术后感觉恢复的过程及临床皮瓣感觉重建的主要进展。

一、皮瓣术后感觉恢复途径

皮瓣转移术后感觉恢复与是否吻合神经有关。目前一般认为，不吻合神经的皮瓣在转移术后通过皮瓣周围及底部组织的神经再生长入恢复感觉。吻合神经的皮瓣可通过周围神经长入及吻合神经再生两条途径恢复感觉。

（一）不吻合神经的皮瓣

目前临床上开展的多数皮瓣转移术并未吻合感觉神经。主要与以下因素有关：皮瓣内无皮神经，受区内无可供吻合的神经，吻合神经增加手术时间。此外，临床随访可发现不吻合神经的皮瓣转移术后，皮瓣也可恢复一定的感觉。这种现象可以被周围神经侧支发芽学说（collateral sprouting）所解释,即周围神经损伤后,周围正常神经通过发出侧支长入损伤神经支配区,从而使失神经区重新获得神经支配。Hermanson 等报道了 19 例游离皮瓣患者术后感觉恢复情况。所有患者均未行神经吻合术,术后随访 2 个月至 3 年,发现所有患者均恢复深压觉,10 例随访时间较长的患者恢复热痛觉,阈值为 50 ℃,但是全部患者随访期间均未恢复浅感觉。免疫组化检查发现所有患者表皮及真皮内均无感觉神经纤维。作者推测皮瓣周围瘢痕组织可能干扰了周围神经的再生长入。Manek 等通过建立大鼠腹股沟皮瓣模型,借助免疫组化等技术检测皮瓣失神经支配后神经再生及影响因素,结果发现皮瓣术后周围组织出现炎症反应及血管再生,随后周围组织神经纤维密度增加并长入皮瓣组织内,血管再生先于神经再生,四周组织神经再生较基底部早,感觉神经纤维再生较自主神经早。

(二)吻合神经的皮瓣

除了周围组织神经通过侧支发芽长入外,吻合神经的皮瓣还可通过自身神经再生而恢复感觉。根据神经接触导向学说,周围神经离断后再生需要将神经断端紧密精确地对接起来,使远端神经对再生轴突进行引导,远端神经内的施万细胞增殖形成 Bungner 带,引导再生轴突的生长。此外,周围神经损伤后,远端神经内施万细胞可分泌表达多种生物活性物质如神经营养因子、神经细胞黏附分子等,维持神经元的存活,引导轴突的有序延伸并促进轴突的髓鞘化及神经的再支配。对于吻合神经的皮瓣,感觉沿吻合神经支配范围由中央至周围逐渐恢复。Daniel 等报道应用游离足背皮瓣修复手部软组织损伤,并通过吻合腓浅神经与受区指总神经重建手部感觉。术后 2 个月吻合口远端 Tinel 征阳性,术后 5 个月皮神经周 80% 的环形区域感觉恢复,皮瓣边缘区域感觉依旧缺失,而两者之间皮肤呈现感觉过敏状态。吻合神经的皮瓣感觉恢复一般开始早,恢复快,最终可接近甚至达到受区正常水平。Strauch 等采用第 1 趾蹼间隙皮瓣重建手部感觉,术后早期(2~3 个月)即恢复保护性感觉,术后 23 个月随访,皮瓣两点辨别觉接近正常,明显优于术前供区及供区对侧相应部位两点辨别觉。如果皮瓣本身不包含可

供吻合的皮神经,可移植一段合适的皮神经,近端与受区相应神经吻合,远端植入皮瓣真皮内,促进皮瓣感觉恢复。陈绍宗等将兔耳大神经植入颈肩部失神经皮瓣,发现植入的皮神经可促进皮瓣中央区神经再生,真皮内神经网密度接近正常,神经放电显微数量显著超过正常。

二、皮瓣感觉功能重建的方法

(一)感觉神经植入术

感觉神经植入术(sensory nerve implantation)是将感觉神经植入失感觉的皮肤下面,重建皮瓣感觉功能。

1. 实验研究 在以猴、兔、豚、鼠 4 种失神经皮瓣模型的实验研究证明,术后 1 个月从植入神经植入处开始神经再生(图 2-11-1),范围随时间延长而扩大;可再生正常形态结构和功能的触、压、痛、温、冷觉放电纤维,在真、表皮交界处形成游离神经末梢(图 2-11-2);在猴手指无毛皮肤植入神经后可再生 5 种感觉小体(触觉小体、环层小体、Merkel 细胞轴突复合体、Krause 小体和 Ruffini 小体)(图 2-11-3~图 2-11-5);术后 12 个月触觉小体再生率达 90%,环层小体为 60%,基本发育成熟;神经再生方式是轴突发芽(顶芽为主),再生途径是长入溃变的神经内膜管。

2. 适应证 ① 皮神经远段撕脱或毁损,无法进行移植神经修复者。② 预构感觉皮瓣。③ 重建皮管植骨法再造拇指感觉功能。④ 无感觉皮瓣或皮片移植术后感觉功能不佳。

3. 神经植入方法 神经植入方法有"洞穴式"和"全程式"两种。前者神经植入后,与组织接触面积小;后者接触面积大,神经易于长入。临床上推荐使用"全程式"神经植入法,即植入的神经带分支,或劈叉,或曲折分布,从皮瓣的一端植入皮下组织(图 2-11-6),以扩大神经分布,增加和皮瓣接触面积与轴突发芽机会。对于薄的皮瓣或皮片,神经植于其下方即可。脂肪厚的皮瓣则可将皮下脂肪浅表切开后埋入,应使神经末端接触真皮。也可避开血管,形成皮下脂肪隧道植入。若创周有皮神经可用者,可直接将该皮神经移位植入(图 2-11-7);若创周无皮神经可用,可取神经

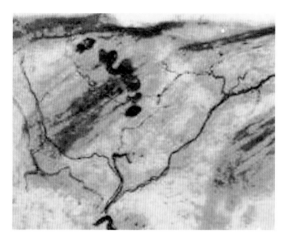

图 2-11-1　神经再生

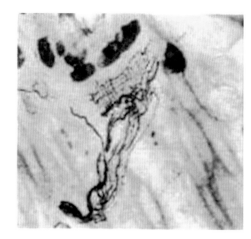

图 2-11-2　再生真皮神经丛发出游离末梢

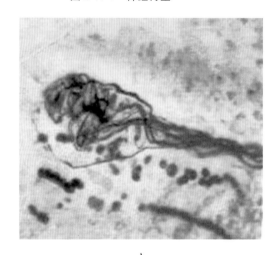

A

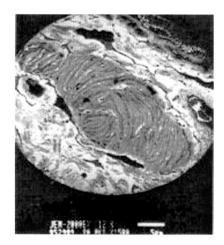

B

图 2-11-3　再生触觉小体

A. 光镜下；B. 电镜下

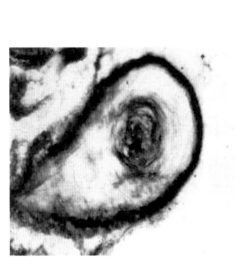

图 2-11-4　再生环层小体

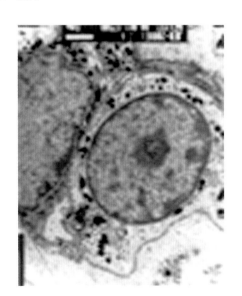

图 2-11-5　再生 Merkel 细胞轴突复合

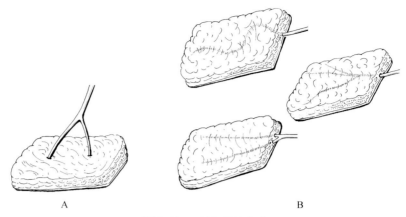

图 2-11-6　神经移植方法
A. 洞穴式植入；B. 全程式植入

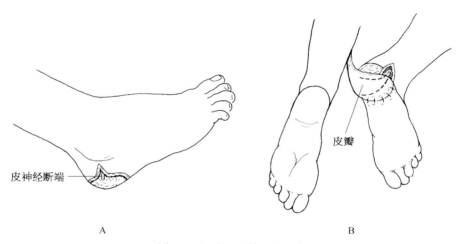

皮神经断端

皮瓣

A　　　　　　　　　　　　B

图 2-11-7　创周皮神经移位法
A. 在创周附加切口，寻找皮神经；B. 将皮神经移位植入皮瓣

移植体，与创区皮神经断端吻合，埋入失感觉的皮肤下面（图 2-11-8）。

4. 减轻神经移植体供区并发症和促进感觉恢复　需切取神经移植体者，尽量取分支不取主干，或只取其中几束，可减少麻木范围。被切取神经的远侧神经段，可与邻近的皮神经断端吻合或端侧吻合，以减少肢体远端感觉障碍。口服神经营养药（维生素 B_1、维生素 B_6 和地巴唑）以及进行感觉训练，有助于感觉恢复。

（二）感觉神经端-侧吻合术

感觉神经端-侧吻合术（sensory nerve end-to-side neurorrhaphy）是将受损神经远断端缝合到邻近的同种健康（正常）神经的侧面，通过正常神经轴突发芽长入受损神经，使受损神经支配区获得神经再支配（reinnervation）。发出轴突的健康神经称为供神经（donor nerve），受损神经称为受神经（receptive nerve）。两神经进行端-侧吻合时只做外膜间缝合。如果切除吻合部的外膜或将其切开，称为外膜开窗。

感觉神经端-侧吻合的效果优于运动神经，但均不及端-端吻合法，有条件时仍应采用传统的端-端吻合方法。

1. 实验研究

（1）兔耳大神经一侧做供神经，另一侧在近端切断，做受神经与供神经端-侧吻合。术后不同时间取供神经干各点标本做有髓纤维计数，见距吻合口最近点数量始终多于其余点，并随时间延长逐步增多，而其余各点无显著差异，绝对值也

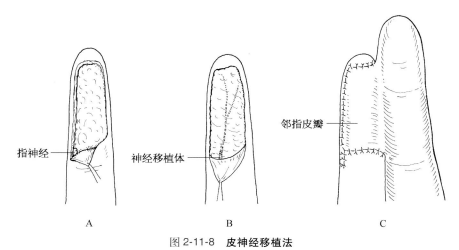

图 2-11-8 **皮神经移植法**

A. 手指创面及指神经残端；B. 神经移植体与指神经断端吻合；C. 邻指皮瓣覆盖

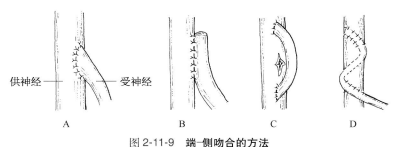

图 2-11-9 **端-侧吻合的方法**

A. 断-侧吻合；B. 侧-侧吻合；C. 架桥吻合；D. 螺旋吻合

不变。

（2）计算受神经各点动作电位幅值恢复率，距吻合口越近数值越大。以上间接说明轴突发芽部位在吻合口近端的供神经。

（3）FB（fast blue）和 NY（nuclear yellow）荧光双标记耳大神经元细胞胞质和胞核，或 HRP 示踪受神经，证明受神经内再生轴突发自供神经。

（4）cAMP（环磷酸腺苷）检测、GAP-43（神经生长相关蛋白）探针、Tau 蛋白（微管形成蛋白）表达和超微结构研究，证明神经再生于术后 1 天启动，14 天再生轴突，1 个月到达吻合口。

（5）耳大神经一侧做供神经，从另一侧耳大神经取神经移植体，与供神经端-侧吻合后植入失神经皮瓣，可再生触、压、痛、温、冷觉放电纤维，术后 4 个月放电纤维数为正常的 58.6%。

2. 适应证

（1）神经近段严重毁损或撕脱，而远段完好，并与效应器联系未中断，无法用常规方法修复神经者。

（2）小腿部位的皮瓣如隐动脉皮瓣、交腿皮瓣、皮神经皮瓣顺行转移时，将被切断的位于皮瓣远侧的皮神经与邻近的皮神经端-侧吻合，以保留足背内侧或外侧的感觉功能。逆行转移时在皮瓣近端携带一段皮神经与邻近的神经吻合，以同时保留或重建皮瓣及足背的感觉。

（3）神经干内部分纤维损伤或神经瘤，可取神经移植体在病损的远、近端分别做端-侧吻合。

（4）与神经植入术结合，即将神经移植体与创区旁正常神经端-侧吻合后植入失神经皮肤。

3. 端-侧神经吻合的方法 可采用端-端吻合、侧-侧吻合、架桥及螺旋吻合 4 种方法（图 2-11-9）。

（三）皮神经营养血管皮瓣

皮神经营养血管皮瓣（neurocutaneous axial island flaps）在向远端转移时，因需切断皮神经近端，使皮瓣丧失感觉功能。术中切取皮瓣时可多保留神经近端长度,在皮瓣转移后与受区神经断端行端-端吻合,或与受区邻近正常感觉神经行端-侧吻合,以使该皮瓣能获得神经再支配。

如临床采用腓肠神经营养血管皮瓣,修复足跟创面,可将腓肠神经近端与足背内侧皮神经行端-端吻合,以重建皮瓣感觉功能(图 2-11-10)。

(四)感觉神经移位术

游离神经感觉支或皮神经,在其远端切断,移位到创区并与某一被损伤感觉支的远断端吻合,使之恢复神经再支配,称为感觉神经移位术(transposition of sensory nerve)。如足背内侧皮神经移位到足跟,重建该处皮肤感觉(图 2-11-11)。

(五)神经感觉皮瓣

神经感觉皮瓣为含有知名血管的轴型皮瓣或筋膜皮瓣,种类很多,皮瓣上可携带皮神经,支配皮瓣的神经与血管蒂紧密伴行,走行方向一致,即可形成神经血管蒂皮瓣,也可以神经与血管伴行不紧密,甚至两者走行方向完全相反。广义而言,只要可携带皮神经,在皮瓣转移后能提供感觉功能的皮瓣,均可称神经感觉皮瓣(neurosensory flap)。例如,以指动脉为营养血管,以指掌侧固有神经的指背支提供感觉的手指侧方皮瓣;带胸神经后支、内侧支的肩胛皮瓣;带前臂内侧皮神经的尺动脉腕上皮支皮瓣。

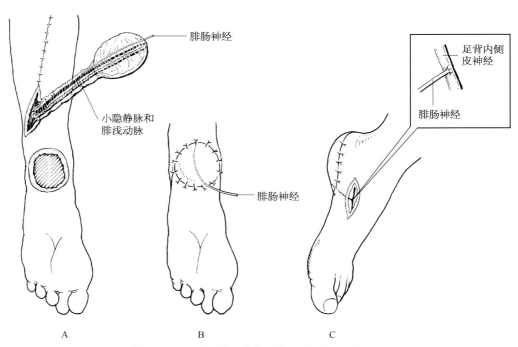

图 2-11-10　腓肠神经营养血管皮瓣修复足跟部缺损

A. 切取皮瓣;B. 皮瓣转移;C. 将皮瓣中腓肠神经与足背内侧皮神经端-侧吻合

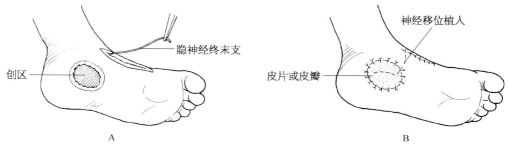

图 2-11-11　足背内侧皮神经移位重建足部皮瓣感觉

A. 游离皮神经;B. 皮神经移位

切取皮神经皮瓣时,神经尽量向近端解剖,增加神经干长度;面积较大的皮瓣,可携带两条内侧皮支神经,或尽量使神经分布在皮瓣的中部,皮瓣的边缘区域依靠外面神经长入恢复一定感觉。

(六)运动神经与感觉神经吻合

运动神经与感觉神经吻合(coaptation of the sensory nerve to the motor nerve)指肌皮瓣或肌瓣的运动神经与创区皮神经吻合,重建肌肉和上面皮肤(皮片)的感觉功能。其机制至今尚不完全清楚,可能与下列因素有关:① 肌梭(muscle spindle)和高尔基腱器(腱梭,Gdgi's tendon organs)为机械刺激感受器,潜意识感知输入信号。② 哺乳类动物运动神经中 2/3 成分为感觉轴突,且感觉轴突中的 2/3 为细小的无髓纤维,作为游离末梢终止于围绕肌梭内、外的结缔组织,发挥伤害感受器的作用。鉴别痛觉和深压觉,也类似伤害性感受器支配皮肤和皮下组织。③ 沿肌肉血管蒂的机械性纤维再生神经。

(七)带神经全厚皮片

带神经全厚皮片(the innervated full-thickness skin graft)虽不属皮瓣范围,但在用于手指和足部创伤修复时效果很好,如携带趾神经的第二足趾跖侧皮片(图 2-11-12),携带前臂内侧皮神经的前臂皮片,以及携带腓肠神经的足背外侧皮片(图 2-11-13)等。皮片移植前需去除皮下组织。皮下组织较厚的带神经皮片(如趾腹皮片),脂肪和纤维组织成分多,神经细小,因而费时又易损伤神经。Maquieira 的经验是:① 用锋利尖剪,垂直剪断皮下脂肪小叶。② 用手指向上推顶皮片,同时牵拉皮神经,使位于神经小支间的脂肪组织突出,逐步剪除,直到真皮。

三、影响皮瓣感觉恢复的因素

周围神经组织的再生是一个复杂的过程。皮瓣类型、受区局部条件、术后处理等均会影响皮瓣感觉功能的恢复。

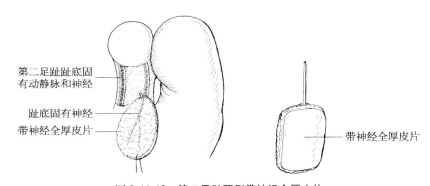

第二足趾趾底固有动静脉和神经
趾底固有神经
带神经全厚皮片

带神经全厚皮片

图 2-11-12　第二足趾跖侧带神经全厚皮片

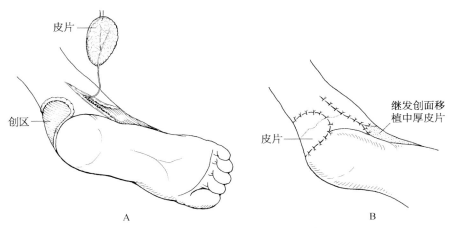

皮片
创区

继发创面移植中厚皮片
皮片

A

B

图 2-11-13　足背外侧带神经全厚皮片

A. 皮片游离;B. 皮片修补

（一）皮瓣自身条件

不同的皮瓣因其结构和营养状况不同而对感觉恢复产生不同的影响。携带皮神经的皮瓣可通过神经吻合增加感觉恢复的途径，促进感觉恢复。皮瓣血供丰富也会促进神经再生修复及感觉恢复。此外，皮瓣的大小及厚度对感觉恢复也有影响。通常，对于同种类型的皮瓣，面积越小、厚度越薄则感觉恢复越快。

（二）受区条件

不吻合神经的皮瓣主要依靠皮瓣周围及基底部组织中的神经再生而获得感觉。因此，受区软组织床的神经支配、血运情况、是否存在炎症反应对于皮瓣感觉恢复具有重要意义。受区神经支配及血供丰富有助于神经纤维的再生。相反，受区存在周围神经病变、瘢痕组织较多则会干扰皮瓣的感觉恢复。Hoppenreijs 等临床研究发现不吻合神经游离皮瓣转移术后部分可恢复触觉，皮瓣感觉的恢复情况与受区组织的感觉水平成正相关。

（三）神经再生情况

神经再生是皮瓣感觉恢复的关键。对于吻合神经的皮瓣，皮瓣及受区神经类型和状况，以及神经吻合的质量是影响神经再生的主要因素。尽管周围神经具有良好的再生能力，但其再生速度有限，术后应用神经营养药物、神经生长因子等药物治疗及电刺激等物理治疗可能会加速神经再生，缩短皮瓣术后感觉丧失期，提高最终的感觉功能。

皮瓣转移时是否有必要进行感觉功能重建还存在争议。目前关于皮瓣感觉重建的临床研究多存在样本小、缺少合适对照的缺点，需要大样本高质量临床对照研究明确皮瓣感觉重建对患者生活质量等指标的影响。皮瓣转移术后感觉功能重建是一个复杂的过程。通过吻合供区及受区感觉神经是提高皮瓣转移术后感觉功能的关键手段。临床医师需根据患者的具体情况采取个性化的感觉重建方案。

（柴益民　陈绍宗　匡　勇）

第十二节　肌皮瓣动力重建

利用肌瓣或肌皮瓣转位重建运动功能，最早始于胸大肌肱骨止点转位重建屈肘功能（Schulze 和 Berg，1917）；1946 年 Clark 应用胸大肌胸肋部单极移位重建屈肘功能；Seddon（1949）加带足够长度的腹直肌前鞘以示改良。以后胸大肌胸肋部双极转位（Schottstaedt，1955；Carroll 和 Kleinman，1955）、前臂屈肌群起点上移（Steindler，1917，1944；Mayer）、肱三头肌移位（Bunnell，1951）、胸锁乳突肌转位（Bunnell，1951；Carroll，1962）、背阔肌转位移位（Schottstaedt，1955）、胸小肌移位（Lecour，1967）、尺侧腕屈肌倒转（Ahmad，1975）等重建屈肘功能相继报道。1976 年，上海第六人民医院首先报道吻合血管、神经的胸大肌移植，重建前臂缺血性肌挛缩屈指功能的手术。同年，Harii 等报道吻合血管、神经的股薄肌移植重建面

瘫功能；Ikuta 等吻合血管、神经的胸大肌、股薄肌移植重建前臂屈肌群功能。1981 年 Gilbert 等报道了吻合血管神经的股薄肌移植等重建臂丛损伤后屈肘功能术，疗效肯定。1982 年朱盛修等报道趾短伸肌皮瓣移植重建外伤后手内在肌缺损的拇对掌功能。1995 年 Doi 则提出了早期双重游离肌肉移植（背阔肌、股直肌、股薄肌）重建全臂丛根性撕脱伤后上肢屈肘、伸指的新方法，其中以股薄肌移植为佳。2000 年顾立强等报道了吻合血管、神经的双重股薄肌移植联合神经移位治疗全臂丛根性损伤的临床疗效。

20 世纪 60 年代以后，随着显微外科技术的发展与普及，带血管神经蒂的肌肉移位、吻合血管神经的肌肉移植等，也逐渐用于外伤性肌肉缺如、周围神经损伤尤其臂丛损伤后的功能重建，以恢复

肢体的主动活动。吻合血管、神经的游离肌肉移植重建肌肉或神经损伤后肢体功能的手术技术，也被称为功能性肌肉移植（functioning muscle transplantation，FMT）。其要点是将带有完整动、静脉血管系统和神经支配的肌瓣，移于受区，分别与受区动、静脉和神经吻合，恢复其血液供应和重建神经支配，为受区提供预期的肌肉动力以重建运动功能。

一、运动功能重建治疗原则

1. 治疗导致运动功能障碍的原发疾病　周围神经损伤后，应早期及时进行神经修复手术，多可取得一定疗效。若周围神经损伤严重，存在多平面或超长段神经损伤、缺损无法修复，导致周围神经不可逆性损伤；或因高位神经损伤，如臂丛、坐骨神经损伤虽经修复但疗效欠佳；或伤员因某种原因就诊时间已晚，失去神经修复机会。给患者生活及工作带来很大的不便与困难，可行肌肉移植重建肢体运动功能。

2. 严格掌握手术适应证　运动功能重建要去除引起畸形的力量、恢复肢体肌肉平衡、重建肌肉功能。因用肌移位术重建运动功能，是以牺牲肌肉原来功能为条件，因此应严格选择手术适应证，合理选择供移位的肌肉。

3. 正确掌握手术时机　如周围神经损伤引起的功能障碍，需待神经修复术后观察一段时间。低位神经损伤修复术后观察6~12个月；高位神经损伤（如臂丛神经损伤）修复术后应观察1年半以上。对于脊髓灰质炎所致的运动功能障碍，观察时间应更长，确认运动功能不能恢复或不能被代偿时，才进行手术治疗。对于肌腹的肿瘤，则可在切除病变组织的同时进行功能重建手术。

二、带血管神经蒂肌皮瓣转位功能重建技术

带血管神经蒂肌皮瓣转位功能重建技术，是在肌腱转位与单极肌肉转位手术基础之上发展起来的。肌腱转位与单极肌肉转位，利用有神经支配的肌肉-肌腱单位，将肌腱（或肌肉）止点切断并转移到合适部位，将其重新固定到骨或其他肌腱，

移位替代失神经肌肉的功能。而带血管神经蒂肌皮瓣转位，利用了显微外科的理念与技术，在保证转位肌肉有效的神经支配与血液供应的前提下，充分利用转位肌肉的长度优势，重新设置动力肌肉的起止点，重建预期的运动功能。

（一）肌肉转位的原则

1. 关节被动活动良好　肌肉转位前，其对应的关节应能达到最大范围的被动活动。

2. 良好的软组织床　良好的软组织床是肌肉转位或移植手术的基础。

3. 供体肌肉　供体肌肉必须具有与受区拟重建肌肉相匹配的可伸缩性与收缩力量，而且肌肉切取后不能导致供区肢体不可接受的功能丧失。

4. 力线在一条直线上　肌肉转位的力线在一条直线上时最为有效。

（二）肌皮瓣转位重建肩外展功能

对于腋神经损伤或修复术后1年功能无任何恢复、三角肌明显萎缩者，可选用带血管神经蒂的背阔肌、胸大肌来重建肩外展功能。术前要求转位肌肉必须有M4级或以上的肌力（英国BMC法）。

1. 背阔肌移位重建肩外展功能手术要点　全麻后，患者取侧卧位，患侧向上。取暴露三角肌的T形肩部切口及暴露背阔肌的侧胸纵向切口。在肩部暴露三角肌的起止部。在腋部及前缘上端切口内寻找并分离出背阔肌的胸背动静脉及胸背神经，再向上分离至肩胛下动静脉及旋肩胛动、静脉，在胸壁外侧切断、结扎胸背血管与胸外侧血管的交通支。充分游离背阔肌的神经血管蒂，游离血管蒂长度应>7 cm。切取可覆盖三角肌面积的背阔肌，使背阔肌除血管蒂外完全游离。通过腋部肱三头肌深面的隧道，送到肩部切口。将肩关节保持外展90°位，将背阔肌起点与肩胛冈、肩峰、锁骨外端骨膜缝合，将背阔肌的止点腱性部分与三角肌止点处骨膜及腱性组织做编织缝合。逐层缝合皮肤。

2. 胸大肌移位重建肩外展功能手术要点　全麻后，患者取侧卧位，患侧向上。肩部T形切口及胸部锁骨下5 cm的平行切口。暴露三角肌的

起止部。在胸部切口内暴露胸大肌锁骨部，切断锁骨部起止点，仔细游离位于锁骨中点处的胸前外侧神经、血管蒂，充分游离使其有 5 cm 以上的范围，以便胸大肌移位后血管神经蒂不受牵拉。将胸大肌翻转 180°，使其胸骨起始部外移到肩峰与骨膜缝合，锁骨起始部原位缝合于骨膜上。胸大肌的血管神经蒂位于肌肉表面。原胸大肌止点移位后，在肩关节外展 90°位缝合于三角肌止点。肌肉缝合后检查血管神经蒂无张力。

3. 术后处理　用石膏托或支具外展 90°位固定上肢 4~6 周，术后 2 周开始保护下的功能训练，去除外固定后进行主动上举活动及康复治疗。

4. 并发症及预防　血管神经蒂的保护，防止血管神经蒂转位后扭转或张力过高受牵拉损伤。转位肌肉肌张力的调整，不宜过松，避免收缩无力。

5. 临床效果评价　单纯性腋神经损伤，选用带血管神经蒂背阔肌、胸大肌转位行重建肩外展均可恢复良好肩外展功能，可达 90°外展以上。但臂丛损伤者，因多伴有肩胛带肌肉麻痹，肱盂关节不稳定，单纯胸大肌或背阔肌移位效果不理想，此时可采用斜方肌止点下移至肱骨大结节以代替肩袖作用，同时采用背阔肌或胸大肌移位重建肩外展功能。

（三）肌皮瓣转位重建屈肘功能

1. 适应证　肌皮神经损伤 2 年以上，或肌皮神经修复术后 1 年，无任何功能恢复，肱二头肌、肱肌明显萎缩，肱桡肌不能代偿完成屈肘者，可行屈肘功能重建。臂丛陈旧性损伤（损伤 1 年以上）或神经移位修复术后 1 年功能无任何恢复者，也可酌情行屈肘功能重建术。

2. 手术方法　以带蒂胸大肌胸肋部双极移位重建屈肘功能为例。

（1）手术设计：① 动力肌，胸大肌胸肋部。② 血管神经蒂，胸前内测动静脉、胸前内侧神经（内测束，C_8、T_1）。③ 带蒂、双极移位胸大肌胸肋部皮瓣设计，其中依据转位后上臂前侧皮肤创面或切口张力，可设计皮瓣（12~15）cm×（3~5）cm。

（2）手术切取：患者取仰卧位。① 自喙突沿胸大肌外侧沟到胸大肌止点，腋窝沿胸大肌外

侧缘到肋弓距中线 5 cm 处垂直向下 5 cm。② 沿胸大肌外下缘向上、向下游离胸大肌胸肋部，切断胸大肌起止点，在锁骨中点处注意保护神经血管束。

（3）肌瓣转移：① 带蒂胸大肌胸肋部放置，肘前做"S"形切口，显露肱二头肌肌腱；肩内收、伸肘位，沿喙突至肘前正中连线，逆向放置胸大肌胸肋部肌皮瓣于肩-上臂-肘前部。② 起止点固定，将胸大肌胸肋部原止点一极，缝合固定于喙突部（Schottstaedt 改良法，而 Carroll-Kleinman 双极法固定于肩峰部），可将胸大肌胸肋部原起点部较宽的腱膜部分卷曲缝合；屈肘 45°，调整胸大肌胸肋部肌肉静息肌张力至转位前水平或稍紧些，将胸大肌胸肋部之腱鞘一极与肱二头肌肌腱做编织缝合。③ 肌皮瓣切口缝合。

3. 术后处理　屈肘、臂内收贴胸位石膏托或支具固定。术后 2 周开始保护下康复训练，6 周拆去外固定，进行主动的康复训练和被动关节活动。

4. 并发症及预防　带蒂胸大肌胸肋部双极移位适合男性患者，而女性患者因本术式对乳房外形影响较大需慎用或禁用；此时可改用（Schulze-Berg 术式，1917）或胸大肌锁骨部肱骨止点部单极移位（Brook-Seddon 术式，1959），或胸大肌胸肋部起点单极移位（Clark 术式，1946）（加带足够长度的腹直肌前鞘，Seddon，1949）。切取胸大肌胸肋部时不能损伤或过度牵拉血管神经蒂，调整胸大肌胸肋部肌肉静息肌张力，固定起止点时注意保持血管神经蒂处于无张力状态。

5. 临床效果评价　由于胸大肌胸肋部受 C_8、T_1 神经根支配，在 C_5~C_7 神经根损伤时肌肉功能正常，带血管神经蒂胸大肌胸肋部肌皮瓣双极转位后重建屈肘功能恢复疗效确切（图 2-12-1）。

（四）小指外展肌带蒂移位重建拇指外展对掌功能

【典型病例】

患者女性，左腋部正中神经陈旧性损伤（伤后 18 个月），行左带血管神经蒂双极小指展肌转位重建拇指外展对掌功能，术中游离带血管神经蒂小指展肌，双极转位，起点固定于腕横韧带，止点固定于第一掌骨头桡背侧，以重建拇指外展对

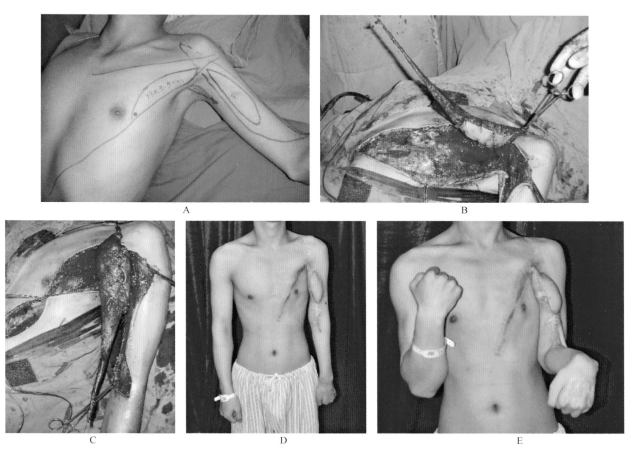

图 2-12-1　胸大肌皮瓣双极转位重建屈肘功能

A. 肌皮瓣设计；B. 切取双极肌皮瓣；C. 肌皮瓣转移；D、E. 术后屈肘功能

掌功能,术后半年随访,拇指外展对掌功能恢复(图 2-12-2)。

三、功能性肌肉移植技术

功能性肌肉移植即吻合血管神经的肌肉移植,将带有完整动、静脉血管系统和神经支配的肌瓣,移于受区,分别与受区动、静脉和神经吻合,恢复其血液供应和神经支配,为受区提供预期的肌肉动力的重建运动功能的显微外科技术。

(一) 手术分类

按受区重建功能的不同,功能性肌肉移植术式可分为:屈肘、屈指、屈肘-伸指、伸肘、拇对掌、伸踝等。按移植肌肉的数量,可分为单一肌肉移植、双重肌肉移植等。如股薄肌移植重建臂丛根性损伤后上肢主要运动功能:① 改良 Doi 双重股薄肌移植功能重建术治疗全臂丛根性撕脱伤,应用神经移位修复肩外展、伸肘及手部感觉等疗效较好的同时,重点分二期重建屈肘、拇屈伸和指屈伸的手外在肌以解决手握持功能问题。② 健侧 C_7 移位(经椎体前路)直接修复下干联合股薄肌移植重建术治疗全臂丛根部撕脱伤,一期健侧 C_7 经椎体前路移位直接修复患侧 C_8、T_1 至下干,于一期术后 4~12 个月行二期吻合血管、神经的股薄肌移植(以副神经斜方肌支为缝接神经)重建屈肘、伸指伸拇功能。③ 以肌皮神经肱肌肌支为缝接神经的股薄肌移植重建下臂丛损伤后屈指屈拇功能。④ 股薄肌移植重建术(与肋间神经 5~6 运动支缝接)重建陈旧性臂丛损伤后肱三头肌伸肘功能。⑤ 股薄肌移植重建术(与膈神经,或副神经斜方肌支,或健侧 C_7 神经移植缝接)重建陈旧性臂丛损伤后屈肘、屈指、屈拇功能。

(二) 基本原则

功能性肌肉移植是目前临床上替代各种毁损或失神经的肌肉、恢复肢体运动功能的有效手段。

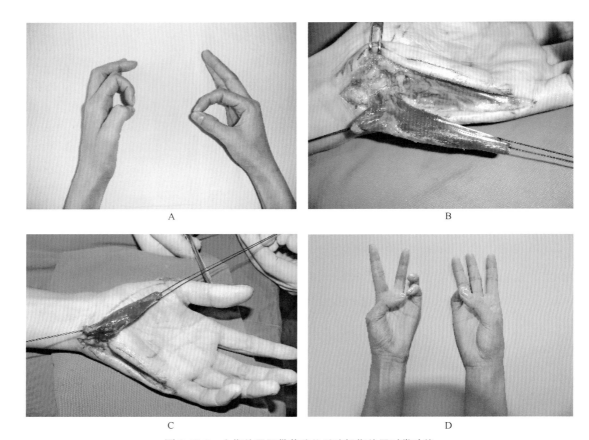

图 2-12-2 小指外展肌带蒂移位重建拇指外展对掌功能

A. 术前,左拇指鱼际肌萎缩,外展对掌功能丧失；B. 术中游离带血管神经蒂小指展肌；

C. 肌瓣转移；D. 术后半年随访,拇指外展对掌功能恢复

然而,功能性肌肉移植是以牺牲肌肉原来功能为代价,技术复杂,涉及移植肌肉成活与神经再支配两大难题,有一定的供受区并发症与失败率。在实施功能性肌肉移植重建术时,应遵循：

1. 先行早期神经修复、后行晚期功能重建 应根据神经损伤的性质、平面定位、伤后时间及伴发其他功能障碍综合考虑,选择适宜的神经修复或功能重建方式,正确掌握功能性肌肉移植重建术的手术时机。神经修复一般在伤后 6 个月之内进行可获得较好的疗效(Leffert,1993),但伤后超过 9～12 个月神经再生能力大大降低(Boome,1997),加上肌肉失神经支配后萎缩、变性甚至纤维化,使神经修复疗效欠佳,国内外学者均认同臂丛损伤超过 18～24 个月已无神经修复的价值,必须进行功能重建术。但是,1995 年 Doi 提出了早期游离肌肉移植(背阔肌、股直肌或股薄肌)重建全臂丛根性撕脱伤上肢功能的思路与方法。

2. 手术适应证从严掌握 运动功能重建包括带血管神经蒂的肌肉移位与吻合血管神经的肌肉移植重建术(功能性肌肉移植)两大类。术前要注重患者损伤神经功能与重建方法的评价。由于游离肌肉移植术相对复杂,影响功能恢复的因素众多,应严格掌握适应证,能用简单的带蒂肌肉移位重建则不用肌肉游离移植重建。

3. 合理选择动力肌肉 最常用的移植肌肉是股薄肌、背阔肌,吻合股薄肌与背阔肌的一条主要血管蒂足以供养整块肌肉,尚可支配肌肉表面皮瓣,尤其是股薄肌有血管神经蒂长、容易切取、供区无明显功能丧失等的优点。

4. 防止血管危象 术前要明确受区血管(动、静脉)能否受损、是否需要血管管移,必要时行超声多普勒血流仪、CTA 或 MRA 检查；动力肌选择时设计成肌皮瓣,一则便于术后观察血运,二来缓解了受区皮肤切口缝合的张力；肌瓣切取时

要做到无创性血管蒂分离,防止皮瓣与肌肉脱套;确保血管吻合质量,缩短肌肉缺血时间。术后常规"三抗",严密监测肌皮瓣血供,积极防治血管危象。

5. 保持移植肌肉肌膜完整性 因移植肌肉术后要等数月时间才能完成神经再支配发挥作用,而这段时间移植肌肉会与其周围组织床基发生粘连。切取肌瓣时应注意保护移植肌肉肌外膜完整。故术中动力肌切取时要从动力肌以外的相邻肌肉解剖开始,基本"不显露动力肌本身",将肌肉、肌外膜("脏层"肌外膜)连同周围邻近肌肉的肌外膜("壁层"肌外膜)一同切取,最大限度地减少对移植肌肉的损伤,并形成一个潜在的腔隙(就如同肺的脏胸膜和壁胸膜之间形成潜在腔隙一样),作者称为"保留双层肌膜的股薄肌功能性移植技术"(图 2-12-3)。即使术后出现组织粘连,也是动力肌外"壁层"肌外膜与基床粘连,而移植肌肌腹本身在神经再支配后仍能"伸缩自如",移植肌神经再支配后的肌肉收缩力量可以提高,这也是目前功能性肌肉移植中最容易疏忽的技术要点。另外,正确选择移植肌肉起、止点及行程,肌肉张力调节适宜。

6. 确保肌肉的神经支配 术前要重视供受区神经匹配性,明确受区运动神经能否利用,是否需要神经移植。必要时可先行神经探查、活检,组织学证实是未受损伤的运动神经。确保受区缝接神经为有功能的运动神经束,做到无张力神经束膜缝合,术后患肢外固定 4~6 周。这是功能性肌肉移植技术的最关键点。

7. 术后积极康复训练、促进神经再生 术后 2~4 周开始康复训练,保证全幅被动肌肉伸直,防止肌肉与基床粘连。若出现肌肉的自发收缩,应鼓励患者尽可能多次努力去随意收缩肌肉。一旦肌肉收缩带动关节活动,且活动范围较大时,可逐渐进行抗阻力肌肉收缩训练,以获得最大的肌肉收缩力量。主动抗阻力训练是获得最大肌肉收缩力量的最有效的方法。训练时间为期 1~2 年。

(三)屈指功能重建术

1. 适应证 ① 前臂缺血性肌挛缩,或骨筋膜室综合征后前臂肌群坏死以清除,前臂屈指功能障碍,但拇手指关节被动伸屈正常。② 外伤性、电烧伤或巨大肿瘤切除后指屈肌群缺损。③ 陈旧性下臂丛根性撕脱伤。

2. 手术方法

(1)手术设计:① 动力肌,最常用的移植肌肉是股薄肌、背阔肌,也有胸大肌、股直肌、腓肠

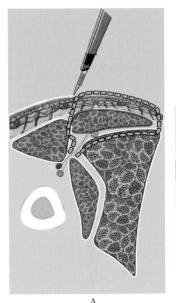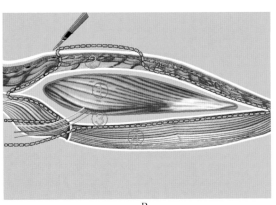

A   B

图 2-12-3 保留完整"壁层-脏层"双层肌膜的股薄肌切取示意图

A. 股薄肌皮瓣横切面示意图;B. 股薄肌皮瓣纵切面示意图

肌、阔筋膜张肌等报道。②受区缝接神经，正中神经骨间前神经，或肌皮神经肱肌肌支，或健侧C₇移位-神经移植修复之神经（含运动纤维），或2~3条肋间神经运动支。③受区缝接血管，肱动脉、贵要静脉。

（2）动力肌肌皮瓣切取：以切取股薄肌为例。以耻骨结节至胫骨内侧髁后缘连线作为前缘线，于其上2/3部设计梭形股薄肌肌皮瓣[（15~18）cm×5 cm]。先切开上段皮瓣前缘线，经股薄肌与长收肌间隙确定支配股薄肌的主要动静脉血管蒂及闭孔神经前支入肌点，一般在耻骨结节下8~12 cm处。游离长收肌肌腹，逆行游离血管蒂

至股深血管或旋股内侧血管起始部，长度6~10 cm，游离闭孔神经前支8~12 cm。依次解剖、分离股薄肌肌腹和肌腱，保留肌腹外筋膜与腱周组织。切断起止点与神经、血管蒂完成股薄肌肌皮瓣切取（图2-12-4B）。

（3）吻合血管、神经的肌肉移植重建屈指功能：将切取的股薄肌肌皮瓣移植于肘部，顺行放置，将近端缝合固定于上臂下段内侧肌间隔上，股薄肌肌腱经皮下隧道至腕上部掌侧切口，调整肌张力，与屈指肌腱、拇长屈肌腱编织缝合（图2-12-4C），逐层缝合腕部切口。切断贵要静脉并结扎远端，近端与股深静脉股薄肌肌支血管端端吻合，股

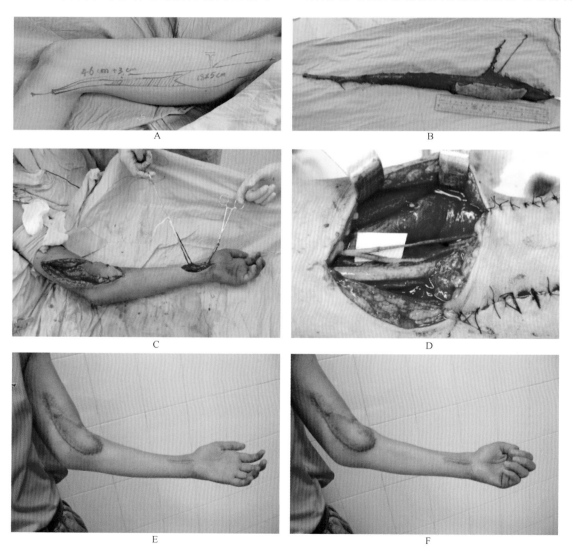

图2-12-4　股薄肌瓣移植重建屈指功能

A. 手术设计；B. 切取的股薄肌皮瓣；C. 肌皮瓣移植；D. 将股薄肌肌皮瓣的闭孔神经前支股薄肌肌支与受区肌皮神经肱肌肌支显微缝合；E、F. 术后6个月屈指功能

深动脉股薄肌肌支血管与肱动脉行端侧吻合,切断肌皮神经肱肌支,将其与肌皮瓣闭孔神经前支股薄肌肌支在无张力下以9-0尼龙线单丝做端端束膜缝合(图2-12-4D)。

3. 注意事项 ① 股薄肌肌皮瓣切取时,肌肉自起止点完整切取,主要血管蒂从起点切断,股薄肌神经辨认后追踪至闭膜管后横行切断,以获得肌瓣最大长度。② 使用神经刺激器,辨认各神经束相应支配的肌纤维,必要时可沿肌纤维方向于股薄肌远端钝性分离肌肉及肌腱,分为两个独立的运动单位。③ 辨清是否有感觉支伴行,确保有两束以上运动神经束吻合。④ 在张力合适的情况下尽可能减少股薄肌支的长度以缩短术后神经再生所需的时间。⑤ 术后屈肘90°位、前臂旋后位、腕关节0°位、拇指外展对掌、各手指轻度屈曲位,上肢石膏托外固定4~6周。⑥ 术后积极康复训练、促进神经再生,定期随访、肌肉功能评价(图2-12-4E、F)。

(四)屈肘功能重建术

1. 适应证 ① 陈旧性上臂丛根性撕脱伤,或外侧束、肌皮神经合并桡神经等损伤,屈肘不能,伤后时间已超过18个月,且胸大肌、背阔肌肌力3级或3级以下。② 全臂丛根性撕脱伤或上臂丛根性撕脱伤,虽经神经移位等修复手术,但术后2年随访屈肘未恢复或肌力0~2级。③ 上臂至肘部严重碾压伤,致屈肘肌群缺损,伴胸大肌、背阔肌损伤(肌力0~3级)。

2. 手术方法

(1)手术设计:① 动力肌,股薄肌,或对侧胸大肌、背阔肌。② 受区缝接神经,肌皮神经肱二头肌肌支(外伤性屈肘肌群缺损时),副神经斜方肌支或膈神经(全臂丛根性撕脱伤或上臂丛根性撕脱伤时)。③ 受区缝接血管,肱动脉与头静脉、肱静脉,或颈横动脉与颈外静脉。

(2)动力肌切取(参见"屈指功能重建术")。

(3)吻合血管、神经的股薄肌移植重建屈肘功能:将股薄肌肌皮瓣顺向放置于肩-上臂-肘前部,起点缝合固定于肩峰或锁骨外段骨膜,上肢屈肘90°调整股薄肌张力,将股薄肌肌腱与肱二头肌腱近止点部编织缝合。显微镜下无张力缝合肌皮瓣动脉与颈横动脉(或肱动脉)、肌皮瓣静脉与颈外静脉(或头静脉、肱静脉),闭孔神经前支与副神经斜方肌支或膈神经(或肌皮神经肱二头肌肌支)。

3. 术后处理 术后屈肘90°位、前臂中立位、腕手功能位,上肢石膏托外固定4~6周。

(五)屈肘-伸指功能重建术

1. 适应证 ① 全臂丛根性撕脱伤。② 上臂丛根性撕脱伤伴下臂丛不全损伤,同时有屈肘和腕、手指伸直障碍。③ 上臂至肘部严重碾压伤,致外伤性屈肘肌群缺损,伴桡神经等长段缺损,或同时伴前臂伸肌群外伤性缺损。

2. 手术方法

(1)手术设计:① 动力肌,股薄肌(对侧)。② 受区缝接神经,副神经斜方肌支,上臂至肘部严重碾压伤时也可选膈神经。③ 受区缝接血管,肱动脉与头静脉、肱静脉,或颈横动脉与颈外静脉。

(2)股薄肌肌皮瓣切取(参见"屈指功能重建术")。

(3)股薄肌移植重建屈肘、伸拇、伸指:将股薄肌肌皮瓣顺向放置于肩-上臂-肘前外-前臂中1/3背侧,前臂伸直旋前位时呈直线状,起点缝合固定于肩峰或锁骨外段骨膜。将股薄肌肌腹下半及肌腱经肘平面肱桡肌及桡侧腕伸肌起始部肌下隧道、前臂皮下隧道引至前臂背侧切口。上肢屈肘90°、伸腕伸指位调整股薄肌张力,将股薄肌肌腱与拇长伸肌腱、伸指总肌腱编织缝合。显微镜下无张力缝合闭孔神经前支与副神经斜方肌支、肌皮瓣动脉与颈横动脉(或肱动脉)、肌皮瓣静脉与颈外静脉(或头静脉、肱静脉)(图2-12-5)。

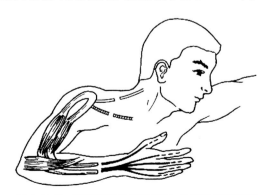

图2-12-5 股薄肌移位重建屈肘-伸指功能示意图

3. 术后处理 患肢肩前屈内收、屈肘 90°、伸拇、伸指、伸腕功能位、头-胸-上肢石膏固定 4~6 周。

（六）伸肘功能重建术

1. 适应证 全臂丛根性损伤或下臂丛根性损伤、中下干损伤、后束损伤修复后遗留伸肘功能障碍，肱三头肌肌力 0~2 级。

2. 手术方法

（1）手术设计：① 动力肌，股薄肌。② 受区缝接神经，第 4、5 肋间神经运动支。③ 受区缝接血管，肱动脉、肱深静脉、皮下静脉。

（2）股薄肌肌皮瓣切取（参见"屈指功能重建术"）。

（3）吻合血管、神经的股薄肌移植重建伸肘功能：将股薄肌肌皮瓣顺向放置于腋-上臂后侧-肘后鹰嘴，呈直线状，上端固定缝合于第 2 或第 3 肋。闭孔神经前支与第 4、5 肋间神经运动支无张力吻合；肌皮瓣动脉与肱动脉端侧吻合，静脉与肱深静脉（二条时）或一皮下静脉端端吻合。伸肘 0° 位调整股薄肌张力，将股薄肌肌腱与肱三头肌腱近止点部编织缝合。

3. 术后处理 术后伸肘 0° 位上肢石膏托外固定 4~6 周。定期随访、肌肉功能评价。

（七）手握持功能重建术

吻合血管、神经的双重股薄肌移植，通过分别重建屈肘-伸指伸拇功能和拇手指屈曲的手外在肌功能，以解决全臂丛根性撕脱伤后手握持功能的手术。由日本医师 Doi 于 1995 年首先报道。吻合血管、神经的双重股薄肌重建术，因移植股薄肌肌腹的神经运动单位位于上臂上中段或中段，借其细长的腱性部分分别连接拇指及余四指屈、伸肌腱，使原本应位于前臂的神经运动单位上移，神经再生距离与再生时间缩短、显效快；加上移位缝接至肌肉的神经仅为运动性成分，能发挥有限数目的运动神经纤维的最大作用效率，提高肌力，以利于重建有用、有力的手握持功能。

1. 适应证 全臂丛根性撕脱伤。

2. 手术方法

（1）手术设计：人上肢的主要功能不仅在于肩外展、屈肘，更重要的是手的握持功能。吻合血管、神经的双重股薄肌重建术，是在应用神经移位

修复肩外展、伸肘及手部感觉等疗效较好的同时，重点重建屈肘、拇屈伸和指屈伸功能，以解决全臂丛根性撕脱伤后手握持功能问题。包括：① 一期对侧股薄肌移植（与副神经斜方肌支缝接）重建屈肘、伸拇、伸指，受区缝接血管为颈横动脉与颈外静脉，或肱动脉与头静脉、肱静脉。② 一期膈神经移位修复肩胛上神经以恢复肩外展。③ 二期同侧股薄肌移植［与 5、6 肋间神经运动支缝接（图 2-12-6），或健侧 C₇ 移位-神经移植修复之神经（含运动纤维）］重建屈拇、屈指，受区缝接血管为肱动脉与肱静脉或皮下静脉。④ 第 3、4 肋间神经运动支移位修复桡神经肱三头肌肌支恢复伸肘。⑤ 第 3~6 肋间神经感觉支移位修复正中神经外侧根以恢复手部感觉。⑥ 酌情腕关节功能位融合术、拇指外展对掌成形术、第 2~5 指掌指关节成形术（Zancolli 术）等。

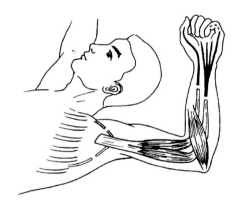

图 2-12-6 二期股薄肌移植重建屈拇屈指功能示意图

（2）股薄肌肌皮瓣切取（参见"屈指功能重建术"）。

（3）一期对侧股薄肌移植重建屈肘、伸拇、伸指（参见"屈肘-伸指功能重建术"，图 2-12-5）。

（4）二期同侧股薄肌移植重建屈拇、屈指手术：将股薄肌肌皮瓣顺向放置于腋-上臂内侧-肘内侧-前臂掌侧，呈直线状，上端固定缝合于第 2 或第 3 肋。闭孔神经前支与第 5、6 肋间神经运动支无张力吻合；肌皮瓣动脉与肱动脉端侧吻合，静脉与肱深静脉（2 条时）或一皮下静脉端端吻合。将股薄肌肌腱经皮下隧道引至前臂掌侧中下段切口，屈肘 45°、屈腕屈指位调整股薄肌张力，与拇长屈肌腱、指深屈肌腱编织缝合（图 2-12-6）。

3. 注意事项 术后患肢肩前屈内收、屈肘90°位胸、上肢石膏外固定4~6周。定期随访、肌肉功能评价。

（八）踝足背伸功能重建术

1. 适应证 ① 小腿骨筋膜室综合征，踝足背伸功能障碍，胫后肌肌力0~3级，但踝关节被动伸直正常。② 外伤性、电烧伤或巨大肿瘤切除后胫前肌群缺损。

2. 手术方法

（1）手术设计：① 动力肌，股薄肌，或胸大肌、背阔肌。② 受区缝接神经，腓深神经胫前肌支等肌支。③ 受区缝接血管，胫前动脉、胫前静脉、大隐静脉。

（2）动力肌切取（参见"屈指功能重建术"）。

（3）吻合血管、神经的股薄肌移植重建踝足背伸功能：将股薄肌肌皮瓣顺向放置于膝-小腿-踝前部，起点缝合固定于胫骨近段骨膜，踝关节0°位调整股薄肌张力，将股薄肌肌腱与踝前胫前肌肌腱（或加趾长伸肌、蹈长伸肌腱）编织缝合。显微镜下无张力缝合肌皮瓣动脉与胫前动脉、肌皮瓣静脉与胫前静脉（或大隐静脉），闭孔神经前支与腓深神经胫前肌支。

3. 术后处理 术后患肢踝关节0°位石膏外固定6周。

（顾立强）

第十三节　几种特殊创面的皮瓣转移原则

电烧伤创面

电烧伤可分为电接触烧伤、电弧烧伤和闪电烧伤。电弧烧伤多表现为热力烧伤的特点，处理同热力烧伤。电接触烧伤为人体直接接触电流或人体进入高压电场（超越安全距离）导致的烧伤。低压电（<1 000 V）触电时，如果电流通过心脏，可使心肌细胞内离子紊乱而产生致命性的室颤，可危及生命。高压电（>1 000 V）触电时，最多见的是引起严重的电接触烧伤和呼吸中枢受到损害，进而造成呼吸暂停和窒息。高压电引起的电烧伤实质上是一种类似挤压综合征的复合损伤。此外，触电时肌肉强烈收缩，还可造成肢体骨折或脱臼。

（一）创面特点

电接触烧伤创面一般面积不大，但损伤可深达肌肉、血管、神经、骨骼或内脏；有电流的入口和出口，入口处损伤相较出口处严重。常因肢体屈曲痉挛造成电流短路，形成多处电流出口，伤口呈跳跃状。肌肉呈夹心性坏死、截肢率高。除了极少数散在小点块状创面不需手术，可保守治疗，通过换药达到愈合，绝大多数病例需手术修复。

1. 低压电烧伤 范围局限于电流出入口的接触部位，以中心白色或黑色焦痂，周围深Ⅱ度烧伤为主，可累及深层组织。

2. 高压电烧伤 Ⅳ度烧伤为主，常深达肌肉、骨骼，伤口呈"立体形坛子状"。创面中心常被烧焦呈炭化状，甚至皮肤被击穿裂开，露出坏死的深部组织。周围一层坏死皮肤呈脱水干燥状态，再外一层可能为深Ⅱ度的皮肤烧伤。高压电烧伤在"出入口"造成皮肤坏死，同时造成深部组织，包括肌肉、肌腱、血管、神经的损伤，并且这些深部组织的损伤远较皮肤损伤范围广深。另外由于"电穿孔"作用和血管损伤血栓形成，可造成组织进行性"继发性坏死"，因而创面损伤呈现复杂多样的变化。

（二）手术时机与适应证

电流对心肌和传导系统有明显的影响，对肝脏、肾脏的损害也较为明确，同时又有电休克、烧伤休克和创伤性休克的存在，因而伤者生命体征极其不稳定，此时应予液体复苏，维护心肺功能的稳定。待其生命体征相对平稳后，再实施相应的手术。但如遇颅脑、胸腹腔开放性损伤，内脏穿孔出血等危及生命的,则应紧急手术。

1. 焦痂和筋膜切开减压术　适应证为环形电烧伤和张力创面,宜在伤后 6~8 小时内施行。

(1) 一般在麻醉下进行,如生命体征欠平稳可局部麻醉或不麻醉。

(2) 沿焦痂中央向两侧 S 形切开(注意避让重要的血管神经),切口需跨越深 Ⅱ 度的皮肤烧伤部位至正常皮肤的边缘。切开全部皮下组织,切开深筋膜和裸露肌肉的肌膜,使肿胀组织完全松解。如正常皮肤处组织仍肿胀明显,可以再延长 3~5 cm(如遇知名皮瓣,应适当避让)。

(3) 切口处创面用局部抗生素溶液湿敷或用生物敷料覆盖。

2. 早期扩创手术　宜在伤后 10 天内施行第一次手术。

(1) 切除焦痂及深 Ⅱ 度的烧伤皮肤,按解剖层次沿肌束上、下追踪探查,清除全部失活肌肉。由于肌肉组织的"夹心性坏死"及骨干周围"袖套状坏死",因而准确判断坏死组织存在很多困难,一次无法清除干净的,可暂时用生物敷料覆盖,并以创面负压封闭引流技术封闭创面,待 3~5 天后再次扩创。

(2) 肌腱、神经尽可能保持解剖连续性,如已经炭化或液化的应予以剪除。

(3) 血管栓塞或破裂的应予以结扎,结扎点需有较为健康的软组织覆盖。重要的血管损伤,引起肢体血供障碍,且损伤血管周围软组织血运较好的,可以行血管移植或人造血管移植,吻合口需在血管外观完全正常处上方。

(4) 扩创完成后,应以 3% 过氧化氢水溶液(双氧水)、生理盐水和含醋酸氯已定溶液或其他局部抗菌药物溶液冲洗创面。

3. 创面修复

(1) 游离皮片修复:根据基底条件植小块邮票、网状皮片或大张皮片,适用于非功能部位和仅浅层肌肉烧伤部位。

(2) 皮瓣修复:适用于功能部位严重电烧伤和肌腱、神经、血管、骨骼等深层组织裸露创面。

(三) 皮瓣的应用原则

皮瓣的选择应遵循手术方法简单优先的原则。

在选用皮瓣、肌皮瓣或其他组织瓣时,应把深部烧损组织的保存、功能恢复等方面放在第一位,并综合考虑供区缺损的后果、手术难易、失败概率等。

但由于电烧伤创面的特殊性,我们认为仅有少数范围较局限的创面,可以选用手术简单的邻近皮瓣修复,而大多数电烧伤创面宜选用远隔的皮瓣、肌皮瓣修复。带血管蒂的皮瓣、肌皮瓣由于血循环丰富,抗感染和愈合能力强,应为首选。当带蒂皮瓣无法修复创面又具有血管吻合条件,可用游离皮瓣或游离肌皮瓣修复,血管吻合应选择在受区血管外观完全正常上方 5 cm 以上处进行。如遇大关节受损,开放裸露,优先选择肌瓣或肌皮瓣修复。

(四) 皮瓣移植手术前后注意事项

手术前应做创面细菌培养及抗生素敏感性测定,手术开始时要反复刷洗创面,术中尽量彻底清除已确认完全坏死的肌肉,对半死半活的间生态组织,特别是神经、血管、肌腱、骨膜、关节囊等重要组织不要贸然切除,用皮瓣覆盖的创面清创可适当保守,只要有血循环的组织瓣成活,深部不发生感染,这些组织都可能保留下来。皮瓣和其他组织瓣的设计要合理,操作要细致,尤其是缝合后张力不能过大,尺寸要适当放宽,这样则不容易发生血循环障碍。术后引流要通畅,同时选用敏感的抗生素,可有效控制住感染。术后换药要勤,检查要细,包括每处针眼缝线,避免局限感染扩散。

【典型病例】

病例一:腹部皮瓣修复上肢电烧伤创面。

患儿女性,14 岁。10 kV 高压电烧伤 36 小时,入院诊断:头、左上肢高压电烧伤,TBSA 1.5% Ⅳ度。左腕为深 Ⅱ 度与 Ⅲ 度混合创面,但肿胀明显,立即切开减压,可见熟肉样肌肉。伤后第 4 天行扩创术,术中见掌长肌、指浅屈肌群熟肉样坏死,指深屈肌淤紫,旋前方肌也为熟肉样,呈现肌肉组织的"夹心性坏死"及骨干周围"袖套状坏死"的特点。尺动脉青紫串珠样表现,尺神经、正中神经色泽晦暗。手术中清除熟肉样肌肉组织,保留神经、血管及部分淤紫的肌肉。在其左上腹部设计脐上部斜行"乒乓板"皮瓣约 10 cm×18 cm,皮瓣下方设计 5 cm×7 cm 辅助瓣,与蒂部缝合形成皮管,将皮瓣覆盖于腕部创面,28天后断蒂,创面基本愈合(图2-13-1)。

病例二:腓肠肌肌瓣修复膝部电烧伤创面。

患者男性,28岁。被10 kV高压电烧伤24小时。入院诊断:头、面、胸、四肢多处高压电烧伤,TBSA 7%Ⅳ度。尿呈酱油色,心肌酶谱CK-MB 1 230 U/L,经过液体复苏、利尿碱化尿液、营养心肌、烧伤焦痂切开减压、维护心肺功能稳定等治疗后生命体征趋于平稳。全身多处电烧伤,其中右膝关节15 cm×15 cm的创面,创面中央约10 cm×10 cm洞穿,内见裸露的股骨、胫骨和毁损的肌肉、髌韧带,腘窝处有10 cm×3 cm焦痂创面。伤后第4天行扩创术,清除已经毁损肌肉和髌韧带,保留半死半活的间生态组织,保留髌骨下极、髌骨结节和部分半月板,创面负压封闭引流技术暂时封闭创面。伤后第10天,再次清创,凿除炭化的胫骨结节,切取内侧腓肠肌肌瓣覆盖创面,并在肌瓣上游离移植网状皮片,术后创面愈合良好,伤后8个月行髌韧带重建术,伤后1年伤者能去拐行走,且步态良好(图2-13-2)。

(陈浩杰)

放射性溃疡

放射性皮肤损伤是放疗后常见的不良反应,而放射性溃疡是放射性皮肤损伤的严重类型,随着恶性肿瘤综合治疗手段的日趋完善,患者生存期的逐渐延长,放射性皮肤损伤特别是慢性损伤的发生率也在不断上升。皮肤及皮下组织、肌肉、肌腱甚至累及骨质的放射性损伤可以造成组织纤维化并形成不易愈合的溃疡。

(一)发病机制

放射性溃疡可以来自持续的慢性照射或分次照射,也可来自一定剂量的急性照射。放射性溃疡的形成具有两种形式:一种是射线导致的早期皮肤损伤不明显,随着时间的延长逐渐出现照射部位的纤维化,在放射性皮肤及皮下组织病变的基础上,因轻微损伤而引起破溃并不断加深、扩大、迁延不愈;另一种情况是放射早期出现皮肤破溃,此种破溃大部分可自愈,另外一部分迁延不愈而形成慢性溃疡并不断扩大、加深。

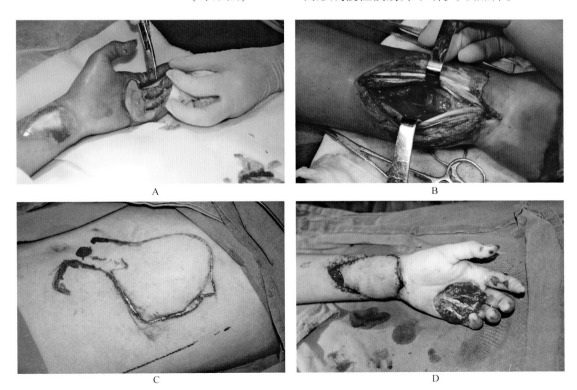

A

B

C

D

图2-13-1 腹部皮瓣修复上肢电烧伤创面

A. 术前腕部电烧伤;B. 清创;C. 设计腹部皮瓣;D. 术后皮瓣修复腕部创面

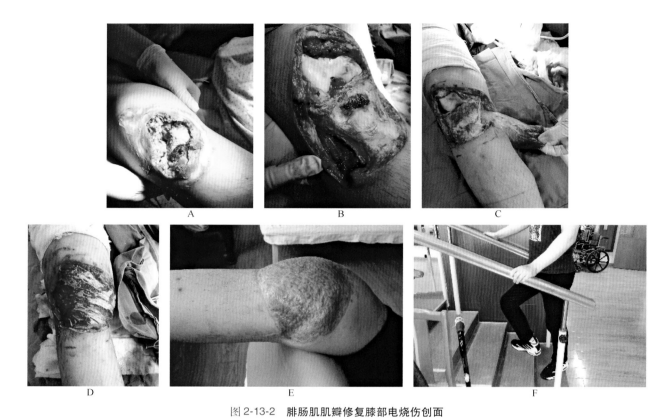

图2-13-2　腓肠肌肌瓣修复膝部电烧伤创面
A. 术前电烧伤创面；B. 清创；C. 切取腓肠肌肌瓣；D. 肌瓣转移；E. 术后创面修复；F. 术后功能

目前学术界将放射性溃疡分为早期溃疡（照射6个月以内）和晚期溃疡（照射6个月以后）。其发病机制并不完全一样，早期溃疡主要与放射线的直接生物学损害效应有关，如电离、氧自由基损害等，多属于确定性效应；而晚期损害机制则更为复杂，涉及胶原及其他一些细胞外基质的过量沉积，同时伴随着细胞外基质合成和降解之间的失平衡。其过程与放射导致的血管损害及成纤维细胞的异常代谢活动有关，另外涉及多种细胞因子（如转化生长因子-β、结缔组织生长因子等）的非正常表达等，多属于非确定性效应。

电离辐射损伤可以显著延缓创伤愈合，出现创伤难愈现象。放射损伤处皮肤角蛋白细胞呈低分化状态、细胞增生的降低、血管生成障碍及持续基质金属蛋白酶的高表达都与皮肤放射损伤后不易愈合有关。急性放射性溃疡组织内胶原合成减少、纤维组织结构异常以及肌成纤维细胞数量减少均与放射性皮肤溃疡收缩迟缓的机制有关。肌成纤维细胞是引起伤口收缩的主要动力，当肌成纤维细胞停止收缩或伤口完全闭合后，肌成纤维细胞内的α-SMA消失。辐射可诱导细胞凋亡，致使成纤维细胞等多种细胞数量减少及功能异常，从而使创口胶原合成减少，伤口抗拉强度降低，收缩延缓。

另外，辐射个体敏感性的差异也是形成放射性溃疡的决定性因素之一。

（二）分期、分度及临床表现

Teloh（1950）将皮肤放射后生物学效应分为早期效应（开始照射后0~6个月）和晚期效应（6个月以后）。早期变化分4度：Ⅰ°为毛囊性丘疹与脱毛；Ⅱ°为可复性病变的红斑反应，并出现皮肤色素沉着；Ⅲ°为水疱形成，愈后留下瘢痕和色素沉着；Ⅳ°为坏死溃疡，该溃疡可恶变。晚期变化也分4度：Ⅰ°为萎缩性皮炎或增生性皮炎；Ⅱ°为皮肤皮下组织放射性纤维化；Ⅲ°为晚期放射性溃疡；Ⅳ°为放射性肿瘤。

放射性溃疡创面污秽苍白，常有不同程度的感染，此类溃疡愈合能力极差，溃疡边缘可呈切迹，基底高低不平，深浅不一，无健康的肉芽组织，溃疡可达神经、血管、肌腱及骨质，溃疡四周呈坚硬皮革状的纤维化或放射性皮炎区域。表面如橘皮状，触之板状硬，皮肤干燥、失去弹性、脱屑、瘙痒，表皮变薄、浅表毛细血管扩张，上皮萎缩或增生，角化过度或角化不全，真皮内弹力纤维分布杂乱无章，色素沉着与色素脱失相间并存，血管壁玻璃变性及血栓形成，胶原纤维呈大量增生或玻璃样变，毛囊、皮脂腺缺乏，少量汗腺残存，可见核异常的不典型的成纤维细胞。成纤维细胞大而不规则，嗜碱性，胞核浓染。

（三）治疗

放射性溃疡及放射性纤维化的治疗一直是世界医学界的难题。对于早期病例，损伤时间短、创面小、受照射剂量小、未累及深部组织、扩创后成为新鲜的易出血的溃疡患者，可以通过换药、理疗、生物治疗乃至皮片移植等方法治疗多可达到一期愈合。对于累及深部组织、迁延不愈甚至恶变的放射性溃疡，由于局部血液供应障碍，组织细胞缺血坏死，再生修复能力差，溃疡周边常伴有严重的纤维化组织，皮肤弹性差且血运不良，很多情况下不能直接缝合或缝合后创口不易愈合，只能应用皮瓣修复。术前应纠正贫血、低蛋白血症，确定有无肿瘤复发和溃疡恶变。术中应力求彻底切除溃疡，尽量切除周围纤维化皮肤与皮下组织至四周较健康部位，再选用血运丰富的皮瓣、肌皮瓣等健康组织瓣移植修复。皮瓣供区要选择未曾受射线照射的部位，因受照射部位存在再次发生纤维化及溃疡潜在危险因素，也因其内含有受射线损伤的血管影响愈合。术后皮瓣下创腔必须放置负压引流，一是有利于防止血肿影响皮瓣成活，二是使得放射线导致的潜在变性坏死组织及时排出。尽管如此，术后仍有发生组织液化及感染的病例，其与射线导致的潜在深部损伤不无关系，这部分潜在损伤的组织在溃疡切除清创的过程中可能得以保留，而在术后发生液化坏死。

术后加强患者随访。由于大部分放射损伤病例是恶性肿瘤患者，随着患者生存期的延长，肿瘤复发及恶变的风险可能加大。虽然手术切除了溃疡及周边病变组织，但由于放射线导致的病变范围广泛或累及重要器官组织等原因，常难以做到彻底扩创，随访对于潜在受照射部位的纤维化及溃疡可及时发现及处理。

【典型病例】

病例三：腓动脉穿支皮瓣治疗足部放射性溃疡。

患者女性，58 岁，13 岁时因"右足滑膜肉瘤"行局部手术切除，术后放疗，近 2 个月无明显诱因于右足背原手术切口处出现水疱，破溃后出现皮肤溃疡并逐渐扩大伴深部肌腱外露及坏死。入院时查：右足背中部约 3.0 cm×3.0 cm 溃疡，可见坏死肌腱组织，溃疡底部周边潜在腔隙，呈烧瓶样，溃疡周边皮肤色素沉着，质地变硬，弹性明显减低，足背动脉搏动弱，末梢循环尚可，各趾及踝关节活动范围均明显减小。核素骨显像见右足跗骨呈片状密度增高区，呈放射性摄取增强。X 线见各跗骨关节间隙消失，呈夏科关节改变。入院后行右足背溃疡扩大切除术，见溃疡周边大量瘢痕化组织，底部肌腱坏死，予以清除并刮除部分跗骨骨质及其表面不健康组织，采用腓动脉逆行岛状皮瓣覆盖创面，术后皮瓣远端缝合处继发破溃，再次扩创，游离腓动脉穿支皮瓣远端覆盖创面，术后皮缘坏死切口不愈，形成新的溃疡，深达骨质。行 VSD 覆盖创腔，再次清创后，选用了足底内侧筋膜皮瓣覆盖，术后皮瓣又发生尖端缺血性坏死。后经多次 VSD 治疗创面逐渐缩小并行皮片移植达到痊愈（图 2-13-3）。

（高庆国 高琛茂）

压 疮

压疮（pressure sore）又称褥疮，是因局部组织持续受压，血液循环障碍，导致局部组织缺血、缺氧、营养不良而形成的溃疡。通常发生在骨突起部位，常见于骶部、坐骨结节及股骨大转子部。在海军军医大学附属长征医院收治的 156 例巨大压疮中，骶部压疮 42 例，占 27%，坐骨结节压疮 46 例，占 29%，大转子压疮 36 例，占 23%。病变可从表浅的皮肤溃破到皮下脂肪、筋膜、肌肉以及骨关节等深部组织的广泛破坏。如任其发展，常因继发感染、败血症导致患者全身各器官功能衰竭而死亡。

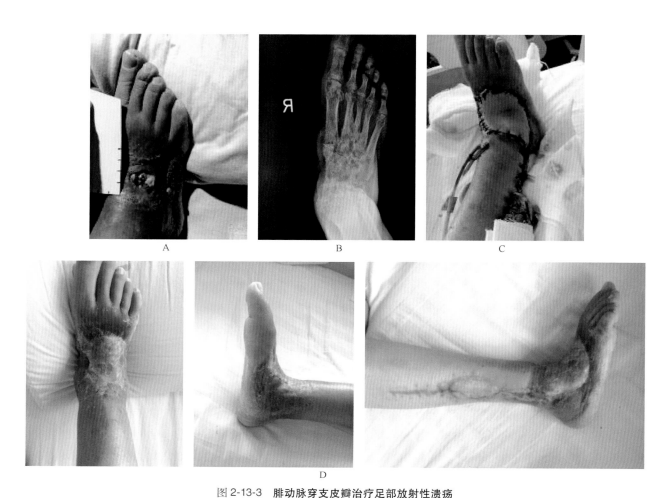

图 2-13-3　腓动脉穿支皮瓣治疗足部放射性溃疡

A. 术前溃疡创面；B. X 线见广泛骨质破坏；C. 腓动脉穿支皮瓣修复溃疡；D. 术后随访 1 年痊愈,溃疡未见复发

（一）病因

局部组织受压是压疮发生的主要原因。常见于截瘫和长期卧床患者,缺乏自我翻身能力,使身体某些部位长期受压而导致受压组织血液循环中断,造成组织坏死。压力造成的组织破坏与压力的强度和持续时间有关。当压力强度达到毛细血管动脉端压力的 2 倍,即 70 mmHg 时,持续 2 小时即可产生不可逆转的组织损伤和缺血坏死。如作用时间短暂,即使压力到达 240 mmHg,也仅引起轻微的组织改变。压疮发生的部位与患者的卧床姿势有关。长期仰卧位时,骶尾部与肩胛部、足跟为压疮易发部位；侧卧位时,股骨粗隆、膝关节内外侧等部位易发生压疮；俯卧位时,髂前上棘、髌骨、胫前、足背等部位易患压疮。常坐轮椅的患者,坐骨结节部极易破溃形成压疮。老年体弱患者,由于营养不良,局部组织的抗张能力降低,可促进压疮的发生、发展。瘫痪患者,由于皮肤感觉的减退或丧失、肌张力的改变以及组织的神经营养性变化,尤其丧失自由变更体位的能力,容易促进压疮的发生、发展。

（二）病理及临床表现

压疮初起时,受压区皮肤呈现潮红,逐渐肿胀,出现水疱、瘀紫,继而溃烂。此时若能消除压迫,适当医治,病变可逆转并康复。如处理不当,病变向深部进展,各层组织均可累及。典型的压疮经反复的破坏和愈合,溃疡边缘瘢痕坚韧,上皮菲薄,基底为致密的瘢痕组织,伴有脓性分泌物积滞,病变周围的皮下或筋膜下层可形成潜在的脓性腔隙和窦道。压疮根据其溃烂的深浅程度可分为 4 度：I 度,溃疡深达真皮层；Ⅱ 度,深达皮下脂肪层；Ⅲ 度,涉及肌肉层；Ⅳ 度,累及骨或关节或骨关节。经久不愈的压疮,由于反复的组织破坏,外观呈菜花状的压疮应高度怀疑溃疡恶变的可能。

（三）治疗

由于压疮大多发生在长期卧床的老年患者或截瘫患者，巨大压疮常伴有贫血和低血清蛋白症，术前应加强营养，必要时少量输新鲜血或人血清蛋白。小而浅的压疮通常可用非手术方法治愈，但疗程长，且压疮创面是以瘢痕组织形式愈合，不耐磨，压疮易复发。大而深的压疮，由于压疮创面及四周皮下组织内形成感染的滑液囊，潜在无效腔大，压疮周围血运差的瘢痕组织，甚至继发深层的骨感染，使治疗非常困难。显微外科的发展，带血管蒂皮瓣、肌皮瓣的临床应用为巨大压疮治疗提供了新的技术，手术要求切除全部溃疡及其周围的瘢痕组织，切除病骨，修整骨突起，降低在骨隆突部位皮肤上承受的压力，妥善止血，应用皮瓣、筋膜皮瓣或肌皮瓣修复，可一期消灭无效腔和修复创面，明显缩短了疗程，提高了治愈率。

（四）常见压疮介绍

1. 骶部压疮　骶尾部是压疮的好发部位，由于骶骨后面仅有皮肤覆盖，缺乏肌肉组织，一旦发生压疮，常深达骶骨，造成骶骨外露。由于骶部压疮邻近肛门，创面污染严重，较小范围压疮可切除后直接缝合或用邻近随意型皮瓣修复。而巨大骶部压疮则治疗困难，需用筋膜、轴形皮瓣或肌皮瓣移位进行治疗。其中最常用的是臀大肌肌皮瓣，其次为腰臀皮瓣、股后筋膜皮瓣、腰背皮瓣、腰骶部穿支皮瓣等。

【典型病例】

病例四：臀股部肌皮瓣修复骶部压疮。

患者男性，42岁。1990年2月因外伤致第12胸椎骨折并发截瘫，1年后并发骶部压迫性压疮，久治不愈，压疮创面9 cm×10 cm，术中切取24 cm×12 cm臀股部肌皮瓣，局部转移修复骶部压疮，全部创面一期闭合，皮瓣下置负压引流，术后切口一期愈合。半年后复查，压疮未再发（图2-13-4）。

病例五：臀上动脉穿支皮瓣修复骶部压疮。

患者男性，34岁，因重物砸伤高位截瘫9个月、骶尾部溃疡3个月入院，诊断：骶尾部压疮（Ⅳ度），截瘫。查体：骶尾部见创面大小5 cm×4 cm压疮，深筋膜、骨外露。设计臀上动脉穿支皮瓣，皮瓣大小：穿支的外侧瓣大小为8 cm×6 cm、穿支内侧瓣的大小为5 cm×3 cm，创面常规扩创，切取臀上动脉，穿支皮瓣向内侧推进修复臀部压疮创面，术后压疮治愈，3个月后复查压疮未再复发（图2-13-5）。

2. 坐骨结节压疮　人在坐位时的负重功能主要由坐骨结节承担，该处皮肤厚，皮下组织致密、耐磨，坐骨结节滑囊有减少组织摩擦，有利于臀大肌在坐骨结节上滑动的功能。当低位截瘫患者长时期坐轮椅时，易并发坐骨结节压疮。压疮一旦发生，常波及坐骨结节滑液囊，引起滑液囊的感染，由于口小底大，引流不畅，使感染反复发作，形成管壁很厚的瘘管，使压疮经久不愈，严重者可波及坐骨结节，导致坐骨结节骨髓炎，使一般治疗很难奏效。治疗坐骨结节压疮应在彻底切除压疮创面的基础上，包括周围的瘢痕组织、窦道，反复感染增厚的滑液囊壁及病骨，然后采用邻近健康组织瓣填塞无效腔，闭合创面。常用的肌皮瓣有臀大肌下部肌皮瓣、股薄肌肌皮瓣、股二头肌长头肌皮瓣、半腱肌半膜肌肌皮瓣、阔筋膜张肌肌皮瓣及股后筋膜皮瓣。近期采用翻转皮下组织瓣，可有效消灭无效腔，闭合创面，手术简单，创伤小。

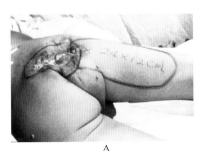 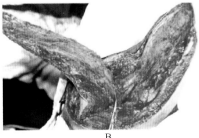 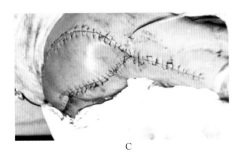

图 2-13-4　**臀股部肌皮瓣修复骶部压疮**

A. 术前骶部压疮；B. 切取臀股部肌皮瓣；C. 术后压疮治愈

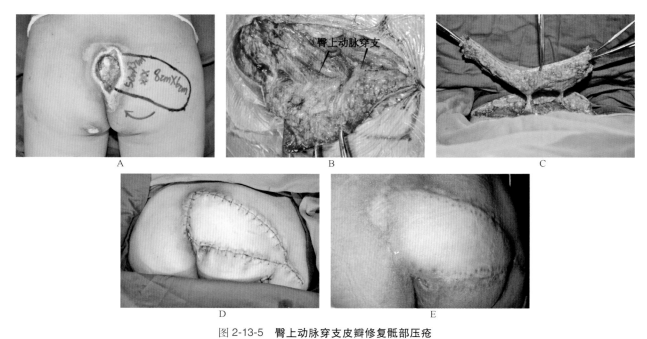

图 2-13-5　臀上动脉穿支皮瓣修复骶部压疮
A. 臀上动脉穿支皮瓣设计；B. 术中寻找穿支血管；C. 术中解剖穿支血管；
D. 臀上动脉穿支皮瓣 V-Y 推进修复创面；E. 术后 3 个月随访情况

【典型病例】

病例六：翻转筋膜瓣修复坐骨结节压疮。

患者男性，C_{12} 椎体骨折截瘫后 2 年，患者长期坐轮椅致使右侧坐骨结节压疮，压疮创面外口小，但腔大且深达坐骨结节，切除压疮创面及窦道壁后，在创面远近侧切取皮下组织瓣，翻转缝合一期消灭无效腔，术后半月创面一期愈合（图 2-13-6）。

3. 股骨大粗隆压疮　股骨大粗隆部是压疮的另一好发部位。当患者侧卧时，由于大粗隆受的压力最大，使该处容易发生压疮。正常情况下，大粗隆处有一滑囊，使髋关节活动时，避免大粗隆与周围组织的摩擦。一旦大粗隆发生压疮，很容易侵犯整个滑液囊，其潜在压疮创面远大于皮肤创面。因此，在治疗大粗隆压疮时，除切除皮肤表面创面外，尚需切除已受累感染的滑囊组织，然后采用直接缝合或邻近转移皮瓣或肌皮瓣来修复。由于术后患者需定期翻身，而翻身时下肢的转动，使大粗隆与转移皮瓣间形成剪切力，皮瓣在大粗隆上可来回移动，不利于组织愈合。因此术后给患者翻身时，应保持下肢与躯干一致，避免旋转下肢。目前临床上治疗大粗隆压疮常用的皮瓣、肌皮瓣有：阔筋膜张肌肌皮瓣、股后筋膜皮瓣、股直肌肌皮瓣、股外侧肌肌皮瓣、缝匠肌肌皮瓣、下腹部皮瓣、腹直肌肌皮瓣、腹内斜肌肌皮瓣、腹股沟皮瓣等，如大粗隆压疮已侵犯髋关节，用单一皮瓣修复有困难时，可用 2 块以上皮瓣联合修复，如用股外侧肌肌瓣填塞无效腔，阔筋膜张肌肌皮瓣修复创面。

【典型病例】

病例七：阔筋膜张肌皮瓣修复股骨大粗隆压疮。

患者男性，43 岁。因外伤致 T_9 椎体骨折伴截瘫。一年半前并发左侧大粗隆部压疮，压疮创面 7 cm×13 cm，入院后在彻底切除压疮创面的基础上，切取阔筋膜张肌肌皮瓣局部转移覆盖创面。皮瓣面积为 8 cm×28 cm，全部创面均一期缝合。术后皮瓣全部成活，伤口一期愈合。一年半后复查，转移的皮瓣质地柔软，压疮未再复发（图 2-13-7）。

（侯春林　孙广峰）

麻风性溃疡

麻风性溃疡多发生在足部，发生率为 30%。

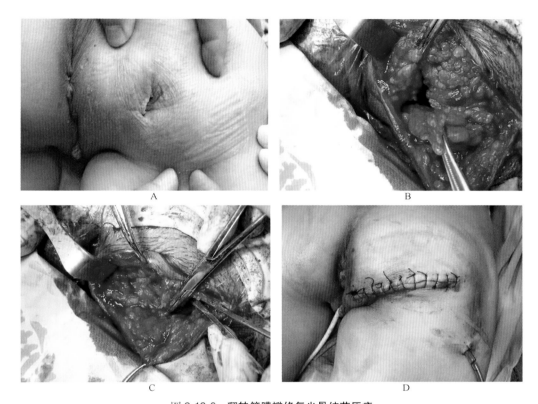

图 2-13-6　翻转筋膜瓣修复坐骨结节压疮

A. 术前右坐骨结节压疮；B. 压疮切除后无效腔；C. 翻转筋膜瓣消灭无效腔；D. 切口缝合

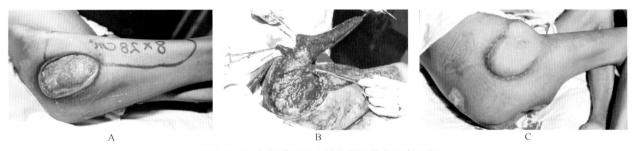

图 2-13-7　阔筋膜张肌皮瓣修复股骨大粗隆压疮

A. 术前大粗隆压疮及皮瓣设计；B. 肌皮瓣切取；C. 术后压疮一期愈合

原因是本病常常累及胫神经而引起神经麻痹,继而并发足底溃疡。溃疡经久不愈,且反复感染,导致大量软组织缺损,甚至造成终身残疾。有些溃疡和足部的畸形密切相关,对这类溃疡首先需矫正畸形,恢复正常的负重点,治疗困难。近 20 年,随着肌皮瓣技术的发展,局部转移皮瓣和游离皮瓣均应用于治疗麻风性溃疡,取得较好的效果。如足趾侧方皮瓣修复前足跖骨头负重区的麻风溃疡病灶,创面直径不宜超过 2 cm。由于趾血管本身

细小,尤其是静脉,术中需仔细保护,术后皮瓣旋转后容易受压,应仔细观察皮瓣的血供,以免失败。

麻风患者常常伴有足部畸形,影响足趾的正常结构,供区有瘢痕或慢性炎症等,慎用此方法。

此外还可利用足背皮瓣修复第五跖骨底部溃疡、足底内侧皮瓣修复足跟部溃疡等。

【典型病例】

病例八:足背皮瓣转移修复足底麻风性溃疡。

患者男性,50 岁。麻风 20 年伴右下肢麻木,并发第五跖骨底溃疡 10 年。溃疡创面达 3.5 cm × 3.5 cm。入院后在彻底切除创面的基础上,切取足背血管蒂皮瓣局部转移覆盖创面。皮瓣面积为 4.5 cm × 4.5 cm,术后皮瓣成活,覆盖创面。11 年后复查,转移皮瓣质地好,溃疡未再复发(图 2-13-8)。

病例九:足底转移皮瓣修复足跟麻风性溃疡。

患者男性,44 岁。麻风 28 年伴右下肢麻木,并发右足下垂及足跟外侧溃疡 27 年。溃疡创面达 8.0 cm × 5.5 cm。入院后在彻底切除创面的基础上,切取皮瓣局部转移覆盖创面。设计足底内侧动脉为蒂的皮瓣,术中切取皮瓣,术后皮瓣成活,覆盖创面。术后 2 个月复查,溃疡未再复发(图 2-13-9)。

游离皮瓣仅仅适用于麻风性足部溃疡,而无局部转移皮瓣可用或创面太大局部转移皮瓣无法覆盖的病例。文献报道的游离皮瓣有足背皮瓣、背阔肌皮瓣、隐动脉血管神经蒂皮瓣等。

骨　髓　炎

骨髓炎是骨内感染性病变,最常由化脓性细菌所引起。来自血液中的细菌在骨内定植并繁殖引致骨内感染,称为血源性骨髓炎,多发于儿童。在创伤后或是外源性骨髓炎,感染几乎总是伴随着创伤(包括手术),未经及时、有效、正确处理的开放性骨折,以及部分闭合骨折也会因为诸多因素而导致术后伤口感染,浅表感染一旦与骨髓腔相通,骨髓炎则难以避免。随着现代化社

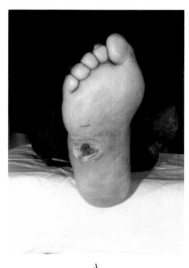

A

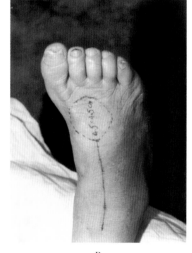

B

C

图 2-13-8　足背皮瓣修复足底麻风性溃疡

A. 术前创面;B. 皮瓣设计;C. 皮瓣转移

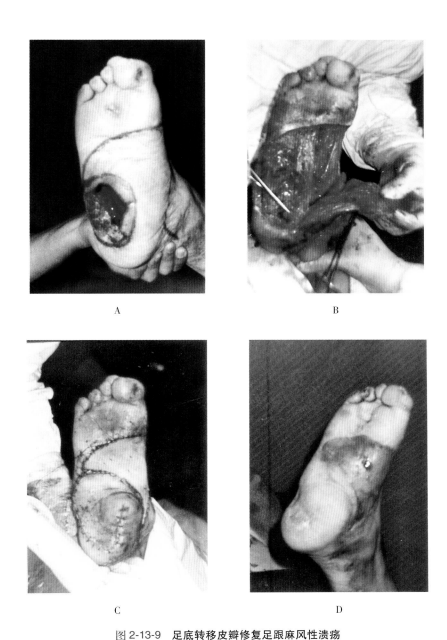

图 2-13-9　足底转移皮瓣修复足跟麻风性溃疡

A. 术前溃疡和皮瓣设计；B. 皮瓣切取；C. 皮瓣转移；D. 术后皮瓣愈合

会的快速发展，交通、意外伤害则成为骨髓炎的主要原因，其发病率正显著超过血源性骨髓炎，而成为临床最常见的类型，成为现代社会较为流行的几个感染性疾病之一。创伤性骨髓炎合并有伤口感染、软组织缺损、骨折端及内植物外露、邻近软组织瘢痕、窦道，反复发作、久治不愈的复杂性骨髓炎的临床治疗迄今仍为难题，致残率高，部分严重病例最终会以截肢为终结。近几十年来，随着显微外科技术的普及提高与相关载药

抗生素人工骨的局部应用，创面封闭负压引流技术、骨折内外固定材料与技术方法的进步，以及严重肢体创伤救治伤害控制理念等综合技术的发展与应用，使慢性骨髓炎的治疗有了新的进展，使那些复杂难治性慢性骨髓炎通过一期手术完成治疗成为可能，并取得较传统分期手术方法更好的疗效。

（一）创伤性骨髓炎的临床特点

（1）多为高能量损伤，开放粉碎性骨折，青壮

年人群多发。若闭合性骨折处置不当,发生伤口愈合不良,软组织坏死,钢板与骨质外露感染,也可导致骨髓炎。某些部位闭合性骨折内固定术后感染,如胫骨平台、胫腓骨下端(Pilon 骨折)、跟骨骨折,多数与此有关,应引起重视。

(2)感染主要局限于骨折手术处,常伴有软组织缺损、钢板与骨质外露、贴骨瘢痕、窦道瘘管、骨不连、骨缺损,病变周而复始迁延不愈。除非窦道瘘口闭塞或因疲劳受累,感冒或其他病害而诱致炎症急性发作,出现局部红肿热痛、全身发热,血象出现白细胞升高外,部分患者则长期带伤病扶拐坚持日常生活与工作。因此,慢性骨髓炎又具有隐匿低毒性的另一特点,也是患者与医者容易忽略的原因之一。

(3)致病菌多数为金黄色葡萄球菌(50%~70%),但牵涉革兰阴性杆菌属的病例也接近50%。多数微生物混合感染的病例有所增加,特别是长期软组织缺损,伤口钢板骨质外露,或存在窦道瘘管等。由于感染伤口内的细菌不断繁殖并形成细菌生物膜,病灶及邻近软组织条件及血供差,单纯全身应用抗生素很难达到有效抑菌和杀菌的浓度,因此手术彻底清除病灶是最主要的治疗手段。

(二)诊断与治疗

(1)常规进行详尽的病史询问采集,全身与肢体局部的细致体格检查,系统合理的实验室及影像学检查,必要时瘘管窦道病腔造影。

(2)骨髓炎手术治疗中彻底清创被认为是最基本的治疗方法,治疗应遵循:① 骨感染病灶清除要彻底,上下髓腔要打通,骨壁出现"辣椒征"。② 窦道、瘘管、包绕感染病变的炎性增厚的纤维瘢痕组织要切除干净(周围与深面要超过接近正常组织层)。③ 重建与稳定骨骼以外固定架为主。④ 消灭无效腔,骨缺损植骨必须要足够充实(自体髂骨为主),必要时附加肌瓣填充,软组织空腔常规处置不可靠时必须用邻近肌瓣转位填充。⑤ 植骨中可混合应用载抗生素可吸收人工骨,利用其在伤口局部可持续较长时间(2个月)释放较高浓度的抗生素,提高病灶中的杀菌浓度,消灭细菌,稳定病灶,提高增强治疗效果,减

少全身抗生素的应用。⑥ 长段结构性骨缺损(6 cm)且软组织条件差视患者意愿及医者技术水平选择用吻合血管骨皮瓣移植或单用吻合血管腓骨瓣、髂骨瓣,或可选择骨搬移治疗。⑦ 病灶清除后残留创面,应用皮瓣、肌皮瓣一期修复创面,不仅妥善地解决彻底扩创与软组织缺损修复重建之间的矛盾,使创面一期闭合,缩短了疗程;而且通过应用组织结构正常、血运丰富的肌瓣、肌皮瓣修复,利于更好的改善病变部位血运,增强局部抵抗免疫能力,促进骨折愈合,有利于骨髓炎的治愈。⑧ 皮瓣肌皮瓣的应用同样应遵循其基本原则,以邻近带蒂转位为主,游离移植则应视病情手术修复需要,个性化使用,力争简便安全可靠,取得最佳疗效。

【典型病例】

病例十:腓肠肌外侧头肌皮瓣修复小腿创面。

患者男性,20岁,2年前外伤至右胫腓骨闭合性骨折,当地医院予以切开复位内固定,术后伤口不愈,钢板及骨质外露,1年后拆除钢板,改用钢丝捆绑,后因创面久治不愈而收入我院。查体:右小腿中上段皮肤瘢痕中心约8 cm×6 cm 软组织缺损,外露骨块坏死干枯为毛竹片样,创缘渗出,创面细菌培养为鲍曼复合醋酸钙不动杆菌。X 线片见大片坏死骨块,骨髓腔异常改变,骨折部分愈合。手术扩大切除贴骨瘢痕,剔除成块死骨,打通髓腔,软组织缺损约15 cm×7 cm,骨缺损约占周径40%,彻底清创后取自体髂骨与载抗生素可吸收硫酸钙人工骨混合植骨,取岛状腓肠肌外侧头肌皮瓣转位覆盖植骨后软组织缺损,术后创面及骨愈合良好,现已8年,骨髓炎未复发(图 2-13-10)。

病例十一:踇展肌皮瓣修复足跟创面。

患者女性,60岁,右足跟反复破溃流脓1年,查体:右足跟底部有一窦道,周围瘢痕组织包绕,伴有渗出,创面细菌培养阴性,X 线片见跟骨底部不规则低密度区。彻底病灶清创,残留空腔用载抗生素硫酸钙填充,切取踇展肌肌皮瓣转移,修复创面,术后创面一期愈合,随访5

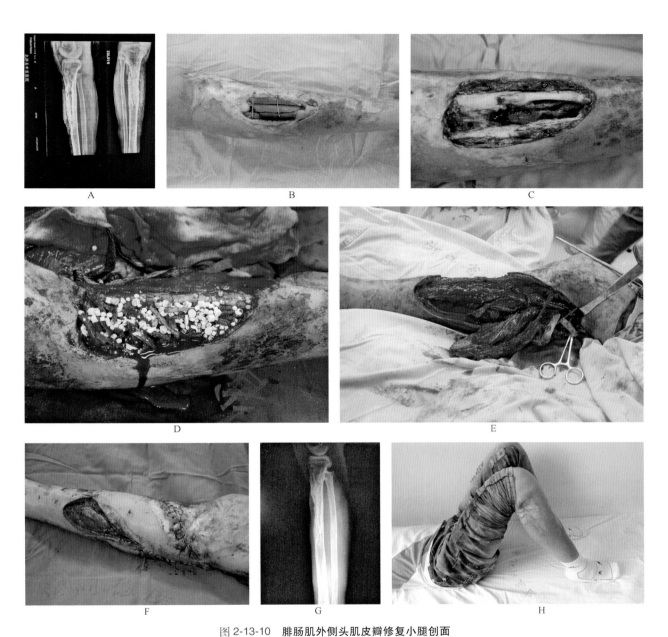

图 2-13-10　腓肠肌外侧头肌皮瓣修复小腿创面

A、B. 术前骨外露、骨坏死；C. 病灶清除后创面；D. 载药抗生素硫酸钙人工骨结合髂骨植骨；E. 腓肠肌外侧头肌皮瓣转移修复创面；
F. 创面一期愈合；G. 术后 3 年 X 线片；H. 术后 3 年创面愈合情况

年骨髓炎无复发，骨破坏腔已愈合，恢复行走功能（图 2-13-11）。

（张　春）

肿瘤切除术后的缺损

身体各部位的肿瘤（良、恶性），在按照肿瘤治疗原则切除后，所遗留的创面有下列特点：① 属于外科手术造成的新鲜创面。② 多为无菌创面。③ 组织缺损的范围、程度，差异很大。其差异包括：① 单纯的体表皮肤软组织缺损，如眼睑肿瘤术后、头皮肿瘤术后等，多可用单纯的皮瓣予以覆盖修复。② 复杂的多元深部结构缺损，如口腔颌面部洞穿性缺损、颌骨缺损、

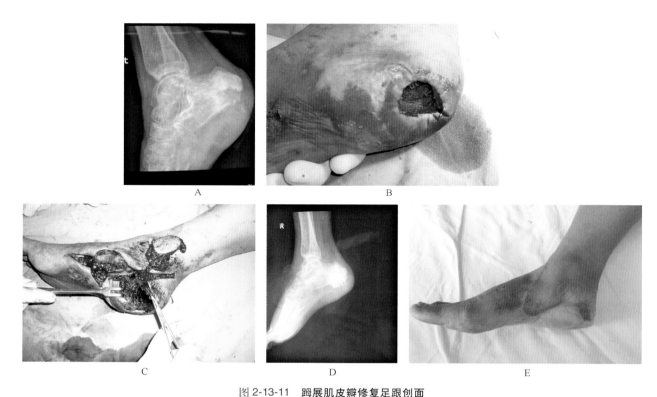

图 2-13-11　踇展肌皮瓣修复足跟创面
A. 术前跟骨骨髓炎；B. 病灶清除后创面；C. 切取踇展肌皮瓣；D. 载药抗生素硫酸钙结合髂骨植骨；
E. 术后 5 年创面愈合情况

乳腺癌根治术后缺损、四肢肿瘤切除后骨与软组织缺损、胸腹壁联合缺损等，往往需要进行复杂的组合皮瓣移植，才能覆盖创面、修复缺损、重建功能。

【典型病例】

病例十二：游离腹壁下动脉穿支皮瓣联合对侧腹直肌皮瓣移位修复胸前外侧区域缺损。

患者女性，59 岁。右乳癌根治术、放化疗后 13 年，胸壁瘢痕溃烂 7 个月余。体查见右乳缺如，术区萎缩性瘢痕，15.0 cm×5.0 cm；胸骨下段区域溃疡灶约 2.0 cm×1.5 cm，深约 1.0 cm，表面结痂；右侧锁骨上区片状瘢痕，10.0 cm×5.0 cm。入院后全麻下行右侧颈部-胸壁肿块扩大切除，游离腹壁下动脉穿支皮瓣联合对侧腹直肌皮瓣移位术，皮瓣的右侧腹壁下动静脉与预先保留的右侧胸廓内动静脉端端吻合。术后病理检查结果为右胸壁高分化鳞癌伴溃疡形成，部分软骨有黏液变性。患者恢复情况良好，皮瓣外观及上肢功能恢复满意。随访 14 个月，未见肿瘤复发（图 2-13-12）。

病例十三：胸大肌皮瓣与胸肩峰动脉穿支皮瓣嵌合移植修复下咽缺损。

患者男性，59 岁，下咽癌根治术后 3 年，复发 1 个月。入院诊断：下咽癌（$T_3N_2M_0$）中分化鳞癌，双侧颈部淋巴结转移。彻底清创后继发环周缺损面积为 9.0 cm×4.5 cm。设计 9.0 cm×4.5 cm 右侧胸肩峰动脉穿支皮瓣和 12.0 cm×5.0 cm 右侧胸大肌皮瓣（图 2-13-13），肌皮瓣和穿支皮瓣环形缝合重建下咽缺损，供区直接拉拢缝合。患者术后恢复顺利，随访 48 个月，未见肿瘤复发，下咽吞咽功能良好，供区胸大肌外形和功能无明显损伤。钡餐检查未见咽瘘、伤口裂开、狭窄等并发症出现（图 2-13-14）。

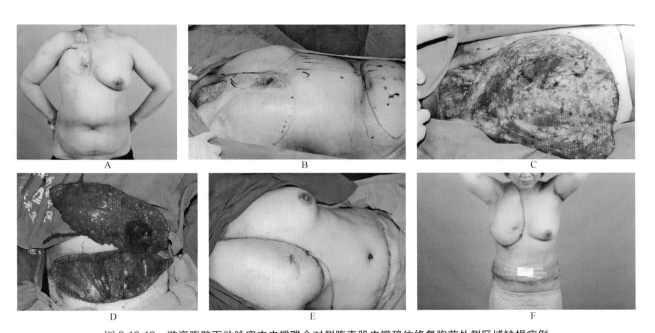

图 2-13-12　游离腹壁下动脉穿支皮瓣联合对侧腹直肌皮瓣移位修复胸前外侧区域缺损病例

A. 术前胸部肿瘤外观；B. 手术设计；C. 肿瘤根治术后遗留巨大创面；D. 皮瓣切取完成；E. 术中皮瓣移植完成即刻观；F. 术后 2 个月

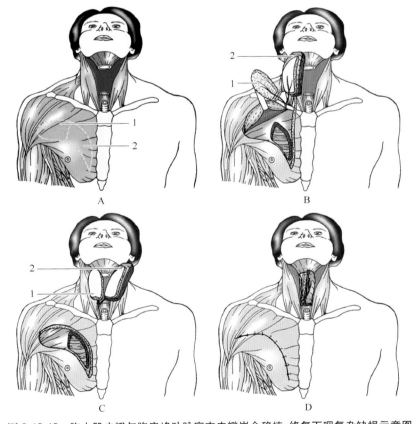

图 2-13-13　胸大肌皮瓣与胸肩峰动脉穿支皮瓣嵌合移植,修复下咽复杂缺损示意图

A. 皮瓣设计；B. 皮瓣切取完毕；C. 皮瓣通过锁骨深面隧道转移到下咽位置；D. 皮瓣拼接后重建下咽缺损

1. 胸肩峰动脉穿支皮瓣；2. 胸大肌皮瓣

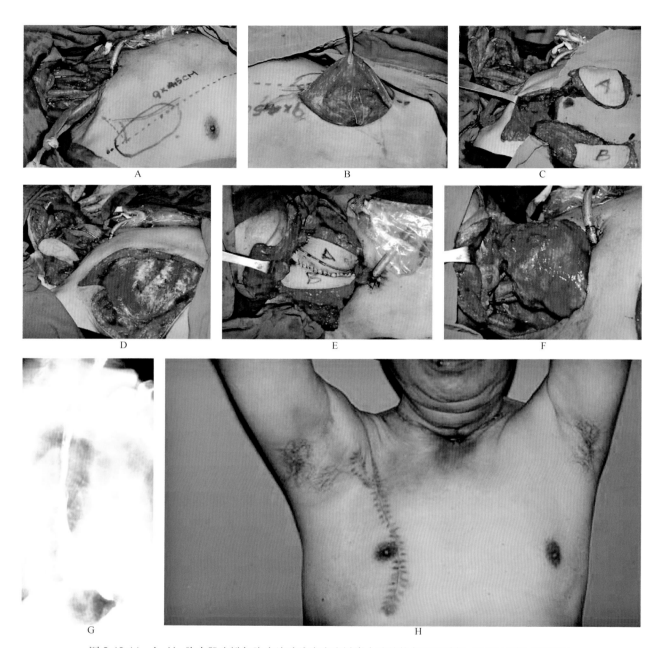

图 2-13-14　A～H. 胸大肌皮瓣与胸肩峰动脉穿支皮瓣嵌合移植修复下咽缺损,手术过程及术后随访

A. 设计嵌合胸肩峰动脉穿支皮瓣修复环形下咽缺损;B. 显露胸肩峰动脉穿支;C. 以胸肩峰动脉为蒂的嵌合穿支皮瓣切取完毕;D. 皮瓣转移至受区;E、F. 拼接嵌合穿支皮瓣修复下咽环形缺损;G. 钡餐试验证明下咽重建功能满意;H. 术后 6 个月随访证明效果满意

(周　晓　李　赞　宋达疆)

参考文献

[1] 于仲嘉,汤成华,何鹤皋.桥式交叉游离背阔肌皮瓣移植一例报告[J].中华医学杂志,1984,64:309-311.

[2] 朱盛修.以腕背血管作吻合的背阔肌皮瓣移植一例[J].中华显微外科杂志,1986,9:139.

[3] 于仲嘉,曾炳芳,何鹤皋.桥式交叉吻合血管游离组织移植[J].中华骨科杂志,1994,13(6):332-335.

[4] 曾炳芳,眭述平,姜佩珠,等.大段骨与大面积皮肤复合缺损的显微外科修复[J].上海医学,1999,22(3):134-136.

［5］裴国献,刘冠聚,李坤德,等.下肢严重创伤小腿平行桥式背阔肌皮瓣移植修复[J].中华显微外科杂志,1989,12：36.

［6］裴国献,谢占平,李坤德,等.以健侧胫后血管为血供的肌皮瓣移植修复下肢严重创伤[J].中华创伤杂志,1992,8：266-268.

［7］孙博,高崇敬,陈子华,等.小腿内侧皮瓣逆向移位及其静脉回流的解剖学研究[J].临床应用解剖学杂志,1985,3：7-8.

［8］张善才,李金明,宋克勤,等.胫后动脉逆行岛状皮瓣的临床应用[J].中华外科杂志,1984,22：685-687.

［9］裴国献,李忠华,赵东升,等.胫后血管逆行皮瓣及所携带游离皮瓣血液循环形态学研究[J].中国临床解剖学杂志,1997,15：246-249.

［10］裴国献,赵东升,杨润功,等.胫后血管顺、逆行皮瓣分别携带游离皮瓣动脉压及血流量动静变化[J].中国临床解剖学杂志,1998,16：160-163.

［11］董立闻,李伏田,王载明,等.游离皮瓣及肌皮瓣修复足底溃疡的进一步观察[J].中国麻风杂志,1987,3(3)：154-155.

［12］董立闻,王载明.足弓血管蒂皮瓣移植修复足底溃疡[J].中国麻风杂志,1989,5(1)：27-28.

［13］李伏田,董立闻,顾大欣,等.足部血管蒂皮瓣修复足底溃疡[J].上海医学杂志,1979,2(5)：15-17.

［14］董立闻,王载明,彭金虎,等.游离背阔肌皮瓣移植修复足底溃疡[J].上海医学杂志,1982,5(5)：300-301.

［15］姚忠军,胡军,严永祥,等.髂骨皮瓣移植加外固定器固定修复胫骨缺损伴小腿软组织缺损[J].中华骨科杂志,2002,22(8)：492-495.

［16］严康宁,郑亚才,李应国,等.病灶清除一期植骨转移皮瓣治疗创伤性骨髓炎并骨不连10例报告[J].骨与关节杂志,2001,16(3)：228-229.

［17］刘兴炎,葛宝丰,甄平,等.采用带血管腓骨移植一期修复慢性骨髓炎大段骨缺损[J].中华显微外科杂志,2000,23(3)：165-167.

［18］柴益民,林崇正,陈彦堃,等.腓动脉终末穿支蒂腓肠神经营养血管皮瓣的临床应用[J].中华显微外科杂志,2001,24(3)：167-169.

［19］Taylor GI, Townsend P, Corle TT. Superiority of the deep circumflex iliac vessels as the supply for free groin flap [J]. Plast Reconstr Surg, 1979, 64：595-599.

［20］Yu ZJ, Tang CH, He HG. Cross-bridge transplantation of free latissimus dorsi skin flap in one case [J]. Microsurgery, 1985, 1：309-311.

［21］Kobus K. Free transplantation of tissues：Problem and complications [J]. Ann Plast Surg, 1988, 20：55-62.

［22］Crovella U, Bocca M. Cross-bridge flap illembo libero con apporto vascolare a distanza [J]. Riv Ital Chir Plasica, 1989, 21：193-196.

［23］Sharma RK. Cross leg posterior tibial artery fasciocutaneous island flap for reconstruction of lower leg defects [J]. Brit J Plast Surg, 1992, 45：62-65.

［24］Armstrong DG, Ngvyen HC, Lavery LA, et al. Off-loading the diabetic foot wound：a randomized clinical trial [J]. Diabetes Care, 2001, 24：1019-1022.

［25］Steed DL. Clinical evaluation of recombinant human platelet derived growth factor for the treatment of lower extremity diabetic ulcer [J]. Vasc Surg, 1995, 21：71-81.

［26］Calle-Pascual AL, Duran A, Diaz A, et al. Comparison of peripheral arterial reconstruction in diabetic and non-diabetic patients：a Prospective clinic -based study [J]. Diabetes Res Clin Pract, 2001, 53：129-136.

［27］Estes JM, Pomposelli FB. Lower extremity of arterial reconstruction in patient with diabetes Mellitus [J]. Diabet Med, 1996, 13 (Suppl 1)：S43-S57.

［28］Lavery LA, Van Houten WH, Armstrong DG. Institutionalization following diabetes related lower extremity amputation [J]. Am J Med, 1997, 103：383-388.

［29］Isenberg JS. The reversal sural artery neurocutaneous island flap in composite lower extremity wound reconstruction [J]. Foot Ankle Surg, 2000, 39(1)：44-48.

［30］Musharafieh R, Macari G, Hayek S, et al. Rectus abdominis free-tissue transfer in lower extremity reconstruction：review of 40 cases [J]. J Reconstr Microsurg, 2000, 16(5)：341-345.

［31］Gooden MA, Gentile AT, Mills JL, et al. Free tissue transfer to extend the limits of limb salvage for lower extremity tissue loss [J]. Am J Surg, 1997, 174(6)：644-648.

［32］Rosenblum BI, Giurini JM, Miller LB, et al. Neuropathic ulcerations plantar to the lateral column in patients with Charcot foot deformity：a flexible approach to limb salvage [J]. Foot Ankle Surg, 1997, 36(5)：360-363.

［33］Lai CS, Lin SD, Yang CC, et al. Limb salvage of infected diabetic foot ulcers with microsurgical free-muscle transfer [J]. Ann Plast Surg, 1991, 26(3)：212-220.

［34］Cronenwett JL, McDaniel MD, Zwolak RM, et al. Limb salvage despite extensive tissue loss. Free tissue transfer combined with distal revascularization [J]. Arch Surg, 1989, 124(5)：609-615.

［35］Colen LB, Replogle SL, Mathes SJ. The V-Y plantar flap for reconstruction of the forefoot [J]. Plast Reconstr Surg, 1988, 81(2)：220-228.

［36］Attinger CE, Ducic I, Neville RF, et al. The relative roles of aggressive wound care versus revascularization in salvage of the threatened lower extremity in the renal failure diabetic patient [J]. Plast Reconstr Surg, 2002, 109(4)：1281-1290.

［37］Bhandari PS, Sobti C. Reverse flow instep island flap [J]. Plast Reconstr Surg, 1999, 103(7)：1986-1989.

［38］Hyakusoku H, Yamamoto Y, Fumiiri M. The propeller flap method [J]. Br J Plast Surg, 1991；44：53-54.

［39］Hyakusoku H, Ogawa R, Oki K, Ishii N. The perforator pedicled propeller (PPP) flap method：report of two cases [J]. J Nippon Med Sch. 2007；74(5)：367-371.

［40］Chang SM, Zhang F, Yu GR, et al. Modified distally based peroneal artery perforator flap for reconstruction of foot and ankle [J]. Microsurgery, 2004, 24(6)：530-536.

［41］Pignatti M, Ogawa R, Hallock GG, et al. The "Tokyo" Consensus on Propeller Flaps [J]. Plast Reconstr Surg, 2010, 127 (2)：716-722.

［42］Wong CH, Cui F, Tan BK, et al. Nonlinear finite element simulations to elucidate the determinants of perforator patency in propeller flaps [J]. Ann Plast Surg, 2007, 59(6)：672-678.

［43］Teo TC. The propeller flap concept [J]. Clin Plast Surg, 2010, 37：615-626.

［44］Chang SM, Tao YL, Zhang YQ. The distally perforator pedicled propeller flap [J]. Plast Reconstr Surg, 2011.

［45］ Mader JT, Cripps MW, Calhaun JH. Adult posttraumatic osteomyelitis of the tibia［J］. Clin Orthop, 1999, 360: 14.

［46］ Tsahayama DT. Pathophysiology of posttraumatic osteomyelitis［J］. Clin Orthop, 1999, 360: 22.

［47］ Beockx-w, Van-den-Hof-B, Van-Hobler-C. Changes in donofsite selection in lowe limb free reconstructions［J］. Microsurgery, 1996, 17(7): 380.

［48］ Nakatsuka T, Harii K, Asato H, et al. Analytic review of 2372 free flap transfers for head and neck reconstruction following cancer resection［J］. Journal of reconstructive microsurgery, 2003, 19: 363-368.

［49］ Hagau N, Longrois D. Anesthesia for free vascularized tissue transfer［J］. Microsurgery, 2009, 29: 161-167.

［50］ Hahnenkamp K, Theilmeier G, Van Aken HK, et al. The effects of local anesthetics on perioperative coagulation, inflammation, and microcirculation［J］. Anesthesia and analgesia, 2002, 94: 1441-1447.

［51］ Kim HS, Jeong TW, Park SH, et al. Vascularized Partial Free Toe Tissue Transfer Under Local Anesthesia［J］. Annals of plastic surgery, 2015, 75: 539-542.

［52］ Bjorklund KA, Venkatramani H, Venkateshwaran G, et al. Regional anesthesia alone for pediatric free flaps［J］. Journal of plastic, reconstructive & aesthetic surgery: JPRAS, 2015, 68: 705-708.

［53］ Gooneratne H, Lalabekyan B, Clarke S, et al. Perioperative anaesthetic practice for head and neck free tissue transfer — a UK national survey［J］. Acta anaesthesiologica Scandinavica, 2013, 57: 1293-1300.

［54］ Kurt E, Ozturk S, Isik S, et al. Continuous brachial plexus blockade for digital replantations and toe-to-hand transfers［J］. Annals of plastic surgery, 2005, 54: 24-27.

［55］ Manchot C. Die Hautarterien de Menschlichen Korpers［J］. Leipzig: FCW Vogel, 1889: 53-55.

［56］ Milton SH. Pedicled skin-flaps: the fallacy of the length: width ratio. Br J Plast Surg, 1970, 57: 502-508.

［57］ Taylor GI, Palmer JH. The vascular territories (angiosomes) of the body: experimental study and Clinical applications［J］. Br J Plast Surg, 1987, 40: 113-141.

［58］ Taylor GI, Corlett RJ, Dhar SC, et al. The anatomical (angiosome) and clinical territories of cutaneous perforating arteries: development of the concept and designing safe flaps［J］. Plast Reconstr Surg, 2011, 127: 1447-1459.

［59］ Koshima I, Soeda S. Inferior epigastrie artery skin flaps without rectus abdominis muscle［J］. Br J Plast Surg, 1989, 42: 645-648.

［60］ Greenspun D, Vasile J, Levine R, et al. Anatomic imaging of abdominal perforator flaps without ionizing radiation: seeing is believing with magnetic resonance imaging angiography［J］. J Reconstr Microsurg, 2010, 26: 37-44.

［61］ Masia J, Kosutic D, Cervelli D, et al. In search of the ideal method in perforator mapping: noncontrast magnetic resonance imaging［J］. J Reconstr Microsurg, 2010, 26: 29-35.

［62］ Zhang YX. Application of multidetectorrow computed tomography in propeller flap planning［J］. Plast Reconstr Surg, 2011, 127: 712-715.

［63］ 朱洪章,杨有优,朱庆棠等. 穿支皮瓣术前血管评估的研究进展［J］.中华显微外科杂志,2016,39: 415-416.

［64］ Shaoqing Feng, Wenjing Xi, Zheng Zhang, et al. A reappraisal of the surgical planning of the superficial circumflex iliac artery perforator flap［J］. J Plast Reconstr Aesthet Surg, 2017, 70: 469-477.

［65］ Weijie Su, Linguo Lu, Davide Lazzeri, et al. Contrast-enhanced ultrasound combined with three-dimensional reconstruction in preoperative perforator flap planning［J］. Plast Reconstr Surg, 2012, 131: 80-93.

［66］ Shaoqing Feng, Peiru Min, Luca Grassetti, et al. A prospective head-to-head comparison of color doppler ultrasound and computed tomographic angiography in the preoperative planning of lower extremity perforator flaps［J］. Plast Reconstr Surg, 2016, 137: 335-347.

［67］ Behan FC. The Keystone Design Perforator Island Flap in reconstructive surgery［J］. ANZ journal of surgery, 2003, 73(3): 112-120.

［68］ Mohan AT, Rammos CK, Akhavan AA, et al. Evolving Concepts of Keystone Perforator Island Flaps (KPIF): Principles of Perforator Anatomy, Design Modifications, and Extended Clinical Applications［J］. Plastic and reconstructive surgery, 2016, 137(6): 1909-1920.

［69］ Shayan R, Behan FC. Re: the "keystone concept": time for some science［J］. ANZ journal of surgery, 2013, 83(7-8): 499-500.

［70］ Behan FC, Lo CH, Shayan R. Perforator territory of the keystone flap-use of the dermatomal roadmap［J］. Journal of plastic, reconstructive & aesthetic surgery: JPRAS, 2009, 62(4): 551-553.

［71］ Pelissier P, Santoul M, Pinsolle V, et al. The keystone design perforator island flap. Part I: anatomic study［J］. Journal of plastic, reconstructive & aesthetic surgery: JPRAS, 2007, 60(8): 883-887.

［72］ Behan FC, Rozen WM, Tan S. Yin-Yang flaps: the mathematics of two keystone island flaps for reconstructing increasingly large defects［J］. ANZ journal of surgery, 2011, 81(7-8): 574-575.

［73］ Rao AL, Janna RK. Keystone flap: versatile flap for reconstruction of limb defects［J］. Journal of clinical and diagnostic research: JCDR, 2015, 9(3): Pc05-07.

［74］ Moncrieff MD, Bowen F, Thompson JF, et al. Keystone flap reconstruction of primary melanoma excision defects of the leg-the end of the skin graft［J］? Annals of surgical oncology, 2008, 15(10): 2867-2873.

［75］ Mohan AT, Sur YJ, Zhu L, et al. The concepts of propeller, perforator, keystone, and other local flaps and their role in the evolution of reconstruction［J］. Plastic and reconstructive surgery, 2016, 138(4): 710e-729e.

［76］ Khouri JS, Egeland BM, Daily SD, et al. The keystone island flap: use in large defects of the trunk and extremities in soft-tissue reconstruction［J］. Plastic and reconstructive surgery, 2011, 127(3): 1212-1221.

［77］ Abraham JT, Saint-Cyr M. Keystone and pedicle perforator flaps in reconstructive surgery: New modifications and applications［J］. Clinics in plastic surgery, 2017, 44(2): 385-402.

［78］ Lanni MA, Van Kouwenberg E, Yan A, etal. Applying the keystone design perforator island flap concept in a variety of anatomic locations: A review of 60 consecutive cases by a single surgeon［J］. Annals of plastic surgery, 2017, 79(1): 60-67.

［79］ Behan FC, Rozen WM, Azer S, et al. Perineal keystone design perforator island flap for perineal and vulval reconstruction［J］. ANZ journal of surgery, 2012, 82(5): 381-382.

[80] Taylor GI, Palmer JH. The vascular territories (angiosomes) of the body: experimental study and clinical applications [J]. British journal of plastic surgery, 1987, 40(2): 113-141.

[81] Saint-Cyr M, Wong C, Schaverien M, et al. The perforasome theory: vascular anatomy and clinical implications [J]. Plastic and reconstructive surgery 2009, 124(5): 1529-1544.

[82] Aho JM, Laungani AT, Herbig KS, et al. Lumbar and thoracic perforators: vascular anatomy and clinical implications [J]. Plastic and reconstructive surgery, 2014, 134(4): 635e-645e.

[83] Saint-Cyr M, Schaverien M, Wong C, et al. The extended anterolateral thigh flap: anatomical basis and clinical experience [J]. Plastic and reconstructive surgery, 2009, 123(4): 1245-1255.

[84] Bailey SH, Saint-Cyr M, Wong C, et al. The single dominant medial row perforator DIEP flap in breast reconstruction: three-dimensional perforasome and clinical results [J]. Plastic and reconstructive surgery, 2010, 126(3): 739-751.

[85] Wong C, Saint-Cyr M, Mojallal A, et al. Perforasomes of the DIEP flap: vascular anatomy of the lateral versus medial row perforators and clinical implications [J]. Plastic and reconstructive surgery, 2010, 125(3): 772-782.

[86] Monarca C, Rizzo MI, Sanese G. Keystone flap: freestyle technique to enhance the mobility of the flap [J]. ANZ journal of surgery, 2012, 82(12): 950-951.

[87] Hermanson A, Dalsgaard CJ, Arnander C, et al. Sensibility and cutaneous reinnervation in free flaps [J]. Plast Reconstr Surg, 1987, 79(3): 422-427.

[88] Manek S, Terenghi G, Shurey C, et al. Neovascularisation precedes neural changes in the rat groin skin flap following denervation: an immunohistochemical study [J]. Br J Plast Surg, 1993, 46(1): 48-55.

[89] Daniel RK, Terzis J, Midgley RD. Restoration of sensation to an anesthetic hand by a free neurovascular flap from the foot [J]. Plast Reconstr Surg. 1976, 57(3): 275-280.

[90] Strauch B, Tsur H. Restoration of sensation to the hand by a free neurovascular flap from the first web space of the foot [J]. Plast Reconstr Surg, 1978, 62(3): 361-367.

[91] 杨帆, 陈绍宗, 李跃军, 等. 兔感觉神经植入失神经皮瓣后再生末梢支配面积的动态变化研究 [J]. 第四军医大学学报, 1999, 20(8): 707-709.

[92] 刘鸣江, 唐举玉, 吴攀峰, 等. 逆行腓肠神经营养血管皮瓣的感觉重建 [J]. 中华显微外科杂志, 2011, 34(3): 194-197.

[93] 阳跃, 崔树森, 李春雨, 等. 重建感觉的游离臂外侧皮瓣修复手背皮肤缺损 12 例疗效分析 [J]. 中华显微外科杂志, 2016, 39(3): 234-236.

[94] 唐举玉, 李康华, 谢松林, 等. 股前外侧皮瓣修复足跟大面积软组织缺损的感觉重建探讨 [J]. 中华显微外科杂志, 2012, 35(4): 267-271.

[95] Trevatt AE, Filobbos G, Ul Haq A, et al. Long-term sensation in the medial plantar flap: a two-centre study [J]. Foot Ankle Surg, 2014, 20(3): 166-169.

[96] Zhao G, Wang B, Zhang W, et al. Sensory reconstruction in different regions of the digits: A review of 151 cases [J]. Injury. 2016, 47(10): 2269-2275.

[97] 刘勇, 张成进, 付兴茂, 等. 跨供区髂骨皮瓣联合感觉神经植入一期修复大面积跟骨与皮肤缺损 [J]. 中华创伤骨科杂志, 2013, 15(7): 571-574.

[98] Chang KN, DeArmond SJ, Buncke HJ Jr. Sensory reinnervation in microsurgical reconstruction of the heel [J]. Plast Reconstr Surg, 1986, 78(5): 652-664.

[99] Hoppenreijs TJ, Freihofer HP, Brouns JJ, et al. Sensibility and cutaneous reinnervation of pectoralis major myocutaneous island flaps. A preliminary clinical report [J]. J Craniomaxillofac Surg, 1990, 18(6): 237-242.

[100] 顾立强, 裴国献, 任高宏, 等. 早期股薄肌移植联合神经移位治疗全臂丛根性撕脱伤初步报告 [J]. 中华外科杂志, 2000, 38: 477.

[101] 顾立强, 向剑平, 秦本刚, 等. 健侧颈 7 椎体前路移位直接修复下干联合股薄肌移植治疗臂丛根部撕脱伤 [J]. 中华显微外科杂志, 2009, 32: 444-447.

[102] Birch R, Bonney G, Wynn Parry CB. Surgical disorders of the peripheral Nerves [M]. Edinburgh: Churchill Livingstone, 1998.

[103] Doi K, Sakai K, Kuwata N, et al. Double-muscle technique fir reconstruction of prehension after complete avlusion of the brachial plexus [J]. J Hand Surg(Am), 1995, 20: 408.

[104] Doi K. New reconstructive procedure for brachial plexus injury [J]. Clin Plast Surg, 1997, 24: 75-85.

[105] Doi K. Management of total paralysis of the brachial plexus by the double free-muscle transfer technique [J]. J Hand Surg Eur, 2008, 33: 240-251.

[106] Yang J, Qin B, Fu G, et al. Modified pathological classification of brachial plexus root injury and its MR imaging characteristics [J]. J Reconstr Microsurg, 2014, 30: 171-178.

[107] Tamai S, Komatsu S, Sakamoto H, et al. Free muscle transplants in dogs, with microsurgical neurovascular anastomoses [J]. Plast Reconstr Surg, 1970, 46: 219-225.

[108] Shanghai Sixth People's Hospital. Free muscle transplantation by microsurgical neurovascular anastomoses: report of a case [J]. Chin Med J, 1976, 2: 47.

[109] Harii K, Ohmori K, Torii S. Free gracilis muscle transplantation, with microneurovascular anastomoses for the treatment of facial paralysis. A preliminary report [J]. Plast Reconstr Surg, 1976, 57: 133-143.

[110] Ikuta Y, Kubo T, Tsuge K. Free muscle transplantation by microsurgical technique to treat severe Volkmann's contracture [J]. Plast Reconstr Surg, 1976, 58: 407-411.

[111] Manktelow RT, McKee NH. Free muscle transplantation to provide active finger flexion [J]. J Hand Surg Am, 1978, 3: 416-426.

[112] Manktelow RT, Zuker RM, McKee NH. Functioning free muscle transplantation [J]. J Hand Surg Am, 1984, 9: 32-39.

[113] Doi K, Sakai K, Ihara K, et al. Reinnervated free muscle transplantation for extremity reconstruction [J]. Plast Reconstr Surg, 1993, 91: 872-883.

[114] Doi K, Kuwata N, Kawakami F, et al. Limb-sparing surgery with reinnervated free-muscle transfer following radical excision of soft-tissue sarcoma in the extremity [J]. Plast Reconstr Surg, 1999, 104: 1679-1687.

[115] Ihara K, Shigetomi M, Kawai S, et al. Functioning muscle

transplantation after wide excision of sarcomas in the extremity[J]. Clin Orthop Relat Res, 1999, 358：140-148.

［116］ Doi K, Hattori Y, Kuwata N, et al. Free muscle transfer can restore hand function after injuries of the lower brachial plexus[J]. J Bone Joint Surg Br,1998, 80：117-120.

［117］ Doi K, Muramatsu K, Hattori Y, et al. Restoration of prehension with the double free muscle technique following complete avulsion of the brachial plexus. Indications and long-term results[J]. J Bone Joint Surg Am, 2000, 82：652-666.

［118］ Lu Q, Gu L, Jiang L, et al. The upper brachial plexus defect modal in rhesus monkeys：a cadaveric feasibility study [J]. Neuroreport,2013, 24：884-888.

［119］ 朱盛修,张伯勋,姚建祥.吻合血管神经的趾短伸肌皮瓣移植重建拇对掌内收功能[J].中华外科杂志,1982,12：716-718.

［120］ 杨志明,裴福兴,张世琼,等.尺侧腕屈肌移位重建屈肘功能[J].中国修复重建外科杂志,1994;8(4)：193.

［121］ Baker PA, Watson SB. Functional gracilis flap in thenar reconstruction [J]. J Plast Reconstr Aesth Surg, 2007, 60, 828-834.

［122］ Hou Y, Qin B, Gu L, et al. Restoration of finger and thumb movement using one-stage free muscle transplantation[J]. J Plast Surg Hand Surg, 2016, 50(3)：130-134.

［123］ Yang Y, Yang J-T, Gu L, et al. Functioning free gracilis transfer to reconstruct elbow flexion and quality of life in global brachial plexus injured patients[J]. Sci Rep, 2016,6：22479.

［124］ Yang Y, Zou X, Gu L, et al. Neurotization of free gracilis transfer with the brachialis branch of the musculocutaneous nerve to restore finger and thumb flexion in lower trunk brachial plexus injury：an anatomical study and case report[J]. Clinics, 2016, 71：193-198.

［125］ Potter SM, Ferris SI. Reliability of functioning free muscle transfer and vascularized ulnar nerve grafting for elbow flexion in complete brachial plexus palsy [J]. J Hand Surg Eur, 2017, 42（7）：693-699.

［126］ Maldonado AA, Kircher MF, Spinner RJ, et al. Free functioning gracilis muscle transfer with and without simultaneous intercostal nerve transfer to musculocutaneous nerve for restoration of elbow flexion after traumatic adult brachial Pan-plexus injury[J]. J Hand Surg Am, 2017, 42(4)：293. e1-293. e7.

［127］ Liu J1, Saul D, Böker KO, et al. Current methods for skeletal muscle tissue repair and regeneration[J]. Biomed Res Int, 2018, 2018：1984879.

［128］ 常致德.电烧伤的治疗与研究[M].山东：山东科学技术出版社,2001.

［129］ 于新国、李梅、郭瑜峰.电烧伤患者的急诊处理[J].中国保健营养,2013,02：36-37.

［130］ 于新国、郭瑜峰、李梅.腹部带蒂皮瓣修复腕部电烧伤的治疗分析[J].中国医学工程,2012,20(12)：98-99.

第二篇

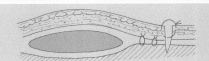

各 论

第三章

头颈部

第一节　额部皮瓣

额部皮瓣(或称前额皮瓣,简称额瓣)是以颞浅动脉干额支为蒂的皮瓣。根据面颊皮肤及口内黏膜缺损修复的需要,按切取的范围,可分为一侧额瓣、全额瓣。由于额支与滑车上动脉、眶上动脉、鼻背动脉等有广泛的吻合,可单独利用前额正中额部皮瓣或复合瓣修复鼻部缺损或鼻尖畸形,故有正中前额瓣的命名。

额部皮瓣是一种古老的外科技术,用岛状瓣的形式修复眼眶软组织缺损,用额瓣或正中前额瓣修复鼻缺损及鼻再造已有较长的历史,曾在口腔颌面部缺损整复历史上起过一定的作用。例如,Carpue(1861)首先将额瓣由印度介绍至西欧, Blair(1941)用额瓣修复口咽缺损,Champion(1960)、Mclaren(1963)将额瓣作为全颊缺损修复的衬里, McGregor(1963)用额瓣修复龈颊黏膜缺损,Millard(1964)在下颌骨修复中应用额瓣覆盖创面等。

以颞浅血管为蒂的前额皮瓣及头皮瓣,在头面部皮肤缺损的整形修复上早已采用。对颞浅血管的解剖研究也早已有报道。例如,Adachi(1928)、斋藤(1954)等人对日本人颞浅血管的解剖研究,Firbas(1973)、Kozielee(1976)等对欧洲

人颞浅血管的解剖研究,以及我国钟世镇(1979)、朱星红(1986)等的研究,都为额部皮瓣的应用提供了详细而有价值的解剖学依据和可供临床应用的参考资料。随着对额部血供来源的巨微解剖研究的深入,额瓣在临床应用的范围有所扩大,额瓣除了作为鼻缺损修复和再造最常用的皮瓣外,还可有多种用途。主要原因是额瓣内含有知名的血管,血管管径较粗,解剖恒定,行程表浅,血运丰富;部位接近面部,肤色理想;且有一个长而松软的组织蒂,转移灵活,便于修复各种面部皮肤及口内黏膜缺损。额支静脉出现率为 86%,多数位于同名动脉的上方,但静脉与动脉之间保持一定距离,平均不超过 4 cm,额支静脉汇入主干处的管径为 1.83 mm,较动脉略粗,可以额支为血管蒂设计前额游离皮瓣。但额瓣切取后需行植皮覆盖供区创面,有碍面容为其最大缺点。近 10 余年来应用皮肤扩张术,将扩张后的额部皮瓣行全鼻再造被认为是最佳方案。

【应用解剖】

额部的血供主要来源于颈外动脉的颞浅动脉

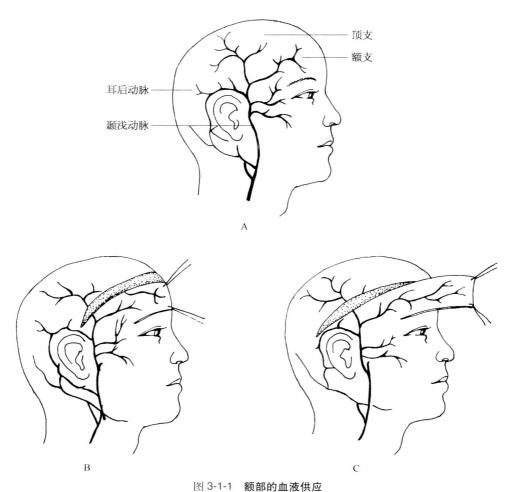

图 3-1-1　额部的血液供应

A. 额顶部血液供应；B. 一侧额瓣血供；C. 全额瓣血供

额支,其次为眶上动脉和滑车上动脉,故血供丰富。额支十分恒定,出现率为100%。以额支走行的方向,分为平部与升部两段。平部多走行在额肌浅面,斜向前上,行至眶外上角后上方,转向上变成升部走向颅顶。颞浅静脉与动脉伴行,通常位于动脉后方。颈外动脉分出的耳后动脉,在乳突平面沿二腹肌后腹的浅缘上行,在耳廓上部的头皮内与颞浅动脉后支的分支吻合。如设计全额瓣,为了保证皮瓣的血供,除额支外,耳后动脉也可包括在内(图3-1-1)。因额部血供丰富,不论一侧额瓣或全额瓣均不需要进行延迟。前额正中皮肤的血供来源有滑车上血管、眶上血管和鼻背血管等,可用窄蒂的额瓣作鼻再造,蒂内包括滑车上动脉,或同时包括滑车上动脉和眶上动脉。由于颞浅动脉与相邻动脉之间有丰富的血管吻合,当一侧颈外动脉结扎,而又必须采用该侧额瓣作为修复的供区时,可设计蒂

位于同一侧头皮,此时皮瓣的血供来自顶支与对侧颞浅动脉及枕动脉的吻合支(图3-1-2)。

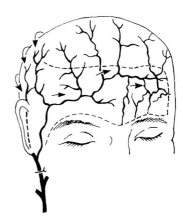

图 3-1-2　颈外动脉结扎后额瓣设计

【适应证】

前额发际内岛状皮瓣可再造眼眉,额肌肌瓣

直接移植可治疗上眼睑下垂;一侧额瓣或全额瓣可修复癌肿切除后的咽侧壁、舌、口底及颊部缺损也可用于下颌骨缺损植骨修复后的创面覆盖以及颅底肿瘤切除后硬脑膜创面的覆盖;对面颊洞穿性缺损修复时,作为口内黏膜衬里是较为理想的材料;正中前额瓣或复合瓣对鼻外伤、感染以及血管瘤放疗后所致的鼻部萎缩畸形等进行修复,较为满意。可作为鼻尖部软组织缺损与硬、软组织缺损修复的首选供区。

【手术方法】

额部岛状皮瓣修复上唇缺损,不论采用一侧额瓣或全额瓣,过去较多采用的是二期法,即需二期断蒂,有时还需延迟。本节介绍的方法为一期法,不需二期断蒂。对于颈外动脉已行结扎,为了修复眶部或面颊部损伤,也可以设计蒂内包含头皮动脉的额瓣,而且不需延迟。修复上唇缺损有

两种方法:折叠皮瓣法和额瓣与鼻唇沟瓣联合修复法。

(一)额瓣与鼻唇沟瓣联合修复上唇缺损

1. 皮瓣设计 以修复上唇缺损为例。先标明颞浅动脉主干及额支的走行方向,在颧弓上方颞浅动脉主干处,与上唇缺损边缘做一连线。此连线的长度,即为额部岛状皮瓣蒂的长度。根据上唇的缺损面积,在前额发际下设计稍大于上唇缺损面积的额部皮瓣(图3-1-3A)。因所需额瓣蒂部较长,正中额瓣已越过中线,为确保额瓣的血供,皮瓣的蒂部应包含颞浅动脉的额支和耳后动脉在内。为修复口内黏膜,可在双侧鼻唇沟处,设计蒂位于下方的翻转皮瓣,翻向口内做口内衬里。

2. 手术步骤 根据皮瓣设计,将位于耳颞部皮瓣蒂部的皮肤切开(仅切开真皮层),分离及翻开皮肤,显露皮下组织,然后沿颞浅动静脉两侧将保留与皮瓣等宽的皮下组织切开,连同颞浅动、静

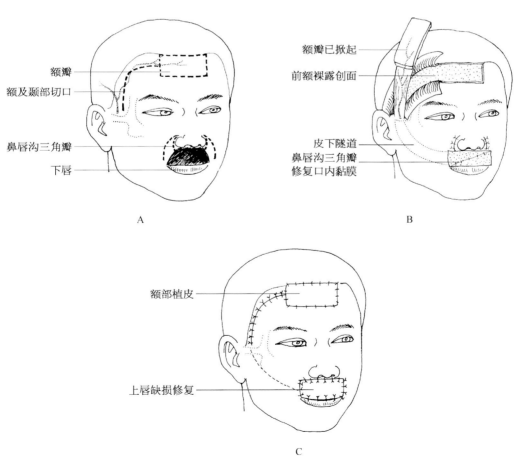

图3-1-3 全上唇缺损用额瓣与鼻唇沟皮瓣修复

A. 皮瓣设计;B. 皮瓣切取;C. 上唇缺损修复

脉及其周围组织,从颞浅筋膜上游离,作为血管蒂(如为全额皮瓣应包括耳后动脉在内)。根据设计的额瓣大小,先将额瓣上、下及其远端切开,直至骨膜上。由额瓣远端向近端分离,再在额瓣近端与瓣蒂相交处切开皮肤,保留皮下组织,注意额支,切忌损伤。将额瓣连同蒂部一起游离提起(图3-1-3B)。而后在皮瓣蒂的根部、颧弓上制作隧道,直达需要修复的上唇缺损边缘,将皮瓣通过隧道导入缺损区覆盖于翻向口内的皮瓣衬里组织(双侧鼻唇沟皮瓣)进行修复。耳颞皮肤缝合,前额缺损区植皮,手术一期完成(图3-1-3C)。

(二)额瓣折叠修复上唇缺损

1. 皮瓣设计 即用带颞浅动脉的血管蒂的前额并列折叠额瓣一期修复上唇全层缺损。在前额设计全额瓣,根据上唇缺损面积,在额瓣正中设计折叠的额瓣切口与额颞部切口。

2. 手术步骤 按全额瓣切口线切开,并形成内含颞浅血管皮下组织蒂的折叠额瓣。额瓣行并列折叠,根据上唇实际缺损范围对皮瓣可作适当修整。在耳颞部切口沿颧弓上至上唇缺损缘作皮下隧道,隧道制备应宽松,以利额瓣能顺利通过。其手术步骤与上法相同(图3-1-4)。

(三)正中额瓣修复鼻与鼻尖缺损

额瓣是修复鼻部各类缺损理想的供区,其优点是组织薄而坚韧,皮瓣易于造形;肤色、厚度、质地与鼻部皮肤一致,修复后形状稳定,外形满意;后期较其他部位的皮瓣收缩性小;有长而松软的

皮下组织蒂,旋转180°亦不致造成血运障碍;可携带额骨块垫高鼻背和鼻尖凹陷畸形,切口可直接拉拢缝合,不需植皮;皮瓣内的滑车上神经,分布于额部中线附近的皮肤,修复后鼻部可有感觉。如遇前额低狭或鬓角较高者,不宜采用。

1. 皮瓣设计 根据全鼻或部分鼻缺损的部位和缺损的范围设计皮瓣。以带血管、皮下组织蒂的前额正中皮瓣或复合瓣(皮肤、额肌、额骨骨块)修复鼻部或鼻尖缺损畸形为例。手术设计可有以下3种术式。

(1)带皮肤、肌肉、额骨外板复合瓣:主要用于鼻尖、鼻小柱及鼻翼缺损畸形的修复,尤其对鼻尖缺损畸形修复较为理想(图3-1-5)。

(2)带皮肤、肌肉、外加皮岛复合瓣:主要用于皮肤尚可利用而皮下组织萎缩畸形、显示鼻部短小者。该类患者鼻尖多向上,修复时鼻部需同时自眶眦间向下移动。当鼻部下降以后,眶眦间的皮肤可有不同程度的缺损。根据眶眦间皮肤缺损的大小,在复合瓣的蒂部附加一个皮岛,当复合瓣与额鼻部隧道通过至鼻部时,蒂部的皮岛正位于眶眦间的皮肤缺损区,缺损的皮瓣可一并修复(图3-1-6)。

(3)带皮肤、肌肉、肌(皮)瓣:主要用于修复鼻尖的软组织缺损(图3-1-7)。

以上3种术式,因采用前额发际切口,正中额皮瓣切取后,创面均能拉拢缝合,术后线形瘢痕不太明显,且可用前额发际头发遮盖,故术后影响面

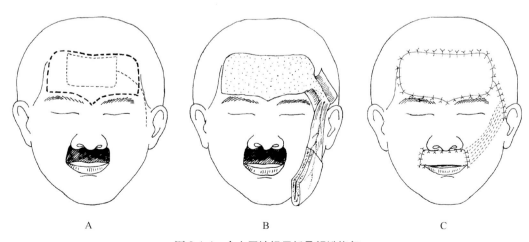

图 3-1-4 全上唇缺损用折叠额瓣修复

A. 皮瓣设计;B. 皮瓣切取;C. 皮瓣转移修复

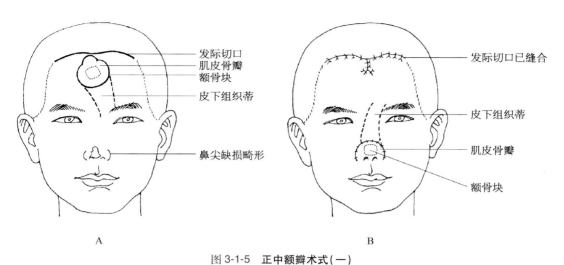

图 3-1-5 正中额瓣术式（一）

A. 手术设计；B. 转移修复，前额伤口缝合

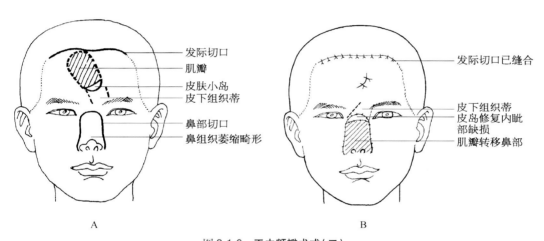

图 3-1-6 正中额瓣术式（二）

A. 手术设计；B. 转移修复，前额伤口缝合

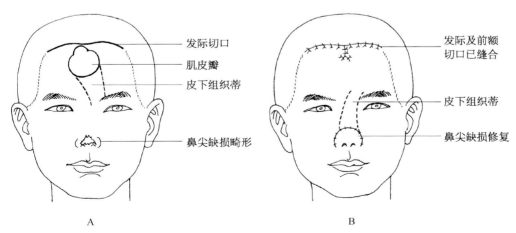

图 3-1-7 正中额瓣术式（三）

A. 手术设计；B. 转移修复，前额伤口缝合

容较小。

2. 手术步骤　采用全麻。先将鼻部瘢痕全部切除。沿前额发际切开,切口的长度应能暴露术区和术后前额皮肤,能横向拉拢缝合为度,再沿皮瓣两侧切开至骨面。皮瓣蒂部仅切开皮肤表层,切勿损伤皮下组织及其中的营养血管,然后用微型锯和骨凿凿取额骨外侧骨板,外板骨块大小约1 cm。此处操作要特别小心,务必不要使骨块与组织瓣下的骨膜分离。复合瓣游离后,用尖刀沿皮下将其锐性剥离至眶上缘处,再用止血钳做钝性剥离。用直而长的止血钳,由眉间直至鼻缺损处制备皮下隧道,最后将复合瓣由皮下隧道引出,修复鼻尖和鼻部缺损。前额及发际切口拉拢缝合,手术一期完成。

(四) 额瓣修复眼睑与眶下组织缺损

1. 皮瓣设计　根据眼睑与眶下缺损的范围,在额部设计较眼睑与眶下缺损稍大的额瓣,并在额瓣远端设计水平切开线,以备修复上、下眼睑与眶下区缺损。水平切开的长度以眼睑缺损的水平长度为准。

2. 手术步骤　沿全额切开线切开,先由额瓣远端切开,直至骨膜上,继而切开上、下缘,将掀起的皮瓣剥离至近端。在额瓣近端与瓣蒂相交处切开皮肤,保留皮下组织与其内的额支。将额瓣远端多余的组织切除后,将皮瓣做水平切开,其长度按眼睑缺损的水平长度而定。掀起的额瓣由颞部

与眶外缘的皮下隧道引至眼睑缺损区,将皮瓣远端切开的上、下两个皮瓣,分别修复上、下眼睑和眶下区组织缺损。额部创面用中厚皮片植皮(图3-1-8)。

(五) 额瓣修复面颊部洞穿性缺损

选用额瓣修复面颊部洞穿性缺损,可采用皮瓣内植皮法、皮瓣折叠法和双叶皮瓣法等进行修复。因上述方法不需要吻合血管,加上额瓣所具有的优点,容易掌握。也可采用各种邻近皮瓣修复(见本章第八节"面部皮瓣")。

术式一：皮瓣内植皮法

1. 皮瓣设计　沿额部发际缘设计切口线,按照面颊部缺损范围和大小设计皮瓣大小。

2. 手术步骤　切开沿额瓣上缘,切口深度达帽状腱膜下,用弯止血钳在其腱膜下潜行分离使成袋状。袋的大小以能放进插入的皮片为准,深度应达额瓣下缘。自大腿内侧取中厚皮片,大小视需要而定。创面向外置入袋内,不需固定。检查位置合适后,将提起的额瓣放下,排除袋内积血,切口严密缝合,加压包扎。术后10天,待植入皮片愈合后,按额瓣切取步骤与程序,紧贴额骨骨膜切取全部瓣,术中应避免损伤额瓣内层植入的皮片。根据面颊洞穿缺损大小,对皮瓣进行修整,最后额瓣由颧弓上至面颊部制备的皮下隧道引出,皮肤面向外,皮片面向内,分层缝合修复缺损。额部创面植皮(图3-1-9)。

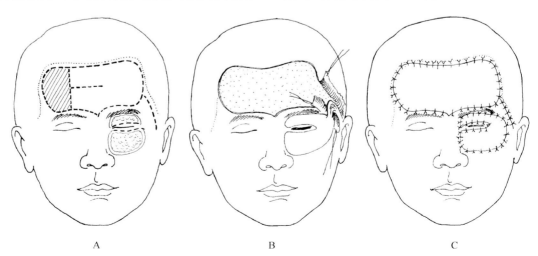

A　　　　　　　　　B　　　　　　　　　C

图3-1-8　额瓣修复眼睑与眶下组织缺损

A. 皮瓣设计；B. 皮瓣切取；C. 皮瓣修复

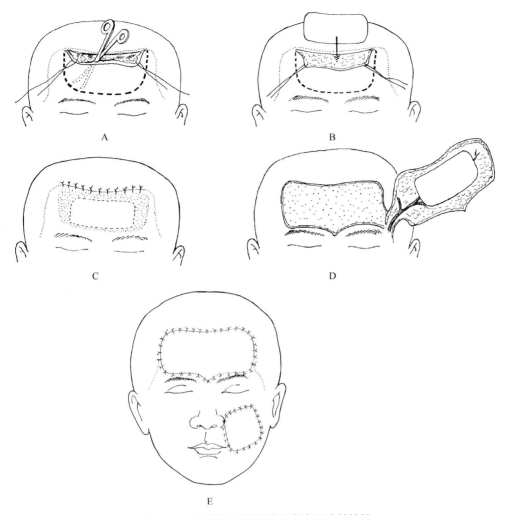

图 3-1-9 皮瓣内植皮法修复面颊部洞穿性缺损

A. 皮瓣设计；B. 植入皮片；C. 皮片已植入；D. 皮瓣切取；E. 皮瓣修复

术式二：皮瓣折叠法

1. 皮瓣设计 按全额瓣设计，在额瓣中央 1/2 处做垂直切开，仅切去部分表皮，其宽度约 0.5 cm，使额瓣形成近、远两个皮岛，以备折叠修复面颊洞穿缺损。

2. 手术步骤 按皮瓣设计切取全额皮瓣后，将额瓣近、远两个皮岛折叠在一起，稍行固定。将带血管蒂的折叠皮瓣通过皮下隧道至面颊部缺损区，以额瓣的远侧皮岛用作修复口内黏膜，近侧皮岛修复面颊部皮肤缺损。修复时应先修复口内缺损，待远侧皮岛与缺损的口内黏膜创缘固定后，再将近侧皮岛与面颊皮肤创缘缝合修复面颊皮肤。额部创面用中厚皮片植皮（图 3-1-10）。

术式三：双叶皮瓣法

1. 皮瓣设计 在前额与同侧头皮各设计一个皮瓣，使其成为双叶皮瓣，然后将两个皮瓣以瓦合形式一次完成面颊部洞穿性缺损的修复。双叶瓣的大小按面颊缺损的范围而定。在前额部设计一个由颞浅动脉供血的全额瓣，在同侧颞部与头皮设计另一块由颞浅动脉后支供血的头皮瓣，形成以颞浅动脉为血管蒂的双叶皮瓣。因头皮瓣上有毛发，如患者无胡须，此法不宜采用。

2. 手术步骤 按双叶皮瓣设计切口，分别将双叶瓣由前额及头皮掀起。术中注意避免颞浅动脉的前支与后支损伤，先将额瓣皮肤面向口内与黏膜缝合，修复口腔衬里，然后再将皮瓣创面与另一块颞头皮瓣相对固定，以瓦合形式修复面颊部皮肤缺损。面颊部缺损瓦合修复后,其蒂部位于皮肤外。供区创面用中厚皮片植皮。术后 2 周,待伤口愈合后,再行断蒂,将蒂部皮肤缝回原位(图 3-1-11)。

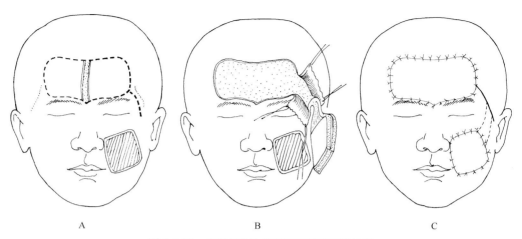

A   B   C

图 3-1-10   皮瓣折叠法修复面颊部洞穿性缺损

A. 皮瓣设计;B. 皮瓣切取;C. 皮瓣修复

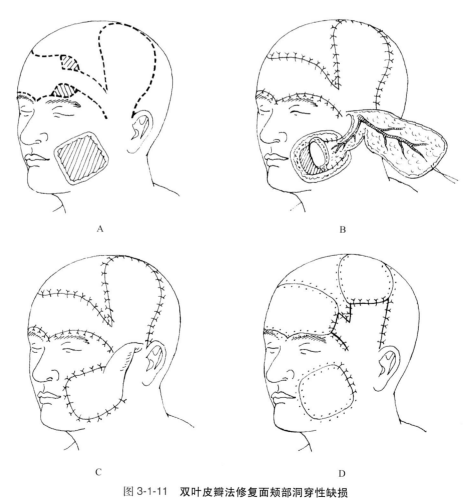

A   B

C   D

图 3-1-11   双叶皮瓣法修复面颊部洞穿性缺损

A. 皮瓣设计;B. 皮瓣切取;C. 皮瓣转移修复(未断蒂);D. 修复完成

（六）全额瓣修复口底组织缺损

1. **皮瓣设计** 对下颌龈癌与口底癌行原发灶、颌、颈联合根治术后，口底组织常伴有大面积缺损，遇此可采用全额瓣一期修复。全额瓣设计原则与方法同前。

2. **手术步骤** 按全额瓣设计切取带颞浅血管蒂的全额瓣。额部创面用中厚皮片植皮。将掀起的带颞浅动脉全额瓣通过颧弓下隧道进入口内，如下颌骨截除，口内隧道制备很容易。如下颌骨保留，为便于额瓣能顺利由隧道通过，必须切除冠突。皮瓣通过隧道至口底修复口底缺损（图 3-1-12）。

【典型病例】

病例一：额瓣与鼻唇沟瓣联合修复上、下唇缺损。

患者男性，44 岁。于 1 年前因爆炸伤致上、下唇组织大部分丧失，明显缺损畸形。入院时，下唇缺损边缘与牙槽骨粘连，前庭沟消失，全口多数缺牙，语言不清，进食困难，唾液外溢。入院后先行上、下唇前庭加深术（中厚皮片，槽式植皮法），术后托牙赝复。全麻下，用足背皮瓣游离移植修复下唇缺损；按上述操作步骤，用额瓣与鼻唇沟瓣联合的方法修复上唇缺损，额瓣面积 9 cm×2.5 cm，瓣蒂长 11 cm。皮瓣全部成活，一期完成修复。额部创面用中厚皮片植皮。本例额部皮瓣恰位于发际下前额正中，已超过对侧，修复后功能和外形均较满意（图 3-1-13）。

病例二：正中额部复合瓣修复鼻尖缺损。

患者男性，23 岁。因鼻尖外伤后缺损畸形入院。自诉于工作时，右鼻翼及鼻小柱被钢丝划破，后伤口感染，鼻尖遗留瘢痕。曾在某医院行植皮术失败。入院检查见鼻尖及鼻小柱瘢痕较厚，前鼻孔缩小，鼻小柱较短，缺损面积为 4 cm×3 cm。全麻下用前额正中复合瓣修复。皮瓣较缺损的面

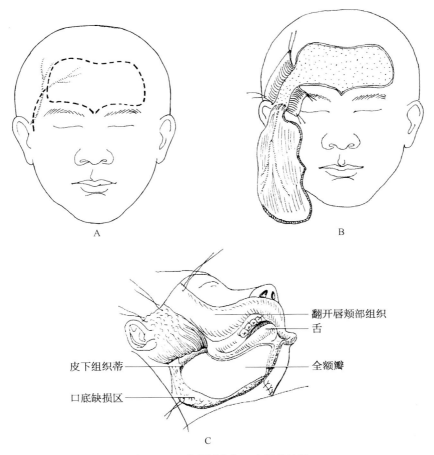

图 3-1-12　全额瓣修复口底组织缺损

A. 皮瓣设计；B. 皮瓣切取；C. 皮瓣修复

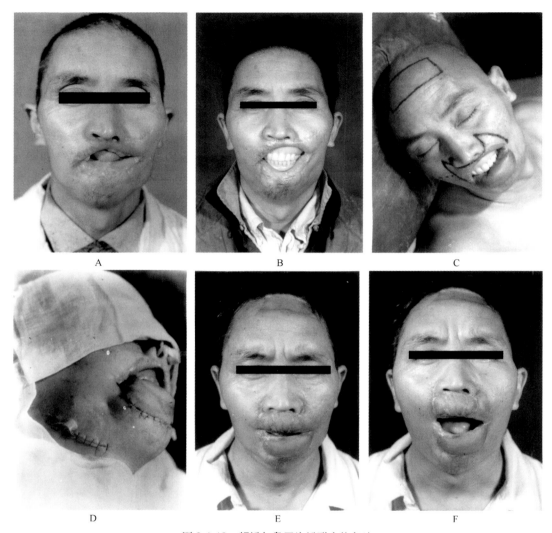

图 3-1-13　额瓣与鼻唇沟瓣联合修复法

A. 外伤性上、下全唇缺损畸形；B. 上、下唇颊沟加深、托牙赝复；C. 额瓣与鼻唇沟瓣设计；D. 下唇用足背皮瓣修复；
E. 上、下唇修复(闭口位)，上唇用额瓣修复；F. 全唇修复后张口位，下唇用足背皮瓣修复

积稍大，额骨骨块为 1 cm²，手术一期完成，前额皮肤拉拢缝合。皮瓣全部成活，外形理想，患者满意(图 3-1-14)。

病例三：全额瓣修复口内缺损。

患者男性，45 岁。龈癌已侵犯下颌骨，并波及右侧舌体、口底，越过中线。右侧颌下可触及增大淋巴结，张口轻度受限。经鼻腔气管内插管全麻下行颌颈联合切除术，口内缺损用全额瓣一期修复，术后皮瓣全部成活。

【注意事项】

(1) 额部皮瓣(包括一侧额瓣或全额瓣)，术

前确定颞浅动脉干的走行方向十分重要。如采用正中额瓣或复合瓣，其蒂应包括滑车上动脉或眶上动脉。

(2) 设计额部岛状皮瓣或正中额瓣时，皮瓣蒂的长度和宽度要适中。蒂的长度应在皮瓣转移后能无张力地覆盖创面，蒂的宽度应根据动脉主干走行的方向而定。位于动脉的远端，即与皮瓣连接部位，其宽度应与皮瓣的宽度等宽。位于动脉主干的耳颞部，可稍窄，但以不小于 1.5 cm 为好，如此方可充分保证皮瓣的血供。如采用正中额瓣，切取的原则基本相同，唯蒂部的宽度可较窄，距动脉主干一侧的宽度为 0.5~1 cm 即可。

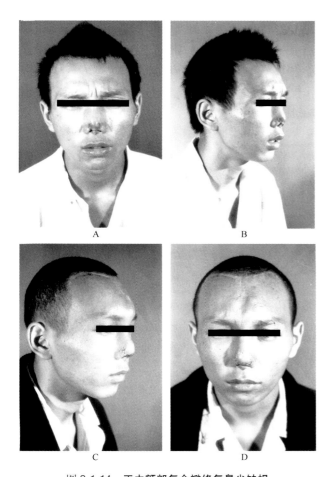

图 3-1-14 正中额部复合瓣修复鼻尖缺损

A、B. 外伤性鼻尖、鼻小柱缺损畸形（术前）；
C、D. 正中额复合瓣修复鼻尖、鼻小柱缺损（术后）

（3）额瓣或正中额瓣均通过皮下隧道至需要修复缺损的部位，故皮下隧道制备要够大，以便皮瓣容易通过。隧道制备位于颧弓上或下均可，修复唇或面颊部皮肤缺损时，一般可选在颧弓以上。

如为修复口内、颊部、软腭或口底时，可选在颧弓以下。如采用颧弓下隧道时，因颧弓下间隙较小，当皮瓣或蒂较宽时不易通过，为了避免瓣蒂受压，血供受阻，可将下颌支的冠突截除。在复合瓣通过隧道时，为了避免额骨块与骨膜分离，可用一块橡皮布包裹引出。

（4）术中止血要充分，以免术后血肿压迫蒂部血管。术后对颞部、前额发际处均应加压包扎，但慎勿压及皮瓣蒂部，以免影响皮瓣成活。术后护理不当，伤口继发感染，亦可影响皮瓣的血供，导致皮瓣部分或全部坏死。

（5）切取皮瓣时，应先切开蒂部的皮肤，仅切及真皮层，保留其下的血管主干及其周围皮下组织内的毛细血管网，慎勿损伤。当剥离瓣蒂血管的远心端与皮瓣的连接处时，应特别小心，勿损伤进入皮瓣内的动脉末梢分支。术后皮瓣部分或全部坏死，常因在分离瓣蒂与皮瓣的连接处时损伤部分血管分支所致。

（6）根据临床观察，采用以颞浅动脉主干为蒂的皮瓣，如修复唇面部缺损，术后早期皮瓣的颜色可稍暗；如为颞顶部皮瓣，因上有毛发，皮瓣的颜色可发青，以后可逐渐变紫，甚至可呈紫黑色，5~7 天后表皮脱落，其下可见皮瓣的肤色红润，皮瓣成活；如修复口内颊部及口底时，皮瓣的表皮可呈灰白色，其他过程与上述现象基本相同。故对上述皮瓣的肤色变化，不要误认为是皮瓣的血供受阻或坏死。

（孙　弘　孙　坚　赵云富）

第二节　滑车上动脉穿支皮瓣

额部皮瓣是最早应用于面部缺损修复的皮瓣，据传最早可追溯于公元后 400 年印度经书关于应用额部正中皮瓣修复鼻部缺损的记载，因此也被称为"印度皮瓣"。最早的英文文献记载出现在 1793 年 *Madras Gazette* 杂志上。1861 年英国外科医师 Carpue 报道了 2 例应用"印度皮瓣"修复

鼻部缺损的成功病例。美国医师 Kanzanjian 于 1946 年报道了经典的垂直正中额部皮瓣，该皮瓣以双侧滑车上动脉为蒂部。Millard 证实了额部皮瓣完全可以依靠一侧的滑车上动脉血管存活，这极大地方便了该皮瓣转位的灵活度。随后 Burget 和 Menick 提出了以一侧滑车上动脉为血供来源

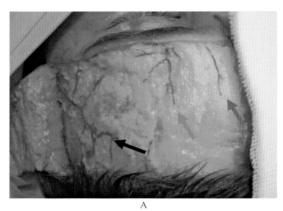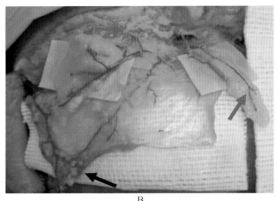

图 3-2-1　A、B. 尸体解剖显示滑车上动脉（红色箭头）、眶上动脉（绿色箭头）和
颞浅动脉（黑色箭头）的位置关系以及它们之间存在的交通支

的旁正中额部皮瓣。旁正中额部皮瓣因其色泽、质地与鼻部皮肤相似，血供丰富可靠、设计灵活，供区损伤小而成为目前鼻部缺损再造的最佳选择。随着1989年穿支皮瓣的概念提出，目前几乎所有的皮瓣都可以找寻到相对应的滋养穿支血管，并命名为相对应的穿支皮瓣。因此旁正中额部皮瓣及正中额部皮瓣都可命名为"滑车上动脉穿支皮瓣"。

【应用解剖】

在额部，滑车上动脉、眶上动脉、颞浅动脉、角动脉等之间存在丰富的交通支（图3-2-1），额部血供非常丰富。丰富的血供也使得额部的皮瓣可以基于不同血管灵活设计。

滑车上动脉穿支皮瓣是由滑车上动脉穿支血管供血的轴型皮瓣，由皮肤、皮下组织、部分额肌、皱眉肌、降眉间肌、帽状腱膜组成。

1. 滑车上动脉穿支血管（长度2~4 cm，口径0.2~1.5 mm）　滑车上动脉穿支血管为眼动脉的终末支之一，与同名神经伴行，在眶的内上角穿眶隔向上走行在骨膜浅层约1 cm（距眶上缘），然后分为深支和浅支。深支分为数个小分支后继续在骨膜浅层走行2~3 cm；浅支继续向头侧穿过额肌走行在皮下组织层内，分为数个终末支后与周围血管形成广泛吻合的真皮下血管网（图3-2-2）。

2. 静脉回流　滑车上动脉穿支皮瓣的静脉伴行于同名动脉系统，经过额上部的真皮下血管网回流入轴型的滑车上静脉系统，并与眶上血管、角血管系统形成广泛的交通吻合。

3. 神经分布　额部中央部分的感觉主要有滑车上神经和眶上神经支配。滑车上动脉穿支皮瓣切取过程中因携带这些神经的分支，会存在一定的感觉功能。

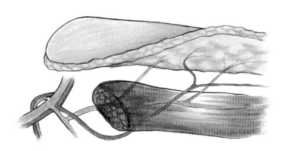

图 3-2-2　滑车上动脉穿支血管在额部走行模式图

【适应证】

滑车上动脉穿支皮瓣因其色泽、质地与鼻部皮肤相似，设计灵活，供区损伤小，因此是目前鼻部缺损再造的最佳选择。该皮瓣通常作为带蒂皮瓣使用，也可用于额部、面中部（可达上唇）软组织缺损的修复。

滑车上动脉穿支血管成对出现在额部，因此可以在额部同时切取两个皮瓣，用于面部两个亚单位软组织缺损的同期修复（例如鼻部、上唇）。

【手术方法】

术前可用手持式多普勒在额部定位滑车上动脉的位置和走行。制作与待修复创面大小形状一致的模板,并将模板置于血管轴线上。设计单侧垂直滑车上动脉穿支皮瓣。皮瓣蒂部位置采用与创面同侧的原则,即鼻左侧创面采用左侧蒂皮瓣,鼻右侧创面采用右侧蒂皮瓣,但鼻中线创面可采用任意一侧蒂的皮瓣。皮瓣旋转点位于血管发出的眶缘内上方。根据皮瓣旋转点与创面距离计算所需皮瓣蒂的长度,将皮瓣在额部进行标记。因为皮瓣血管的轴型血供属性,皮瓣蒂部可以设计为在基底仅 1~1.2 cm 宽。

切取皮瓣时,根据滑车上动脉穿支皮瓣的轴型血供模式,以及滑车上动脉穿支血管的走行路径(出眶后在骨膜浅面走行约 1 cm -穿过额肌-走行于皮下组织至发际线内),皮瓣远端可携带或不携带额肌(一期可修薄),然后在额肌下平面解剖至距眶上 1 cm 水平,切开骨膜进行骨膜下钝性分离,直至蒂部旋转点水平。然后将皮瓣向内侧旋转到达受区创面并覆盖固定。注意切取的皮瓣长度需足够,以避免过度张力造成皮瓣远端血运不足,以及张力牵拉造成修复后鼻部外形不佳。皮瓣蒂部可直接暴露或游离皮片覆盖。

皮瓣的大部分供区可直接关闭,残余额部少量创面可定期换药,待其自然愈合。额部残余创面也可以采用植皮的方式覆盖,但植皮后外观不佳,无论色泽、质地均较周围组织有明显差异。软组织扩张器的应用可以辅助一期关闭皮瓣供区,但需要增加一次手术。

【注意事项】

1. 皮瓣蒂部位置选择

(1) 如果皮瓣供区没有瘢痕或一侧蒂部损伤影响皮瓣的切取,那么位于鼻中线部位的缺损,可采用左侧蒂或右侧蒂的滑车上动脉穿支皮瓣修复。

(2) 对于鼻的单侧缺损,应该选择同侧蒂滑车上动脉穿支皮瓣修复。同侧蒂皮瓣的基底距离创面更近,也就意味着供、受区之间的距离最短,所需皮瓣的长度也就更短。有术者建议使用对侧蒂皮瓣修复鼻部单侧缺损,理由是皮瓣旋转更容易。但实际上不同侧的皮瓣旋转难易程度差异很小,也许是 180°与 160°的区别。应该注意在旋转皮瓣到受区时,皮瓣蒂部内侧的切口应该比外侧切口延伸更

低,然后将皮瓣向内侧旋转到达受区创面。而采用对侧蒂皮瓣所需的皮瓣长度要更长。

2. 增加皮瓣长度的方法

(1) 降低皮瓣旋转点的位置。在骨膜下钝性剥离至骨性眶缘下方,接近于内眦韧带的位置。皮瓣旋转点创面越近,需要的皮瓣长度就越短。

(2) 可设计皮瓣远端部分进入发际线内区域。这样皮瓣远端可能携带少量的毛发,术后再采用药物脱毛、激光脱毛的方式去除。重建一个外形正常但带有少量毛发的鼻子的效果要远远优于一个外形较差、没有毛发的鼻子。

(3) 采用额部皮瓣预扩张的方式,可获得更大的皮瓣长度。

(4) 不建议将皮瓣设计为斜形,或垂直皮瓣的远端在到达发际线下转为水平。这些设计的皮瓣远端成为随意皮瓣,虽然能够存活,但缺血的风险增加,对张力牵拉的耐受性降低。而且斜形设计的皮瓣破坏了对侧皮瓣供区,使对侧皮瓣无法再利用。而设计垂直滑车上动脉穿支皮瓣也是为了保护对侧皮瓣不受损伤。

【预扩张双叶滑车上动脉穿支皮瓣】

鼻和上唇是面中部相邻的两个美学亚单位组织,在面部美学中占有非常重要的位置。因为鼻和上唇在面中部相邻且较其他器官突出,因此在创伤、火焰烧伤、化学烧伤中容易同时受到损伤。对这两个亚单位的修复一直是整形外科中棘手的问题。笔者认为,面部组织修复需要遵循双"S"原则,即:① 修复组织与该部位正常组织在色泽、质地等方面相似性修复的原则(similarity)。② 修复过程中需遵循按整个美学亚单位修复的原则(subunit)。

1. 滑车上动脉穿支皮瓣具有独特的解剖学特点 ① 滑车上动脉穿支血管成对出现在额部,因此可以在同一供区同时切取两个皮瓣。② 额部的皮肤色泽、质地与鼻部、上唇部的皮肤相近,因此是修复鼻部、上唇部缺损的优良供区。③ 额部皮肤进行预扩张,增加了额部的组织量。可在额部同时切取双叶滑车上动脉穿支皮瓣,用于鼻部和上唇部创面的同时修复,且额部创面可直接

关闭(图3-2-3)。④ 额部皮肤预扩张技术也是一种皮瓣延迟技术,可以增加皮瓣远端的血运。

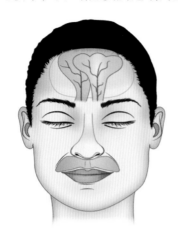

图3-2-3 额部预扩张双叶滑车上动脉穿支皮瓣设计示意图

2. 手术方法

(1) 第一期手术:经发际内切口在额部置入100~200 ml 的软组织扩张器,术后2周规律注水扩张至注水量达额定容量的约2.5倍体积。注水周期约3个月。

(2) 第二期手术:患者全麻,取平卧位。按美学亚单位来切除鼻部及上唇部瘢痕,松解挛缩,直至所有解剖学标记点复位至正常解剖位置。制作鼻部、上唇部创面的模板。在额部扩张皮瓣区域,分别以双侧滑车上动脉穿支血管为蒂,在其轴线上设计双叶滑车上动脉穿支皮瓣,拟分别修复鼻部和上唇部缺损创面。切取皮瓣过程与单叶滑车上动脉穿支皮瓣相同(图3-2-4A~C)。两个皮瓣切取后直接转位180°修复鼻部、上唇部创面。皮瓣蒂部暴露,定时清洁换药(图3-2-4D)。

(3) 第三期手术:第二期手术术后3周,修复上唇部的皮瓣断蒂、修薄。修复鼻部的皮瓣沿鼻孔缘切口切开掀起、修薄(图3-2-4E、F)。同期置入自体肋软骨重建鼻部支架(图3-2-4G、H)。然后将皮瓣复位、重新塑形。

(4) 第四期手术:第三期手术术后3周,修复鼻部的皮瓣断蒂、鼻部轮廓塑形;上唇皮瓣再次修薄。

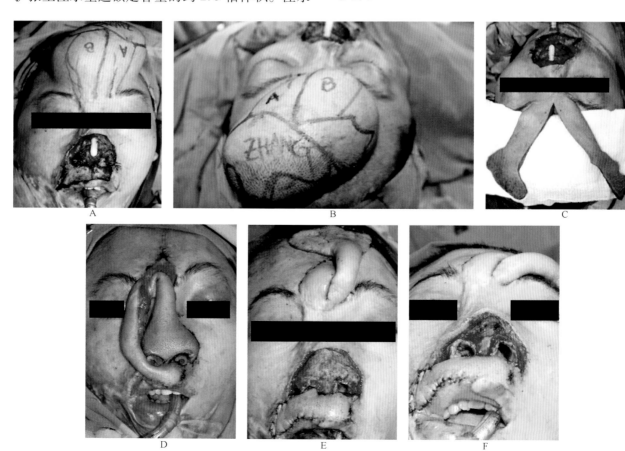

A B C

D E F

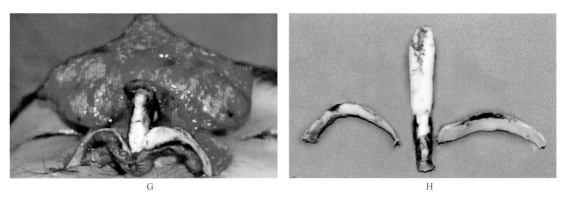

图 3-2-4 双叶滑车上动脉穿支皮瓣修复鼻及上唇部软组织缺损

A. 术前；B. 皮瓣设计；C. 皮瓣切取；D. 皮瓣转移；E、F. 皮瓣断蒂、修薄，修复残余创面；G、H. 置入自体肋软骨重建鼻部支架

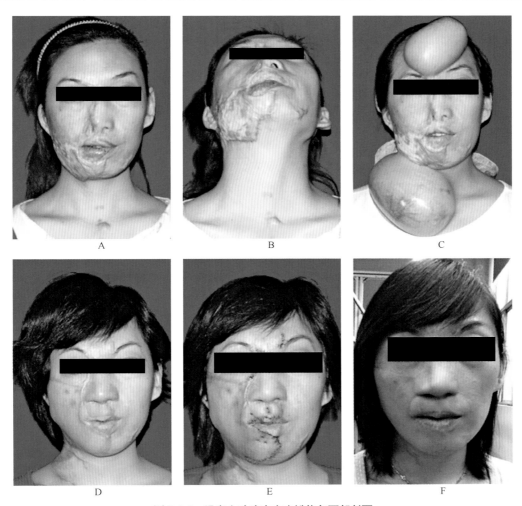

图 3-2-5 滑车上动脉穿支皮瓣修复面部创面

A、B. 术前面颊部创面；C. 供区皮肤扩张；D~F. 术后

【典型病例】

患者女性，40 岁，5 年前因化学药物烧伤鼻部、上唇部以及右侧面颊至颏部，广泛烧伤后瘢痕挛缩畸形，拟采用预扩张双叶滑车上动脉穿支皮瓣修复鼻部、上唇部瘢痕，右侧面部、颏部瘢痕拟采用右侧颞浅筋膜预购颈部皮瓣修复。经过四期手术修复，术后 1 年修复外观满意，手术瘢痕隐蔽在各美学亚单位交接区(图 3-2-5)。

3. 并发症

预扩张双叶滑车上动脉穿支皮瓣的并发症与传统预扩张额部皮瓣相同,包括出血、感染、扩张器破裂、皮瓣远端缺血坏死、鼻部修复后外形不对称等。并发症的发生概率与患者吸烟史、手术设计、手术医师个人经验等相关。

（章一新　冯少清）

第三节　顶　部　皮　瓣

以颞浅血管顶支分布范围为供区的皮瓣称顶部皮瓣(或称头皮皮瓣)。两侧顶支在颅顶形成比较密集的动脉吻合网,故以顶支为轴心血管的顶部皮瓣,可超过中线而不会坏死。皮瓣可由皮下隧道引出,一次修复唇面颊部皮肤缺损,故又有颞顶部隧道皮瓣等命名。头皮具有以下解剖特点:头皮厚,感觉有些迟钝,无弹性和长有毛发,具有最低限度的固有的肌肉功能;帽状腱膜下面有一个腱膜下间隙,含有疏松结缔组织,使头皮可以在这个潜在的间隙上滑动;头皮血供丰富。因此,顶部皮瓣是修复头皮局部缺发区或缺损的理想供区。

【应用解剖】

头皮由皮肤和帽状腱膜构成。其特点是皮肤厚、无弹性和长有毛发。帽状腱膜下方有一个腱膜下间隙,含有疏松的结缔组织,使头皮可以在这个潜在间隙上滑动,帽状腱膜下是颅骨骨膜。头皮血运十分丰富,头皮外侧及顶部血供主要来自颞浅动脉顶支,顶支的行程在发际内。根据顶支的分支情况将其分为干线型和两分支型。干线型出现率较高,占83.3%,管径较粗,迂曲走向颅顶中央,沿途向两侧发出若干细支。两分支型出现率较低,占16.7%,其干上行约6.1 cm后又分为大致相等的前、后两支,前支经顶结节前方上行,后支行向顶结节。顶支的分布面积约为52 cm²。顶部静脉与动脉伴行,多数位于动脉后方,静脉恒定而粗大,在汇入静脉干处的外径为2 mm左右。由于接近颅顶中线处的动脉,随着动脉的逐级分支,在颅顶形成比较密集的动脉网,使顶部皮瓣可越过正中线。由于顶部的全程均在发际内,且位置恒定,以颞浅血管顶支为蒂的轴型顶部皮瓣或颞顶部隧道皮瓣,在修复男性上唇部组织缺损时,较额支为蒂的轴型皮瓣更为理想。

【适应证】

顶部皮瓣主要适用于下列情况:① 修复因肿瘤或外伤后造成的头皮缺损。② 修复男性患者的上唇、颏部缺损。③ 修复耳前发际缺损。④ 前额过高而秃发者的美容手术。

【手术方法】

（一）头皮旋转或转移皮瓣

1. 皮瓣设计　应根据头皮缺损的部位和大小,按实际情况灵活应用。因头皮缺乏弹性,皮瓣无伸展能力,主要靠帽状腱膜和颅顶之间的疏松筋膜间隙进行滑动。头皮旋转皮瓣水平切口的长度,应是创面边缘长度的4~6倍。皮瓣蒂部应包括动静脉,顶支静脉在同名动脉的后方,与动脉间距不超过2.2 cm,因此皮瓣宽度最低限度不得少于2.5 cm。切口应设计在头皮平坦的部位(图3-3-1)。头皮转移皮瓣普遍用于颅骨皮肤缺损的修复。对修复小和中等大小的裸露骨面较为适用。设计时一般采用逆转计划法,即先将欲覆盖的部位画出,然后从供应皮瓣的知名动脉位置及方向,确定供应皮瓣的旋转方向、蒂的位置及皮瓣的长度,最后将整个皮瓣画出。但应注意,需要修复的裸露创面越大,其所需的皮瓣也应越大,如皮瓣狭长,长宽比例过大时,为避免皮瓣远端坏死,则常需延迟1~2次。皮瓣的设计可为单蒂(图3-3-2),亦可为双蒂(图3-3-3)。

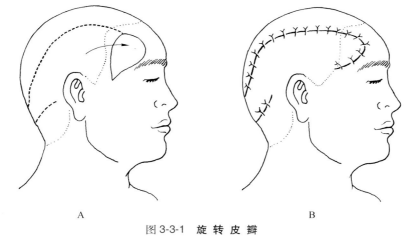

图 3-3-1　旋　转　皮　瓣

A. 皮瓣设计；B. 皮瓣转移

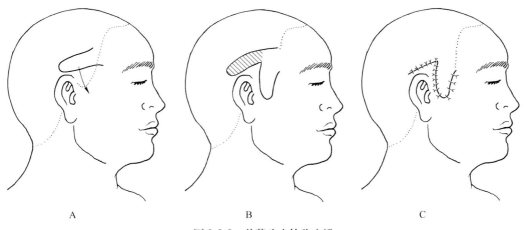

图 3-3-2　单蒂头皮转移皮瓣

A. 皮瓣设计；B. 皮瓣转移；C. 修复后

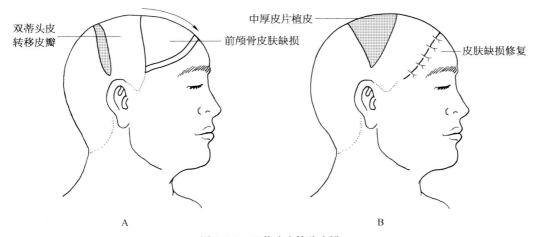

图 3-3-3　双蒂头皮转移皮瓣

A. 皮瓣设计；B. 皮瓣转移

基于头皮血供丰富,颞浅动脉与相邻动脉之间有丰富的吻合。故头皮皮瓣设计时,可以超过中线。当一侧颈外动脉已经结扎,眶部或面颊部组织缺损需行修复,而邻近又无其他组织可供利用时,可根据头皮血供丰富的特点,设计蒂位于一侧头皮的额瓣,而且皮瓣可不需要延迟(图3-1-2)。

2. 手术步骤 根据皮瓣设计先做皮瓣远侧切口,在帽状腱膜下,将皮瓣向蒂部掀起。如为旋转皮瓣应注意保护皮瓣蒂部的颞浅动脉和耳后动脉;如为转移皮瓣,不论单蒂还是双蒂,均应注意保护蒂部的血管。供区残留创面小者,可沿帽状筋膜下分离后,直接缝合;供区残留创面大者,需用中厚皮片修复。

(二)颞顶部岛状皮瓣

皮瓣上有毛发,对有胡须男性的上唇缺损较为适用,修复后皮瓣上的毛发可代替胡须,但对女性不适用。

1. 皮瓣设计 采用颞浅动脉主干及其顶支为蒂的皮瓣,因需一个长而带有血管的蒂部,将顶部皮瓣通过隧道转移至唇面部,故含有动脉主干的蒂部至关重要。术前剃发,用指测或多普勒超声血流诊断仪检测血流的走行方向,用亚甲蓝液标出。以颧弓上缘,将颞浅动脉主干搏动处为皮瓣轴点,从轴点至唇颊部缺损部位间的距离为旋转弧,并以此长度决定在颅顶部皮瓣的位置。根据受区创面大小、形状设计皮瓣。

2. 手术步骤 其步骤与额部岛状皮瓣基本相同。

【典型病例】

病例一:颞顶部岛状皮瓣修复唇部缺损。

患者男性,42岁。因上唇被机器轧伤,清创处理后,伤口感染。右侧唇部瘢痕挛缩,组织缺损畸形。全麻下,采用颞顶部岛状皮瓣一期修复。皮瓣大小为3 cm×4.5 cm,蒂宽为3.5 cm。由颧弓浅面经皮下隧道,自唇面部引出,一期修复唇部缺损。顶部缺损用中厚皮片植皮。皮瓣全部成活,随访2年,唇外形及功能均佳,效果满意。

病例二:颞顶部岛状皮瓣修复唇部缺损畸形。

患者男性,35岁。右侧上唇被熊咬伤1月余,对侧上唇有粗壮胡须。全麻下,切除唇缺损侧瘢痕,根据右上唇缺损范围与高度,按颞顶部岛状瓣设计方法与手术步骤,一期修复右上唇缺损(面积为3.5 cm×2 cm)。颞顶部创缘拉拢缝合,未行植皮。皮瓣全部成活,外形满意。

【注意事项】

(1)顶部皮瓣设计和制备的有关注意点,基本上与额部岛状皮瓣相同。但头皮头顶区,尤其在年龄较大的患者,动脉供应尤其是交叉型的动脉供应减少,静脉网更少。此点在皮瓣设计时应加以注意。

(2)头皮上的帽状腱膜较厚,有抗力,缺乏弹性,不易伸展。有时为了增加皮瓣的宽度,需在其内面作多条平行于皮瓣长轴的纵行切口。但此项操作需十分小心,务必不要切断或损伤血管。因这些血管很紧密地附着于帽状腱膜上,且静脉管腔大而壁薄,更易损伤。静脉损伤较动脉损伤的机会多,而所产生的回流障碍也更多见。

(3)进行大面积头皮修复时,需要用游离皮片植皮,覆盖裸露的创面,这样皮瓣不会产生过大的张力。

(4)皮瓣设计应当注意修复后的美容效果,带有毛发的皮瓣尽量设计在发际内和前额顶前部,需植皮区域可位于颅顶区,以便利用前额顶部的毛发遮盖供皮区。

(5)植皮区需加压包扎,但压力只能加压于游离植皮上,不应施力于皮瓣的蒂部。

(6)利用头顶部岛状皮瓣修复上唇缺损时,因皮瓣上有毛发,对男性有胡须者非常适用。但皮瓣移植后肤色初发青,呈暗紫色,10天后表层脱落,其下为肤色红润的上皮组织。皮瓣修复后最初暗紫程度较颈阔肌皮瓣更加明显,不要误认为是皮瓣坏死,上述现象不需处理。

(孙 弘 孙 坚 赵云富)

第四节 颞顶部筋膜（皮）瓣

头部筋膜皮肤血供丰富，主要来自5对轴心血管：颞浅动脉、耳后动脉、枕动脉（颈外动脉的终末分支）以及眼动脉的分支，即眶上动脉和滑车上动脉（眼动脉的终末分支），其中以颞浅动脉最为重要（图3-4-1）。头部的筋膜按部位可分为额顶部、枕部和颞顶部。虽然各部位的筋膜均可设计成筋膜瓣移植，但以颞顶筋膜瓣最为常用。

早在1942年，Converse发表了有关应用颞浅血管为蒂的镰刀状皮瓣进行全鼻再造的论述。随着显微外科的发展，对颞浅血管的解剖学研究不断深入，颞顶部的皮瓣、筋膜瓣、复合组织瓣的临床应用亦日趋完善和成熟。游离的颞浅血管筋膜瓣移植已成功地应用于四肢等部位的修复重建，至今仍是应用最多的游离筋膜瓣之一。近来颞顶筋膜瓣（temporoparietal fascial flap）的带蒂移植进一步受到了人们的重视，并不断有创新性的血管蒂改造方法出现，临床应用更加灵活，如皮下轴型筋膜瓣在头面部整形修复中的应用；预先植皮的颞筋膜岛状皮瓣（植皮预制皮瓣）带蒂移植行耳廓再造，游离移植行鼻腔再造；以及以颞浅动脉为蒂的跨血管供区的长皮瓣的开发应用等。

【应用解剖】

1. 颞顶部筋膜的结构特点 颞顶部包括两个区域，其软组织层次并不完全相同。颞部的解剖层次由浅入深依次为：皮肤、皮下组织、颞浅筋膜、颞深筋膜、筋膜下疏松结缔组织、颞肌、骨膜和颞骨。顶部的解剖层次由浅入深为：皮肤、浅筋膜、帽状腱膜（三者合称头皮）、骨膜和顶骨。

颞浅筋膜相当于身体其他部位的深筋膜，是一层较薄、中等致密的结缔组织，位于颞部皮下组织的深面，实际上是颅顶部"皮下肌肉腱膜系统（subcutaneous musculo-aponeurotic system，SMAS）"的一部分。颞浅筋膜的上方与帽状腱膜相续；下方与其深面的颞深筋膜浅层相混，附着于颧弓外面；前上方与额肌相连；前下方与面部的SMAS相连续；后方与枕肌和耳后肌（属人类退化的骨骼肌）相连。颞浅筋膜厚2 mm左右，面积约12 cm×14 cm。

颞深筋膜非常坚韧致密，覆盖于颞肌表面，上缘附着于颞上线，向下分为浅、深两层，浅层附着于颧弓的外面，深层附着于颧弓的内面，其上方有颞肌浅层的肌纤维起始。颞深筋膜的浅、深两层之间有脂肪组织和一条粗大的颞中静脉。颞深筋

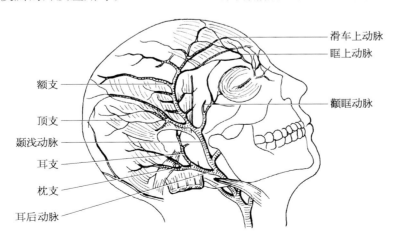

图3-4-1 头部筋膜皮肤血供来源

滑车上动脉
眶上动脉
颧眶动脉
额支
顶支
颞浅动脉
耳支
枕支
耳后动脉

膜的大小与颞肌相似,约 7 cm×7 cm。

2. 颞顶部筋膜的血供 颞浅筋膜由颞浅动脉供应(图 3-4-2)。颞浅动脉的分布因人而异,一般分为 5 种类型。最常见的类型是颞浅动脉主干在颧弓上方 2~4 cm 处分为额支和顶支,主干长约 3 cm,外径 2.0~3.6 mm,顶支平均外径 1.8 mm,在颞浅筋膜表面向上向后走行,长约 7.5 cm,再分为 3~4 条分支,与相邻的血管有较多的交通吻合。颞浅动脉及其额支、顶支先走行于颞浅筋膜内,在颞上线上方逐渐浅出,走在帽状腱膜与皮下组织之间。颞浅动脉及其分支沿途发出许多分支至颞浅筋膜和帽状腱膜,并在颞浅筋膜和帽状腱膜表面形成粗大的动脉吻合网。由动脉网再发出升支和降支。升支进入浅面的浅筋膜和皮肤,并形成浅筋膜血管网;降支进入深面的颞浅筋膜和帽状腱膜,并形成浅、深两层血管网。部分降支穿过帽状腱膜至骨膜,这是形成颞筋膜骨膜骨瓣的解剖学基础。

颞浅筋膜的静脉回流变异较多,远不如动脉恒定。虽然多数情况下与动脉伴行的颞浅静脉是筋膜瓣的主要回流静脉,但颞浅静脉细小,而以耳后静脉或枕静脉为主要回流静脉者亦并非少见。颞浅静脉多为一支,外径略粗于动脉。

颞深筋膜的血供主要来自颞中动脉。颞中动脉多在颧弓平面发自颞浅动脉,外径 1.0 mm,起始后贴颞深筋膜的深面走行,在颞肌后缘分为浅支和深支。深支分布到颞肌,浅支走向前并发出许多细支至颞深筋膜。

颞深筋膜的静脉回流由颞中静脉完成。颞中静脉为颞浅静脉的属支,起自眶周静脉网,自眉弓外侧上方呈弓形走向外下,在颞深筋膜两层之间的脂肪组织内,行至腮腺上缘的深面,注入颞浅静脉。

3. 颞顶部筋膜的神经分布 颞筋膜及与其相连的帽状腱膜由颞浅动脉的伴行神经——耳颞神经分布,但耳颞神经与颞浅血管在颞部的走行层次不同,神经在颞浅筋膜浅面与皮下组织之间走行。神经通常位于颞浅血管及其顶支的后侧,

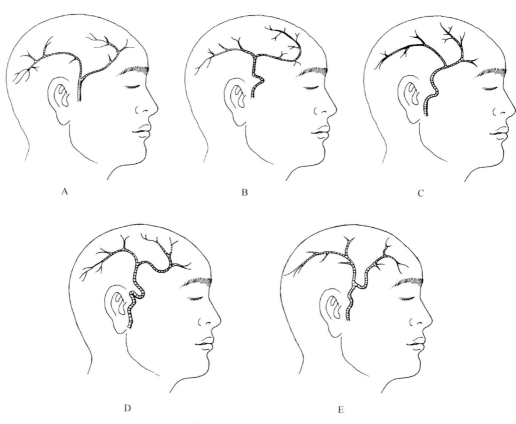

图 3-4-2 颞浅动脉的分型

A. 无弯型;B. 单弯型;C. 双弯型;D. 三弯型;E. 低分叉型

在腮腺上缘潜出处横径为 1.0~1.5 mm。

4. 颞浅动脉与邻近血管的相互吻合及其临床意义 头皮动脉间吻合丰富。颞浅动脉位于头颅的侧方，与对侧的颞浅动脉和同侧后方的枕动脉、耳后动脉及前方的眶上动脉和滑车上动脉的分支间均有丰富的吻合（图 3-4-3）。做一侧颞浅动脉灌注造影可以发现，同侧和对侧的整个头皮均有明显的显影，说明头皮的各轴心血管之间吻合丰富，侧支循环能力很强。但血管吻合点并不是在整个头皮均匀分布的。计数整个头皮的跨区血管吻合点，再除以头皮的面积，发现在每平方厘米的头皮面积平均有 0.4 个吻合点；但在血管吻合密集的部分区域，每平方厘米却多达 2.8 个。两侧同名动脉之间的吻合点多集中在正中矢状线两侧，81.3% 位于 C_1、D_1、D_8 的小区（图 3-4-3），即相当于头皮正中矢状线的中 1/3 段左右侧。颞浅动脉与同侧枕动脉之间的吻合以顶结节最为密集（88.4% 吻合点位于 $C_{5、6}$ 和 $D_{5、6}$ 小区），60% 以上的吻合管径大于 0.3 mm。因此在设计切取颞浅动脉筋膜瓣时，如能包含较多的跨区血管吻合支，则筋膜瓣可以安全地超过其本身的供血范围，形成跨供区的长筋膜瓣或长头皮瓣、长颞肌筋膜瓣、长复合组织瓣（颅骨骨膜骨瓣）以及长的植皮预制皮瓣等。

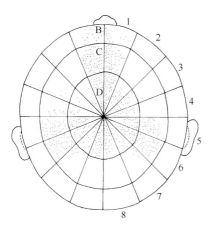

图 3-4-3　头皮动脉间吻合点的分布

（1）两侧颞浅动脉间的吻合：研究发现，两侧颞浅动脉之间有丰富的吻合，平均每个标本均有 14 个吻合交通点，管径在 0.2~0.5 mm 者占 80% 以上，最大的达 1.6 mm。81% 的吻合点集中在头

皮正中矢状线的两侧。因此，在以一侧颞浅动脉为蒂设计切取跨越左右中线而包含对侧颞浅筋膜的"颞-顶-颞长瓣（temporal-parietal-temporal long flap）"时，瓣的中轴应横越头皮正中矢状线的中 1/3 段，以包含较多的吻合支血管。

（2）颞浅动脉与枕动脉间的吻合：颞浅动脉与同侧的枕动脉间的吻合支每侧平均有 6.7 个，管径多数在 0.3~0.5 mm，大于 0.3 mm 的在 80% 以上。最大的吻合点管径达 1.4 mm。88% 的吻合点在顶骨结节部周围。因此，在以颞浅动脉为蒂设计切取包含同侧枕部浅筋膜的跨供区"颞-顶-枕长瓣（temporal-parietal-occipital long flap）"时，瓣的中轴以通过顶结节为好。

（3）颞浅动脉与滑车上动脉和眶上动脉的吻合：颞浅动脉的额支走行在前发际区，切取时对美观破坏较大，一般只用在修复下睑附近的颜面缺损。额支向前下方发出 3~5 个较细的额眶支，末梢与滑车上动脉、眶上动脉及对侧颞浅动脉额支的小分支有广泛的吻合。

【颞顶筋膜瓣的特点】

（1）颞顶筋膜在浅层与皮肤紧密相连，解剖分离困难而耗时；但在深面的帽状腱膜下为一疏松组织间隙，允许头皮在此平面滑动，手术分离非常容易。

（2）颞浅动脉口径较粗，为 1.8~3.3 mm，进行血管吻合容易，通畅率高。

（3）颞浅动脉与头皮各其他血管间吻合交通支多，血供丰富，可以安全地设计切取跨血管供区的长瓣。

（4）颞浅筋膜瓣薄，仅 2~3 mm，是极薄的筋膜瓣供区，特别适合某些要求极薄组织瓣的部位（如耳廓、鼻腔、手背、足背等）。

（5）颞浅动脉在颞部供应 3 层各自独立的筋膜组织，即颞浅筋膜层、颞深筋膜层和腱膜下疏松结缔组织层，每一层均可作为筋膜瓣进行移植，较多使用的是 1 根动脉（颞浅动脉）同时供养 2 块或 3 块筋膜瓣。

（6）颞顶筋膜瓣的切取方式有多种，临床应用灵活，包括单纯的筋膜瓣、带毛发（毛囊）的筋膜皮瓣、带颞肌的肌筋膜瓣和带颅骨外板的筋膜骨膜骨瓣等。

（7）颞顶筋膜瓣的两面血供丰富，均可作为植皮或其他组织的受床。

（8）依据颞浅血管在筋膜瓣内的分支情况和分叉部位，可对筋膜瓣进行裁剪，满足各种形状的受区需要。

（9）颞顶筋膜瓣的切取面积大。Brent（1985）报道最大的面积达 17 cm×14 cm，亦完全成活，但以不超过 14 cm×10 cm 为宜。

（10）将颞浅动脉追踪解剖至腮腺内，可获得血管蒂主干长达 5 cm，但需注意勿伤及面神经的分支。

（11）颞浅静脉壁薄，内无静脉瓣膜，顺、逆向的血流均较通畅，但术中需仔细操作，防止弄破静脉壁。

（12）颞顶筋膜瓣内有耳颞神经伴行分布，可以制成带感觉的皮瓣移植，恢复受区的感觉功能。

（13）颞浅筋膜瓣供区隐蔽，被生长的头发所遮盖，既不影响美观，又不影响功能。

（14）颞浅筋膜瓣是预制皮瓣和预制复合组织瓣的常用部位，是构成某些特殊组织瓣的常用材料。

【适应证】

颞顶筋膜瓣既可做带蒂局部移植修复头面部的软组织缺损和进行器官（耳、鼻）再造，又可做吻合血管的游离移植，进行手、足等有特殊要求部位的软组织重建，还可作为预制皮瓣的血管载体，进行薄皮瓣和复合组织瓣的预构等。

【手术方法】

1. 皮瓣设计　在耳屏前、颧弓上缘用手指摸清颞浅动脉搏动后，可用超声多普勒跟踪探测其顶支的走向，描绘出筋膜瓣的中轴。以颧弓中央上缘至缺损做一连线，其长度即为筋膜瓣的蒂长。筋膜瓣的大小和形状可根据实际需要而定，只要解剖层次正确，不必担心血供问题。为了解引流静脉是否有变异，可在耳上缘上一根静脉性橡皮

止血带，待静脉血管充盈扩张后，观察并描绘其走行方向。

2. 手术步骤　按术前划线做一垂直的"T"形或"Y"形皮肤切口，尾部位于耳屏前方（图 3-4-4）。先在耳廓的前上缘找到颞浅动静脉，注意静脉血管时有变异。顺血管走行向头端解剖，将头皮瓣向两侧翻开，显露颞顶部筋膜瓣。因皮肤与浅筋膜间有众多的垂直纤维隔相连，隔间充满脂肪颗粒和血管神经，解剖困难、费时，出血较多，需用锐利刀片认真细心地进行分离。注意解剖的平面在头皮的毛囊下，既不能切取过浅损伤毛囊，又不能切取过深而损伤浅筋膜层的颞浅动静脉和血管网。对见到的细小血管，应予以双极电凝止血，防止切断后出血，保持术野清洁。亦可在头皮内（intradermal）注入稀释的（1∶200 000）肾上腺素生理盐水，以获得无血的术野，有利于解剖层次的掌握。但需注意不可注射过深，防止药液渗入筋膜层而损伤筋膜血管网。掌握头部筋膜瓣的解剖层次至关重要，错误的解剖技术往往是术后筋膜瓣缺血坏死的重要原因。如果解剖的平面出血较多，组织的结构层次变得不明显，或解剖突然变得很容易（进入了筋膜下间隙），常提示解剖技术错误。在完全显露了筋膜瓣的大小后，即可从其上缘切开，按逆行切取法，很容易地在帽状腱膜下疏松组织、颅骨外膜和颞深筋膜的表面将其掀起至蒂部，形成仅有颞浅动静脉相连的岛状颞顶筋膜

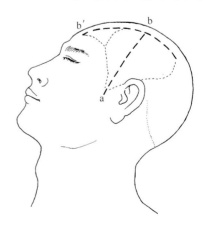

图 3-4-4　颞顶部筋膜瓣的设计

a 为耳屏前颞浅动脉搏动点；
b 为颞浅动脉走向与顶矢状线交点；
b′为顶矢状线与发际交点

瓣。如果需较长的血管蒂,可仔细地追踪解剖至腮腺内,应尽量在血管表面进行解剖,防止损伤面神经的额支。在颧弓处可见到颞中动静脉,如果同时切取颞深筋膜瓣,应保留此血管束连于颞浅动静脉上。

【临床应用】

1. **局部转移** 颞顶筋膜瓣在头面部的局部转移,在19世纪即有报道,用于修复下眼睑的缺损(Monks,1898)。由于颞顶筋膜瓣极薄,能保持受区的原有外形,对重建面部的软组织缺损非常适宜。

2. **带毛发(毛囊)的岛状筋膜瓣移植** 适于眉再造。设计时应注意毛发的生长方向与转移后的受区要求一致。切取带毛发的颞顶筋膜瓣可免去费力耗时的皮肤与浅筋膜解剖分离。但头皮的切取宽度超过3~5 cm时,如果术前未应用扩张器进行扩张,供区直接缝合常很困难。

3. **带颅骨外板的颞顶筋膜瓣移植** 适用于需要同时进行植骨重建支架或促进骨愈合的修复重建。保留帽状腱膜下的疏松组织与颅骨外板的联系,用电钻钻孔定界后,以骨刀切取。切取后应立即在颅骨外板的边缘钻几个小孔,将帽状腱膜与骨板缝合几针,可防止两者撕脱。

4. **远位游离转移** 利用颞浅血管口径粗、筋膜瓣较薄、可以分层和折叠的特性,游离颞顶筋膜瓣移植多用于手背的修复重建,光滑的筋膜面及皮下疏松脂肪组织为肌腱的滑动提供了理想的基床。

5. **血管架桥** 颞浅动脉在筋膜瓣的远侧,口径亦有1~1.5 mm,因此在利用筋膜瓣覆盖创面的同时,可利用颞浅动脉作为供血通道(flow-through arterial graft),进行受区血管重建,恢复受区的动脉血供。因颞浅动脉的口径与指动脉相仿,这一方法在手指的修复重建中已有较多的应用。

6. **植皮预制皮瓣** 颞顶筋膜瓣血供丰富,但头部皮肤有限。为了利用颞顶筋膜瓣血供丰富且较薄的优点,可在筋膜瓣上进行预先的植皮,形成植皮的预制皮瓣(skin-grafted prefabricated flap)。方法如下:第一期先将颞顶头皮瓣向两侧翻起并自身卷曲缝合,在中央的颞顶筋膜瓣区行中厚植皮。第二期即皮片成活或经过一段时间皮片不再皱缩后,即可切取此岛状筋膜皮瓣局部带蒂转移行耳廓再造,或吻合血管的游离移植行鼻腔再造,因预制的皮瓣很薄,折叠后做鼻腔衬里亦不会堵塞气道,效果良好。

7. **预制复合组织瓣** Khouri(1991)介绍了利用颞顶筋膜瓣作为血管载体的方法预制复合组织瓣移植。Khouri在做足趾关节移植进行手部指间关节重建时,第一期先用颞顶筋膜瓣从背侧包绕第二足趾,并将颞浅动静脉与足背血管吻合。3~4周后,足趾关节的再血管化过程即已完成。第二期再切取此以颞顶筋膜瓣预制的包含第二足趾近节趾间关节和肌腱的复合组织瓣移植,重建手指的指间关节功能。

【注意事项】

(1)头部血供丰富,即使切取跨血管区域的超长筋膜(皮)瓣也不必担心血供问题。但许多学者均强调,筋膜瓣切取平面的掌握是影响术后筋膜瓣成活的关键因素。筋膜瓣的深层在帽状腱膜下的疏松组织中掀起,切取容易,不会弄错分离平面;但筋膜瓣的浅层是在头皮的毛囊下进行,此处解剖困难,费力耗时,应细心仔细进行。清洁的术野有利于对解剖平面的把握,分离时最好使皮肤下略带点脂肪颗粒,以防止损伤毛囊。如果切取的浅层平面深浅不一,往往损伤颞浅血管的重要分支和(或)筋膜血管网,影响筋膜瓣的血液循环。

(2)跨区血供的颞顶筋膜瓣,在血供的移行区必须保留较多的吻合交通支血管。因此,在血供移行区的筋膜宽度不应少于2~6 cm,过窄则吻合点包含太少,影响成活。

(孙 弘 孙 坚 赵云富)

第五节 枕部筋膜（皮）瓣

枕部筋膜（皮）瓣是以枕动脉干为蒂、带头发的轴型皮瓣。因枕动脉与颞浅动脉、耳后动脉之间有丰富的血管吻合，血供丰富，故可单独设计以枕动脉为蒂的枕部筋膜（皮）瓣，亦可设计以颞浅动脉和枕动脉为蒂的纵跨同侧颞枕区的长头皮瓣。因枕动脉位于头皮的位置表浅，浅出部位恒定，血管径较粗，分布面积广泛，且有静脉和神经伴行，是修复头皮缺损或发际缺损一个良好的供区。因枕动脉位置恒定，在头皮浅出后外径较粗是进行显微外科外科吻合的理想供区，不论主干型（动脉外径平均 2 mm）或分支型（动脉外径 1.6 mm 以上）均能满足显微血管吻合的要求。

【应用解剖】

枕动脉是颈外动脉的一个主要分支，按其穿透深筋膜的前后分别称为深段和浅段。枕动脉大多于下颌角平面以上起自颈外动脉的后壁，在二腹肌后腹的深面行向后上，继经颞骨乳突根部的内侧，自胸锁乳突肌和斜方肌在头部的附着点之间穿出深筋膜，该段为枕动脉深段。枕动脉浅出后迂曲行向内上方达头顶部，分布于枕顶区的头皮，该段为枕动脉浅段。血管浅出点的部位相对恒定，在体表将枕外隆凸与颞骨乳突尖的连线分为四等份，所有的浅出点都在内侧的第二个 1/4 段以下。在动脉浅出处，可见与之平行排列的枕静脉和枕大神经。枕动脉在头皮可分为主干型和内、外侧主支型，两者约各占一半。但动脉的主干或主支在头皮的走行方向不同，故皮瓣的设计也应当选用不同的轴线。

枕动脉与头皮相邻的颞浅动脉、耳后动脉以及对侧枕动脉之间均存在丰富的吻合，吻合管径大于 0.3 mm 者达 80% 以上。这种管径较粗、频数较高的血管吻合，足以建立有效的侧支循环，为设计跨血供区的长头皮瓣提供了有力的形态学依据。枕静脉变异较多，虽与枕动脉伴行，但多以静脉血管网形式汇入耳后静脉。血管外径可达 1.2 mm 以上。

【适应证】

因枕部筋膜（皮）瓣是带毛发的轴型皮瓣，故对外伤、肿瘤等造成的头皮缺损或前额斑秃造成的头发缺损的修复应为首选。其他尚可用于修复颞顶部头皮缺损，耳廓再造，以及作为下颌和颈部后外侧创面的覆盖。

【手术方法】

1. 皮瓣设计　枕动脉的分支和分布可作为决定设计皮瓣大小的依据，而血管的走向和行程是选择皮瓣轴线的主要参考。枕动脉血供丰富，枕部筋膜（皮）瓣可以切取较大的范围，但在实际应用中，如范围较大，创面不能一期缝合，必须行游离植皮，故头皮瓣的宽度以 4~6 cm 较为适当。枕动脉与相邻的颞浅动脉、耳后动脉以及对侧同名动脉之间，存在丰富的血管吻合，可设计以颞枕动脉为蒂纵跨同侧枕颞区的长头皮瓣，为各种斑秃的修复提供多种选择。

2. 手术步骤　以颞枕筋膜（皮）瓣修复前额斑秃为例。按照手术设计线切开（图 3-5-1A）。蒂位于颞枕部发际缘，瓣宽为 5 cm，蒂长为 24 cm。皮瓣蒂部应包括颞浅动脉与耳后动脉在内。切口距耳后 3 cm，枕部至项中线约 4 cm。皮瓣呈水平向上至颞部。沿设计切口切开后，由肌肉表面钝性剥离，充分止血。术中枕动脉近端切断结扎，将皮瓣游离掀起（图 3-5-1B、C）。注意皮瓣内走行的血管免遭损伤。切去斑秃区皮肤，将皮瓣旋转 90° 至受区进行修复（图 3-5-1D）。供区创面潜行

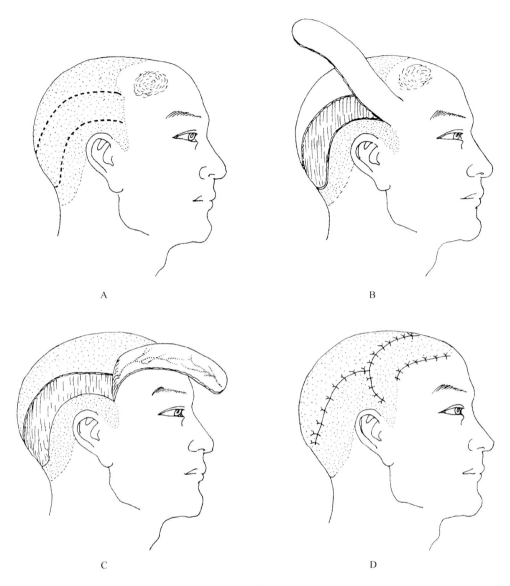

图 3-5-1　颞枕筋膜(皮)瓣修复斑秃

A. 皮瓣设计；B. 皮瓣切取；C. 皮瓣转移；D. 皮瓣修复

分离拉拢缝合,妥加包扎。

【注意事项】

(1) 皮瓣设计时应注意枕动脉干和内、外侧主支的走行方向。皮瓣的大小要适中,一般皮瓣的宽度应在4~6 cm。皮瓣过大,创面不宜一期缝合。如以颞浅血管为蒂设计的颞枕筋膜(皮)瓣,其蒂长可达24 cm。

(2) 枕部筋膜(皮)瓣术中应充分止血。因手术时在颈项、枕部、耳后等处分离时容易发生血肿,术后耳枕区应加压包扎。

(3) 皮瓣呈90°旋转修复后,在皮瓣蒂部常隆起不平,需再行手术修整。

(孙　弘　孙　坚　赵云富)

第六节 耳 后 皮 瓣

耳后皮瓣是以耳廓背面和乳突区皮肤软组织为供区形成的皮瓣,又称耳后乳突区皮瓣,也可制成耳后肌肌皮瓣。该皮瓣不仅可以耳后动静脉为蒂,也可以颞浅动静脉为蒂,同时该皮瓣形成时尚可将皮神经包括在内,形成有感觉的皮瓣。该皮瓣具有色泽质地与面部皮肤相近、可携带耳甲腔软骨、供区隐蔽等优点,是修复面部、耳廓及鼻部皮肤软组织缺损较为理想的供区。

【应用解剖】

1. 耳后血管 耳后动脉在下颌角平面上方两横指处起始于颈外动脉,蒂长(2.7±0.8)cm,动脉起始处外径约为1.2 mm,在腮腺深面沿茎突舌骨肌上缘向后上行,至外耳道软骨与乳突之间在耳后肌深层沿颅耳沟上行,同时分为耳支和枕支。耳支发出后于耳后肌的深面继续上行,沿途发出数条小的分支供养耳廓背面和乳突区皮肤软组织,其分支与颞浅动脉的分支相吻合。

在乳突和胸锁乳突肌处耳后静脉走行于耳后动脉的后方,有细小的分支与动脉伴行,但在颅耳沟处两者不相伴行。静脉的管径变化较大,外径为7~2.3 mm。耳后静脉与面后静脉的后支汇合进入颈外静脉(图3-6-1)。

2. 颞浅血管 颞浅动脉于下颌骨髁突颈部的位置发自颈外动脉,行至颧弓根上缘浅出皮下,垂直上行至颧弓根上方(3.1±0.6)cm处分为额支和顶支行向后上方或上方,迂曲于帽状腱膜的浅面,除有向颅顶的分支外,还有较大的耳后直接分支,走行向后上,然后呈垂柳状走向耳后乳突区。

颞浅动脉和耳后动脉之间存在相互的吻合支,该吻合区位于耳廓上方1.5~8.0 cm的颞浅筋膜层,在3.5 cm×3 cm范围内明显可见的吻合支有3~5支,但常见的吻合方式为网状吻合,吻合支较细小(图3-6-2)。

3. 耳后区的神经 耳后区的神经支配主要为耳大神经,耳大神经起自C_2~C_3,由胸锁乳突肌

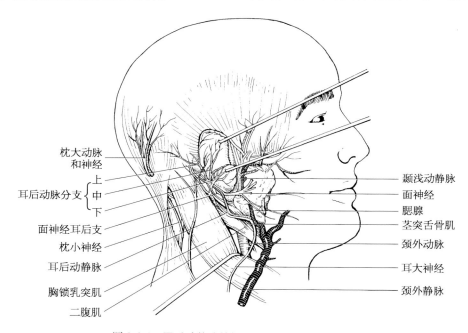

枕大动脉
和神经

耳后动脉分支 { 上 中 下

面神经耳后支

枕小神经

耳后动静脉

胸锁乳突肌

二腹肌

颞浅动静脉

面神经

腮腺

茎突舌骨肌

颈外动脉

耳大神经

颈外静脉

图 3-6-1 耳后动静脉的解剖、血管走行及神经分布

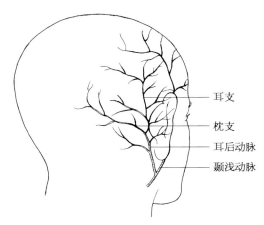

图 3-6-2 颞浅血管与耳后血管分布及吻合示意图

中点后缘的深层发出，跨过胸锁乳突肌表面向上行走于颈外静脉的后方。在近耳垂部发出乳突支、耳后支和耳前支，以及到腮腺部位的面部分支。起始处横径为（1.3±0.4）mm。

根据耳后皮肤软组织的血供特点，临床上既可形成以耳后动静脉为蒂的耳后皮瓣，也可形成以颞浅动静脉为蒂的耳后皮瓣。

【适应证】

应用以耳后动静脉为蒂的耳后皮瓣可修复耳前、颧弓下面颊部、耳垂、耳轮和耳廓下部的组织缺损，游离移植可修复鼻缺损。以颞浅动静脉为蒂的耳后皮瓣可修复颧部、眼睑、眶内、鼻旁及鼻部的缺损。

【手术方法】

（一）以耳后动静脉为蒂的耳后皮瓣

1. 皮瓣的设计　根据受区缺损面积的大小和形状，以耳后皱襞为血管的轴心，范围可包括耳廓背面及乳突区的皮肤，成人宽度可达 4～5 cm，长度可达 5～6 cm，在皮瓣设计时注意蒂部应有足够的长度，根据需要可形成皮肤血管蒂、筋膜血管蒂的岛状皮瓣或吻合血管的游离皮瓣等（图 3-6-3A）。

2. 皮瓣的切取和转移　按设计线切开皮肤、皮下，由皮瓣两侧向耳后皱襞方向剥离。耳廓部深及软骨膜，乳突部深及浅筋膜层。颅耳沟处在耳后肌下由远端向近端分离，近血管蒂时由于血管位置较深，应按解剖层次和部位仔细分离，勿损

伤主干血管（图 3-6-3B、C）。将皮瓣完全掀起后彻底止血，转移至受区，供区创面可行皮片游离移植（图 3-6-3D、E）。

（二）以颞浅动静脉为蒂的耳后皮瓣

1. 皮瓣设计　依受区缺损范围的面积，以耳后皱襞为轴心设计皮瓣。皮瓣近端在上方，远端在下方，范围包括耳廓背面及耳后乳突区。根据皮瓣转移时所需蒂部的长短，可以不同的方式利用颞浅动静脉与耳后动静脉之间的交通吻合支。颞浅动静脉从耳前向顶部延伸，耳后动静脉从耳后向上走行在耳廓上方，颞筋膜层有数条交通吻合支，最后二主干相互吻合（图 3-6-4）。当蒂部不需太长时，可用下方的交通吻合支；蒂部需要较长时，则可用上方的分支或主干吻合支（图 3-6-5）。

2. 皮瓣的切取和转移　于耳上切开颞部头皮 5～8 cm，掀起头皮瓣，显露颞筋膜及颞浅血管的顶支，并形成一个三角形筋膜瓣，将颞浅血管顶支及其向下和向后的分支包括在内。底边与耳后皮瓣相连，前边与颞浅动静脉相连，上缘在颞浅动脉顶支上方。将颞筋膜连同皮瓣一并掀起，然后向下将颞浅动静脉分离至所需的长度（图 3-6-6A、B）。

皮瓣通过皮下隧道转移至受区，耳前及耳上发际区的切口直接缝合，耳后创面用皮片移植修复（图 3-6-6C）。

宋儒耀等报道利用耳后动静脉-颞浅动静脉-眶上动静脉的交通吻合支设计耳后皮瓣行全鼻再造，手术于耳后形成修复全鼻的三叶形皮瓣，皮瓣和切取方法同上述颞浅动静脉为蒂的耳后皮瓣。处理血管蒂时，显露颞动静脉的额支和顶支的分支处，于分叉的近端结扎血管主干，以额支与眶上动静脉的吻合支为蒂，形成跨血供区皮瓣，于额部分离皮下隧道至鼻缺损处，按鼻再造的方法完成鼻缺损的修复（图 3-6-7）。报道 4 例均全部成活。

关于耳后皮瓣转移后的成活情况，Yotsuyanagi 总结了 38 例应用耳后皮瓣修复不同部位组织缺损的效果。其中用于耳周围区域 26 例，颧部 6 例，眼睑部 3 例，眼眶内 6 例，认为当以耳后动静脉或颞浅动静脉为蒂转移至耳周围区域时，血循环安全可靠，修复外形满意。当以颞浅血管为蒂转移至远位时，结果不稳定，有时会发生皮瓣远端

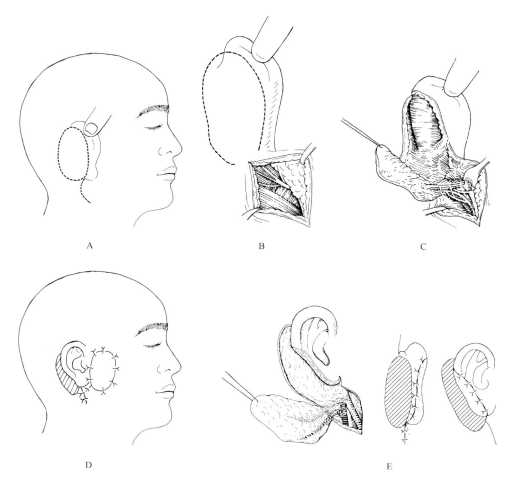

A   B   C

D   E

图 3-6-3 以耳后动静脉为蒂的耳后皮瓣

A. 以耳后动静脉为蒂的耳后皮瓣切口线设计示意图；B. 于蒂部游离出耳后动静脉和耳大神经；
C. 掀起耳后皮瓣，将血管束包含在内；D. 耳后皮瓣转移修复耳前面颊部缺损；
E. 耳后皮瓣转移修复耳廓部分缺损

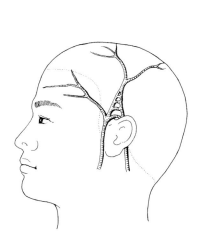

**图 3-6-4 耳后血管与颞浅血管
相互吻合模式图**

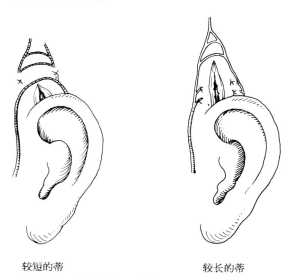

较短的蒂   较长的蒂

图 3-6-5 手术中根据血管蒂所需长度可有两种设计

当所需血管蒂较短时保留耳廓上方 1~2 条交通吻合支即可；当所需
血管蒂较长时，结扎近端的交通吻合支，保留远方的交通吻合支

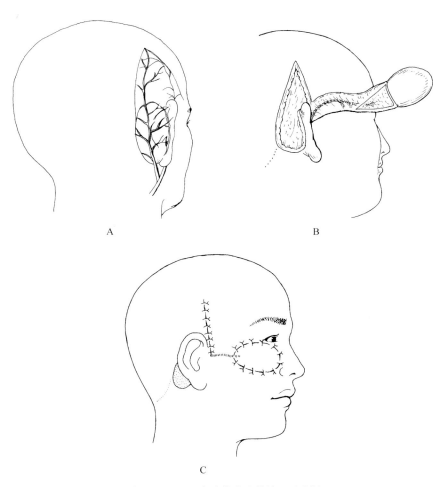

图 3-6-6 以颞浅动静脉为蒂的耳后皮瓣

A. 切取耳后皮瓣时血管蒂处理方法示意图；B. 皮瓣及血管蒂完全游离后；C. 皮瓣转移后

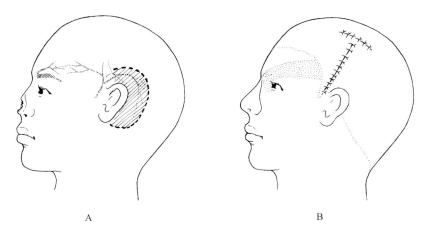

图 3-6-7 利用耳后动静脉-颞浅动静脉-眶上动静脉的交通吻合
支设计耳后皮瓣行全鼻再造

A. 鼻缺损患者,设计耳后皮瓣的血供示意图；B. 皮瓣转移鼻再造术后的部分坏死。当形成游离皮瓣时以耳后动静脉为蒂较安全,但血管蒂短,口径小,并且分离困难,特别是静脉变异较大时,影响皮瓣移植的成活率,宜谨慎行事。

【典型病例】

病例一:耳后皮瓣转移修复耳轮部分缺损(图3-6-8)。

患者男性,43岁,外伤性右侧耳轮部分缺损,缺损大小为3 cm×1 cm。于右侧耳后设计一蒂部位于上方的耳后皮瓣3.5 cm×2.5 cm,将皮瓣掀起后转移至耳廓缺损处,剖开耳轮缘缺损处皮肤、皮下,并于耳软骨前后表面做适当潜行剥离,将耳后皮瓣瓦合缝合修复耳廓缺损。

病例二:耳后皮瓣游离移植修复鼻翼缺损(图3-6-9)。

患者男性,30岁,外伤后右侧鼻翼全层坏死,清创后鼻翼缺损2 cm×2.5 cm。以颅耳沟为轴线于耳后设计一2.5 cm×5.5 cm携带耳软骨的耳后复合组织瓣,血管蒂为耳后动静脉,游离移植于鼻翼缺损处,将耳后动静脉分别与面部动静脉相吻合。皮瓣成活后外形及色泽均较满意。

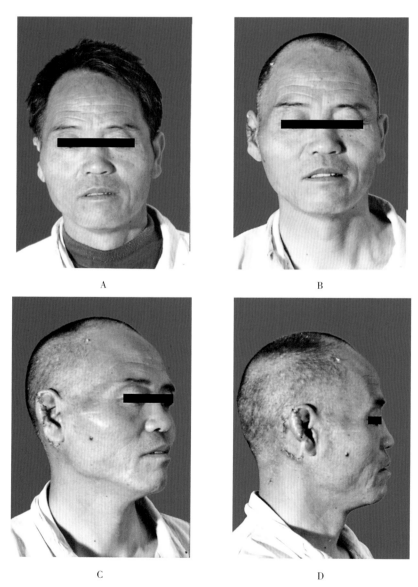

A

B

C

D

图3-6-8 耳后皮瓣转移修复耳轮部分缺损

A. 术前耳轮部分缺损(正面观);B. 修复术后(正面观);C、D. 修复术后(侧面观)

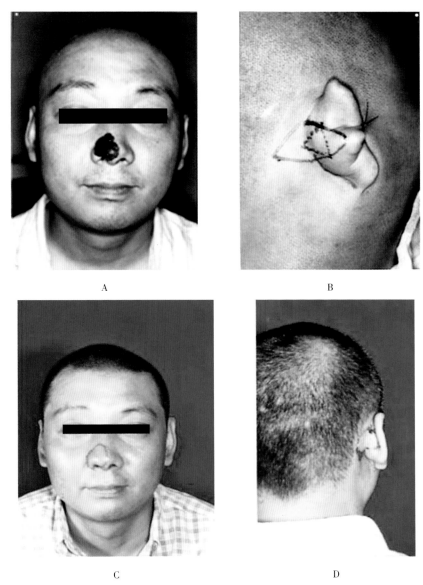

图 3-6-9　耳后皮瓣游离移植修复鼻翼缺损

A. 术前鼻翼缺损；B. 设计耳后皮瓣；C. 鼻翼修复后；D. 供区修复后

（韩　岩　鲁开化）

第七节　唇部皮瓣

　　带血管的唇部岛状瓣交叉修复唇部缺损已有100余年的历史。唇部皮瓣血供丰富，是包含有上唇或下唇动脉在内的全层组织瓣，主要用于修复对侧唇组织缺损。唇部组织结构特殊，包含有皮肤、唇红黏膜、肌肉和口腔黏膜，男性上唇皮肤上尚有胡须；人们对唇弓、唇峰、唇珠、人中及上下唇相连处的口角形态均有较高的美观要求。目前对唇部组织缺损畸形的整复,比较理想的方法仍以采用邻近和对侧唇瓣转移修复为好。

【应用解剖】

唇部主要肌肉为口轮匝肌,还有其他表情肌也参与其中。唇部血供主要来自颌外动脉(见本章第九节图3-9-1)。唇颊与鼻唇沟尚有眶下动脉及面横动脉的各分支吻合,形成丰富密集的皮下血管网。颌外动脉在咬肌前缘绕过下颌骨下缘而进入面部,迂曲地向上前走行,经口角时发出上、下唇动脉,行于笑肌及颧肌的深面。唇部内侧黏膜下层有黏液腺及上、下唇动脉形成的动脉环,相当于唇红皮肤交接的平面靠近口腔黏膜侧,用手指可明显触及其搏动。在唇瓣修复时,唇瓣内一定要包含此动脉。唇鼻部的运动神经主要来自面神经的颊支,这些神经末梢支位于表情肌的深面,手术时不要进入肌的深面,以免损伤。

【适应证】

唇部因疾病、外伤或肿瘤术后造成的组织缺损均可采用唇部或鼻唇沟瓣修复。

(1)下唇中部1/2以上或大部分缺损时,可用上唇双侧人中旁矩形唇瓣加以修复。一侧上唇或下唇的局部缺损均可用对侧唇瓣进行修复。

(2)鼻唇沟瓣转移可修复上唇或下唇缺损。

(3)口轮匝肌黏膜瓣可用以修复唇红大范围缺损。

(4)双侧唇红瓣滑行可修复唇红全长1/3缺损。

【手术方法】

(一)上唇双侧人中旁矩形唇瓣

本法的主要优点为人中仍在正中位置,上唇唇珠得到完整的保存,术后仍显示正常的唇弓外形,入两侧口角对称;术后上唇的瘢痕,恰位于两侧的人中嵴上和鼻底线上,瘢痕不明显;术后仍可保持上、下唇适度的比例关系,张闭口运动和生理功能比较满意。

1. 皮瓣设计 根据下唇缺损的范围,在上唇双侧人中旁设计唇瓣。唇瓣的宽度以下唇缺损宽度的1/2计算,其长度以下唇缺损的高度为准。一般以鼻底作为矩形唇瓣游离端的切开线,切口各向外侧延伸。

2. 手术步骤 按设计先行切开人中旁,继鼻底线,最后在唇瓣的外侧切开。切开时对唇瓣蒂部的血管应妥加保护,切忌损伤。因此,当切口至唇红皮肤交界处时,可用另一手指触及和保护唇动脉。两个唇瓣旋转180°至下唇进行修复,上唇两侧组织向中央滑行拉拢缝合(图3-7-1)。

(二)一侧上或下唇瓣修复一侧下或上唇组织缺损

本法的优点基本同上。

1. 皮瓣设计 根据一侧上或下唇缺损范围,在同侧下或上唇设计唇瓣。唇瓣宽度按唇缺损宽度的1/2设计,唇瓣长度同唇缺损。

2. 手术步骤 按设计先切开唇瓣的内侧,继而切开瓣底部,最后切开唇瓣的外侧。其余步骤基本同上。

(三)下唇鼻唇沟瓣

本法主要特点为鼻唇沟组织切取后,拉拢缝

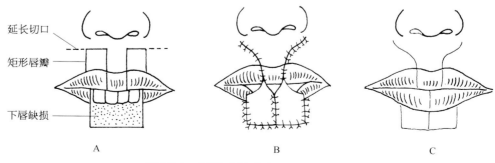

延长切口

矩形唇瓣

下唇缺损

A　　　　　　　B　　　　　　　C

图3-7-1　上唇双侧人中旁矩形唇瓣示意图

A. 唇瓣设计;B. 转移修复(未断蒂);C. 下唇修复

合后的瘢痕恰位于鼻唇沟处,瘢痕不太明显;皮瓣的蒂部位于口角,内有下唇动脉,可完全恢复唇部的正常功能。鼻唇沟皮瓣除可用于唇缺损的修复外,亦可用于鼻与口内组织缺损的修复,应用范围很广。

1. 皮瓣设计　根据上唇皮肤缺损的范围,在下唇鼻唇沟处设计皮瓣。皮瓣应稍大于上唇皮肤缺损,皮瓣的蒂部应接近于口角处。

2. 手术步骤　先将上唇一侧及鼻唇沟处瘢痕切除,使上提的口角和上唇下降,接近于正常位置。后按设计切开线切开。皮瓣形成时,解剖分离的平面不要进入面肌的深面,以免损伤面神经的末梢分支。当分离至口角时,蒂部的血管应避免损伤。口轮匝肌缝合时,肌纤维应对合严密。最后将皮瓣转移至上唇缺损处,依层缝合(图3-7-2)。

(四) 上唇鼻唇沟瓣

根据下唇组织缺损范围在一侧鼻唇沟设计内含面动脉组织瓣,转移修复下唇部缺损,优点与下唇鼻唇沟相同。

1. 皮瓣设计　以修复下唇缺损为例,在同侧鼻唇沟处设计一长方形矩形皮瓣,位于唇部的切口可一直延伸至下唇对侧正常唇部。矩形皮瓣设计大小应较下唇缺损区范围稍大。

2. 手术步骤　局麻下先将下唇病灶切除。如为外伤性陈旧性瘢痕,应将缺损区周缘瘢痕切除,然后按设计切开皮肤及皮下组织,在深筋膜下游离皮瓣时,注意将面动脉包含在皮瓣内。组织瓣充分游离后转位修复。

术式一:修复下唇缺损。鼻唇沟瓣呈90°旋转至下唇缺损区,创缘与皮肤和黏膜分层缝合,鼻唇沟伤口拉拢缝合(图3-7-3)。

术式二:修复一侧上唇缺损。以修复右上唇缺损为例。为使左侧上唇向右下方滑行,尚需在左侧鼻翼旁切除一三角形组织,并需在鼻底线做水平切口,使上唇瓣完全游离,向右及下方滑移。最后将上唇瓣与鼻唇沟瓣交叉进行缝合,修复右上唇缺损,使唇部两侧对称(图3-7-4)。

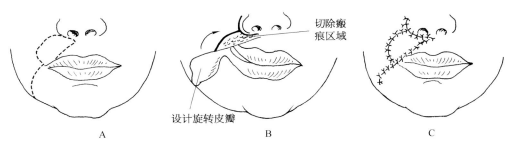

图 3-7-2　下唇鼻唇沟旋转皮瓣

A. 皮瓣设计(虚线为切除瘢痕区域);B. 转移修复;C. 畸形修复后

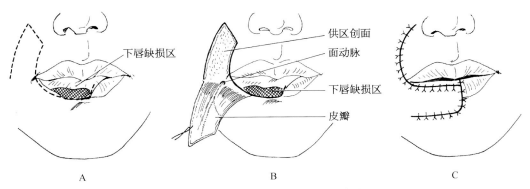

图 3-7-3　上唇鼻唇沟瓣修复下唇缺损(术式一)

A. 皮瓣切口设计;B. 皮瓣切取;C. 皮瓣转移修复

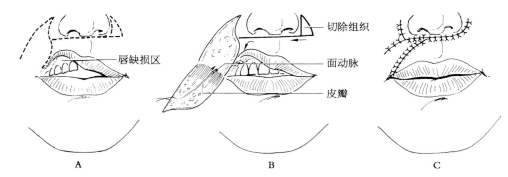

图 3-7-4　上唇鼻唇沟瓣修复一侧上唇缺损（术式二）

A. 皮瓣切口设计；B. 皮瓣切取；C. 皮瓣转移修复

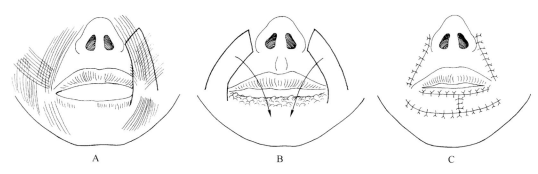

图 3-7-5　双侧鼻唇沟皮瓣修复法

A. 皮瓣设计；B. 皮瓣切取；C. 全下唇缺损修复

（五）双侧鼻唇沟瓣

对于全下唇缺损可以设计蒂位于下方的双侧鼻唇沟皮瓣，一期进行修复。因该皮瓣内包含有面动脉的分支，提供足够的血供，且皮瓣的肤色、质地、厚度均接近于唇部皮肤，修复后效果比较满意，术后鼻唇沟缝合瘢痕恰位于鼻唇沟处，比较隐蔽。对老年人尤为适用。

1. 皮瓣设计　根据下唇一侧缺损的长度和高度，在同侧鼻唇沟设计蒂位于下方的皮瓣。皮瓣的蒂部靠内侧高度应与下唇口角的高度相平，近口角内侧切口高度应位于下方，以免皮瓣转移后蒂部发生褶皱。对侧设计同上。

2. 手术步骤　沿一侧鼻唇沟设计线切开，行皮瓣皮下组织分离时，应注意蒂部不要太薄，以保护面动脉不受损伤，皮瓣向前下旋转至下唇缺损处，皮瓣不应有张力。另一侧手术同上。继将双侧鼻唇沟瓣游离端对位缝合，后将上缘与唇黏膜、下缘与皮肤分别缝合，最后分层缝合双侧皮瓣供区，如皮瓣蒂部有褶皱，可做适当修整（图 3-7-5）。

（六）双侧唇红瓣

唇红组织因肿瘤切除或外伤造成的缺失，修复或重建均较困难。对此，可采用双侧唇红瓣，以平行延伸唇红的方法进行修复。该法对老年人唇红正中缺失尤为适宜，因老年人唇红组织松弛，对唇红缺损小于全唇 1/2 者均可采用。

1. 唇瓣设计　以上唇正中癌前病变切除为例，根据病变范围全部切除。沿唇红两侧由唇弓缘（唇红与皮肤交界处）设计切口，以便向上唇正中滑行修复上唇正中唇红缺损。

2. 手术步骤　局麻下沿病变外设计线全层切除。然后沿唇弓缘至口角全层切开，形成缺损两侧唇红瓣，先将双侧唇红瓣拉向正中对位缝合两针，最后将两侧唇红瓣的唇红与皮肤边缘分别缝合。为避免修复后唇部继发畸形，在两瓣的连接部可做"Z"形整形缝合。该法修复后张力不大，形成的唇红对称、协调（图 3-7-6）。

（七）唇口轮匝肌黏膜瓣

唇红鳞癌病灶切除后一般多采用黏膜推进法

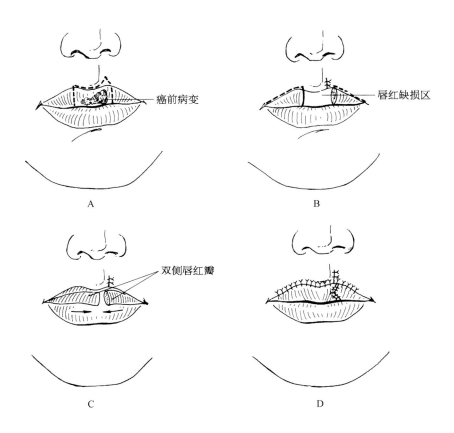

图 3-7-6 双侧唇红瓣修复法
A. 切口设计；B. 唇红瓣切取；C. 唇瓣滑移；D. 唇红瓣修复

修复，其缺点为可导致下唇内翻，外形不够自然。采用唇口轮匝肌黏膜瓣，结合 V-Y 手术可使红唇嵴比较丰满，外形满意。

1. 唇口轮匝肌黏膜瓣设计　根据唇红表浅性鳞癌切除后唇红缺损范围，设计唇口轮匝肌黏膜瓣大小。唇口轮匝肌黏膜瓣唇瓣切取设计，内应包含下唇动脉在内。

2. 手术步骤　按唇口轮匝肌唇瓣设计线，从肌肉皮肤连接处向深部做一斜行切口，切口深度通过肌肉直至唇腺，肌黏膜瓣在切面内呈三角形。在肌肉与唇腺层之间解剖分离，一直扩展至龈唇沟，使唇黏膜、腺体以及附着的口轮匝肌水平部与下唇前的口轮匝肌分开，使肌黏膜瓣完全游离。最后将游离的肌黏膜瓣向上滑移，瓣的游离缘与唇部皮肤对位缝合。为使向上滑移的肌黏膜瓣不致内翻，可在唇系带起端设计一个宽角的"V"形切口，"V"形的两臂可伸展不同角度，但其深度应

一致，以免损伤颏神经分支。充分分离后，行"Y"形缝合，此举对于减少肌黏膜瓣的张力、防止肌黏膜瓣内翻非常重要（图 3-7-7）。

【典型病例】

病例一：上唇双侧人中旁矩形瓣修复下唇缺损。

患者女性，78 岁。下唇癌。下唇 4/5 缺损。全麻下采用双侧人中旁矩形唇瓣修复法修复。3 周后断蒂，断蒂后未行口角开大术，术后唇部功能与外形均较满意（图 3-7-8）。

病例二：上唇双侧人中旁矩形瓣修复下唇缺损。

患者男性，65 岁。下唇癌。下唇 3/4 缺损。全麻下采用双侧人中旁矩形唇瓣修复法修复。2 周后断蒂，断蒂后未行口角开大术，术后功能和外形较满意（图 3-7-9）。

病例三：下唇矩形瓣修复上唇癌切除后缺损。

患者男性,60岁。上唇癌。全麻下行下唇癌块状切除,上唇组织缺损2cm×3cm。采用下唇矩形瓣修复(唇瓣蒂宽1.5cm)。唇部功能与外形均较满意(图3-7-10)。

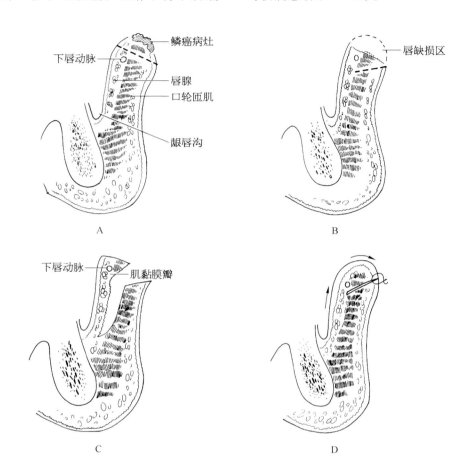

图 3-7-7　唇口轮匝肌黏膜瓣修复法
A. 病变切除；B. 切口设计；C. 肌黏膜瓣分离；D. 修复完成

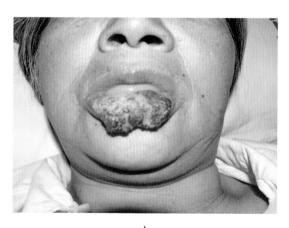
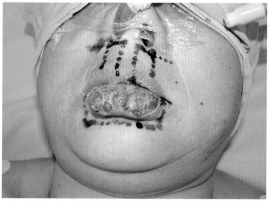

图 3-7-8　上唇双侧人中旁矩形唇瓣修复法
A. 术前,下唇癌；B. 术中,上唇矩形瓣设计；

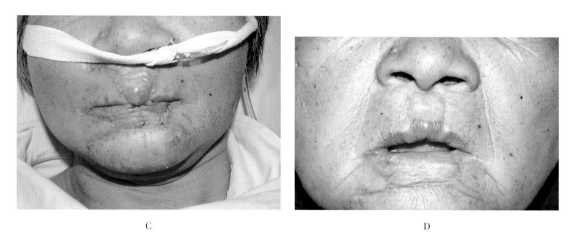

C   D

图 3-7-8（续）

C. 术后，下唇缺损修复后（未断蒂）；D. 下唇缺损修复后（已断蒂）

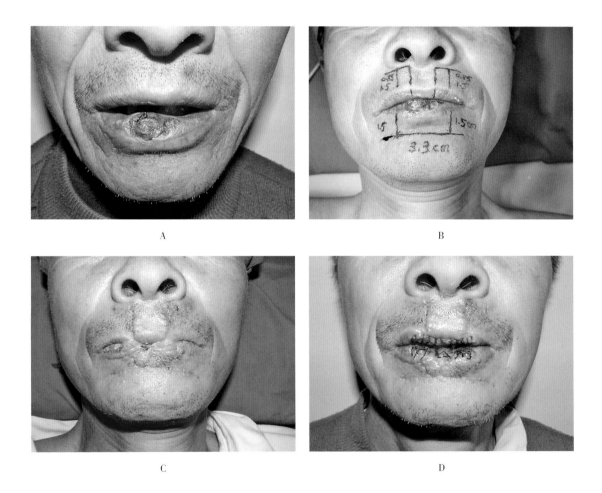

A   B

C   D

图 3-7-9　上唇双侧人中旁矩形唇瓣修复法

A. 术前，下唇癌；B. 术中，上唇矩形瓣设计；C. 术后，下唇缺损修复后（未断蒂）；D. 术后，下唇缺损修复后（已断蒂）

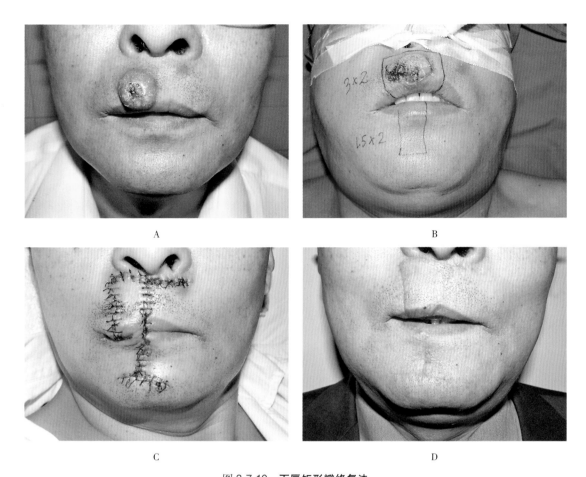

图 3-7-10　下唇矩形瓣修复法

A. 术前,上唇癌; B. 下唇瓣设计; C. 下唇缺损修复后(未断蒂); D. 下唇缺损修复后(已断蒂)

病例四：下唇鼻唇沟旋转皮瓣修复上唇缺损。

患者男性,25 岁。坏疽性口炎后遗症,右上唇与口角瘢痕挛缩畸形,说话进食均感不便。在局麻下采用右下唇鼻唇沟旋转皮瓣修复。修复后上唇缺损和口角外形基本恢复,唇部功能恢复正常(图 3-7-11)。

【注意事项】

(1)采用唇瓣交叉修复时,一般在术后 2~3 周断蒂,故术前应做口腔洁治及牙源性疾病的处理。

(2)唇瓣或唇部皮瓣的设计,应根据唇缺损部位和对侧唇组织的情况而定。唇瓣底部的宽度可等于缺损底部的 1/2,在计算唇瓣底部的宽度时,尚应注意修复后上、下唇外形的比例和协调关系。

(3)唇瓣修复时,应按肌纤维的方向缝合,缝合后的张力应位于皮下,以免引起术后口唇和面部畸形。

(4)唇瓣蒂部的血管在手术操作过程中应妥加保护,切忌损伤,以免造成修复后唇瓣因血循环障碍而坏死。

(5)修复后是否要同时做口角开大术,应根据面部和修复口裂的大小而定。此应在患者张口的情况下观察,如较小可在唇瓣断蒂的同时做口角开大术。

(6)对残存的唇红组织应尽量加以保存和利用,不应轻易切除。因唇红组织的颜色、质地和结构上的特点,身体其他部位的组织无法代替。

(7)鼻唇沟皮瓣因邻近唇鼻部,对唇、鼻部缺

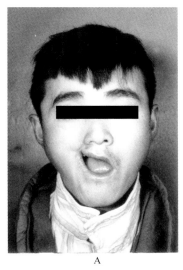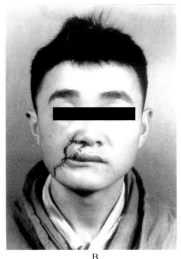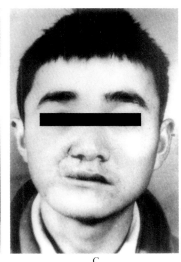

A B C

图 3-7-11　下唇鼻唇沟旋转皮瓣修复上唇缺损

A. 术前,上唇缺损畸形,张口位更加明显;B. 术中,带唇动脉复合瓣转移修复;C. 术后,修复后外形

损是理想的供区之一,对口内舌与口底缺损亦可采用,尤其适用于老年人。切取后瘢痕虽位于鼻唇沟处不太明显,但从面部美容角度考虑,仍嫌不足,应用时应当慎重。

(8) 修复时应注意唇部外形的丰满问题。一方面,要注意软组织的需要量要足够,不应过紧。

另一方面,对牙槽骨的缺损要先行修复,术前如遇缺牙或牙槽骨缺损时,应先行义齿赝复。如此对唇组织修复时的需要量可有一个正确的估计,同时可对术后修复的唇组织起到支撑作用。

(孙　弘　孙　坚　赵云富)

第八节　颏下皮瓣

以颏下动脉为蒂的颏下皮瓣位于颏下区,位置比较隐蔽,皮瓣色泽与面部接近,该皮瓣的临床应用和解剖学基础由 Martin 于 1993 年首先报道,以后有关报道逐渐增多,临床上根据需要可形成岛状或游离皮瓣、筋膜瓣和骨皮瓣,局部转移或吻合血管的游离移植可修复口腔颌面等处组织缺损。

【应用解剖】

(1) 动脉:颏下动脉比较恒定,在距颈外动脉起点(5.7±0.6)cm 处由面动脉发出,向前走行于下颌下腺的上缘,距离下颌骨下缘 1 cm 左右,而后位于下颌舌骨肌的浅面,穿行于二腹肌前腹深面。颏下动脉血管蒂长约 6 cm(图 3-8-1)。

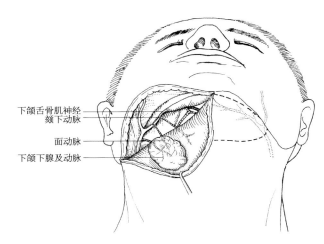

下颌舌骨肌神经
颏下动脉
面动脉
下颌下腺及动脉

图 3-8-1　颏下皮瓣血供

（2）静脉：颏下动脉有 1~2 条较为恒定的伴行静脉，全部汇入面静脉，汇入面静脉前的外径为 1.0~4.0 mm。

（3）神经：颈丛的颈皮神经升支在胸锁乳突肌后缘处发出后，穿颈深筋膜浅层，走行于颈浅筋膜内，向前上走行，距下颌骨下缘 4 cm 处呈放射状分布于颏下及颈前 1/3 皮肤。

【适应证】

（1）口腔颌面部软组织损伤后组织缺损。

（2）口腔颌面部肿瘤切除后创面修复。

【手术方法】

1. 皮瓣设计　以颏下血管为蒂，根据组织缺损部位和大小设计皮瓣，其范围应略大于缺损范围。皮瓣的上缘可沿下颌骨下缘横过中线至对侧颏下区，瓣的下缘依据面部缺损的宽度与长度而定，皮瓣切取大小为（4.5~7.0）cm×（5.0~12）cm（图 3-8-2A）。

2. 手术步骤

（1）患者取仰卧位，头部后仰，手术在局麻或全麻下实施。

（2）在下颌角前方触及面动脉搏动点，在该点下方、下颌角下缘标明颏下动脉起始点。以该点作为皮瓣的旋转点，根据面部皮肤软组织缺损情况设计皮瓣。

（3）先做皮瓣下缘切口，切开皮肤、皮下组织、颈阔肌，在颈阔肌的深面，紧邻下颌下腺，沿下颌舌骨肌和二腹肌前腹向上分离，结扎至下颌下腺的分支，小心游离颏下动脉。然后做皮瓣上缘切口，提起组织瓣，分离颏下动脉至面动脉起点处。亦可在皮瓣近端与颏下动脉起始处之间做皮下分离，形成一颏下动脉及部分皮下组织为蒂的岛状皮瓣（图 3-8-2B）。

（4）颏下皮瓣切取后，通过皮下隧道转移修复面部创面。

（5）颏下的继发创面可通过充分分离颈前皮肤直接缝合封闭，不能直接缝合者，以皮片移植覆盖。不宜勉强拉拢缝合，以防并发症的发生。

【典型病例】

病例一：颏下岛状皮瓣修复右颊部皮肤软组织缺损。

患者男性，44 岁。因车祸致右颊部皮肤软组织损伤，并继发感染。入院后经应用抗生素及换药治疗后感染控制，创面缩小。于颏下设计 7 cm×4 cm 的岛状皮瓣，全麻下切取皮瓣，并做颊部肉芽创面清创。将颏下岛状皮瓣通过皮下隧道转移至受区缝合。颏下继发创面通过充分游离颈前皮肤直接缝合，颈部皮下及面部岛状皮瓣下放置引流。术后皮瓣完全成活，切口一期愈合，第 7 天拆线，面部外观满意，颏颈角正常（图 3-8-3）。

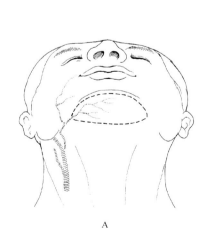
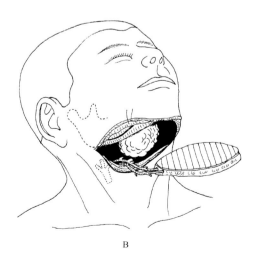

A　　　　　　　　　　　　B

图 3-8-2　颏下皮瓣切取示意图

A. 皮瓣设计；B. 皮瓣切取

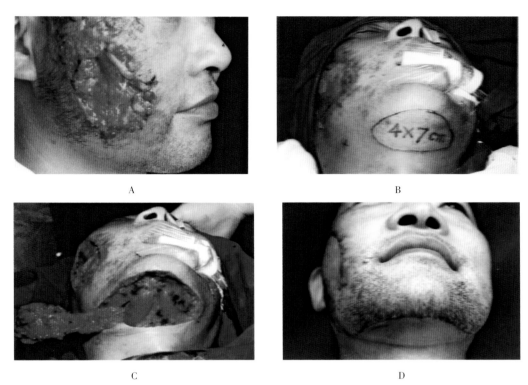

图 3-8-3　颏下岛状皮瓣修复右颊部皮肤软组织缺损

A. 术前右颊部皮肤软组织损伤；B. 颏下岛状皮瓣设计；C. 皮瓣切取；D. 术后外观

病例二：颏下岛状瓣修复口腔内肿瘤切除后缺损。

患者男性，75 岁。右舌鳞状细胞癌（$T_2N_0M_0$），全麻下行右舌肿瘤扩大切除+右肩胛舌骨上清扫+颏下岛状瓣修复。在制备皮瓣的同时清扫Ⅰ区的淋巴组织，待皮瓣制备完成后再清扫Ⅱ～Ⅲ区的淋巴组织。结扎颌外动脉远心端以延长血管蒂，在下颌舌骨肌深面与口内之间制备隧道，将皮瓣从隧道中穿过转移至口内缺损区。颏下区缺损行局部组织类"Z"形交叉修复，术后口内皮瓣愈合好，舌体静态观形态及各种舌运动功能满意（图3-8-4）。

【注意事项】

（1）切取皮瓣时可能会遇到某些血管神经的变异，切取皮瓣上缘时，一定要注意保护面神经下颌缘支。另外，发自下颌神经的下颌舌骨肌支伴随颏下动脉远端行走，支配二腹肌前腹，分离血管时应避免损伤。

（2）经充分游离颈前皮肤，直接缝合颏下继发创面仍有较大张力时，宜用皮片移植封闭该处创面，且勿通过剥离下颌皮肤或屈颈方式勉强直接拉拢缝合，否则可导致下唇外翻、颏颈角变钝、头后仰受限及瘢痕增生等并发症。

（3）为安全起见，岛状皮瓣血管蒂周围应保留一些皮下组织，不必将颏下血管完全游离出来。

（4）男性颏下区域胡须浓密者，不宜用该皮瓣修复无毛区皮肤缺损。

（5）颏下皮瓣的主要优点有：① 具有恒定的血管蒂，其血管蒂长，旋转范围大，可达除额部以外的整个面部和口腔。② 可根据不同临床需要，设计成带蒂皮瓣、游离皮瓣或携带下颌骨下缘的骨皮瓣等。③ 皮瓣色泽、质地与面部正常皮肤十分接近，术后效果满意。④ 皮瓣供区隐蔽，切取后对供区形态不会造成明显不良影响，尤其在皮瓣面积小或供区皮肤松弛、颏下继发创面可直接缝合封闭时，这一优点更为突出。

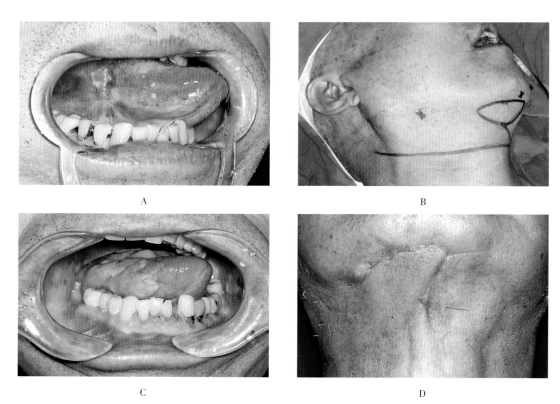

图 3-8-4 颏下岛状瓣修复舌癌切除后缺损

A. 右舌癌术前；B. 皮瓣设计；C. 右舌缺损修复后；D. 颈部伤口愈合

（邢 新 孙 坚 张怀军）

第九节 面 颊 皮 瓣

面颊部为身体显露的部位,具有解剖组织结构复杂和多种生理功能等特点。先天性畸形、疾病、肿瘤和外伤均可使面颊部出现缺损,直接影响面颊部功能和外形。坏疽性口炎可引起口与面颊组织坏死,瘢痕粘连,张口受限;面部外伤可引起瘢痕和缺损畸形;面瘫可引起口、唇、面畸形,遭受精神和心理上的创伤;面颊部肿瘤切除后可造成缺损与凹陷畸形。针对上述各类畸形和组织缺损,如何在修复组织缺损的同时,又能保存正常的外形和功能,是临床整复外科医师必须解决的一个问题。因此,整复手术要求做到既重视外形,又注意功能;手术方法选择既要简单易行,创伤较小,又能获取最佳效果;手术操作既要做到精巧细致,动作轻柔,又要符合美容上的要求。

【应用解剖】

面颊部位居左右两侧,是构成口腔两侧壁的重要结构。主要由皮肤、皮下组织、表情肌、颊脂垫和黏膜等构成。表情肌薄而纤细,起自颅面诸骨或筋膜,止于皮肤,使面部呈现各种表情;主要集中在眼裂、口裂和鼻孔周围,受面神经支配。除颊肌外,表情肌表面皆无深筋膜。表情肌的活动除了表达喜、怒、哀、乐等各种表情,还参与咀嚼、吮吸、呼吸、吞咽、呕吐及言语功能。

面部血供丰富,密聚成网,主要来自颈总动脉的颈外动脉和颈内动脉分支。颈外动脉为面颊部、口腔软组织与上下颌骨的主要供血动脉,而颈内动脉为供应脑、眶内结构、额及鼻部的主要供血动脉。颌外动脉(又名面动脉)自颈外动脉分出后,上行至面部,在走行途中,又依次分出颏下动脉、下唇动脉、上唇动脉、鼻外侧动脉和内眦动脉。另有颞浅动脉及其分支也至面部。颞浅动脉自颈外动脉发出后,在其行程中,又依次分出面横动脉、颧眶动脉、颞浅动脉额支和顶支(图3-9-1)。

基于上述血供特点,不利的一面是术中容易出血,要求在术中止血必须充分,以免术后发生血肿,增加感染的机会;而有利的一面是伤口愈合快,抗感染能力强。

面动脉绕过下颌骨下缘上升至面部,绕经下颌骨下缘的部位即相当于咬肌的前缘。由于面动脉绝大多数能到达鼻外侧,设计以面动脉为蒂的鼻唇沟瓣,可满足修复上唇等邻近缺损的需要。面动脉行程迂曲,因而切口应避开面动脉干,在距鼻翼下缘外侧 1.5 cm 以外做切口。面动脉可有

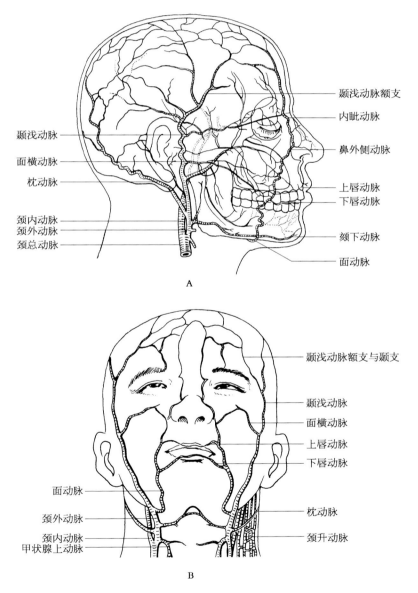

图 3-9-1　面部动脉分布

A. 侧面观;B. 正面观

变异,少数在下颌下缘之上平均 4.09 cm 处分为前后两支,前支行程与单支面动脉相似,后支与面前静脉平行。下唇动脉出现率高达 90%,在口角外下方约 3.3 cm 处起于面动脉,外径约 1.2 mm,起始后多在下颌下缘和下唇之间的上 1/4 段横行向内侧穿过肌质,行于肌质和下唇黏膜之间,两侧下唇动脉或来自颏支的副下唇动脉,多在左侧口角与中线之间吻合。上唇动脉出现率更高,为 96%,多数在口角外上方约 1.1 cm 处起于面动脉,外径约 1.3 cm,上唇动脉起始后也横行向内侧,行于上唇和鼻翼下缘之间下 1/3 的肌质和上唇黏膜之间,两侧上唇动脉多在中线左侧吻合。上、下唇动脉也可为共干。上述解剖特点在设计皮瓣时应引起注意。

静脉分支多而细小,多与同名动脉伴行,而且互相吻合形成网状。其浅静脉主要回流至面浅静脉。而面深静脉起于翼静脉丛,与颅内、外静脉之间均有交通支,最后通过颈内与颈外静脉流入心脏。

面部神经主要为三叉神经。三叉神经中的眼神经和上颌神经为感觉神经,而下颌神经则为混合性神经。面神经为混合神经,由两个根组成,一个粗大的运动根和一个细小的感觉根,是面部主要的运动神经。面神经呈扇形分布,支配面部表情肌的运动,由上而下依次分为颞支、颧支、颊支、下颌缘支和颈支。

【适应证】

面颊部外有皮肤,内有黏膜,其间有神经、血管及腮腺导管通过,又有肌肉和松软的脂肪组织充填其间,构成面颊部具有动态功能的外形。因此,不能利用重要的面颊部组织去修复次要部位的缺损。面颊皮瓣应用的范围相对来说较狭窄,其主要适应证是以面动脉各分支走向为蒂设计皮瓣,用以修复面颊部浅层皮肤(皮肤和皮下组织)小范围组织缺损和鼻唇部邻接器官小范围的缺损。对于面颊皮肤和黏膜较大缺损或全层洞穿性缺损的修复,需借助邻近或远位皮瓣修复。

【手术方法】

1. 皮瓣设计　利用面颊局部皮瓣修复颊部

缺损,应根据面颊部组织分区进行设计。Zide(1990)把面颊部划分为 3 个区域:1 区(眶下区)、2 区(耳前区)和 3 区(颌颊区)。3 个区域的界限:1 区的界限自鼻侧部的边缘伸至鼻唇沟,越过颊部向下至龈沟接近鬓角,上达前鬓角至侧眼外角旁的皱纹,而后与颊部下眼睑合并。2 区的界限自耳轮的连接线,越过鬓角,在颧突部与 1 区互相重叠,该区包括腮腺咬肌区筋膜,延伸至下颌角下缘和颌下缘。3 区的界限由上龈沟沿唇颊沟达颌下缘,然后再由颌下缘达腮腺咬肌外,并与 2 区的前份互相重叠(图 3-9-2)。上述分区对面颊部缺损的修复时,选用手术方法和皮瓣设计具有一定的临床意义。

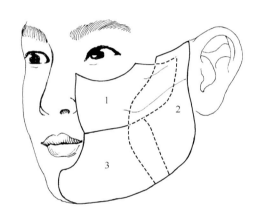

图 3-9-2　面颊部分区
1. 眶下区；2. 耳前区；3. 颌颊区
(图中虚线为重叠部分)

面颊小区域缺损可选用各种改良交叉皮瓣(modified limberg flap)和局部转位皮瓣(local transposition flap)。主要适用于修复面颊小区域皮肤浅层缺损或皮肤缺损超过颧突区,而耳前区需有足够的组织量。

面颊较大区域缺损可选用邻近旋转滑行皮瓣(swing slide flap)、面颈部皮瓣(cervicofacial flap)或单蒂推进皮瓣(simple pedicle advancement flap)等加以修复。面颊洞穿性组织缺损可选用邻近或远位组织瓣联合修复。

2. 手术步骤

(1)交叉与转位皮瓣修复:手术时,可根据皮肤缺损部位和范围,按照"Z"形交叉手术原则,在皮肤缺损一侧软组织较为松软部位做"Z"形切开,充分松解皮下组织,最后修复缺损(图 3-9-3A)。对位于鼻翼外侧面颊部皮肤缺损,可在缺损下方唇颊部设计转位皮瓣加以修复(图 3-9-3B)。转位皮瓣不应选在缺损上方,因接近眶下眼睑区,皮瓣转位时容易造成眼睑移位和变形。

(2)旋转滑行皮瓣修复:根据皮肤缺损部位和范围,按照手术设计与步骤(图 3-9-4),在缺损面颊下部设计皮瓣,沿缺损外侧皮下充分分离,将皮瓣向上旋转完成缺损修复。

以上方法因组织就近取材,肤色、质地相同,手术方法简单,修复后效果比较满意。尚有其他一些方法亦可采用,如单蒂推进皮瓣和旋转皮瓣,以及带皮下组织蒂或以皮岛的形式,应用范围很广。近年来,随着穿支皮瓣技术的发展,有学者采用面动脉穿支皮瓣修复口腔颌面部的中、小型缺损。穿支皮瓣概念的提出颠覆了以往的部分传统理论,为面颊皮瓣的设计和应用提供了新的选择。

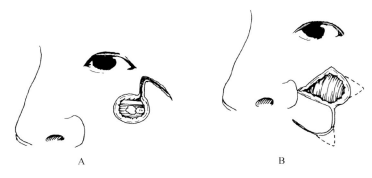

图 3-9-3 交叉与转位皮瓣

A. 交叉皮瓣;B. 转位皮瓣

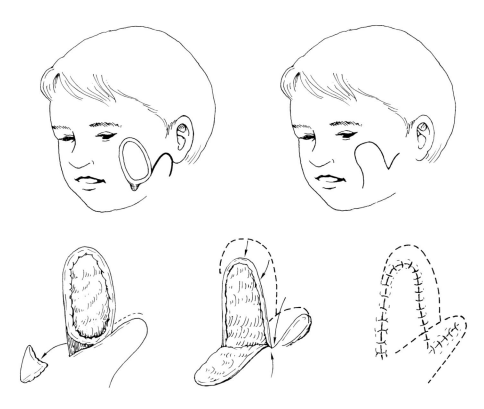

图 3-9-4 旋转滑行皮瓣手术设计与步骤

（3）"Z"形瓣和其他组织瓣联合修复：腮腺体瘘治疗很容易失败。瘘口的修复必须用双层组织覆盖方能达到治疗目的。如伴有感染时需切除病变组织，可造成皮肤缺损，对健康的腮腺组织应加以保留，以保存正常的腮腺功能。为此，必须解决以下问题：① 如何防止腮腺分泌物外溢。② 病变组织切除后，用何种组织填充无效腔。③ 皮肤缺损如何修复。作者曾为 1 例左侧腮腺体瘘并伴有感染者，采用皮肤"Z"形瓣交叉缝合，并结合腮腺包膜瓣、颞肌筋膜瓣等综合修复，获得满意效果。

手术时先将腮腺体周围的不健康组织彻底切除，由耳前至颞部皮肤做与发际平行的弧形切口。在皮下组织内进行钝性分离，直至充分暴露颞部筋膜。以位于颧弓缘处的颞浅动脉为蒂，根据所需覆盖创面的面积切取筋膜瓣。小心分离筋膜瓣和保护该处的面神经分支。将带血管蒂的筋膜瓣翻转 180°盖于腮腺瘘之上，周缘用丝线与腮腺包膜间断缝合，再用"Z"形交叉皮瓣缝合覆盖其上。

【典型病例】

患者女性，30 岁。因左侧腮腺体瘘入院。瘘口位于左颧弓下耳屏前，有直径约 0.5 cm 的瘘管，深约 2.5 cm，瘘管周围皮肤因长期涎瘘和炎症明显充血水肿，有脓性分泌物。腮腺造影显示腺体尚属正常，造影剂由瘘口外溢。全麻下彻底切除左腮腺瘘及周围不健康皮肤，缺损范围 1.5 cm×1.5 cm。伤口放青霉素粉剂 80 万单位，切取瘘口区边缘的腮腺包膜，向内翻转盖于瘘口之上，然后用颞部筋膜瓣覆盖其上，并对腔隙进行充填，其上再用皮肤覆盖。这样瘘口修复共有 3 层组织，术后术区加压包扎，口服阿托品 0.3 mg，每日 3 次，共 1 周。7 天拆线，伤口一期愈合（图 3-9-5）。

【注意事项】

（1）应根据面颊美容单位选择手术方法。面颊部可根据解剖部位划分为若干美容单位。所谓美容单位，是指面颊部自然形成的沟、褶皱或皮纹。进行面颊缺损修复时，不论对较小的缺损或较大的缺损均应按照美容单位去选择手术方法。如此，可使整复手术后，瘢痕处于解剖的隐蔽部位。

（2）提高面颊部形态上美感。面颊部形态美学特点应包括对称性、丰满度和动度。因此，采用面颊皮瓣修复时，应达到面颊形态上美感，不应为使缺损得到整复却造成形态上不协调性毁容。更不应采用面颊部组织去修复一些次要部位的缺损。

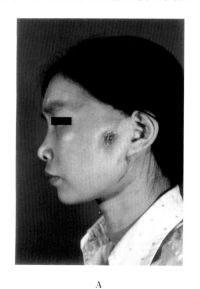
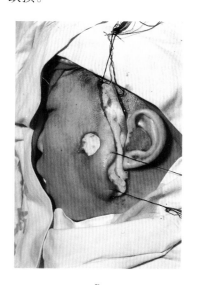

A   B

图 3-9-5　腮腺体瘘用"Z"形瓣和其他组织瓣联合修复

A. 术前，腮腺体瘘合并感染；B. 腮腺体瘘病变切除，示皮肤缺损范围；

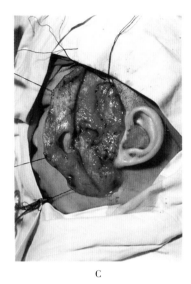
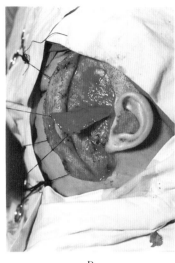
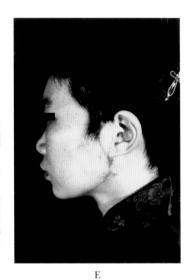

C   D   E

图 3-9-5(续)

C. 腮腺包膜瓣向内翻转封闭腮瘘；D. 带蒂颞部筋膜瓣盖覆瘘口并充填无效腔；E. 术后,腮腺体瘘修复,皮肤"Z"形缝合

（3）面颊缺损修复后的肤色与选择的供区部位有关。因此,对中、小范围的面颊皮肤缺损,尽量选用面颊和颈部邻接和邻近的组织瓣修复,除因皮肤质地、厚度一致外,肤色也基本相同,不致因修复后过于深暗的肤色而呈"镶嵌性"毁容。

（孙　弘　孙　坚　赵云富）

第十节　面动脉穿支皮瓣

面部是人体形态和功能的一个重要部位,易受先天、外伤、感染以及皮肤恶性肿瘤等因素导致严重的创面。当面部形成创面后,其形态和功能往往受到不同程度的破坏,轻者留下瘢痕,重者造成毁容,给患者带来了极大的痛苦。随着对医学美容要求的提高,人们不再满足于面部创面修复后功能的重建,对修复效果也逐渐重视。在面部创面修复中,医师可以根据器官、部位与形态,选择合适的自体组织瓣进行移植,能够确保患者缺损皮肤组织的修复。但自体皮瓣移植修复面部创面后,对于术后皮瓣血运和护理提出了更高的要求。鼻唇沟褶皱区域可作为面部形态和功能重建的皮肤来源。随着年龄的增加,下颌区域皮肤的松弛度也随之增加,因此鼻唇沟区域具有较大面积的皮肤可用于重建,且该区域的皮肤是由面动脉穿支供血。

Hofer 等首次提出了面动脉穿支皮瓣(facial artery perforator flap，FAPF)概念,该皮瓣移位灵活,应用其修复面部创面后成活率高,术后可获得满意的形态和功能效果,能够最大限度地保留供区的功能和外形,且不需要分期手术等优点。

【应用解剖】

面动脉是颈外动脉的第四个分支,面动脉在嚼肌的前缘绕下颌骨向上进入面部,直行或迂曲向上行进至距口角外约 1 cm 处,然后上升至鼻翼基底,再沿鼻外侧到达内眦,延续为内眦动脉。

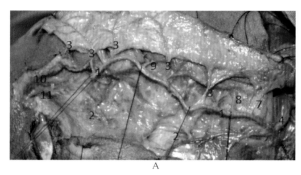
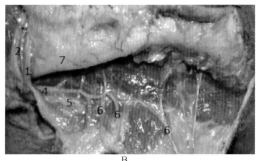

图 3-10-1　A、B. 面动脉穿支皮瓣的应用解剖

1. 面动脉;2. 面静脉;3. 面动脉穿支;4. 颏下动脉;5. 颏下静脉;6. 颏下动脉穿支;
7. 下颌骨;8. 下唇动脉;9. 上唇动脉;10. 内眦动脉;11. 内眦静脉

下颌骨至鼻翼边缘范围内面动脉长度平均为176.6 mm(范围为140~225 mm)。面动脉的实际长度比这两点之间的直线距离长,因为其走行迂曲。面动脉与面静脉之间走行不紧密。这意味着面动脉穿支皮瓣具有良好的血供,而没有单一的静脉回流,其静脉流出道存在于面动脉穿支周围的纤维脂肪组织中。2015 年,Camuzard 等研究发现,每支面动脉穿支旁均有2 支静脉与其伴行,但因伴行静脉细小而测量困难。

　　Hofer 等通过对成年尸体进行解剖观测,提供了一些基础解剖信息:面动脉从下颌骨前缘至鼻翼外侧缘分布有 3~9 支穿支,平均 5.7 支穿支,面动脉穿支皮瓣长度为 13.0~51.0 mm,平均25.2 mm,面动脉起始点直径为 0.6~1.8 mm,平均 1.2 mm(图 3-10-1)。

【适应证】

　　Kannan 等将 FAPF 分成三个层面:下颌缘以下、下颌缘至鼻翼下、鼻翼至内眦,不同位置缺损选择适宜的皮瓣进行修复:① 下颌缘以下的FAPF,可形成颏下动脉穿支皮瓣,可用于修复下面部较大缺损和口内缺损的修复(图 3-10-2)。② 下颌缘以上的 FAPF,用于修复面部中下 2/3缺损,包括口唇、鼻部及面颊(图 3-10-3)。③ 鼻翼至内眦部位的 FAPF,用于修复鼻周及鼻部缺损(图 3-10-4)。④ FAPF 还可用于其他特殊部位的修复,用于修复鼻中隔缺损,修复鼻小柱和鼻孔。

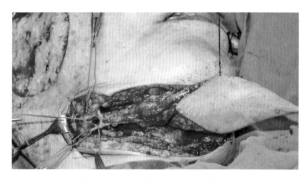

图 3-10-2　下颌缘以下的 FAPF

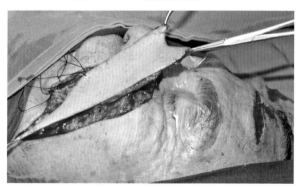

图 3-10-3　下颌缘以上的 FAPF

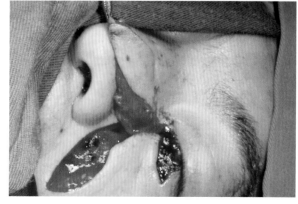

图 3-10-4　鼻翼至内眦部位的 FAPF

【手术方法】

1. 皮瓣设计 术前常规采用多普勒血流探查仪自内眦下方 1.5 cm 至口角之间探测面动脉走行和鼻唇沟穿支动脉位置并进行标记。选择 1~2 支位置较适合旋转的穿支作为旋转点。采用样布逆行设计，根据缺损大小及形状设计皮瓣，以鼻唇沟为皮瓣及皮下蒂内边缘，按缺损范围及面部皮肤的松弛程度设计皮瓣外边缘，皮瓣面积应大于创面 10%~20%，皮下蒂宽度约为 5.0 mm，蒂部比旋转点至创面长 0.5~1.0 cm。

2. 手术步骤 沿标记线切开皮肤至皮下组织，皮瓣的解剖深达 SMAS 水平。在穿支血管的供区范围内，由穿支远端向近端分离形成穿支皮瓣。在不妨碍皮瓣转移的前提下，尽可能多地保留穿支血管周围的皮下组织，以避免损伤血管，保证静脉回流通畅。皮瓣可被旋转移位 90°~180°，部分皮瓣需通过皮下隧道至缺损处。缝合创面前，可根据缺损部位的形状和深度，对一部分面动脉穿支皮瓣末端进行修整，并对皮瓣适当修薄，尽量同切除后缺损的厚度一致。皮瓣供区直接无张力拉拢缝合。

【典型病例】

病例一：面动脉穿支皮瓣修复面部肿瘤。

患者女性，68 岁，左面部黑痣 15 年。术中见左面部鼻唇沟部有一 0.6 cm×0.5 cm 大小黑痣。术中予以扩大切除肿瘤组织。根据创面大小设计面动脉穿支皮瓣覆盖创面，供区直接缝合。术后见皮瓣血运良好。皮瓣外形满意，供区恢复可（图 3-10-5）。

病例二：颏下动脉穿支皮瓣修复面部肿瘤。

患者女性，73 岁，左面部斑块 1 个月。术前病理活检提示高分化鳞癌。术中见左侧脸颊部有一 1.5 cm×1.0 cm 大小暗红色斑块。术中予以扩大切除肿瘤组织。根据创面大小设计颏下动脉穿支皮瓣覆盖创面，供区直接缝合。术后见皮瓣血运良好。皮瓣外形满意，供区恢复可（图 3-10-6）。

【注意事项】

（1）因鼻唇沟区域的皮下血管网呈"轴向"分布，故设计皮瓣时需顺着鼻唇沟的走行。

（2）术前设计时必须考虑皮瓣的长度，避免术中皮瓣不能完全覆盖创面或张力过大，同时还要注意组织移位是否对供区有明显牵拉。

（3）皮下隧道直径需大于蒂部 1 cm，避免蒂部受到卡压出现并发症，且尽可能减少蒂部的体积，避免蒂部过于臃肿或猫耳形成，免于二次手术调整。面动脉穿支皮瓣相对血供来源不确定的面部皮下蒂皮瓣，对蒂部纤维脂肪组织的保留较少，为保证皮瓣静脉回流，减少术后皮瓣淤肿，在保证皮瓣旋转到位及蒂部不显臃肿的同时，术中可适当保留一些纤维脂肪组织，术后局部加压包扎，放置皮片引流 1 天，口服活血化瘀改善微循环的中成药物。

（4）同时存在多条穿支时，尽量选择有利于皮瓣转移且口径较粗大的穿支血管，锐性分离，在不损伤穿支的前提下根据旋转需求尽可能游离血

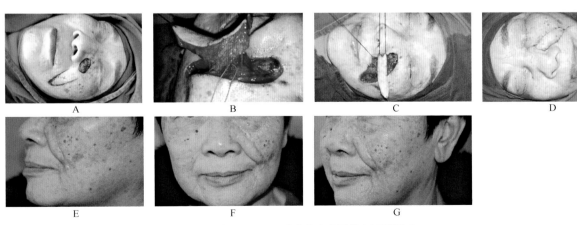

图 3-10-5 面动脉穿支皮瓣修复面部肿瘤

A. 皮瓣设计；B. 皮瓣切取；C. 皮瓣转移；D. 皮瓣修复；E~G. 术后随访

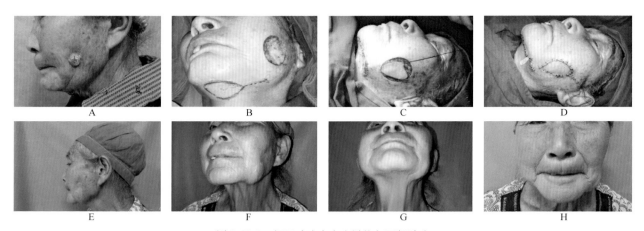

图 3-10-6　颏下动脉穿支皮瓣修复面部肿瘤
A. 术前；B. 皮瓣设计；C. 皮瓣切取；D. 修复创面；E~H. 术后随访

管蒂,切取时蒂部携带少量筋膜有利于皮瓣的静脉回流,减少皮瓣坏死风险。

(5) 面神经分支多从表情肌的深面进入,在肌肉浅层分离穿支血管时需注意保护,以免出现面瘫、提上唇肌功能受损、术区皮肤麻木等。而位于内侧的静脉分支,因其干扰皮瓣旋转,可予离断。

(6) 根据受区缺损深度决定皮瓣携带的皮下组织量,以免术后出现臃肿或凹陷,影响外观。

(7) 对于胡须茂盛的男性患者,术前设计时需考虑术后胡须的生长方向。

(8) 对于面部肥胖或者较年轻的患者,供区难以直接缝合,可根据穿支血管位置采用螺旋桨皮瓣或接力皮瓣修复,术后均能获得较好的外观及功能恢复。

(9) 优点:① 不牺牲主干血管,鼻唇沟穿支瓣可携带的皮瓣修复面积更大,血运更可靠。② 对供区组织损伤小,恢复较快。③ 可根据缺损深度决定其皮下携带组织量,甚至仅到达皮下,不携带皮

下组织。④ 蒂部旋转灵活,可达 180°(螺旋桨皮瓣),在通过皮下隧道时因蒂部组织量少故而通过性好,对血供影响小,有利于术后面部外观恢复,避免局部皮瓣旋转后的牵拉及相关并发症。⑤ 并发症少,更易于被患者接受。⑥ 供区瘢痕平行或隐蔽于鼻唇沟、鼻颊沟,研究显示最大的供区皮瓣面积 2.5 cm×5.0 cm,能保证基本血运和供区闭合。

(10) 缺点:① 手术过程中分离操作复杂,穿支较为细小,术中易误伤穿支血管,可于术前采用多普勒超声血管显像仪检测穿支血管,术中借助显微镜及头戴式放大镜进行血管分离,尽可能减少对穿支的损伤。② 有时也存在穿支血管未穿出皮下的情况,术中需注意鉴别。③ 在未完成旋转点穿支解剖前,避免切开皮瓣外侧边缘,以使术者在术中因未能发现穿支或损伤穿支而不得已改行随意皮瓣留有余地。

(魏再荣)

第十一节　颈阔肌肌皮瓣

颈阔肌位居表浅,肌肉面积大,是一块皮肌,与面部表情肌关系密切,易于和深层结构分离。颈阔肌由许多小动脉提供营养,血供丰富。肌菲薄,质柔软,肤色接近面部,皮瓣易于切取和折转

造型。如需增加肌皮瓣的长度,为了保证皮瓣的血供,可将甲状腺上动脉与面动脉吻合。颈阔肌肌瓣是覆盖下颌骨裸露创面的理想材料,因此颈阔肌肌(皮)瓣作为修复口腔颌面部组织缺损是较

为理想的供区之一。

【应用解剖】

颈阔肌起于第 1 肋间平面的皮下组织,斜行向上向内,止于下颌骨体并和面部某些表情肌相连续,是一块薄而宽阔的皮肌。肌前缘约相当于从颏舌骨连线中点稍下方到锁骨胸骨端稍外侧的连线,两侧颈阔肌前缘上分肌纤维相互交错,交错的下方形成一倒置的"V"字形无颈阔肌覆盖区,"V"字形尖的高度与两侧肌纤维交错的部位有关。据报道,"V"字形尖的高度平甲状软骨者占 13.8%,平舌骨高度者占 21.4%,平颏与舌骨 1/2 处者占 26.3%,两侧肌纤维完全分离而不交叉者占 38.3%。颈阔肌的后缘相当于从下颌角稍后方到锁骨肩峰端内侧 3 cm 的连线。颈阔肌的面积约有 150 cm²。该肌与深层结构联系较松,较易剥离,深面有浅静脉、颈横神经和面神经下颌缘支和颈支。颈阔肌后份肌纤维略呈"S"形弯曲,其上份凸向后,而下份则凸向前。该肌中份肌纤维比上、下份密集,后部肌纤维较前部厚;枕三角及肌三角内多无此肌覆盖。这些特点在肌皮瓣设计时应加注意(图 3-11-1)。

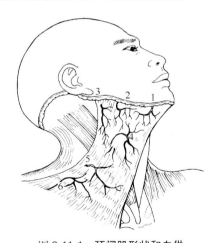

图 3-11-1　颈阔肌形状和血供
1. 颏下动脉;2. 面动脉;3. 耳后动脉;
4. 甲状腺上动脉;5. 颈横动脉;
6. 甲状腺下动脉

颈阔肌血供丰富,由多条小动脉营养,主要有面动脉、颏下动脉、甲状腺上动脉、颈横动脉、胸肩峰动脉和肩胛上动脉。动脉均由肌的周边部分向肌肉的中央汇聚分布,其中适宜于做肌皮瓣血管蒂的有面动脉和颏下动脉、甲状腺上动脉和颈横动脉。颈横动脉颈阔肌支的出现率最高,约占 100%,共有 1~4 支,外径较粗(0.8 mm)。甲状腺上动脉的颈阔肌支出现率其次,约占 88%,共 1~6 支。面动脉和颏下动脉大部分支,均从上部进入颈阔肌。肌肉的运动神经为面神经颈支,皮肤的感觉神经为颈神经丛的皮支。

【适应证】

(1)适于立即修复口内颊、舌和口底组织缺损,对口内颊黏膜缺损尤为适应。

(2)该肌皮瓣位于颈部,肤色接近面部,且多无毛发,为唇颏部小范围皮肤缺损修复的理想材料。

(3)面颊洞穿缺损,采用两块组织瓦合修复时,为口内衬里理想的供区,因供区不毁容,较采用额瓣为好。

(4)肌瓣可作为盖覆下颌骨裸露创面的理想材料。

【手术方法】

(一)肌皮瓣修复法

1. 皮瓣设计　设计时应先在颌下缘按四等分法(图 3-11-2),将一侧自颏部至下颌角之间分成 4 份。其中,Ⅱ、Ⅲ区主要为面动脉血供区,颈阔肌肌皮瓣的蒂部应选在此区内。蒂的宽度视需要而定,但肌皮瓣切取后以能将伤口拉拢缝合为度,一般不超过 6 cm。瓣的下端可达锁骨上窝。肌皮瓣的设计宜按肌纤维走向设计成"S"形弯曲状,这样既可避免损伤肌纤维,又可延长肌皮瓣长度。

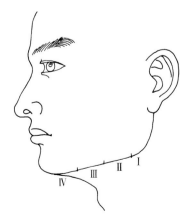

图 3-11-2　颈阔肌在下颌下缘部位的分区

可根据缺损修复的部位，采用两种不同的皮瓣转移方法。一种为切开唇颊沟的方法，即自口角切开，沿唇颊沟至颌下切口，完全暴露手术野。该法手术操作方便（图3-11-3），手术视野好，但唇面部遗留瘢痕。另一种为不切开唇颊沟的方法，优点是不破坏唇面部外形，但术中操作比较困难（图3-11-4）。

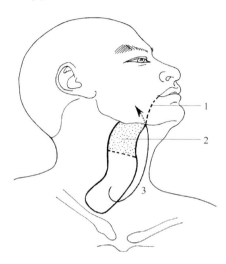

图 3-11-3　颈阔肌肌皮瓣转移修复术式一
1. 唇颊沟切口；2. 蒂部切除表皮；3. 肌皮瓣转移至口内

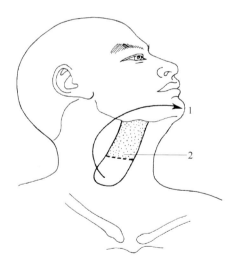

图 3-11-4　颈阔肌肌皮瓣转移修复术式二
1. 肌皮瓣切口设计（虚线以上为切除表皮部位）；
2. 肌皮瓣转移至口内修复缺损

2. 手术步骤　以左颊黏膜鳞癌根治术为例。全麻下，按术式一设计方法进行，即自口角，沿唇颊沟至下颌下缘切口，切口应与颈部切口和肌皮瓣的前缘相连，后缘切口与肌皮瓣的前缘切口平

行。肌皮瓣宽度为 5 cm，长度为 12 cm，逆行剥离，直至颌下。肌皮瓣长宽比例和大小，以皮瓣切取后，颈部创缘能拉拢缝合为度。术中应注意甲状腺上动脉和面动脉免遭损伤。继而行颊癌根治术。后将肌皮瓣呈 180°向口内翻转，修复颊部缺损，根据需要在皮瓣蒂部切除表皮范围。最后关闭面颊部伤口与颈部伤口，伤口分层缝合。

（二）肌瓣转移覆盖骨创面

1. 肌瓣设计　下颌骨肿瘤截骨后立即行非血管化骨移植修复，常因牙槽嵴黏骨膜较薄或伤口愈合不良导致感染。为了加强植骨块的软组织床，可就近取材，采用颈阔肌肌瓣包绕骨块，增加口内软组织厚度和植骨受床组织血供。

肌瓣设计时可根据下颌骨缺损的范围，在同侧受区颌下设计"U"形切口，肌瓣宽度与长度应以能完全覆盖和包绕植骨块为准（图3-11-5）。

2. 手术步骤　以右下颌体前部骨裸露创面为例。肌瓣蒂部可选在颌下缘Ⅱ、Ⅲ区稍后，肌瓣应较所需覆盖的骨裸露创面要大。沿颈阔肌深面肌膜外分离，注意走行于胸锁乳突肌表面的颈外静脉不要损伤。颈阔肌肌瓣上方蒂部要加以保护，肌瓣制备后翻向上方，将肌瓣翻向口腔侧，加厚口腔侧黏膜厚度，然后植骨，植骨块因有松软组织床，血供丰富，对骨块生长有利（图3-11-5）。颈阔肌转移至裸露骨面后，肌瓣游离端需做固定缝合，然后根据需要决定是否在其上做皮瓣修复。

【典型病例】

病例一：颈阔肌肌皮瓣修复颊黏膜缺损。

患者女性，19 岁。右磨牙后区黏液表皮样癌。病变侵及软腭及部分翼内肌，张口受限。X 线片显示下颌骨牙槽部已破坏。全麻下，采用口内与颌下联合切口（下唇未切开），行一侧软腭、部分颊黏膜、下颌骨大部切除（保留下颌骨下缘），术后缺损用同侧蒂位于上方颈阔肌肌皮瓣修复，肌皮瓣由颌下隧道引入至口内，修复一侧软腭和口内缺损。颈部创缘拉拢缝合，术后张口度与面部外形基本正常（图3-11-6）。

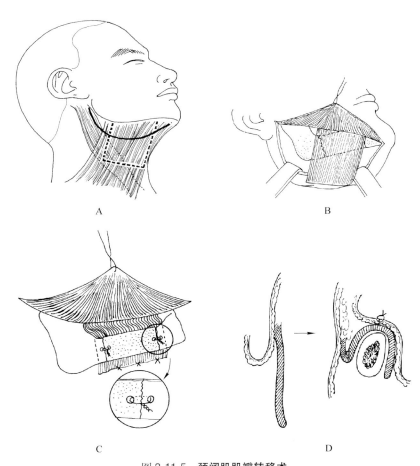

图 3-11-5　颈阔肌肌瓣转移术

A. 肌瓣设计；B. 肌瓣制备；C. 骨块移植；D. 肌瓣覆盖和包绕骨块

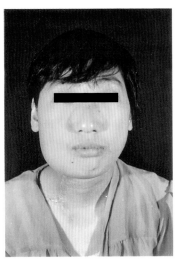

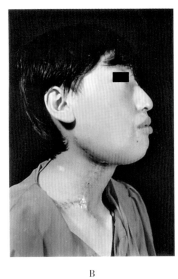

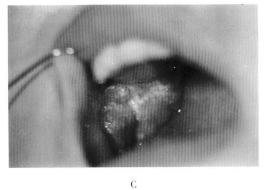

图 3-11-6　颈阔肌肌皮瓣修复颊黏膜缺损

A. 颈阔肌肌皮瓣修复口内颊黏膜缺损（术后 1 周）；B. 颈阔肌肌皮瓣切取后颈部外观；C. 颊黏膜修复后（术后 3 个月）

病例二：颈阔肌肌皮瓣修复颊黏膜缺损。

患者男性，50岁。右颊黏膜鳞状细胞癌（$T_2N_0M_0$），全麻下采用口角颏唇沟至颌下切口，行右颊颈联合根治术，颊黏膜缺损用同侧蒂在上方的颈阔肌肌皮瓣修复，肌皮瓣沿下颌骨外侧向内翻转至口内。颈部创缘拉拢缝合，术后张口度与面部外形基本正常，口内肌皮瓣愈合好（图3-11-7）。

【注意事项】

（1）颈阔肌在下颌骨下缘附近有恒定的血管分支，Ⅲ区主要为面动脉，故肌皮瓣蒂的位置以位于Ⅲ区为好。

（2）肌皮瓣要依肌肉纤维的走行方向设计。根据解剖研究认为，不论肌纤维汇合的方式如何，中线处的肌纤维明显地较上后份菲薄，故肌皮瓣的设计应以中份偏后的肌纤维较好，因此区肌纤维较前份为厚。如肌肉蒂较窄，应注意旋转角度，以不大于90°为宜。如肌肉蒂较宽，做180°折转时，不至于影响血运。皮瓣的长宽比例、长度可不受限制，宽度要适中，应视需要量和皮瓣切取后的创缘能拉拢缝合为准。

（3）根据解剖及临床动态观察，肌皮瓣蒂的位置较高时，术中面动脉及其分支容易保存，但甲状腺上动脉至颈阔肌的分支，保存则较困难。当设计的肌皮瓣较大时，为了保证皮瓣成活，必须增加肌皮瓣的血流量，为此可将面动脉近下颌下缘处切断，近端结扎，此可保留面动脉至颈阔肌的主要血供。然后将面动脉远端与甲状腺上动脉颈阔肌支的远端吻合，术中发现吻合后肌皮瓣的远端可立即出现活跃的渗血。

（4）肌皮瓣修复后的颜色变化应加以注意。位于口内者，第3周开始，肌皮瓣的表层组织逐渐苍白，继而分离脱落，随之深层的再上皮化也同时完成；位于口外者，术后第2天皮瓣开始发暗，7~10天可由暗紫至紫黑色，10天后表层脱落，其下为较肤色红润的上皮组织，上述现象不需采用治疗措施，亦不要误认为皮瓣坏死。

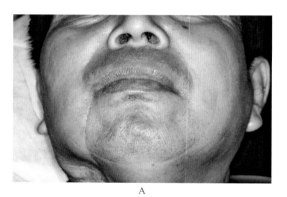

A

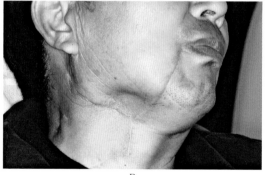

B

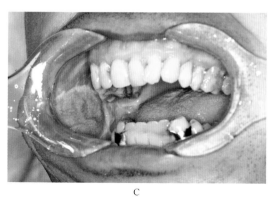

C

图3-11-7　颈阔肌肌皮瓣修复颊黏膜缺损
A. 颏部切口愈后外形；B. 颈部切口愈合后外形；C. 右颊黏膜缺损修复后

（孙　弘　孙　坚　赵云富）

第十二节　舌骨下肌群肌皮瓣

舌骨下肌群肌皮瓣主要包括肩胛舌骨肌、胸骨舌骨肌、胸骨甲状肌、甲状舌骨肌和表面的颈阔肌及其皮肤。因均属于带状的扁薄肌，又称带状肌。故该肌皮瓣又称带状肌肌皮瓣。该肌皮瓣的血管蒂较长，血供丰富，且肤色、厚度与口腔面颌部较为接近，是修复口底、舌、颊等部位较为理想的供区之一。若以甲状腺血管及颈襻为蒂做转移瓣，由于血管蒂长，由舌骨体至颈静脉切迹可以截取的皮瓣长度达 7~9 cm，转移后几乎可以修复口咽、舌、口底的全部缺损。该肌皮瓣由于保存了支配肌肉运动的舌下神经降支上根，转移后能保证肌皮瓣有适量的运动功能，术后肌肉不致萎缩，对吞咽和语言功能的恢复十分有利。

【应用解剖】

舌骨下肌群中，除甲状舌骨肌外，其余三肌，即肩胛舌骨肌、胸骨舌骨肌及胸骨甲状肌，均位于甲状腺之前，又称腺前肌。舌骨下肌群肌皮瓣主要是以腺前肌及其表面部分颈阔肌和皮肤构成的组织瓣。主要血供是甲状腺上动脉，该动脉在舌骨大角尖或其稍上方的部位起于颈外动脉，起始处外径约 2.4 mm。起始后向下行于甲状软骨后缘，沿途发出许多分支分布于舌骨下肌群及其附近的皮肤，有同名静脉伴行，其分布皮肤的范围相当于腺前肌的宽度。该肌皮瓣的回流静脉主要为甲状腺上静脉，静脉干与动脉干伴行。有时甲状腺上静脉与面总静脉汇合后，在较高的平面汇入颈内静脉。如果术中切除颈内静脉或其上段时，很容易阻断高位回流的肌皮瓣静脉，此点值得注意。舌骨下肌群的运动由颈襻发出的纤维支配。颈襻分上、下两根，上根由 C_1 或 C_1 和 C_2 颈神经纤维组成，支配肩胛舌骨肌上腹、胸骨舌骨肌和胸骨甲状肌的上部；下根由 C_2、C_3 颈神经纤维组成，与上根连结成襻后，向下发出较粗大的肌支至胸骨甲状肌和胸骨舌骨肌的下部，另发出小肌支至肩胛舌骨肌的下腹。神经主干行于甲状腺上动脉干的后方，相距约 0.5 cm，切取肌皮瓣时注意保护。若以甲状腺上血管和颈襻上根为蒂，可以设计蒂在上方的舌骨下肌皮瓣，用以修复口咽、舌、口底和喉部的软组织缺损，由于保存了支配肌肉运动的颈襻上根，转移后肌皮瓣有适度的运动功能，用于舌修复，术后不致萎缩，有利于语言和吞咽功能的恢复。

【适应证】

（1）用于部分或全舌缺损的修复。

（2）用于修复因创伤或肿瘤切除后的口腔内软组织缺损。

（3）喉癌切除后喉功能重建术。

【手术方法】

（一）术式一：部分舌体缺损再造

1. 皮瓣设计　以舌再造为例。先在舌骨下缘及胸骨切迹上缘各做一平行线，沿胸骨舌骨肌两侧做平行切口。此切口范围视肌皮瓣所需的面积而定，一般可设计为 10 cm×6 cm 长方形肌皮瓣（图 3-12-1A）。从舌骨大角尖到甲状软骨后缘的中分份做一直线，此线即为甲状腺上动脉的表面投影（图 3-12-1B）。如皮瓣切取后裸露创面不能拉拢缝合，可在一侧设计稍大于创面的胸三角皮瓣转移修复。

2. 手术步骤　术式一，修复一侧舌体缺损。鼻腔进路气管内插管全麻。按皮肤设计线切开皮肤和颈阔肌，在胸骨切迹上，切断胸骨舌骨肌及胸骨甲状肌后，贴近甲状腺表面向上分离，当达甲状腺上极包膜后，切断结扎甲状腺上动脉分布至甲状腺的细小分支；保留甲状腺上动脉总干及进入带状肌的分支，并使之与甲状腺分离（图 3-12-1C）。继

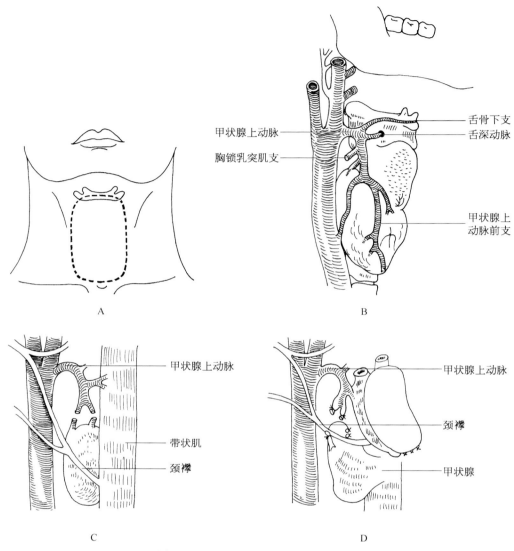

图 3-12-1　舌骨下肌群肌皮瓣手术示意图

A. 肌皮瓣切口；B. 甲状腺上动脉各分支；C. 肌皮瓣的血管神经支配；D. 肌皮瓣已游离

而贴近带状肌向上分离,在甲状软骨及舌骨处的止点切断带状肌,形成一个带有血管神经蒂的岛状肌皮瓣(图 3-12-1D)。血管神经蒂采用双侧和单侧均可。单蒂可增加肌皮瓣的活动度,对舌缺损的修复有利。

(二)术式二：全舌体缺损再造

1. 皮瓣设计　按唇颌颈联合切口设计(图 3-12-2A)。肌皮瓣大小约为 8 cm×4 cm。为了避免术后颈部拉拢缝合过紧,可在同侧设计胸三角皮瓣,转移覆盖颈部创面。

2. 手术步骤　按术式一方法进行。为了舌癌及口底软组织根治性切除,有时需将下颌骨中线锯开(图 3-12-2B)。拉开两侧下颌骨,切除全舌及口底组织。将带血管蒂的舌骨下肌群肌皮瓣转移至口内(图 3-12-2C)。将舌骨端与舌根切缘缝合,另一端重建舌游离端,并与口底和颊黏膜边缘缝合,此时全舌再造完成,再将下颌骨做骨间固定。颈部创面拉拢缝合或用左侧胸三角区皮瓣转移修复,确保术后颈部不致过紧。胸三角区创面拉拢缝合(图 3-12-2D)。

(三)术式三：喉重建术

颈阔肌与胸骨舌骨肌可以形成颈前宽大肌瓣,可行喉癌切除后同期或二期喉功能重建术。

1. 皮瓣设计　颈前正中纵切口,设计切取肌

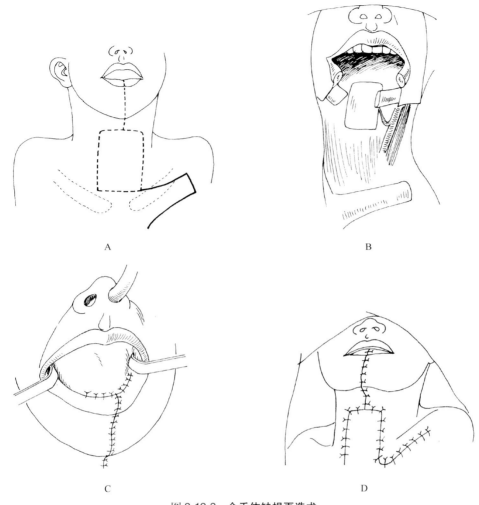

图 3-12-2　全舌体缺损再造术
A. 切口设计；B. 肌皮瓣转移；C. 全舌再造完成；D. 颈前区修复

皮瓣。颈前旋转肌皮瓣设计为三角形或椭圆形，与喉腔缺损部位等高。如为三角形肌皮瓣，以颈中线为底，长为 5~8 cm，上、下两边长 7~9 cm。在胸骨舌骨肌筋膜深面分离该肌，两肌蒂游离长度以能将肌皮瓣向喉腔内翻转完全覆盖缺损腔为止。游离肌皮瓣时，应注意保护进入肌肉深面的血管。

2. 手术步骤

（1）喉切除颈前旋转肌皮瓣一期喉重建术：首先施行各种喉部分切除或扩大喉部分切除术，完成喉切除术后设计切取肌皮瓣。切取肌皮瓣为三角形或椭圆形，与喉腔缺损部位等高，以颈中线为底，在胸骨舌骨肌筋膜深层分离肌皮瓣。修复时将肌皮瓣翻转，使皮肤面朝向喉腔，肌皮瓣底边

与喉缺损底边缝合，剪断肌皮瓣尖端，肌皮瓣两侧边分别与喉缺损腔上、下边缝合，逐步旋转缝合到对侧。在转折处相当于前连合和喉室部位，各贯穿缝合一针，待关闭喉腔时拉出皮外打结，以形成新前连合和新喉室，防止喉狭窄。此缝线术后10~12 天拆除。完成各边相应缝合后，关闭喉腔。

（2）喉切除功能失败后颈前旋转肌皮瓣二期喉重建术：喉部分切除后喉狭窄治疗是一个难度很大的问题。由于各种喉部分切除术严重破坏了喉和颈部的解剖结构，加之有些患者曾行放射治疗，损害了局部血运，使手术难度尤为增大。治疗方法主要采用外科手术治疗。应根据患者的年龄、狭窄部位、范围和程度以及残存声带和杓状软骨的活动情况制订手术方案。

手术目的为切除狭窄喉腔内的瘢痕组织,整复喉的软骨支架及结构,获得足够宽敞的喉腔通气道,拔除气管套管,恢复经口鼻呼吸功能和正常颈部外观。

修复方法为:颈前正中纵切口,正中纵行裂开喉体,切除狭窄喉腔内肉芽及瘢痕组织。设计切取肌皮瓣。肌皮瓣为三角形或椭圆形,与喉腔缺损部位等高,如为三角形肌皮瓣,以颈中线为底,术中制作新声带、新喉室。修复方法同一期喉重建术。

【典型病例】

病例一:带状肌肌皮瓣全舌再造术。

患者女性,58岁。因左侧舌腹部溃烂,疼痛、伴舌活动受限10个月余入院。诊断为舌鳞癌($T_3N_{1b}M_0$)。全麻下行舌体自舌盲孔以前全部切除,颌骨及颈淋巴常规处理。按上述手术方法切取舌骨下肌皮瓣进行修复,肌皮瓣为8 cm×4 cm,颈前区创面用同侧胸三角皮瓣覆盖,术后再造舌外形满意,颈部皮瓣全部成活。

病例二:扩大垂直喉切除颈前旋转肌皮瓣重建术。

患者男性,53岁。诊断:喉癌($T_3N_0M_0$,声门型)。肿物位于右侧声带、喉室,侵犯前联合,同侧杓状软骨,右声带固定。全麻下实施扩大垂直喉切除颈前旋转肌皮瓣喉重建术,术后切口一期愈合。患者术后1个月内恢复了喉的发声、呼吸、进食功能,拔除了气管套管,恢复了正常颈部外观(图3-12-3)。术后1年患者登上了海拔5 800 m的玉田雪峰。

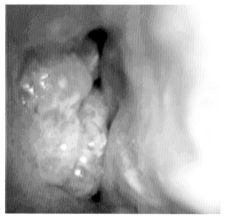

A

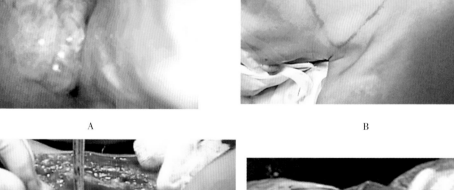

B

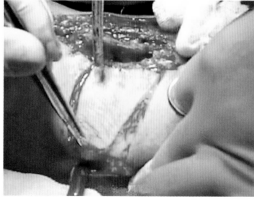

C

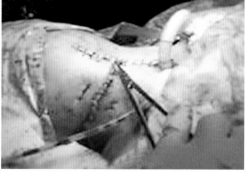

D

图3-12-3 扩大垂直喉切除颈前旋转肌皮瓣重建术

A. 术前,喉镜下见菜花样肿物位于右声带,喉窄,假声带,右声带固定;B. 术中,颈前旋转肌皮瓣设计、切取与修复;
C、D. 术中,颈前旋转肌皮瓣设计、切取与修复;

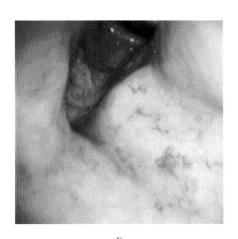

E

图 3-12-3（续）

E. 术后，喉镜下见重建喉腔光滑、宽敞

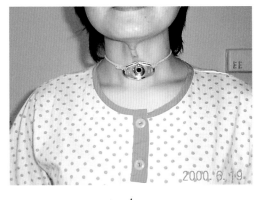

A

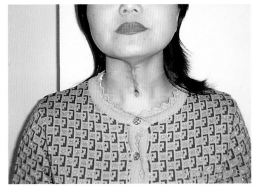

B

图 3-12-4 喉切除功能失败后的二期喉重建术

A. 术前，喉狭窄戴气管套管呼吸；B. 术后颈部外观

病例三：喉切除功能失败后的二期重建术。

患者女性，32 岁。诊断：喉癌（$T_3N_0M_0$，声门型）术后喉狭窄。在外院已行左侧垂直半喉切除术，术后功能失败，出现严重喉狭窄，必须戴气管套管呼吸，患者为此痛不欲生。全麻下为其实施了喉切除功能失败后的二期喉重建术，手术获得了成功。术后患者拔除了气管套管，重新恢复了正常颈部外观和喉的发声、呼吸、进食功能，重返工作岗位（图 3-12-4）。

病例四：喉切除功能失败后的重建术。

患者男性，58 岁。诊断：喉癌（$T_3N_0M_0$，声门型）术后喉狭窄。患者 2 年多前因患喉癌在外院行喉扩大切除，术后喉功能失败，出现严重的喉狭窄和咽瘘，不能进食，颈部必须戴气管套管

呼吸，先后在全国多家医院进行了 4 次手术重建，均未获得成功。笔者为其做了喉切除功能失败后的二期喉重建术，手术获得成功。患者恢复了正常颈部外观以及发声、呼吸、进食等功能（图 3-12-5）。

【注意事项】

（1）舌骨下肌群肌皮瓣切取时，操作应轻柔，避免损伤甲状腺上动静脉，皮瓣转移时防止血管神经蒂受到牵拉而影响肌皮瓣的血供。

（2）有的甲状腺上静脉与面总静脉汇合后，在较高的平面汇入颈内静脉，因此颈内静脉的处理要特别注意。颈内静脉宜保留甲状腺上静脉以下的部分，对肌皮瓣的血液回流有利。

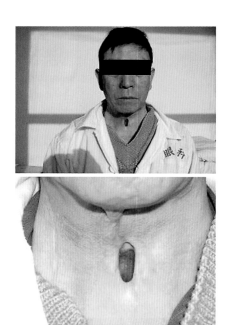

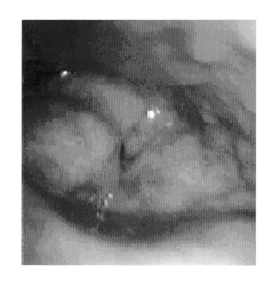

C

图 3-12-5　喉切除功能失败后的二期喉重建术

A. 术前,喉癌喉切除术后功能失败,喉狭窄,咽气管瘘;B. 术前,喉镜下见严重喉狭窄;C. 术后,重建喉腔宽敞、光滑

（3）一侧舌体缺损修复时,舌骨下肌皮瓣切取时一般应将肌皮瓣的外侧及上侧切口先行切开,待根治术完成后确定舌缺损的范围,然后将皮瓣的内侧及下侧切口切开。因舌体位于中央,而一侧舌癌切除后舌体缺损至少接近中线或越过中线至对侧。故一侧舌骨下肌皮瓣的内侧切口应超过舌缺损内侧缘 1 cm,以免使肌皮瓣血管蒂过紧。

（4）关于术后是否要进行预防性气管切开问题,可视情况而定。如本节介绍全舌体缺损病例,术后未行预防性气管切开。但术后应随时做好气管切开的准备。

（5）带血管蒂的舌骨下肌皮瓣修复后,仍需在术中及术后密切观察肌皮瓣的血运情况,一旦发生,应积极进行手术探查。术后发生血运障碍多由于肌皮瓣的血管蒂过紧,如经血管蒂松弛后,血运障碍仍未解除,应让甲状腺上静脉与余下的颈内静脉仅供肌皮瓣回流,其余静脉均行结扎。

（6）喉功能重建时，肌皮瓣制作应尽可能宽大，以保证重建喉腔宽敞。关闭喉腔时，勿使伤口张力过大，以免影响愈合。

（孙　弘　赵舒薇　孙　坚　赵云富）

第十三节　胸锁乳突肌肌皮瓣

胸锁乳突肌的血供为多源性，肌肉紧贴皮下，起端由两个头组成，故可利用该肌的不同部位（上半段或下半段）和不同组织（皮肤或肌肉），以肌皮瓣或肌瓣的形式来修复口腔颌面部的组织缺损。该肌与胸骨和锁骨相连，前者为腱性附着，后者为肌性附着，故又可采用肌骨瓣用来修复下颌骨缺损。胸锁乳突肌肌皮瓣系一种复合瓣，最早由 Owens 于 1955 年首次报道，用于修复口颊、下颌、眼眶、鼻等部位的组织缺损。1963 年 Bakamjian 又行报道，此后有许多学者相继应用。1981 年孙弘以胸骨头肌皮瓣对舌癌术后缺损行再造术，共 9 例，均获成功。该肌皮瓣位置表浅，与口腔颌面部较近，取材简便，操作容易，是修复口、咽、口底、舌、下颌骨及颌面部缺损的常用供区之一。

【应用解剖】

胸锁乳突肌是位于颈侧部强大的扁柱状长肌，以内外两头起于胸骨柄前面一侧半的上缘和锁骨内侧半，两头向上融合后斜向后上，止于乳突部和附近的上项线。胸骨头多为腱性，锁骨头为肌性，可带锁骨做成肌骨瓣。在肌肉的中、下部胸骨头与锁骨头易于分开，又可做成单头岛状肌瓣。胸锁乳突肌为多源性血供（图 3-13-1A），其中出现率较高者为枕动脉、甲状腺上动脉和颈外动脉，是肌肉的主要动脉。其次为肩胛上动脉、耳后动脉和颈横动脉。肌肉上部血供主要来自枕动脉，中部来自甲状腺上动脉，下部来自颈横动脉。使肌皮瓣有上、下两个旋转轴，即以枕动脉为蒂的肌皮瓣可向上旋转，以颈横动脉为蒂可向下旋转。这些血管在肌内互相吻合，并发出肌皮动脉穿支和缘支，形成真皮下血管网。该网向上与面部、向下与胸前皮动脉相吻合，使胸锁乳突肌肌皮瓣的切取范围明显大于肌肉范围。胸锁乳突肌的神经支配主要是副神经，另外还有来自颈丛（C_3、C_4）的分支，后者以感觉为主。副神经在胸锁乳突肌深面分成胸锁乳突肌支和斜方肌支，根据两支分叉

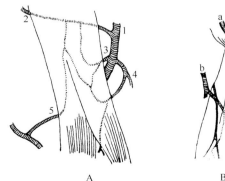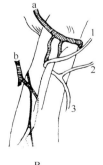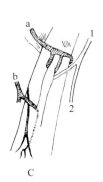

图 3-13-1　胸锁乳突肌血管神经分布
A. 胸锁乳突肌血供，1. 颈外动脉；2. 枕动脉；3. 颈外动脉胸锁乳突肌支；4. 甲状腺上动脉；
5. 颈横动脉胸锁乳突肌支。B. 胸锁乳突肌肌内神经分支，1. 副神经；2. 颈丛肌支；3. 斜方肌支。
C. 胸锁乳突肌肌外神经分支，1. 副神经；2. 斜方肌支
a. 枕动脉；b. 甲状腺上动脉

处所在的部位,可分为肌内神经分支(图 3-13-1B)和肌外神经分支(图 3-13-1C)。切取肌皮瓣时应注意保护。

胸锁乳突肌的肌动脉各有 1~2 支伴行静脉,伴行静脉的管径多细于相应的肌动脉。肌静脉分别汇入附近的颈外静脉、甲状腺上静脉、颈内静脉等。由于肌静脉细小,采取肌皮瓣时可考虑采用颈外静脉。

一般认为胸锁乳突肌内无淋巴管,故行颈淋巴清扫术时,仍可利用此肌皮瓣。如遇颈淋巴结肿大,且与肌肉粘连时,则不宜采用。

【适应证】

(1)用于修复同侧中、下面部的中小范围的缺损,尤以修复口底、颊黏膜、扁桃体区、咽侧和软腭等口腔组织的缺损较为理想。

(2)肌皮瓣质地柔软,厚度足以满足舌体所需要的厚度,且邻近口腔,操作简便,创伤性小,供区创面可拉拢缝合,为一侧舌体缺损的优选供区。

(3)肌瓣转移可作为充填腮腺术后凹陷畸形,如腮腺区肿瘤行腮腺摘除术后。肌段可修复因外伤、炎症、延髓型脊髓灰质炎(bulbar poliomyelitis)以及先天性咬肌发育不全和先天性多数关节弯曲(arthrogryposis multiplex congenita)所致的咀嚼肌瘫痪,恢复面部外形。

(4)单侧肌骨瓣可用于修复单侧下颌骨缺损。双侧肌骨瓣可修复下颌骨发育性短小畸形。亦可转移胸锁乳突肌治疗面瘫。

【手术方法】

胸锁乳突肌主要血供来自枕动脉、颈外动脉直接肌支和甲状腺上动脉。动脉和运动神经在肌肉深面多自上而下行走,更有利于将肌瓣下份翻转。故肌蒂部以选在上方为宜。若肌蒂位于下方,当向下解剖或需做颈淋巴清扫术时,容易损伤甲状腺上动脉的肌支,皮瓣的尖端易发生坏死。故本节介绍的方法,肌蒂均选在上方。

(一)肌皮瓣

1. 皮瓣设计　以设计枕动脉为蒂的肌皮瓣为例。先在乳突尖下约 2 cm 处,标明肌皮瓣的轴点,该点至锁骨下 2 cm 以内的距离作为半径,此长度可修复同侧舌与口内任何部位的组织缺损。根据缺损的范围和形状设计皮瓣。皮瓣的宽度不宜超过 7 cm,下界不超过锁骨下 2 cm。如超过 4 cm 时,则需先行延迟。位于胸锁乳突肌区的皮瓣长度可以不受限制。

2. 手术步骤

(1)术式一:以修复舌体瘢痕挛缩畸形为例。全麻下,先将右侧舌根及舌体挛缩的瘢痕组织切除,将舌体粘连的组织充分松解,使舌尖处于正常位置。测量舌体及口底缺损组织的面积,于同侧设计稍大于舌体缺损面积的肌皮瓣(图 3-13-2A)。沿肌皮瓣画线切开,并由皮瓣上缘沿胸锁乳突肌走向做附加切口。切断胸骨头,连同皮瓣一起向上分离,此时应将皮瓣与肌肉稍加固定。待分离至甲状腺上动脉时,在甲状腺上极处结扎切断,并一直分离至甲状腺上动脉起始部,使动脉干有足够的长度便于旋转,使其与皮瓣一起向上旋转(图 3-13-2B),使肌皮瓣具有枕动脉及甲状腺上动脉分支的双重血供。术中向上分离肌皮瓣时不宜超过二腹肌后腹高度。最后由颈阔肌下经下颌骨内侧至口底制备隧道,隧道宽度应使肌皮瓣能顺利通过为止。胸骨头肌肉作为充填口底缺损,而肌皮瓣做舌根及舌体缺损修复(图 3-13-2C)。

(2)术式二:以修复一侧舌体缺损为例。对行一侧舌体缺损再造时,肌皮瓣类型可设计成下列两种类型:① 长方形,此型适用于一侧舌体缺损,包括舌尖。皮瓣远端一侧内卷造型可以形成舌尖,皮瓣长宽比例,一般为 4 cm×6 cm。② 方形或视缺损范围和形状而定,此型适用于一侧舌体中份、舌腹或口底缺损,舌尖可以保存的病例,皮瓣远端不需折叠。皮瓣宽度不应大于 7 cm,过宽供区不易拉拢缝合(图 3-13-3A)。

全麻下,按舌癌联合根治术进行,在保证原发灶安全边界切除的原则下,尽量多保存一些舌体组织。颈部淋巴清扫可与肌皮瓣切取同时进行。肌皮瓣切取步骤与术式一相同。在做舌再造时,如为修复一侧舌体缺损,可将肌皮瓣远端内卷塑形,形成舌尖(图 3-13-3B)。如为修复一侧舌体中后份缺损,肌皮瓣不需折叠(图 3-13-3C)。

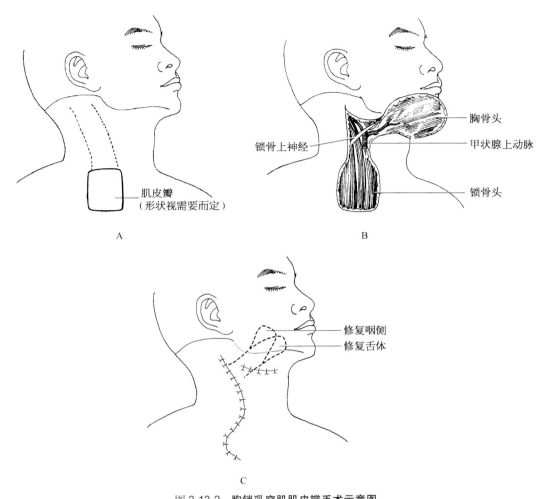

图 3-13-2 胸锁乳突肌肌皮瓣手术示意图

A. 肌皮瓣切取部位；B. 肌皮瓣已掀起；C. 肌皮瓣转移至口内

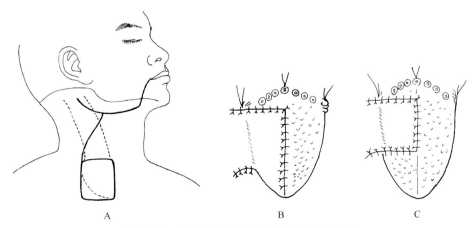

图 3-13-3 胸锁乳突肌肌皮瓣修复一侧舌体缺损

A. 舌一侧缺损修复时切口与肌皮瓣设计；B. 修复一侧舌体缺损；C. 修复一侧舌体中后份缺损

（二）肌骨瓣

切取带有半片锁骨的胸锁乳突肌肌骨瓣，可一期修复下颌骨缺损或畸形。供骨区外形及功能均无影响。但截取的骨量受到一定的限制。本法的主要优点：① 因骨瓣带有肌蒂，较一般游离骨片植骨的血供要好。② 供骨就近取材，骨供区术后外形及功能均无影响。③ 主要操作在颌颈部进行，手术可一次完成。

1. 骨瓣设计　以双侧胸锁乳突肌带半片锁骨修复下颌骨短小畸形为例。肌骨瓣蒂的设计原则与肌皮瓣相同。切口设计：沿胸锁乳突肌肌腹外侧，上自颈部上 1/3 平面，下至锁骨上窝，弯向前达锁骨内侧 1/3，垂直向下经锁骨至胸部约 4 cm，这样可充分暴露所需截取锁骨的长度。半片锁骨凿取长度一般可达 13 cm（成人锁骨的长度为 12~18 cm）。

2. 手术步骤　全麻下沿双侧下颌骨下缘切口，切开骨膜并行剥离，暴露颌骨下缘。按手术设计的方法，以右侧为例，暴露胸锁乳突肌，沿锁骨头与胸骨头间分离。用微型锯将半片锁骨离断，凿取锁骨长度以术前石膏面模上测量的长度而定。在锁骨头附丽的外侧和胸锁关节外侧，依取骨的长度切开骨膜。当切开锁骨下缘时，此处有胸大肌附丽的锁骨内侧段，内有肌动脉，管径较粗，应行结扎切断。当切开锁骨上缘骨膜时，必须将锁骨头提起，在直视下进行，以免损伤锁骨头附近肌肉。此系该手术的关键。截取半片锁骨时，应注意其深度，勿损伤锁骨深面的静脉，还要防止锁骨与骨膜脱离。骨瓣通过颈部至下颌骨受区，一侧肌骨瓣手术完成。左侧同上法进行。最后将两块带肌肉蒂锁骨骨瓣，在双侧颌下缘呈"八"字形，用钛板加以固定，下颌下及颈部切口依层加以缝合。

（三）肌瓣

胸锁乳突肌肌瓣可以作为单纯肌瓣转移充填口内腔隙，或腮腺咬肌区凹陷畸形，也可切取带有血管神经蒂的肌段移植代替咬肌功能。

1. 肌瓣设计　肌瓣设计可根据术式而定。如为腮腺摘除术后局部凹陷畸形，可以乳突部肌肉为蒂，沿肌前缘切取长宽为 8 cm×4 cm 的肌瓣，肌瓣最长可达肌全长的 1/2。后将肌瓣转移至腮腺咬肌区缺损部位，呈扇形缝合，填塞腮腺咬肌区凹陷。

如以肌段代替咬肌，可切取带有血管神经蒂的胸锁乳突肌肌段，自颧弓至下颌角的距离约 7 cm，相当于胸锁乳突肌全长（约 15 cm）的 1/2。转移的肌段宜截取上半段，因胸锁乳突肌的主要血管蒂在肌的中、上 1/3 处进入，截取此段不会损伤血管和神经。后将肌段转移至咬肌部位代替咬肌。

2. 手术步骤

（1）术式一：充填腮腺咬肌区凹陷畸形。手术时以乳突部肌肉为蒂，按肌瓣设计切取肌全长的 1/2，如腮腺咬肌区缺损范围较广，可切取全肌瓣，如缺损范围较小，可切取胸锁乳突肌一半肌束。肌瓣制备后转移至腮腺凹陷区，覆盖其表面做扇形缝合（图 3-13-4）。

（2）术式二：以肌段代替咬肌功能。手术时以肌蒂位于上方，以枕动脉为主要血供，切取上半段肌段。颧弓至下颌角距离的长度一般约为 7 cm，胸锁乳突肌的全长约为 15 cm，因此肌段切取的长度应为肌全长的一半。鉴于胸锁乳突肌为多源性血供，上半段供血主干为枕动脉的肌支，下半段的供血主干为甲状腺上动脉的分支，因此做肌上半段转移时，只保留枕动脉发出的分支，特别是与副神经胸锁乳突肌支的伴行血管，即可得到充足的血供，切断甲状腺上动脉至肌的分支不致影响上肌段的血供。肌段切取时，上段应包括肌上端的腱性部分，此有助于移植后附着点的固定。为了保证肌段移植后具有良好的收缩功能，必须尽量减小转移后肌神经支的张力，并保护斜方肌支。全肌段（包括枕动脉和副神经）切取后，将复合肌段下端向上旋转固定在颧弓，上端固定在下颌骨下缘（图 3-13-5）。如为双侧，第一次手术 10 天后可在对侧施术。

以胸锁乳突肌肌段移植代替咬肌功能主要有两种方法：Hamacher 法（1969）和 Schottstaedt 法（1955）。两种方法除切口稍有不同外，其手术步骤和程序大致相同。Hamacher 曾对 1 例急性延髓型脊髓灰质炎的 26 岁白种人患者，按上述方法于

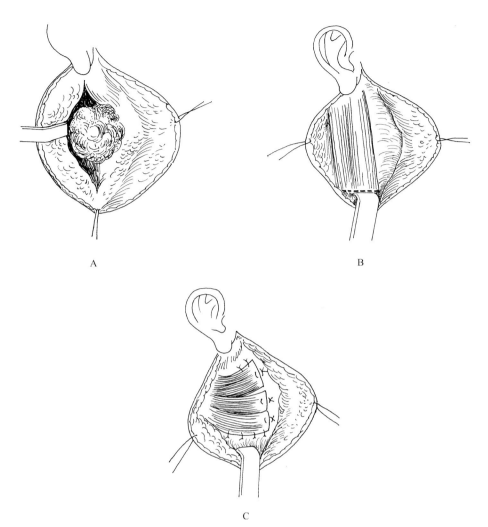

A

B

C

图 3-13-4 胸锁乳突肌肌瓣充填腮腺咬肌区凹陷

A. 腮腺区肿瘤摘除；B. 肌瓣设计与切取；C. 肌瓣转移

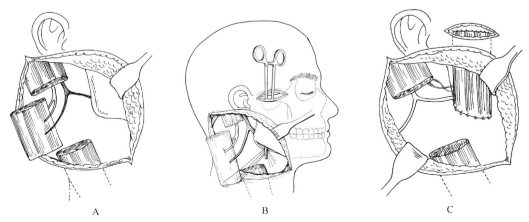

A

B

C

图 3-13-5 胸锁乳突肌复合肌段转移代替咬肌功能

A. 肌段设计；B. 肌段转移；C. 咬肌修复

1948 年施术。术后每年定期随访,一直观察到 15 年。证明肌瓣移植后,除了侵犯的神经和肌肉不能完全恢复外,咀嚼功能可以完全恢复。Dingman 等(1969)报道 1 例先天性咬肌完全缺如,伴有开𬌗与下颌畸形,按上法采用双侧胸锁乳突肌肌瓣移植和下颌畸形矫正,双侧咬肌功能得以重建。证明咬肌单侧或双侧咀嚼功能丧失或先天性发育不全或缺如的患者,采用胸锁乳突肌肌瓣移植的方法治疗效果是肯定的。

该法术后处理:① 术后第 3 天,当患者企图抬头时转移的肌瓣可发生明显收缩,因此,术后 2 周内对肌肉功能活动应加以控制。② 术后 2 个月内可进食一般饮食,随意进行吞咽活动,但不能进行咬牙活动。③ 2 周后进行抬头或使颏部接触胸部的活动是需要的,直至咬肌功能完全建立。

(3)术式三:治疗面瘫。胸锁乳突肌的神经支配主要来自副神经,也有来自颈丛的小分支。副神经下行多与枕动脉的胸锁乳突肌支伴行。副神经下行分为两支,按分支的部位可分成两型:肌外分支型(占 59%)及肌内分支型(占 41%)。① 肌外分支型:副神经在进入该肌前分为两支。胸锁乳突肌支于该肌上 1/3 处进入肌肉后发出分支,斜方肌支则继续下行至斜方肌。两分支易分离,常可由分叉处向近端劈开 1~2 cm 以利肌肉转位。② 肌内分支型:副神经在进入该肌的肌门后分为两支。胸锁乳突肌支发出多个分支支配该肌,而斜方肌支在胸锁乳突肌深面穿出后继续下行至斜方肌。由于斜方肌支穿过胸锁乳突肌深面部分肌束,影响肌肉转位,术中可切断部分肌束,将斜方肌支松解,就可使肌肉转位得以顺利进行。

手术切口设计:手术切口既要充分显露手术野,又要尽量减少切口瘢痕。设计切口从患侧乳突的下端开始,水平向前绕过耳垂,沿下颌后缘下行至下颌角转向后方呈弧形,过胸锁乳突肌后缘下行终止于胸锁关节。该切口能充分显露胸锁乳突肌的全长,同时让颈部切口偏向颈后方瘢痕较为隐蔽。切口下端与颈部皮纹一致,瘢痕不明显。为便于胸锁乳突肌与口轮匝肌缝合,需沿鼻唇沟做一附加切口,即可完成全部手术(图 3-13-6A)。

手术操作:按手术设计切开皮肤,沿颈阔肌深面潜行剥离,掀起皮瓣后显露胸锁乳突肌全长。注意避开颈外静脉,切断胸锁乳突肌的胸骨、锁骨的附着点,充分止血。沿该肌深面向近端分离,注意保护深部的颈内静脉,在中下部遇到小的回流静脉或滋养血管可结扎。在该肌中部后缘分出副神经,沿该神经向近端分离,在胸锁乳突肌上部深面,可显露副神经的胸锁乳突肌支及伴行的由枕动脉发出的胸锁乳突肌滋养动脉,要注意保护,切勿损伤。必要时可将胸锁乳突肌支从副神经主干上小心劈开 1~2 cm,以减少肌肉转位时受到副神经的牵制。如副神经是肌内分叉,应显露副神经入肌处及斜方肌出肌处,仔细切断神经深面的部分肌束,充分显露神经分叉并向近端劈开 1~2 cm,就能使肌腹转位。

从耳前切口沿腮腺筋膜浅层,向下斜向鼻唇沟切口,潜行分离出一弧形的隧道,将胸锁乳突肌由隧道穿出,调节肌肉的张力至恰当后与鼻翼外侧脚至口角间的口轮匝肌仔细缝合。如果因病程过长,患侧已无口轮匝肌,可将胸锁乳突肌的胸骨头与锁骨头,分别通过上唇和下唇皮下隧道与健侧口轮匝肌仔细缝合。此时,应已能保持左右口角对称或患侧稍过为宜。缝合切口,放置负压引流,48 小时拔除。术后常规抗感染治疗。7 天间断拆线。1 个月后复查,并开始功能锻炼及进行肌肉神经再教育(reeducation)(图 3-13-6B~D)。

【典型病例】
病例一:胸锁乳突肌肌皮瓣修复舌根与舌体缺损。

患者男性,39 岁。面中部电锯切割伤,鼻、口底、舌、双侧下颌骨升支多处损伤。因右侧舌根及舌体、舌缘瘢痕挛缩畸形,牵拉会厌向上,致长达 1 年之久无法正常进食,需靠鼻饲管维持营养。全麻下,按上述方法一期修复舌根和舌体组织缺损,肌皮瓣体积为 4 cm×4 cm×3 cm。术后皮瓣成活,拔去鼻饲管,可进流质,疗效满意。

病例二:胸锁乳突肌肌皮瓣修复一侧舌体缺损。

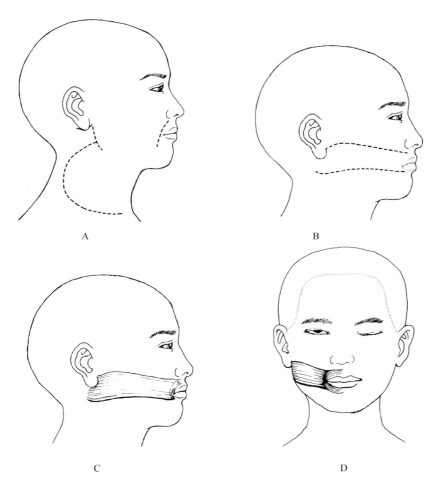

图 3-13-6　胸锁乳突肌瓣移位治疗面瘫

A. 切口设计；B. 肌肉转移的弧形隧道；C. 肌肉移位后与口角缝合；D. 肌肉转移后与健侧口轮匝肌缝合

患者男性,41 岁。右舌缘舌癌(病理证实为鳞癌 I 级),病灶溃疡波及舌腹,面积为 2 cm×3 cm,基底较硬。颌下淋巴结肿大,质软,未固定。TNM 分类：$T_3N_{1a}M_0$。全麻下按上述手术方法,用胸骨头肌皮瓣(4 cm×6 cm)行舌再造术,术后肌皮瓣全部成活,因保留舌尖和舌背黏膜,经 6 年随访,舌外形和功能(运动、语言、感觉)均佳。

病例三：胸锁乳突肌肌骨瓣修复下颌骨短小畸形。

患者男性,20 岁。先天性发育性下颌短小畸形。全麻下按上述手术方法进行。每侧半片锁骨块的长度和宽度分别为 6 cm 和 1.2 cm,厚度为 0.7 cm,锁骨弧度向外,骨块呈"八"字形固定。术后测量颏部加高 1.2 cm,体部加高 0.8 cm。双侧下颌短小畸形得到矫正,伤口一期愈合(图

3-13-7)。

病例四：胸锁乳突肌肌瓣修复腮腺咬肌区缺损。

患者男性,40 岁。自诉双侧腮腺区经常肿胀不适,已 5 年。诊断为慢性复发性腮腺炎。腮腺造影显示左侧腮腺破坏明显。全麻下行左侧腮腺摘除术,术后立即以同侧胸锁乳突肌肌瓣充填,肌瓣长宽为 8 cm×4 cm,伤口一期愈合。随访 5 年,手术侧与健侧外形基本一致,疗效满意。

病例五：胸锁乳突肌肌瓣治疗面瘫。

患者女性,20 岁。自幼发现左侧口角活动障碍,左眼睑闭合不全,口鼻歪斜,尤以笑时为甚。在全麻下行左胸锁乳突肌移位术,移位胸锁乳突肌固定在左侧鼻唇沟及口角,口鼻歪斜畸形立即矫正。术后 1 个月面中、下 2/3 静态时对称,随意运动功能基本恢复(图 3-13-8)。

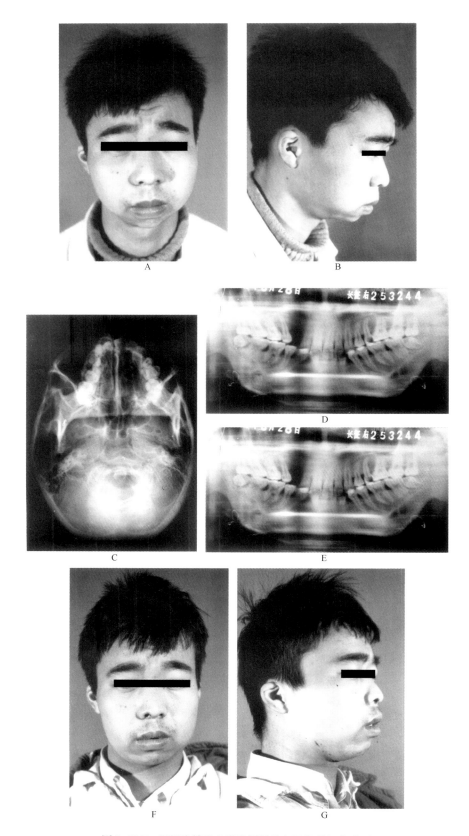

图 3-13-7 双侧胸锁乳突肌肌骨瓣修复下颌骨短小畸形

A. 术前正面照；B. 术前侧位照；C. 术前颅底位片；D. 术前全景片；E. 术后全景片；F. 术后正面照；G. 术后侧位照

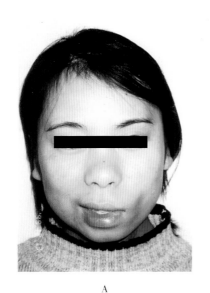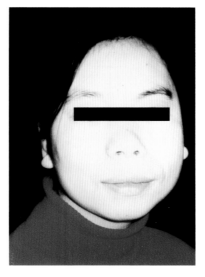

A B

图 3-13-8　胸锁乳突肌肌瓣治疗面瘫

A. 术前；B. 术后

病例六：胸锁乳突肌肌瓣治疗面瘫。

患者女性，45 岁。右颊部肿瘤切除术后 4 年，右颊部软组织缺损，致右面不全面瘫。全麻下行右颊部瘢痕切除及右胸锁乳突肌肌皮瓣转位术，术中在胸锁乳突肌的中、下 1/3 处，切取与肌腹相连的皮瓣约 5 cm×5 cm，在肌瓣转位修复面瘫的同时，皮瓣修复颊部瘢痕切除后的缺损。术后恢复顺利。1 年后复查时，见口鼻歪斜畸形已矫正，微笑自然，颊部外形满意（图 3-13-9）。

病例七：胸锁乳突肌肌皮瓣修复下前牙龈与口底缺损。

患者男性，64 岁。左口底鳞状细胞癌（$T_2N_0M_0$），病灶与下颌骨舌侧骨板粘连，并越过中线。全麻下行口底颌（下颌骨方块切除）颈联合根治术，缺损用左侧胸锁乳突肌肌皮瓣修复，颈部创缘拉拢缝合，术后张口度与面部外形基本正常，口内肌皮瓣愈合好（图 3-13-10）。

综上所述，胸锁乳突肌肌皮瓣具有以下优点。

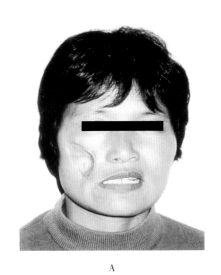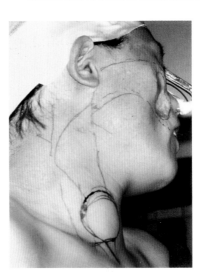

A B

图 3-13-9　胸锁乳突肌肌瓣治疗面瘫

A. 术前；B. 皮瓣设计

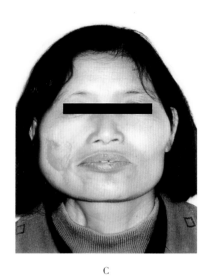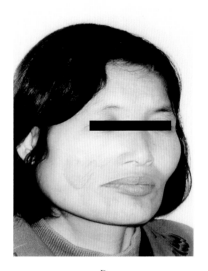

C　　　　　　　　　　　　D

图 3-13-9（续）

C、D. 术后

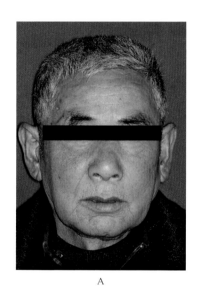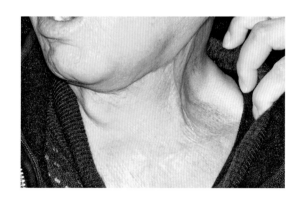

A　　　　　　　　　　　　B

C

图 3-13-10　胸锁乳突肌肌皮瓣修复下前牙龈与口底缺损

A. 患者术后面部外形；B. 胸锁乳突肌肌皮瓣切取后颈部外形；C. 左口底缺损修复后

（1）肌皮瓣位居表浅，切取简便，操作容易，质地柔软，肤色与面颌部接近，且与口腔颌面部较近。可切取肌皮瓣、肌瓣、肌骨瓣，是修复口腔颌面部软组织缺损和下颌骨缺损的一种多功能皮瓣。

（2）肌皮瓣具有多源性血供。肌蒂位于上方的肌皮瓣因有枕动脉与甲状腺上动脉的双重血供，血供丰富。

（3）供受区位于同一术区，就近取材，可减少患者痛苦。

（4）肌皮瓣带蒂，不需吻接血管和神经，不需要特殊设备和器械。

（5）肌皮瓣切取后，供区创面可直接拉拢缝合，或转移邻近组织瓣修复，毋需植皮。

（6）用带蒂胸骨头肌皮瓣修复一侧舌缺损，较单纯采用皮瓣修复为好。因不仅可覆盖和消除创面，而且可满足无效腔充填，可恢复舌体体积和外形，对进食和发声非常有利。与目前已有的舌再造方法相比，方法简单，创伤较小，成活率高，容易掌握，易于推广。

（7）肌皮瓣因保留了副神经胸锁乳突肌支，可防止术后肌肉萎缩，有利于舌运动功能的恢复。

（8）采用胸锁乳突肌胸骨头，或部分肌瓣切取后仍可保持胸锁乳突肌的功能，可避免出现"歪颈"，且可较好地保持颈部正常外形轮廓。

【注意事项】

（1）切取以枕动脉为蒂的肌皮瓣，术中除保护枕动脉外，应尽量将甲状腺上动脉的分支包括在内，以使肌皮瓣获得丰富的血供。甲状腺上动脉发出的胸锁乳突肌前下和后下缘支，术中极易损伤。该支沿前缘下行，距胸骨柄上缘7.3 mm左右高度进入胸锁乳突肌，分布至胸骨头肌纤维，其末梢在肌内向上与枕动脉的分支末梢吻合。另一细小末梢向下行于胸骨头和锁骨头之间的结缔组织内，并在胸骨头下1/3后缘浅出，分布至肌下部表面皮肤。因此，在胸骨头的下2/3钝性分离，该

部皮瓣的血管来源和肌肉内血管吻合均可免遭损伤。

（2）胸锁乳突肌血供，上部主要来自枕动脉，中部来自甲状腺上动脉，下部来自颈横动脉。这些血管在肌内互相吻合，并发出肌皮动脉穿支和缘支形成真皮下血管网。该网向上与面部、向下与胸前皮动脉相吻合，使胸锁乳突肌皮瓣切取的范围可明显大于肌肉范围。因此，设计蒂位于上方的肌皮瓣，在手术中应保护枕动脉与甲状腺上动脉穿支。

（3）设计皮瓣应与肌肉长轴走向一致，如术中需要设计皮瓣与肌肉长轴垂直，应注意皮瓣的宽度，以免造成皮瓣边缘血供不足，发生缺血性坏死。对此，可在术中修复前进行观察，如发现皮瓣边缘色暗，修复时需要将色暗的部分切除。

（4）肌皮瓣和肌骨瓣分离时，应将皮瓣与肌肉做暂时缝合固定，以防止肌肉与皮瓣分离；对于肌骨瓣，应防止连于锁骨上的骨膜脱离，否则将造成手术失败。

（5）肌皮瓣的宽度以不超过7 cm为准。过大缝合后张力较大。其长度如超过锁骨下4 cm，应予延迟。

（6）截取半片锁骨，应注意其深度和厚度。过深可造成骨折，厚度不够可影响下颌骨所需的骨量，操作中切忌损伤锁骨下血管。截取下的锁骨弧度向内或向外均不致影响手术效果。

（7）治疗面瘫时应注意：① 保留肌肉的乳突附着点，以枕动脉的胸锁乳突肌支保持该肌血供。② 切断该肌的胸骨头及锁骨头，增加肌肉转位的幅度。③ 适当劈开副神经的胸锁乳突肌支和斜方肌支的分叉处，增加神经的游离度，以利肌肉转位。④ 肌肉转位时通过颊部的弧形隧道以改变收缩方向，使口角活动的方向符合要求。⑤ 适当修薄肌腹以减少过分臃肿。

（孙　弘　杨　川　孙　坚　赵云富）

第十四节 颈 肱 皮 瓣

颈肱皮瓣是一种肩臂皮瓣,蒂在颈部锁骨上区。乳突、枕骨和锁骨上区是多种皮瓣应用的解剖部位。以乳突、枕骨区为基蒂的肩皮瓣(shoulder flap)(Müller,1842;Zovickian,1957)、胸锁乳突肌肌皮瓣、斜方肌肌皮瓣,以及以颈部锁骨上区为基蒂的肩臂皮瓣(shoulder arm flap),由于这些肩皮瓣的解剖和血供不十分清楚,因此该区域动脉化皮瓣并不完全被修复外科医师所认识。Mathes 和 Vasconez(1977)通过尸体和临床研究确认为颈肱皮瓣(cervicohumeral flap),由于该皮瓣曾为 Wilson 所介绍,故又称 Wilson 动脉化颈肱皮瓣(Wilson's arterialized cervicohumeral flap)。该皮瓣主要用于头颈部肿瘤切除后组织缺损的修复。

【应用解剖】

颈肱皮瓣是斜方肌肌皮瓣的延伸。皮瓣蒂部的血供主要来自颈前锁骨下动脉的分支,斜方肌提供蒂部邻近的血供。斜方肌的血供变异较大,其来源有三:① 自甲状颈干发出的颈浅动脉的分支。② 颈横动脉升支(图 3-14-1)。③ 肩胛上动脉和胸肩峰动脉的分支。根据颈横动脉造影显示,升支行向头侧至斜方肌锁骨附着部,在肩锁关节附近有直接皮动脉,穿过斜方肌,向外下伸至肩和上臂外侧,这是颈肱皮瓣血供的解剖学基础。

【适应证】

颈肱皮瓣主要用于头颈部肿瘤切除后组织缺损的修复。其修复缺损的区域包括:① 乳突和颞区。② 眶颊区。③ 面中部和唇部。④ 面下部。⑤ 口内区。⑥ 颈区。尤以面颊、磨牙后区和下颌角区恶性肿瘤术后组织缺损的修复更为适用。

【手术方法】

1. **皮瓣设计** 在上臂前外侧面设计皮瓣(图

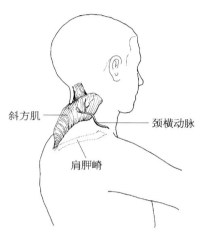

图 3-14-1 颈横动脉升支血管蒂进入斜方肌

（图中标注：斜方肌、颈横动脉、肩胛嵴）

3-14-2)。皮瓣长宽比例为 2∶1 或 3∶1 时,可不需要延迟。皮瓣中心如超过肩锁关节,皮瓣的长度可达 11~16 cm;如延伸至上臂的侧面,距离可达 35~40 cm。皮瓣远端坏死和发生并发症,主要与皮瓣的长度有关,对较长的皮瓣应先行延迟手术。

2. **手术步骤** 以修复面颊部创面为例。为了增加皮瓣的长度,通常先做延迟手术,即沿皮瓣的宽度平行切开,3 周后第二次手术切取皮瓣。先做皮瓣远侧切口。在三角肌、肱二头肌、肱三头肌表面,深筋膜下,由远端向近端切取,在向上掀起皮瓣时,可见 5~6 支穿支血管进入皮瓣,如不影响皮瓣转移应予以保护。如需要获得更大的旋转弧,可将斜方肌自肩锁关节处切下,包括在皮瓣内。

【注意事项】

(1) 颈肱皮瓣血供主要来自颈横动脉。如术中做根治性颈淋巴结清扫术时,为保证皮瓣的血供,需将颈横动脉加以保存。

(2) 肱二头肌与肱三头肌之间肌间隔血管进

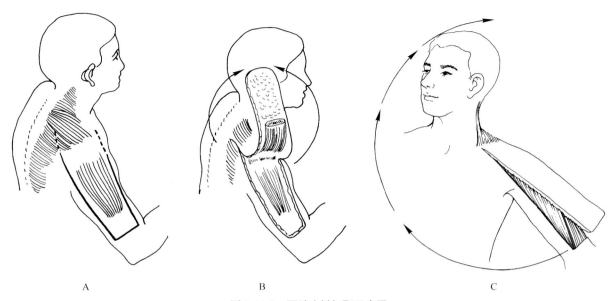

图 3-14-2　颈肱皮瓣切取示意图
A. 皮瓣设计；B. 皮瓣切取；C. 皮瓣旋转弧

入肩肱皮瓣区，皮瓣设计时要注意此点。如皮瓣后缘切口位于肌间隔上，损伤肌间隔血管，可发生皮瓣部分坏死。

（3）为了使皮瓣获得大的转移范围，可将斜方肌自肩锁关节附着处切下，但要注意保护颈横动脉不要损伤。

（孙　弘　孙　坚　赵云富）

第十五节　耳廓复合组织瓣

鼻是面部最为重要的美学标志之一，鼻翼缺损常引起患者严重的心理及社交障碍。鼻部重建是最具挑战性的工作之一，因为不仅要求重建一个视觉上重要的面部标志性器官，而且要重建其功能。耳轮的结构和形状与鼻翼相似，耳廓复合组织可以从耳轮脚、耳廓缘、耳甲腔或耳垂部获得。耳轮脚是最为常见的供区，因为其可以提供皮肤、骨架支撑和衬里三层结构，且留下的瘢痕不明显。因此从耳廓切取的软骨皮瓣修复鼻翼缺损是一种美观且经济的手段。

【应用解剖】

Houseman N. D 和 Taylor G. I. 通过对头颈部血管灌注研究发现，外耳主要有两套血供来源，颞浅血管和耳后血管系统分别营养外耳的前面和背侧部分。颞浅动脉从耳前腮腺浅叶深面穿出在面部皮下浅筋膜下向颞部走行的过程中，在耳轮上脚发出数支细小的血管供应耳廓上 2/3 部分。

对于颞浅动脉的尸体解剖和血管灌注再次证实，颞浅动脉在耳轮脚位置发出 1~3 支细小分支至耳廓，灌注范围集中于耳廓上 2/3 及耳前无毛发区域，供养层次以真皮下血管网为主，该范围可作为临床上皮瓣设计的范围。因为颞部静脉没有静脉瓣，此皮瓣还可以设计成以颞浅血管远端为蒂的逆行皮瓣。

【适应证】

耳廓符合组织瓣修复鼻部缺损没有绝对的禁

忌证,包括年龄、病史(如糖尿病、高血压)、既往吸烟史。但是手术技巧和手术时机需要根据具体情况进行调整。急性损伤的患者可先待缺损创面愈合后再考虑二期修复。在遇到其他突发病情,如外伤、需等待最终病理结果等非外科禁忌及鼻部黑色素瘤切除时,该手术也应推迟进行。

不带血管的耳廓游离复合组织移植适用于修复小于 1 cm² 的鼻部全层缺损或鼻小柱缺损,联合切取耳轮脚和耳后皮肤的复合组织,可一期修复鼻翼的全层缺损或涉及软组织的鼻侧壁缺损。缺乏血供的耳廓复合组织移植随着体积的增加,其移植组织的成活率逐渐降低,通常其移植面积不能超过 1 cm×1.5 cm 的限制,这也进一步限制了该组织供区的应用。

1993 年 Julia J. Pribaz 首先报道了血管化的耳廓复合组织修复鼻翼缺损;同年 Tanaka Y. 报道了以逆行颞浅血管为蒂的耳廓复合组织瓣修复鼻全层缺损。1999 年,Bakhach Joseph 使用颞浅血管额支与眶上血管和滑车上血管的交通网,设计了逆行耳廓复合组织瓣修复鼻翼缺损。2008 年上海交通大学医学院附属第九人民医院的钱云良、章一新教授等报道了 63 例带颞浅血管的复合耳前、耳廓组织瓣修复鼻多个亚单位的全层组织缺损,扩展了该手术方法的临床应用。这些研究和临床应用解决了传统非血管化耳廓组织移植面积的限制,使耳廓复合组织作为最佳的供区成为事实。

【手术方法】

(一) 皮瓣设计

1. **顺行皮瓣** 以近端颞浅血管为蒂切取的耳廓复合组织瓣为顺行皮瓣。这种设计常用于修复对侧鼻缺损,这样有利于皮瓣血管蒂位置的摆放和皮瓣的塑形。顺行皮瓣可获得的血管蒂比较短(约 2 cm),无法直接与鼻旁血管吻合,必须通过血管桥(常选择旋股外侧血管降支)吻合于缺损侧的受区血管或者面动静脉、颞浅动静脉。

2. **逆行皮瓣** 由于颞部静脉无静脉瓣,医师可以设计以远端颞浅血管为蒂的逆行供血复合组织瓣。同样,由于皮瓣血管蒂位置的摆放和皮瓣的塑形需要,这种设计常用来修复同侧的鼻部缺损。以颞浅血管远端为蒂,相比近侧蒂有三个优点:① 因远端血管口径小于近端,可以获得和鼻旁血管相匹配的血管管径。② 可以获得足够长的血管蒂。③ 皮瓣切取后,颞浅血管近端可以保留作为受区血管进行搭桥吻合,这样将不需要再另找受区血管如面动静脉。由于这些优点,临床上多采用缺损同侧的逆行组织瓣作为供区。

(二) 手术步骤

1. **耳廓复合组织瓣切取** 手术在全麻下分组同时进行,一组准备受区和切取耳前及耳廓组织瓣,另一组切取旋股外侧血管降支。其中后一组按股前外侧皮瓣手术方法,在大腿相当于髂前上棘至髌骨上缘中点连线中上 1/3 处做长 8~10 cm 皮肤"S"形切口,在股直肌与股外侧肌肌间隙中解剖游离旋股外侧血管束,切取所需长度的血管备用。

与此同时,受区组将鼻缺损周缘瘢痕组织切除,松解挛缩,使扭曲变形的鼻尖或鼻小柱等组织复位,对照正常的鼻形态和大小确定缺损的实际范围和程度,然后在耳前无发区和耳轮脚按实际修复需要设计耳前和耳廓瓣切口。

在耳前设计的复合组织瓣切口线附近切开皮肤和皮下组织找到颞浅血管束,并沿着血管向近端解剖游离出腮腺上缘,按照原设计切口掀起耳前和耳廓复合组织瓣。在掀起耳廓时需特别注意防止损伤颞浅血管进入耳廓组织瓣的细小血管分支,由于这些分支非常纤细,难以用肉眼辨识,因此在掀起耳廓组织瓣时,保持组织解剖深度在颞浅血管深面,耳廓瓣解剖完成后,断蒂前应仔细检查血液灌注情况,确认无误后切断血管蒂。将耳前和耳廓瓣移植至鼻缺损处,经塑形缝合到位。在鼻缺损同侧下颌骨下缘、咬肌前缘解剖面动静脉,或在同侧耳前解剖颞浅动静脉,将切取的旋股外侧血管束通过皮下隧道搭桥至耳廓复合组织瓣血管与受区血管,在手术显微镜下端端吻合血管。术后按照显微外科常规处理和观察。

皮瓣通过以旋股外侧血管降支为血管桥,将供血的颞浅血管与受区侧的面动静脉或颞浅动静脉吻合,移植血管桥最长 14 cm,最短 10 cm。由于血管的变异和血管管径限制,在少数情况下,在鼻旁区可以角动静脉作为受区血管来吻合。

2. 供区修复 在切取较大耳前和耳廓组织瓣后,供区往往会造成耳前和耳廓外耳轮的组织缺损,直接拉拢缝合伤口将造成耳廓明显的缺损畸形。虽然有毛发可以遮盖,但是大块缺损时畸形非常明显。通过局部的解剖学灌注研究,发现颞浅血管和耳后血管在耳后的后上区域有着非常丰富的吻合交通支,笔者设计了蒂在上方的大块耳后皮瓣转移修复再造外耳轮上脚。耳后皮瓣设计要长,以利于皮瓣的旋转和塑形,长宽比例可以达到4 : 1,最大可以切取 7 cm×2.5 cm。皮瓣切取的深度在软骨膜上。皮瓣塑形时,将尖端直接插入耳甲腔。根据患者的要求和手术时间,供区可一期直接修复,也可二期修复。大部分患者对术后供区的耳廓外形表示满意。

【典型病例】

患者女性,27 岁,鼻翼缺损 20 年余。平卧位麻醉后,切除挛缩的瘢痕鼻翼,彻底松解组织。掀起耳廓组织瓣,断蒂后,桥接旋股外侧动脉降支,最终吻合至同侧面动脉上。术后随访(图 3-15-1)。

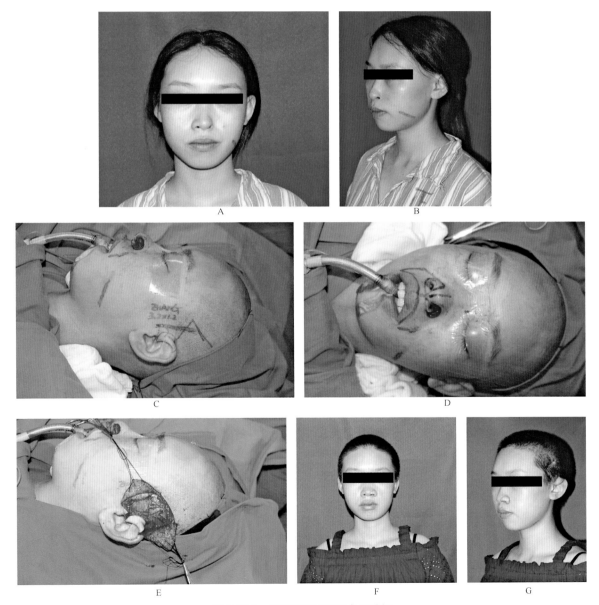

图 3-15-1 耳廓组织瓣修复鼻翼缺损

A、B. 术前;C、D. 皮瓣设计;E. 皮瓣切取;F、G. 术后

【注意事项】

(1) 应用吻合颞浅血管的耳前和耳廓复合组织瓣修复鼻亚单位缺损的优点：① 手术可切取较大面积的耳前和耳廓瓣，一期修复单一或伴有其他缺损畸形的病例，克服了以往手术方法存在的耳廓瓣面积限制和成活率问题，扩大了修复范围。② 耳前皮瓣组织菲薄，质地柔软，耳廓耳轮脚弧度形态更接近于鼻翼，塑形和修复位置较为灵活，再造的鼻翼、鼻尖形态逼真，组织厚度适宜，色泽自然。③ 颞浅血管解剖位置恒定，血管口径较大，供血范围稳定，因此耳廓瓣的设计和切取较为简便，只要显微外科血管吻合技术熟练，手术成功率较高。④ 对于严重的面部畸形伴有鼻部分缺损的病例，可根据手术需要采用耳前耳廓瓣联合其他组织瓣进行一期修复。⑤ 应用旋股外侧降支血管搭桥移植血管吻合的方法可减少面部手术切口瘢痕，血管供区无明显功能影响，由于移植血管条件良好和省去了在面部寻找鼻旁血管的步骤，手术时间可以缩短。

(2) 应用吻合颞浅血管的耳前和耳廓复合组织瓣修复鼻亚单位缺损的缺点：为了保证皮瓣的血供，有时皮瓣蒂部较为臃肿，需要二期修复。供区耳廓虽经修复后，仍会遗留部分轻度的变形。另外，与颞部皮瓣相比，这个术式会产生三个额外的瘢痕，但都比较隐蔽。还有，该手术时间相对较长，手术要求也较高（相对于颞部皮瓣），但是相对于术后获得的鼻重建效果还是值得的，尤其对于年轻、健康的患者人群。

（闵沛如）

第十六节　颈横动脉颈段穿支皮瓣

面颈部属于外露区域，表情丰富，器官开口和重要血管、神经等密集，损伤后不仅影响局部功能，而且导致的器官移位变形和容貌毁损，对患者生理、心理和社会交往造成很大的影响，因此面颈部的修复重建特别强调以下要求：① 功能和外观修复并重，不仅要考虑功能的修复重建，还要尽力恢复其原来的外观。② 根据整形外科同物相济的原则，应尽可能使用邻近组织作为供区，以胸部作为皮瓣供区来修复面颈部缺损，皮瓣色泽、质地、厚度、弹性与受区正常组织近似。③ 在选用邻近组织对面颈部进行修复重建时，需要选择一个蒂部靠近面颈部的皮瓣，以方便进行旋转，尽可能减少转移过程中的消耗。④ 对供区造成的损伤最小化。穿支皮瓣是目前修复重建外科的研究热点，其具有血供充分、易于旋转、供区损伤小、恢复快等特点，是面颈部修复重建的理想选择。

颈横动脉颈段穿支皮瓣早期的研究工作起源于锁骨上动脉皮瓣，1979 年 Lamberty 首先使用锁骨上动脉皮瓣转移至面部进行修复重建获得成功，至 2011 年，锁骨上动脉皮瓣在临床上得到了大量的使用，使用方法如图 3-16-1 所示，但是该皮瓣利用锁骨上区及肩部皮肤作为供区，术后遗留的瘢痕位于锁骨上容易暴露的区域，同时可应用的组织量十分有限，无法满足面颈部大面积的修复重建需要，所以在进行大面积面颈部缺损修复

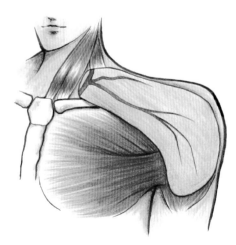

图 3-16-1　锁骨上动脉皮瓣

时,受到了很大的限制。

胸部是一个多源血供的区域,其中颈横动脉系统是胸部多源血供的重要组成部分(图 3-16-2)。该颈段穿支血管具有位置恒定、管径粗、血供可靠等优点。基于该穿支血供和胸部丰富的血管吻合网这一解剖学特点的颈横动脉穿支(transverse cervical artery perforator,TCAP)皮瓣,其供瓣面积大、血供充分、转移方便、蒂部消耗少、供区受区匹配度高,是面颈部修复重建理想的选择。

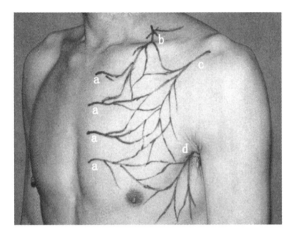

图 3-16-2 胸部血管网的组成示意图

a. 胸廓内动脉穿支;b. 颈横动脉穿支;
c. 胸肩峰动脉;d. 侧胸动脉

【应用解剖】

颈横动脉颈段穿支皮瓣的血供来源为颈横动脉,其起自甲状颈干者约占 54.2%,起自锁骨下动脉者约占 45.8%,偶见同时发自甲状颈干和锁骨下动脉两支者(血管变异),未见颈横动脉缺如者。胸锁关节至颈横动脉分出点的距离为 3.0~4.5 cm,平均 3.77 cm。颈横动脉的起点至锁骨上动脉起点的距离为 3.0~5.3 cm,平均 4.11 cm。颈横动脉颈段发出穿支多在肩胛舌骨肌与胸锁乳突肌交点处穿出,进入颈后三角的脂肪内,后进入锁骨上凹,进入前胸区皮肤内,CTA 检查情况如图 3-16-3 所示。穿支血管起点位于胸锁关节旁开 6 cm(儿童 2 cm),锁骨上 2 cm。皮瓣的静脉回流为颈横动脉的伴行静脉系统。皮瓣的神经分布主要为锁骨上神经的胸部皮支,而胸部的其他神经来源在皮瓣转移时无法保留。

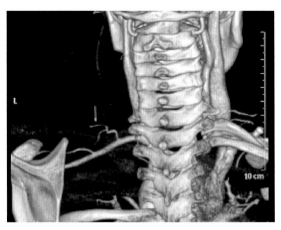

图 3-16-3 颈横动脉穿支的 CTA 显像

绿色箭头代表向前胸部发出的穿支

【适应证】

颈横动脉颈段穿支皮瓣可以通过带蒂转移,也可以游离移植。带蒂转移可以满足修复中下面部、颈部、胸部、肩部和上背部皮肤软组织缺损的修复重建,可以单侧或者双侧同时进行,预扩张后其修复范围更大,供区亦可得到一期修复。颈横动脉颈段穿支皮瓣游离移植可以满足全身远处皮肤软组织缺损的修复重建。皮瓣移植过程中也可以携带部分胸大肌,实现深度缺损的修复重建。

【手术方法】

全身麻醉,仰卧位形成皮瓣,双上肢体位视手术需要摆放。

1. 皮瓣设计 ① 点:穿支血管起点位于胸锁关节旁开 6 cm,锁骨上 2 cm,儿童可取锁骨中点上方 1~2 cm 处。② 线:以经锁骨中点的垂直线作为皮瓣的纵轴线。③ 面:颈横动脉颈段穿支皮瓣的供瓣范围较大,几乎可以携带整个胸部的皮肤,上至锁骨上方,下至乳头水平,外侧至腋前线。单侧颈横动脉颈段穿支为蒂时,跨越胸正中线要慎重,但并非不可跨越。经过预扩张后,供瓣面积更大。

2. 手术方法 术前行 CTA 或者多普勒超声检查,准确标记颈横动脉穿支血管穿出点,术中体位摆放好以后再次多普勒超声检查确认。根据修复需要,按照皮瓣设计的点线面,标记皮瓣切取的范围,呈螺旋桨状。皮瓣掀起的层次位于深筋膜水平,由远至近进行游离,于锁骨下凹、锁骨表面和锁骨上凹处再次多普勒超声检查,确认穿支血管走行,跨越锁骨部分掀起层次位于锁骨骨膜表面,精确分离穿支血管后进行转移。

预扩张的颈横动脉颈段穿支皮瓣是临床常用的应用方式,其优点在于皮瓣的供瓣面积大,而且变薄更容易匹配面颈部的修复。手术分为两期进行,一期手术为扩张器植入术,植入部位和扩张器容量根据修复需求并依据皮瓣点线面设计确定,扩张器植入层次位于深筋膜水平,植入切口尽可能采用皮瓣远端或两侧的小切口,以减少手术切口对二期手术皮瓣设计的影响。经过4~6个月的充分注水扩张后可以进行二期扩张皮瓣的转移手术。二期手术时,皮瓣设计基本同常规转移,皮瓣范围要稍大于修复需求范围,以减小扩张器取出后皮瓣回缩造成的影响。预扩张的颈横动脉颈段穿支皮瓣胸部供区一般可以直接拉拢缝合,如果一侧修复范围较大,亦可以利用对侧的扩张皮瓣推进修复供区。术后常规观察皮瓣血运,远端适当加压,以防止远端静脉瘀滞性血运障碍。

【典型病例】

病例一:颈横动脉颈段穿支皮瓣修复面部创面。

患者女性,44岁。双侧面部烧伤后5年,拟修复区域为中下面部(图3-16-4A)。一期手术于两侧胸部分别埋置500 ml长方形扩张器,两侧分别注水约1 000 ml(图3-16-4B)。二期手术术中依据面部瘢痕切除术后的缺损,于两侧胸部设计22 cm×10 cm的TCAP皮瓣(图3-16-4C),带蒂转移修复。术后26个月随访,面部的功能和外观恢复良好(图3-16-4D),双侧胸部遗留线性瘢痕,双侧乳房外形未受到影响(图3-16-4)。

病例二:TCAP皮瓣修复颈部创面。

患者男性,25岁,全身多处烧伤后瘢痕增生挛缩畸形1年,拟修复区域为左侧面颈部。一期手术于两侧胸部分别埋置600 ml长方形扩张器,两

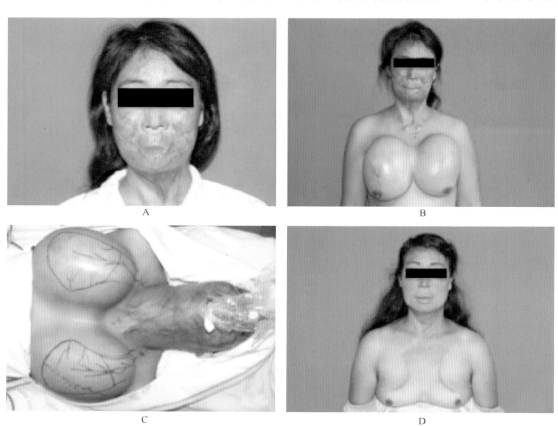

图3-16-4 颈横动脉颈段穿支皮瓣修复面部创面

A. 术前面部烧伤瘢痕;B. 两侧胸部置入皮肤扩张器;C. 皮瓣设计;D. 术后26个月随访

侧分别注水约 1 200 ml（图 3-16-5A）。二期手术术中依据左侧面颈部瘢痕切除术后的缺损，于左侧胸部设计 22 cm×17 cm 的 TCAP 皮瓣，带蒂转移修复（图 3-16-5B），右侧扩张器取出后，充分舒展扩张皮瓣，推进转移修复左胸部皮瓣供区。术后面颈部和胸部的功能和外观恢复良好（图 3-16-5C）。

【注意事项】

（1）颈横动脉颈段穿支皮瓣的供区位于胸部，术后会在胸部遗留供区瘢痕，因此术前应严格掌握手术适应证，在满足受区修复重建需求的基础上，无论采用供区直接拉拢缝合、皮片移植或者预扩张技术，应尽可能做好供区的修复，将供区损失降至最低，同时要和患者做好充分的知情沟通，特别是女性患者，更应注重胸部供区的修复，并防止出现双侧乳房不对称的情况。

（2）采用该皮瓣的前提是患者颈横动脉颈段穿支的存在，因此术前需要采用 CTA、超声多普勒血流探测仪对穿支进行确定，手术过程中也需要再次行超声多普勒血流探测确定，以确保手术的精确性。

（3）颈横动脉颈段穿支皮瓣的掀起层次位于深筋膜水平，跨越锁骨部分掀起层次位于锁骨骨膜表面，分离到蒂部穿支时不必苛求血管的显露，

可以保留穿支周围的部分脂肪组织，以方便旋转转移为度。

（4）该皮瓣的血运障碍最常见的来自静脉系统，加之预扩张皮瓣的远端静脉瘀滞相对常见，因此应该重点关注防止静脉性血运障碍，一旦出现，及时采取针对性措施。

（5）由于个体条件差异，可能在部分患者出现皮瓣厚度和受区不一致的情况，修薄工作应在术后 3 个月以后进行。

（6）颈部受区修复过程中应尽可能采用"S"或"Z"形切口，部分患者采用直线状切口，可能后期出现瘢痕挛缩条索，瘢痕改型手术应在术后 3 个月以后进行。

（7）该皮瓣的优点：① 穿支血管比较恒定，胸部皮肤血管吻合网丰富。② 皮瓣与面颈部受区在色泽、质地、弹性、厚度等方面匹配度高，术后功能、外形满意。③ 供瓣面积大，几乎可以携带整个胸部的皮肤，上至锁骨上方，下至乳头水平，外侧至腋前线，经过预扩张后，供瓣面积更大。④ 皮瓣解剖结构清晰，切取简单。⑤ 与其他带蒂皮瓣相比，该皮瓣转移修复面颈部蒂部消耗少，转移方便。⑥ 皮瓣供区相对隐蔽，经过预扩张后多可直接缝合，术后基本仅留线型瘢痕，供区功能几乎无影响，外观恢复好。

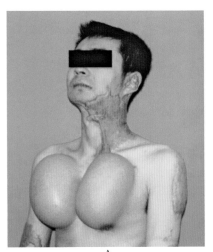 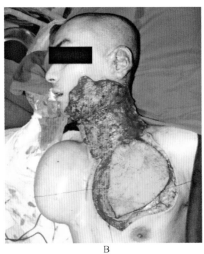 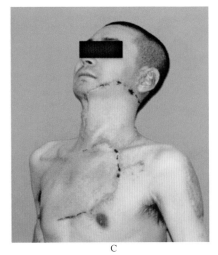

A   B   C

图 3-16-5　TCAP 皮瓣修复颈部创面

A. 术前及皮肤扩张；B. 皮瓣设计与修复；C. 术后随访

（宋慧锋　陈保国）

参考文献

[1] 孙弘,侯春林.带血管蒂皮瓣肌皮瓣转移术[M].南京:江苏科学技术出版社,1988.

[2] 孙弘.美容外科学[M].上海:同济大学出版社,1997.

[3] 孙弘.颌面显微外科学[M].北京:人民军医出版社,1993.

[4] 侯春林.带血管蒂组织瓣移位手术图解[M].第3版.上海:上海科学技术出版社,2006.

[5] 朱盛修.现代显微外科学[M].长沙:湖南科学技术出版社,1994.

[6] 张涤生.整复外科学[M].上海:上海科学技术出版社,2002.

[7] 邱蔚六,张锡泽,刘世勋,等.全额及隧道额瓣在口腔颌面肿瘤术后缺损修复中的应用——兼论对侧头皮侧支供血的可能性[J].中华口腔科杂志,1983,18(2):70-73.

[8] 孙弘.带眶上血管皮下组织蒂复合瓣修复鼻尖缺损[J].中华显微外科杂志,1988,11(3):167-168.

[9] 孙弘,陈必胜.额顶部隧道皮瓣一期修复口腔颌面部组织缺损[J].口腔医学,1983,3(1):24-25.

[10] 孙弘,王贤叔.唇部缺损的整复治疗[J].修复重建外科杂志,1987,1(1):12-15.

[11] 孙弘,陈必胜.用足背游离皮瓣和额部隧道皮瓣修复上下全唇组织缺损一例报告[J].中华口腔科杂志,1980,15(1):44.

[12] 孙弘.用显微外科修复面颌部组织缺损的适应证问题[J].中华显微外科杂志,1987,10(4):245-246.

[13] 孙弘,孙璐.前臂双皮岛皮瓣整复面颊洞穿缺损[J].中华显微外科杂志,1990,13(2):72-74.

[14] 孙弘,陈必胜,王文崔,等.用两块组织瓣瓦合整复面颊部洞穿缺损(附4例报告)[J].第二军医大学学报,1983,4(3):189-191.

[15] 孙弘,陈必胜,王文崔.游离皮瓣立即整复颊癌术后组织缺损——16例报告[J].中华口腔科杂志,1985,20(3):148.

[16] 孙弘.吻合血管法增加颈阔肌肌皮瓣的长度[J].中华显微外科杂志,1990,13(4):227-228.

[17] 朱星红,何光篪,刘正津,等.额顶颞区皮瓣的巨微解剖[J].解剖学报,1986,17(2):119-125.

[18] 孙弘,王勇,张付初.双侧胸锁乳突肌带半片锁骨一期修复下颌骨小颌畸形[J].中国修复重建外科杂志,1994,8(1):21-22.

[19] 孙弘,李德春,黄海生.胸锁乳突肌胸骨头肌皮瓣行舌再造术的评价[J].中华显微外科杂志,1998,21(4):251-253.

[20] 孙弘,李德春,汤建平.胸锁乳突肌胸骨头肌皮瓣行舌再造术[J].口腔医学,1998,18(3):144-145.

[21] 秦小云,文质君,钟世镇,等.耳后皮瓣蒂血管和神经的选择依据[J].中国临床解剖学杂志,1995,13(2)100-102.

[22] 宋儒耀.耳后皮瓣的研究和应用[J].中华整形烧伤外科杂志,1988,4(1):1.

[23] 熊明根,司徒朴,韩震.鼻唇沟岛状皮瓣的解剖学基础及临床应用[J].中国临床解剖学杂志,1990,8(3):171-172.

[24] 邢新,宋建星,欧阳天祥,等.颏下岛状皮瓣的临床应用[J].实用美容整形外科杂志,2000,11(2):68-70.

[25] 廖进民,钟世镇,徐达传,等.颏下皮瓣的应用解剖[J].中国临床解剖学杂志,1996,14(4):255.

[26] 吴宝金,陆春才,朱晓红,等.颏下岛状皮瓣的临床应用[J].中华整形烧伤外科杂志,1997,13(4):285.

[27] 王伯钧,侯增辉,秦小云,等.带血管蒂颏下皮瓣修复口腔颌面部软组织缺损[J].中华显微外科杂志,1998,21(4):299-300.

[28] 孙璐,孙弘,陈卫平,等.带血管蒂双皮岛游离皮瓣修复洞穿性缺损[J].中华实验外科杂志,1990,7(4):171-172.

[29] 唐友盛,邱蔚六.折叠游离组织瓣整复颜面、口底洞穿缺损[J].中华显微外科杂志,1987,10(3):140-142.

[30] 温玉明,王模堂,毛祖彝,等.双皮岛胸大肌肌皮瓣整复面颊部洞穿缺损[J].华西口腔医学杂志,1985,3(2):76-79.

[31] 程耕历,陈尔瑜,纪荣明.面瓣血管的巨微解剖[J].解剖学杂志,1989,12(3):200-203.

[32] 熊明根,司徒朴,韩震.鼻唇沟岛状皮瓣的解剖学基础及临床应用[J].中国临床解剖学杂志,1990,8(3):171-172.

[33] 李香瑞,王书良,周长满.颈阔肌肌皮瓣的应用解剖[J].临床应用解剖学杂志,1985,3(3):166-168.

[34] 孙兴和.颈前转门肌皮瓣在颈部手术中的应用[J].中华耳鼻咽喉科杂志,1993,28:105-107.

[35] 赵舒薇,孙兴和,萧璧君,等.颈前转门肌皮瓣在喉切除重建术中的临床应用[J].第二军医大学学报,1998,19:501-503.

[36] 赵舒薇,叶青,谢允平,等.喉癌部分喉切除术后喉狭窄Ⅱ期重建术临床评价[J].中华耳鼻咽喉科杂志,2001,36:447-450.

[37] 赵舒薇,叶青,孙爱华,等.跨声门癌扩大部分喉切除术重建方法与疗效评价[J].中华耳鼻咽喉科杂志,2001,36:216-219.

[38] 王弘士,沈君文.舌再造新的方法初步报道[J].上海第一医学院学报,1980,7(4):256-259.

[39] 高崇敬,钟世镇.用舌骨下肌皮瓣再造舌的解剖学研究[J].中华整形烧伤外科杂志,1985,1(3):172-174.

[40] 原林,钟世镇.胸锁乳突肌代咬肌的应用解剖学[J].临床应用解剖学杂志,1984,2(3):190-192.

[41] 杨川,王炜,钟斌,等.带神经血管的肌束使瘫痪肌肉恢复神经再支配进一步实验研究[J].修复重建外科杂志,1992,6,232.

[42] 杨川,蔡佩佩,董佳生,等.带神经血管肌束移植术在晚期面瘫修复中的应用[J].中国修复重建外科杂志,1995,9,84.

[43] 杨川,董佳生,蔡佩佩,等.吻合血管神经的游离肌肉移植修复面瘫48例[J].中华显微外科杂志,1996,19:19.

[44] 杨川,崔磊,王炜,等.带蒂胸锁乳突肌移位术修复晚期面瘫[J].中国修复重建外科杂志,2002,16,48.

[45] Schmidt BL, Pogrel MA, Haki M, et al. The course of the temporal branch of the facial nerve in the periorbital region [J]. Oral Maxillofac Surg, 2001, 59:178-184.

[46] Yotsuynagi T, Watanable Y, Yamashita K, et al. Retroauricular flap: Its clinical application and safety[J]. Brit J Plastic Surg, 2001, 54(1):12-19.

[47] Kobyashi S, Nagase T, Ohmori K. Colour Doppler flow imaging of postauricular arteries and vein[J]. Brit J Plast Surg, 1997, 50:172-175.

[48] Baytamicli M, Numanoglu A, Tezel E. The mental V-Y island advancement flap in functional lower lip reconstruction[J]. Plast Reconstr Surg, 1997, 100:1682-1690.

[49] Garcia AG. Reconstruction of the lower lip with an upper lip island flap[J]. Oral Maxillofae Surg, 1993, 51:1397-1399.

[50] Hurwitz DJ. Composite upper lip repair with V-Y advancement flaps [J]. Plast Reconstr Surg, 1990, 85:120-122.

[51] Iwahira Y, Maruyama Y, Yoshitake M. A miniunit approach to lip reconstruction[J]. Plast Reconstr Surg, 1994, 93:1282-1285.

[52] Ono I, Argia K, Gunji H, et al. A method with three triangular flaps as a secondary operative procedure after reconstruction of the lower lip by Estlander's method [J]. Plast Reconstr Surg, 1992, 90: 700-706.

[53] Sawada Y, Koga Y, Nihei Y, et al. Reconstruction of cupid's bow with bilateral vermilion flaps [J]. Brit J Plast Surg, 1996, 49: 466-467.

[54] Tobin GR, O'Daniel TG. Lip reconstruction with motor and sensory innervated composite flaps [J]. Chin Plast Surg. 1990, 17: 623-632.

[55] Martin D, Pascal JF, Baudet J, et al. The submental island flap: a new donor site: Anatomy and clinical application as a free or pedicled flap[J]. Plast Recontr Surg, 1993, 92(5): 867.

[56] Pister V, Pelissier P, Martin D, et al. The submental flap: its uses as a pedicled or free flap for facial reconstruction [J]. Clin Plast Surg, 2001, 28(2): 303-309.

[57] Fujino T, Maruyama Y, Yoshimura Y. Primary functional cheek reconstruction: a case report [J]. Brit J Plast Surg, 1981, 34: 136-139.

[58] Owen's N. A compound neck pedicle designed for the repair of massive facial defects: formation, development and application[J]. Plast Reconstr Surg, 1955, 15: 369-389.

[59] Pribaz J, Stephens W, Crespo L, et al. A new intraoral flap: facial artery mysculomucosal (FAMM) flap [J]. Plast Reconstr Surg, 1992, 90: 421-429.

[60] Sadove RC, Luce EA, McGrath PC. Reconstruction of the lower lip and chin with the composite radial forearm palmaris longus free flap [J]. Plast Reconstr Surg, 1991, 88: 209-214.

[61] DeClaudio CC. The anatomy of the platysma muscle [J]. Plast Reconstr Surg, 1980, 66: 680-683.

[62] Yiotakis J, Stavroulaki P, Nikoikolopulos T, et al. Partial laryngectomy after irradiation failure [J]. Otolaryngol Head Neck Surg, 2003, 128: 200-209.

[63] Mooney WW, Cole I, Albsoul N, et al. Salvage vertical partial laryngectomy for radiation failure in early glottic carcinoma[J]. ANZ J Surg, 2002, 72: 746-749.

[64] Ljumanovic R, Langendijk TA, Schenk B, et al. Supraglottic carcinoma treated with curative radiation therapy: identification of prognostic groups with MR imaging[J]. Radiology, 2004, 232: 440-448.

[65] Ariyan S. One stage reconstruction for defects of the mouth using a sternomastoid myocutaneous flap [J]. Plast Reconstr Surg, 1979, 63: 618-625.

[66] Bakamjian V. A technique for primary reconstruction of the palate after radical maxillectomy for cancer[J]. Plast Reconstr Surg, 1963, 31: 103-107.

[67] Dingman RO, Grabb WE, Onaeal RM, et al. Sternocleidomastoid muscle transplant to masseter area[J]. Plast Reconstr Surg, 1969, 43: 5-12.

[68] Hamacher EN. Sternomastoid muscle transplants[J]. Plast Reconstr Surg, 1969, 43: 1-4.

[69] Parlash S, Ramakrishnan K, Anathakrushnan N. Sternomastoid based island flap for lining after resection of oral carcinomas[J]. Brit J Plast Surg, 1980, 33: 115-118.

[70] Siemssen SO, Kirkby B, O'Connor TPF. Immediate reconstruction of a resected segment of the lower jaw, using a compound flap of clavicle and sternomastoid muscle[J]. Plast Reconstr Surg, 1978, 61: 724-735.

[71] Conway H. Muscle plastic operations for facial Paralysis[J]. Ann. Surg, 1958, 147: 541.

[72] Mathes SJ, Vasconz LO. The cervicohumeral flap [J]. Plast Reconstr Surg, 1978, 61: 7-12.

[73] Blevins PK, Luce EA. Limitations of the cervicohumeral flap in head and neck reconstruction[J]. Plast Reconstr Surg, 1980, 66: 220-224.

[74] McCraw JB, Magee WP, Kalwaic H. Uses of the trapezius and sternocleidomastoid myocutaneous flaps in head and Neck reconstruction[J]. Plast Reconstr Surg, 1979, 63: 49-57.

[75] Gonzalez-Ulloa M. Restoration of the face covering by means of selected skin in regional aesthetic units[J]. Br J Plast Surg, 1956, 9: 212-221.

[76] Burget GC, Menick FJ. The subunit principle in nasal reconstruction. Plast Reconstr Surg, 1985, 76: 239-247.

[77] Fattahi TT. An overview of facial aesthetic units. J Oral Maxillofac Surg, 2003, 61: 1207-1211.

[78] Cinpolat A, Bektas G, Coskunfirat OK. Complex partial nasal reconstruction using free prelaminated temporoparietal fascial flap [J]. Microsurgery, 2013, 33: 156-159.

[79] Jallali N, Malata CM. Reconstruction of concomitant total loss of the upper and lower lips with a free vertical rectus abdominis flap[J]. Microsurgery, 2005, 25: 118-120.

[80] Zhou W, He M, Liao Y, et al. Reconstructing a complex central facial defect with a multiple-folding radial forearm flap[J]. J Oral Maxillofac Surg, 2014, 72: 836. e1-e4.

[81] De Figueiredo JC, Naufal RR, Zampar AG, et al. Expanded median forehead flap and abbé flap for nasal and upper lip reconstruction after complications of polymethylmethacrylate [J]. Aesthetic Plast Surg, 2010, 34: 385-387.

[82] Urushidate S, Yokoi K, Higuma Y, et al. Nose and upper lip reconstruction for purpura fulminans[J]. J Plast Reconstr Aesthet Surg, 2012, 65: 252-255.

[83] Yoshihiro S, Kenichi N, Toshiaki N. Reconstruction oflarger nasal defects together with the nasal lining and the upper lip using the Split-Scalping forehead flap: a new technique[J]. J Plast Reconstr Aesthet Surg, 2011, 64: 1108-1110.

[84] Menick FJ. A 10-year experience in nasal reconstruction with the three-stage forehead flap [J]. Plast Reconstr Surg, 2002, 109: 1839-1855.

[85] Menick FJ. Nasal reconstruction with a foreheadflap[J]. Clin Plast Surg, 2009, 36: 443-459.

[86] Menick FJ. Facial reconstruction with local anddistant tissue: the interface of aesthetic and reconstructive surgery[J]. Plast Reconstr Surg, 1998, 102: 1424-1433.

[87] Correa BJ, Weathers WM, Wolfswinkel EM, et al. Theforehead flap: the gold standard of nasal soft tissue reconstruction[J]. Semin Plast Surg, 2013, 27: 96-103.

[88] Wang Q, Song W, Hou D, et al. Expanded foreheadflaps for reconstruction of different faciocervical units: selection of flap types based on 143 cases [J]. Plast Reconstr Surg, 2015, 135: 1461-1471.

［89］ Zelken JA, Chang CS, Reddy SK, et al. Double forehead flap reconstruction of composite nasal defects［J］. J Plast Reconstr Aesthet Surg, 2016, 69：1280-1284.

［90］ Furuta S, Hayashi M, Shinohara H. Nasal reconstruction with an expanded dual forehead flap［J］. Br J Plast Surg, 2000, 53：261-264.

［91］ Callegari PR, Taylor GI, Caddy CM, et al. Ananatomic review of the delay phenomenon：I. Experimental studies［J］. Plast Reconstr Surg, 1992, 89：397-407.

［92］ 张兆祥,郭树忠,夏炜,等. 面部复合外伤的急诊美容修复［J］. 中国美容整形外科杂志,2013,24(12)：752-754.

［93］ 郭莉,谢淼,康彦玲,等. 自体脂肪颗粒移植在面部轮廓整形中的临床应用［J］. 河北医药,2015,37(9)：1332-1334.

［94］ Whetzel TP, Mathes SJ. Arterial anatomy of the face：an analysis of vascular territories and perforating cutaneous vessels［J］. Plast Reconstr Surg, 1992, 89：591-603.

［95］ Park C, Lineaweaver WC, Buncke HJ. New perioral arterial flaps：anatomic study and clinical application［J］. Plast Reconstr Surg, 1994, 94：268-276.

［96］ Pribaz JJ, Meara JG, Wright S, et al. Lip and vermillion reconstruction with the facial artery musculomucosal flap［J］. Plast Reconstr Surg, 2000, 105：864-872.

［97］ Hofer SO, Posch NA, Smit X. The facial artery perforator flap for reconstruction of perioral defect［J］. Plast Reconstr Surg, 2005, 115(4)：996-1003.

［98］ 王迪,陈文. 面动脉穿支皮瓣解剖研究及临床应用进展［J］. 中国修复重建外科杂志,2017,31(2)：246-250.

［99］ Camuzard O, Foissac R, Georgiou C, et al. Facial artery perforator flap for reconstruction of perinasal defects：an anatomical study and clinical application［J］. J Craniomaxillofac Surg, 2015, 43(10)：2057-2065.

［100］ Kannan RY, Mathur BS. Perforator flaps of the facial artery angiosome［J］. J Plast Reconstr Aesthet Surg, 2013, 66(4)：483-488.

［101］ Kannan RY. Supraplatysmal submental artery perforator flap：minimizing risk to the marginal mandibular nerve［J］. Ann Plast Surg,2014, 72(1)：131.

［102］ Mutlu ÖÖ, Yasak T, Egemen O, et al. The use of submental artery perforator island flap without including digastric muscle in the reconstruction of lower face and intraoral defects［J］. J Craniofac Surg, 2016, 27(4)：e406-e409.

［103］ Lombardo GA, Tamburino S, Tracia L, et al. Lateral nasal artery perforator flaps：anatomic study and clinical applications［J］. Arch Plast Surg, 2016, 43(1)：77-83.

［104］ Coronel-Banda ME, Serra-Mestre JM, Serra-Renom JM, et al. Reconstruction of nasal septal perforations in cocaine-addicted patients with facial artery mucosa-based perforator flap［J］. Plast Reconstr Surg, 2014, 133(1)：82e-83e.

［105］ Yoon TH, Yun IS, Rha DK, et al. Reconstruction of various perinasal defects using facial artery perforator-based nasolabial island flaps［J］. Arch Plast Surg, 2013, 40(6)：754-760.

［106］ 张培培,杨超,邢新,等. 面动脉穿支皮瓣修复鼻、唇与颊部皮肤软组织缺损［J］. 中华整形外科杂志,2016,32(1)：35-38.

［107］ Ruiz-Moya A, Lagares-Borrego A, Infante-Cossio P. Propeller facial artery perforator flap as first reconstructive option for nasolabial and perinasal complex defects［J］. J Plast Reeonstr Surg,2015,68(4)：457-463.

［108］ Parkhouse N, Evans D. Reconstruction of the ala of the nose using a composite free flap from the pinna［J］. Br J Plast Surg, 1958, 38(3)：306-313.

［109］ Lin SD, Lai GS, et al. Nasal alar reconstruction with free "accessory auricle"［J］. Plast Reconstr Surg, 1984, 73(5)：827-829.

［110］ Shenaq SM, Dinh TA, Spira M. Nasal ala reconstruction with an ear helix free flap［J］. J Reconstr Microsurg, 1989, 5(1)：63-67.

［111］ Pribaz JJ, Falco N. Nasal reconstruction with auricular microvascular transplant［J］. Ann Plast Surg, 1993, 31(4)：289-297.

［112］ Tanaka Y, Tajinma S, Tsujiguchi K, et al. Microvascular reconstruction of nose and ear defects using composite auricular free flap［J］. Ann Plast Surg, 1993, 31(4)：298-302.

［113］ Bakhach J, Conde A, Demiri E, et al. The reverse auricular flap：a new flap for nose reconstruction［J］. Plast Reconstr Surg, 1999, 104(5)：1280-1288.

［114］ Zhang Y X, Yang J, Wang D, et al. Extended applications of vascularized preauricular and helical rim flaps in reconstruction of nasal defects［J］. Plast Reconstr Surg, 2008, 121(5)：1589-1579.

［115］ Houseman ND, Taylor GI, Pan W R. The angiosomes of the head and neck：anatomic study and clinical applications［J］. Plast Reconstr Surg, 2000, 105(7)：2287-2313.

［116］ Park C, Lineaweaver WC, Rumly T O, et al. Arterial supply of the anterior ear［J］. Plast Reconstr Surg, 1992, 90(1)：38-44.

［117］ Uchinuma E. Nasal alar reconstruction using a reverse composite island flap［J］. Eur J PlastSurg, 1990, 13(5)：229-331.

［118］ Antia NH, Buch VI. Chondrocutaneous advancement flap for the marginal defect of the ear［J］. Plast Reconstr Surg, 1967, 39(5)：472-477.

［119］ Lamberty BG. The supra-clavicular axial patterned flap［J］. Br J Plast Surg, 1979, 32(3)：207-212.

［120］ Pallua N, von Heimburg D. Pre-expanded ultra-thin supraclavicular flaps for full-face reconstruction with reduced donor-site morbidity and without the need for microsurgery［J］. Plast Reconstr Surg, 2005, 115(7)：1837-1844.

［121］ 宋慧锋,柴家科,柳春明,等. 胸部多源血供皮瓣在颌颈部组织缺损或畸形修复中的应用［J］. 中华烧伤杂志,2009,25(1)：15-17.

［122］ Baoguo Chen, Huifeng Song, Minghuo Xu, et al. Reconstruction of cica-contracture on the face and neck with skin flap and expanded skin flap pedicled by anterior branch of transverse cervical artery［J］. J Craniomaxillofac Surg, 2016, 44(9)：1280-1286.

［123］ Huifeng Song, Jiake Chai. Pre-expanded transverse cervical artery perforator flap［J］. Clin Plast Surg, 2017, 44(1)：41-47.

［124］ Takafumi Chin, Rei Ogawa, Masahiro Murakami, et al. An anatomical study and clinical cases of 'super-thin flaps' with transverse cervical perforator［J］. Br J Plast Surg, 2005, 58(4)：550-555.

第四章

胸腹部

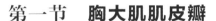

第一节　胸大肌肌皮瓣

胸大肌是覆盖前胸部的一块扁状肌,呈扇形。上部呈水平走行,下部呈斜行走向。上、下两部各有独立的血管神经系统,可形成多种形式的肌皮瓣、肌骨瓣和肌皮骨瓣。胸大肌肌皮瓣解剖位置恒定,位置表浅,切取容易,旋转弧大,覆盖范围广,可一期修复头颈部、肩部和上肢等部位软组织缺损;在颈部淋巴结清扫术后,可利用肌蒂覆盖颈动脉,充填凹陷,恢复颈部外形;亦可作为动力肌移位替代邻近瘫痪的肌肉,恢复肌肉功能。

【应用解剖】

胸大肌根据其起点可分成锁骨部、胸肋部和腹部,分别起于锁骨内侧端、1~6 胸肋部和腹直肌鞘前叶,三部纤维向外集中,以扁平腱止于肱骨大结节嵴。止腱分前后两层,前层由锁骨部及胸肋上部纤维组成,后层由腹部及胸肋下部纤维组成。锁骨部和胸肋部的血管神经主要来自胸肩峰动脉和胸外侧神经,两者伴行,越过胸小肌上缘由肌肉深面入肌,动脉外径为 1.9 mm,血管神经蒂长均在 40 mm 以上。胸大肌腹部纤维则由胸肩峰动脉或腋动脉发出的下胸肌支供应,神经支配来自胸

内侧神经,两者经胸小肌下缘向内下方走行。胸大肌内侧还接受胸廓内动脉穿支来的血运(图4-1-1)。肩峰动脉的分支均有静脉伴行,一般为一支,少数有两支。可单独或几支合干后汇入腋静脉或头静脉。头静脉汇入锁骨下静脉处,正好是血管神经蒂位于胸小肌上缘处(图 4-1-2)。胸肩峰动脉的体表投影有 2 种方法:① 方法一,从肩峰至剑突做连线 ab,o 点为锁骨中点向 ab 连线做垂线 cd 的交点,cob 即为胸肩峰动脉的体表走行(图 4-1-3)。② 方法二,标明胸骨柄中点 o,以该点为圆心,o 点至锁骨中点为半径,做圆弧线,即为

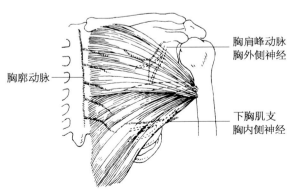

图 4-1-1　胸大肌的形态与血供

胸肩峰动脉的体表投影(图4-1-4)。胸大肌皮肤的血供,主要来自胸廓内动脉的穿支,此外胸肩峰动脉在胸大肌表面发出许多肌皮穿支,与胸廓内动脉穿支和胸外侧动脉的皮支吻合。

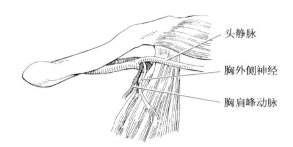

图 4-1-2　头静脉与血管神经蒂的关系

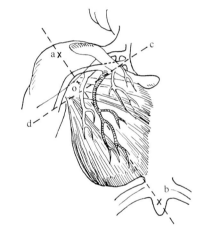

图 4-1-3　胸肩峰动脉体表投影(方法一)

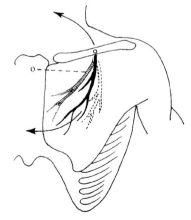

图 4-1-4　胸肩峰动脉体表投影(方法二)

【适应证】

(1)修复口腔颌面及头颈部、肩部、上肢软组织缺损。

(2)用于脊髓灰质炎后遗症,臂丛神经损伤所致三角肌、肱二头肌瘫痪而胸大肌功能基本正常者,重建肩关节外展及肘关节屈曲功能。

(3)肌骨瓣或肌皮骨瓣用于修复下颌骨缺损、肱骨骨不连等。

【手术方法】

(一)舌再造术

1. 皮瓣设计　根据舌缺损的范围,在同侧胸部按照胸肩峰动脉在肌肉内走行的体表投影设计皮瓣(图4-1-5A)。皮瓣的旋转轴位于锁骨中部下方3 cm处,以该处至口内受区边缘的距离为旋转弧,沿血管走行,根据再造舌的大小,设计相应的岛状皮瓣,皮瓣远端可超过胸大肌游离缘4 cm。女性患者皮瓣设计时要避开乳头。图中实线为舌、颌、颈联合根治术切口,虚线为肌皮瓣切口。

2. 手术步骤　全麻下,手术分组进行。一组按舌切除常规做舌、颌、颈联合根治术。一组按皮瓣设计切开皮瓣周缘,皮瓣上缘仅切至皮下组织,避免伤及肌肉,后将胸大肌连同皮瓣一起翻起。继将皮瓣上方的皮肤切开,显露胸大肌外侧缘,在胸大肌与胸小肌之间,用手指钝性分离并将肌肉提起,即可见到血管神经束。根据肌蒂的宽度(一般为5~6 cm),按照血管走向,全层切断肌肉,并沿肌蒂向上分离直至锁骨下缘。最后将肌皮瓣通过胸颈部的隧道(位于锁骨上或锁骨下),转移至口内行舌缺损修复(图 4-1-5B、C)。肌蒂覆盖颈部血管上。为减少肌蒂的重力可在颈部和下颈部进行数针固定缝合。胸部伤口可直接缝合。

(二)腭再造术

手术步骤　以上颌鳞癌根治术后行腭再造术为例,对上颌鳞癌根治术后造成上颌骨与颊部组织缺损,利用胸大肌肌皮瓣一期修复。肌皮瓣设计原则和要求与舌再造术基本相同。肌皮瓣切取以后向上旋转180°,经锁骨上及颈部隧道至上颌创面,肌瓣填充上颌窦腔内,皮瓣边缘与腭侧及颊黏膜缝合,腭中线行褥式和间断缝合,鼻腔用凡士林纱条填塞。

(三)颊缺损修复术

手术步骤　皮瓣设计和切取方法与舌再造术基本相同。如为面颊洞穿性缺损,可用一块肌皮

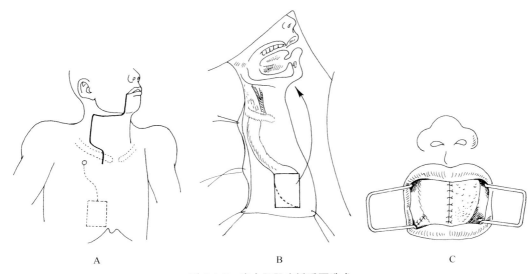

图 4-1-5　胸大肌肌皮瓣舌再造术
A. 肌皮瓣设计；B. 肌皮瓣切取；C. 舌再造

瓣折叠修复。皮岛的大小应视口内缺损和面颊部皮肤缺损的范围而定，皮岛部表皮去除的范围应根据皮瓣折叠后的厚度而定。或用一块胸大肌皮瓣和前臂游离皮瓣瓦合修复。

用一块前臂游离皮瓣和一块带蒂胸大肌肌皮瓣瓦合修复面颊洞穿性缺损。按照手术设计在全麻下行左颊、颌、颈联合根治术，口内全颊部及口底黏膜切除的缺损创面用前臂桡侧游离皮瓣修复，颊部皮肤缺损用带蒂的胸大肌岛状肌皮瓣修复，两块皮瓣做瓦合整复，一期修复面颊洞穿性缺损。

（四）代三角肌术

根据胸大肌上、下两部分有各自独立的止腱和血管神经系统的解剖学特点，切取胸大肌上半部作为供肌，重建三角肌功能，而保留胸大肌下半部的正常功能。

手术步骤　切口自肩峰后面开始，沿锁骨向内至胸锁关节，然后弯向下至胸骨第 4 肋间处，沿三角肌前缘做另一切口，上面与上述的切口相连，下至三角肌肱骨附着处，整个切口呈"T"字形（图 4-1-6A）。

按图 4-1-6 所示做 aob 切口，在三角胸大肌沟中小心寻找头静脉，勿予损伤，并沿头静脉向上分离胸大肌外上缘（图 4-1-6B）。然后向下分离并翻转胸部皮瓣，暴露胸大肌锁骨及胸肋部。在

胸大肌肱骨附着处，辨清前后两层止腱，沿两腱之间向内侧将胸大肌上下两部分钝性分开。自下向上游离胸大肌上半部。此时可见紧贴肌肉深面的胸肩峰动脉的胸肌支，其肌肉内走行方向刚好位于喙突与肩顶点的连线上。当肌肉游离至胸骨与锁骨附着处，需带一部分骨膜一起切下，以便转移时缝合固定。当游离至胸小肌上缘时，需小心，勿损伤进入肌肉的血管神经蒂。最后将胸大肌前层止腱连同一部分肱骨骨质一起凿下（图 4-1-6C）。至此，除血管神经蒂外，胸大肌上半部已完全游离。

做 co 切口，向外翻开肩部皮瓣，暴露锁骨外端、肩峰及三角肌肱骨附着处，因三角肌已萎缩呈纤维化，不必切除。由于胸大肌上部血管神经蒂仅 4~5 cm 长，向外移位幅度不大，将游离的胸大肌上半部向外翻转 180°，肌肉底面朝上移至肩外侧，使胸大肌胸肋部附着点移至肩峰处，胸大肌锁骨内侧部附着点移至锁骨外侧（图 4-1-6D）。在锁骨外端及肩峰上钻 4~6 个洞，用粗丝线固定胸大肌锁骨部及部分胸肋部，然后在肩外展 90°和前屈 30°位用不锈钢丝将胸大肌止腱固定在肱骨三角肌粗隆处骨槽内。术后外展固定于肩外展 90°、前屈 30°位 6~8 周。

（五）代肱二头肌术

将胸大肌下半部移至肱二头肌肌腱止点，恢

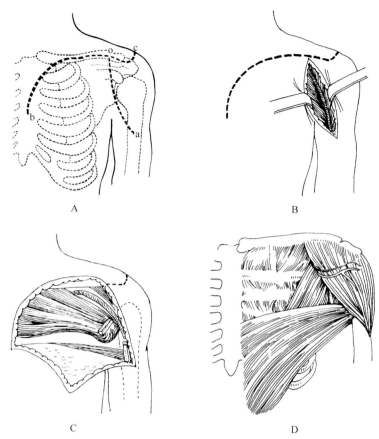

图 4-1-6　胸大肌上半部翻转移位代三角肌术

A. 手术切口；B. 头静脉显露；C. 切取上部肌瓣；D. 肌瓣翻转移位

复屈肘功能。

手术步骤　从腋前线沿胸大肌外缘向内下做斜切口，止于第 7 肋距中线 5 cm 处。切开皮肤和深筋膜，显露胸大肌外缘，自外向内翻起胸大肌下半部，肌肉远端应连同一部分腹直肌前鞘一起切下。然后向上翻转肌肉，在第 2 肋处注意寻找胸内侧神经和伴随血管。该神经起自胸小肌，约从喙突垂直向下，在其与第 3 肋骨交界处穿过胸大肌下缘，慎勿损伤（图 4-1-7A）。从喙突沿三角肌前缘做第二个切口，保护头静脉，显露胸大肌下半部肱骨附着处（位于胸大肌上部止点后面），将其切断，形成仅有血管神经相连的肌瓣。将切断的肱骨止点移至喙突。用细线将游离的胸大肌内外缘缝成管状，通过上臂内侧皮下隧道移至肘横纹处切口。将腹直肌鞘与肱二头肌腱在屈肘 120°、前臂充分旋后位缝合固定（图 4-1-7B、C）。术后屈肘位石膏托固定 3 周。

（六）胸大肌胸骨瓣移位术

胸大肌胸部纤维，连同附着处部分胸骨一起切取，形成胸大肌胸骨（皮）瓣，局部转移可修复下颌骨缺损，治疗肱骨骨不连（图 4-1-8）。肌瓣切取方法同前，唯在分离胸大肌骨附着处时应连同部分胸骨一起切取，防止两者分离。

【典型病例】

病例一：右侧胸大肌肌皮瓣行舌再造术。

患者男性，60 岁。因右侧舌缘溃烂伴有疼痛 2 个月余入院，诊断为右侧舌鳞癌（$T_3N_{1b}M_0$）。于 1983 年 6 月 8 日在全麻下行右侧舌癌舌、颌、颈联合根治术，同时行右侧胸大肌肌皮瓣一期进行舌再造术。肌皮瓣的大小为 7 cm × 7 cm，皮瓣超过胸大肌游离缘 4 cm。该例同时行游离腓肠神经（与同侧耳大神经端-端吻合）肌肉插入移植，以利术后恢复舌运动功能。术后 10 天拆线，舌外形满

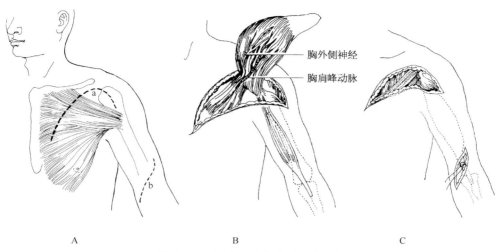

图 4-1-7 胸大肌下半部代肱二头肌术

A. 切口；B. 肌瓣切取；C. 肌瓣转移

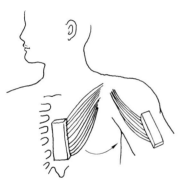

图 4-1-8 胸大肌胸骨皮瓣转
位修复肱骨缺损

意，随访 1 年效果理想。

病例二：胸大肌肌皮瓣转移行腭再造术。

患者男性，62 岁。右上颌磨牙龈区溃烂 2 余月，入院诊断：右上颌牙龈鳞癌 Ⅱ 级（$T_3N_{1b}M_0$）。1983 年 2 月 24 日全麻下手术分组进行，一组做右上颌骨及颊部根治术，同侧颈部根治性淋巴结清扫术。一组行胸大肌肌皮瓣转移行腭再造。术后 7 天颌颈部伤口拆线，胸部及口内缝线 10~11 天拆线，伤口一期愈合，皮瓣生长良好，腭部外形满意。

病例三：胸大肌肌皮瓣和前臂皮瓣瓦合修复面颊洞穿性缺损。

患者女性，60 岁。因左颊鳞癌（$T_4N_1bM_0$）入院，颊部肿块约 5 cm × 5 cm × 2.5 cm，上界在颧弓下 1 cm，下界越过下颌骨下缘，前界接近口角，癌肿侵犯范围较广。1981 年 11 月 4 日在全麻下行左颊、颌、颈联合根治术，术后颊部呈洞穿性缺损，口内黏膜缺损用游离前臂皮瓣（5 cm × 6 cm）修复，颊部皮肤缺损用胸大肌肌皮瓣（7 cm × 8 cm）修复，两块皮瓣以瓦合形式一期修复。术后伤口一期愈合，皮瓣全部成活，功能与外形满意（图 4-1-9）。

病例四：胸大肌上半部移位代三角肌术。

患者男性，12 岁。出生时因产伤致右臂丛神经损伤，三角肌瘫痪。入院检查：肩部肌肉明显萎缩，肩关节呈半脱位，肩关节外展功能完全丧失，肌电图示右三角肌呈神经源性损害。1984 年 3 月 30 日在全麻下行胸大肌上半部翻转移位代三角肌术。术后 1 年复查，肩关节稳定，外形丰满，转移肌肉显示正常肌电图图像，功能明显改善，肩关节外展 90°，前屈 70°，手可碰到嘴，能用右手吃饭、刷牙、写字（图 4-1-10）。

病例五：带血管蒂胸大肌胸骨瓣植骨术。

患者男性，27 岁。左肱骨中 1/3 骨不连 2 年，曾 2 次手术未愈。局部软组织广泛瘢痕，血运差。X 线片显示骨折端硬化，髓腔消失。1986 年 3 月彻底切除骨折端硬化骨质，行带血管蒂胸大肌胸骨瓣植骨术。术后 9 个月复查，骨折愈合良好，功能恢复满意。

【注意事项】

（1）手术设计时，血管蒂要有足够的长度，遇颈部稍长者，更应注意，以免肌皮瓣转位后张力过

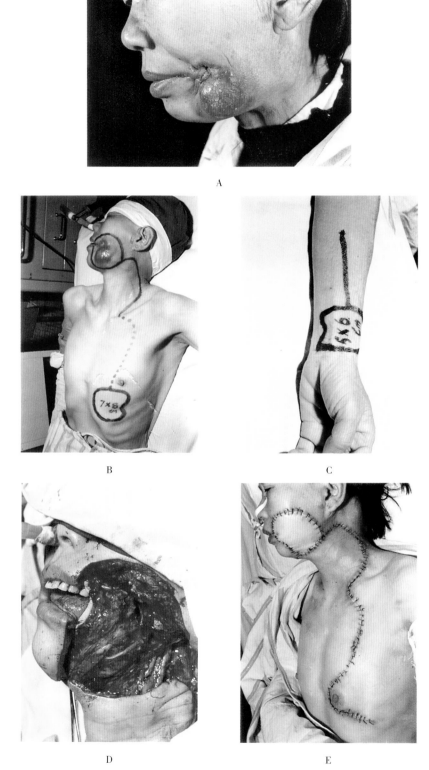

图 4-1-9　胸大肌肌皮瓣和前臂皮瓣瓦合修复面颊洞穿性缺损

A. 颊颌鳞癌已波及下颌骨；B. 颊、颌、颈联合根治术切口与带蒂胸大肌肌皮瓣设计；C. 前臂桡侧皮瓣设计；
D. 前臂桡侧皮瓣修复口内黏膜缺损；E. 胸大肌肌皮瓣修复面颊皮肤缺损

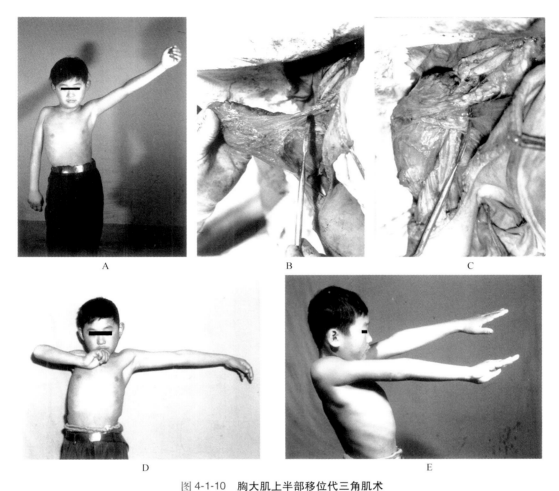

图 4-1-10　胸大肌上半部移位代三角肌术
A. 术前；B. 术中切取肌皮瓣；C. 术中肌瓣翻转移位；D. 术前肩外展功能；E. 术后前屈功能

大，影响血供。血管蒂两侧要包括部分肌肉组织，不能裸露太多，以免术后因张力、扭转或感染导致皮瓣坏死。

（2）肌皮瓣转移时，如锁骨较高，为便于肌蒂从锁骨表面通过，最好将骨面修平，锉光滑，并将骨膜缝好，以防血管蒂损伤，并可避免肌肉蒂越过锁骨外形呈隆起。在此处血管蒂不能受压，避免造成血循环障碍。为减轻肌皮瓣重力，在颈部和颌下部应将肌蒂做数针固定缝合。术后头颈部适当制动，以免过分牵拉肌皮瓣而影响血供。

（3）切取带肋骨或带胸骨的肌（皮）骨瓣时，操作要轻柔，应防止肌肉、骨膜与骨块分离。携带肋骨的胸大肌肌皮骨瓣，一般切取第 5 肋骨，术中应注意防止穿破胸膜。

（4）游离胸大肌上半部时如何避免损伤血管神经蒂，笔者的体会有以下两点：① 在游离胸大肌上缘时沿头静脉向上小心分离，因头静脉汇入锁骨下静脉处，刚好是血管神经出胸小肌上缘处（图 4-1-7），顺此途径不易损伤血管神经蒂。② 将胸大肌胸肋部向上翻转，辨清行于肌肉深面的血管走行，由下向上分离，直至胸小肌上缘。因在直视下解剖，这样不易损伤血管神经蒂。

（5）胸大肌胸肋上、下两部分及参与组成肌肉腱的前层和后层，两者之间无明显间隙可分，因此手术切取胸大肌上半部时不能直接在肌肉中分离，而应在胸大肌肱骨止腱处，仔细寻找胸大肌前后两层，并在两层之间向内逆行分离，顺肌纤维劈开胸大肌胸肋部，其部位约在第 4、第 5 肋骨处。

（6）对女性患者肌皮瓣设计时不要破坏乳头，年轻女性因胸部丰满，胸大肌肌皮瓣不宜选用。

（侯春林　孙　弘）

第二节 胸三角皮瓣

胸三角皮瓣（deltopectoral skin flap）自 1965 年 Bakamjian 首先报道后,该皮瓣因其与面颈部相邻,故术后色泽、质地、弹性优于其他远位皮瓣而成为面颈部缺损修复与再造常用的皮瓣供区。胸三角皮瓣从胸大肌浅面向外伸展到肩部三角肌区,甚至可延伸到上臂肌肉的浅面。其蒂在胸骨外侧,内含胸廓内动脉的前穿支。它距头颈部较近,可直接转至颈部、下颌部、口内、颊部,甚至向上可达额部,修复软组织缺损。但当面颈部瘢痕或缺损面积较大时,供区常需植皮,且因皮瓣较厚,转移到面部常显臃肿、无表情。为克服以上不足,可应用扩张后的胸三角皮瓣,从而可有效增加皮瓣应用面积,并避免了供区植皮;且皮瓣薄如真皮下血管网皮瓣,转移到面部后不显臃肿,色泽良好。通过临床实践,胸三角皮瓣不论同侧或对侧转移,修复颌面部缺损,效果均满意。

【应用解剖】

胸三角皮瓣的血液供应,主要是来自胸廓内动脉的前胸穿支。这些前胸穿支在胸骨旁开 1.0 cm 处之肋间穿出,沿肋间平面走行,止于胸肩峰内侧。属直接皮肤动脉供应该区皮下及皮肤。经解剖学研究,见该动脉与胸肩峰动脉及颈横动脉颈段皮支间有丰富的吻合支,使其可以跨胸廓内动脉穿支供应的范围供血。胸前穿支以第 2、第 3 肋间的皮动脉为最粗,平均约 1.2 mm。皮瓣的静脉为胸前穿支动脉的伴行静脉,回流入胸廓内静脉。

【适应证】

（1）面部颈部瘢痕、巨痣、血管瘤切除的创面修复。

（2）鼻、唇再造,以及下颌、口内修复及咽食管再造。

【手术方法】

1. 皮瓣设计　胸三角皮瓣位于一侧上胸部,其上界为锁骨下线,下界为第 5 肋骨或第 4 肋骨,沿着腋前线的尖部向外延伸,最远可达肩三角肌区,甚至上臂上 1/2 处。内侧界为胸骨外缘 2 cm。最大面积为 (10 ~ 12) cm × (20 ~ 22) cm。旋转轴点在第 2、第 3 肋间胸骨旁 2 cm 处。从旋转轴点至皮瓣最远端距离应大于该点到创面最远点距离的 10%~15%,皮瓣的形状、大小应与创面相近似,充分考虑到切取后皮瓣回缩,使皮瓣转移后能无张力地与供区缝合,但皮瓣亦不可过度松弛,否则转移后(尤其转移到面部)则臃肿下垂(图 4-2-1)。

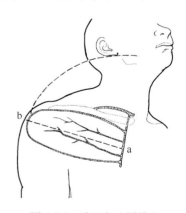

图 4-2-1　胸三角皮瓣的血供及皮瓣设计

a 为轴点;ab 为轴线,旋转 90°~135°

2. 手术步骤　按设计先将皮瓣的上、外、下侧切开,掀起皮瓣时在深筋膜层,靠近胸大肌肌膜将胸肩峰动脉皮支、颈横动脉颈段皮支结扎,尤其皮瓣范围较大时,切勿损伤三者间的吻合支。分离到皮瓣蒂部即胸骨旁 2 cm 时,不要损伤穿支血管。皮瓣转移后,如觉得蒂部较紧,可将皮瓣下部回切 1~1.5 cm。将蒂部制成管状,管心直径不可过窄,以能容纳小指通过即可。若管心过窄,肿胀后可能会影响皮瓣血运。供区如不能拉拢缝合,可采用皮片移植修复。为了克服皮瓣臃肿及供区植皮问题,可采用胸三角皮瓣预扩张,在胸三角皮瓣供区成人可置入 450 ml 和 170 ml 扩张器各 1个,小儿则可用 200 ml 或 450 ml 扩张器各 1 个。先按扩张器展平后的最大范围在预扩张区用亚甲蓝画线,切口可设计在锁骨下,长 10 cm 左右。在深筋膜下钝性剥离,剥离到血管蒂部即胸骨外缘2 cm 处要停止,以防损伤。在胸大肌、三角肌间沟处,注意头静脉和胸肩峰动脉,如损伤,宜将其穿支结扎。剥离到设计大小范围后,将扩张囊置入已剥离好的囊腔内展平,并将扩张器的导水管及阀门缝合固定在肩部外侧皮下,防止扩张囊下滑。扩张囊置入术后 5~6 天即开始注水,注水量一般为额定容量的 15% 左右。扩张后的胸三角皮瓣设计及转移同未扩张的胸三角皮瓣,但供区可拉拢缝合,转移到面部的胸三角皮瓣经过血运阻断试验达 1 小时以上无血运障碍出现即可断蒂。断蒂舒平皮管修复下唇及颈部缺损。

【典型病例】

病例一:对侧胸三角皮瓣修复面颈部瘢痕。

患者女性,19 岁。因开水烫伤后头面颈胸部瘢痕 18 年入院。缘于出生后 9 个月右侧头面颈

胸部被开水烫伤,伤后在当地医院治疗,创面愈合后渐出现瘢痕增生。查体:右侧头顶颞区瘢痕秃发,大小 14 cm×14 cm;右耳、右眉缺如;右面颈部有 29 cm×10 cm 大小瘢痕,瘢痕于额部近中线,面部自耳前到鼻旁,由于瘢痕挛缩致下睑、下唇外翻,头向右侧偏斜。由于右侧胸三角区部分为瘢痕组织,故考虑应用对侧胸三角皮瓣。先在胸三角皮瓣供区置入 450 ml 扩张器 1 个,注满生理盐水后,根据右额面部瘢痕大小在胸三角皮瓣供区设计皮瓣,长 29 cm,最宽处 12 cm,其中 8 cm×12 cm 大小皮瓣伸向肩三角区,为非扩张皮瓣,将其修剪成真皮下血管网皮瓣,修复额部瘢痕。蒂部制成管状后转移到额面部。供区直接拉拢缝合。3 周后断蒂,皮管舒平,并修剪成真皮下血管网皮瓣,转移到面下唇及颈部。术后伤口愈合好,外形满意(图 4-2-2)。

病例二:扩张后胸三角皮瓣修复面颈部瘢痕。

患者男性,35 岁。因面颈部烧伤后瘢痕 17 个月入院。瘢痕面积 38 cm×13 cm,色红褐,高出周围正常皮肤 0.5~1.0 cm。先在双侧胸三角皮瓣供区各置入 450 ml 扩张器 1 个,扩张完善后行面部瘢痕切除胸三角皮瓣带蒂转移,蒂部制成管状。3 个月后断蒂,舒平皮管修复颏颌部瘢痕切除后创面。术后外观佳,颈部活动不受限(图 4-2-3)。

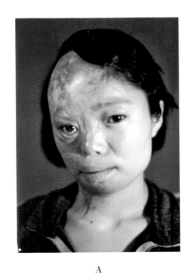 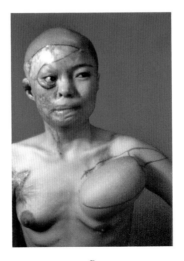

A B

图 4-2-2 对侧胸三角皮瓣修复面颈部瘢痕

A. 术前;B. 扩张术后;

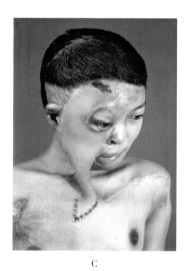
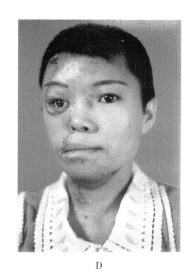

图 4-2-2(续)

C. 皮瓣转移术后；D. 术后

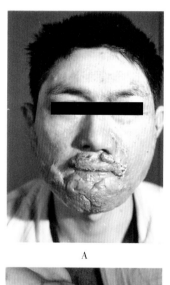
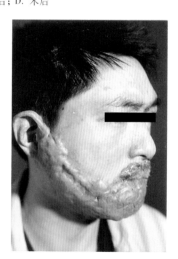

A

B

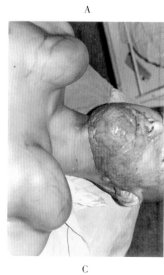
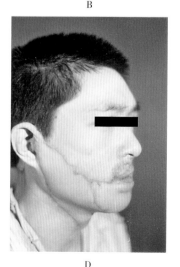

C

D

图 4-2-3　双侧胸三角皮瓣修复面颈部瘢痕

A、B. 术前；C. 扩张术后；D. 术后

【注意事项】

（1）胸三角皮瓣为以胸廓内动脉胸前穿支为轴心血管的轴型皮瓣，所以解剖皮瓣时，勿损伤轴心血管，不可为检视血管蒂情况于蒂部过分剥离，以免损伤。由于胸三角皮瓣转移到面部，需跨越颈部，故皮瓣近端需制成管状，制成管状前皮瓣的宽度一般不少于7 cm，防止皮管过紧影响皮瓣血运。常采用面部瘢痕向下翻转形成铰链的方法，一方面可使皮瓣舒平，另一方面可大大减小皮管的张力。皮瓣转移到面部后，皮瓣长轴不可过紧，否则纵向张力也将影响皮瓣尖端血运。转移后要采用良好的外固定，尤其皮瓣较短时，患者常处于低头位，早期十分不便，故要固定确实，防止皮瓣撕脱。常采用的办法是应用头部胸部石膏托，两者之间用木棍相连，固定后十分牢靠，而且需留有更换敷料的空间。

（2）皮瓣血供训练及延迟：如皮瓣转移术后7天无血运障碍，可行血运训练。血运训练应在拟切断的皮管处进行，术后仔细测量所需皮管的长度，在其下方行血运训练。若截止到皮管的根部皮瓣仍嫌长度不足，可在皮瓣基部向胸部延伸行皮瓣延迟术。它不仅可加速皮瓣血循环的改建，还能增加皮瓣的长度。

（3）预扩张皮瓣的注意事项：预扩张的胸三角皮瓣在置入扩张器时，一般在深筋膜与肌膜之间，在剥离囊腔时，在胸骨旁一定注意不要损伤胸廓内动脉的胸前穿支，在胸骨旁3 cm左右时停止锐性剥离，否则损伤皮瓣的轴心血管可导致行二期手术时造成皮瓣坏死。置入的扩张器要充分展平以免尖角"刺"破正常皮肤。注水每次为扩张器容量的15%左右，以皮肤有一定张力为度。置入及注水过程一定严格无菌操作，防止感染发生，否则扩张器感染，皮瓣坏死，得不偿失。

（马显杰　鲁开化）

第三节　胸肩峰动脉穿支皮瓣

胸大肌肌皮瓣常用于修复头颈肿瘤术后缺损，但肌皮瓣比较厚，不易塑形，重建部位臃肿，而且对供区外观和功能影响较大。胸肩峰动脉穿支皮瓣具有颜色和质地与头颈部皮肤相近且位置毗邻、保留了胸大肌功能、供区损伤小等优点，然而其应用解剖一直未系统研究，中国章一新、李赞等在国际上首次将胸壁穿支血管的解剖特点结合头颈外科修复重建的要求，将胸肩峰动脉穿支皮瓣广泛应用于头颈部修复重建和肿瘤整形外科领域，使该项技术得到了广泛应用和推广，尤其是以带蒂形式修复头颈部缺损已经得到深入研究。

【应用解剖】

1. 胸肩峰动脉皮穿支血管出现率及数量

在笔者之前的研究中，16侧标本中均存在皮穿支，出现率达100%，单穿支为主，11侧只存在一只穿支，其次是双穿支，有4侧，其中有1侧标本存在3穿支，根据游标卡尺测量得到的数据发现，穿支数量越多管径越细，总共得到25支皮穿支。

2. 胸肩峰动脉各处管径大小

（1）穿支入皮处：按口径大小将入皮处血管分成3类，大口径（>1.0 mm），中口径（0.5～1.0 mm），小口径（<0.5 mm）。根据测量穿支入皮点得到的数据，胸肩峰动脉皮穿支以中口径为主，有17支，占68%，其次为大口径5支（20%），小口径3支（12%），得到的3支小口径穿支均在同一侧皮瓣中出现。5支大口径穿支均在单穿支皮瓣中出现。皮瓣穿支越多，平均口径越小。

（2）锁骨下动脉起始处：口径>2.0 mm（3侧）；1.5～2.0 mm（11侧）；<1.5 mm（2侧），平均管径1.91 mm，中等大小，适合吻合和使用吻合器。

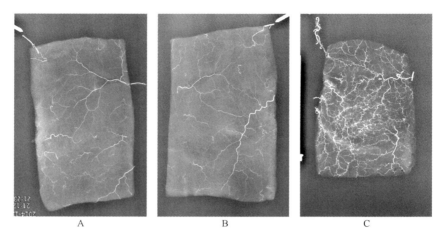

图 4-3-1　胸肩峰动脉穿支皮瓣血管造影

A. 胸肩峰动脉造影；B. 胸外侧动脉造影；C. 微血管显影

3. 胸肩峰动脉穿支血管穿出点和体表投影　胸肩峰皮瓣皮穿支是从胸大肌锁骨头和胸肋头之间发出，可细分为肌间隙穿支（不穿肌肉）（A）和肌穿支（穿肌肉）（B），18 支为 A 类，7 支为 B 类；以肌间隙型穿支为主，方便血管分离，减小肌肉损伤。从锁骨中点向肩峰与剑突连线作垂直线，交点周围被两条线划分为四个区域（外上、外下、内上、内下），标出 25 支穿支的体表投影，12 支出现在外上象限，6 支出现在外下上限，4 支出现在内上象限，3 支出现在内下象限；其中 8 侧单穿支均出现在外上象限。穿支距离交点的距离从 0.7 cm 到 4.3 cm 不等，平均距离 3.43 cm。

4. 穿支皮瓣的血管蒂长度及厚度　测量穿出点到近胸支处的蒂长 M 以及至锁骨下动脉起始处的蒂长 N，得到 2 组数据，M 长度为 4.8 ~ 7.5 cm，平均 6.7 cm，N 长度为 5.9 ~ 8.7 cm，平均 7.5 m，N-M 平均 2.0 cm。切断胸支可使血管蒂平均增加 2 cm，获得更大的旋转度，通过对 16 侧皮瓣厚度的测量，得到的数据从 7.8 mm 至 19 mm 不等，平均 13 mm，厚度较薄。

5. 胸肩峰动脉分支与周围血管的吻合情况　胸肩峰动脉经胸小肌上缘穿过筋膜后，分出胸支、肩峰支、三角肌支、锁骨下支 4 支主要分支，朝着肌肉和表皮穿行，对肌肉和皮肤软组织进行营养供血，经过对皮瓣进行 X 线片拍摄发现，胸肩峰动脉末端血管与周围的胸廓内动脉血管和胸外侧动脉以及肋间动脉进行了丰富的吻合，明显增

加了皮瓣的可切取范围（图 4-3-1）。

【适应证】

临床最多见于带蒂转移胸肩峰动脉穿支皮瓣修复下咽缺损，应用形式主要有 4 种：① 单纯带蒂穿支皮瓣，用于修复颈部及下咽食管缺损（图 4-3-2）。② 单纯游离穿支皮瓣，用于修复单纯头面颈部皮肤软组织缺损（图 4-3-3）。③ 带蒂双叶穿支皮瓣，用于一期修复颈部及下咽食管缺损同时修复颈前区皮肤软组织缺损（图 4-3-4）。④ 带蒂胸肩峰动脉嵌合穿支肌皮瓣，用于修复环周下咽缺损合并大面积颈前区皮肤软组织缺损（图 4-3-5）。

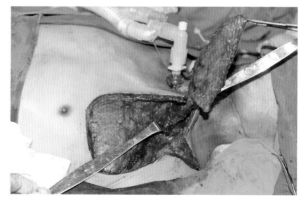

图 4-3-2　单纯带蒂胸肩峰动脉穿支皮瓣

【手术方法】

1. 皮瓣设计　患者取仰卧位，自肩峰至剑突做一连线，再从锁骨中点向该线画 1 条垂直线，以两线的交点为圆心画一半径为 2 cm 的圆形区域，

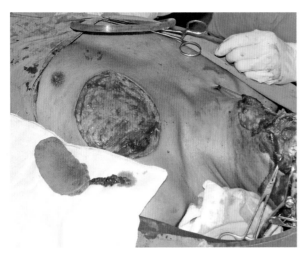

图 4-3-3 单纯游离胸肩峰动脉穿支皮瓣

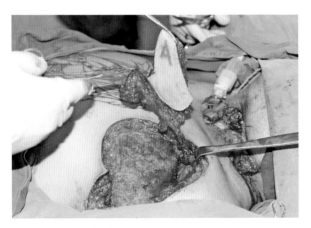

图 4-3-4 带蒂双叶胸肩峰动脉穿支皮瓣

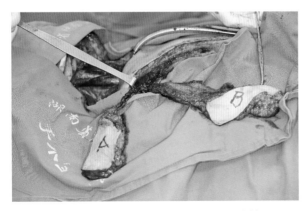

图 4-3-5 带蒂胸肩峰动脉嵌合穿支肌皮瓣

以多普勒超声血流探测仪在该区域探查穿支发出点,以此为皮瓣中心点,以肩峰、剑突连线为轴线设计长、宽大于缺损 0.5~1.0 cm 的皮瓣(图 4-3-6)。

2. 皮瓣切取 沿皮瓣内侧设计线切开皮肤和皮下组织,显露胸大肌,进一步分离显露自胸大

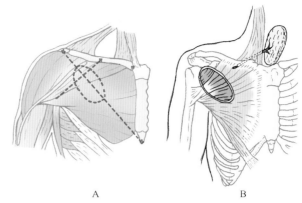

图 4-3-6 单纯胸肩峰动脉穿支皮瓣设计及转移

A. 皮瓣切取;B. 皮瓣转移

肌锁骨部和胸肋部之间的间隙发出的胸肩峰动脉穿支,再切开皮瓣外侧缘,于胸大肌表面完全游离皮瓣,牵开肌锁骨部和胸肋部肌肉,进一步沿穿支于肌内逆行分离至胸肩峰动脉自锁骨下动脉发出平面,获取足够长的血管蒂,分离途中注意保留胸肩峰动脉胸大肌支以做备用,可以结扎血管蒂直接制备成游离皮瓣,也可以将皮瓣依次通过胸大肌锁骨部深面、锁骨下面和胸锁乳突肌深面转移至颈部受区,注意保护血管蒂在无张力扭曲状态下放置(图 4-3-7)。供区创面直接拉拢缝合。

【注意事项】

(1)术前常规以多普勒超声血流探测仪探查穿支血管的位置,有助于皮瓣的设计和术中穿支血管的显露。

(2)手术成功的关键在于深部隧道的分离,尽量钝性分离并注意止血,皮瓣通过隧道时避免血管蒂迂曲和卡压。

(3)充分有效地引流可预防血肿形成。

(4)术后头颈部尽量中立位或稍偏向术侧,避免向健侧过度偏斜,防止血管蒂被牵扯。

(5)优点:① 皮瓣颜色、质地与头颈部相近,柔软易塑形。② 胸前区真皮下血管网吻合丰富,穿支血管体区大,皮瓣塑形重建下咽后可获得直径足够大的管腔。③ 有解剖位置恒定且较粗大的穿支血管供血,皮瓣血运可靠,抗感染力强。④ 皮瓣制备成管状时不易卡压血管蒂,皮瓣质地薄,术后颈部外形满意。⑤ 可联合椎前筋膜修复

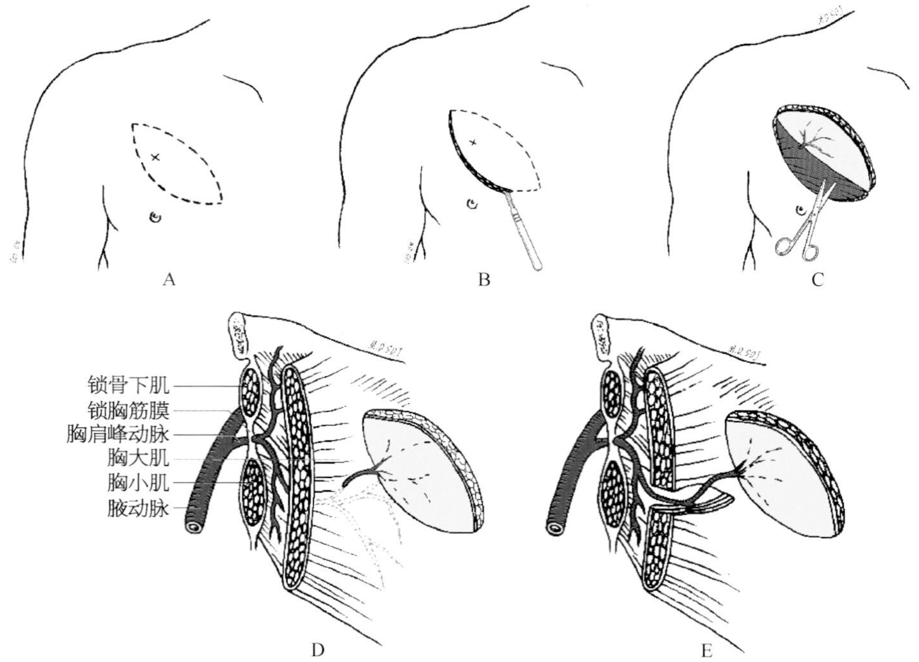

锁骨下肌
锁胸筋膜
胸肩峰动脉
胸大肌
胸小肌
腋动脉

图 4-3-7　皮瓣切取过程示意图
A. 皮瓣设计；B. 皮瓣切取；C. 皮瓣掀起；D. 游离穿支血管；E. 皮瓣游离

环周性下咽缺损。⑥ 手术操作简便,不需要吻合血管,适合用于高龄、体质差,不宜接受腹腔组织瓣修复下咽的患者,尤其适用于经过多次手术和放疗、术区组织质地差的患者。⑦ 切取宽 6 cm 左右的胸肩峰动脉穿支皮瓣可以轻松修复 1/2 周径以上的下咽管壁缺损,供区可直接拉拢缝合。

（6）缺点：① 皮瓣供区位于前胸,瘢痕位置相对明显,不适用于年轻女性患者。② 穿支血管较细,操作有一定难度,需要术者具备扎实的显微分离技术。③ 带蒂转移修复颈部下咽缺损需要通过锁骨下隧道,分离隧道难度较大,容易损伤深面血管,止血困难,影响操作。

（宋达疆）

第四节　胸廓内动脉穿支皮瓣

早在 1931 年,Joseph 等就报道了关于胸廓内动脉穿支皮瓣的应用,但是当时没有明确的命名,直到 2006 年 Neligan 等提出了胸廓内动脉穿支皮瓣等解剖及临床应用等。胸廓内动脉穿支皮瓣分为基于肋间隙穿支的皮瓣和基于上腹壁穿支的皮瓣,后者的介绍见于腹壁上动脉穿支皮瓣的章节,在此主要介绍基于肋间隙穿支的胸廓内动脉穿支皮瓣。因其质地柔软、较薄,且色泽与面颈部相似,常用于修复面颈部软组织的缺损,如缺损面积较大,可应用预扩张的方法增加皮瓣的范围。

【应用解剖】

1. 胸廓内动脉的血管解剖　胸廓内动脉起源于锁骨下动脉起点 2 cm 处,发出后沿着胸骨旁 0.5~1 cm 在肋软骨后缘垂直向下走形,在剑突与肋弓的夹角处向下延续为腹壁上动脉(图 4-4-1)。

2. 穿支血管的解剖　穿支血管的解剖存在着显著的变异性,包括是否出现、口径、位置、皮下

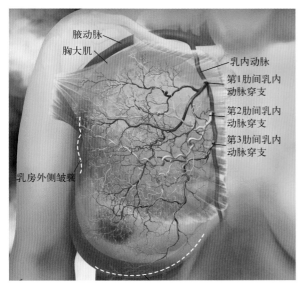

图 4-4-1 胸廓内动脉的血管解剖

走形等,而胸廓内动脉的穿支通常从每个肋间隙穿出肌膜,向外侧走行,在外侧与胸外侧动脉相吻合。其最大的变异在于是否会出现及口径的大小,许多学者对其变异性做了一些研究,其结果提示:每一侧胸廓内动脉从其相应的肋间隙发出穿支,最常见于第 1、2、3 肋间隙,而其平均口径为:第 1 肋间隙 1.5 mm(1.0~2.2 mm),第 2 肋间隙 1.83 mm(1.3~2.4 mm),第 3 肋间隙 1.47 mm(1.3~1.7 mm),其中以第 2 肋间隙穿支最为粗大。

【手术方法】

1. 探测穿支 因为穿支血管显著的变异性,故需要术前进行评估,应用穿支血管影像学导航技术来完成穿支的探测,包括多层螺旋 CT 血管造影(MDCTA)、彩色多普勒,甚至 MRA。

2. 选择优势穿支血管 根据影像学导航技术所探测穿支血管的结果进行分析。如应用螺旋桨皮瓣则选择距离创面位置最近的,便于带蒂转移,有利于皮瓣无张力旋转;如应用游离皮瓣则选择口径较大的穿支,血供丰富利于皮瓣更好的存活,同时穿支在肌内走行相对较短,可简化手术操作。最终选择优势血管作为血管蒂。

3. 皮瓣的设计 胸廓内动脉穿支皮瓣通常用于面颈部的修复重建,而为了能够获得足够的皮瓣范围及供瓣区能够直接缝合,可一期应用皮肤扩张器行皮瓣的有效扩张,二期行创面修复术。以优势穿支血管穿出肌膜时在体表的投影位置为蒂部,根据创面的范围选择扩张器的容量,并据其设计皮瓣下剥离的范围。二期手术时根据穿支蒂位置及穿支血管在皮下的走形为轴线设计皮瓣的位置,根据创面的大小设计皮瓣的范围。但是要注意,皮瓣的外侧不能超过腋前线,因为超过此线可能会出现皮瓣远端坏死的风险。

4. 皮瓣的切取 根据设计好的皮瓣,首先从其外侧及两侧切开皮肤、皮下直至肌膜表面,小心仔细向内侧分离,寻找穿支蒂,沿途的小血管予以电凝或者结扎,当发现优势穿支血管后,注意要加以保护。如果是带蒂转移,则要防止蒂部离断,接着切开皮瓣剩余部分的皮肤至肌膜,并向旋转点仔细分离,形成以穿支为轴点的岛状瓣,当皮瓣完全掀起后,沿着旋转轴点顺时针或者逆时针旋转一定角度后(最大可旋转 180°),覆盖创面,供瓣区通常可以直接拉拢缝合;如果是游离移植,则需要将优势穿支血管向其起源点解剖,直到取得足够的蒂部长度,然后离断,取下皮瓣行创面覆盖,供瓣区的宽度如不超过 6 cm,通常可直接拉拢缝合。

【典型病例】

病例一:胸廓内动脉穿支皮瓣修复面部瘢痕畸形。

患者男性,30 岁。面部大面积烧伤植皮修复术后畸形。拟应用预扩张皮瓣行上下唇及右面颊部的修复。术前应用 CT 血管造影检查行胸廓内动脉穿支血管的探测。选择第 2 肋间隙穿支血管为蒂部,在体表定位标记,行扩张器植入。二期取出扩张器,根据切除瘢痕后继发创面的大小,以优势血管为蒂设计皮瓣。切开皮瓣的远端及两侧,于肌膜表面向近端分离,寻找穿支血管,术中发现优势血管的位置与术前定位一致,遂切开皮瓣的内侧,掀起皮瓣,查看皮瓣血运良好后,将蒂部向起源点解剖,取得足够长的血管蒂后离断,取下游离皮瓣。根据创面的范围及上下唇解剖结构的位置,重塑皮瓣的外形后,覆盖创面,将穿支血管的动静脉与面动脉及静脉相吻合。术后 3 个月随访,效果满意(图 4-4-2)。

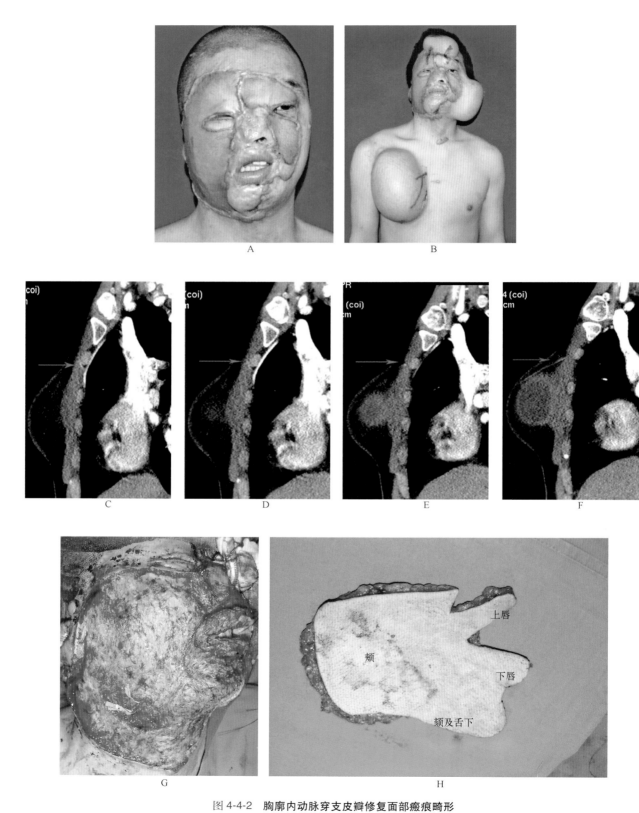

图 4-4-2　胸廓内动脉穿支皮瓣修复面部瘢痕畸形

A. 术前；B. 放置皮肤扩张器；C~F. CT血管造影显示第2肋间穿支血管位置和走行；G. 瘢痕切取后创面；H. 皮瓣切取；

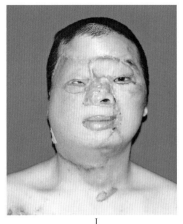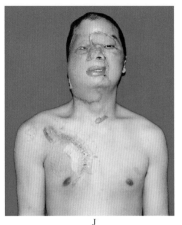

图 4-4-2(续)

I、J. 术后 3 个月随访

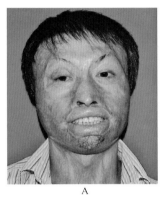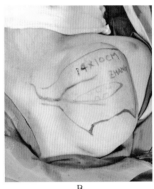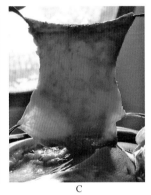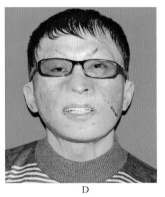

A   B   C   D

图 4-4-3   胸廓内动脉穿支皮瓣修复面部瘢痕

A. 术前面部瘢痕；B. 皮瓣设计；C. 皮瓣切取；D. 术后

病例二：胸廓内动脉穿支皮瓣修复面部瘢痕。

患者男性，37 岁。面部大面积烧伤植皮修复术后畸形。拟应用预扩张皮瓣行上下唇修复。选择第 2 肋间隙穿支血管为蒂部，在体表定位标记，行扩张器植入。二期取出扩张器，根据切除瘢痕后继发创面的大小，以优势血管为蒂设计皮瓣。切开皮瓣的远端及两侧，于肌膜表面向近端分离，寻找穿支血管，术中发现优势血管的位置与术前定位一致，遂切开皮瓣的内侧，掀起皮瓣，查看皮瓣血运良好后，将蒂部向起源点解剖，取得足够长的血管蒂后离断，取下游离皮瓣。根据创面的范围及上下唇解剖结构的位置，重塑皮瓣的外形后，覆盖创面，将穿支血管的动静脉与面动脉及静脉相吻合。术后 3 个月随访，效果满意（图 4-4-3）。

（冯少清）

第五节   胸 脐 皮 瓣

Taylor(1983)进行了腹壁下血管的解剖研究，并以扩大的腹壁下血管解剖研究进行报道，临床应用皮瓣 2 例获得成功，该皮瓣称为扩大的腹壁下血管皮瓣。范启申与钟世镇(1984)对 46 具尸体腹壁下血管的解剖进行了详细研究,发现该血管在腹直肌内上行中发出重要皮穿支:① 脐旁穿支,该皮支从脐部平面横向外侧方向走行。此皮支称为脐旁支,以此皮支切取的皮瓣称脐旁皮瓣(脐横皮瓣)。② 胸脐穿支,该皮支是腹壁下动脉最上方,也是最粗大的皮穿支,其长度达 19～22 cm,与腹中线呈45°,向外上方指向肩胛骨下角,在走向腋下时与第8肋间后动脉的外侧皮支吻合,供应皮肤的部位为外上腹与侧胸部。此皮支被称为胸脐支,以此皮支在侧胸部与外上腹部能切取巨长形皮瓣(长达 40～46 cm)。笔者认为,该皮瓣的血管蒂虽然在腹壁下血管,但其皮瓣的供皮部位是从脐至同侧腋下的侧胸部,其轴心血管为胸脐支与肋间后动脉的外侧皮支,从解剖部位与轴心血管考虑,将该皮瓣命名为胸脐皮瓣。范启申于 1987 年在国内首先以"胸脐皮瓣解剖研究与临床应用"进行报道。这样以腹壁下血管为蒂可制成胸脐皮瓣、脐旁皮瓣(脐横皮瓣)、腹直肌皮瓣或其复合组织瓣等。这种皮瓣的命名类似足背皮瓣:胫前动脉经过三角韧带后改名为足背脉,该动脉向远侧走行中第一分支为跗外侧支,可切取成趾伸短肌皮瓣;第二分支为跗内侧支可切取成跗内侧皮瓣;第三分支为第一跖骨背动脉,可切取成足背皮瓣、第一趾蹼皮瓣、蹰甲皮瓣和第二足趾等,即以胫前动脉或足背动脉为血管蒂能制成趾伸短肌皮瓣、跗内侧皮瓣、足背侧皮瓣、第一趾蹼皮瓣、蹰甲皮瓣、第二足趾或其复合组织瓣等。经过 15 年的临床研究与应用,胸脐皮瓣已在创伤骨科、手外科、整形外科、颌面外科、头颈外科等领域得到了广泛的应用,其命名得到统一,发展势头很好,很可能成为修复较长创面的最佳皮瓣。但除解剖研究与临床应用外,未有再进行前瞻性研究。

【应用解剖】

1. 皮瓣的血管　胸脐皮瓣血供来自腹壁下动脉最上方的皮穿支——胸脐支。腹壁下血管多数起于髂外动脉(占 92%),少数起于股动脉(占8%),经腹股沟韧带内 2/5 与外 3/5 交界处,斜向上至腹直肌外侧缘的后方,继续上升于半环线的前方进入腹直肌鞘内,在腹直肌鞘后叶与腹直肌之间向上升至脐旁,终末支与腹壁上动脉的终末

支相吻合。腹壁下动脉除发肌支供养腹直肌外,沿途发出皮穿支,节段性地供养腹前壁的皮肤。腹壁下动脉所发各个皮穿支的间隔距离,与肋间动脉和腰动脉的节段性分布相似,并与腹前外侧来的肋间动脉及腰动脉的前皮支相吻合。利用腹壁下动脉的脐旁穿支的供血渠道,可设计为脐旁皮瓣。脐旁皮瓣供皮面积约 10 cm × 18 cm。

胸脐皮瓣的轴心血管为胸脐穿支,即胸脐支。该血管是腹壁下动脉最上方,也是最大的皮穿支,与腹部正中线约呈45°斜向肩胛骨下角,在走向腋下时与第8肋间后动脉外侧皮支相吻合。腹壁下血管从起始点到胸脐支的发出处,长 19～22 cm。由于胸脐支与邻近的腹壁上动脉、肋间动脉、腰动脉分支有丰富的吻合,供血能力较强(图 4-5-1)。皮瓣区面积:外上至腋后线第 5、6 肋间,内至正中线,外至距中线14 cm,临床上最大可以切取 46 cm × 12 cm。

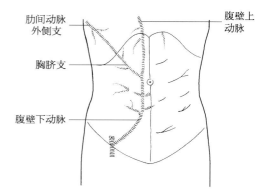

图 4-5-1　胸脐皮瓣的血供

腹壁下血管的长度:从起点至腹直肌外侧缘平均 11 cm,至脐旁皮穿支为 16 cm,至胸脐支为19～22 cm。腹壁下动脉起始处外径 2.6 mm。伴行静脉多数为 2 条(97%),少数为 1 条(3%),外径为 1.5～2.5 mm。

2. 皮瓣的神经　从人体结构的一般规律上了解,胸脐皮瓣内都应当有由外上走向内的节段性皮神经进入(肋间神经的外侧皮支)。但这些神经细小,且很难在施术中加以辨认,又与血管无伴行关系,因此不能制成吻合血管的感觉皮瓣。

【适应证】

(1) 头颈、面部、四肢等部位因创伤,瘢痕或肿瘤等切除后所致长形创面,对修复 40 cm 长左

右的创面最理想。

（2）岛状皮瓣转移可覆盖胸骨、会阴部；覆盖同侧大腿、膝关节；覆盖对侧胸壁、腹壁、腹股沟。

【手术方法】

1. 皮瓣设计　从脐部与中线呈 45°斜向外上方作引线；或脐与肩胛骨下角连线为轴，在侧胸部及外上腹部设计长形皮瓣，远至腋中线（图 4-5-2A）。

2. 手术步骤　切开皮瓣的胸壁段，并向脐部掀起，距腹直肌外侧缘 1~2 cm 处能见到粗大的皮穿支进入皮瓣（图 4-5-2B）。在脐下沿腹直肌外侧缘切开前鞘，将腹直肌拉向内侧，在此肌肉后外缘能见到腹壁下血管入口。仔细检查此血管粗细、变异等情况，辨清腹壁下血管后在腹膜外解剖出该血管直至髂外或股血管始点（图 4-5-2C）。在脐旁切开腹直肌前鞘，从外侧将腹直肌翻向内侧，能触及或看到腹壁下血管的走行。从腹壁下血管入腹直肌处纵行切开腹直肌纤维显露血管，从下向上解剖血管达脐旁，结扎向上及内的分支，游离出

向外的胸脐支。再切断皮瓣的下端，即形成以腹壁下血管为蒂的岛状胸脐皮瓣（图 4-5-2D）。如腹壁下血管的腹直肌段解剖困难时，可携带腹直肌肉盘，更易形成岛状皮瓣。皮瓣切取后可局部转移或游离移植修复受区创面。供区闭合，应缝合腹直肌前鞘，再缝合皮缘。

【典型病例】

病例一：胸脐皮瓣修复胫前巨大骨外露创面。

患者男性，24 岁。左小腿创伤后胫前皮肤肌肉坏死脱落、胫骨裸露、骨坏死 2 个月，创面与裸露坏死的骨骼范围巨大。入院后对创面进行充分准备，在硬膜外麻醉下对创面进行彻底清创，设计、切取胸脐皮瓣 35 cm × 11 cm，采用对侧胫后血管桥接皮瓣移植方法修复。术后皮瓣全部成活。7 年后小腿与足部外观、血运、感觉正常，恢复了小腿负重与行走功能。骨骼经 X 线动态观察，新生骨充填骨缺损，形成的包壳骨粗度与正常胫骨相似，其骨皮质的厚度、密度正常，骨髓腔基本再通（图 4-5-3）。

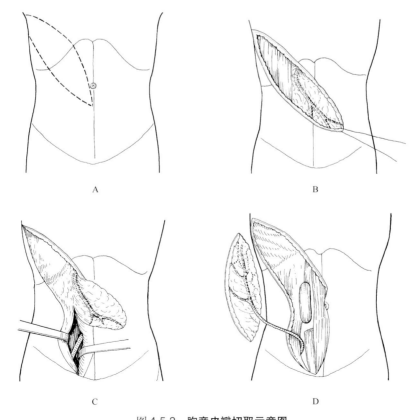

A　　　　　　　　　　　　B

C　　　　　　　　　　　　D

图 4-5-2　胸旁皮瓣切取示意图

A. 皮瓣设计；B. 掀起皮瓣；C. 显露腹壁下血管；D. 切取肌皮瓣

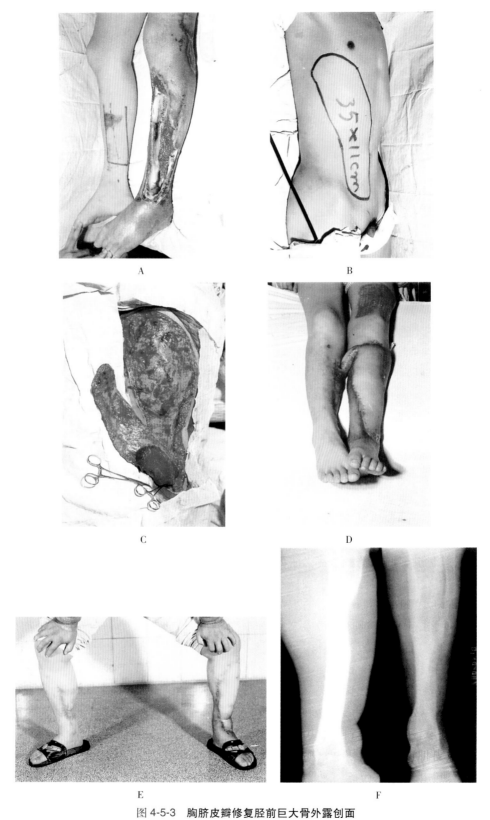

图 4-5-3　胸脐皮瓣修复胫前巨大骨外露创面

A. 术前创面范围与胫骨坏死长度；B. 胸脐皮瓣设计；C. 带肌盘皮瓣掀起；
D. 对侧胫后血管桥接皮瓣修复；E. 术后 7 年皮瓣外观及双小腿功能；F. 术后 7 年胫骨修复正常

病例二：胸脐皮瓣修复前臂大面积皮肤缺损。

患者男性，21 岁。右前臂挤压伤后皮肤软组织缺损、感染 1 个月。创面长度从肘窝至腕部。入院后对创面进行积极的抗感染治疗，在硬膜外麻醉下彻底切除感染与坏死的组织，创面裸露肌腱、神经、血管等重要组织，设计与切取带腹壁下血管的岛状胸脐皮瓣 37 cm × 10 cm，皮瓣带蒂交叉转移修复前臂创面，供区创面直接缝合。皮瓣全部成活，创面一期愈合。术后 6 年复查，供区为线性愈合，皮瓣外观与手指伸屈良好（图 4-5-4）。

【注意事项】

（1）腹壁下血管解剖变异：我们通过 46 具尸体腹壁下血管的解剖研究，发现每侧有 1 条腹壁下动脉，但在 264 例临床应用中有 7 例为双腹壁下动脉，均为正常外径 1/2 以下，如吻合 1 条较细的腹壁下动脉则风险很大。为此，进行了以下处理，使移植的皮瓣顺利成活。

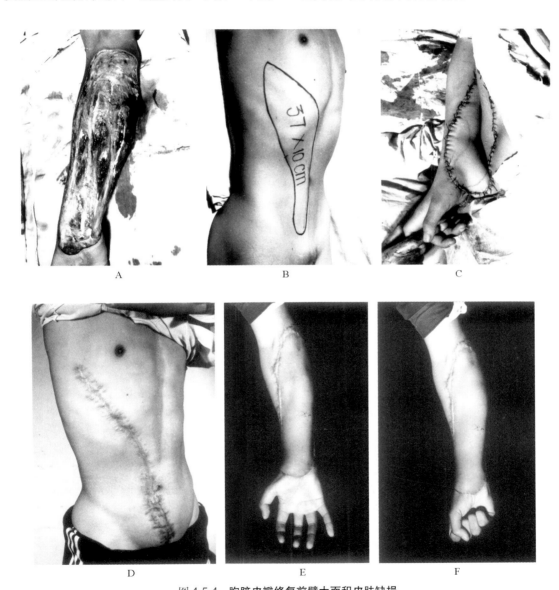

图 4-5-4　胸脐皮瓣修复前臂大面积皮肤缺损

A. 术前前臂创面；B. 胸脐皮瓣设计；C. 皮瓣交叉转移至前臂；
D. 术后 6 年供区线性瘢痕愈合；E. 术后 6 年手指伸直正常；F. 术后 6 年手指屈曲正常

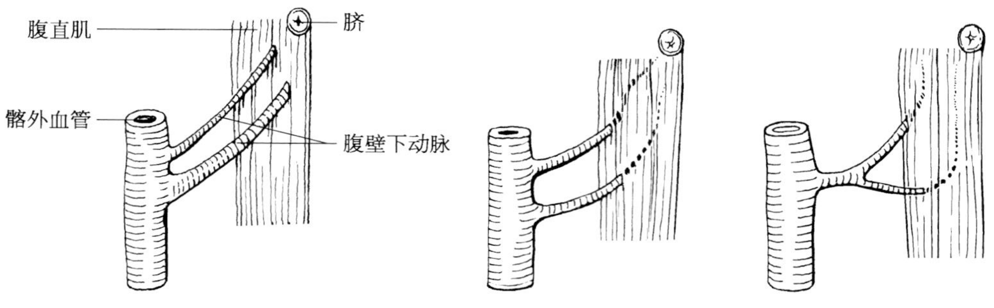

图 4-5-5　腹壁下血管变异
A. 双腹壁下血管一粗一细型；B. 双腹壁下血管同细型；C. 双腹壁下血管共干型

1）双腹壁下血管一粗一细型（图 4-5-5A）：均较正常细，其中一组更细，分别起于髂外血管，斜向内上达腹直肌内、外 1/3 后侧，向上 5 cm 处有交通支。血管外径，粗组：动脉为 1.7 mm，2 条伴行静脉分别为 1.8 mm、2.1 mm；细组：动脉为 1 mm，2 条伴行静脉分别为 1.1 mm、1.3 mm。结扎细组，吻合粗组获得成功。

2）双腹壁下血管同细型（图 4-5-5B）：均较正常细，分别起于髂外血管，外径大小相当：动脉为 1 mm，2 条伴行静脉为 1.5~2.0 mm。其中 1 组正常走行于腹直肌外侧 1/3 后侧，继续上行中双组有交通支。这种变异在移植时即使是有经验的医师也很有风险。因此，将双动脉切断缝成裤形，增加动脉外径，然后与受区血管进行吻合获得成功。

3）双腹壁下血管共干型（图 4-5-5C）：均较正常细，但双组共干 0.5 cm 后起于髂外血管。共干段较正常粗，紧贴髂外血管切断。共干血管与受区血管吻合获得成功。对髂外血管进行修补。

（2）胸脐皮瓣的轴心血管是从脐斜向肩胛骨下角的皮支，此皮支是腹部下血管最上、最大的皮支，于中线呈 45° 朝向外上走行，并与肋间血管的外侧皮支吻合。在切取皮瓣的过程中一定要按这种解剖关系进行。

（3）解剖腹壁下血管的腹直肌段时，血管周围带肌袖 1 cm，直达胸脐支，使肌型血管改造成皮型；如果带腹直肌肉盘时则解剖安全，更易成功。

（4）解剖腹壁下血管时，在腹直肌外侧进入，将腹内斜肌及腹横肌拉向外侧，腹直肌拉向内侧，于腹膜外显露腹壁下血管，顺此血管向下解剖至髂外或股动静脉始点，向上解剖至腹直肌入口。

（5）皮瓣切取后牢固缝合腹直肌前鞘，以防形成腹疝。

（范启申　周祥吉）

第六节　胸小肌肌瓣

胸小肌的作用是牵拉肩胛骨向前下方，在肩胛骨固定时可提肋助吸气，切取后有胸大肌代偿，对功能影响不大。多数情况为单一血管神经蒂支配，血管神经走行恒定，肌瓣在肌间隙分离相对简单。缺点是行游离移植时，手术创伤较大。临床主要用途如下：① 局部转移，胸小肌腱性部分以及神经血管束游离段较长，腱止点携带喙突骨瓣移位到肱骨大结节下方可以修复习惯性肩关节前脱位，移位到锁骨可以修复肩锁关节脱位。② 游离移植，胸小肌内侧半的血管神经走行方向与肌纤维方向一致，肌纤维纵向劈裂对血管神经损伤小，应用时可以分成若干束，分别固定在不同的部位,其止端又为腱板状,便于固定,因此,临床上常用来做小范围的多组功能重建,如胸小肌移植重建面部表情肌功能。

【应用解剖】

1. 胸小肌的形态 胸小肌为三角形的扁肌,在胸大肌深面,完全被胸大肌覆盖,以 2~5 个肌齿起自第 3~5 肋软骨与肋骨结合处。肌齿内侧有薄的腱膜,附着在相应的肋骨和肋间外膜上。肌纤维斜向外上方,在喙肱肌的内侧,以短腱止于喙突。止腱呈扁形,长为(3.2 ±0.8)mm,宽(1.5 ±0.4)mm,肌的上缘长(13.2 ±1.9)cm,下缘长(15.5 ±1.8)cm,起端宽(7.2 ±1.2)cm。整块肌两端薄,中间厚。两端均为腱质,故较薄;中部为肌质,在外、中 1/3 交界处最厚,平均厚(5.1 ±1.9)mm(刘经南,1999)。

2. 营养血管 由腋动脉、胸肩峰动脉、胸外侧动脉和胸最上动脉等的分支供应,其中大多数由胸肩峰动脉营养为主。这些动脉可单独分支供养胸小肌(96.6%),也可双重分支营养胸小肌,肌支有 1 ~ 4 支不等。动脉起点外径(1.3 ±0.3)mm,动脉起点至肌门长(2.2 ±1.9)cm,从肌门至肌止腱的距离为(5.7 ±1.4)cm(刘经南,1999)。来自胸肩峰动脉的胸小肌支,在肌的内侧缘附近入肌;来自腋动脉的胸小肌支,在肌的中份入肌;来自胸外侧动脉的胸小肌支,在肌的外侧缘入肌;来自胸最上动脉的胸小肌支,在肌的上缘入肌。胸小肌的静脉较多,与动脉伴行关系不紧密,外径在 2 mm 以上,有 3 支的占56%,有 2 支的占34.8%,有 4 支的占 5.5%,1 支的占 3.7%,外径最粗的可达 5 mm。

3. 胸小肌的神经 支配胸小肌的神经为胸前内、外侧神经,多数来自胸前内侧神经(93.3%),或以胸前内侧神经为主;部分也由臂丛外侧束发出的胸前外侧神经中的一个小分支,与臂丛内侧束发出的胸前内侧神经干先形成襻,再由襻上分出 2~4 支进入胸小肌。胸前内、外侧神经的胸大肌支,除经过胸小肌上下缘进入胸大肌外,还有部分穿过胸小肌进入胸大肌。胸前内、外侧神经入肌点的干长为(2.9 ±2.4)cm,行程中与

肌营养血管伴行,肌门至胸小肌喙突止点距离(5.6 ±1.3)cm(刘经南,1999)(图 4-6-1)。

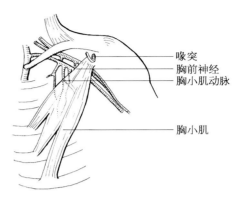

图 4-6-1 胸小肌血管神经示意图

4. 喙突的形态特点 喙突为肩胛骨上缘指状突起,长为(4.0 ±0.3)cm,宽为(1.6 ±0.2)cm,厚为(0.9 ±0.2)cm,一般在锁骨中、外 1/3 交界处下方 2.5 cm 处向后外侧可触及喙突。喙突上前侧附着的结构由外至内分别是肱二头肌短头腱、肱桡肌腱和胸小肌腱,后侧为喙肩韧带和喙锁韧带。

【适应证】

(1) 局部转移治疗肩锁关节脱位和习惯性肩关节前脱位。

(2) 游离移植治疗面瘫。

【手术方法】

1. 局部转移

(1) 切口起自肩锁关节前部,向内沿锁骨外1/3 前缘经喙突向下外弯转,沿三角肌前缘延伸至三角肌、胸大肌间沟下段,胸大肌腱止点的前缘。

(2) 切开皮肤、筋膜,注意保护三角肌、胸大肌间沟内的头静脉,为使喙突得到良好的显露,可以切断三角肌锁骨头并翻向外侧,此时可见喙突尖和上面附丽的肱二头肌、喙肱肌和胸小肌。

(3) 将胸大肌在肱骨大结节嵴附着腱性部分切断并牵开。

(4) 游离胸小肌止点腱性部分,在喙突前内侧凿大小约 1.3 cm × 1.3 cm × 0.8 cm 的骨块。

(5) 提起胸小肌及骨块,贴肌腹逆行向肋骨

起点游离胸小肌外侧 1/3 部分,同时分离神经血管束,在适度张力下将骨瓣固定于锁骨或肱骨近端。

（6）修复胸大肌,皮肤、皮下逐层缝合。

2. 游离移植

（1）通常做胸大肌下缘弧形入路,向前延伸至头静脉沟,下达第 5 肋水平。

（2）在胸大肌与胸小肌之间分离,因两者间组织疏松、极易分离,便于显露和分离出胸小肌血管神经蒂,并且可保留较多的支配胸大肌的神经束。

（3）切断胸小肌喙突止点。

（4）将胸小肌向下翻开,游离该肌的血管神经束并切断,从第 3~5 肋骨前部止点切断胸小肌下端。

（5）创面充分止血后修复胸大肌,皮肤、皮下逐层缝合。

【注意事项】

（1）游离胸小肌时,注意不要伤及胸小肌上、下缘经过的血管神经,如遇胸大肌的肌支穿过胸小肌,可以切断,因分支细小,切断后不致造成胸大肌功能障碍。

（2）供养胸小肌的动脉支是单支动脉主要分布于胸小肌时,管径粗大。供养动脉在 2 支以上,同时分布于胸大肌和周围组织时,不因分支增加而管径缩小。分布到胸小肌的动脉,外径在 1.5 mm 以上的分支可供吻接时选用。各动脉分支间存在着广泛的吻合,较大的吻合支均集中在肌肉的中部稍偏外侧处,此点在分劈肌肉束时应注意。

（3）如用来局部转移,胸小肌逆行向起始端分离到中外 1/3 处为宜,不要超过肌中份,以免损伤肌的神经血管。

（4）喙突骨块切取不宜过小,以免固定时碎裂,也不能过大而影响肱二头肌和喙肱肌起点腱稳定性。另据翟东滨解剖观察,胸小肌有 11.5% 不止于喙突,7.7% 部分止于喙突,因此应值得术前重视。

（5）固定骨瓣后要检查血管蒂张力是否过大,必要时做适当游离松解。固定骨瓣的位置也要恰当。如胸小肌止点移位固定于肱骨大结节下方,才能既防止肩关节前脱位,又不影响肩关节的外展功能。

（6）肌瓣成活后需定期进行移植肌肉肌电诱发电位的检查,监测肌肉功能恢复情况。

（周祥吉　范启申）

第七节　腹内斜肌肌瓣

腹内斜肌肌肉扁阔,范围大,由众多血管神经蒂支配,血管变异较大,局部转移可修复会阴部、腹股沟及粗隆部软组织缺损,游离移植可重建小肌肉功能。术后腹肌力量有所减弱,对育龄妇女和老年人应避免使用。

【应用解剖】

1. 肌的形态　腹内斜肌是位于腹外斜肌和腹横肌之间的扇形扁肌,起自胸腰筋膜、髂嵴前半、腹股沟韧带外侧半。肌纤维斜向内上方,在半月线处移行为腱膜,并分前后两层参与腹直肌鞘的构成;起自腹股沟韧带的纤维,弓状弯向内下,止于耻骨嵴和耻骨梳,并参与联合腱的构成,是腹股沟管的重要构成部分。按肌纤维方向和起止点分为后部、中部、下部(图 4-7-1)。其中中部肌腹面积较大, 上缘长 (16.4 ± 2.0) cm,下缘长 (6.1 ± 1.0) cm,内缘宽 (17.2 ± 2.0) cm,外缘宽 (8.5 ± 0.9) cm,外缘厚 (4.6 ± 1.6) mm (王庭家, 1999),是临床用来切取的主要部分。腹内斜肌参与腹壁的构成,具有保护内脏器官和屈曲躯干的作用。

2. 肌的血管　腹内斜肌血供呈多元性,上部

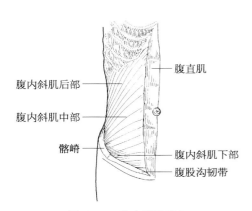

图 4-7-1 腹内斜肌形态

血供主要来源于第 11 肋间动脉,中部来源于肋下动脉,下部接受旋髂深动脉腹壁肌支,这些血管之间相互吻合成血管网(图 4-7-2)。

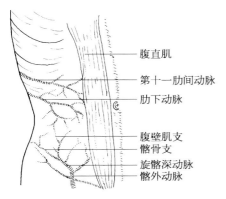

图 4-7-2 腹内斜肌血供分布

第 11 肋间动脉发自胸主动脉,后支主干行走于第 11 肋沟内,在腋中线进入腹内斜肌和腹横肌之间,分支营养腹内斜肌中部上 1/2 肌腹和腹横肌。其入肌点距半月线距离为(4.5 ± 1.0)cm,入肌点至腋后线的长度为(12.7 ± 1.5)mm。在腋后线处血管外径为(1.4 ± 0.3)mm。伴行静脉位于动脉上方,在腋后线处外径为(2.0 ± 0.4)mm。

旋髂深动脉起自髂外动脉或股动脉外侧,穿腹股沟韧带下向上外侧髂嵴方向斜行。起始部外径为 2~3 mm。距起始点约 3.5 cm 处,旋髂深动脉通常发出 2~4 个分支,向上走行于腹内斜肌和腹横肌之间。约在髂前上棘前内侧(2.8 ± 0.8)cm 处,有一支粗大的、行程最长的分支,称为腹壁肌支或升支。分支点肌支起点处外径(1.5 ± 0.3)mm,平均长度(6.7 ± 1.0)mm。在行程中

分出许多细小分支分布于腹内斜肌中部下 1/2 肌腹和腹横肌。因为腹壁肌支在髂前上棘前缘大约 3.0 cm 处,常与浅面的髂腹下神经交叉,手术分离时容易误伤。

3. 腹内斜肌的神经支配 腹内斜肌的神经支配主要来源于第 11 肋间神经和肋下神经,在肋沟内分别与相应的肋间动静脉伴行,向下内走行于腹横肌和腹内斜肌之间,在距腹直肌外缘 4~5 cm 处穿出。其中,第 11 肋间神经支配腹内斜肌的上部,肋下神经支配腹内斜肌的中、下部,两者重叠分布。

【适应证】

(1) 修复四肢软组织缺损,骨、肌腱裸露创面的覆盖。

(2) 由于有多组神经血管蒂支配,通过与面神经颊支、颧支等分别吻合,可以恢复面部表情肌和眼睑闭合等多组肌肉功能,是治疗晚期面瘫的理想方法。

(3) 修复手部鱼际肌群功能。

(4) 四肢或颌面部同时存在骨质缺损时,可以用旋髂深动脉为蒂制成分离的骨、肌瓣或联合骨肌瓣。

【手术方法】

1. 肌瓣设计 以第 11 肋骨和腋后线交界处为 A 点,髂前上棘至脐连线中点为 B 点,以 AB 连线为轴做皮肤"S"切口,或沿腹股沟韧带外侧半和髂嵴前半两者上方 2~3 cm 处行弧形切口。根据受区需要可将腹内斜肌中份按纤维走行方向整块切取,或裁成两块肌瓣,上 1/2 肌瓣大小约 10.0 cm × 4.3 cm × 0.5 cm,由第 11 肋间神经血管营养;下 1/2 肌瓣大小约 6.1 cm × 4.3 cm × 0.5 cm,由旋髂深血管和肋下神经支配。

2. 手术步骤 皮肤切开并两侧游离,充分暴露腹外斜肌及其腱膜,可以采用两种方法切取腹内斜肌肌瓣。

(1) 顺行法:腹外斜肌显露后,从髂嵴内侧切开腹外斜肌腱膜,显露腹内斜肌外缘并顺肌纤维方向向上分离,直到侧腰部后方。在第 11、第 12

肋间找到肋间神经、血管,与第 12 肋下神经血管蒂之间距离约 2 cm,两者几乎平行进入腹内斜肌,向远端游离至两者入肌点,可获得 12~14 cm 的神经血管蒂。同样,在髂嵴内侧寻找旋髂深动脉,辨认发出的腹壁肌支并向远端游离,至入腹内斜肌肌门处,血管蒂长度达 6 cm;如单纯进行肌瓣移植时结扎其髂骨支,进行骨瓣、肌瓣联合移植时,则以旋髂深动脉为蒂制成分离的骨肌瓣或联合骨肌瓣。

(2)逆行法:按腹外斜肌纤维走行方向切开,充分暴露腹内斜肌;沿腹内斜肌的内侧缘游离,从下 4 肋肋软骨处切断腹内斜肌的止点,从后面分离和切断肌的后缘,因该处附着较紧密,分离后缘时注意保护好节段神经;从深面翻起肌瓣,寻找旋髂深动脉升支并加以保护,追踪旋髂深动脉到起点;把第 11 肋间神经血管束、肋下神经血管束、旋髂深动脉腹壁肌支留在肌瓣一侧,并解剖至所需要的长度,制成多血管神经蒂的腹内斜肌肌瓣。肌瓣移植时,其内侧端按受区需要可制成 3~4 束,分别与受区肌肉神经残端吻合,以恢复多组肌肉的功能。

【注意事项】

(1)肌瓣切取应根据受区需要仔细设计,切取腹内斜肌中部全部或各上、下部分。肌瓣切取时应从腱膜止端紧贴腹横肌表面向起始端游离,并按纤维方向钝性游离肌瓣上、下缘,以免损伤肌瓣血管、神经。

(2)用于受区肌肉功能重建时,应将移植肌肉的张力调整至与原肌肉张力一致或略大一些,移植肌肉张力保持在最大张力的 70% 左右。

(3)肌瓣切取后剩余部分要保留一定宽度,避免发生缺血坏死。供区要尽量拉拢缝合,预防腹壁薄弱,如不能直接缝合可采用筋膜片或人工材料修补。

(4)因为旋髂深动静脉的腹壁肌支在髂前上棘前缘大约 3.0 cm 处,与浅面的髂腹下神经交叉,因此解剖时注意避免损伤。

(5)腹内斜肌分束时不可切开过深,防止肌束的远端发生失神经支配或缺血坏死。

(周祥吉　范启申)

第八节　肋间外侧皮瓣

肋间外侧皮瓣也称侧胸腹皮瓣。Badran 于 1984 年首先报道并在临床应用获得成功。此皮瓣是以第 9~11 肋间及肋下神经血管的外侧皮支为蒂的轴型皮瓣,其血管解剖恒定,口径粗大,蒂长可达 8~15 cm。肋间神经与血管伴行,切取较容易,便于远位转移,也容易形成有感觉的神经血管蒂皮瓣。肋间外侧皮瓣厚度适中,质量佳,可供皮肤面积大,携带一个血管蒂皮瓣最大面积可达 24 cm × 27 cm。皮瓣宽度在 10 cm 以下者,供区多能直接缝合,且部位隐蔽,切取后无功能障碍。此外,肋间外侧皮瓣有多个血管蒂可供选用,术中即使一个血管蒂因解剖受损,其他血管蒂仍可利用,是临床上可供选择的一个神经血管蒂皮瓣的供区。

【应用解剖】

第 9~11 肋间动脉在肋骨沟远端分为前、后两支:前支为肋间动脉的延续部分;后支即肋间外侧血管皮支,是侧胸腹部皮肤的主要供养血管。外侧皮支从肋间动脉发出后,在肋间隙深部斜向穿过肋间内、外肌,在背阔肌外侧缘前方,从腹外斜肌上、下肌齿间穿出,分支入皮下组织。肋骨沟段肋间动脉长约 12 cm,口径 1.5~2.0 mm,外侧皮支起始处的血管口径约 1.0 mm。肋间外侧皮神经及静脉各 1 支与同名动脉伴行(图 4-8-1)。

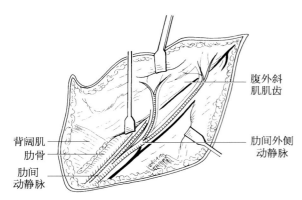

图 4-8-1 肋间血管及其外侧皮支解剖示意图

腹外斜肌肌齿 · **肋间外侧动静脉** · **背阔肌** · **肋骨** · **肋间动静脉**

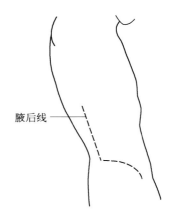

图 4-8-2 肋间外侧皮瓣设计示意图

腋后线

【适应证】

（1）带蒂移转可用于同侧胸背部皮肤软组织缺损及放射性溃疡的修复、烧伤后腋部瘢痕挛缩修复、先天性乳房发育不良和乳腺肿瘤切除术后乳房再造。

（2）以交叉方式转移可用于同侧上肢肘关节部皮肤软组织缺损的修复，以及对侧手、腕背部皮肤软组织缺损和虎口瘢痕挛缩、拇指内收畸形的修复。

（3）可形成带神经的血管蒂游离皮瓣远位移植修复肢体及足底部皮肤软组织缺损，也可携带肋骨形成游离皮骨瓣用于四肢骨皮缺损及阴茎再造。

【手术方法】

1. 皮瓣设计　以第 11 肋间隙为轴线设计肋间外侧皮瓣，使第 9～11 肋间及肋下神经血管的外侧皮支包含在皮瓣内。皮瓣的前界不超过腹直肌外侧缘，后界在腋后线后方约 5 cm（图 4-8-2）。

2. 手术步骤　先切开皮瓣的后外侧缘，深达背阔肌，在肌膜深面向前掀起皮瓣，以免损伤肋间外侧神经血管束。解剖至背阔肌外侧缘后，分离应谨慎进行。因外侧皮支走行至背阔肌外侧缘前方后，就在腹外斜肌两肌齿间穿出进入皮下，需仔细确认，予以保护。显露第 9～11 肋间外侧皮支最大，常为首选。

在选定的肋间隙分开腹外斜肌肌齿，沿皮支神经血管束向肋间隙深部解剖追踪至其所起始的肋间神经血管主干。根据所需蒂长，切开背阔肌至肋骨，牵开肌肉切缘，暴露肋间内外肌并切开之。继在肋骨下缘切开骨膜，并紧贴肋骨内面用剥离器将之与肋骨分离。向下牵拉骨膜下切缘，将肋间神经血管束从肋骨沟内拉出。自外侧皮支起始部向近端解剖分离肋间血管和神经，直至所需蒂长，形成一个以肋间神经血管为蒂的皮肤组织瓣进行转移。

【典型病例】

患者男性，23 岁。因车祸伤致右足底不稳定性瘢痕，且有两处慢性溃疡，各 1 cm×1 cm 大小。入院后在全身麻醉下切除足底瘢痕及溃疡组织，设计切取右侧肋间外侧皮瓣游离移植修复创面。皮瓣大小为 24 cm×10 cm，含第十、第十一 2 个肋间神经血管蒂，神经血管蒂长为 8 mm，肋间动脉口径为 1.3 mm，静脉口径为 1.5 mm。将皮瓣覆盖创面缝合，2 条肋间动脉分别与胫后动脉作端-侧吻合，肋间静脉分别与胫后静脉和大隐静脉作端-侧吻合，肋间神经与胫后神经的断端作端-端吻合。供皮瓣区移植中厚皮片修复。术后皮瓣及皮片均全部成活（图 4-8-3）。

【注意事项】

（1）肋间外侧皮瓣以第 9～11 肋间及肋下血管神经的外侧皮支为蒂，皮瓣携带一个蒂其血供即已充沛。通常第 11 肋间血管口径较粗，为首选。如果术中解剖分离时该血管蒂受损，可酌情选用其他肋间血管作蒂，仍可形成皮瓣带

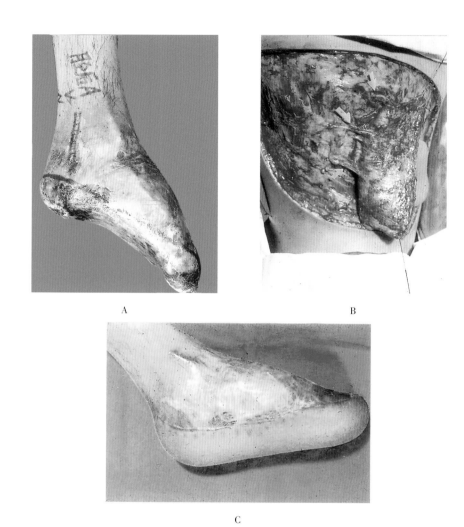

图 4-8-3　肋间外侧皮瓣修复足底不稳定性瘢痕

A. 术前；B. 术中切取皮瓣；C. 术后

蒂转移或吻合血管远位移植。

（2）切取肋间外侧皮瓣的主要并发症为胸膜损伤。手术中在切开肋间内外肌时，必须认清紧贴其深面呈灰白色的胸膜组织并妥为保护。解剖血管蒂时，向下牵拉肋骨膜的下缘，把血管束从肋骨沟内拖出，直视下分离之。这样既可避免损伤血管，也有利于防止伤及胸膜。考虑到胸膜损伤的可能性，手术以在气管插管麻醉下进行为妥。

（林子豪）

第九节　侧胸部皮瓣

Baudet（1976）应用腋动脉发出的直接皮支（胸外侧动脉）为供血，首先报道腋下胸外侧皮瓣。杨增年（1982）也应用这个名称进行报道。范启申（1983）报道了改进腋胸皮瓣的临床应用。熊树明（1984）报道了背阔肌的血管供应，证明胸背动脉发出的侧胸皮动脉分布到背阔肌前缘以前的皮肤。根据这一解剖原理及部位,范启申(1985)对皮瓣的切取进行改进,并命名为侧胸部皮瓣,临床应用 108 例获得较好的效果。范启申(1986)根据肩胛血管发出的旋肩胛血管及胸背血管的特点,首先报道了肩胛侧胸联合皮瓣的临床应用,该皮瓣能切取长达 70 cm,这是文献报道中吻合血管最长的皮瓣。

【应用解剖】

侧胸部皮瓣位于腋下侧胸部,其营养血管来自肱动脉、腋动脉发出的直接皮动脉(胸外侧动脉)或胸背动脉的侧胸皮动脉,伴行静脉有 1～2 条。

1. **直接皮动脉**　直接皮动脉行走于皮下组织中,行程较长(平均 120 mm),外径较大(平均 1.5 mm),行程中向两侧发出分支(8～12 条),供应皮肤及皮下组织营养。常见的直接皮动脉有以下几条。

(1)肱胸皮动脉:发自肱动脉或肱浅动脉上端,经腋窝到达皮瓣区,出现率为 37%。起始处外径为 1.6 mm。体表投影多数沿胸大肌下缘向前下内走行,达锁骨中线第 5～6 肋间。

(2)腋胸皮动脉:发自腋动脉,浅出达皮瓣区,出现率为 15%。起始处外径为 1.4 mm。体表投影大部分沿中线走行,达第 5～6 肋间,小部分沿胸大肌下缘走行,达锁骨中线第五至第六肋间。

(3)肩胛下皮动脉:发自肩胛下动脉,达侧胸部皮瓣区,出现率为 7%。起始处外径为 1.5 mm。体表投影沿腋中线走行,达第 5～6 肋间。

2. **间接皮动脉**　为营养肌肉的血管发出的皮动脉,它们与直接皮动脉间有吻合,滋养侧胸部皮肤。其中来自胸背动脉的侧胸皮动脉恒定,且供皮范围大,以肩胛下动静脉为蒂,以胸背动静脉外侧支及侧胸皮动静脉为轴在侧胸部设计皮瓣。

3. **胸背动静脉**　是肩胛下动静脉发出旋肩胛动静脉之后另一较大的分支。胸背动静脉沿中线下行,距腋后襞下方 10 cm,背阔肌前缘后 2 cm 处,相当于肩胛骨下角,胸背动静脉进入背阔肌后分为内、外侧支。外侧支沿背阔肌前缘 2～3 cm

内下行,并发出皮肤穿支供应皮肤。肩胛下动脉或胸背动脉还发出侧胸皮动脉,因此胸背动脉能供应背阔肌前方侧胸部皮肤营养。血管蒂长度:胸背动静脉从入背阔肌肌内至旋肩胛动静脉处为 5～6 cm,至肩胛下动静脉处为 8～12 cm。胸背动静脉外径:动脉平均为 2.7 mm,静脉平均为 3.4 mm。胸背动脉外侧支:距肌肉外侧缘平均为 2.1 mm。其外径:动脉平均为 0.8 mm,静脉平均为 1.0 mm(图 4-9-1)。

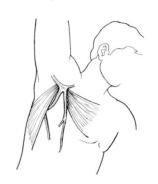

图 4-9-1　侧胸部皮瓣血管解剖

【适应证】

(1)四肢、腹部、头颈部皮肤软组织缺损,伴有骨、关节、血管、神经、肌腱、器官等组织裸露者,修复长 40 cm 左右创面最理想。

(2)四肢长骨慢性骨髓炎伴皮肤软组织缺损者,用背阔肌肌肉充填骨缺损,所携带皮瓣修复皮肤缺损。

【手术方法】

1. **皮瓣设计**　在腋顶部触及腋动脉搏动点向下做长为 5～6 cm 的“Z”形切口,根据所需要皮瓣的大小,在腋下胸大肌与背阔肌之间设计梭形皮瓣,其前界可达锁骨中线,后界达腋后线,下界达髂嵴(图 4-9-2A)。

2. **手术步骤**

(1)显露血管蒂:沿腋部切口线切开皮肤、皮下组织,显露腋动脉及肱动脉始部。寻找直接皮动脉。如直接皮动脉很细或缺乏,则解剖肩胛下动脉,于旋肩胛动脉下寻找胸背动脉,确定以肩胛下动脉为蒂,以胸背动脉外侧支及侧胸皮动脉营养侧胸部皮瓣,以此血管为轴心调整皮瓣切口线

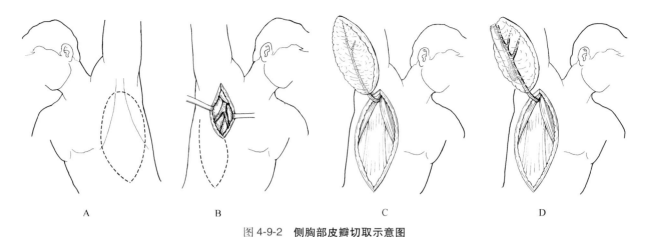

图 4-9-2　侧胸部皮瓣切取示意图

A. 皮瓣设计；B. 显露血管；C. 皮瓣切取；D. 形成以肩胛下血管为蒂的皮瓣

（图 4-9-2B）。

（2）以直接皮动脉为蒂切取侧胸部皮瓣：根据皮动静脉走向调整皮瓣切口线，切开皮肤至肌膜，从远向近掀起皮瓣，形成带血管蒂的岛状皮瓣（图 4-9-2C）。

（3）以肩胛下血管为蒂切取侧胸部皮瓣：切开皮瓣的前缘及远侧，将皮瓣翻向背阔肌，继续向背阔肌深面外侧解剖出血管神经入口处。此入口距肩胛下血管起点处平均为 8.7 cm，距离背阔肌外侧缘平均为 2.6 cm。先由此入口向上解剖出胸背血管神经，结扎旋肩胛血管，使肩胛下血管游离，再将胸背神经游离出来并保护之。继之再从血管神经入口处向远处解剖，约 98% 的背阔肌血管神经在肌肉入口处分成两大支，分布于肌肉与皮肤。切断胸背血管至前锯肌的分支。在背阔肌深面可见胸背动脉外侧支沿背阔肌外侧缘的肌纤维下行。沿背阔肌外侧缘以内 3 cm 切取背阔肌，使其正好包裹外侧支。切开皮瓣后缘，由远向近掀起皮瓣，使成以肩胛下血管为蒂的岛状侧胸部皮瓣（图 4-9-2D）。

（4）以肩胛下血管为蒂切取肩胛侧胸部联合皮瓣：于腋部解剖出腋动静脉，再解剖出肩胛下动静脉及其发出的旋肩胛动静脉与胸背动静脉分支。以胸背动静脉为蒂在侧胸部切取侧胸部皮瓣，使皮瓣带宽 3 cm 背阔肌（正好包括胸背血管的外侧支）。以旋肩胛动静脉为蒂在肩胛部切取皮瓣，将该皮瓣通过三边孔抽至腋部。将两个皮瓣的近端缝合，即形成以肩胛下血管为蒂的肩胛侧胸部联合皮瓣。如在设计时将两个皮瓣的近端相连，即形成一个完整的皮瓣，当在侧胸部及肩胛部分别完成侧胸部皮瓣与肩胛部皮瓣切取后，切断背阔肌近端，即形成以肩胛下血管为蒂的肩胛侧胸部联合皮瓣，将切断的背阔肌缝合，以免背阔肌的功能受限。

（5）皮瓣转移：供受区之间打皮下隧道，皮瓣经隧道引至受区，血管蒂勿扭转、迂曲、成直角或压迫。观察皮瓣血运良好时，方能将皮瓣覆盖创面，缝合皮缘，血管蒂处置引流管。

（6）皮瓣移植：切断血管蒂，皮瓣移植到受区，先固定皮瓣，在手术显微镜下，以 9-0 无损伤缝合线，精确无误地吻合血管，争取一次吻合成功。

（7）闭合伤口：供区有时需植皮，需行打包固定。

【典型病例】

病例一：侧胸部皮瓣修复胫骨裸露。

患者男性，8 岁。左小腿创伤后皮肤软组织缺损，胫骨裸露、骨坏死 1.5 个月。创面为 19 cm × 10 cm。入院后创面经充分准备，在硬膜外麻醉下对创面进行彻底清创，切除坏死骨周围的瘢痕、溃疡等炎性组织；对坏死骨表面进行薄层切除。设计与切除侧胸部皮瓣 20 cm × 11 cm，切断血管蒂，皮瓣移植到患侧小腿，肩胛下血管与胫后血管近端吻合。术后皮瓣完全成活，供受区创面一期愈合。术后7年复查,供区瘢痕基本消失,肩关节上举功能正常。患腿外观与功能恢复正常,胫骨骨折线消失,骨髓腔通畅,骨皮质厚度与骨密度正常,骨干及骺端发育正常(图4-9-3)。

病例二:肩胛侧胸部联合皮瓣修复下肢巨大瘢痕皮肤。

患者男性,23岁。左下肢创伤后致大腿后内侧软组织严重挫伤、肌肉缺损、股骨中段开放性骨折、股动静脉断伤、膝关节后侧致外踝软组织挫伤。急诊处理后感染,经4次植皮封闭创面,保住了肢体,但下肢从大腿中上1/3交界处后内侧经腘窝至小腿后外侧为55 cm×10 cm硬性瘢痕,其瘢痕与肌腱、腓骨紧贴,反复破溃,足背动脉不能触及,但足部完整,感觉正常,患者拒绝截肢。在全身麻醉下切除瘢痕,创面为60 cm×10 cm。切取右侧肩胛部皮瓣25 cm×9 cm及侧胸部皮瓣45 cm×10 cm,将两个皮瓣的近端缝合,即形成肩胛侧胸部联合皮瓣70 cm×10 cm。切断肩胛下血

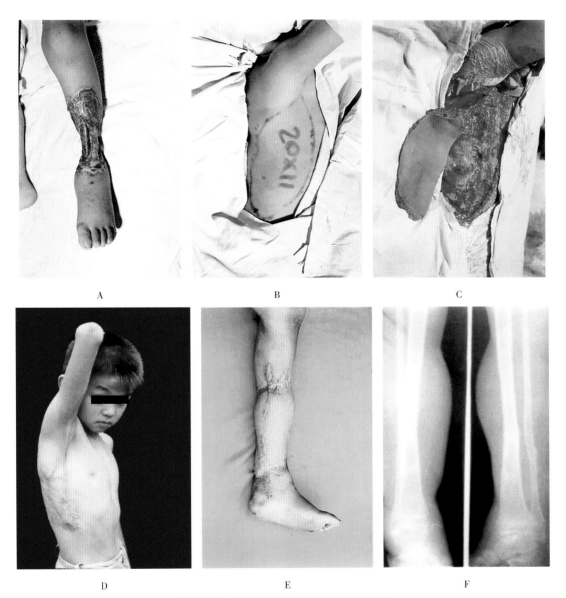

图4-9-3 侧胸部皮瓣修复胫骨裸露与坏死

A. 术前胫骨裸露与坏死;B. 侧胸部皮瓣设计;C. 形成岛状侧胸部皮瓣;
D. 术后7年供区恢复正常;E. 术后7年患腿恢复正常;F. 术后7年胫骨恢复正常

管,将皮瓣移植到患腿,采用双小腿平行对侧胫后血管桥接移植法修复,术后皮瓣完全成活,创面一期愈合。术后 6 周患腿将桥接的皮管切断,切开包含胫后血管的皮管,将胫后血管与原胫后血管远端断端吻合,将皮管的皮肤展平缝回原皮肤缺损处,为"暂借血供与皮肤",使健侧小腿血供与皮肤外观不受影响。术后 5 年复查,供区肩关节功能恢复正常,患腿功能恢复正常(图 4-9-4)。

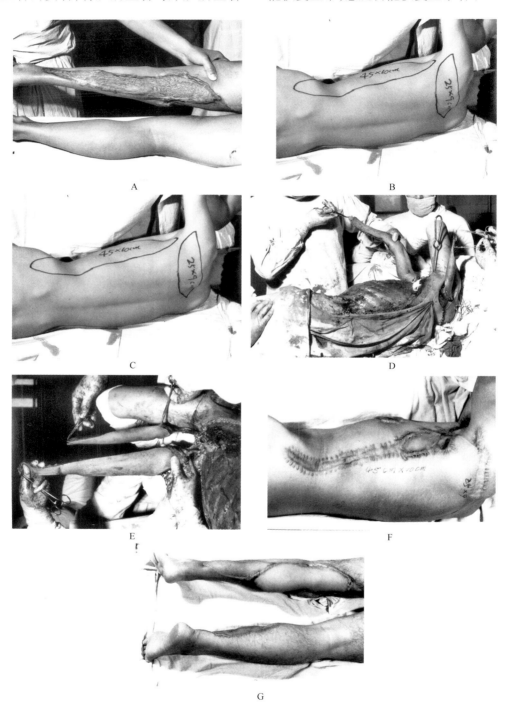

图 4-9-4　肩胛侧胸部联合皮瓣修复下肢巨大瘢痕创面

A. 下肢后侧瘢痕皮肤;B. 肩胛侧胸部联合皮瓣设计;C. 掀起肩胛部皮瓣;D. 掀起侧胸部皮瓣;
E. 肩胛部皮瓣经三边孔抽至腋部;F. 术后 5 年供区功能正常;G. 术后 5 年患腿功能恢复正常

病例三：侧胸部皮瓣修复前臂瘢痕皮肤。

患者男性,23 岁。左前臂创伤后瘢痕挛缩致腕背伸畸形 1.5 年。瘢痕切除后创面为 35 cm × 16 cm。由于创面较宽,准备行肩胛侧胸部联合皮瓣并联修复。在全身麻醉下,于肩胛部与侧胸部设计及切取完整的肩胛侧胸部联合皮瓣 38 cm × 10 cm,当肩胛与侧胸部皮瓣的两部分完全游离后,切断背阔肌,肩胛部皮瓣抽至腋部,即形成以肩胛下血管为蒂的岛状肩胛侧胸部联合皮瓣。缝合切断的背阔肌。切断血管蒂,将皮瓣移植至受区,联合皮瓣于中间折叠后,皮瓣的侧胸部分覆盖于前臂的掌桡侧与虎口部,皮瓣的肩胛部分覆盖于前臂的背尺侧与掌背部。供区直接缝合。术后皮瓣完全成活,创面一期愈合。术后 6 年复查,前臂皮肤覆盖正常,虎口开大满意,供区功能恢复正常(图 4-9-5)。

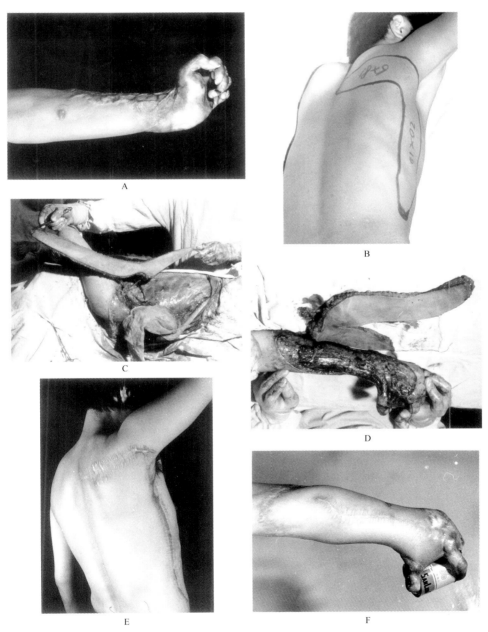

图 4-9-5　肩胛侧胸部联合皮瓣修复前臂瘢痕皮肤

A. 前臂瘢痕皮肤；B. 肩胛侧胸部联合皮瓣设计；C. 形成带肩胛下血管为蒂的岛状肩胛侧胸部联合皮瓣；
D. 供区创面与皮瓣移植；E. 术后 6 年供区功能恢复正常；F. 术后 6 年皮瓣外观好,虎口开大满意

【注意事项】

（1）侧胸部皮瓣的血管供应为多源性，血管蒂选择的正确与否，关系到皮瓣的成功与否，因此此术中正确选择血管蒂非常重要，要选择血管蒂长、且外径粗的动静脉。据 Bardet 报道，先在腋动脉处寻找直接皮支。如皮支过细或缺损，再应用胸背动脉的肌穿支营养皮瓣，这种解剖费时、复杂，且不易成功。范启申改进如下：如腋动脉无直接皮支，则在腋部解剖出肩胛下动脉后，切开皮瓣的前缘及下端向后掀起，带宽 2~3 cm 的背阔肌，依靠胸背动脉外侧支的皮穿支及胸背动脉发出侧胸皮动脉营养皮瓣，则皮瓣血运不会发生问题，且游离过程中不需寻找皮支。手术简化，缩短了皮瓣切取时间。

（2）在背阔肌前缘设计皮瓣，并包括此肌外缘内 2~3 cm，使胸背动静脉外侧支包括在皮瓣内。

（3）在腋部寻找到肩胛下血管后，分离并结扎旋肩胛血管及前锯肌血管，将胸背血管追溯至入肌肉口处。

（4）切开皮瓣前缘及远端向后翻向背阔肌，在此肌外缘内 2~3 cm 处内面清楚见到胸背动静脉的外侧支纵向走行，切开包括此血管束的皮瓣后缘，逆行翻向腋下。

（5）供区创面彻底止血后方可直接缝合，伤口放置引流管，以免皮下积血形成血肿。如切取的皮瓣较大或对女性患者直接缝合而引起乳房变形时，可用皮片覆盖创面，同时要限制同侧上肢的活动，以免影响皮片成活。

（范启申　周祥吉）

第十节　侧腹部皮瓣

侧腹部皮瓣是由下位肋间血管供血的皮瓣，由与血管伴行的肋间神经支配皮瓣的感觉。侧腹部皮瓣属于轴型血管皮瓣，供血丰富，解剖、切取操作比较简单。皮瓣面积大。可做邻近移位，修复胸部、髋部皮肤缺损；也可移位于前臂、肘或手部，修复皮肤缺损。供皮区隐蔽，可直接缝合创面，因此临床应用有一定优越性。但是，在某些比较肥胖的患者或女患者，腹壁脂肪常比较厚，因此，皮瓣易显得臃肿。这是该皮瓣最主要的缺点。Fisher 于 1985 年报道，应用侧腹部皮瓣行带蒂移位，修复肘、前臂及手部皮肤缺损，皮瓣面积为（6 ~ 8）cm × 18 cm，术后 2 周断蒂，全部获得成功。

【应用解剖】

侧腹部皮瓣包括季肋区、腰区及髋区皮肤。由胸 8 至胸 12 肋间动脉供血。肋间动脉由胸主动脉发出后，向外侧走行，至肋骨小头下缘分为前、后两支。前支为肋间动脉主干的延续，向外经肺及胸膜的后方和肋间内韧带的前方，至肋角处继续外行，与肋间神经、肋间静脉共同沿肋沟经肋间内肌和肋间最内肌之间，由后上斜向前下方向行走。在相当于腋中线处，肋间动脉又发出深支和浅支。深支从腹外斜肌深面入肌；浅支在背阔肌前缘穿出进入皮下，是皮瓣的主要营养血管，沿与肋间隙相一致的方向走行于腹外斜肌筋膜表面。上、下肋间动脉的浅支之间相互吻合。在腋中线平面，肋间动脉皮支直径为 0.7 mm 以上，为整个侧腹壁皮肤提供血循环（图 4-10-1）。在髂腹股沟区，肋间动脉的皮支与旋髂浅动脉、腹壁浅动脉分支有交通；在内上方与乳房内动脉的分支有交通；在脐附近，与腹壁下动脉的胸脐皮支有交通。侧腹部皮瓣的静脉回流是肋间静脉。

腹侧壁皮肤由下 5 对肋间神经皮支提供感觉。皮神经大致与血管走行方向一致。

【适应证】

（1）局部转移可修复同侧下胸壁和髋部组

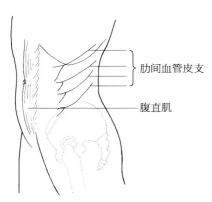

图 4-10-1　侧腹部皮瓣血管分布

织缺损。

（2）交叉转移可修复同侧肘、前臂及手部皮肤缺损。

【手术方法】

硬膜外麻醉。仰卧，患侧臂部及肩部垫高。

在胸腹侧壁标出腋中线，在腹部标出腹直肌鞘外侧缘。沿髂嵴做与腹股沟韧带的平行线；从腋中线第 8 肋做与此线的平行线，即构成一个菱形。在此菱形内设计不同大小的皮瓣，皮瓣面积可达 22 cm × 24 cm（图 4-10-2A）。

沿画线，首先切开腹直肌鞘外侧皮肤，直达腹外斜肌腱膜。然后切开皮瓣的上缘及下缘，由内侧向外侧解剖。在下份切口内结扎腹壁浅动脉和旋髂浅动脉的分支。在脐旁，结扎切断腹壁下动

脉的分支（胸脐皮支）。在内、上方，结扎切断乳房内动脉的分支。解剖始终在腹外斜肌的筋膜下进行。向外侧解剖直到腋前线，不可越过腋中线，否则肋间动脉的皮支可能会被切断（图 4-10-2B）。将皮瓣移位于受区。腹壁留下的创面大多数可直接缝合，不需植皮覆盖（图 4-10-2C），若将整个侧腹壁皮肤移位，则需在供区补充植皮。

若应用于修复肘、前臂或手部软组织缺损，术中不必解剖血管蒂，可将皮瓣蒂部卷成管状，然后移位于受区。术后只需将上臂用胶布或绷带固定于胸壁。3 周后断蒂。

若以吻合血管的远位游离移植，一般以第 10 肋为轴。在肋骨后下缘解剖出肋间血管神经束，妥善保护。沿血管走行方向向远侧解剖。在腋中线附近，注意保护皮支。可形成起于腋后线的侧腹部皮瓣。若第 10 肋间血管较细，可同时解剖第 9、第 11 肋间血管，于受区吻合 1~2 条肋间血管。

【典型病例】

患者女性，32 岁。右前臂被卷入机器内受伤，致前臂广泛软组织撕裂，尺、桡骨开放性骨折，桡动脉损伤。清创缝合术后皮肤坏死感染，尺、桡骨钢板螺丝钉外露，经换药 1 个月余，遗留 6 cm × 9 cm 伤口（图 4-10-3A）。于 1987 年 4 月做侧腹部皮瓣带蒂移位术，皮瓣面积为 8 cm × 14 cm，皮瓣基底卷成长管，长为 5 cm（图 4-10-3B），伤口愈合好。

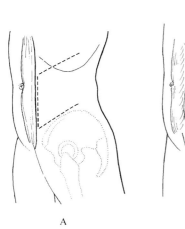

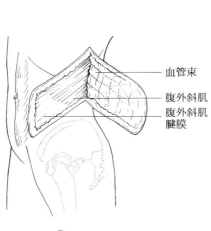

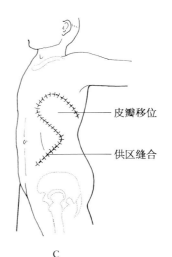

图 4-10-2　侧腹部皮瓣修复胸壁皮肤缺损

A. 皮瓣设计；B. 皮瓣切取；C. 皮瓣转移

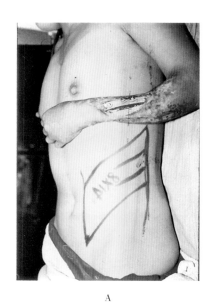
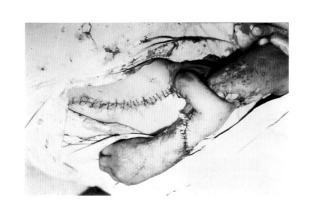

| A | B |

图 4-10-3　带蒂侧腹部皮瓣修复前臂外伤后钢板外露

A. 皮瓣设计；B. 皮瓣转移

【注意事项】

侧腹部皮瓣作为吻合血管的远位游离移植，其血管蒂的解剖有一定难度。且血管直径较小，较大

面积的侧腹部皮瓣移植时，常需吻合 1~2 支血管。

（杨志明）

第十一节　脐 旁 皮 瓣

脐旁皮瓣是以腹壁下血管为蒂。该皮瓣于1983 年由 Taylor 首先报道临床应用成功，称之为扩大的腹壁下动脉皮瓣。由于腹壁下血管在脐旁发出许多肌皮支分布于皮肤，并有较粗的肌皮支在脐旁穿过腹直肌鞘后走向外上方，指向肩胛下角。加之血管蒂均采用腹壁下血管，且常带有一定的血管周围部分腹直肌肌袖，故有人称之为腹直肌皮瓣或胸脐皮瓣。王成琪认为，不论是切取脐旁部皮瓣，还是延伸至胸肋部皮肤，虽然切取皮瓣的范围可大可小，皮瓣轴心及皮瓣形式有所不同，但均为以腹壁下血管为蒂作移植或转移，并且供应皮瓣的血管多在脐旁穿过腹直肌前鞘分布于皮肤，故其命名以脐旁皮瓣为宜。如果携带腹直肌作为移位或填充而用的皮瓣，仍应称之为腹直肌皮瓣；否则，携带少量肌袖或切取单纯皮瓣、以

采用皮肤为主要用途的皮瓣，不论皮瓣为斜行的扩延至胸肋部的脐胸部皮肤，还是以横行的到脐腰部皮肤以及纵行的腹前部皮肤，均应称之为脐旁皮瓣。这更符合皮瓣以主要部位并兼顾主要血管而命名的原则。

【应用解剖】

脐旁皮瓣的血供解剖学研究，早在 1974 年Taylor 在研究腹直肌皮瓣时，从腹壁下动脉注射墨汁，就发现皮肤染色可达胸肋部，脐旁有许多皮支血管穿出腹直肌前缘供养皮肤。并根据主要的皮穿支血管的走行设计了从脐到肩胛下角连线为轴线的皮瓣。其远端可达腋中线。国内刘增智等于1986 年亦进行该皮瓣血供的解剖学研究，其结果与 Taylor 相似。他在 34 具尸体腹壁下血管的解

剖中发现,脐旁有较粗的皮穿支血管,向上指向肩胛骨下角走行。

1. **腹壁下动脉** 腹壁下动脉多数起于髂外动脉的前壁,少数起于股动脉。起点在腹股沟韧带上方者占60%,距腹股沟韧带平均为0.7 cm;平腹股沟韧带者占31%;在腹股沟韧带下方者占8%,平均距腹股沟韧带1.3 cm。

(1)腹壁下动脉的行程:自起点发出后,经腹股沟韧带内2/5与外3/5交界处,斜向内上行,经腹直肌外侧缘至腹直肌后方,继续向上行5 cm,经半环线的前方进入腹直肌鞘内,在腹直鞘后叶与肌之间上升至脐部或其附近形成终末支。在半环线处,腹壁下动脉位居腹直肌中1/3者占50%,居外1/3者占47%,居内1/3者占3%。平脐部附近,腹壁下动脉主干或其主要终支居腹直肌中1/3者占82%,居外1/3者占15%,居内1/3者占3%。

(2)腹壁下动脉的分支:腹壁下动脉干若以腹直肌外侧缘相交点为中心,有一段平均长约4.5 cm的无血管分支段。在此段以前的分支,即腹壁下动脉起始部附近,主要有发往腹直肌、腹膜和髂嵴等处的小支。腹壁下动脉多数于半环线附近开始有较大的分支,少数于接触腹直肌后就有较大的分支入腹直肌。动脉主干入半环线以后,沿途有节段性分支发出,除至腹内斜肌与腹横肌之间的肌支和至腹直肌的分支外,主要有肌皮动脉穿支。在每侧腹直肌鞘的前面有排列较整齐的内外两侧、上下4~5排的血管束。内侧支多从腹直肌鞘内1/3穿出,且垂直穿过浅筋膜到达皮肤,管径较小,行程较短,供应腹直肌前面的皮肤。外侧支多自腹直肌鞘中1/3穿出,斜行向外上方,经浅筋膜到达皮下,管径较粗,行程较长,供应腹前外侧部皮肤。这些分支呈放射状排列,在脐以上的分支走向外上,在脐以下的则横行分布。在这些分支中,最粗最长的血管分支均在脐周(即第二、第三排血管的外侧支),外径为0.8 mm左右,长为7~12 cm。这些较粗长的分支,是脐旁皮瓣的主要营养血管。由于这些肌皮动脉在穿行腹直肌的行程中发出许多小支入肌肉,主支即穿支,垂直穿过腹直肌前鞘至皮肤,由于肌支与皮肤很难分离,因此在分离分支穿出处时,操作必须细致,并在血管周围应保留少量肌袖,以免损伤皮穿支血管。

(3)腹壁下动脉外径及蒂长:腹壁下动脉起始处的外径约为2.6 mm,与腹直肌外侧缘相交处约为2.2 mm,在半环线处为1.8 mm,在脐平面约为1.3 mm。腹壁下动脉血管蒂的长度,从腹壁下动脉起点至腹直肌外侧缘相交处长约10.9 cm,从起点至半环线长约16 cm,均可作为皮瓣血管蒂估计长度。

(4)腹壁下动脉与邻近动脉的吻合:腹壁下动脉与邻近动脉主要有深、浅两层吻合。深部吻合在肌层内,上方与腹壁上动脉肌支相吻合,外侧在腹内斜肌、腹横肌及腹外斜肌处与下部肋间动脉或腰动脉的肌支吻合。浅层吻合在皮下,分别与腹壁上动脉、肋间动脉皮支、腰动脉皮支、腹壁浅动脉及旋髂浅动脉吻合。腹壁上血管是腹壁下动脉在前腹壁的主要吻合血管(图4-11-1)。腹壁上动脉为胸廓内动脉的直接延续,大部分在肌支内于脐附近和腹壁下动脉分支吻合。起点至肌门的血管平均长46 mm,起点外径为2.1 mm,肌门处外径为1.9 mm,肌门与人体正中线的距离为37 mm。伴行静脉多数为两条,起点静脉外径为2.3 mm,肌门处外径为1.3 mm。

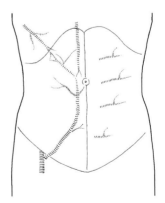

图4-11-1 **脐旁皮瓣血供**

(5)腹壁下动脉的血供范围:从尸体血管分支分布所能到达的范围进行计算,腹壁下动脉肌皮支分布上达脐上6 cm,下至脐下10 cm,内至正中线,外侧距脐约14 cm,外上方可达腋中线附近约25 cm。

2. **腹壁下静脉** 多数有内、外侧两支与动脉伴行,两个伴行静脉间有不少吻合支横跨动脉。

内侧伴行静脉明显粗于外侧伴行静脉。在腹股沟韧带处,内侧伴行静脉外径约为 2.7 mm,外侧伴行静脉约为 1.4 mm;在与腹直肌外侧缘相交处,内侧伴行静脉外径约为 1.5 mm,外侧伴行静脉约为 0.8 mm;在脐平面,内侧伴行静脉外径为 0.9 mm,外侧伴行静脉约为 0.5 mm。因此,常用内侧伴行静脉为血管蒂进行吻合。

【皮瓣设计】

由于腹壁下血管口径较粗,蒂较长,在脐旁有许多较粗而长的分支穿出腹直肌鞘供养皮肤,并与腹壁上动脉、肋间动脉以及胸背动脉的终支相吻合。因此,以腹壁下血管为蒂,可以设计各种不同形式的皮瓣进行移植。

1. 脐上部斜行皮瓣 以脐旁较粗而向上外侧走行的皮动脉为轴心血管,从脐至肩胛骨下角的连线为轴线设计皮瓣,可达 30 cm × 20 cm,甚至长达 40 cm。此皮瓣较长且面积大,携带肌组织较小,适用于四肢大面积皮肤缺损的修复,乃为临床修复大面积创面常切取的皮瓣供区(图 4-11-2)。

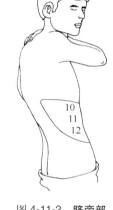

图 4-11-2 **脐旁部皮瓣设计示意图**

2. 脐旁横行皮瓣 由于腹壁下血管脐旁皮穿支与腰动脉皮支有吻合,可设计由脐向两侧延伸的横行皮瓣。此皮瓣虽然切取范围较上一种小,但供区宽度不超 10 cm 者,多能直接拉拢缝合封闭创面。这是其优点。

3. 腹前部纵行皮瓣(腹中部皮瓣) 利用腹壁下动脉的内、外侧两列皮支以及与腹壁上血管的吻合,可设计脐旁腹前部纵行皮瓣。并且供区多能直接缝合封闭创面。

4. 腹直肌肌皮瓣 采用腹直肌肌皮瓣,可用来修复凹陷性缺损,如四肢创伤所致凹陷性的软组织缺损或肿瘤切除术后的凹陷性缺损,以及慢性骨髓炎病灶清除术后作为填充缺失的骨组织,同时修复皮肤缺损。由于腹直肌是由胸 7 至腰 1 脊神经前支呈节段性支配,神经分支细小,不易吻

接,故不宜做腹肌功能重建使用。

5. 骨皮瓣 受区需要一部分骨质时,可切取上方第 9~10 肋骨,或两侧可带部分髂嵴的骨皮瓣移植。

【适应证】

(1)四肢大面积的皮肤缺损所致的早期创面或晚期瘢痕切除后的创面修复。

(2)头颈部大面积皮肤缺损创面的修复。

(3)慢性骨髓炎病灶清除术后需要肌肉填充的创面修复。

(4)需要带部分骨质的创面修复者。

(5)局部转移可用于:① 大腿上部创伤、瘢痕以及肿瘤切除后的创面修复。② 髂腰部附近创面修复。③ 会阴部创面修复或阴茎、阴道成形再造等。

【手术方法】

(一)脐旁皮瓣游离移植

1. 皮瓣设计 标记腹壁下血管行程轴线及皮瓣切取范围,由腹股沟韧带内侧 2/5 与外侧 3/5 交点与脐的连线,是腹壁下动脉干行程的体表投影线;脐与耻骨结节连线的中、下 1/3 交点处,是腹壁下动脉与腹直肌外缘相交处。用甲紫标记出。再用多普勒探测脐旁血流声最响处,为脐旁较粗的皮穿支;并顺此点向远伸,即从脐指向肩胛骨下角探测,以测出皮支血管走行方向。再以此为中心,标记出所要切取的皮瓣范围。

2. 手术步骤

(1)解剖血管蒂:沿腹壁下血管的体表投影标记线,从脐向下斜向腹股沟韧带,切开皮肤和腹直肌前鞘,然后顺腹直肌内侧向腹直肌深面分离,并将腹直肌向外侧拉开,即可发现腹壁下动脉及其伴行静脉的走行,再顺血管蒂向下分离达足够长度,遇有分支予以结扎切断。血管蒂分离完毕后,再顺血管走行向脐部分离,当血管进入腹直肌内并有分支入肌时,即应保留一定的肌袖于血管周围,并将皮支穿过腹直肌前鞘处的鞘膜切开,或保留一小部分于血管周围。此时皮瓣和血管蒂已完全解剖分离。检查皮瓣的血运,温盐水纱布覆

盖备用。

（2）切取皮瓣：一般先从皮瓣的远侧端切开皮肤，直达深筋膜下，沿肋间肌和腹外斜肌表面，向脐部解剖分离，分离过程遇有肋间动脉皮支，可稍加分离予以切断结扎，较粗的分支，可留长线标记备用。当分离至腹直肌外缘时，应特别细致，发现血管的皮支予以保护，不可损伤。

（3）皮瓣移植：皮瓣切取后，与受区血管吻合，可修复较大范围创面。切取皮瓣宽度不超过8～10 cm 者，可通过皮下潜行分离后，直接拉拢缝合封闭创面。若创面过宽，可先游行分离皮肤，尽量向中心位靠缝合固定，缩小的剩余创面，再行皮片植皮封闭。

但封闭创面之前，腹直肌区域必须注意加强修复，以免腹疝发生。先将剩余的腹直肌拉拢缝合，尤其是半环线附近，注意肌肉的修复，然后再将腹直肌前鞘拉拢缝合。

（二）脐旁皮瓣移位术

1. 皮瓣设计　以脐旁皮瓣阴茎再造为例，以脐下 3 cm、旁开腹中线 2 cm 为起点，该点至肩胛骨下角为轴线设计皮瓣。皮瓣由 a、b、c 3 个部分构成，皮瓣 a 供形成尿道，皮瓣 b 供形成阴茎体，皮瓣 c 作为再造阴茎的蒂瓣（图 4-11-3A）。

2. 手术步骤　硬膜外麻醉，患者取平仰卧位。先在皮瓣 ab 邻接处切除 10 cm×0.5 cm 的一条表皮和真皮。然后全层切开皮瓣外侧部分皮肤至腹外斜肌腱膜浅面，向脐掀起皮瓣。在距腹直肌鞘外侧缘 1～2 cm 处，可见 2～3 支较粗大的脐旁穿支进入皮瓣。选用最粗大的 1～2 支作为皮瓣的轴心血管加以保护，注意务必包含脐旁皮动脉。按设计将整个皮瓣及脐下腹正中切口切开，显露腹直肌前鞘。然后在选用的穿支旁开 1～2 cm 处，梭形切开前鞘并向下延长切口，在腹直肌与后鞘之间显露腹壁下动静脉，并循血管向髂外动脉始

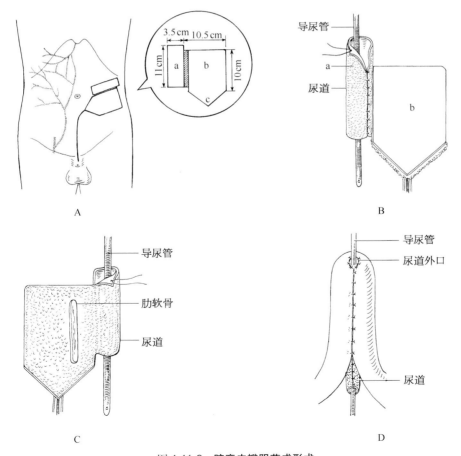

图 4-11-3　**脐旁皮瓣阴茎成形术**
A. 皮瓣设计；B. 尿道形成；C. 植入尿道支撑；D. 完成阴茎再造

发点追溯解剖,直至所需血管蒂的长度。注意,在脐旁穿支穿出腹直肌及前鞘处,解剖该段血管蒂且使带肌袖1~2cm,以免损伤血管蒂。至此形成以腹壁下血管及其脐旁穿支为蒂的岛状脐旁皮瓣,将其转移至再造阴茎受区。皮瓣a皮面朝里,间断皮内缝合卷成尿道(图4-11-3B)。皮瓣b皮面朝外,包绕尿道间断缝合形成阴茎体,两皮瓣间植入肋软骨或硅胶棒作为支撑物(图4-11-3C)。在距原尿道口0.5cm处环形切开皮肤及皮下组织,两侧切缘略做皮下分离。其内侧切缘与再造尿道近端切缘以皮内缝合吻接尿道,再造尿道远端切缘与阴茎体远端切缘缝合形成新的尿道外口。将支撑物近端与残留阴茎海绵体或耻骨前筋膜缝合固定,完成阴茎再造(图4-11-3D)。腹直肌鞘切口以"8"字法缝合,供皮瓣区直接缝合或以中厚皮片移植修复创面。

【典型病例】

患者男性,24岁。因阴茎肿瘤切除后阴茎缺损要求阴茎再造。入院后在连续硬膜外麻醉下行左脐旁皮瓣带蒂转移阴茎再造术。手术一次完成。术后再造阴茎全部成活,外形满意,排尿通畅(图4-11-4)。

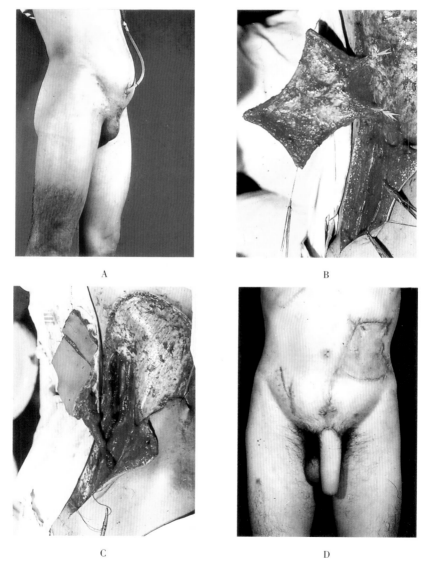

图 4-11-4　脐旁皮瓣阴茎再造

A. 术前；B. 皮瓣掀起,箭头示脐旁穿支血管；C. 形成腹壁下血管为蒂的脐旁皮瓣；D. 再造阴茎术后

【注意事项】

（1）封闭供区创面，应先修复半环线附近腹直肌及其鞘膜，然后向脐部修复，使腹直肌前鞘尽量修复并加强之，以免腹壁疝发生。

（2）皮瓣转移时注意血管蒂要松紧合适，放置平整，避免扭曲、受压等。

（3）术后防止猛烈咳嗽等过度增加腹压的动作。

（王成琪　袁湘斌）

第十二节　腹部皮瓣

腹部皮瓣可以腹壁浅血管为蒂，也可以旋髂浅血管为蒂（也称髂腹股沟皮瓣），还可以这两组血管双重血供形成腹部皮瓣。该部位皮瓣于1973年由 Daniel 和杨东岳先后应用吻合血管游离移植成功，也是世界上最早的游离皮瓣获得成功的皮瓣之一。该部位形成的皮瓣面积大，切取方便，供区部位较隐蔽，术后无功能障碍。但由于腹壁浅动脉解剖不太恒定，常有变异，血管口径较细，目前作为游离移植应用较少，但作为带蒂转移仍为常用皮瓣之一。

【应用解剖】

腹壁浅动脉、旋髂浅动脉有95%起于股动脉，发出点在腹股沟韧带下方5 cm 以内，可以单独起始，亦可共干发出。腹壁浅动脉自股动脉发出后，指向脐部，可分为内、外两支。在深筋膜深面走行约1.0 cm 后，穿过筛筋膜或阔筋膜进入浅层，多在股动脉起始点内侧约1.0 cm 处跨过腹股沟韧带进入腹壁，然后垂直上行，约2/3腹壁浅动脉可达下腹部上半，其中一半可越过脐。内侧支出现率为86%，外径平均为1.0 mm，内侧支主要分布本侧下腹部内侧半。外侧支出现率为66%，外径平均为0.9 mm，该支主要分布于本侧下腹部外侧半（图4-12-1A）。旋髂浅动脉可分为深、浅两主支。浅主支出现率为86%，外径平均为0.8 mm。浅主支在筋膜深面行走0.5 cm 即穿出阔筋膜，向髂前上棘方向走行，可远达棘上10 cm 处，超过脐平面，浅主支主要分布于腹股沟外侧半（图4-12-1B）。深主支出现率为100%，外径平均为1.0 mm。深主支在深筋膜下沿腹股沟韧带下方走行，在髂前上棘附近穿出深筋膜，转向外下进入臀部，主要分布于股外侧上份及臀部。腹壁浅动脉和旋髂浅动脉的伴行静脉均略粗于动脉，两组血管的分支相互吻合极为丰富，并与

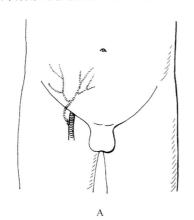
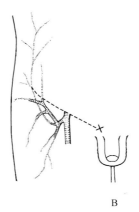

图 4-12-1　腹部皮瓣血供示意图

A. 腹壁浅动脉血供示意图；B. 旋髂浅动脉血供示意图

腹壁下动脉穿支、肋间动脉、肋下动脉、胸外侧动脉及腰动脉等皮支吻合,因此皮瓣供区范围大。腹壁浅静脉、旋髂浅静脉与动脉伴行,两根动脉均缺如者约占3%。设计和切取皮瓣时需考虑这些解剖因素。

【适应证】

(1)局部转移修复会阴部软组织缺损及大粗隆部压疮。

(2)一期再造阴茎,适用于各种类型的阴茎缺损,但腹部脂肪较多、较厚者不宜采用。

(3)带蒂交叉移植修复手部创面。

(4)游离移植适用于修复远处软组织缺损。

【手术方法】

1. 皮瓣设计　术前用多普勒测定腹壁浅动脉及旋髂浅动脉并标记出血管行程。从腹股沟韧带中点下方股动脉搏动最明显处分别至脐部及向髂前上棘方向做连线,前者大致为腹壁浅动脉的体表投影,后者为旋髂浅动脉的体表投影。以此为轴标记出皮瓣范围。若所需皮瓣面积较小,可只选择其中一组血管为蒂。以旋髂浅动静脉为蒂所形成的皮瓣厚度薄于以腹壁浅血管为蒂的皮瓣。如所需皮瓣面积较大,可将两组血管均包括在皮瓣内。皮瓣可切取范围上界平脐,内侧为腹中线,外侧可越过髂前上棘,下界在腹股沟韧带下2~4 cm。

2. 手术步骤

(1)带蒂皮瓣的切取:采取逆行切取较为方便。按设计线切开皮瓣远端及两侧,在腹外斜肌筋膜表面从远端向近端分离掀起皮瓣,借助手术无影灯光向皮肤照射,可从皮下脂肪面观察到轴心动静脉的走向,根据血管走向分离形成皮瓣的蒂部。

(2)游离皮瓣的切取:从腹股沟韧带下,在股动脉搏动处切开6~8 cm长的纵行切口,分离出大隐静脉及其分支。沿股动脉纵行切开鞘膜,自股动脉远端向近端仔细解剖从股动脉发出的

腹壁浅动脉和旋髂浅动脉,分离出2~3 cm,观察两动脉走向及外径,以便确定所选择的血管蒂,根据血管走向及时调整皮瓣位置。再沿皮瓣四周切开皮肤,直达腹外斜肌筋膜。在腹外斜肌表面,自上而下将皮瓣掀起,当分离至腹股沟韧带附近时,应特别细致,因为腹壁血管穿过腹股沟韧带时比较固定,容易损伤血管。应从腹股沟韧带上、下看清楚血管的行程,在穿过腹股沟韧带处连同韧带一同切下,不要从韧带内强行分离,以免损伤血管。将皮瓣完全掀起准备移植。供区创面宽度在10 cm以内可直接缝合,不能直接缝合者可用皮片修复。

【典型病例】

患者男性,35岁,外伤后阴茎完全缺损半年后入院。在硬膜外麻醉下,应用左侧腹部皮瓣再造阴茎。皮瓣长12 cm,宽14 cm,蒂长10 cm,筋膜血管蒂宽3 cm,皮瓣内含有腹壁浅血管和旋髂浅血管。皮瓣外侧部分宽3.5 cm,皮面朝内卷成管状形成尿道,内侧部分皮面朝外包绕尿道形成阴茎体。术后排尿通畅,性生活满意,妻子先后两次怀孕(图4-12-2)。

【注意事项】

(1)因腹壁浅动脉及旋髂浅动脉有一定的变异,术前需用多普勒测定血管走向情况。准备行游离移植时,应先显露血管蒂,观察血管走向及其外径,如腹壁浅血管口径太细不宜选用,可再显露旋髂浅血管,认为适宜移植时,再切取皮瓣。

(2)带蒂移植,可采用逆行分离掀起皮瓣,边分离边应用透光试验确定皮瓣内血管走向,并及时根据血管走向调整皮瓣范围及蒂部位置,蒂部血管不需游离出来。

(3)下腹壁越靠近脐部脂肪越厚,髂部脂肪最薄,设计皮瓣时应考虑到此特点。

(4)腹壁浅血管及旋髂浅血管口径较细小,血管蒂较短,目前选其做游离移植应用较少,主要是用于带蒂局部转移或交叉移植。

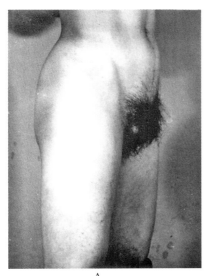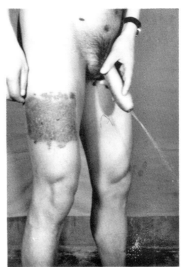

图 4-12-2　腹部双血管蒂皮瓣再造阴茎

A. 术前；B. 阴茎再造术后，排尿通畅

（袁湘斌）

第十三节　腹直肌肌皮瓣

Drever（1977）首先描述了以腹直肌及其滋养动脉为蒂的垂直方向的岛状肌皮瓣修复乳房下瘢痕切除后的皮肤缺损。以后，Robbins（1979）、Drever（1981）对这一技术加以改进并用于乳房再造。Hartrampf（1982）又首先应用单侧腹直肌为蒂携带下腹部大块的皮肤脂肪瓣行单侧乳房再造。由于这种方法不仅能为乳房再造提供足够体积的软组织，而且切除了腹部过多的皮肤和皮下脂肪，起到腹部整形的效果，因而日益受到人们的重视。Taylor（1981）对腹直肌及腹壁血供进行了解剖学研究，发现腹壁下动脉在脐旁有较粗大的穿支供养脐旁皮肤，通过对腹壁下血管及其脐旁穿支解剖分离技术的改进，将腹壁下血管为蒂的腹直肌肌皮瓣改造成纯皮肤瓣，称之为胸脐皮瓣或脐旁皮瓣。或带蒂转移，或行吻合血管游离移植，用于胸腹壁、腹股沟及股部皮肤软组织缺损的修复，也可用于会阴部器官的再造，从而拓宽了该组织瓣对组织器官缺损畸形进行修复与重建的范围。笔者自 1989 年以来，应用脐旁皮瓣再造阴茎 35 例，熊世文（1991）应用此皮瓣再造阴道 7 例，均取得满意效果。

【应用解剖】

腹直肌位于腹壁正中线两侧，中间被腹白线分隔，前后被腹直肌鞘包裹，上端附着于剑突前面及第 5~7 肋软骨，下端附着于耻骨嵴以下的耻骨体前面。腹直肌的前面借腱划与腹直肌鞘前壁紧密相连，腱划多为 3 个，位于脐平面以上，少数第三腱划位于脐平面之下。成人腹直肌平均长30 cm，上宽下窄，上段宽约 7 cm，下段宽约 2 cm。腹直肌鞘后壁的下部有明显的半环线，其体表投影相当于脐耻间距的下、中 1/3 交点平面的上、下1 cm 范围内。半环线以下无腹直肌鞘后壁。腹直肌肌皮瓣（rectus abdominis musculo cutaneous flap）

血液供养主要来源于腹壁上、下动脉。腹壁上动脉为胸廓内动脉的直接延续，经胸肋三角下达腹直肌，在腹直肌后穿入肌质内，于脐附近与腹壁下动脉的分支吻合。腹壁上动脉的起点平第 6 肋间隙，或平第 7 肋软骨或其下缘，起点至肌门的血管平均长 46 mm。动脉外径为 2.1 mm，伴行静脉两条，其外径约为 2.8 mm。腹壁下动脉约于腹股沟韧带上方 1 cm 处发自髂外动脉的内侧壁，在腹股沟韧带内 2/5 与外 3/5 交界处，于腹横筋膜后向内上方斜行，越过腹直肌外侧缘后在肌后方上升，于半环线的前方进入腹直肌鞘内，在腹直肌鞘后叶与肌质之间上行，至脐旁附近形成终末支，并与腹壁上动脉及肋间外侧动脉皮支吻合。据 Moon（1988）报道，半环线以上腹壁下动脉与腹壁上动脉的吻合形式有 3 种类型。I 型：腹壁下动脉以 1 支主要肌内动脉上行与腹壁上动脉吻合（29%）。II 型：腹壁下动脉约于半环线处以 2 支肌内动脉与腹壁上动脉吻合（57%）。III 型：腹壁下动脉以 3 支肌内动脉与腹壁上动脉吻合（14%）。腹壁下动脉于每侧腹直肌鞘的前面均有排列较为整齐的内、外两组穿支。内侧穿支管径较小，行程较短，供养腹直肌前面的皮肤；外侧穿支多从腹直肌鞘中 1/3 部穿出，呈放射状斜向外上方，经浅筋膜到皮下，供养腹前外侧皮肤。在这些穿支中，以脐旁穿支较为粗大，一般有 2~3 支，其中有一支最为粗大，多从腱划处穿出前鞘进入皮下，称为脐旁皮动脉，是脐旁皮瓣的主要供养血管，其外径为 0.2~0.8 mm。该动脉走向与肋骨平行，指向肩胛骨下角。腹壁下动脉起始口径平均为 3.4 mm，伴行静脉 2 条，口径平均为 2.5 mm（图 4-13-1）。

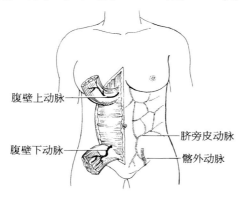

图 4-13-1　腹直肌肌皮瓣血供示意图

腹壁上动脉
腹壁下动脉
脐旁皮动脉
髂外动脉

【适应证】

（1）乳房缺损畸形的修复与再造：乳房因恶性肿瘤如乳腺癌根治术后致一侧乳房缺损，胸壁畸形，可用以腹壁上动脉为蒂的腹直肌肌皮瓣带蒂转移再造乳房。

（2）胸壁缺损畸形的修复与再造：由于腹直肌肌皮瓣有良好的血供，可提供皮瓣的面积及组织量大，有较强的抗感染能力，因此，胸壁病变切除范围较少受修复所需皮瓣大小的限制，有利于彻底切除病灶。以腹壁上血管为蒂的腹直肌肌皮瓣可用于胸壁皮肤软组织缺损的修复，以及胸腔手术后感染或胸骨骨髓炎的治疗等。

（3）食管缺损的再造：以腹壁上动脉为蒂的腹直肌肌皮瓣和胸三角皮瓣联合构成胸壁外皮管，可用于颈、胸段食管缺损的再造。

（4）会阴部组织器官缺损的修复与再造：以腹壁下血管为蒂的腹直肌肌皮瓣可带蒂转移，用于髂、腹、腹股沟、股部中上段皮肤软组织缺损的修复。经改造设计成的脐旁皮瓣，可用于会阴部器官如阴茎、阴道、阴囊等的再造。

（5）以腹壁上动脉为蒂的腹直肌肌皮瓣及以腹壁下动脉为蒂的脐旁皮瓣，均可作为游离组织瓣吻合血管远位移植，用于头面部、四肢软组织缺损的修复；也可应用携带前鞘的腹直肌皮瓣游离移植，进行跟腱-皮肤缺损的一期修复重建。

【手术方法】

以腹壁上血管为蒂的腹直肌肌皮瓣最常用于乳房再造及胸壁缺损的修复。其设计形式常可分为 4 个类型，即垂直腹直肌肌皮瓣、横行上腹直肌肌皮瓣、横行下腹直肌肌皮瓣（TRAM 皮瓣）及"L"形腹直肌肌皮瓣（图 4-13-2）。以横行下腹直肌肌皮瓣乳房再造为例，手术方法如下。

1. 皮瓣设计　按照乳房缺损范围在患侧胸壁定 b、a、c 3 点，健侧胸壁相应点为 b′、a′、c′。健侧锁骨中点与乳房下褶皱的交点为 d′，患侧对应点为 d 点。a′和 d′间的距离为设计皮瓣宽度的参考值，健侧乳房基底横径为设计皮瓣长度的参考值（图 4-13-3）。在腹部从耻骨上 1 cm 开始，沿腹股沟弧度，按照胸壁确定的参考值设计横椭圆

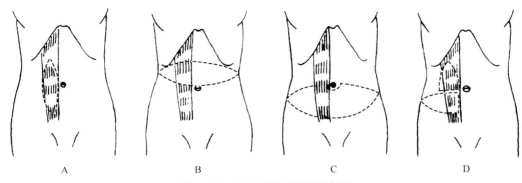

图 4-13-2 腹直肌肌皮瓣设计类型

A. 垂直腹直肌肌皮瓣；B. 横行上腹直肌肌皮瓣；C. 横行下腹直肌肌皮瓣；D. "L"形腹直肌肌皮瓣

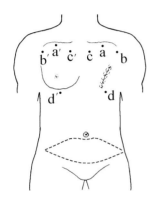

图 4-13-3 横行下腹直肌肌
皮瓣再造乳房设计示意图

形肌皮瓣。为了腹壁供区整形的需要,将椭圆形上、下两边向外延伸连接形成梭形。标记出对侧腹直肌的宽度及腹壁上、下动脉走向,作为皮瓣的血管肌肉蒂。按图 4-13-2C 设计肌皮瓣。

2. 手术步骤　患者取仰卧位,全身麻醉,屈髋屈膝 15°～30°,上半身抬高 15°～30°。先在耻骨上沿设计线切开皮肤、皮下、浅筋膜至肌膜浅层,在此层解剖皮瓣。当分离至血管蒂侧的腹直肌边缘时,切开腹直肌前鞘,显露、结扎并切断腹壁下动静脉及腹直肌,将皮瓣连同该侧腹直肌及部分前鞘一并掀起至脐平面。向上再经血管蒂侧腹直肌切口切开皮肤及腹直肌前鞘,继续向上解剖腹直肌至肋缘水平,使皮瓣的血管肌肉蒂有足够的长度,便于旋转。脐原位保留。切除胸壁瘢痕并向四周剥离,上至锁骨下,内侧至胸骨旁,外侧达腋前线,下抵 d 点水平。由腹直肌前鞘浅层向胸壁创面剥离,形成足以允许肌皮瓣通过的宽敞的皮下隧道。将切取的下腹部肌皮瓣通过皮下隧

道,转移到胸部创面。为矫正锁骨下区再造乳房的扁平感,可将转移的腹直肌肌皮瓣去除表皮埋置在锁骨下区部分,填充于皮下,并用粗丝线将其与 b、a、c 点缝合固定。超出创面下极的皮瓣部分去表皮后向深面反折,缝合固定在肋骨骨膜上。如此塑形缝合,形成乳房。将切开的腹直肌前鞘折叠缝合,半环线以下可将剩余的腹直肌拉拢缝合,或用生物材料补片修复腹壁缺陷。腹部创面按腹壁整形术广泛剥离,在较小的张力下拉拢缝合。最后重新确定脐的位置,进行脐的重建。

【典型病例】

患者女性,34 岁。因左乳腺癌术后乳房缺损5 年要求乳房再造。入院后在全身麻醉下,设计双蒂横行下腹直肌肌皮瓣转移行左乳房再造。下腹壁供区按腹壁整形术修复,腹直肌肌皮瓣通过上腹部皮下隧道转移至左胸部塑形再造乳房。术后再造乳房形态满意,腹部达到腹壁整形的效果(图 4-13-4)。

【注意事项】

(1)腹直肌肌皮瓣用于乳腺癌术后乳房再造及胸壁瘢痕或缺损修复时,肌皮瓣带蒂转移有两种方式:① 单蒂法,通常选择对侧腹直肌为蒂,其优点是可避免患侧因术后放疗对血管造成的损伤而影响肌皮瓣的血供,增大肌蒂的旋转角度,避免扭曲和张力过大,切取肌皮瓣后对腹壁抗腹压作用削弱程度较轻;缺点是肌皮瓣最远端的血供常难以保障。② 双蒂法,由于有两侧腹壁上动脉供

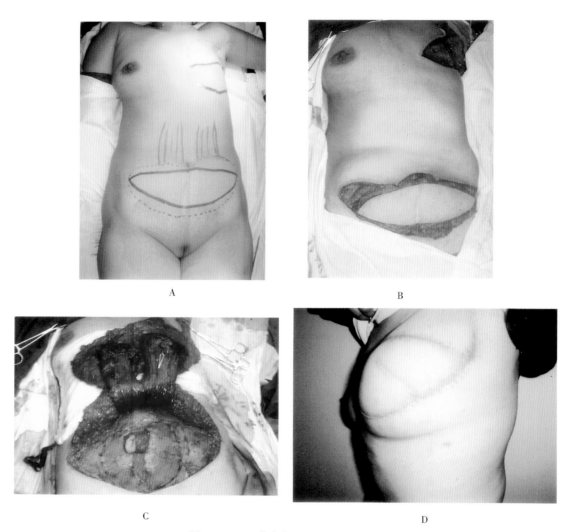

图 4-13-4　双蒂腹直肌肌皮瓣乳房再造

A. 术前左乳房缺如,设计双蒂横行下腹直肌皮瓣;B. 切取皮瓣;C. 切取皮瓣;D. 术后

血,因此能保障整个肌皮瓣的血供;其缺点是肌皮瓣在转移过程中的旋转角度和灵活性均会受到一定限制,扭曲程度及张力相对较大,切取肌皮瓣后下腹壁薄弱,易导致腹疝形成。

（2）腹壁半环线以下无后鞘组织,切取腹直肌肌皮瓣后腹壁薄弱,容易发生腹疝。术中必须对保留的前鞘采用加强缝合整形或用生物材料补片修补,以减少腹疝并发症的发生。

（袁湘斌）

第十四节　腹壁上动脉穿支皮瓣

腹壁上动脉的穿支血管穿出腹直肌来营养上腹部的皮肤,因此,以其穿支血管为蒂的穿支皮瓣可以用于胸骨处及上腹部,甚至下腹部的皮肤软组织缺损的修复。

【应用解剖】

1. **腹壁上动脉的血管解剖**　胸廓内动脉从锁骨下动脉发出后,沿着胸骨旁0.5 cm处向下走行,在剑突与肋弓的夹角处向下延续为腹壁上动脉,在脐部附近与腹壁下动脉相交通吻合(图4-14-1)。

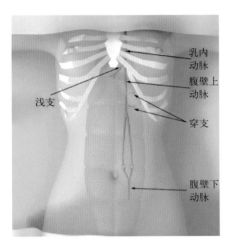

图4-14-1　腹壁上动脉的解剖

2. **穿支血管的解剖**　穿支血管的解剖存在着显著的变异性,包括是否出现、口径、位置、皮下走形等,但许多学者对其变异性做了一些研究,显示出来一些规律性:腹壁上动脉的穿支血管主要分布于一个特定的区域内(图4-14-2):中线与半月线之间、剑突与剑突和脐部中点平面之间;大多

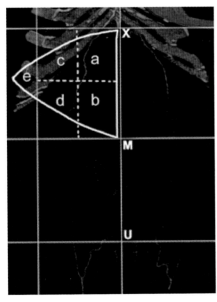

图4-14-2　穿支血管的解剖

数穿支位于腹直肌的内侧(a和b区),更多的穿支是位于剑突旁。比e区更外侧的穿支起源于肋间动脉。平均每一侧有6~7个大于0.5 mm的穿支,至少2个大于1 mm的穿支。虽然许多穿支属于肌穿支,但是也发现一些穿过腹直肌内侧缘的皮穿支和间隔支。

【手术方法】

1. **探测穿支**　因为穿支血管显著的变异性,故需要术前应用MDCTA或者彩色多普勒来完成穿支血管的探测。

2. **选择优势穿支血管**　根据影像学导航技术所探测穿支血管的结果进行分析,选择距离创面位置最近的,便于带蒂转移;选择口径较粗的穿支,血供丰富利于皮瓣更好的存活。最终选择优势血管作为血管蒂。

3. **皮瓣的设计**　以优势穿支血管穿出肌膜时在体表的投影位置为旋转轴点,根据创面的范围设计皮瓣的大小,根据穿支血管在皮下的走形为轴线设计皮瓣。但是要注意,皮瓣的外侧不能超过腋前线,因为超过此线可能会出现皮瓣远端坏死的风险。

4. **皮瓣的切取**　根据设计好的皮瓣,首先从其外侧及两侧切开皮肤、皮下直至肌膜表面,小心仔细向内侧分离,寻找穿支蒂,沿途的小血管予以电凝或者结扎,当发现优势穿支血管后,注意要加以保护,防止离断,接着切开皮瓣剩余部分的皮肤至肌膜,并向旋转点仔细分离,形成以穿支为轴点的岛状瓣。优势穿支血管可不必完全游离,可带着少许筋膜组织,防止其撕脱。当皮瓣完全掀起后,沿着旋转轴点顺时针或者逆时针旋转一定角度后(最大可旋转180°),覆盖创面,供瓣区通常可以直接拉拢缝合。

【典型病例】

患者女性,42岁。胸骨处瘢痕疙瘩10年,伴破溃感染3月。术前应用彩超及MDCTA行腹壁上动脉穿支血管的探测,并选择优势血管后在体表定位标记。根据切除瘢痕疙瘩后继发创面的大

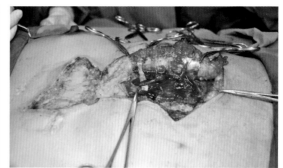

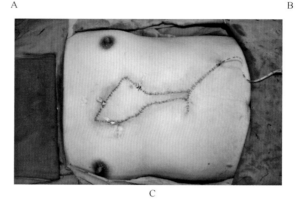

图 4-14-3　胸壁上动脉穿支皮瓣修复胸部创面
A. 术前胸部创面及穿支血管探查标记；B. 皮瓣切取；C. 皮瓣修复创面

小，以优势血管为蒂设计皮瓣。切开皮瓣的远端及一侧，于肌膜表面向近端分离，寻找穿支血管，术中发现优势血管的位置与术前定位一致，遂依次切开皮瓣的另一侧及内侧，掀起皮瓣，查看皮瓣血运良好后，将皮瓣下的脂肪适当取出，修薄皮瓣，再次查看皮瓣血运良好，围绕穿支蒂将皮瓣旋转 180° 覆盖创面。术后 3 个月随访，效果满意，瘢痕未复发（图 4-14-3）。

【注意事项】

在皮瓣设计前，术前穿支的探测非常重要，关系到手术的成败。皮瓣转移时注意血管蒂要松紧合适，放置平整，避免扭曲、受压等。解剖穿支时，一定要小心谨慎，切勿损伤。如果穿支蒂的长度不够，可以向其源血管解剖，直到足够的长度来满足皮瓣的旋转。

（王　钰）

第十五节　腹壁下动脉穿支皮瓣

腹壁下动脉穿支皮瓣（deep inferior epigastric perforator flap）是在腹直肌皮瓣和脐旁皮瓣基础上发展而来的新型皮瓣，皮瓣切取层面只包括皮肤和浅筋膜组织，将腹壁下动脉穿支从腹直肌中分离出来，从而保留了腹直肌前鞘和腹直肌的完整，且不损伤支配腹直肌的运动神经，达到了改善皮瓣受区外形与功能的同时最大限度减少了腹部供区的损害。1989 年 Koshima 等首先报道了该皮瓣的临床应用，1994 年 Allen 等将其应用于乳房再造，之后发展成为乳房再造的标准术式。腹壁下动脉穿支皮瓣是临床最早应用的穿支皮瓣，也是目前临床研究和应用最多的穿支皮瓣。

【应用解剖】

腹壁下动脉于腹股沟韧带上方起源于髂外动脉，向内上行经半环线进入腹直肌鞘，在腹直肌内分为内侧支和外侧支上行，沿途有节段性分支发出，除至腹内斜肌、腹横肌和腹直肌的肌支外，主要有肌皮动脉穿支，在每侧腹直肌鞘的前面有排列较整齐的内外两侧、上下4~5组穿支血管，内侧支的穿支多从腹直肌鞘内1/3穿出，且垂直穿过浅筋膜到达皮肤，管径较小，行程较短，供应腹直肌前面的皮肤，外侧支的穿支多自腹直肌鞘中1/3穿出，斜行向外上方，经浅筋膜到达皮下，管径较粗，行程较长，供应腹前外侧部皮肤，这些分支呈放射状排列，在脐平面附近的分支走向外上，在脐以下的多为横行分布。其终末分支分别与腹壁上动脉、肋间动脉、腰动脉、腹壁浅动脉、旋髂浅动脉、旋髂深动脉及对侧腹壁下动脉等穿支的终末分支吻合形成血管网。腹壁下动脉的首选穿支外径为0.8 mm左右，大多位于脐旁2~4 cm、脐下0~2 cm，次选穿支大多位于脐旁1~3 cm、脐下4~5 cm处。

【适应证】

（1）修复四肢、头颈浅表创面。

（2）乳房再造。

（3）胸壁浅表创面修复。

（4）会阴、髋关节周围浅表创面修复或阴茎、阴道成形再造。

【手术操作】

（一）腹壁下动脉穿支皮瓣

1. 皮瓣设计

（1）皮瓣设计需依据创面形状、大小、深浅、修复部位以及患者年龄和性别综合考虑。

（2）参考术前彩色多普勒血流探测仪探测标记的腹壁下动脉穿支穿出腹直肌前鞘的体表位置，皮瓣设计必须包括该区域，但由于脐的位置影响，一般不将该点设计为皮瓣的中心点。

（3）腹壁下动脉穿支皮瓣可以任一轴线设计皮瓣，但临床常用的是横行轴线和斜行轴线，即横行切口和斜行切口。横行切口（俗称"比基尼"切口）与腹部皮纹方向一致，位置隐蔽，符合整形外

科的设计理念，尤其适合中老年女性乳腺癌患者乳房再造。此类患者大多下腹皮肤松弛、脂肪肥厚，腹壁下动脉穿支皮瓣切取术后腹部可以获得更好的外形。斜行切口瘢痕不及横行切口隐蔽，但在男性患者该切口所能切取的组织量较大，术后有利于切口的直接闭合。

2. 手术操作 首先切开皮瓣外侧缘，自外向内解剖皮瓣，浅筋膜层分离，以双极电凝处理腹外斜肌的肌皮穿支血管，小心保护脐旁及其外下方腹直肌段发出至皮瓣的穿支血管，确定穿支后，自穿支血管蒂部切开腹直肌前鞘，在3.5倍放大镜或放大5倍显微镜下，顺穿支血管走行以显微剪仔细分离直至腹壁下血管主干，游离并保护好腹壁浅静脉及支配腹直肌的运动神经支。穿支全程显露后，切开皮瓣内侧缘，同法解剖分离，至皮瓣仅通过穿支血管与供区相连，以血管夹阻断备用的穿支，证实皮瓣血运可靠后，结扎其他穿支、与腹壁上动脉交通支和腹壁下血管沿途分支，根据受区所需血管蒂长度切断、结扎腹壁下血管。皮瓣移植至受区创面，将皮瓣与创缘临时固定数针，手术显微镜下血管断端清创，腹壁下动静脉分别与受区血管吻合，腹壁下动脉伴行静脉为一支或外径较为细小时，同时吻合腹壁浅静脉重建第二套静脉回流系统。皮瓣供区创面彻底止血后，以可吸收线缝合腹直肌前鞘，皮缘充分游离后直接缝合，闭合腹部创口，皮下置管引流。

（二）嵌合腹壁下动脉穿支皮瓣

腹壁下动脉穿支皮瓣只切取皮肤和浅筋膜层组织，适合乳房再造和表浅创面修复，不适合修复合并有深部无效腔的创面，肌皮瓣的肌瓣和皮瓣不能分离，亦不能有效、立体修复。嵌合腹壁下动脉穿支皮瓣是以腹壁下血管为蒂，腹直肌瓣和皮瓣仅通过腹壁下血管穿支相连，肌瓣可自由填充无效腔，皮瓣修复表层创面，达到最为满意的修复效果。嵌合腹壁下动脉穿支皮瓣保留了腹直肌前鞘的完整，不切断支配腹直肌的运动神经，对供区的损害明显小于传统的腹直肌皮瓣。

【典型病例】

病例一：腹壁下动脉穿支皮瓣游离移植修复

骨外露创面。

患者男性,45岁。车祸致左胫腓骨开放粉碎性骨折,骨折内固定术后皮肤坏死,清创后骨与钢板外露,设计腹壁下动脉穿支皮瓣游离移植,皮瓣面积20 cm×9 cm,皮瓣切取不携带深筋膜、腹直肌前鞘和腹直肌,腹壁下动脉与左侧胫后动脉吻合,其伴行静脉和腹壁浅静脉分别与胫后动脉的2根伴行静脉吻合,皮瓣供区直接缝合,术后皮瓣成活良好,创口一期愈合,术后3个月时随访皮瓣外形不臃肿,皮瓣供区仅遗留线性瘢痕,脐无歪斜(图4-15-1)。

病例二:嵌合腹壁下动脉穿支皮瓣游离移植修复足跟创面。

患者男性,3岁。右足轮辐伤,跟后大面积皮肤缺损合并跟骨、跟腱部分缺损。设计嵌合腹壁下动脉穿支皮瓣移植,肌瓣填塞跟骨、跟腱缺损部位,两块穿支皮瓣覆盖皮肤缺损创面,术后创口一期愈合,皮瓣外形恢复良好,供区仅遗留线性瘢痕(图4-15-2)。

【注意事项】

1. 切口设计 中老年女性患者大多下腹皮肤松弛、脂肪肥厚,切取组织量大,腹壁下动脉穿支皮瓣切取术后腹部可以获得更好的外形,下腹设计横行切口其纵轴与腹部皮纹方向一致,术后瘢痕小、位置隐蔽,特别适合乳腺癌患者乳房再造。但中青年男性和儿童,下腹可切取皮肤范围较小,皮瓣切取宽度超过6~8 cm即缝合困难或出现会阴的移位与变形,且切取大面积皮瓣时需同时携带双侧腹壁下动脉,否则出现"Ⅳ区"坏死,适合选用腹部斜行切口,术后供区均能直接缝合,脐无明显偏斜。

2. 皮瓣解剖 由于腹壁下动脉的主要穿支位于脐旁2~4 cm、脐下0~2 cm,次要穿支位于脐旁1~3 cm、脐下4~5 cm,自外侧向中线解剖皮瓣容易显露穿支血管,解剖分离至脐旁上述区域时应小心保护每一穿支血管;腹壁下动脉穿支的腹直肌内解剖是腹壁下动脉穿支皮瓣解剖成功的关

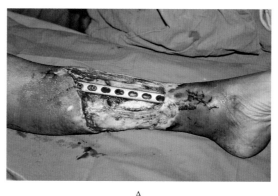
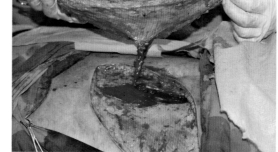

A

B

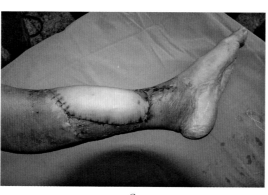
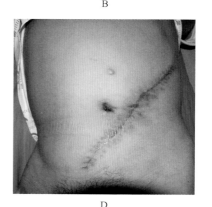

C

D

图4-15-1 腹壁下动脉穿支皮瓣游离移植修复骨外露创面

A. 术前创面;B. 皮瓣已游离;C、D. 术后

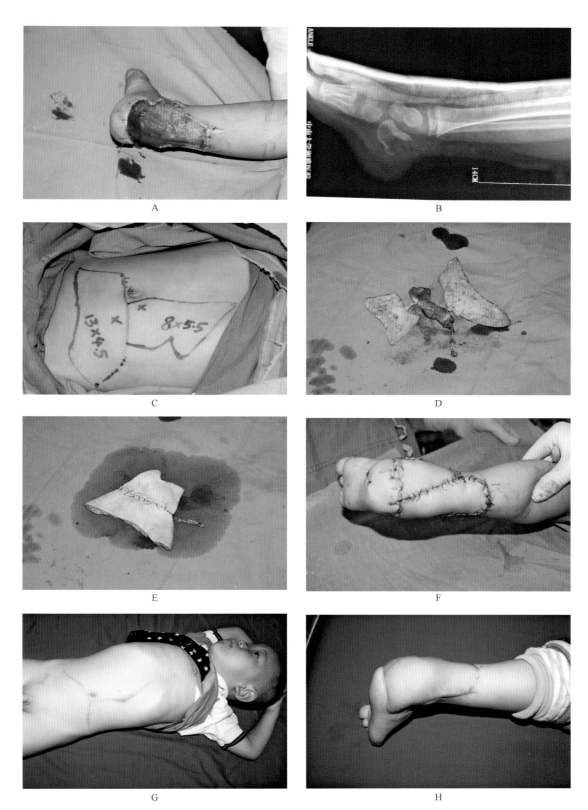

图 4-15-2　嵌合腹壁下动脉穿支皮瓣游离移植修复足跟创面

A. 术前创面；B. X 线表现；C. 皮瓣设计；D. 皮瓣游离；E. 皮瓣拼接；
F. 移植术后；G、H. 术后 1 年皮瓣供区与受区外形

键,腹壁下动脉穿支纤细,要求术者应用显微外科器械,在放大镜或显微镜下解剖,配备微型双极电凝可减少出血,缩短手术时间,提高手术成功率;腹壁下动脉及其穿支腹直肌内穿行距离较短时,先切断血管蒂,再将血管蒂自穿支穿行的肌间隙引出,可避免常规将皮瓣自肌间隙引出再断蒂而造成的对腹直肌过多分离损伤。

3. 静脉危象的预防 由于腹壁下动静脉的穿支血管纤细,静脉管壁菲薄,失去腹直肌和深筋膜的支撑和保护,容易受到压迫和发生痉挛,术中精确吻合腹壁下动脉伴行静脉,理顺血管蒂,建立良好的血管床,尽可能吻合腹壁浅静脉重建第二套静脉回流系统,可以减少静脉危象的发生,提高移植成功率。

(唐举玉)

第十六节 髂腹部皮瓣

1973 年 Daniel 和杨东岳、顾玉东相继成功地完成了腹股沟与下腹部皮瓣的游离移植。髂腹部皮瓣是腹股沟皮瓣(由旋髂浅血管供血)与下腹部皮瓣(由腹壁浅血管供血)的总称。

由于髂腹部皮瓣具血管变异大、口径细、血管蒂短、脂肪多的缺点,又因新的皮瓣供区不断出现,本皮瓣作为游离移植皮瓣,临床上已很少应用。但由于其供区隐蔽、切取方便、含有知名血管、皮瓣设计不受比例限制等特点,其作为轴型交叉皮瓣修复手及前臂大面积皮肤缺损已日益被普及,也是基层单位处理手部外伤后皮肤缺损的最佳选择方法之一。

【应用解剖】

根据复旦大学医学院解剖教研室 100 例尸体下腹部血供的解剖研究资料,腹壁浅动脉与旋髂浅动脉分别起自股动脉者有 55 例,两者共干或腹壁浅动脉与阴部外动脉共干发自股动脉者有 39 例,腹壁浅动脉与旋髂浅动脉缺如者分别有 3 例(图 4-16-1)。在此 100 例中,腹壁浅动脉和旋髂浅动脉由股动脉发出者有 95 例,由股深动脉发出者有 4 例,由旋髂深动脉发出者仅 1 例。腹壁浅动脉的外径男性为 1~2.3 mm,平均为 1.6 mm;女性为 0.9~2.5 mm,平均为 1.7 mm。旋髂浅动脉的外径男性为 0.5~2.9 mm,平均为 1.6 mm;女性为 0.6~2.8 mm,平均为 1.7 mm。

据上述尸体解剖资料,100 例中腹壁浅静脉与旋髂浅静脉连接成共干后汇入大隐静脉者有 33 例,两者分别汇入大隐静脉者有 61 例,汇入其他静脉者有 6 例(图 4-16-2)。腹壁浅静脉的外径男性为 0.5~4.0 mm,平均为 2.4 mm;女性为 1~5 mm,平均为 2.7 mm。旋髂浅静脉的外径男性为 1~7 mm,平均为 3.4 mm;女性为 1~5 mm,平均为 2.6 mm。这里要提醒读者注意的是,尸解统计的

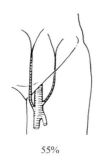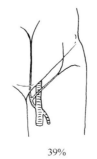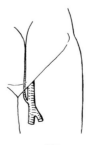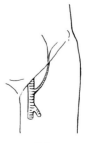

55%   39%   3%   3%

图 4-16-1 髂腹部皮肤的动脉血管类型

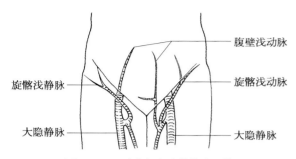

图 4-16-2　髂腹部皮肤的静脉血管

血管外径均较临床手术时测量的明显增大,这可能与尸解时动脉内加压注射固定剂有关。

髂腹部血供与回流由腹壁浅动脉和旋髂浅动脉及各自的同名静脉完成,为移植成功提供了有利条件。

【适应证】

(1)游离皮瓣移植:① 上肢任何部位的大面积皮肤缺损。② 皮瓣带髂骨块修复上肢骨皮缺损或做拇指再造。

(2)轴型交叉皮瓣移植:① 手及臂下段的大面积皮肤缺损。② 游离皮瓣移植或指再植及趾移植失败病例的创面处理。③ 骨皮瓣再造拇指或其他指。

【手术操作】

(一)游离皮瓣(下腹部皮瓣)移植

1. 皮瓣设计　于腹股沟韧带中点下 2.5 cm处扪及股动脉搏动点,通过此点做与体轴平行的脐旁平行线(图 4-16-3)。腹壁浅血管的行走方向大致与此线相符。此线即为下腹部皮瓣设计时轴心线。在此线上设计皮瓣的长与宽。但皮瓣的内侧界不应超过腹中线,上界一般不超过脐平线。皮瓣长度一般为 25 cm。若超过此长度,则可做脐上部分的延迟术或缝接脐上的胸外侧动脉,以保证皮瓣的血供。皮瓣面积最大为 40 cm × 9 cm,最小为 6 cm × 4 cm,平均为 20 cm × 7 cm。皮瓣游离解剖面在腹外斜肌腱膜的浅面。

2. 手术操作

(1)皮瓣切取:在股上端沿股动脉做长8 cm 的直切口,并与皮瓣下端两侧的切口相连,使

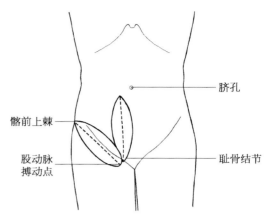

图 4-16-3　髂腹部皮瓣设计

皮肤切口成“Y”形。先在股部皮肤切口内显露浅层静脉,继之显露股动脉。从股动脉远段细致地向近端游离,特别注意股动脉在腹股沟韧带下2.5~5 cm 处的一段向前壁或外侧壁发出的腹壁浅动脉。待血管解剖完毕后,沿皮瓣四周切开皮肤,直达腹外斜肌筋膜。自上而下紧贴腹外斜肌筋膜游离皮瓣,但要保留皮瓣下端与之相连的血管。

(2)受区准备:将创面的瘢痕或肉芽组织彻底切除,并在创面近端解剖出拟做缝接的动、静脉。作为受区血管的条件为:① 动、静脉血管壁正常,游离解剖时不发生持续性痉挛。② 动脉应有足够的压力,静脉无高压性反流。一般在前臂及腕手部选用桡动脉或尺动脉,以及头静脉或肘正中静脉。

(3)皮瓣移植及血管缝接:待受区准备完毕,将皮瓣血管断离。血管断离的方式根据不同情况而异,若腹壁浅动脉较粗,口径大于 1.2 mm,可自根部断离后与受区血管作端-端或端-侧缝接;若腹壁浅动脉与旋髂浅动脉共干,可将共干修成盘(图 4-16-4)后与受区动脉做盘-侧缝接;若腹壁浅动脉起自股动脉处的口径较细(小于 1 mm),可在其起始处切取股动脉盘 0.5~1 cm(图 4-16-5),与受区动脉做盘-侧缝接。皮瓣静脉可自汇入大隐静脉处断离,与受区静脉做端-端缝接或相嵌缝接。血管缝接时一般先缝静脉再缝动脉,通常仅缝一根静脉一根动脉即可。待血管缝接好后,可见皮瓣肤色红润、皮缘出血、毛细血管反流正常。皮瓣血循环恢复后,将皮瓣与受区四周皮肤缝合,

在血管缝接处做皮下引流。

（二）轴型交叉皮瓣（腹股沟皮瓣）移植

1. 皮瓣设计 在腹股沟韧带中点下 2.5 cm 处扪及股动脉搏动点，与髂前上棘顶点做连线，并向髂嵴延伸，此为皮瓣的轴心线。皮瓣的长度为创面所需长度再加 2 cm，蒂长 5~7 cm，宽度为创面的宽度再加 2 cm。

2. 手术操作

（1）游离解剖：在腹外斜肌筋膜及臀肌筋膜表面游离皮瓣。皮下脂肪过厚时可修薄些，但应保护好血管蒂。

（2）缝合：将皮瓣蒂部的 5~7 cm 卷成皮管。

供区创面宽度在 10 cm 以内均可直接闭合。皮瓣与创面作皮下及皮肤双层缝合，皮管的三角形创面与手部瘢痕切取时残留的三角形皮肤相缝合，可减少皮管的张力，有利于愈合。

【典型病例】

患者女性，因患左面颊鳞状细胞癌并侵犯口腔黏膜而入院，于 1973 年 3 月 12 日在全麻下切除左面颊肿瘤，切取以腹壁下动静脉为血管蒂的髂腹部皮瓣，移植面颊部，将皮瓣的营养血管与受区面动静脉吻合，一期修复面颊部创面。1 年后复查，皮瓣愈合良好，肿瘤未复发（图 4-16-6）。

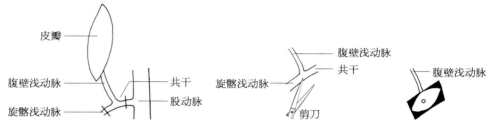

图 4-16-4 动脉共干修成盘图

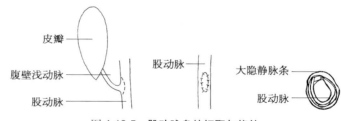

图 4-16-5 股动脉盘的切取与修补

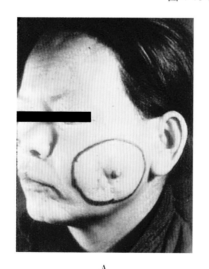

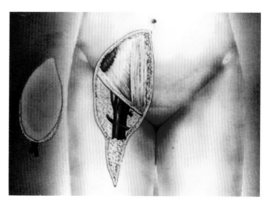

A

B

图 4-16-6 髂腹部皮瓣游离移植修复面颊部创面（世界第三例游离皮瓣）

A. 术前左面颊部鳞状细胞癌，并侵犯口腔黏膜；B. 皮瓣设计；

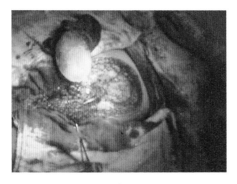

C

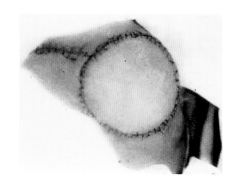

D

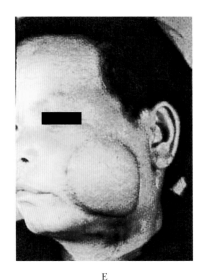

E

图 4-16-6(续)

C. 术中情况；D. 术毕时情况；E. 术后 1 年情况

【注意事项】

（1）由于腹壁浅动脉和旋髂浅动脉有一定的解剖变异,故切取髂腹部皮瓣时,以顺行切取较好,即在股动脉处先显露血管蒂,再根据血管走向,切取皮瓣。

（2）若采用逆行切取皮瓣,在掀起皮瓣后,先用透光试验确定皮瓣内血管走向,然后切开蒂部皮肤,这样不易损伤皮瓣的血管蒂。

（3）因皮瓣创面较大,不宜应用肝素钠抗凝剂。但在下列情况下可考虑用小剂量肝素钠疗法（16.7 mg 肌内注射,每 4 小时 1 次）：① 皮瓣血管吻合口小于 1 mm 者。② 术中皮瓣血管多次发生血管痉挛者。③ 皮瓣表面于术后出现瘀斑时。

一旦皮瓣苍白或呈暗紫色而同时毛细血管反流不明显或特快时应紧急探查,争取在 6 小时内重建血供,否则会使皮瓣发生不可逆坏死。

（顾玉东）

第十七节　旋髂浅动脉穿支皮瓣

1973 年 Daniel 和杨东岳、顾玉东相继成功地　　　完成了腹股沟与下腹部皮瓣的游离移植。以旋髂浅动脉为蒂设计游离髂骨皮瓣于 1978 年被首次报道。该皮瓣操作简便、对供区影响小是旋髂浅动脉为蒂骨瓣在临床广泛应用的原因之一。髂骨瓣移植手术开展已经 30 年,但一般文献认为旋髂浅动脉主要供养皮瓣,供养骨瓣的供血构成较少,且血管内径较细,通常难以用作游离移植,在一段时间内临床较少应用。但随着显微器械与技术的日益精湛,该皮瓣的游离应用最近几年又逐渐受到重视。Koshima 等和 Hsu 等发现旋髂浅动脉深支解剖恒定,改良腹股沟皮瓣为穿支皮瓣,取得了满意的临床应用效果。

【应用解剖】

髂腹股沟皮瓣血供主要由旋髂浅动脉及腹壁下浅动脉内侧支供应,旋髂浅动脉起于股动脉的上端外侧壁,属于直接皮血管皮瓣。旋髂浅动脉(直径 0.8~1.8 mm)及其伴行静脉在腹股沟韧带下方约 2.5 cm 处起于股动脉及其伴行静脉,在股动脉外侧约 1.5 cm 处分为浅、深两支。浅支随即穿出深筋膜向髂前上棘走行;深支继续在深筋膜下向上外方向走行,沿途发出肌支及肌穿支(直径 0.3~0.5 mm),于缝匠肌外缘出深筋膜,并发出皮支营养腹股沟前外侧。旋髂浅动脉的浅支变异大,深支通常恒定,外径较粗,其终末支经股前外侧皮神经下方至髂前上棘区域,发出皮支营养髂前上棘周围皮肤,同时发出骨膜支营养髂嵴前区。此为旋髂浅动脉穿支骨皮瓣的解剖学基础,静脉回流除伴行静脉以外,还有走行在皮下脂肪层的旋髂浅静脉及其分支。皮瓣的营养主要由髂前上棘附近的筋膜皮支营养,手术时应将髂前上棘一并切取方可保证其上皮瓣的血供,一旦皮瓣与髂骨脱离,极易造成皮瓣坏死,有关浅、深动脉共干这一类型,解剖统计比例较低,文献统计仅占 12.9%。

【适应证】

(1) 游离皮瓣移植:① 四肢各部分的大面积皮肤缺损。② 颌面头颈部缺损的远位移植修复。③ 皮瓣带髂骨块修复上肢骨皮缺损或做拇指再造。

(2) 轴型交叉皮瓣移植:① 手及臂下段的大面积皮肤缺损。② 游离皮瓣移植或指再植及趾

移植失败病例的创面处理。③ 骨皮瓣再造拇指或其他指。④ 手指指骨缺损复合皮肤缺损。

【手术操作】

1. 皮瓣设计 在腹股沟韧带下 2.5 cm 处扪及股动脉搏动点,与髂前上棘顶点做连线,并向髂嵴延伸,此为皮瓣的轴心线。皮瓣的长度为创面所需长度再加 2 cm,蒂长 5~7 cm,宽度为创面的宽度再加 2 cm。

2. 手术操作 保留旋髂浅静脉至皮瓣内属支,分层切开髂嵴区筋膜,辨认旋髂浅动脉深支在髂前上棘附近发出的骨膜支。游离血管时在其周围携带约 0.5 cm 的筋膜,保护血管。注意保护沿髂前上棘内侧下行的股前外侧皮神经。切开皮瓣下缘,从深筋膜浅层向上分离,可见 1~3 条皮穿支。保留穿支与主干血管连续,完成皮瓣解剖。保留髂前上棘,用骨刀切取骨板。确认血运良好后,断蒂。骨瓣桥接骨缺损,以钢板螺钉或克氏针固定。皮瓣覆盖创面,调整血管蒂的方向及张力,旋髂浅动脉、伴行静脉及旋髂浅静脉分别与受区血管吻合。供区直接闭合。

【典型病例】

病例一:旋腹股沟动脉穿支皮瓣移植修复右拇近节指骨及指背皮肤软组织缺损。

患者男性,因机器卷轧伤致右拇近节指骨及指背皮肤软组织缺损入院,于 2011 年 10 月 6 日在臂丛阻滞+腰麻下行右侧带髂骨的髂腹股沟动脉穿支皮瓣移植。术后 1 周皮瓣存活,外观满意(图 4-17-1)。

病例二:旋髂浅动脉穿支皮瓣修复口腔癌缺损。

患者女性,22 岁,因左侧磨牙后区黏液表皮样癌入院,于 2014 年 3 月全麻下行左磨牙后区、颌骨、颈部联合手术,应用旋髂浅动脉穿支皮瓣修复口腔癌缺损。术后恢复顺利,术后 1 周皮瓣存活,术后 3 年随访情况良好(图 4-17-2)。

【注意事项】

(1) 骨瓣不宜过大:髂嵴前 1/3 区域骨的供

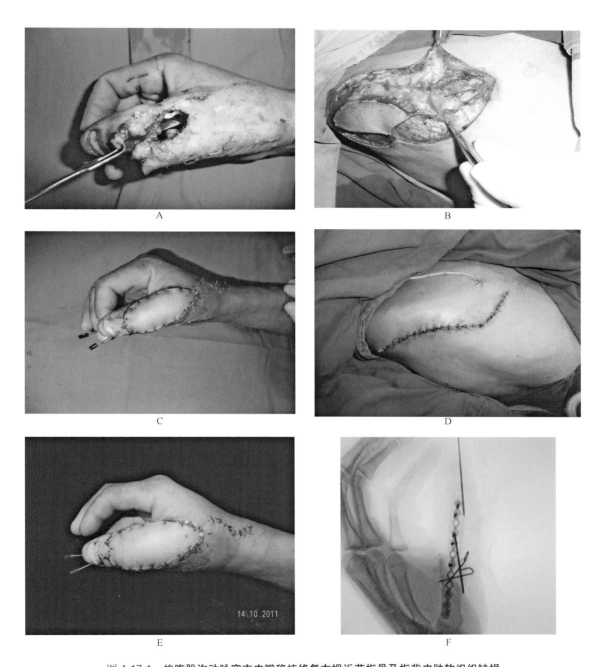

图 4-17-1　旋腹股沟动脉穿支皮瓣移植修复右拇近节指骨及指背皮肤软组织缺损

A. 术前；B. 皮瓣切取；C. 皮瓣移植修复创面；D. 术后供区愈合情况；E. 术后创面愈合情况；F. 术后 X 线片

应血管主要来源于旋髂深动脉，因此以旋髂浅血管为蒂的髂骨瓣的切取范围受血供范围的限制，不宜过大。我们体会切取髂骨瓣的大小和旋髂浅动脉骨膜支的粗细相关。组织瓣的设计既要遵循解剖学基础，还要在术前用多普勒仔细检测。如果术中发现旋髂浅动脉髂骨营养支细小或缺如，需切取旋髂深动脉为蒂的骨瓣，应将旋髂浅动脉和旋髂深动脉吻合，构成组合骨皮瓣。

（2）保护股前外侧皮神经：股前外侧皮神经绕髂前上棘，经腹股沟韧带下行至缝匠肌表面，分为前、后两支，因此髂嵴前区取骨容易误伤该神经。有文献报道，取髂骨导致暂时性神经损伤的发生率为 0~20%，永久性损伤为 0~5%。熟悉神经解构，术中分层切开髂嵴上方软组织，解剖神经时加以保护并轻柔牵拉，可避免神经损伤的发生。

（3）保留髂前上棘，保持骨盆外观：带髂骨瓣

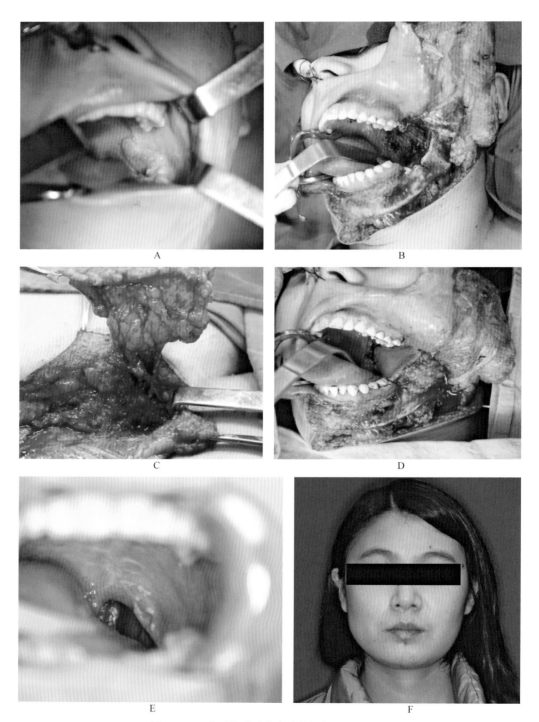

图 4-17-2　旋髂浅动脉穿支皮瓣修复口腔癌缺损

A、B. 术前见左磨牙后区肿瘤术中行左磨牙后区、颌骨、颈部联合手术；C、D. 术中制备旋髂浅动脉穿支皮瓣，
大小 5×7 cm 皮瓣做显微外科吻合修复口腔缺损；E、F. 术后 3 年口腔皮瓣修复情况良好，术后 3 年患者面部正面观

为旋髂浅动脉的终末支供养，属骨膜营养血管，应注意保护骨膜与骨的连续性。

（4）术者应有一定的显微外科手术经验：旋髂动脉及其伴行静脉的直径为 0.8～1.8 mm，其穿支直径为 0.5 mm 左右，切取时可携带血管周围筋膜，避免牵拉和压迫。吻合血管要保证质量。

（王　欣　何　悦）

第十八节 旋髂深动脉穿支皮瓣

下腹部皮肤血供主要由旋髂浅动脉及穿支供应,旋髂深动脉位置相对较深,其终末支沿髂嵴内侧弧形向后,主要供应髂骨血供,临床上较少应用旋髂深动脉穿支皮瓣,而主要应用旋髂深动脉穿支髂骨皮瓣。因传统髂骨肌皮瓣骨块与皮岛之间紧密相连,不但无法灵活放置皮岛,腹肌的大量切取往往造成术后腹疝的发生,在很大程度上限制了其临床应用和推广。随着解剖技术的深入,旋髂深动脉穿支嵌合髂骨皮瓣(chimeric deep circumflex iliac artery perforator flap,DCIAPF)的出现弥补了上述不足,能够在获得最佳修复效果的同时最大限度地降低供区损害。经 Safak 等和 Kimata 等的不断改良,DCIAPF 作为髂骨肌皮瓣的穿支皮瓣形式获得了新生。2007 年康庆林等设计报道了以旋髂深动脉供应的髂骨穿支皮瓣修复 5 例四肢骨缺损合并皮肤软组织缺损的临床研究,认为嵌合旋髂深动脉穿支皮瓣的髂骨瓣临床应用更为灵活。

【应用解剖】

旋髂深血管在腹股沟韧带上或下 1.5 cm 处发生。男性多起于股动脉,女性多起于髂外动脉。58% 起自髂动脉到达腹股沟韧带,42% 起自股动脉(大部分是对侧的股动脉)到达腹股沟韧带,血管直径处于 1.5~3.0 mm。位于动脉的前上方可见两条伴行静脉,在进入髂外静脉前 1~2 cm 处合并,外径为 3.0~5.0 mm,多在髂外动脉前方处汇入髂外静脉。旋髂深动脉由起始部发出后,沿腹股沟韧带深面筋膜鞘内向外上方斜行走向髂前上棘稍内侧,在此分出深、浅两支,浅支出筋膜后穿行于腹横肌与腹内斜肌之间,其主干分布于皮肤。深支经髂前上棘内侧,在髂筋膜与髂肌之间,紧贴骨盆内壁筋膜面,沿髂嵴内侧弧形向后,沿途与股外侧皮神经交叉,发出数根肌支与骨膜支,并与髂

腰动脉、臀上动脉及旋股外侧动脉之间有吻合。

【适应证】

(1)用于修复因创伤或肿瘤切除后四肢骨与软组织缺损。

(2)修复及重建肿瘤切除后下颌骨缺损。

【手术方法】

以切取旋髂深动脉穿支髂骨皮瓣为例。

1. 手术设计

于患者体表扪及供侧髂前上棘(anterior superior iliac spine,ASIS),根据下颌骨缺损范围沿髂嵴方向标记截骨长度,注意保留 ASIS 后方约 2 cm 的髂嵴。参照健侧牙槽嵴高度确定截骨高度,使重建后的下颌骨稍低于健侧防止骨外露。以 ASIS 上方 5 cm、后方 4 cm 处为圆心,利用手持式多普勒超声在半径 5 cm 的圆形范围内扫查并标记旋髂深动脉皮肤穿支,并根据预估软组织缺损大小以穿出点为中心设计皮岛(图 4-18-1A)。

2. 手术步骤

患者取仰卧位,供侧垫高臀部。根据术前设计切开皮岛内侧皮肤皮下组织达腹壁肌层表面,在 3.5 倍手术放大镜下自内向外小心分离将皮岛掀起,暴露可靠穿支后根据其实际穿皮点矫正皮岛设计。切开皮岛其余各侧,于腹壁肌层中逆行解剖穿支至髂嵴,沿途结扎营养腹肌的分支,皮岛切取完成后根据受区需要行显微修薄处理。

弧形切开髂嵴至腹股沟韧带中点,显露髂嵴、腹外斜肌和腹股沟韧带。切断腹股沟韧带上的肌肉附着暴露下方的股血管,于髂外动脉和股动脉交界处找到旋髂深血管束起始部并加以游离。保护跨过其上方的髂腹股沟神经并顺血管束走行逐层切开腹壁,可见旋髂深血管行经 ASIS 后发出若干细小穿支营养髂骨内板。分离并保护股外侧皮

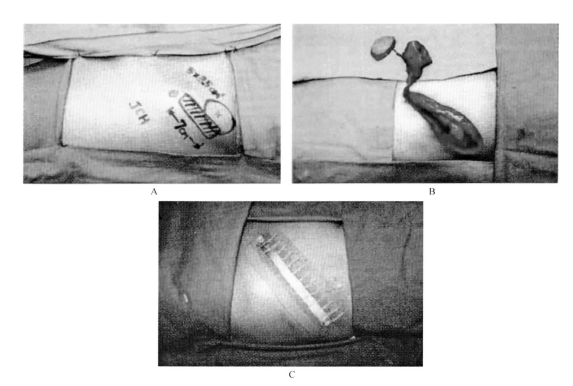

图 4-18-1　旋髂深动脉穿支髂骨皮瓣切取

A. 术前穿支定位；B. DCIAFP 术中制备；C. 供区术口直接拉拢缝合

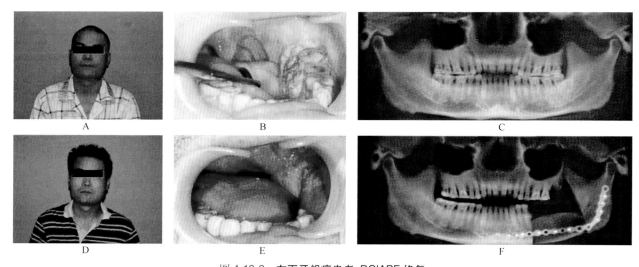

图 4-18-2　左下牙龈癌患者，DCIAPF 修复

A. 术前；B. 术前左牙龈癌；C. 术前 X 线片；D. 术后外形；E. 术后肿瘤切除；F. 术后髂骨瓣重建下颌骨 X 线片

神经，沿髂骨内板切开腹肌，保留血管周围约 1 cm 肌袖与髂骨相连，继续向上游离血管蒂至与皮岛血管相续。自髂骨外板表面剥离附着于此的阔筋膜张肌和臀中肌，尽量使外板的表面不携带软组织。依据下颌骨缺损自 ASIS 后方 2 cm 处以微型动力骨锯行髂骨截骨。骨块和皮岛均完全自供区游离后检查血运状态，待受区血管制备完成后断

蒂。严密分层缝合腹壁以免腹疝发生（图 4-18-1B、C）。

【典型病例】

患者男性，53 岁，诊断为左下牙龈癌。术中原发灶切除后，缺损范围波及舌侧牙龈及颊黏膜，行 DCIAPF 修复（图 4-18-2）。

【应用优势】

与传统髂骨肌皮瓣不同,DCIAPF 皮岛血供不再依赖营养髂骨的肌穿支,而是由旋髂深动脉的终末皮肤穿支供应。骨瓣与皮岛直接依靠旋髂深血管终末段相连,形成嵌合形式,既使用同一个血管蒂,又相互分离,通过吻合旋髂深血管即可达到两者的同时供血,并可通过观察皮岛监测骨瓣的血运状态。DCIAPF 的优点在于:受区方面,皮岛设计和放置灵活性增加,容积显著减小并可进行显微修薄处理,避免了术后臃肿和二期修薄的痛苦,不仅更容易满足颊部、口角、口底、舌腹等较薄或较远部位的软组织缺损修复的美观需要,而且利于种植体的植入,二期暴露和种植体周围软组织袖口的形成和封闭,减少种植体周围炎的发生。供区方面,逆行解剖穿支可最大限度地保存腹壁肌肉,降低腹疝的发生率;同时软组织的保留使得供区丰满仅遗留线性瘢痕,改善了传统髂骨肌皮瓣切取后供区显著凹陷的缺点,减小了供区的功能和外观损害。

【注意事项】

在腹壁的解剖研究中发现,旋髂深动脉终末穿支出现率为 92%,多数为单一穿支,平均直径(1.0±0.1)mm。声学多普勒因廉价无创、操作简单而广泛应用于穿支皮瓣的定位,但抗干扰能力差且无法辨别穿支源血管是其主要缺点。腹部存在旋髂浅、腹壁下和肋间后血管穿支的多方干扰,在该部位使用声学多普勒定位旋髂深动脉穿支可能会造成假阳性标记或错误标记而导致皮岛切取失败。有些患者旋髂深动脉终末穿支缺如,术前定位的穿支信号来自旋髂浅动脉,且该血管与旋髂深动脉分别独立自股动脉发出而无共干部分,两者之间无显著交通,必须另外吻合一套受区血管方能同时重建皮岛血运。在临床应用中也偶见旋髂深血管过于壁薄而细小,不适宜逆行解剖及吻合的病例。故笔者认为,当拟行 DCIAPF 重建下颌骨复合软组织缺损时,术前进行旋髂深动脉及其皮肤穿支的影像学检查评估穿支来源及管径条件是十分必要的。

（蒋灿华　何　悦）

第十九节　阴　囊　皮　瓣

阴囊皮肤薄而柔软,富有弹性。虽有稀疏阴毛,但在中隔及其两侧方 2 cm 以内区域为乏毛区。根据阴囊血供特点,李式瀛等于 1986 年应用中隔血管神经束岛状皮瓣修复尿道下裂。2000 年李森恺等应用以阴囊前动脉为血管蒂阴囊岛状皮瓣修复尿道下裂,皮瓣血运可靠,并带有感觉。前者是修复尿道下裂首选皮瓣,后者适用于阴囊中隔皮肤已曾使用或困难型尿道下裂再次手术修复。

【应用解剖】

阴囊中隔皮瓣血供来源于阴囊后动脉。阴囊后动脉来源于阴部内动脉发出的会阴动脉,会阴动脉经会阴浅横肌浅面或经肌质进入尿生殖三角,分为会阴横动脉和阴囊后动脉两个终末支,阴囊后动脉外径约 1.3 mm。阴囊后动脉在尿生殖三角内位于会阴浅筋膜深面,居球海绵体肌与坐骨海绵体肌之间,由后向前走行途中发出细小血管分支经中隔筋膜营养阴囊大部皮肤。阴囊后静脉及神经与动脉伴行,因此,阴囊皮瓣有良好的感觉功能(图 4-19-1)。

阴囊前动脉源于阴部外浅动脉,阴部外浅动脉多数为一支,少数为两支,均直接发自股动脉内侧壁。来自一支型阴部外浅动脉的阴囊前动脉,在阴茎根部侧方发出后,在阴囊肉膜层内走行,进入阴囊前区即分成阴囊前动脉内、外侧支。外侧支较为细小,分布于阴囊前方,与阴囊外侧动脉终末支血管相吻合。内侧支大致平于阴囊中缝,走

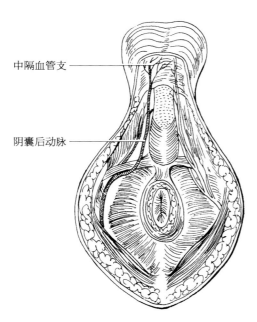

图 4-19-1 阴囊中隔皮瓣血供

向阴囊后部,分布于阴囊前区中缝两侧皮肤,并与对侧同名血管及阴囊中隔动脉终末支血管之间存在血管吻合。两支型阴部外浅动脉一般分为升降两大主支,阴囊前动脉主要来自其降支,其分支分布及其血管吻合情况与一支型阴部外浅动脉的阴囊前动脉相似(图 4-19-2)。阴囊前静脉与动脉伴行,口径略粗。

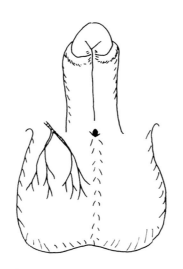

图 4-19-2 阴囊前动脉分布示意图

以阴囊前动静脉为血管蒂的阴囊皮瓣,用于再造尿道的血管是阴囊前动脉内侧支,皮瓣内侧界为阴囊中缝,外侧界为阴囊向外延伸 2~3 cm。如皮

瓣包含有阴囊前动脉外侧支,则可以一侧全阴囊形成皮瓣。皮瓣的神经来自髂腹股沟神经,此神经自腹股沟皮下环浅出后,主要分布于腹股沟区上端及阴囊前外侧区皮肤。

【适应证】

(1)以阴囊后动静脉神经为蒂的阴囊中隔皮瓣最适用于阴茎体型、阴茎阴囊型尿道下裂,也适用于修复阴茎皮肤缺损。

(2)以阴囊前动静脉为蒂的阴囊皮瓣适用于阴茎皮肤缺损的修复,以及阴囊中隔皮肤已曾使用过或困难型尿道下裂再次手术修复。

【手术方法】

(一)以阴囊后动静脉为蒂的阴囊中隔皮瓣修复阴茎阴囊型尿道下裂

1. 皮瓣设计 以阴囊中隔为轴设计皮瓣,皮瓣两端呈"V"形,使原尿道外口位于皮瓣内。皮瓣大小:在成人宽为 2~2.5 cm,在儿童宽为 1.8 cm;皮瓣长度以再造的尿道向阴茎腹侧翻转后能达到阴茎头顶端为准(图 4-19-3A)。

2. 手术步骤 先矫正阴茎弯曲畸形,彻底切除纤维束带,达到阴茎完全伸直为止。然后切开皮瓣一侧阴囊皮肤及肉膜,缝线牵拉阴囊近中侧皮肤,用示指和拇指将睾丸固定于切口外侧,在肉膜下向中隔深部分离,即可见到中隔血管束。也可用无影灯做光源,做透光试验,观察阴囊后动静脉走行位置。同法做皮瓣对侧切口,根据血管走向分离,形成一个带有阴囊后动静脉神经的阴囊皮瓣(图 4-19-3B)。以导尿管为支架,将皮瓣皮面朝内卷成管状形成尿道,原外口处用所设计的三角皮瓣翻转缝合完成尿道吻接(图 4-19-3C)。将形成的尿道翻转至阴茎腹侧,并固定数针,以防尿道回缩及尿瘘形成,缝合阴茎两侧皮肤,覆盖于形成的尿道上。阴囊皮瓣供区创面直接缝合(图 4-19-3D)。

(二)以阴囊前动静脉为蒂的阴囊皮瓣修复阴茎阴囊型尿道下裂

1. 皮瓣设计 拉紧展平阴囊皮肤,在中缝两侧阴囊前区皮下,两侧阴囊前动脉清晰可见,选择

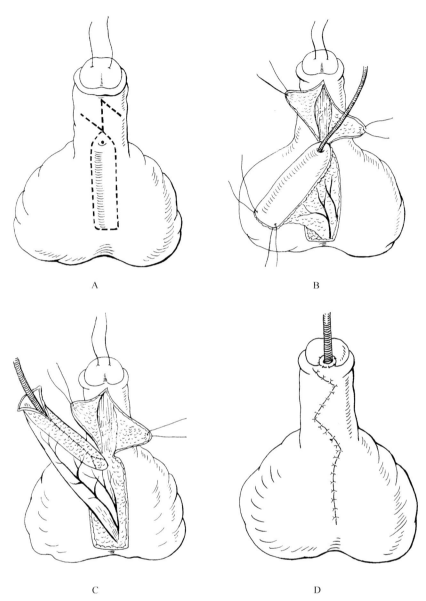

A

B

C

D

图 4-19-3　以阴囊后动静脉为蒂阴囊皮瓣修复尿道下裂

A. 皮瓣设计；B. 皮瓣游离；C. 缝制尿道；D. 尿道皮瓣转移

一侧阴囊作为皮瓣供区，以阴囊前动静脉为蒂，设计一个包含阴囊前动脉内侧支、两端呈"V"形的轴型皮瓣，其内侧界为阴囊中缝，外侧界根据皮瓣宽度而定，皮瓣长度及宽度同阴囊中隔皮瓣（图 4-19-4A）。

2. **手术步骤**　按设计线切开阴囊皮肤、肉膜，在阴囊肉膜下层剥离掀起皮瓣，在阴茎根部侧方剥离时，慎勿损伤在阴囊肉膜层内走行的阴囊前动脉，血管走行部位在阴囊肉膜深层，其他部位可在皮下剥离（图 4-19-4B）。尿道再造同

前所述（图 4-19-4C）。阴囊供区创面直接缝合（图 4-19-4D）。

【典型病例】

患者男性，4 岁。出生后发现阴茎向腹侧弯曲，检查见尿道外口在阴茎根部，阴茎向腹侧弯曲。手术彻底切除阴茎腹侧束带及瘢痕，矫直阴茎，切取长 4 cm、宽 2 cm 的以阴囊后动静脉为蒂的阴囊中隔皮瓣，带蒂转移完成尿道下裂修复。术后排尿通畅（图 4-19-5）。

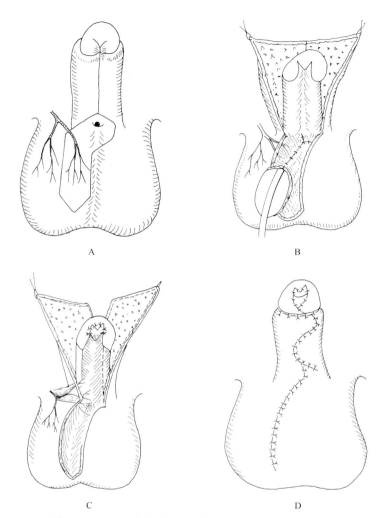

A

B

C

D

图 4-19-4　以阴囊前动静脉为蒂的阴囊皮瓣修复尿道下裂

A. 皮瓣设计；B. 皮瓣游离形成尿道；C. 再造尿道向阴茎腹侧转移；D. 阴茎腹侧及阴囊供区创面缝合

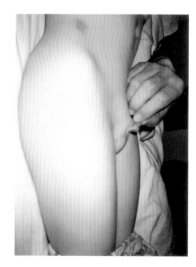

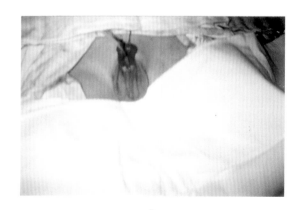

A

B

图 4-19-5　以阴囊后动静脉为蒂阴囊中隔皮瓣修复尿道下裂

A. 术前；B. 皮瓣设计；

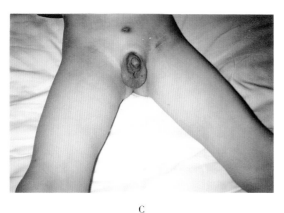
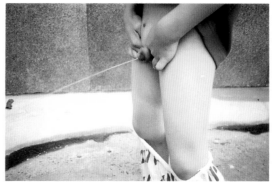

C   D

图 4-19-5(续)

C. 术后；D. 术后排尿通畅

【注意事项】

（1）设计阴囊皮瓣时，尿道口缝接部位皮瓣要有足够的宽度，防止吻合口狭窄，需将皮瓣两端设计成"V"形。皮瓣近端"V"形将原尿道口包括在皮瓣内；皮瓣远端设计"V"形，以保证尿道外口的宽敞。

（2）以阴囊后动静脉为蒂的阴囊中隔皮瓣是尿道下裂的首选皮瓣。而以阴囊前动静脉为蒂的阴囊皮瓣不作为尿道下裂的首选皮瓣，其适应证为：阴囊中隔皮肤已曾使用且阴茎包皮又不足以形成尿道的组织缺损严重的尿道下裂患者。

（3）切取阴囊前动静脉为蒂的阴囊皮瓣时，手术前展平阴囊皮肤，强光照射，明确阴囊前动脉的位置和走行，在掀起游离蒂部时，需在肉膜下层剥离，以免损伤血管。切取阴囊后动静脉为蒂的阴囊中隔皮瓣时，在术中亦可应用强光照射，通过透光明确血管走行，防止损伤血管蒂。

（4）阴囊后动静脉形成的阴囊中隔皮瓣的优缺点：阴囊皮肤薄且柔软，富有弹性，以阴囊后动脉为蒂形成的阴囊皮瓣血供丰富，有利于尿道及阴茎皮肤缺损的修复。阴囊正中多为无毛区，若毛发密集，不宜采用该皮瓣修复尿道缺损。

（5）阴囊前动静脉为蒂形成阴囊皮瓣的优缺点：皮瓣供血动脉恒定，提供的组织量丰富，可以形成有潜在生长能力的尿道。其缺点是皮瓣上可能生有毛发，由于血管蒂的牵扯和供瓣区的缝合，可能导致阴茎轻度扭转和阴囊形态的改变。

（袁湘斌）

第二十节　阴股沟皮瓣

　　阴股沟皮瓣位于会阴部与股内侧之间，故称阴股沟皮瓣。新加坡 Wee 和 Joseph 于 1989 年首次报道应用该皮瓣再造阴道。国内何清濂、袁湘斌等于 1989 年将该皮瓣用于阴道再造和吻合血管的游离移植修复手部软组织缺损。阴股沟区有多支血管相互吻合成网，故可形成以阴部外浅动静脉为蒂的阴股沟皮瓣和以阴唇后动静脉为蒂形成的阴股沟皮瓣。前者局部转移可用于阴茎、阴囊的修复和再造，以及耻骨上区及腹股沟区软组织缺损的修复；游离移植修复远处软组织缺损。后者最适用于阴道再造及其周围创面的修复。阴股沟皮瓣薄，质地柔软，血管位置走行恒定，血管口径较粗大,供区隐蔽,宽度在 8 cm 以内可直接缝合,该区是一个理想的皮瓣供区。

【应用解剖】

阴部外浅动脉起于股动脉,其起始处多集中在以股动脉起点内侧 1 cm、向下 5 cm 处为圆心,半径为 1.5 cm 的圆圈内;或以髂前上棘和耻骨结节为圆心,分别以 10 cm 和 5.3 cm 为半径,在股前部画弧所形成的交点为其起始处的体表投影。阴部外浅动脉自股动脉内侧壁发出后,向内上走行,发出升支和降支两大主支,但也有少数升支和降支分别起于股动脉。升支出现率为 88%,平均外径 1 mm,多数经大隐静脉的浅面向内上方走行,经耻骨结节外侧缘或越过耻骨嵴跨腹股沟韧带达耻骨上区,分支分布于阴股沟区上端、下腹壁和阴阜区皮肤,多数与对侧同名动脉吻合,过半数细小分支转向下进入外阴部,分布于阴茎或阴蒂。降支出线率为 94%,平均外径 1.1 mm,阴部外浅动脉干和降支多数在大隐静脉下方通过,呈水平方向向内侧走行,发出分支分布于阴股沟区上端,与闭孔动脉前皮支升支血管之间存在吻合;降支在大阴唇外上方进入阴唇后,向下分布于大阴唇上端 1/3,在大阴唇与阴唇后动脉终末支血管以本干的形式形成血管吻合。此外,阴部外浅动脉还恒定地发出一长股支,分布于大腿上端 1/3 内侧。阴部外浅动脉起始部外径为 1~2.5 mm,蒂长 2.4~6 cm,阴部外浅静脉多为 1 支,少数为 2 支,在汇入大隐静脉处多数位于阴部外浅动脉上方,少数位于下方,其外径为 1.5~3.7 mm(图 4-20-1)。

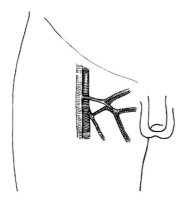

图 4-20-1　阴部外浅动脉走行示意图

阴唇后动脉是阴部内动脉终末支血管之一,主干在球海绵体肌和坐骨海绵体肌之间的沟内,向内上方走向大阴唇,自会阴浅横肌至阴道口后缘,阴唇后动脉多数为 2 支,少数为 1 支。主干在阴道口后缘水平,平均外径 1 mm,距会阴正中线平均 2.7 cm,距皮肤表面 2.6 cm,主要分布于大阴唇后端 1/3 和小阴唇,并在大阴唇皮下恒定地以本干的形式与阴部外浅动脉和(或)阴部外深动脉形成血管吻合,该吻合位于大阴唇内。阴唇后动脉主干在阴道口后缘前后各 1.5 cm 的范围内,恒定地向阴股沟区发出 2~3 支,即阴唇后动脉外侧支,发出后向前外侧走行,分布于阴股沟皮瓣下端,与闭孔动脉前皮支和旋股内侧动脉在大腿内上方的分支相吻合(图 4-20-2)。

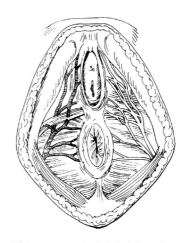

图 4-20-2　阴唇后动脉走行示意图

闭孔动脉前皮支多数来自闭孔动脉前支,少数来自旋股内侧动脉。闭孔动脉前皮支紧邻耻骨下支外缘或穿经其外侧骨质浅出,浅出处血管外径 0.8 mm,浅出点距会阴正中线约 3 cm,距阴道口前缘约 1.7 cm,距耻骨下支外侧缘 0.6 cm。血管浅出后,迅速发出升支、降支和大阴唇分支,分布于阴股沟皮瓣中部和大阴唇,有同名静脉伴行。

髂腹股沟神经的皮支在精索与皮下环外侧脚之间出皮下环,向下方走行,分布于阴股沟皮瓣的上端。阴唇后神经来自会阴神经,与同名血管伴行,越过会阴浅横肌后,主要分布于大阴唇,在阴道口后缘水平,距会阴正中线约 2.8 cm,距皮肤表面约 2.5 cm,在阴道口后缘前后各 1.5 cm 的范围内发出 2~3 支阴唇后神经外侧支,分布于阴股沟皮瓣后部。股后皮神经会阴支,是股后皮神经到会阴区的分支,主要分布于大阴唇,在阴道口后缘水平,距会阴正中线约 2.9 cm,距皮肤表面 2.5 cm,其中有 2~3 支自股后皮神经本干发出,分布于阴股沟皮瓣后外侧。

阴股沟区皮肤为多源性血供,阴部外浅动脉及髂腹股沟神经分布于皮瓣的前中部,阴唇后动脉神经以及闭孔动脉前皮支分布于皮瓣的后中部。根据该部位有多支血管相互吻合的特点,可形成以上方的阴部外浅动静脉为蒂,或以闭孔动静脉前皮支为蒂,以及以下方的阴唇后动静脉为蒂的阴股沟皮瓣。

【适应证】

(1)以阴部外浅动静脉为血管蒂的阴股沟皮瓣游离移植,适用于手、前臂及足部皮肤软组织缺损的修复;带蒂转移适用于阴茎、阴囊、尿道的再造及修复,以及耻骨上区及腹股沟区皮肤软组织缺损的修复。

(2)以阴唇后动静脉为蒂的阴股沟皮瓣最适用于阴道再造,也可以用于其周围创面的修复。

(3)以闭孔动静脉前皮支为蒂的阴股沟皮瓣可用于较小创面的修复,以及阴道直肠瘘的修复。

【手术方法】

(一)以阴部外浅血管为蒂的阴股沟皮瓣

1. 皮瓣设计　根据受区需要,以会阴部及大腿间的皱襞为长轴设计皮瓣。皮瓣上界可至下腹部,下界达坐骨结节,宽度 9 cm。其中大腿侧宽 5 cm,会阴侧宽 4 cm。若同时修复手背及虎口,可设计成双叶皮瓣。上叶包含阴部外浅动静脉升支,位于下腹部,用于修复虎口;下叶包含阴部外动静脉的降支,位于阴股沟区,用于修复手背(图 4-20-3)。

2. 手术步骤　先切开皮瓣近端的外侧缘,在深筋膜下向内侧分离,找到大隐静脉,沿其走行分离即可找到阴部外浅静脉汇入大隐静脉处,并

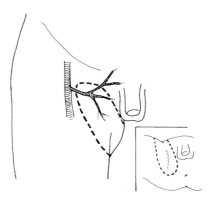

图 4-20-3　阴部外浅血管为蒂的阴股沟皮瓣设计示意图

将其分离出来。然后在阴部外浅静脉的上方或下方找出阴部外浅动脉主干及其升支和降支,确认血管主要分支进入皮瓣内。继之,切开皮瓣两侧及远端,在深筋膜下从两侧向中间分离至中间皱襞处,再从远端向近端分离,将皮瓣完全掀起。离断血管蒂将皮瓣移至受区。如果带蒂局部转移移植,可采用逆行切取皮瓣。先切开皮瓣两侧及远端,从两侧向中间分离至阴股沟皱襞处,再从远端向近端分离,将皮瓣掀起至蒂部,蒂部血管不需游离出来。供区宽度在 8 cm 以内可直接缝合。

(二)以阴唇后动静脉为蒂的阴股沟皮瓣再造阴道

1. 皮瓣设计　在两侧阴股沟区以阴股沟皱襞为纵轴,平阴道口后缘向上各设计一个皮瓣,长为 11 cm,宽为 5~5.5 cm,并将蒂部 2~3 cm 宽表皮去除,供作通过阴唇皮下隧道皮下蒂。

2. 手术步骤　采用逆行切取方法较为方便。按设计线切开皮瓣两侧及远端,在深筋膜下,由皮瓣远端向蒂部分离,直达阴道口后缘水平,皮瓣蒂部的血管神经不需解剖显露。如施行阴道再造,需将皮瓣蒂部去除 2~3 cm 宽表皮,去除表皮部位置于阴唇皮下隧道内,应使皮瓣向中线无张力转移至阴道腔穴内。皮瓣供区创面直接缝合。

【典型病例】

病例一:以阴部外浅血管为蒂的阴股沟皮瓣再造阴囊。

患者男性,25岁。3岁时阴囊及睾丸被猪咬掉而缺损。入院后应用两侧阴股沟皮瓣再造阴囊。在两侧阴股沟分别设计以阴部外浅动静脉为蒂的阴股沟皮瓣,皮瓣长12cm,宽6cm,采用逆行切取法,将皮瓣从远端向近端掀起至蒂部。于阴茎腹侧根部下方做一横向切开,并向下浅行分离2cm,在其创面从右向左掀起一筋膜脂肪瓣至正中线处,将两个硅胶睾丸假体分别置放于筋膜脂肪瓣两侧,将两侧皮瓣分别转移至阴囊受区。两侧皮瓣供区创面直接缝合。术后皮瓣全部成活,再造阴囊外形逼真(图4-20-4)。

病例二:以阴唇后血管为蒂的阴股沟皮瓣再造阴道。

患者女性,23岁。因先天性无阴道入院。在硬膜外麻醉下,应用以阴唇后动静脉神经为蒂的双侧阴股沟皮瓣再造阴道。先采用水压分离法进行阴道造穴。在两侧以会阴与大腿间的皱襞为轴,各形成一个阴股沟皮瓣,皮瓣长11cm,宽5cm,皮瓣蒂部平行于阴道口后缘,将皮瓣掀起后,皮瓣蒂部去除2cm宽表皮,皮瓣通过阴唇皮下隧道,将两个皮瓣皮面朝内缝合成筒状,送入阴道腔穴,完成阴道再造。皮瓣供区创面直接缝合。术后皮瓣完全成活,皮瓣供区瘢痕不明显,会阴部外形满意(图4-20-5)。

【注意事项】

(1)切取以阴部外浅血管为蒂的阴股沟皮瓣时,血管蒂位于卵圆窝部位。该部位脂肪较多,并有淋巴结,在不损伤血管蒂的情况下,尽量少带脂肪组织,勿将淋巴结带到皮瓣上。

(2)以阴部外浅血管为蒂的阴股沟皮瓣长度在13cm以内皮瓣很薄;若长度超过13cm以后,皮瓣远端已达臀沟附近,脂肪垫较厚,若将脂肪全部带到皮瓣上,皮瓣远端太厚,故可将皮瓣远端脂肪修剪成真皮下血管网皮瓣。

(3)应用阴唇后血管为蒂的阴股沟皮瓣再造阴道,皮瓣蒂部皮下脂肪较厚,分离应细致,血管蒂不需游离出来,但要防止误伤血管蒂。

(4)阴股沟皮瓣的优缺点:血管位置走行相对恒定,解剖容易,血管口径较粗大,既可局部转移,也可游离移植。皮瓣薄且柔软。供区隐蔽并可直接缝合,会阴外形不受任何影响,而且遗留瘢痕不明显。缺点是游离移植血管蒂偏短,靠近会阴侧皮肤色泽较暗,不能用于面颈部皮肤的修复。

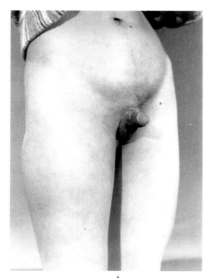
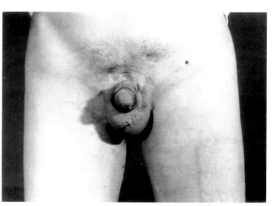

图 4-20-4　阴股沟皮瓣再造阴囊

A. 术前；B. 术后

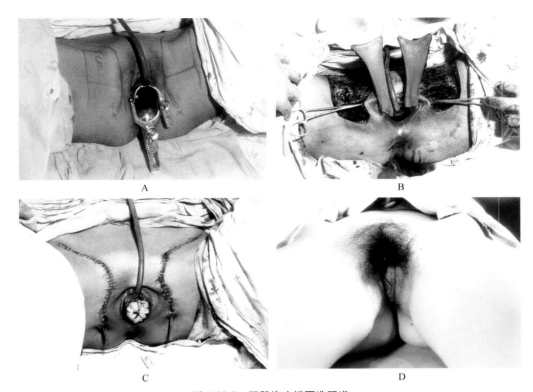

图 4-20-5　阴股沟皮瓣再造阴道

A. 术前皮瓣设计；B. 皮瓣掀起并通过阴唇皮下隧道；C. 阴道再造术后；D. 阴道再造术后会阴部外形

（袁湘斌）

参考文献

[1] 侯春林.带血管蒂组织瓣移位手术图解[M].第3版.上海：上海科学技术出版社，2005.

[2] 孙弘,侯春林.带血管皮瓣肌皮瓣转移[M].江苏：江苏科学技术出版社，1988.

[3] 范启申,王成琪.现代骨科显微手术学[M].北京：人民军医出版社，1995.

[4] 范启申.实用显微外科手册[M].北京：人民军医出版社，1996.

[5] 范启申.现代手外科显微手术学[M].北京：人民军医出版社，1997.

[6] 钟世镇,徐达传,丁自海.显微外科临床解剖学[M].山东：山东科学技术出版社，2000.

[7] 汪良能,高学书.整形外科学[M].北京：人民卫生出版社，1989.

[8] 朱盛修.现代显微外科学[M].湖南：湖南科学技术出版社，1994.

[9] 侯春林.胸大肌上半部翻转移位代三角肌术[J].上海医学，1985，8：687.

[10] 鲁开化,马显杰,艾玉峰,等.扩张后的胸三角皮瓣修复面颈部瘢痕[J].中华整形烧伤外科杂志，1996，12（3）：187.

[11] 马显杰,鲁开化,艾玉峰.颈横动脉颈段皮支皮瓣的显微外科解剖[J].中国临床解剖学杂志，1994，12：81.

[12] 马显杰,鲁开化,艾玉峰.颈横动脉颈段皮支轴型皮瓣的临床应用[J].中华整形烧伤外科杂志，1993，9：22.

[13] 马显杰,鲁开化,艾玉峰,等.颈胸部多源供血皮瓣的解剖及临床应用[J].中华外科杂志，1995，33：57.

[14] 范启申,王世明,钟世镇,等.胸脐皮瓣的解剖研究与临床应用[J].中华显微外科杂志，1987，10（2）：129-130.

[15] 范启申.胸脐皮瓣的血管变异与处理[J].中国临床解剖杂志，1992，10（1）：52-53.

[16] 范启申,郭德亮,潘昭勋,等.胸脐皮瓣在手前臂巨大创面修复中应用[J].手外科杂志，1992，8（2）：81-82.

[17] 范启申,王成琪,蒋纯志,等.胸脐皮瓣修复巨大创面的应用[J].中国临床解剖杂志，1993，11（3）：226-227.

[18] 范启申,曹斌,蒋纯志,等.胸脐皮瓣在四肢巨大创面急诊修复中的应用[J].中华整形烧伤外科杂志，1994，10（4）：258-259.

[19] 范启申,王成琪,郑荣宝,等.胸脐皮瓣修复下肢巨大创面[J].中华创伤外科杂志，1995，11：46-47.

[20] 范启申,周祥吉. 胸脐皮瓣修复下肢严重创伤的选择[J]. 人民军医杂志,1996, 8(441): 18-19.
[21] 范启申,訚来田,李庆喜,等. 胸脐皮瓣在巨大感染创面修复中应用[J]. 中华整形烧伤外科杂志,1996, 12(5): 337-338.
[22] 范启申,王成琪. 胫骨大范围裸露的显微外科修复[J]. 中华整形烧伤外科杂志,1998, 14(6): 452-453.
[23] 范启申,王成琪,周祥吉,等. 小腿严重皮肤缺损急诊修复方法的选择[J]. 中华创伤杂志,1998, 14(增刊): 102-103.
[24] 范启申,曹斌. 桥接法皮瓣移植在小腿严重创伤修复中应用[J]. 解放军医学杂志,1992, 17(2): 113-114.
[25] 范启申. 改进腋胸皮瓣临床应用[J]. 显微医学杂志,1983, 7: 41-42.
[26] 范启申. 侧胸皮瓣切取的改进[J]. 实用手外科杂志,1988, 2: 12-14.
[27] 范启申,李荣文,裴国献,等. 70 cm 长吻合血管游离皮瓣移植成功[J]. 中华外科杂志,1987, 25(10): 611-612.
[28] 范启申,田完成,郭德亮,等. 吻合血管肩胛侧胸联合皮瓣移植[J]. 中华显微外科杂志,1987, 12(2): 75-76.
[29] 范启申,郭德亮,任志勇,等. 肩胛侧胸联合皮瓣在巨大创面修复中应用[J]. 伤残医学杂志,1996, 4(2): 1-3.
[30] 范启申,曹斌,郭德亮,等. 小腿平行桥接法游离皮瓣移植在下肢严重创伤修复中应用[J]. 实用手外科杂志,1990, 4(3): 8-9.
[31] 范启申,曹斌,郭德亮,等. 桥接法皮瓣移植在小腿创伤修复中应用[J]. 解放军医学杂志,1992, 17(2): 113-115.
[32] 范启申,魏海温,张希利,等. 躯干部皮瓣的有关问题探讨[J]. 中华显微外科杂志,1995, 18(1): 19-20.
[33] 刘经南,张发惠,种桂午. 胸小肌喙突骨瓣移位修复肩锁关节脱位的应用解剖[J]. 中华显微外科杂志,22(增刊): 46-47.
[34] 林昂如,王治国. 胸小肌移位修复习惯性肩关节前脱位的应用解剖[J]. 中国临床解剖学杂志,1994, 12(4): 284-286.
[35] 罗少军,郝新光,李越. 跨面神经结合胸小肌游离移植修复晚期面瘫畸形[J]. 中华显微外科杂志,1994, 17(3): 167-168.
[36] 翟东滨,钟世镇,徐达传,等. 胸小肌喙突骨瓣移位术的应用解剖[J]. 广东解剖学通报,1998, 20(1): 3-4.
[37] 祁祚良,王炜,徐达传,等. 多血管神经蒂腹内斜肌瓣修复面瘫的应用解剖[J]. 中国临床解剖学杂志,1997, 15(4): 254.
[38] 王庭家,徐达传,钟世镇,等. 多血管神经蒂腹内斜肌瓣修复面瘫的解剖学基础[J]. 中国临床解剖学杂志,1999, 17(1): 22.
[39] 杨增年. 腋下胸外侧皮瓣游离移植[J]. 中华外科杂志,1982, 58: 680-681.
[40] 熊树明. 背阔肌的血管神经供应[J]. 临床解剖应用学杂志,1984, 2: 44-45.
[41] 袁相斌,何清濂,林子豪,等. 吻合血管的阴股沟皮瓣临床应用[J]. 解剖学杂志,1991, 14: 105-107.
[42] 党瑞山,傅惠娟,纪荣明,等. 阴股沟皮瓣用于阴道再造的应用解剖[J]. 解剖学杂志,1991, 14: 107-110.
[43] 纪荣明,党瑞山,黄瀛,等. 阴股沟皮瓣再造阴茎的应用解剖[J]. 1991, 14: 110-112.
[44] 袁相斌,林子豪,何清濂,等. 阴股沟皮瓣修复手部软组织缺损[J]. 中华整形烧伤外科杂志,1994, 10: 95-97.
[45] 何清濂,林子豪,刘麒,等. 阴股沟皮下蒂皮瓣一期阴道成形术[J]. 中华整形烧伤外科杂志,1998, 14: 3-5.
[46] 李森恺,刘元波,李养群,等. 闭孔动静脉前皮支阴股沟皮瓣修复阴道直肠瘘[J]. 中华整形烧伤外科杂志,2000, 16: 200-202.
[47] 李森恺,刘元波,李养群,等. 阴股沟皮瓣阴道再造术 12 例分析[J]. 中华妇产科杂志,2000, 4: 216-218.
[48] 刘元波,李森恺,李养群,等. 阴股沟皮瓣应用解剖学研究[J]. 中华整形外科杂志,2001, 17: 272-275.
[49] 唐举玉,罗令,何洪波,等. 小儿腹壁下动脉穿支皮瓣移植修复足踝部软组织缺损[J]. 中华显微外科杂志,2008, 4: 249-252.
[50] Baudet J. Successful transfer of two free thoracal axillar flaps[J]. Plast Reconstr Surg, 1976, 98: 680-681.
[51] Taylor GI, Palme JH. The vascular territories (angiosomes) of the body: experimental study and clinical applications[J]. Brit J Plast Surg, 1987, 40: 113.
[52] Lamberty BGH. The supra-claviclar arterial pattern flaps[J]. Brit J Plast Surg, 1979, 32: 207.
[53] Taylor GI, Corlett R, Boyd JB. The extended deep inferior epigastric flap: A clinical technique[J]. Plast Reconstr Surg, 1983, 72: 751-765.
[54] Wee JTK, Joseph VT. A new technique of vaginal reconstruction using neurovascular pudendal-thigh flap: a preliminary report[J]. Plast Reconstr Surg, 1989, 83: 701-709.
[55] Koshima I, Soeda S. Inferior epigastric artery skin flaps without rectus abdominis muscle[J]. Br J Plast Surg, 1989, 42: 645-648.
[56] Allen R J, Treece P. Deep inferior epigastric perforator flap for breast reconstruction[J]. Ann Plast Surg, 1994, 32: 32.
[57] Blondeel PN, van Landuyt K, Monstrey PN. Surgical-technical aspects of the free DIEP flap for breast reconstruction[J]. Oper Tech Plast Reconstr Surg, 1999, 6: 27.
[58] Hofer SO, Damen TH, Mureau MA, et al. A critical review of perioperative complications in 175 free deep inferior epigastric perforator flap breast reconstructions[J]. Ann Plast Surg, 2007,59: 137-142.
[59] Gill PS, Hunt JP, Guerra AB, et al. A 10-year retrospective review of 758 DIEP flaps for breast reconstruction[J]. Plast Reconstr Surg, 2004, 113: 1153-1160.
[60] Hallock GG, Rice DC. Comparison of TRAM and DIEP flap physiology in a rat model[J]. Plast Reconstr Surg, 2004, 114: 1179-1184.
[61] Van Landuyt K, Blondeel P, Hamdi M, et al. The versatile DIEP flap: its use in lower extremity reconstruction[J]. Br J Plast Surg, 2005, 58: 2-13.
[62] Burke MS, Kaplan SE, Kaplowitz LJ, et al. Pectoralis major myocutaneous flap for reconstruction of circumferential pharyngeal defects[J]. Ann Plast Surg, 2013, 71(6): 649-651.
[63] Ariyan S. The pectoralis major myocutaneous flap. A versatile flap for reconstruction in the head and neck[J]. Plast Reconstr Surg, 1979, 63(1): 73-81.
[64] Nishi Y, Rikimaru H, Kiyokawa K, et al. Development of the pectoral perforator flap and the deltopectoral perforator flap pedicled with the pectoralis major muscle flap[J]. Ann Plast Surg, 2013, 71(4): 365-371.
[65] Geddes CR, Tang M, Yang D, et al. An assessment of the anatomical basis of the thoracoacromial artery perforator flap[J]. Can J Plast Surg, 2003, 11(1): 23-27.
[66] Zhang YX, Li Z, Grassetti L, et al. A new option with the pedicle thoracoacromial artery perforator flap for hypopharyngeal

reconstructions[J]. Laryngoscope, 2015.

[67] Li Z, Cui J, Zhang YX, et al. Versatility of the thoracoacromial artery perforator flap in head and neck reconstruction[J]. J Reconstr Microsurg, 2014, 30(7): 497-503.

[68] Zhang YX, Yongjie H, Messmer C, et al. Thoracoacromial artery perforator flap: anatomical basis and clinical applications[J]. Plast Reconstr Surg, 2013, 131(5): 759e-770e.

[69] 王旭,谢松林,邬娇,等. 胸肩峰动脉穿支皮瓣的应用解剖研究 [J].中国耳鼻咽喉颅底外科杂志,2017,23(02):137-140.

[70] 宋达疆,李赞,周晓,等.胸肩峰动脉穿支皮瓣修复下咽癌切除术 后缺损[J].中华整形外科杂志,2016,32(4):245-249.

[71] 宋达疆,李赞,周晓,等.带蒂胸肩峰动脉穿支皮瓣在放疗和全喉 切除术后咽瘘修复的临床应用[J].中国修复重建外科杂志, 2016,30(10):1249-1252.

[72] 宋达疆,李赞,周晓,等.游离胸肩峰动脉穿支皮瓣修复舌癌术后 缺损的疗效观察[J].中国修复重建外科杂志,2017,31(2): 222-226.

[73] 宋达疆,章一新,李赞,等.改良带蒂胸肩峰动脉穿支皮瓣修复复 杂咽瘘缺损:九例经验总结[J].中华耳鼻咽喉头颈外科杂志, 2016,51(12):918-922.

[74] Bakamjian VY. A two-stage method for pharyngoesophageal reconstruction with a primary pectoral skin flap[J]. Plast Reconstr Surg, 1965, 36: 173-184.

[75] Vesely MJ, Murray DJ, Novak CB, et al. The internal mammary artery perforator flap: an anatomical study and a case report[J]. Ann Plast Surg, 2007, 58(2): 156-161.

[76] Paes EC, Schellekens PP, Hage JJ, et al. A cadaver study of the vascular territories of dominant and nondominant internal mammary artery perforators[J]. Ann Plast Surg, 2011, 67(1): 68-72.

[77] Hamdi M, Van Landuyt K, Ulens S, et al. Clinical applications of the superior epigastric artery perforator (SEAP) flap: anatomical studies and preoperative perforator mapping with multidetector CT [J]. J Plast Reconstr Aesthet Surg, 2009, 62(9): 1127-1134.

[78] Lazzeri D, Huemer GM, Nicoli F, et al. Indications, outcomes, and complications of pedicled propeller perforator flaps for upper body defects: a systematic review[J]. Arch Plast Surg, 2013, 40(1): 44-50.

[79] Uemura T. Superior epigastric artery perforator flap: preliminary report[J]. Plast Reconstr Surg, 2007, 120(1): 1e-5e.

[80] Woo KJ, Pyon JK, Lim SY, et al. Deep superior epigastric artery perforator 'propeller' flap for abdominal wall reconstruction: A case report[J]. J Plast Reconstr Aesthet Surg, 2010, 63(7): 1223-1226.

[81] Oni G, Sharma R, Rao R, et al. Bilateral superior epigastric pedicle perforator flaps for total chest wall coverage[J]. J Plast Reconstr Aesthet Surg, 2011, 64(8): 1104-1107.

[82] Schmidt M, Aszmann OC, BeckH, et al. The anatomic basis of the internal mammary artery perforator flap: a cadaver study[J]. J Plast Reconstr Aesthet Surg, 2010, 63(2): 191-196.

[83] Ono S, Chung KC, Hayashi H, et al. Application of multidetector-row computed tomography in propeller flap planning[J]. Plast Reconstr Surg, 2011, 127(2): 703-711.

[84] Wong C, Saint-Cyr M, Rasko Y, et al. Three- and four-dimensional arterial and venous perforasomes of the internalmammary artery perforator flap[J]. Plast Reconstr Surg, 2009, 124(6): 1759-1769.

[85] Hamdi M, Craggs B, Stoel AM, et al. Superior epigastric artery perforator flap: anatomy, clinical applications, and review of literature[J]. J Reconstr Microsurg, 2014, 30(7): 475-482.

[86] Moustapha H, Koenraad VL, Sara U, et al. Clinical applications of the superior epigastric artery perforator (SEAP) flap: anatomical studies and preoperative perforator mapping with multidetector CT [J]. Journal of Plastic, Reconstructive & Aesthetic Surgery, 2009, 62: 1127e1134.

[87] Eldon Mah, Warren M. Rozen, Mark W. Ashton, et al. Deep superior epigastric artery perforators: anatomical study and clinical application in sternal reconstruction[J]. Plastic and Reconstructive Surgery, 2009, 123(6): 1719-1723.

[88] Hamdi M, Van Landuyt K, Ulens S, et al. Clinical applications of the superior epigastric artery perforator (SEAP) flap: Anatomical studies and pre- operative perforator mapping with multidetector CT [J]. J Plast Reconstr Aesthet Surg. Epub ahead of print, 2008.

[89] Boyd JB, Taylor GI, Corlett RJ. The vascular territories of the superior epigastric and deep inferior epigastric systems[J]. Plast Reconstr Surg, 1984, 73: 1-16.

[90] Moon HK, Taylor GI. The vascular anatomy of rectus abdo- minis musculocutaneous flaps based on the deep superior epigastric system [J]. Plast Reconstr Surg, 1988, 82: 815-829.

[91] Yixin Zhang. Discussion: Application of Multidetector-Row Computed Tomography in Propeller Flap Planning[J]. Plastic and Reconstructive Surgery, 2011, 127(2): 712-715.

[92] Taylor GI, Daniel RK. The free flap: composite tissue transfer by vascular anastomosis[J]. Aust N Z J Surg, 1973, 43: 1-3.

[93] Taylor GI, Townsend P, Corlett R. Superiority of the deep circumflex iliac vessels as the supply for free groin flaps[J]. Clinical work. Plast Reconstr Surg, 1979, 64: 745-759.

[94] 黄恭康,刘宗昭.以旋髂深血管为蒂的显微血管游离髂骨移植 [J].蚌埠医学院学报,1981,6(1):36-41.

[95] 王剑利,付兴茂.用皮瓣与带血管髂骨组合移植修复足跟骨及 软组织缺损[J].中华显微外科杂志,2001,24(3):175-176.

[96] Ting JW, Rozen WM, Niumsawatt V, et al. Developments in image-guided deep circumflex iliac artery flap harvest: a step-by-step guide and literature review[J]. J Oral Maxillofac Surg. 72: 186-197.

[97] Modabber A, Ayoub N, Mohlhenrich SC, et al. The accuracy of computer-assisted primary mandibular reconstruction with vascularized bone flaps: iliac crest bone flap versus osteomyocutaneous fibula flap[J]. Med Devices (Auckl) 7: 211-217.

[98] 刘勇,裴国献.超大髂骨皮瓣术式的改良和临床应用[J].中华 显微外科杂志,2006,29(1):55-56.

[99] Torina PJ, Matros E, Athanasian EA, et al. Immediate bone grafting and plating of the radial osteocutaneous free flap donor site [J]. Ann Plast Surg 73: 315-320.

[100] Bergeron L, Tang M, Morris SF. The anatomical basis of the deep circumflex iliac artery perforator flap with iliac crest[J]. Plast Reconstr Surg, 2007, 120: 252-258.

[101] 卢保全,张凯.游离髂骨移植修复下颌骨缺损59例临床观察 [J].口腔医学,2005,25(2):124-125.

[102] 陈启康,李卫.骨外固定架与髂骨皮瓣移植联合用治疗小腿骨

及软组织缺损[J].临床骨科杂志,2008,11(4):345-347.

[103] Navarro Cuellar C, Caicoya SJ, Acero Sanz JJ, et al. Mandibular reconstruction with iliac crest free flap, nasolabial flap, and osseointegrated implants [J]. J Oral Maxillofac Surg 72: 1226 e1221-1215.

[104] Toro C, Millesi W, Zerman N, et al. Femoral nerve palsy after mandibular reconstruction with microvascular iliac flap: a complication under anticoagulation therapy [J]. Int J Oral Maxillofac Surg, 2007, 36: 270-273.

[105] Safak T, Klebuc MJ, Mavili E, et al. A new design of the iliac crest microsurgical free flap without including the obligatory muscle cuff[J]. Plast Reconstr Surg, 1997, 100(7): 1703-1709.

[106] Kimata Y. Deep circumflex iliac perforator flap[J]. Clin Plast Surg, 2003, 30(3): 433-438.

[107] Kimata Y, Uchiyama K, Sakuraba M, et al. Deep ci iliac perforator flap with iliac crest for mandibular reconstruction[J]. Br J Plast Surg, 2001, 54(6): 487-490.

[108] 康庆林,曾炳芳,柴益民,等. 旋髂深脉供应的髂骨穿支皮瓣设计与应用[J].中华骨科杂志,2007,27(6): 442-445.

[109] Huang WC, Chen HC, Wei FC, et al. Chimeric flap in clinical use

[J]. Clin Plast Surg, 2003, 30(3): 457-467.

[110] Kimura N, Saitoh M, Okamura T, et al. Concept and anatomical basis of microdissected tailoring method for free flap transfer[J]. Plast Reconstr Surg, 2009, 123(1): 152-162.

[111] 张志勇. 种植与颌骨缺损功能重建[J]. 华西口腔医学杂志, 2011,29(2): 113-117.

[112] Dhima M, Rieck KL, Arce K, et al. Development of stable peri-implant soft tissue and mentolabial sulcus depth with an implant-retained soft tissue conformer after osteocutaneous flap reconstruction[J]. Int J Prosthodont, 2013, 26(3): 265-267.

[113] Zheng HP, Zhuang YH, Zhang ZM, et al. Modified deep iliac circumflex osteocutaneous flap for extremity reconstruction: anatomical study and clinical application [J]. J Plast Reconstr Aesthet Surg, 2013, 66(9): 1256-1262.

[114] Bergeron L, Tang M, Morris SF. The anatomical basis of the deep circumflex iliac artery perforator flap with iliac crest [J]. Plast Reconstr Surg, 2007, 120(1): 252-258.

[115] Blondeel PN, Beyens G, Verhaeghe R, et al. Doppler flowmetry in the planning of perforator flaps[J]. Br J Plast Surg, 1998, 51(3): 202-209.

第五章

背臀部

第一节　斜方肌肌皮瓣

斜方肌位于项背浅层,有恒定的血管供应和神经分布,位置隐蔽,可同时连带皮肤和骨骼作为复合瓣转移,是修复颈部、颌面部和口腔组织缺损的理想供区之一。

【应用解剖】

斜方肌起自枕外隆凸至第十二胸椎棘突之间,形成一侧斜方肌的底边。其肌纤维位于上部者斜向下外,止于锁骨外侧 1/3;中部者平行向外,止于肩峰和肩胛冈上缘;下部者斜向上外,止于肩胛冈下缘。斜方肌及其表面皮肤的动脉血供均为多源性,主要来自颈横动脉。颈横动脉自起始处至分支点的长度为 4.5 cm,外径为 2.7 mm。该动脉分浅、深两支。浅支除分布到该肌的上、中部外,还发出分支供应肩胛提肌、肩胛舌骨肌下腹、冈上肌等。设计斜方肌或其上、中部肌皮瓣,应以颈横动脉浅支及其伴行静脉为蒂。深支在菱形肌下缘发一分支向浅层,分布于斜方肌下部的外侧份;末支分布于附近的肌肉。设计斜方肌下部肌皮瓣时应以颈横动脉深支为蒂。斜方肌的回流静脉为各分支动脉的伴行静脉,而神经受副神经和颈丛的分支支配(图 5-1-1)。

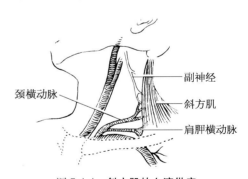

图 5-1-1　斜方肌的血液供应

颈横动脉
副神经
斜方肌
肩胛横动脉

【适应证】

斜方肌肌皮瓣用以修复口腔、颌颈部、颌骨等组织缺损。斜方肌上部肌皮瓣主要用于修复咽及扁桃体、颊、口底及颈前等部的组织缺损;斜方肌上中部肌皮瓣主要用于修复口腔、口咽及颈部皮肤的组织缺损;斜方肌下部肌皮瓣主要用于修复后颈部、腮腺区及下面的组织缺损。

【手术方法】

(一)修复口底缺损

1. **皮瓣设计**　以肩锁关节为中心设计皮瓣,

皮瓣的上缘与颌下切口线相连作为颌颈部切口。此切口可根据口内病变的范围而定,可以设计成直线或曲线(图5-1-2A)。

2. 手术步骤 按上述设计线切开,先从皮瓣下部切开向上分离,待分离至肩锁关节时,切断斜方肌在锁骨外1/3、肩峰及肩胛冈上缘的附丽部。再由皮瓣的上部向下分离,在颈横动脉的上方将斜方肌切断,连同筋膜一并翻起。此时应将皮瓣与斜方肌缝合数针固定,以免两者分离影响肌皮瓣血供。因颈横动脉有时缺如,故解剖时宜行钝性分离。当切开颈深筋膜后,在锁骨上窝解剖颈

横动脉,继循动脉分离至斜方肌边缘,注意保护伴行静脉。如颈横动脉缺如,可小心寻找位于其下的肩胛横动脉作为血管蒂,最后将斜方肌肌皮瓣完全游离(图5-1-2B)。肌皮瓣呈180°转移至口内时,以肌肉蒂覆盖颈动脉及其创面,肌皮瓣修复口内缺损(图5-1-2C)。肩部创面行中厚皮片植皮(图5-1-2D)。如同时修复下颌骨缺损,肌皮瓣可携带肩胛冈一并取下,作为肌皮骨瓣一期转移修复受区创面。

（二）修复舌与口底缺损

1. 皮瓣设计 肌皮瓣设计成长方形,长宽比

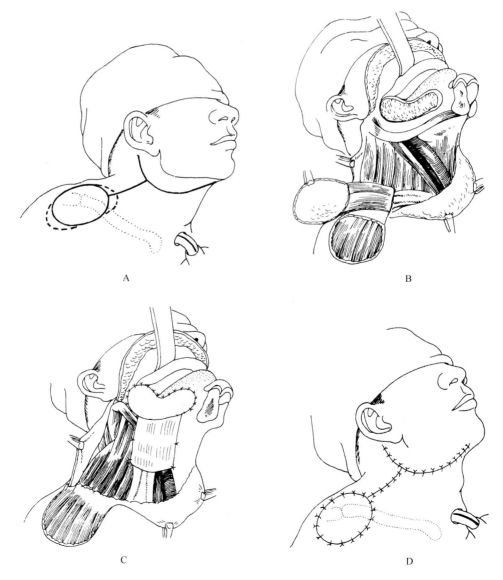

A. 皮瓣设计；B. 肌皮瓣切取；C. 肌皮瓣转移；D. 创面闭合

图5-1-2 斜方肌皮瓣修复口底缺损

例约为 6 cm × 2.5 cm，颌颈部切口设计成曲线。因颈横动脉常有变异，如术中肌皮瓣无法利用时，此切口对改用其他肌皮瓣有利。图右下为皮瓣内卷形成舌尖（图 5-1-3A）。

2. 手术步骤　肌皮瓣切取步骤与修复口底缺损相同。但肌皮瓣的近中边缘的肌肉蒂应与皮瓣边缘同宽，以保证皮瓣有充足的血供（图 5-1-3B）。一侧舌体与口底缺损用肌皮瓣修复，肌蒂覆盖颈部动脉，皮瓣则行舌再造。图右下为一侧舌

体与口底修复后外形（图 5-1-3C）。唇、面、颈部伤口分层依次缝合。肌皮瓣供区可拉拢缝合，不需植皮（图 5-1-3D）。

【注意事项】

（1）斜方肌为项背部浅层扁而阔的肌肉，其血供具有多源性。岛状肌皮瓣的设计应依据主要动脉的走向和分布进行，如斜方肌上、中部肌皮瓣主要含颈横动脉浅支，而斜方肌下部肌皮瓣主要含颈横动脉深支。如采用下部肌皮瓣转移修复面

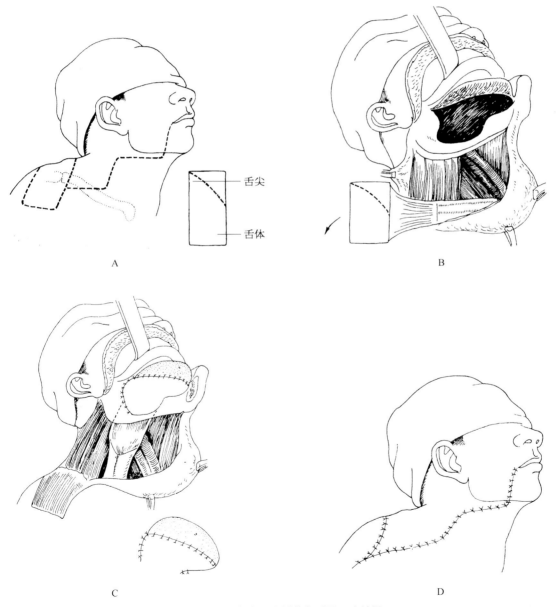

图 5-1-3　斜方肌皮瓣修复舌及口底缺损
A. 肌皮瓣设计；B. 肌皮瓣切取；C. 肌皮瓣转移；D. 创面闭合

部时,可以切开菱形肌逆行向上,分离颈横动脉深支以增加蒂的长度。如采用上部斜方肌肌皮瓣转移修复口底和颈前部缺损,当翻开皮瓣时,肩胛横动脉、肩胛上动脉均被切断,颈横动脉发出的肌皮穿支亦被切断,此时血供主要来自枕动脉,故术中对枕动脉要注意保护。

(2)颈横动脉有时缺如,故斜方肌中、下部肌皮瓣切取时,应先解剖颈横动脉血管蒂,如缺如可以位于下方的肩胛横动脉为蒂,故该处操作应轻柔,避免造成血管蒂的损伤。

(孙 弘)

第二节 背阔肌肌皮瓣

背阔肌肌皮瓣(latissimus dorsi myocutaneous flap)是身体上可供游离移植或带蒂移植范围最广、功能最多的皮瓣之一。该供区可制成移植的皮瓣、肌皮瓣、肌瓣、骨肌皮瓣、分叶肌皮瓣、复合肌皮瓣或复合骨肌皮瓣以及管状肌皮瓣等,是整形外科最常选用的移植皮瓣的供区。Baudet(1976)首先报道了背阔肌肌皮瓣游离移植成功的经验。在笔者千余例游离皮瓣移植的临床病例中,应用了30多种皮瓣游离移植,而背阔肌肌皮瓣或肌瓣的移植几乎占病例总数的1/4。该供区具有如下优点:① 皮瓣血管分布恒定。② 供吻接的胸背动静脉外径在1.5~2.0 mm以上,移植皮瓣的血管蒂可长达6~8 cm。王炜(1989)将该供区制成血管、神经蒂长达12~17.5 cm肌瓣供移植。③ 可供移植的皮肤面积达(8 ~ 23)cm ×(20 ~ 40)cm。背阔肌肌皮瓣移植后供区功能障碍虽不明显,但该肌是脊柱的稳定平衡及臂内收、内旋的肌肉,而且是呼吸的辅助肌肉,在某些功能不全的患者,此肌存在是有意义的,特别是儿童时期应用此肌皮瓣移植应慎重。

【应用解剖】

背阔肌肌皮瓣是移植背阔肌及其表面的皮肤及皮下组织。胸背动静脉是该皮瓣的供养血管,运动神经是与血管伴行的胸背神经。

(一)肌肉解剖

背阔肌是背部扁平宽阔的三角形肌肉,起于下部6个胸椎、全部腰椎及骶椎和棘上韧带以及髂嵴

的后部。背阔肌起于胸椎部分的腱膜为斜方肌所覆盖;背阔肌前缘下部与腹外斜肌及前锯肌交锁;中下部附着在前锯肌表面及下4根肋骨。背阔肌中部以上的前缘下方,为疏松的结缔组织,易与前锯肌分开,并构成腋后线的隆起;肌肉前缘向上只有疏松结缔组织与胸壁相连,并构成腋窝后壁;肌腹继续向上呈一束肌肉及肌腱,止于肱骨(图5-2-1)。

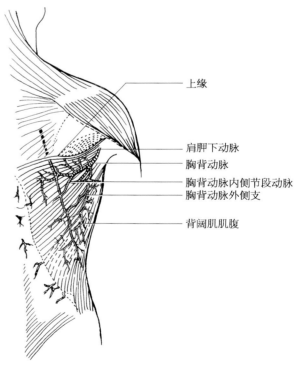

图5-2-1 背阔肌形状及血供

(二)血管解剖

1. 胸背动脉及其伴行静脉 肩胛下动脉在

腋动脉下方约 3 cm 处分出旋肩胛动脉及胸背动脉 2 个终末支,胸背动脉的外径为 1.6~2.7 mm。有 2 条伴行静脉,外径 3~4 mm。

胸背动静脉于背阔肌的内表面肌膜下行进,于肌腹前缘后方 2~3 cm 处下降,分为外侧支和内侧支(图 5-2-2)。内侧支及外侧支各有 2~3 个分支,被称为胸背动脉的节段动脉,构成背阔肌内既独立又互相吻合的血供系统(图 5-2-3)。据此血管解剖特点,可制成背阔肌分叶肌皮瓣移植,以及节段性背阔肌肌皮瓣移植(图 5-2-4)。

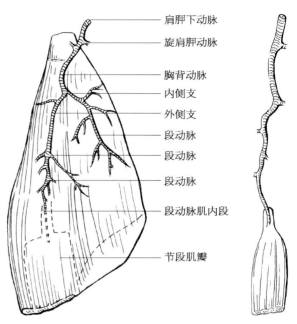

图 5-2-3　节段性背阔肌游离移植段动脉解剖　图 5-2-4　带有血管神经蒂的节段性背阔肌肌皮瓣

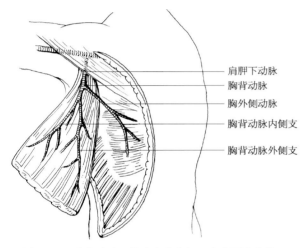

图 5-2-2　胸背动脉及其分支在背阔肌内表面分布情况

胸背动静脉及其内外侧支在背阔肌内表面肌膜下有数十条可见的小分支进入肌腹,并穿过肌腹进入皮下,供养皮肤。这是制成背阔肌肌皮瓣的解剖基础。

2. 胸背动静脉的直接皮支　胸背动静脉尚有 2~3 支直接皮动脉,是经过肌腹进入皮肤,可被制成没有肌肉的"肌皮瓣",实际应称之为胸背动脉皮瓣,供移植。Angrigiani(1995)发现第一直接皮支位于腋后壁下 8 cm、背阔肌前缘后方 2~3 cm 处,穿过肌腹进入皮肤,血管直径为 0.4~0.6 mm。第二穿支位于第一穿支下方 2~3 cm 处,直径在 0.2~0.5 mm。有时还会有第三支直接皮动脉出现。

3. 胸背动静脉的吻合支　胸背动脉与胸外侧动脉、旋肩胛动脉、胸肩峰动脉、颈横动脉的降支、肋间动脉、腰动脉、腹壁上下动脉、旋髂浅深动脉、腹壁浅动脉的分布区所供养的皮肤、皮下组

织、筋膜、腱膜组织以及肌肉和骨组织之间有互相交叉的供养关系。这种血供结构使应用背阔肌肌皮瓣移植时,可联合上述动脉供养的组织块一并移植,构成范围更为广阔、种类更多的联合组织移植供区。

背阔肌还直接接受来自肋间动脉及腰动脉的供养,特别是第 9、第 10、第 11 肋间后动脉的外侧支及肋下动脉,这是外径较粗的皮动脉,有时可达 1 mm 以上,可应用此动静脉制成吻合血管的侧腹壁游离皮瓣供移植。因此,以肋间后动脉的外侧支的穿出处为轴心,制成逆行旋转的背阔肌肌皮瓣,修复胸腹壁或乳房的组织缺损。

4. 胸背神经　背阔肌的支配神经是来自臂丛后束的胸背神经,在肩胛下肌表面下降,在胸长神经的后方,位于胸背动脉的后外侧,在背阔肌的内表面肌膜下方,与动静脉紧紧伴行下降。胸背神经也同样分出内侧支及外侧支,内、外侧支又分出 2~3 支背阔肌节段神经,支配背阔肌各个部分。由于神经紧随动静脉分布于肌肉内,因此在手术过程中只要保护好动静脉不受损害,也可使神经受到保护,制成带血管神经的节段肌瓣供移植。

5. 血管神经蒂 胸背动静脉及神经的起始部分,构成移植背阔肌的血管神经蒂,在通常情况下,其蒂长为 5~8 cm,易于供游离移植。应用节段背阔肌瓣移植时,其血管神经蒂较长,其血管神经蒂包括胸背动静脉及神经主干,并包括其内侧支或外侧支和部分节段动静脉及神经在内,因此可制成 12~17.5 cm 长的血管神经蒂部,用于晚期面神经瘫痪的面部肌肉动力重建。

【适应证】

1. 带蒂移植

(1)胸腹壁缺损的修复,以及压疮及骶尾部创伤的修复。

(2)屈肘、伸肘功能重建。

(3)面部、颈部皮肤及皮下组织缺损的修复。

(4)乳房再造。

(5)颈部或部分胸段食管缺损的再造(管状背阔肌肌皮瓣)。

(6)慢性脓胸空腔的充填。

2. 吻合血管的游离移植

(1)面、颈部肿瘤切除或外伤后皮肤缺损的修复。

(2)头皮撕脱伤等头皮皮肤缺损的修复。

(3)上、下肢或躯干部皮肤及皮下组织缺损的修复。

(4)肢体运动功能丧失的肌肉移植运动功能重建。

(5)脓胸、肢体慢性骨髓炎等无效腔的充填及治疗。

(6)咽、喉腔的再造或部分食管缺损的修复及再造等。

(7)面部瘫痪肌肉动力重建。

(8)骨肌皮瓣移植可用于面部、胸部以及四肢的骨和皮肤缺损的修复。

【手术方法】

(一)皮瓣或肌皮瓣的设计

1. 血管和神经的体表投影 于腋窝后壁下方,扪及背阔肌前缘,在背阔肌前缘后 2.5 cm 处画一平行于背阔肌前缘的垂线,该线即是胸背动静脉、神经及其外侧支的相对体表投影。

2. 后背阔肌肌皮瓣的设计 以背腰部皮肤为主要供区的背阔肌肌皮瓣,称为后背阔肌肌皮瓣(图 5-2-5),这是最常选用的背阔肌肌皮瓣术式。皮瓣主要部分位于背部。皮瓣设计如下:在腋窝下方 2.5 cm,与背阔肌前缘后方 1.5~2.5 cm 垂直线的交叉处,设计点 a,即胸背动静脉及神经蒂的体表投影点;于骶髂关节上缘设计点 b, ab 两点之间的弧形连线构成肌皮瓣的纵轴,根据受区的需要决定皮瓣的大小及形态。皮瓣的宽度在 6~8 cm,供区可拉拢缝合。皮瓣的设计宜略大于受区皮肤缺损范围,增加 1~2 cm 宽度及长度,在皮瓣纵轴两侧,用亚甲蓝绘出要切取皮瓣的范围,切取的范围可达 15 cm × 35 cm。该皮瓣多用于游离移植,也可带蒂移植,用于修复胸腹壁组织缺损。

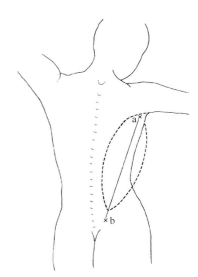

图 5-2-5 后背阔肌肌皮瓣的设计

3. 横行背阔肌肌皮瓣 是上半背部横行的背阔肌肌皮瓣,可用于乳房再造或胸壁缺损的再造。笔者(1990)利用此肌皮瓣制成管状背阔肌肌皮瓣,用于修复食管癌术后部分颈部、胸部食管缺损的再造。该肌皮瓣设计的点 a 如上所述,在腋窝下方 2.5 cm、背阔肌前缘后方 1.5~2.5 cm 处;点 b 设计在肩胛下角下方 3~5 cm 处,ab 连线构成肌皮瓣的横轴并向脊柱中线延伸。根据受区的需要,在横轴上、下用亚甲蓝绘制出肌皮瓣切取的范围及形态(图 5-2-6)。

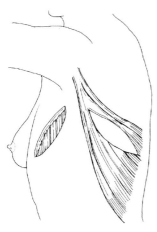

图 5-2-6　横行背阔肌肌皮瓣

4. 逆行背阔肌肌皮瓣　是以腰动脉或肋间后动脉为滋养血管,带蒂移植的背阔肌肌皮瓣移植,用于修复腹壁缺损,或骶尾、髂区的压疮,或其他原因造成的皮肤大范围缺损。皮瓣设计方法:以腋中线第 10 肋间设计点 a;上述肌皮瓣设计的点 a 为本皮瓣的点 b,即腋窝下方 2.5 cm、背阔肌前缘后 1.5～2.5 cm 处。本皮瓣的点 a,实际上不是一点,而是一个区域,即第 9、第 10、第 11 肋间及肋下动脉穿出的区域。ab 连线构成皮瓣的纵轴,肌皮瓣设计在皮瓣轴的两侧。先做蒂部血管探查,如果在腋中线与第 9、第 10、第 11 肋下交界处有外径为 0.6～1.0 mm 的动脉,选择其中条件最好的血管做移植皮瓣的蒂部,即可制成长 200 倍、宽 100 倍于血管外径的皮瓣移植,而不会发生移植皮瓣坏死,即移植皮瓣的 长 = 200 D,移植皮瓣的宽度 = 100 D(D 为血管外直径)。如外径 1 mm 的血管蒂,可制成的移植皮瓣的长度至少可达 20 cm,宽度可达 10 cm,这样移植后不会发生移植皮瓣坏死。

5. 前背阔肌肌皮瓣　是以侧胸部及侧腹壁的皮肤作为供区的背阔肌肌皮瓣。实际本肌皮瓣为背阔肌肌皮瓣及下腹部皮瓣的联合移植,可制成人体上最大的皮瓣供区之一。皮瓣的点 a 也是腋窝下方 2.5 cm、与背阔肌前缘后方 1.5～2.5 cm垂直线交界处;点 b 位于腹股沟韧带下方 2.5 cm的股动脉搏动处。ab 连线构成该皮瓣的纵轴,皮瓣设计在皮瓣轴的两侧。该皮瓣游离移植时,应吻合胸背血管及腹壁浅或旋髂浅两套血管;也可

制成带蒂移植,以胸背血管为蒂,或以腹壁浅血管或旋髂浅血管为蒂,进行旋转移植。为保证移植皮瓣全部成活,在蒂远端的皮瓣宜做血管吻接。很有经验的医师,在皮瓣制作及设计上做精确处理,皮瓣远端血管有时不吻接也能使移植皮瓣全部成活。前背阔肌肌皮瓣也可将点 b 设计在耻骨联合上方白线外侧 3 cm 处,即腹壁下动脉的投影区,制成背阔肌、腹直肌联合肌皮瓣移植(图 5-2-7)。

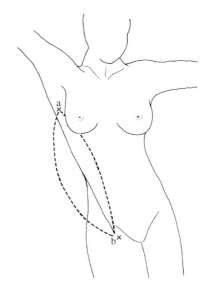

图 5-2-7　前背阔肌、腹直肌联合肌皮瓣移植

6. 分叶及节段背阔肌肌皮瓣　根据背阔肌的内在血管解剖,用一血管神经蒂制成 2 块或多块皮瓣或肌皮瓣移植,称之为串联皮瓣。背阔肌还可制成背阔肌节段肌瓣移植,以及节段分叶肌瓣移植,做皮肤缺损和肌肉动力重建(图 5-2-8)。

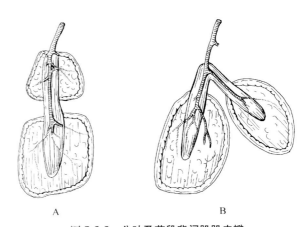

图 5-2-8　分叶及节段背阔肌肌皮瓣

A. 背阔肌串联皮瓣;B. 背阔肌节段分叶肌皮瓣设计

7. 联合背阔肌肌皮瓣 是背阔肌肌皮瓣与相邻近的皮瓣制成一块皮瓣，移植或制成分段或分叶皮瓣进行移植。可以有 1 个神经血管蒂，也可以是 2 个或以上的血管神经蒂。在临床上可选择的联合背阔肌肌皮瓣移植有：背阔肌肌皮瓣+肩胛旁皮瓣或肩胛骨皮瓣移植；背阔肌肌皮瓣+腹直肌肌皮瓣移植；背阔肌肌皮瓣+胸大肌肌皮瓣移植；背阔肌肌皮瓣+斜方肌肌皮瓣移植；背阔肌肌皮瓣+下腹壁皮瓣或骨皮瓣移植；背阔肌肌瓣+前锯肌肌瓣移植等。这些皮瓣根据不同的联合方式进行具体的设计。

8. 延伸背阔肌肌皮瓣 是一种后背阔肌肌皮瓣游离移植的术式，将后背阔肌肌皮瓣完全切取下来，在切断的胸背动静脉间移植静脉，延长胸背动静脉蒂部，使背阔肌肌皮瓣向远端延伸，以修复骶尾部、下腹部或髂股部皮肤缺损。

（二）肌皮瓣的切取

1. 体位 前或后或横行背阔肌肌皮瓣的切取宜采用侧卧位或半侧卧位，臂外展，前屈 90°，并屈肘，将肘及前臂固定在支架上。

2. 血管探查 背阔肌肌皮瓣设计完成后，在肌皮瓣设计线的前上部，即背阔肌前缘，做 6～10 cm 长的切口，切开皮肤、皮下组织，直达胸壁肌肉肌膜表面，暴露背阔肌前缘，用示指及中指在背阔肌前缘下方疏松结缔组织内做钝性分离。此间隙很疏松，当示指深入到背阔肌下 2～3 cm 处，即可扪及胸背动脉的搏动。探清动脉搏动情况，通过触诊，手术医师了解胸背动脉的直径及走向，然后切取皮瓣。

3. 皮瓣切取方法及解剖层次 胸背动脉情况探明后，全层切开肌皮瓣设计线的前边缘，用电刀由远向近心端、由前向后在胸壁肌肉表面掀起背阔肌及其附着在表面的皮瓣，在季肋下方及腰筋膜区，背阔肌移行到腱膜，并与腹外斜肌起点交错在一起，此处宜用电刀边切开，边止血，减少术中出血。在第 9～11 肋间处有较为粗大的肋间后动脉的外侧支，后方有腰动脉，宜予以结扎。当肌皮瓣远端解剖完成后，再解剖胸背动脉血管神经蒂，对瘦小的妇女或儿童，用手术放大镜解剖，使手术更为精确。结扎到大圆肌的血管

以及旋肩胛动脉，使移植的肌皮瓣有较长的血管、神经蒂。

待受区的血管、神经解剖完成后，即可切下肌皮瓣供移植。

如果是背阔肌皮瓣带蒂移植，则对血管、神经蒂不做精细解剖，保留肌肉止点，或切断肌点均可，根据需要而定。

联合肌皮瓣的切取方法：较为常用的联合肌皮瓣是背阔肌肌皮瓣+下腹壁皮瓣，以及背阔肌肌皮瓣+腹直肌肌皮瓣。患者需半侧卧位，使切取肌皮瓣侧垫高。切取背阔肌肌皮瓣+下腹壁皮瓣游离移植时，先分离背阔肌肌皮瓣，分离胸背动静脉及神经蒂，予以切断、结扎，并标记之。再向下腹部延伸切口，直达腹外斜肌表面，掀起下腹部皮瓣。待受区准备完成后，切断下腹壁皮瓣的血管蒂（腹壁浅或旋髂浅血管），然后进行游离移植。

切取背阔肌肌皮瓣+腹直肌肌皮瓣时，可以先分离背阔肌肌皮瓣，也可先分离腹直肌肌皮瓣。为了保证这两块肌皮瓣能联合取下供移植，要特别注意保护好脐周的腹壁下动脉穿支，使其不受损害。为此，一侧脐周的腹直肌前鞘需包括在移植肌皮瓣之内。

【临床应用】

（一）重建屈肘、屈指功能

背阔肌皮瓣移位重建屈肘、屈指功能是以胸背血管神经为蒂，将背阔肌移至同侧上肢与肘部肱二头肌腱止点，或与屈指深肌腱编织缝合。

手术步骤 患者侧卧，患侧在上。自腋后缘沿背阔肌外缘做斜行切口（亦可带一小块菱形岛状皮瓣）。将皮瓣向两侧翻开，显露背阔肌外侧缘。辨清背阔肌与前锯肌间隙，钝性分离并向内侧翻起背阔肌，在肩胛下角水平距外缘约 2 cm 处，可见胸背血管神经束位于肌肉深面，妥善保护。辨清血管神经在肌肉内走行，用手指由外向内、由近向远钝性分离，直至所需长度和宽度。为便于缝合，肌瓣远端应连同背阔肌与前锯肌间隙一部分腰背筋膜一起切下，然后提起肌肉向近端游离直至背阔肌肱骨附着处。通过腋后缘至臂内

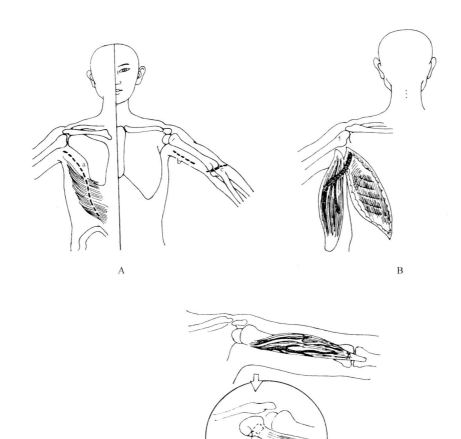

图 5-2-9　背阔肌肌皮瓣代肱二头肌术

A. 切口；B. 肌瓣切取；C. 肌瓣转移

侧的皮下隧道，将背阔肌引入肘部切口，在屈肘90°位与肱二头肌腱编织缝合。亦可将背阔肌肱骨附着点切下，缝于喙突（图 5-2-9），以保持肌肉正常力线。若同时重建屈肘、屈指功能，可根据背阔肌肌肉血管神经分布特点，在内外侧血管神经束之间将肌肉纵行劈开，其短头与肱二头肌腱缝合，以恢复屈肘功能；而长的腰背筋膜延伸部分，缝合成管状，与指深屈肌缝合以恢复屈指功能。术后用石膏托固定屈肘 70°，掌指关节屈曲位，肩关节内收位。3 周后开始功能练习。

（二）重建伸肘功能

背阔肌皮瓣移位重建伸肘功能，是将游离的背阔肌通过皮下隧道引入上臂后侧切口，缝于肱三头肌腱上（图 5-2-10）。

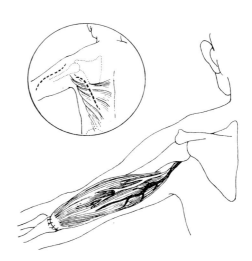

图 5-2-10　背阔肌肌皮瓣代肱三头肌术

（三）重建肩关节外展功能

背阔肌皮瓣移位重建三角肌功能是以肩胛下动静脉和胸背神经为蒂,将背阔肌倒转移位至肩外侧,按三角肌正常起止点缝合固定。

手术步骤 按图 5-2-11A 自腋后线沿背阔肌外缘做斜行切口 a。切取背阔肌瓣时,上端在靠近肱骨止点处切断,下端在背阔肌外侧缘离止腱约 17 cm 处切断,切断处宽度从外侧缘起斜向内下约 18 cm,形成与三角肌相似的三角形肌瓣。向近端追踪分离血管神经蒂,分别结扎、切断至前锯肌血管和旋肩胛血管,形成以肩胛下-胸背血管、胸背神经为蒂的背阔肌肌瓣,其血管神经蒂长度可达 11 cm(图 5-2-11B、C)。然后沿锁骨外缘、肩峰、肩胛冈及肩外侧做切口 b、c,显露三角肌及其起止点。

将带血管神经蒂的背阔肌肌瓣移至肩外侧有 2 个手术途径可供选择。

(1)经腋后移位:将带蒂背阔肌肌瓣先经大圆肌之下转向前,然后再从前通过三边孔转向后,最后将游离的背阔肌移位倒置于原三角肌处(图 5-2-11D)。这种途径所需血管神经蒂长度为 8～9 cm,避免了移位后血管神经蒂张力。

(2)经腋前移位:将带蒂背阔肌肌瓣先经大圆肌下缘转向前端,经三角胸大肌间沟移到三角肌原位(图 5-2-11E)。分离时注意勿伤沟内的头静脉。此途径所需血管神经蒂的长度为 7 cm,也满足了手术要求。

背阔肌倒转移位至肩外侧后,上端缝于三角肌止腱。术后外展架固定肩关节 90°,前屈 30°位,保持 4～6 周。

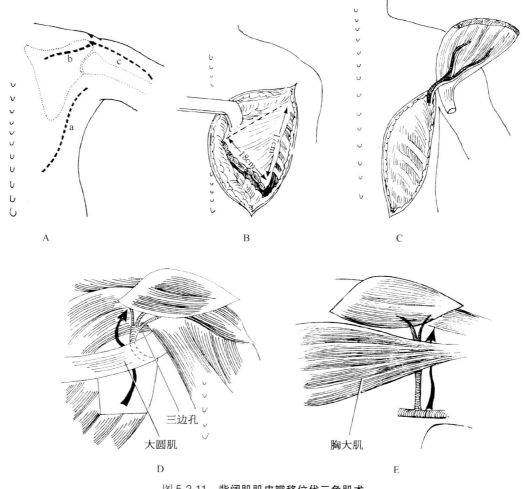

A. 切口 B. C.

D 三边孔 大圆肌

E 胸大肌

图 5-2-11 背阔肌肌皮瓣移位代三角肌术

A. 切口;B. 肌瓣切取;C. 肌瓣游离;D. 经腋后位移位;E. 经腋前位移位

（四）背阔肌肌皮瓣向后推进移位术

背阔肌肌皮瓣向后推进移位用于治疗先天性脊髓脊膜膨出、后正中线处压疮和放射性溃疡等疾患。

手术步骤　按创面大小、部位设计皮瓣，皮瓣与创面相连（图 5-2-12A）。按设计切开皮肤和皮下组织，沿背阔肌外缘切开深筋膜，由外向内钝性分离背阔肌，直至背阔肌在脊柱旁的腱膜起点，将其切断，使背阔肌连同浅层皮肤一起向后正中线推进移位，修复后正中线创面。术中所见背阔肌节断性血管一般不需处理。创面小者全部切口可一期缝合；创面大者，前方裂开的创面可用中厚皮片覆盖（图 5-2-12B）。

（五）倒转背阔肌肌皮瓣移位术

倒转背阔肌肌皮瓣是以第九、第十、第十一后肋间动脉穿支为蒂的肌皮瓣，向下逆行转移，可以修复骶髂部创面。

1. 皮瓣设计　皮瓣旋转轴位于离后正中线 5 cm 处，在第 10、第 11、第 12 肋骨下缘穿支血管入肌肉处，皮瓣远端在离该肌肱骨止点 10 cm 腋后线处，最大切取范围 8 cm × 20 cm。在这一范围内设计皮瓣，皮瓣内可包含 1 根或 2 根后肋间动脉支。前者切取范围小，但旋转方便；后者切取范围大，但旋转受到限制。可根据临床需要设计不同形状的倒转肌皮瓣，修复骶部创面（图 5-2-13A）。

2. 手术步骤　按设计先做皮瓣近侧切口，切取并掀起肌皮瓣，然后向皮瓣远侧解剖，在离后正中线 5 cm 处小心勿损伤穿支血管，待确认血管进入皮瓣后，继续解剖，直至获得足够的旋转弧来修复受区创面。由于皮瓣位于背阔肌外上部，术中应结扎、切断胸背血管（图 5-2-13B、C）。

（六）再造乳房

因先天性乳房发育不全，或乳房根治术后，胸部皮肤、肌肉、乳腺、乳头和腋窝内容物缺失，可用背阔肌肌（皮）瓣行乳房再造。

手术步骤　以对侧乳房大小设计所需再造乳房的形态和大小，以决定所切取皮瓣的面积。如

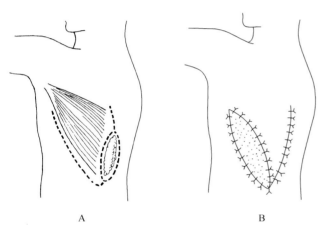

图 5-2-12　**背阔肌肌皮瓣向后推进修复后正中创面**

A. 皮瓣设计；B. 皮瓣转移

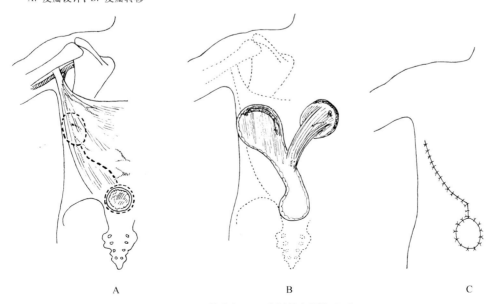

图 5-2-13　**倒转背阔肌肌皮瓣修复骶部压疮**

A. 皮瓣设计；B. 肌皮瓣切取；C. 肌皮瓣转移

受区皮肤、皮下组织完好,可形成背阔肌真皮脂肪瓣转移填入乳房位置的皮下。如受区皮肤组织量不足或乳癌根治术后皮下组织缺乏,受区不能分离成较大的洞穴时,需用带有皮肤的背阔肌肌皮瓣再造乳房,术中将肌皮瓣远端适当延长,延长部分形成真皮脂肪肌瓣,并将其返折用以增加再造乳房的丰满度。背阔肌肱骨止点切断并另接他处以再造一个腋前皱襞。如背阔肌肌皮瓣再造后乳房仍不丰满,可同时埋入硅胶乳房植入物,从而一次完成乳房再造。

【典型病例】

病例一:背阔肌肌皮瓣移位重建屈肘、屈指功能。

患者男性,22 岁。1984 年 1 月右上肢被机器卷伤致肱骨骨折合并臂丛神经损伤。经臂丛神经探查术后 1 年半,伸肘及上肢感觉功能恢复,屈肘、屈指功能均未恢复,肌电图示肱二头肌、指深屈肌为神经源性损害。1985 年 10 月在高位硬膜外麻醉下切取背阔肌肌皮瓣,肌瓣近侧带一小块菱形岛状皮瓣;肌瓣远端在内外侧血管神经束间劈开,内侧肌瓣长 20 cm,外侧肌瓣长约 30 cm,通过皮下隧道至肘及前臂,分别与肱二头肌腱、指屈肌腱缝合。1 年后复查,已恢复部分屈指功能,主动屈肘达 90°,手能握物。

病例二:背阔肌肌皮瓣转移重建肩关节外展功能。

患者男性,53 岁。6 年前开始右肩关节外展功能逐渐丧失。检查:肩部三角肌明显萎缩,肩关节呈半脱位,麻醉下切取长 20 cm、宽 12 cm 背阔肌肌皮瓣,通过腋后途径至肩外侧,重建三角肌功能,术后 1 年复查,功能恢复满意,肩关节稳定,主动外展 70°。

病例三:背阔肌肌瓣转移再造乳房。

患者女性,25 岁。因青春期后右乳房不发育,要求行乳房再造而入院。检查:右乳房不丰满,未触及乳腺,右胸壁扁平,皮下脂肪菲薄,胸肌极不饱满。在全麻下行背阔肌真皮脂肪肌瓣再造乳房。从背阔肌外缘切开,分离出胸背动静脉及神经,沿血管神经束向下在背阔肌深面作钝性分离,掀起长 14 cm、宽 16 cm 的背阔肌岛状肌皮瓣,将岛状肌皮瓣的皮肤剥去表皮,经折叠呈圆锥形。在右胸壁相当于乳房位置的皮下广泛分离,形成一口袋洞穴。将背阔肌真皮脂肪瓣旋转至胸前塞入乳房区洞穴内,将基底部肌肉缝合固定在胸壁上,其四周用丝线穿出皮肤外面作暂时固定。背部切口直接缝合。遗留创面用剥下的表皮皮片覆盖修复。乳房区皮下放一负压持续引流。术后再造乳房外形满意(图5-2-14)。

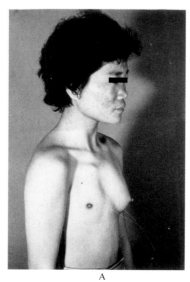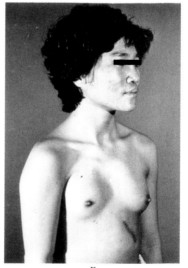

A   B

图 5-2-14 背阔肌肌瓣转移再造乳房

A. 术前；B. 术后

【注意事项】

（1）背阔肌靠近腋窝处，肌肉肥厚，界线清楚；而靠下方，肌肉较薄，界限不清。故切取背阔肌肌（皮）瓣时，应先在腋后皱襞寻找肌肉外侧缘，然后自上向下钝性分离背阔肌与前锯肌间隙，该间隙为疏松结缔组织，分离较易，出血少。

（2）背阔肌肌（皮）瓣转移重建肌肉功能时，必须保护胸背神经勿予损伤。如仅修复创面，尤其是头、颈部创面，需切断胸背神经，以免因肩部活动而引起受区部位不自主地活动。

（3）背阔肌移位重建屈肘、屈指功能时，在转移肌瓣下段带一小块菱形皮瓣，可减少肌肉转移缝合时切口处皮肤张力，便于肌肉滑动。

（4）背阔肌通过皮下隧道时，隧道要足够大，这样即使肌肉有些肿胀，也不致压迫血管蒂。

（5）切取倒转背阔肌肌皮瓣，只要确保有一大穿支血管进入皮瓣，即能使皮瓣获得足够血供。皮瓣基部皮肤应切断，便于转移。但基部肌肉一般不需切断，以防止损伤穿支血管，减少出血。

（6）重建屈肘、屈指功能时，在切取背阔肌肌皮瓣时应将胸背动静脉、胸背神经内外侧支均包括在肌瓣内，并在内、外侧支间将肌肉劈开，包含内侧支的肌瓣转移后重建屈肘功能，包含外侧支的肌瓣切取时应尽可能带些腰背筋膜，以获得足够长度，便于移位后能直接缝合于所需重建的肌腱上。

（王　炜　侯春林）

第三节　胸背动脉穿支皮瓣

1995 年 Angrigiani 首先报道了胸背动脉穿支皮瓣的解剖研究和临床应用，该皮瓣由胸背动脉穿过背阔肌的至少一个肌皮穿支供血，但皮瓣并不包含背阔肌成分，最初被称为"不携带肌肉的背阔肌皮瓣"。2003 年 Heitmann 首次将该皮瓣命名为胸背动脉穿支皮瓣（thoracodorsal artery perforator flap）。

【应用解剖】

胸背动脉的外侧支发出 2~3 支皮支，第一穿支穿肌点位于腋后壁下约 8 cm、背阔肌外侧缘内侧 2~3 cm 处；第二穿支出现在第一穿支起源处远端的 2~4 cm 处。胸背动脉内侧支发出 1~3 支肌皮穿支，第一穿支穿肌点位于肩胛下角水平线上方 1~2 cm，肩胛下角垂线外侧 4~6 cm。除了肌皮穿支外，约 60% 的标本发现了来源于胸背动脉的营养皮肤的肌间隔穿支，肌间隔穿支作为一个单独的分支起源于胸背动脉，它位于背阔肌的外侧缘，直达皮肤而不穿过背阔肌，在大小和数量方面，肌皮支和肌间隔支之比约为 3:2。

【适应证】

胸背动脉穿支皮瓣供区隐蔽，特别适用于女性患者。带血管蒂转移可修复同侧胸部、颈部、上臂、肩背浅表创面或乳房再造。游离移植可修复四肢、头颈、躯干浅表创面。

【手术方法】

1. 皮瓣设计　取坐位，嘱患者上肢用力内收时触到背阔肌前缘，划线标记，并在该线内侧 2 cm 处作一条平行线，此线可认为是胸背动脉的体表投影，在腋下皱襞下 8 cm 处做一横线，它与胸背动脉的血管投影交叉点即为胸背动脉最大的皮肤穿支进入皮肤的位置，然后以此点为中心、以胸背动脉的体表投影线为皮瓣轴线，依据创面形状、大小设计皮瓣。如遇儿童或身材较小的患者，可将该点适当上移。最好参考术前彩色多普勒血流探测仪探测标记的胸背动脉外侧支第一穿支穿出的体表位置，皮瓣设计必须包括该区域。如皮瓣血管蒂要求较长，可将皮瓣 1/3 设计于该点的上方，

2/3 设计于该点的下方。若以胸背动脉的肌间隔穿支为蒂切取皮瓣，则以背阔肌前缘为皮瓣轴线。

2. 手术步骤　首先切开皮瓣前缘，自前向后解剖皮瓣，浅筋膜层分离，显露胸背动脉穿支血管，确定主要穿支后，在 3.5 倍放大镜或放大 5 倍显微镜下，顺穿支血管走行以显微剪仔细分离，直至胸背血管主干，游离并保护好胸背神经。穿支全程显露后，切开皮瓣内侧缘，同法解剖分离，至皮瓣仅通过穿支血管与供区相连，以血管夹阻断备用的穿支，证实皮瓣血运可靠后，处理其他穿支，根据受区所需血管蒂长度切断、结扎胸背血管。皮瓣移植至受区创面，将皮瓣与创缘临时固定，手术显微镜下血管断端清创，胸背动静脉分别与受区血管吻合。皮瓣供区创面彻底止血后，以可吸收线缝合背阔肌，皮缘充分游离后缝合皮下组织、皮肤，闭合创口，低位皮下置管引流。

【典型病例】

患者女性，20 岁。右胫腓骨骨折内固定术后皮肤坏死，骨与钢板外露，扩创后设计胸背动脉穿支皮瓣游离移植，皮瓣面积 20 cm × 8 cm，皮瓣切取不携带深筋膜、背阔肌与胸背神经，胸背动脉与胫前动脉吻合，其伴行静脉与胫前动脉的 1 根伴行静脉吻合，皮瓣供区美容缝合。术后皮瓣成活良好，创口一期愈合，术后 9 个月随访皮瓣受区与供区外形恢复良好（图 5-3-1）。

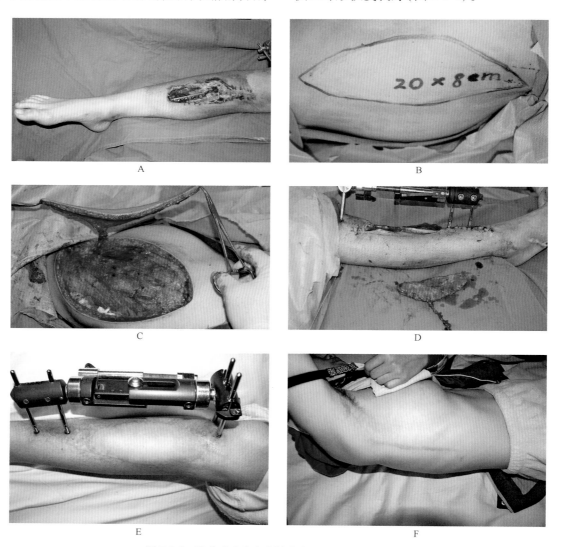

图 5-3-1　胸背动脉穿支皮瓣游离移植修复右腿部创面

A. 术前创面；B. 皮瓣设计；C. 皮瓣切取；D. 皮瓣断蒂后；E、F. 术后 9 个月皮瓣受区与供区恢复情况

【注意事项】

（1）背阔肌上部表面的皮肤由来自胸背动脉较大的肌皮穿支供养，背阔肌中部表面皮肤的血供来自胸背动脉较小的穿支，也有来自肋间动脉和腰动脉分支的供血，而在髂嵴上方的背阔肌下部表面皮肤的血供则完全来自节段性穿支血管的供血，并且与胸背血管之间无明确的吻合支，临床切取超长的胸背动脉穿支皮瓣时，位于背阔肌下部表面皮肤的血供并不十分可靠，要注意保留中部的肋间动脉穿支和下部的腰动脉穿支，待皮瓣完全游离后阻断非胸背动脉来源穿支证实血供可靠后方可切断肋间血管穿支和腰血管穿支，否则应吻合肋间血管或腰血管重建皮瓣第二套供血系统。

（2）胸背动脉大多只有一支伴行静脉，术中一定注意受区静脉的质量、口径匹配情况及吻合质量；部分病例切取皮瓣面积较大时，可有意识保留并吻合胸外侧静脉以重建第二套静脉回流系统。

（3）胸背动脉穿支穿出体表位置随同侧上肢位置改变而发生变化，术前手术者采用多普勒超声血流探测仪认真探测并标记胸背动脉穿支穿出体表位置。

（4）采用两端会师法切取胸背动脉穿支皮瓣，即顺行切取（先主干后穿支）和逆行切取（先穿支后主干）的有机结合，有助于皮瓣切取成功。血管蒂全程游离后先切断胸背血管，再自背阔肌纤维间引出可减少对背阔肌的损害。

（5）小儿胸背动脉穿支细小，手术有一定风险。

（唐举玉）

第四节　大圆肌肌瓣

大圆肌肌瓣的临床应用始于治疗肩关节内收内旋畸形。1933 年 L'Episcopo 首先提出应用大圆肌的移位手术治疗肩关节畸形。1939 年 L'Episcopo 提出将背阔肌移位加强大圆肌的作用。大圆肌肌瓣与其他肌瓣相比，血管神经蒂较短，只能应用于局部肌肉移位功能重建手术。目前大圆肌肌瓣常用于产伤瘫痪神经恢复过程中肌肉产生同步兴奋现象，或肌力恢复不平衡所致肩关节内收内旋畸形或肩外展受限的病例，以及肱三头肌、肱二头肌功能重建的手术。

【应用解剖】

大圆肌起于肩胛骨下角，纤维向外上行于肱三头肌长头之前；止点是长约 5 cm 的扁腱，位于背阔肌肌腱之后，止于小结节嵴（结节间沟内侧唇）。在此腱与小结节嵴之间有小圆肌滑囊，大圆肌止点之上缘与背阔肌止点的腱相重叠，两者之间可有背阔肌滑囊。其上缘是四边孔与三边孔的下界。大圆肌的功能是使肩关节内收、内旋和后伸。

李桂兰研究认为，大圆肌长约 12.8(9~15)cm，中部宽约 3.7(1.5~5.5)cm，厚约 2.5(0.9~4)cm。大圆肌血供主要来自旋肩胛动脉（占98.2%），以及旋肱前、后动脉的分支。神经来自肩胛下神经下支。

近年来，笔者开展了大圆肌起止点移位重建肩外展功能的手术，同时对大圆肌进行了应用解剖的研究。研究结果显示，大圆肌肌腹上缘长(9.5 ± 2.2)(6~18)cm，下缘长(14.5 ± 1.9)(11~18)cm，中点宽(3.7 ± 0.8)(2.0~4.5)cm。起点肌性占 63.6%，半腱半肌性占 36.4%；止点腱性占 79.5%，半腱半肌性占 20.5%。

大圆肌与背阔肌止点的关系有 3 种情况：① 两者止点融合，为 16/44(36.4%)。② 两者止点不融合，为 24/44(54.5%)。③ 背阔肌止点覆盖大圆肌止点但互不融合，为 4/44(9.1%)。

神经血管蒂入肌肉的肌门处在肌肉上缘腹侧面中段,至止点距离(6.1 ± 0.8)(4.6~7.8)cm,位于肌肉上缘(40.1~64.4)%处入肌(图5-4-1)。

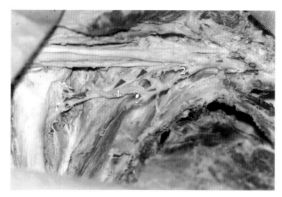

图5-4-1　大圆肌血管神经蒂
1. 旋肩胛动脉;2. 肩胛下神经下支

血供来自旋肩胛动脉 72.7%,胸背动脉 20.5%,肩胛下动脉 6.8%。血管蒂呈多级分支,自起点至入肌点可分离长度(3.1 ± 0.9)(1.5~6.7)cm,外径(1.7 ± 0.4)(0.7~2.9)mm。若分离至腋动脉,可分离长度(12.4 ± 2.1)(6.6~18.1)cm。

神经支配来自肩胛下神经下支,与血管伴行,呈多级分支,自后侧束发出点至入肌点可分离长度(6.7 ± 1.4)(3.4~10.9)cm,直径(1.5 ± 0.3)(0.9~2.1)mm。

笔者对大圆肌神经支配来源进行了研究,在4倍头镜下对其中20侧固定尸体肢体大圆肌的神经支配行干支分离。干支分离结果显示大圆肌肌支来源于上中干后股的纤维。在临床上笔者对13例行健侧第七颈神经移位患者刺激健侧 C_5 ~ T_1 神经根,分别记录在大圆肌上引出的复合肌肉动作电位(MAP)值。电生理检测显示,大圆肌主要是由 C_6 神经根支配,C_5 神经根也有部分参与。

大圆肌的变异可以出现完全缺失,但不常见。常见的变异是与背阔肌相融合,偶见起自肱三头肌长头或臂筋膜的小肌束。

【适应证】

临床大圆肌肌瓣主要用于肩肘功能重建的手术中。

(1)移动肌肉止点:用于改善肩关节的内旋、内收畸形。

(2)移动肌肉止点:加强肱二头肌或肱三头肌的力量,改善屈肘或伸肘功能。

(3)移动肌肉的起止点:用于重建肩外展功能。

【手术方法】

1. 肌瓣设计　标记出大圆肌上缘中点的血管神经入肌点是手术设计的关键。由于大圆肌的手术解剖是自背侧进行,而血管神经蒂是自腹侧进入肌肉的,所以先解剖血管神经蒂再切取肌瓣完成起来比较困难。笔者一般是采用先将肌瓣切取再游离血管神经蒂的方法切取。这样保护血管神经蒂的入肌点显得十分重要。手术设计时,应将患者肩关节置于外展或上举位,观察到大圆肌的全长后,标记出大圆肌上缘中点的血管神经入肌点,然后再进行解剖。如肩关节在内收位,背侧看不到转至肩关节前方的大圆肌止点部位,标记的大圆肌血管神经蒂入肌点往往偏内侧起始部。切取过程中可能造成血管神经蒂的损伤。

2. 切取肌瓣

(1)以腋后线或肩胛骨外侧缘至上臂后中线做倒"L"形切口。

(2)分离皮下组织后,将皮瓣分别向切口两侧游离,暴露四边孔的四边——大圆肌、小圆肌、肱三头肌长头和肱骨,以及暴露并保护穿过四边孔的腋神经、旋肱后动脉。重点将大圆肌的起止点、肌腹全程暴露。

(3)将肩关节外展90°操作,向肱骨小结节嵴分离出大圆肌、背阔肌止点。将两块肌肉的止点分离出后,将大圆肌止点切断。

(4)自止点向起点方向游离至肩胛骨下角,注意保护位于大圆肌腹侧中段血管神经蒂的入肌点,将大圆肌起点切下或用骨刀将附着大圆肌起点的肩胛骨下角凿下。

(5)于大圆肌中段小心分离出大圆肌血管神经蒂的入肌点,向近端游离,注意保留 0.5 ~ 1.0 cm 的软组织袖,避免损伤血管神经蒂的多级多分支。血管神经蒂分离至发出点，如长度不够，可将血管向近端游离直至腋动脉，神经可行干支分离直至后侧束。最后使大圆肌仅有血管神经蒂与近端相连。

3. 功能重建手术

（1）重建肩外展功能：切开部分小圆肌，将血管神经蒂及游离的大圆肌置于肩关节的后上方。

如重建三角肌，保持大圆肌肌纤维方向同三角肌中后缘纤维方向一致，起点移位至肩峰后部附近，做肩峰周围的骨膜下剥离，将带有大圆肌起点的肩胛骨下角用螺丝钉或钢丝与肩峰相固定。止点与三角肌后部纤维用 3-0 肌腱缝线编结缝合。

如重建冈上肌，将大圆肌的起点（不带肩胛骨下角）与冈上肌的起点用 3-0 肌腱缝线编结缝合，止点与冈上肌止点或其附近纤维用 3-0 肌腱缝线编结缝合。

术后保持肩关节外展 150°、外旋 30°，肘关节屈曲 45°，用高分子材料固定 6 周。以后分 3 次、每次间隔 2 周将上肢逐步放下，避免撕脱固定的起止点。在下降过程中指导患者进行肩外展的功能锻炼，包括肩关节绝对固定期的主动等长收缩锻炼，以及相对固定期被动外展同时作主动的等张收缩锻炼。

（2）重建肩关节的外旋（L'Episcopo-Zachary 手术）功能：切口内暴露肱三头肌的长头与外侧头，保护好桡神经与肱深动脉。于外侧头上做一纵行的切口，将大圆肌、背阔肌止点穿过此裂隙，在上臂外旋位将两止点固定于肱骨后外侧已掀起的骨膜下方（图 5-4-2）。术后肩肱石膏固定于外旋、轻度外展和 45°~60° 前屈位，维持 4~6 周。

（3）代肱二头肌重建屈肘功能：保护好血管神经蒂，将止点游离的大圆肌放至肱二头肌内侧，止点与肱二头肌筋膜或肌腱固定（可利用背阔肌的止点延长大圆肌止点）。屈肘 135° 石膏固定 3~6 周后，进行屈肘功能锻炼。

（4）代肱三头肌重建伸肘功能：保护好血管神经蒂，将大圆肌置于肱三头肌内侧，止点与肱三头肌腱性部分用 3-0 肌腱缝线缝合固定。伸肘位石膏固定 3~4 周后，进行伸肘功能锻炼。

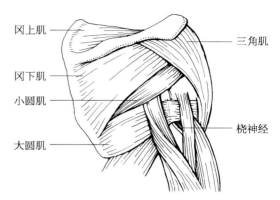

图 5-4-2　L'Episcopo-Zachary 手术示意图

【典型病例】

患者男性，11 岁。出生后右上肢活动障碍 11 年。9 年前曾行臂丛神经松解术，术后肘、手功能有改善，肩外展功能改善不明显。查体：右肩主动外展 50°，被动外展 150°。右三角肌、冈上肌肌力为 I 级，大圆肌肌力为 IV 级。肌电图检查肩外展时大圆肌、背阔肌有同步兴奋现象存在。诊断：右产伤瘫痪，右肩外展受限（动力不足，阻力增加）。行大圆肌起止点移位加强冈上肌重建肩外展功能手术。术后固定 6 周后逐步将患肢放下，随访 1 年，肩外展恢复至 90°，前屈上举可达 150°，被动上举可达 160°（图 5-4-3）。

【注意事项】

（1）手术适应证的选择：由于该肌瓣主要用于功能重建的手术，所以术前体检应明确该肌肌力在 IV 级以上方可选用。

（2）行大圆肌起止点移位重建肩外展的手术：① 主要适用于外展肌（三角肌、冈上肌）与内收肌（大圆肌、背阔肌）有同步兴奋现象的肩外展不能或受限的患者。对于产伤瘫痪患者，肩外展受限可能为动力不足（三角肌肌力不足）与阻力增加（同步兴奋现象，即外展时大圆肌、背阔肌等内收肌群同时兴奋），或两种病因同时存在。大圆肌移位重建肩外展既解决了动力不足，又减小了阻力，同时解决了肩外展受限的两种病因，对于该类患者本手术方法是一种良好的治疗选择。② 由于需游离的血管神经蒂自肌肉腹面的中点入肌，手术时应将肌肉起止点先切断，将肌肉翻起后寻找并在血管神经蒂周围保留一定的肌袖，避免损

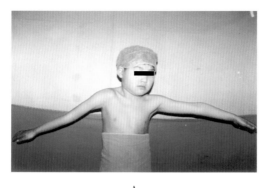

A

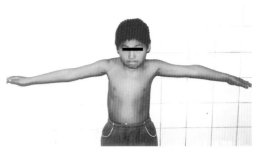

B

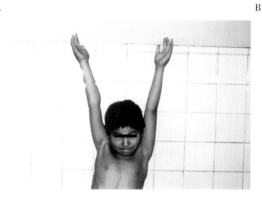

C

图 5-4-3　大圆肌肌瓣重建肩外展功能
A. 术前肩外展情况；B. 术后肩外展情况；C. 术后肩外展上举情况

伤蒂部。③ 由于该肌血管神经蒂的长度有限，有时需切断或切除一部分小圆肌以便血管神经蒂的移动，同时也可避免其受到卡压。④ 一般情况下，重建三角肌时，大圆肌起点与肩胛骨下角一同取下，便于固定。但对于儿童患者也可仅将大圆肌止点从肩胛下角上剥离。⑤ 石膏固定时保持肩外展、外旋位，放松血管神经蒂，同时也减少移位肌肉的张力。但应避免过度外展、外旋，否则可能造成臂丛神经牵拉伤。术后如发现石膏位置不妥，应尽早使患者在坐位时调整石膏的固定位置。

（3）重建肩关节外旋功能的手术：主要适用于肩外展功能尚可、外旋功能受限的患者。如肩关节外展不能，仅解决外旋，手术后仍会逐渐回复内旋畸形。

（4）重建屈、伸肘功能的手术：由于大圆肌的肌肉较短，如将止点与肱二头肌或肱三头肌缝合，只能在肌肉中段与筋膜缝合，牢度较差，所以在手术中可取背阔肌止点或将肱三头肌止点劈出一部分，使移位的大圆肌能与肱二头肌、肱三头肌的腱性部分缝合，增加其牢度。

（顾玉东　陈　琳）

第五节　肩胛皮瓣

　　肩胛皮瓣是以旋肩胛血管为蒂的轴型皮瓣。Gilbert 于 1979 年首先报道并应用此皮瓣远位移植取得成功。之后，Nassif 报道以旋肩胛皮动脉降支为血管蒂，形成以肩胛骨外侧缘为轴的皮瓣远位移植,并称之为肩胛旁皮瓣。旋肩胛动脉恒定,部位表浅,易于显露。皮瓣切取较容易,切取后无供区功能影响。肩胛区皮肤无毛,真皮较厚,质地良好,皮下脂肪组织较薄,厚度适中,是临床上应用较为广泛的皮瓣供区。

【应用解剖】

肩胛下动脉从腋动脉发出后延续为两个终末支:胸背动脉和旋肩胛动脉。旋肩胛动脉沿小圆肌下缘走行,经由小圆肌、大圆肌和肱三头肌长头构成的三边间隙,在肩胛骨腋缘分为深支和浅支。深支为肌支,浅支为纯皮动脉即旋肩胛皮动脉。旋肩胛皮动脉旋绕肩胛骨腋缘后分为升支、横支和降支,供养肩胛背区皮肤。升支向内上斜行,横支横向脊柱中线,降支沿肩胛骨腋缘下降。旋肩胛皮动脉各分支间相互沟通,并与胸背动脉、肩胛上动脉及邻近的肋间动脉的皮支广泛吻合,构成

丰富的皮下血管网。旋肩胛动脉始端口径平均2.5 mm,皮动脉始端口径平均 1.1 mm,蒂长平均49 mm。伴行静脉有 2 条,管径平均 2.0 mm(图5-5-1)。旋肩胛血管为蒂的肩胛皮瓣带蒂转移,其旋转弧可达同侧肩、颈、腋窝、侧胸壁及臂上中部。

【适应证】

(1)带蒂转移可用于同侧腋窝、颈部、侧胸壁瘢痕挛缩畸形的修复,上臂上中部单纯皮肤软组织缺损的覆盖,以及携带肩胛骨形成皮骨瓣作上臂上中段骨和皮肤软组织缺损的修复。

(2)形成游离皮瓣或骨皮瓣吻合血管远位移植修复肢体皮肤或骨-皮肤软组织缺损。

【手术方法】

1. 皮瓣设计 以腋后褶皱下缘上方 2 cm 肩胛骨外侧缘为皮瓣的起始点,即皮瓣的旋转点。

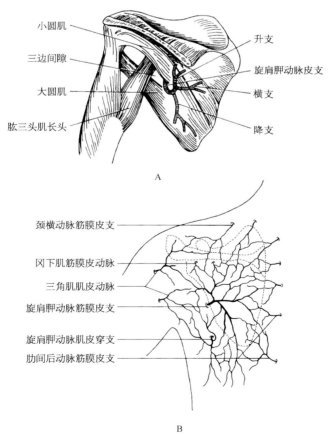

图 5-5-1 肩胛皮瓣的血供

A. 三边间隙及旋肩胛动脉皮支;B. 肩胛区皮支血管分布与吻合

以旋肩胛皮动脉横支为主要供养血管,可在冈下窝区设计横行皮瓣;以旋肩胛皮动脉降支为主要供养血管,可以肩胛骨腋缘为轴设计内下方向的纵行皮瓣;也可以旋肩胛皮动脉的横支、降支为主要供养血管设计共蒂的双叶皮瓣。

2. 手术步骤　按设计先做蒂端皮瓣外侧缘

切口,切开皮肤至深筋膜层。向外侧牵开三角肌后缘,显露大圆肌和小圆肌。肌间可扪及空虚感的部位,即为三边间隙,并能触到或看见旋肩胛动脉的搏动。沿小圆肌表面向下缘解剖,钝性分离三边间隙内的疏松脂肪结缔组织,即可在小圆肌下缘显露血管蒂。循血管蒂向肩胛骨腋缘解剖分

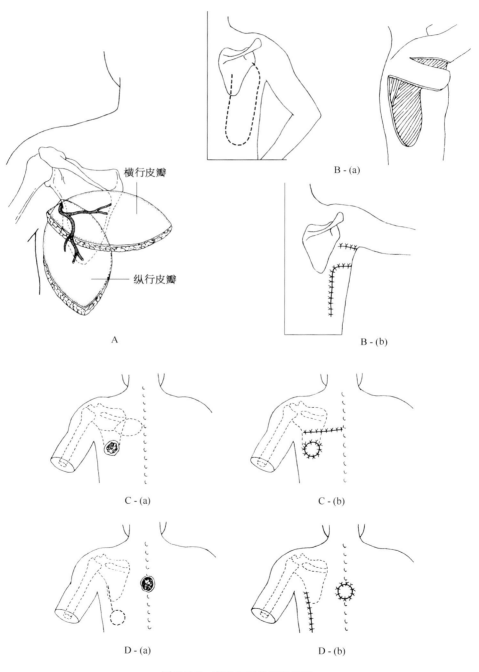

图 5-5-2　肩胛皮瓣的设计切取

A. 不同形状肩胛皮瓣的设计；B. 半岛状纵行肩胛皮瓣修复腋窝瘢痕挛缩；
C. 岛状横行肩胛皮瓣修复肩胛下角部压疮；D. 岛状纵行肩胛皮瓣修复棘突部压疮

离,直至旋肩胛动脉出三边间隙处,可见发至肌肉的深支,予以结扎切断。然后切开皮瓣的皮肤切口至深筋膜层。肩胛区皮肤的皮下组织与肌肉筋膜间存有一疏松结缔组织平面,在此平面内解剖分离,从远侧向蒂端掀起皮瓣,直达肩胛骨腋缘。此处解剖必须仔细,宜紧贴肌肉表面进行分离,以免损伤蒂部进入皮瓣的皮支血管。切断结扎与皮瓣无关的血管分支,仅保留血管蒂与皮瓣相连。直视下沿旋肩胛动脉向三边间隙深部钝性分离,结扎各肌肉分支,直到获得所需的血管蒂长度。至此形成一带旋肩胛皮动静脉蒂的肩胛皮瓣,直接转移可修复腋窝、肩胛下角及上胸椎棘突部创面(图5-5-2),或离断血管蒂远位移植修复受区创面。

【典型病例】

患者男性,20岁。因外伤后右腕部掌背侧、小鱼际部及第一指蹼挛缩瘢痕,腕部伸屈功能活动受限,拇指内收畸形。手术行瘢痕切除,开大第一指蹼间隙,右侧肩胛皮瓣游离移植。设计一共蒂双叶皮瓣,上叶瓣14 cm × 7 cm大小,修复腕背部及第一指蹼;下叶瓣20 cm × 7 cm大小,修复腕掌侧及小鱼际部。旋肩胛动脉与桡动脉行端-侧吻合,旋肩胛静脉与腕部皮静脉行端-端吻合。供皮瓣区经缝合缩小创面后移植中厚皮片 10 cm × 7 cm。术后皮瓣及皮片均全部成活(图5-5-3)。

【注意事项】

(1)旋肩胛皮动脉穿出三边间隙后分支较多,此处皮下组织较致密,解剖分离容易损伤血管。而三边间隙内脂肪纤维组织则较疏松,通过钝性分离容易显露血管束。因此,切取皮瓣宜先在三边间隙内显露血管蒂,然后再从远侧向蒂端掀起皮瓣,这样较方便省时,且安全可靠。

(2)如果需要更长的血管蒂,可在三边间隙内循肩胛下动脉追寻解剖到腋动脉。不过,因为显露问题,愈向近心端,解剖分离也愈为困难。

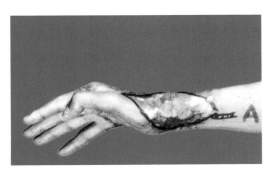

A

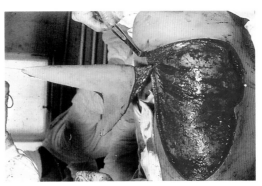

B

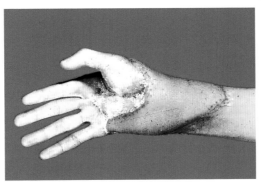

C

图5-5-3　肩胛皮瓣修复手部瘢痕

A. 术前手术瘢痕;B. 切取肩胛皮瓣;C. 修复手部创面

（3）供区修复如能拉拢以直接缝合为好,尽量避免植皮,因肩胛区诸多肌肉活动会影响皮片成活。如需植皮覆盖创面,术后宜行供瓣侧上肢制动,减少肩胛区肌肉活动,以利皮片成活。

（林子豪）

第六节　旋肩胛动脉穿支皮瓣

旋肩胛动脉穿支皮瓣（circumflex scapular artery perforator flap）是以旋肩胛动脉穿支供血、仅包括皮肤和浅筋膜组织的薄型皮瓣,其供血动脉与肩胛皮瓣相同,与肩胛皮瓣主要的区别在于皮瓣切取层次不同,前者只包括皮肤和浅筋膜组织,后者则包括皮肤、浅筋膜、深筋膜组织,甚至连肌膜一并切取。

【应用解剖】

旋肩胛动脉由肩胛下动脉发出,沿小圆肌下缘走行,在肩胛骨腋缘分为深支和浅支,深支为肌支,浅支为肌间隙穿支,穿小圆肌、大圆肌和肱三头肌长头构成的三边间隙及深筋膜后进入浅筋膜层。旋肩胛动脉穿支绕旋肩胛骨腋缘后分为升支、横支和降支,供应肩胛背区皮肤,升支向内上斜行,横支横向脊柱中线,降支沿肩胛骨外侧缘下降。各分支间相互交通,并与胸背动脉、肩胛上动脉及邻近的肋间动脉的穿支广泛吻合,构成丰富的皮下血管网。

【适应证】

旋肩胛动脉穿支皮瓣带蒂转移适合修复同侧腋窝、侧胸、肩部及上臂上中部浅表创面;游离移植适合修复颌面、颈部及四肢浅表创面。因为供区隐蔽,特别适合于女性患者。

【手术方法】

1. 皮瓣设计　以腋后皱襞下缘上方 2 cm 平行线与肩胛骨外侧缘交点（即旋肩胛动脉穿支自三边孔穿出的位置）为皮瓣的关键点,该点最好设计于皮瓣的近端。皮瓣既可以腋后皱襞下缘上方 2 cm 平行线为轴线（旋肩胛动脉穿支分出的横支为供血血管）设计横行皮瓣,也可以肩胛骨外侧缘为皮瓣轴线（穿支分出的降支为供血血管）设计斜行皮瓣,还可以穿支的横支和降支为供血血管设计共蒂的双叶穿支皮瓣。

2. 手术步骤　先切开皮瓣的内侧缘和下缘,切开皮肤、浅筋膜组织,于深筋膜表面分离皮瓣,自内向外、自下向上解剖,保护每一粗大皮肤穿支,确定自三边孔间隙发出的穿支血管进入皮瓣后,切开皮瓣外侧缘和上缘,同法解剖至三边孔,再于穿支蒂部切开深筋膜,牵开大、小圆肌和肱三头肌长头,以显微剪顺穿支向三边孔深层解剖,锐性分离至旋肩胛动脉主干,以双极电凝处理沿途肌支,至此,皮瓣仅通过穿支与供区相连。以血管夹阻断其他皮肤穿支证实旋肩胛动脉穿支供血可靠后,处理其他穿支,根据受区所需血管蒂长度于相应平面切断、结扎旋肩胛血管。皮瓣断蒂后移至受区,与受区临时固定数针,显微镜下 9-0 或 10-0 无损伤线吻合旋肩胛血管与受区动静脉吻合,通血确定皮瓣血供良好,间断缝合皮肤,皮下置硅胶半管引流。皮瓣供区向两侧适当游离,彻底止血后,皮下放置 14 号硅胶管负压引流,间断缝合皮下组织后,再行皮内美容缝合。

【典型病例】

患者女性,8 岁。因交通事故致左跟皮肤软组织缺损,跟腱断裂,部分缺损。跟腱重建后于右侧肩背部设计面积为 15 cm × 6 cm 的旋肩胛动脉穿支皮瓣,皮瓣切取不携带深筋膜,供区直接缝合。术后皮瓣顺利成活,1 年后随访皮瓣色泽、质地良好,外形不臃肿,供区仅遗留一线性瘢痕(图5-6-1)。

【注意事项】

(1)术前最好行彩色多普勒超声探测旋肩胛动脉穿支穿出深筋膜的位置,并作标记。

(2)自内向外、自下而上解剖相对容易显露穿支血管。

(3)三边孔内解剖时肌支多,应尽可能以显微器械在显微镜下解剖,并配备微型双极电凝止血有利于皮瓣解剖成功。

(4)在皮瓣完全游离前应注意保留其他粗大皮肤穿支,万一损伤旋肩胛动脉穿支,可改行胸背动脉穿支或肋间动脉穿支切取。

(5)皮瓣无特定的知名感觉神经支配,不能制成感觉皮瓣,不适合修复足底、手掌、指腹等区域。

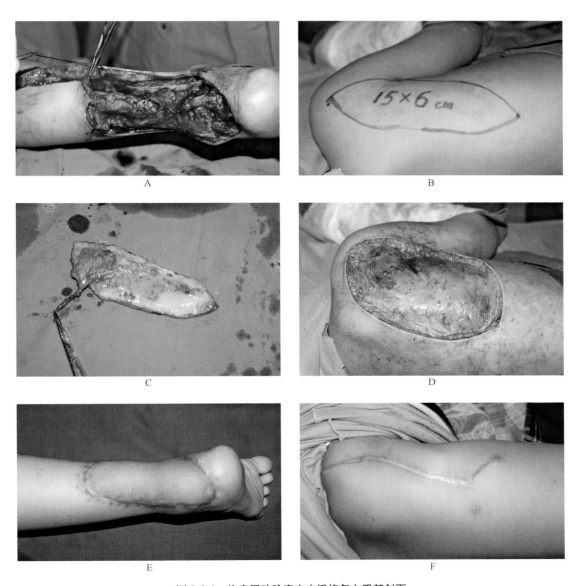

图 5-6-1　旋肩胛动脉穿支皮瓣修复左跟部创面

A. 术前创面；B. 皮瓣设计；C. 皮瓣断蒂；D. 供区深筋膜保留完整；E、F. 术后 1 年皮瓣受区与供区恢复情况

(唐举玉)

第七节 项背部皮瓣

项背部皮瓣位于颈后胸背的肩胛脊柱旁,是斜方肌下部肌皮瓣的改良,其血供主要来自颈浅动脉的颈横动脉皮支。1984 年 Nakajima 和 Fujino 设计一种靠近背部中央的颈背部皮瓣。1990 年 Hyakusoku 等设计另一种偏外侧(包括肩胛血管网在内)的颈肩胛皮瓣。之后 Hyakusoku 和高健华等又再次改进手术方法,使其成为可供游离移植的项背部皮瓣,拓宽了该皮瓣的应用范围。

【应用解剖】

颈浅动脉又称颈横动脉浅支或颈横动脉升支,多起自颈横动脉,少数起自甲状颈干或肩胛上动脉。该动脉起始后于锁骨上窝走向后上方,在近斜方肌前缘处,向浅表发出 1~3 条筋膜皮支,称锁骨上动脉,是形成颈肱皮瓣或锁骨上筋膜皮瓣的血供基础。颈浅动脉的主干走行于斜方肌深面,沿脊柱旁开 4~5 cm 处垂直下降,沿途发出分支到斜方肌,并通过向浅层的筋膜皮支来营养表面的皮肤。斜方肌的筋膜皮肤穿支与内侧的肋间动脉后支和外侧的旋肩胛动脉分支均有丰富的吻合,形成筋膜皮肤血管网(图 5-7-1)。通过血管网能极大地扩大颈浅动脉筋膜皮支的供血范围,皮瓣的静脉回流由动脉的伴行静脉完成。

【适应证】

(1)以皮肤筋膜瓣局部转移可修复同侧的颈、肩、腋部瘢痕挛缩或对侧的肩胛背区皮肤软组织缺损。

(2)以带小块斜方肌的长血管蒂皮瓣转移其修复范围则更大,可行同侧面、头、胸、上肢等多部位的修复。

(3)可形成游离皮瓣吻合血管远位移植,修复四肢皮肤软组织缺损。

【手术方法】

1. 皮瓣设计 皮瓣的旋转轴点位于肩峰水平线的脊柱外缘 4~5 cm,可用超声多普勒血流仪在此处探测,确定筋膜皮支的位置。皮瓣的长轴

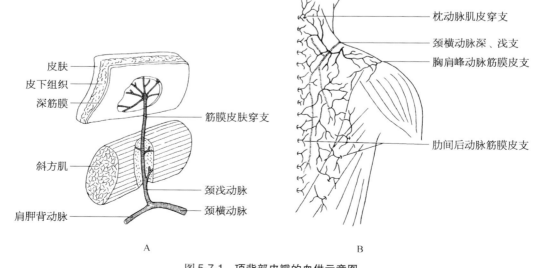

图 5-7-1 项背部皮瓣的血供示意图

A. 颈浅动脉的斜方肌筋膜皮肤穿支;B. 项背部筋膜血管的吻合

可有两种：一是垂直向下，称项背筋膜皮瓣；二是斜向外侧的肩胛区，称项肩胛筋膜皮瓣（图 5-7-2A）。该供区可切取的皮瓣面积巨大，有报道切取 50 cm × 18 cm 的半岛状筋膜皮瓣修复对侧肩胛骨创面且完全成活者（Maruyama，1987）。

2. **手术步骤** 患者取俯卧或侧卧位，供区朝上。沿术前画线做皮瓣蒂部的近侧切口，切开皮肤、皮下组织和深筋膜，仔细分离，找出进入皮瓣的较大筋膜皮肤动静脉。选择其中较粗的 1 ~ 2 条筋膜皮动脉及其伴行静脉作为皮瓣的血管蒂，顺行法切取皮瓣。保护好血管蒂后，切开皮瓣的周缘，从深筋膜下将皮瓣掀起至蒂部，转移修复创面。如需游离较长的血管蒂，必须在蒂部小心分

离颈浅血管，并带少许斜方肌肌块，直至血管根部分叉处，形成岛状皮瓣带蒂转移或吻合血管远位移植修复创面（图 5-7-2B）。皮瓣切取后，供区宽度小于 10 cm 常可直接拉拢缝合。

【典型病例】

患者男性，23 岁。因火焰烧伤后颈胸部瘢痕，颏胸粘连，下唇外翻 2 年入院。手术在全身麻醉下进行，切除颈部瘢痕后创面大小为 14 cm × 28 cm。设计并切取 12.5 cm × 31 cm 大小的左侧项背部皮瓣，带蒂旋转修复颈部创面。皮瓣不覆盖部分的创面辅以中厚皮片移植。术后皮瓣全部成活，蒂部"猫耳"经二期修整予以平复（图 5-7-3）。

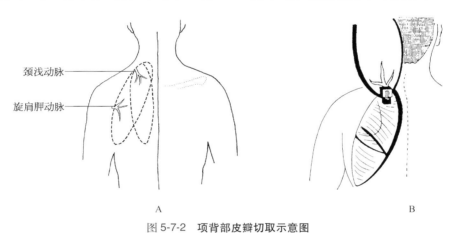

图 5-7-2 项背部皮瓣切取示意图

A. 皮瓣设计；B. 切取带小块斜方肌血管蒂的岛状项背部皮瓣

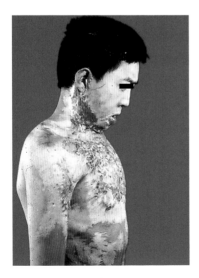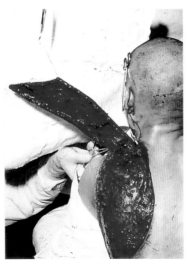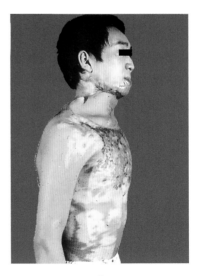

图 5-7-3 项背部皮瓣转移修复颈部瘢痕挛缩

A. 术前颈部瘢痕挛缩；B. 切取皮瓣；C. 皮瓣转移，矫正畸形

【注意事项】

（1）血管蒂的解剖分离是手术成功的关键，术前超声多普勒血流仪探测有助于判断颈浅动脉及其筋膜皮动脉的走行与穿出位置，有利于解剖分离血管蒂，使之免受损伤。

（2）在颈部瘢痕切除修复时，如果需切取的项背部皮瓣面积巨大，单以颈浅血管及筋膜皮血管为蒂难以保障皮瓣的供养。可在切取皮瓣时从三边间隙内分离切取旋肩胛皮动静脉血管蒂，使之与项背部皮瓣相连。在皮瓣旋转到颈部修复创面后，将旋肩胛皮动静脉与对侧的面动静脉吻合，保障皮瓣有充沛的血供。

（林子豪）

第八节　肋间后动脉穿支皮瓣

肋间后动脉的穿支解剖在 20 世纪 70 年代的著作中就有所描述，1977 年，Harashina 等报道了一例利用肋间后穿支营养的带蒂皮瓣修复枕部缺损获得成功，携带多根肋间后穿支血管，皮瓣面积达到 15 cm×40 cm。1984 年 Badran 等报道了肋间后动脉穿支皮瓣的游离移植获得成功，并指出该皮瓣可以制作成带感觉神经的皮瓣修复手足缺损。之后的 20 年间，关于此皮瓣的应用报道不多。但是进入 21 世纪后，随着人们对穿支体区的认识进步，以及"超显微外科"技术的发展，肋间后动脉穿支皮瓣的应用逐渐多起来。2007 年 Harii 对该皮瓣进行了详细的临床解剖学研究和系列的临床应用报道，促使该皮瓣得到进一步的推广。到目前，从第 4 肋间穿支到第 11 肋间穿支，都有肋间后动脉穿支皮瓣成功应用的报道。该皮瓣供区隐蔽、损伤小，可行局部螺旋桨皮瓣修复邻近的背部缺损，也可行游离移植修复远位缺损，是四肢损伤修复的良好供区。

【应用解剖】

肋间后动脉自主动脉的后侧发出，走行于下 9 个肋间隙中，沿途发出两组主要的皮肤穿支：靠近脊柱旁的穿支与胸部后外侧的穿支，肋间后动脉穿支皮瓣是以脊柱旁穿支为供养血管的轴型皮瓣。根据 Harii 的研究，第 4、5、6、10、11 肋间穿支是优势穿支，其穿出点在距离棘突 5 cm 的范围内，通常由一根动脉、一根静脉及肋间神经的分支一起构成血管神经束，从肋骨下缘穿出，穿出肋间肌时的口径通常为 1~1.5 mm。肋间后动脉穿支穿出肋间肌后，又分为向内侧走行和向外侧走行的亚穿支，其中向内侧走行的亚穿支穿过胸最长肌和髂肋肌（皆为竖脊肌肌群的一部分）之间的间隙，由深部向浅部穿过斜方肌、背阔肌或腰背筋膜等结构后穿出深筋膜到皮下。从穿出肋间隙到进入皮下这一段的走行长度一般为 5~10 cm，越靠下的肋间隙，穿支在这一段走行的距离越长。穿出深筋膜到皮下层时的动脉直径通常为 0.5~1 mm。向外侧的亚穿支穿出深筋膜后，在皮下与背阔肌及斜方肌的其他穿支相互交通。高位的第 4~6 肋间后动脉穿支从背阔肌上方、斜方肌表面穿出，与旋肩胛或胸背血管的皮支相互交通，向上方可与颈横动脉的皮支相互交通；低位的第 10、11 肋间后动脉穿支穿出深筋膜后沿肋角向外侧走行，并与腰动脉及胸背动脉的皮穿支相互交通。因此，通过跨区供血，肋间后动脉穿支皮瓣的营养范围可以得到很大的延伸，理论上说，向上可达斜方肌表面，向外侧可以到腋中线或背阔肌前缘，向下可达腰背筋膜表面。既往报道的肋间后动脉穿支皮瓣最大切取面积可达 40 cm×15 cm。除上述高位和低位肋间后动脉穿支外，中间的第 7~9 肋间后动脉穿支相对较细，因为他们主要向背阔肌供血，穿出深筋膜到皮下后口径迅速变小。在临床上若使用第 7~9 肋间后动脉穿支，术前最好行超声多普勒检查，明确血管口径和血流动力学情况。

【适应证】

肋间后动脉穿支皮瓣以穿支作为血管蒂,可以"螺旋桨"的方式带蒂转移修复邻近背部、腰部及颈部缺损,也可以行游离移植,尤其适合四肢部位创面,与受区的穿支进行"超显微"吻合,既能修复缺损,又不破坏四肢的主要血管,必要时还可以携带感觉神经,是四肢创面修复的理想供区之一。其缺点是血管蒂较细且短,对手术操作要求较高,如果受区没有位置和口径合适的穿支,手术难度反而会加大。

【手术方法】

1. 术前设计　无论是带蒂或游离的肋间后动脉穿支皮瓣,术前建议常规行彩色超声多普勒检查,明确穿支的位置、走行、口径及血流动力学参数,做到心中有数。通常优先利用上位第4~6肋间或下位第10、11肋间穿支。根据术前定位的结果和创面大小,沿肋骨走行方向为长轴设计皮瓣,须注意下位的肋间穿支走行较上位的肋间穿支更加垂直,设计时皮瓣长轴要斜向下方。在不清楚穿支口径的情况下,设计皮瓣时可以尽可能多包含几个穿支,留下选择的余地。越往下的肋间后穿支蒂部越长,做游离移植时如果需要相对长的血管蒂,应设计在第10或11肋间。皮瓣的最远端不要超过背阔肌前缘或髂后上棘。如果是带蒂转移,按照创面缺损的大小选择邻近方便转移的穿支为蒂设计皮瓣。如果是游离移植,须先在受区寻找可靠的穿支作为受区营养血管,明确受区血管的位置后,临摹受区创面大小及形状,再到供区进行皮瓣设计。

背部皮肤的松紧度因人而异,通常6~8 cm之内的创面可直接关闭,在某些长期卧床的烧伤患者,因为背部皮肤经常摩擦,松动度较大,设计10 cm以上宽度的皮瓣供区亦可直接闭合。而且此类患者其肋间后动脉穿支往往代偿性增粗,是使用该皮瓣的良好适应证。

2. 手术步骤　患者俯卧位。沿皮瓣设计线的外侧和下缘切开皮肤及皮下组织至肌膜表面,沿深筋膜浅层从外侧掀起皮瓣,向内侧解剖,见到穿支后仔细分离穿支,用皮片加以保护,若穿支较细,可向背阔肌或斜方肌内解剖,以增加血管的长度和口径,便于吻合。而后切开皮瓣的其他几边,将其完全游离。若皮瓣携带有一个以上穿支,可先选择一支优先使用的穿支,将其他穿支用血管夹夹闭,观察皮瓣血运,若血运良好可直接结扎该穿支,只保留优势穿支。做局部带蒂转移时若有一个以上穿支,可先试着转移皮瓣看两根穿支是否会相互缠绕卡压,若蒂部扭转后血管张力不大,可将穿支都予以保留。

皮瓣若带蒂转移,检查蒂部无明显卡压、张力不高后,可缝合创面,关闭供区。若行游离移植,在皮瓣断蒂之前,须注意检查受区动脉灌注压是否足够,是否能连续射血。因为受区血管往往是穿支或主干血管的分支,这项检查尤其重要。若受区动脉出血不活跃应寻找原因,通常在刚刚解剖游离出受区血管时,由于血管痉挛,动脉压力相对较低。这时可利用罂粟碱或利多卡因局部浸泡、生理盐水湿敷,先解剖皮瓣,待皮瓣断蒂前再来检查受区动脉情况。须注意患者的血压是否足够,体温是否偏低。通常经过上述措施处理之后,受区小动脉都能恢复灌注压,表现为连续的射血。但如果排除各种引起血管痉挛的因素之后受区血管灌注压仍偏低,则需要找新的受区血管,或考虑将皮瓣端侧吻合到主干血管上。

受区血管检查完毕后,将皮瓣断蒂,与受区血管吻合,检查血管通畅情况后,缝合创面及供区。因为用于吻合的肋间后动脉外径通常在0.5~1 mm,因此对操作者的要求较高,需要有较多的血管吻合经验方可实施该手术。

【典型病例】

病例一:肋间后动脉穿支皮瓣修复双侧足踝缺损。

患者女性,30岁。全身大面积烧伤,双下肢烧伤后瘢痕挛缩,跟腱挛缩,双踝关节不能背屈,踝关节自主活动及被动活动几乎为0,无法站立及行走。全麻下松解踝关节后方瘢痕挛缩,行跟腱延长,使踝关节能背屈至90°,测量创面大小分别为

12 cm×6.5 cm 及 11 cm×6.5 cm，在创面中寻找到胫后动脉穿支，搏动良好，外径约 0.6 mm，切断后喷血良好，静脉夹夹闭待用。

按照创面大小及形状，根据术前超声多普勒探测结果，以双侧第 4 肋间后穿支动脉为蒂设计皮瓣，长轴平行于肋骨走行。从外下缘切开皮瓣，沿深筋膜表面向内上方解剖，暴露穿支后，进一步沿穿支向斜方肌内解剖，延长血管长度。穿支游离完成后，切开皮瓣上缘及内侧，将皮瓣完全游离，断蒂，与受区穿支血管在 40 倍显微镜下端端吻合。术后皮瓣完全成活，半年后随访，患者双踝关节可屈曲至 90°，能自行站立及行走（图 5-8-1）。

病例二：肋间后动脉穿支皮瓣修复腕关节缺损。

患者男性，全身大面积烧伤后双手瘢痕挛缩，爪型手畸形，腕关节尺偏畸形，因整个上臂被增生性瘢痕包裹，双手淋巴水肿。为改善掌指关节背伸畸形先行一次旋髂浅皮瓣游离移植修复手背创面，术后半年见手指淋巴水肿改善明显。为进一步改善腕关节尺偏畸形及手部淋巴水肿再次就诊。术中将腕关节周围瘢痕全部松解，形成环形创面，大小约 25 cm×10 cm。在掌侧将尺动脉腕上支及其伴行静脉解剖游离作为受区血管，见其搏动良好。

根据术前超声多普勒定位结果，以第 6 肋间后动脉穿支为蒂设计一 26 cm×11 cm 大小皮瓣，沿皮瓣下缘切开皮肤，向上沿深筋膜解剖，见一粗大的穿支从内向外走行，长约 7 cm，保留此穿支，继续向上解剖，见另一较粗大穿支，长约 4 cm。将此二支穿支都完全游离，静脉夹夹闭其中略细的一支，观察 15 分钟，见皮瓣血运良好，将其结扎，取另一穿支为血管蒂，切下皮瓣后与受区血管吻合，动脉口径约 1 mm。最终皮瓣完全成活，半年后随访患者腕关节尺偏畸形改善显著，手部淋巴

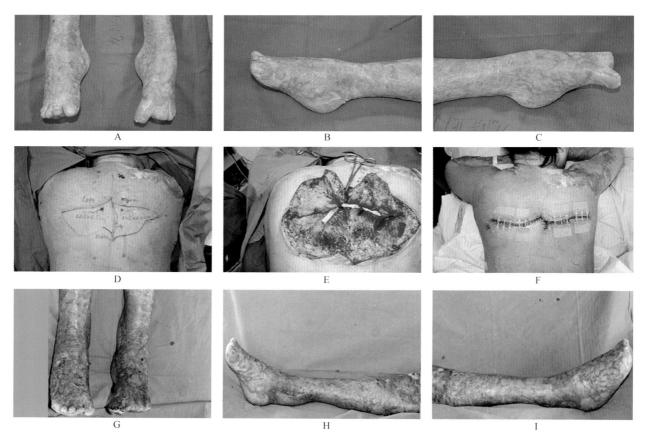

图 5-8-1 肋间后动脉穿支皮瓣修复足踝部创面

A~C. 术前患者跟腱及皮肤挛缩，无法背屈，无主动活动及被动运动；D. 皮瓣设计；E. 暴露肋间后动脉穿支；
F. 术后供区直接缝合；G~I. 术后半年随访，患者踝关节可自主活动，可背屈至 90°

水肿明显减轻(图 5-8-2)。

病例三：肋间后动脉穿支皮瓣修复足背缺损。

患儿女性,8 岁。因下肢烧伤后瘢痕挛缩,导致跖趾关节背屈畸形无法伸直,无法正常穿鞋。术中松解瘢痕挛缩、延长肌腱,形成一约 10 cm×6 cm 不规则创面。在创面内找到第一跖背动脉穿支,搏动良好,动脉外径约 0.5 mm。根据创面大

小及形状设计,结合术前超声多普勒检查结果,在背部设计以第 4 肋间后动脉穿支为蒂的皮瓣,大小约 11 cm×7 cm。从外侧向内侧解剖游离皮瓣,暴露两根穿支,结扎靠外侧的穿支,以内侧的穿支为蒂切取皮瓣,血管蒂长约 3 cm。将皮瓣与受区血管在 40 倍显微镜下吻合,动脉外径约 0.5 mm。术后皮瓣完全成活,患者跖趾关节背屈畸形得到改善,可以正常穿鞋(图 5-8-3)。

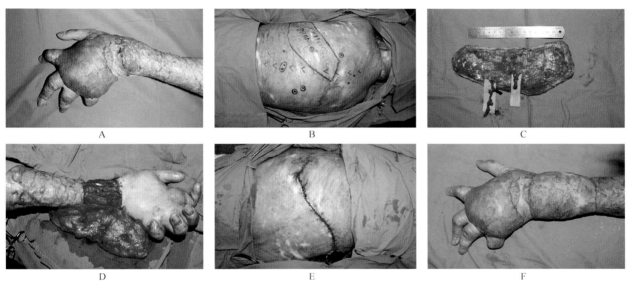

图 5-8-2　肋间后动脉穿支皮瓣修复腕关节创面

A. 腕关节被增生性瘢痕包裹,尺偏畸形,手部淋巴水肿；B. 皮瓣设计,大小为 26 cm×11 cm；C. 皮瓣携带两个穿支,长度分别为 7 cm 及 3 cm；D. 利用其中一支穿支与尺动脉腕上支吻合；E. 供区直接缝合；F. 术后半年随访,患者腕关节尺偏畸形得到改善,手部淋巴水肿明显减轻

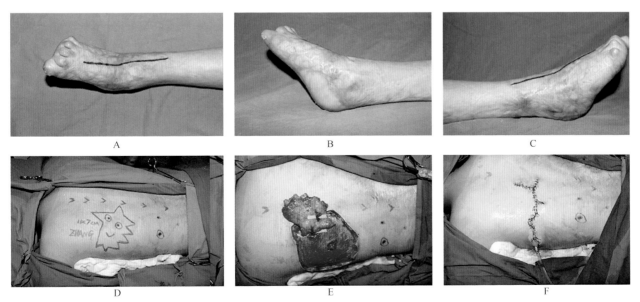

图 5-8-3　肋间后动脉穿支皮瓣修复足背缺损

A~C. 术前；D. 皮瓣设计,以第 4 肋间后动脉穿支为蒂；E. 游离皮瓣,可见两支穿支；F. 供区直接缝合；

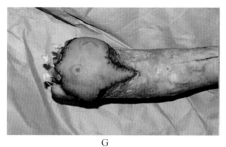
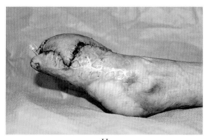
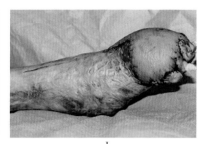

G   H   I

图 5-8-3(续)

G~I. 术后

第九节　腰背筋膜皮瓣

腰背筋膜皮瓣是一个包括同侧腰背皮肤、皮下组织和深筋膜在内的宽基皮瓣。以同侧或对侧的肋间动脉和腰动脉的后支为血管蒂。适用于局部转移修复邻近的压疮创面。

【应用解剖】

肋间动脉和腰动脉自胸主动脉或腹主动脉发出后,经胸、腰椎横突间发出后支,进入骶棘肌及其浅层的筋膜皮肤。两侧后支间有丰富的吻合支。当翻起一侧筋膜皮瓣需切断同侧后支时,血流可通过对侧后支,经两者之间的吻合支供养皮瓣(图 5-9-1)。

【适应证】

腰背筋膜皮瓣适用于上至肩胛、下至腰骶的创面修复,主要用于压疮修复。

【手术方法】

1. 皮瓣设计　根据压疮的不同部位,将皮瓣始于创面的上缘或下缘,切口向外走行,再弧形向

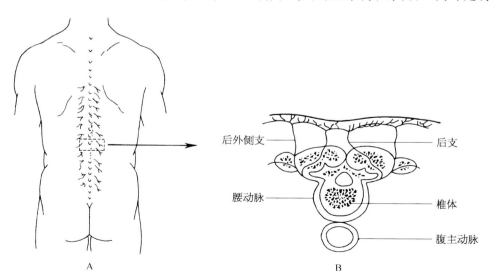

A   B

图 5-9-1　腰背筋膜皮瓣的血供

A. 整体观；B. 横截面示腰动脉穿支示意图

下或向上,最后弯向中线(图 5-9-2)。

2. **手术步骤** 沿设计线切开皮肤、皮下组织及深筋膜,在深筋膜下向内翻起皮瓣,靠近中线处要保护进入皮瓣的肋间动脉或腰动脉后支血管。将皮瓣试行转移。若皮瓣旋转后仍不足以覆盖创面,可切断同侧的后支血管,形成以对侧肋间动脉或腰动脉后支血管为蒂的腰背筋膜皮瓣。在皮瓣离创面较远的一侧可将蒂部切向对侧少许(称回切,back-cut),以增加皮瓣的旋转弧。将皮瓣向压疮部位旋转移位,供、受区全部创面可一期闭合(图 5-9-3)。因皮瓣解剖面积广,术后放置引流。

【注意事项】

腰背部筋膜皮瓣是以肋间动脉和腰动脉后支为主要血供的宽基皮瓣,由于皮瓣基底宽大,旋转弧较小,故在设计时要遵循整形外科局部旋转皮瓣的设计原则。

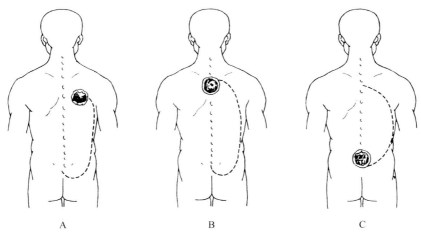

图 5-9-2 不同部位压疮的腰背筋膜皮瓣设计

A. 肩胛部压疮;B. 高位棘突部压疮;C. 低位棘突部压疮

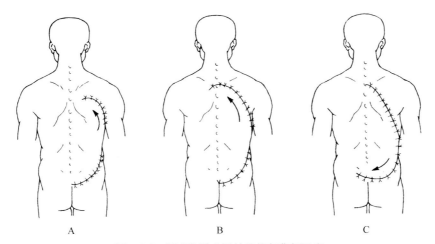

图 5-9-3 腰背筋膜皮瓣转移修复背部压疮

A. 修复肩胛部压疮;B. 修复高位棘突部压疮;C. 修复低位棘突部压疮

(侯春林)

第十节　腰臀部穿支皮瓣

腰臀部穿支皮瓣又称腰动脉后支降支穿支皮瓣,位于臀上部,该处皮肤较厚,浅筋膜发达。皮瓣血供为第 4 腰动脉后支,常用其降支作为皮瓣轴型血管。主要用于局部转移修复骶尾部上部创面。

【应用解剖】

第 4 腰动脉后支经骶棘肌与腰方肌之间,斜向外下,行于腰背筋膜中层,在骶棘肌外侧缘与髂嵴形成的交角处(或稍高,不超过髂嵴上方 10 mm 范围内)穿出深筋膜,此处动脉外径 0.5~1.3 mm,分布于腰下部和臀上部皮肤。伴行静脉多为 1 条,外径略粗于动脉。第 4 腰动脉后支于腹内斜肌"腰三角"处穿出后(图 5-10-1A),分为上行支提供背阔肌血供,下行支提供臀部上部血供(图 5-10-1B)。"腰三角"是背阔肌下外侧缘、腹外斜肌后内侧缘、髂脊行程的三角。

臀上皮神经与第 4 腰动脉伴行。臀上皮神经穿出深筋膜后,通常分为前、中、后 3 支,位于第 4 腰血管后支的浅面。前、后支较短,分布于臀上区的前、后部,中支较长,约 14 cm,分布于臀上区的中部。可以中支形成带感觉的筋膜皮瓣。

【适应证】

第 4 腰动脉后支降支皮瓣主要用于局部转移,可修复骶尾部上部创面。

【手术方法】

(一)腰臀半岛状筋膜皮瓣

1. 皮瓣设计　在软组织健康、皮肤及皮下组织柔软的一侧臀部设计皮瓣。在"腰三角"处,用超声多普勒血流仪确定第 4 腰动脉后支降支入皮点的位置(图 5-10-2)。骶尾部创面清创后,根据创面大小,以穿支点为旋转点,穿支点与大转子连线为轴线,皮瓣内侧缘与创面相连(图 5-10-2)。皮瓣大小及形状以转移后能无张力地覆盖蒂部创面为宜。

2. 手术步骤　创面彻底清创止血冲洗后,沿设计画线做皮瓣内侧切口,切开皮肤、皮下组织及深筋膜,在深筋膜下向穿支蒂部解剖。结扎、切断入臀大肌穿支,注意保护进入皮瓣的第 4 腰动脉后支降支血管及其分支,向外侧掀起皮瓣,皮瓣掀起后向创面旋转覆盖,若皮瓣张力较大,可小心游离蒂部,适当延伸皮瓣活动度,注意保护"腰三角"穿支血管(图 5-10-3)。

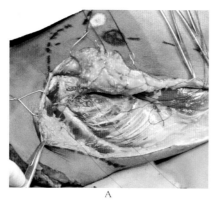
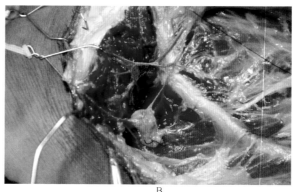

A　　　　　　　　　　　B

图 5-10-1　腰臀部穿支皮瓣解剖

A. 腰动脉后支；B. 下行支

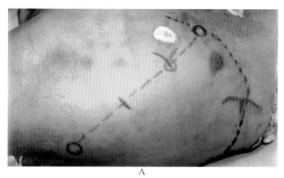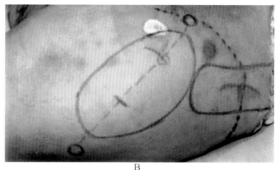

图 5-10-2　腰臀部穿支皮瓣设计

A. 确定穿支血管体表位置；B. 皮瓣设计

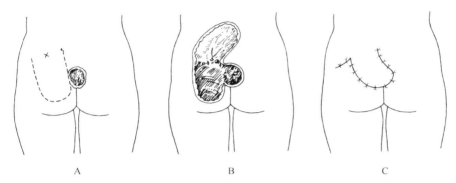

图 5-10-3　腰臀半岛状筋膜皮瓣修复骶部压疮

A. 皮瓣设计；B. 皮瓣掀起；C. 皮瓣转移

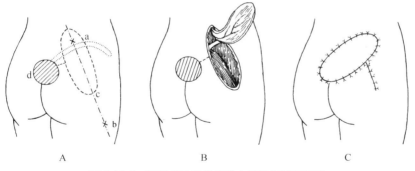

图 5-10-4　腰臀单叶岛状筋膜皮瓣修复骶部压疮

A. 皮瓣设计；B. 皮瓣切取；C. 皮瓣转移

（二）腰臀单叶岛状筋膜皮瓣

1. 皮瓣设计　先用甲紫标明骶棘肌外侧缘与髂嵴交角上 1cm 处，即第 4 腰动脉后支的深筋膜浅出点，为皮瓣的旋转轴点（a）。以该点与大转子连线（a~b）为轴设计皮瓣。从轴点至皮瓣最远端的距离（a~c）要大于从轴点至创面最远端的距离（a~d）。标明皮瓣与骶部创面间的切口线（图 5-10-4）。

2. 手术步骤　按设计先做皮瓣前缘切口，在深筋膜下、臀中肌浅面，向后切取皮瓣，注意勿损

伤位于皮瓣深面的第 4 腰动脉后支。辨清进入皮瓣的筋膜皮支血管后，继续在深筋膜下向上切取皮瓣，并沿血管向远侧解剖游离皮瓣，形成以第 4 腰动脉后支为蒂的单叶岛状筋膜皮瓣。彻底切除骶部压疮，切开受区与供区间的正常皮肤，岛状皮瓣向内旋转 90°，修复骶部创面。供区创面通常均可直接拉拢缝合。

（三）腰臀短双叶岛状筋膜皮瓣

在单叶皮瓣的前上方，向腹股沟及下腹部方

向连接一个短的前叶皮瓣,形成短双叶岛状筋膜皮瓣。该皮瓣切取局部转移后,其下叶修复骶部压疮,前叶覆盖供区上部创面(图5-10-5)。

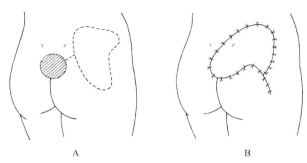

图5-10-5 腰臀短双叶岛状筋膜皮瓣修复骶部压疮
A. 皮瓣设计;B. 皮瓣转移

（四）腰臀三叶岛状筋膜皮瓣

在短双叶岛状皮瓣的近侧,再连接一个小的上叶皮瓣,形成三叶岛状筋膜皮瓣。局部转移能较好地修复骶部压疮和一期闭合供区创面(图5-10-6)。

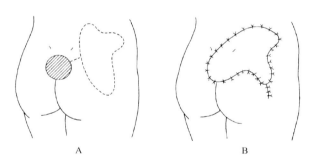

图5-10-6 腰臀三叶岛状筋膜皮瓣修复骶部压疮
A. 皮瓣设计;B. 皮瓣转移

（五）腰臀长双叶岛状筋膜皮瓣

用于同时修复骶部和大转子部两个压疮。在腰臀长单叶岛状筋膜皮瓣的前上方,向腹股沟下腹部方向连接一个长宽比例为(3:1)~(4:1)的前叶皮瓣,形成长双叶岛状筋膜皮瓣。皮瓣切取转移后,其下叶修复骶部压疮,前叶覆盖大转子部压疮(图5-10-7)。

（六）第4腰动脉后支降支筋膜蒂皮瓣

术前设计皮瓣时,只保留需要覆盖创面部分皮肤,其余部分保留筋膜蒂(图5-10-8)。术前多普勒确定穿支位置,以穿支与大转子连线为轴,根据创面形状设计皮瓣,切开红色线皮肤,保留蓝色线内筋膜蒂组织,转移覆盖创面。

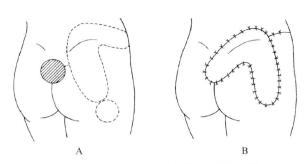

图5-10-7 腰臀长双叶岛状筋膜皮瓣同时修复骶部和大转子部压疮
A. 皮瓣设计;B. 皮瓣转移

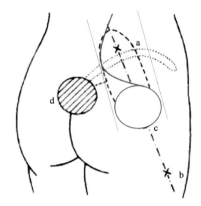

图5-10-8 第4腰动脉后支降支筋膜蒂皮瓣设计

【典型病例】

病例一:腰臀单叶岛状筋膜皮瓣修复骶尾部上部创面。

患者男性,57岁。因截瘫致骶尾部上部压疮入院。入院后,用超声多普勒血流仪探测第4腰动脉后支穿出点,设计皮瓣把其降支血管包含在内。彻底清创止血冲洗后,将皮瓣转移修复,供区创面拉拢缝合。术后筋膜皮瓣成活,供、受区愈合良好(图5-10-9)。

病例二:第4腰动脉后支降支筋膜蒂皮瓣修复骶尾部创面。

患者女性,62岁。因骶尾部上部压疮入院。入院后,用超声多普勒血流仪探测第4腰动脉后支穿出点,以穿支与大转子连线为轴,根据清创后创面情况设计皮瓣把其降支血管包含在筋膜蒂内。彻底清创止血冲洗后,将筋膜蒂皮瓣转移修复,供区创面拉拢缝合。术后筋膜皮瓣成活,供、受区愈合良好(图5-10-10)。

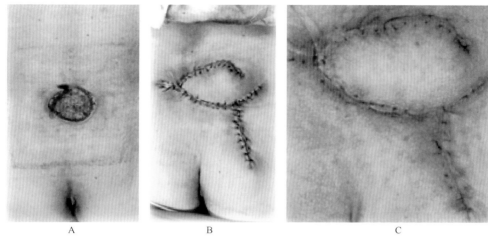

图 5-10-9　腰臀单叶岛状筋膜皮瓣修复骶尾部上部创面

A. 清创后；B. 皮瓣旋转覆盖；C. 术后两周

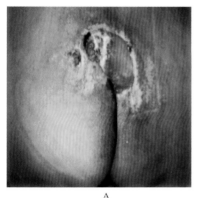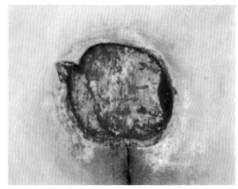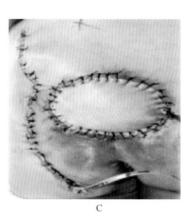

图 5-10-10　第 4 腰动脉后支降支筋膜蒂皮瓣修复骶尾部创面

A. 术前创面；B. 清创后；C. 皮瓣覆盖后

【注意事项】

（1）腰臀筋膜皮瓣主要血供为第 4 腰动脉后支，属穿支皮瓣，术前应用多普勒测定其位置，术中切勿损伤。

（2）第 4 腰动脉后支穿支皮瓣是以其降支血管为蒂，术前应采用超声多普勒测定其第 4 腰动脉后支穿出腹内斜肌血管位置；在腰三角处用超声多普勒寻找定位。在深筋膜下掀起皮瓣时，尽量贴近肌肉，必要时可携带部分肌肉。

（3）该皮瓣主要用于治疗骶部压疮，由于患者术后要定时变换体位，故皮瓣设计要大，缝合时不能有张力，否则患者在翻身时容易使缝合处挫裂而造成手术失败。

（冯　光　侯春林）

第十一节　腰骶筋膜皮瓣

腰骶筋膜皮瓣是包括两侧腰骶部皮肤、皮下　组织和深筋膜在内的横行皮瓣，其血供来自腰动脉后支。局部转移可修复腰骶部创面。

【应用解剖】

腰动脉自腹主动脉发出后,经腰椎横突间发出后支和后外侧支,进入骶棘肌及其浅层的筋膜皮肤。两侧腰动脉的后支和后外侧支之间有丰富的交通吻合(图 5-11-1)。切断一侧后支血管时,血流可通过对侧腰动脉的后支,经两者之间的吻合支供应皮瓣。

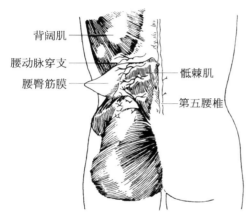

图 5-11-1　腰骶筋膜皮瓣的血供

【适应证】

腰骶筋膜皮瓣主要用于局部转移,可修复骶部压疮创面。

【手术方法】

(一)横行腰骶筋膜皮瓣

1. 皮瓣设计　用甲紫标明骶部压疮的切除范围,用超声多普勒血流仪确定腰动脉后支入皮点的位置。在骶部压疮上方设计基底位于一侧腰部的横行腰骶筋膜皮瓣,皮瓣底边与创面相连,之间无正常皮肤间隔,便于转移。皮瓣的形状和大小依创面而定,转移后应能无张力下较好地覆盖骶部创面(图 5-11-2A)。

2. 手术步骤　彻底切除骶部压疮,创面电凝止血。沿设计线做皮瓣远端切口,切开皮肤、皮下组织及深筋膜,在深筋膜下向蒂部解剖。在靠近脊柱中线处,结扎、切断一侧腰动脉的后支血管。继续在深筋膜下向对侧解剖,翻起皮瓣,此时注意保护进入皮瓣基底部的腰动脉后支血管(图 5-11-2B)。皮瓣完全游离后,即可向下转移修复骶部创面。残留供区创面用中厚皮片覆盖(图 5-11-2C)。

(二)菱形腰骶筋膜皮瓣

1. 皮瓣设计　用甲紫标明骶部压疮的菱形切除范围。在皮瓣的基底侧用超声多普勒探测确定腰动脉后支最近的入皮点。自菱形对角线向躯干近侧做延长线,在该线与一邻边延长线间夹角的二等份上做一切口,长度与边长相等。再做与另一对角线平行的切口,长度也与边长相等(图 5-11-3A)。

2. 手术步骤　彻底切除骶部压疮,形成菱形创面。沿皮瓣设计线切开皮肤、皮下组织及深筋膜,在深筋膜下解剖并翻起皮瓣,在靠近皮瓣基底部时注意保护营养皮瓣的腰动脉后支血管。皮瓣掀起后,局部转移修复创面。按此切口设计供区创面常可一期直接缝合(图 5-11-3B)。

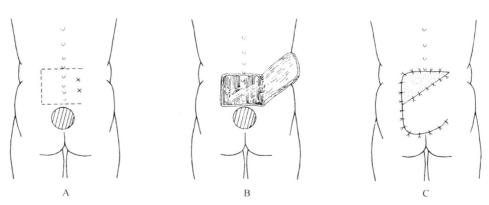

图 5-11-2　横行腰骶筋膜皮瓣修复骶部压疮

A. 皮瓣设计；B. 皮瓣掀起；C. 皮瓣转移

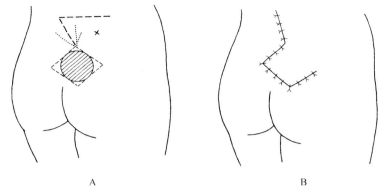

图 5-11-3　菱形腰骶筋膜皮瓣修复骶部压疮
A. 皮瓣设计；B. 皮瓣转移

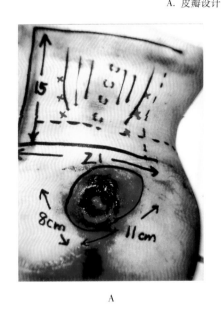 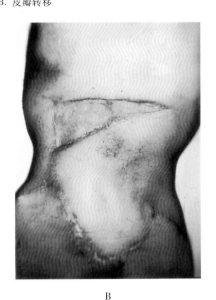

A　　　　　　　　　　B

图 5-11-4　横行腰骶筋膜皮瓣修复骶部压疮
A. 术前蒂部压疮及皮瓣设计；B. 术后皮瓣完全成活，愈合良好

【典型病例】

病例一：横行腰骶筋膜皮瓣局部转移修复骶部压疮。

患者男性，36 岁。因脊髓完全损伤截瘫并发骶部压疮入院。入院后彻底切除压疮，创面达 8 cm × 11 cm。切取 15 cm × 21 cm 横行腰骶筋膜皮瓣，局部转移一期修复骶部压疮，供区创面用游离皮片修复。皮瓣与植皮均一期愈合。随访 1 年，压疮未复发（图 5-11-4）。

病例二：菱形腰骶筋膜皮瓣修复髂后压疮。

患者女性，36 岁。因抑郁症而卧床不起，致使右侧髂后部发生压疮。入院后，用超声多普勒血流仪探测腰动脉后支穿出点，设计把筋膜皮支血管包含在内的菱形筋膜皮瓣。彻底切除压疮后，将皮瓣转移修复，供区创面拉拢缝合。术后筋膜皮瓣成活，供、受区愈合良好（图 5-11-5）。

【注意事项】

（1）腰骶筋膜皮瓣是以腰动脉发出后支或后外侧支穿支血管为蒂，术前应采用超声多普勒测定其穿支血管位置；在深筋膜下掀起皮瓣时，在该处要小心，切勿损伤穿支血管。

（2）切取腰骶筋膜皮瓣时，在腰部中线处，深筋膜与腰椎棘上韧带联系紧密，注意应完整切取深筋膜，保证深筋膜血供不受损伤。

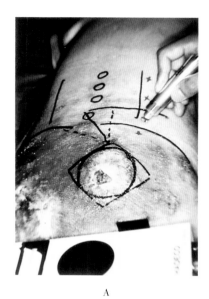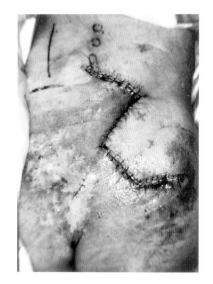

A   B

图 5-11-5 菱形腰骶筋膜皮瓣修复髂后压疮

A. 髂后部压疮和皮瓣设计；B. 术后创面愈合

（侯春林）

第十二节　腰臀筋膜皮瓣

腰臀筋膜皮瓣位于臀上部，该处皮肤较厚，浅筋膜发达。皮瓣血供为第四腰动脉后支。主要用于局部转移修复骶尾部压疮创面。

【应用解剖】

第四腰动脉后支经骶棘肌与腰方肌之间，斜向外下，行于腰背筋膜中层，在骶棘肌外侧缘与髂嵴形成的交角处（或稍高，不超过髂嵴上方 10 mm 范围内）穿出深筋膜，此处动脉外径 0.5~1.3 mm，分布于腰下部和臀上部皮肤。伴行静脉多为 1 条，外径略粗于动脉（图 5-12-1）。

臀上皮神经与第四腰动脉伴行。臀上皮神经穿出深筋膜后，通常分为前、中、后 3 支，位于第四腰动脉后支的浅面。前、后支较短，分布于臀上区的前、后部，中支较长，约 14 cm，分布于臀上区的中部。可以中支形成带感觉的筋膜皮瓣。

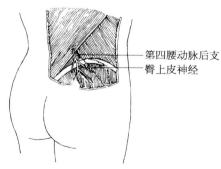

第四腰动脉后支
臀上皮神经

图 5-12-1 腰臀筋膜皮瓣的血供

【适应证】

腰臀筋膜皮瓣带蒂局部转移修复骶尾部压疮创面。

【手术方法】

（一）腰臀半岛状筋膜皮瓣

1. 皮瓣设计　先标明压疮切除范围。在软组织健康、皮肤及皮下组织柔软的一侧臀部设计皮瓣。皮瓣基底部位于近侧的骶棘肌外缘与髂嵴交界处。皮瓣的一边与创面相连,便于转移。皮瓣大小与形状以转移后能无张力地覆盖蒂部创面为宜(图5-10-3A)。

2. 手术步骤 彻底切除骶部压疮,创面电凝止血。按设计线切开皮肤、皮下组织及深筋膜,在深筋膜下向近侧掀起筋膜皮瓣,在骶棘肌与髂嵴交点上缘,注意勿损伤进入皮瓣的第四腰动脉后支(图5-10-3B)。若皮瓣长度已足够修复创面,则不必显露血管蒂。皮瓣游离后,局部旋转覆盖骶部创面,供区通常均可直接拉拢缝合(图5-10-3C)。

(二)腰臀单叶岛状筋膜皮瓣

1. 皮瓣设计 先用甲紫标明骶棘肌外侧缘与髂嵴交角上1cm处,即第四腰动脉后支的深筋膜浅出点,为皮瓣的旋转轴点(a)。以该点与大转子连线(ab)为轴设计皮瓣。从轴点至皮瓣最远端的距离(ac)要大于从轴点至创面最远端的距离(ad)。标明皮瓣与骶部创面间的切口线(图5-10-4A)。

2. 手术步骤 按设计先做皮瓣前缘切口,在深筋膜下、臀中肌浅面,向后切取皮瓣,注意勿损伤位于皮瓣深面的第四腰动脉后支。辨清进入皮瓣的筋膜皮支血管后,继续在深筋膜下向上切取皮瓣,并沿血管向远侧解剖游离皮瓣,形成以第四腰动脉后支为蒂的单叶岛状筋膜皮瓣(图5-10-4B)。彻底切除骶部压疮,切开受区与供区间的正常皮肤,岛状皮瓣向内旋转90°,修复骶部创面。供区创面通常均可直接拉拢缝合(图5-10-4C)。

(三)腰臀短双叶岛状筋膜皮瓣

在单叶皮瓣的前上方,向腹股沟及下腹部方向连接一个短的前叶皮瓣,形成短双叶岛状筋膜皮瓣(图5-10-5A)。该皮瓣切取局部转移后,其下叶修复骶部压疮,前叶覆盖供区上部创面(图5-10-5B)。

(四)腰臀三叶岛状筋膜皮瓣

在短双叶岛状皮瓣的近侧,再连接一个小的上叶皮瓣,形成三叶岛状筋膜皮瓣(图5-10-6A)。局部转移能较好地修复骶部压疮和一期闭合供区创面(图5-10-6B)。

(五)腰臀长双叶岛状筋膜皮瓣

用于同时修复骶部和大转子部两个压疮。在腰臀长单叶岛状筋膜皮瓣的前上方,向腹股沟下腹部方向连接一个长宽比例为(3~4):1的前叶皮瓣,形成长双叶岛状筋膜皮瓣(图5-10-7A)。皮瓣切取转移后,其下叶修复骶部压疮,前叶覆盖大转子部压疮(图5-10-7B)。

【典型病例】

病例一:腰臀筋膜皮瓣局部转移修复骶部压疮。

患者女性,69岁。因脑梗死卧床不起,并发骶部压疮而入院。术中彻底切除压疮,创面范围5cm×5cm。切取10cm×15cm的左侧半岛状腰臀筋膜皮瓣局部转移修复创面,供区直接缝合(图5-12-2)。术后压疮治愈,半年后复查,压疮未再发。

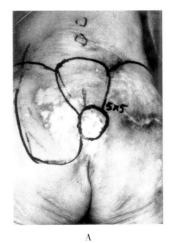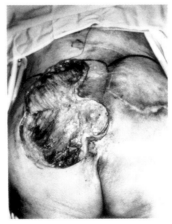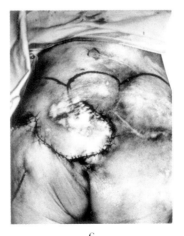

图5-12-2 腰臀筋膜皮瓣修复骶部压疮

A. 术前骶部压疮和皮瓣设计;B. 切除压疮,筋膜皮瓣掀起;C. 供、受区创面一期闭合

病例二：腰臀三叶筋膜皮瓣修复骶尾部压疮。

患者男性,50 岁。因胸腰段骨折截瘫致骶部巨大压疮。术中切取左侧臀部三叶岛状筋膜皮瓣,大小 19 cm×11 cm。局部旋转,其下叶皮瓣修复骶部压疮创面,其他二叶修复供区创面。术后全部创面一期愈合(图 5-12-3)。

【注意事项】

(1)腰臀筋膜皮瓣主要血供为第四腰动脉后支,属穿支皮瓣,术前应用多普勒测定其位置,术中切勿损伤。

(2)该皮瓣主要用于治疗骶部压疮,由于患者术后要定时变换体位,故皮瓣设计要大,缝合时不能有张力,否则患者在翻身时容易使缝合处挫裂而造成手术失败。

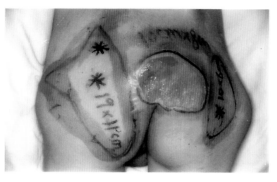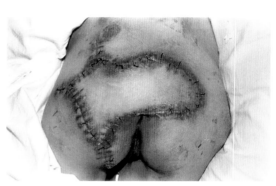

A   B

图 5-12-3 腰臀三叶筋膜皮瓣修复骶尾部压疮

A. 术前骶部主要创面和皮瓣设计；B. 皮瓣转移一期修复创面

(侯春林)

第十三节 臀大肌肌皮瓣

臀大肌是臀部最大的菱形肌,位置表浅。主要营养血管为臀上动脉和臀下动脉,属双血管蒂型,临床上可根据实际需要形成多种形式的肌皮瓣。臀大肌肌皮瓣邻近骶尾部、坐骨结节和股骨大转子部,带蒂转移主要用于治疗这些部位压疮,游离移植可用作乳房再造使用。由于肌皮瓣包含主要血管蒂,血运丰富,抗感染力强,可一期修复巨大压疮创面。术后肌肉起到良好的衬垫作用,减少皮肤与深部结构粘连,是治疗这些部位压疮常用的肌皮瓣。

【应用解剖】

臀大肌肌腹大而厚,肌的主要功能是使大腿伸展、外旋。臀大肌起于髂嵴后部、骶尾骨背面和骶结节韧带,肌纤维斜向外下,上半部与下半部浅层纤维止于髂胫束,下部深层纤维止于股骨臀肌粗隆。臀大肌血供主要由臀上动脉和臀下动脉供应。前者经梨状肌上缘进入臀部后即分为深、浅两支。深支与臀上神经伴行,走行于臀中肌深面,支配臀中肌和臀小肌;浅支在梨状肌与臀中肌间隙穿出后分成数支,呈扇形分布至臀大肌上半部。后者与臀下神经伴行经梨状肌下缘穿出后,肌支支配臀大肌下半部,皮支在臀大肌下缘浅出后供养肌后侧皮肤(图 5-13-1)。两者在肌肉内有丰富的吻合。支配臀大肌的神经来自臀下神经。临床上可根据需要形成臀大肌上部肌皮瓣、臀大肌下部肌皮瓣、臀股部肌皮瓣及全臀大肌肌皮瓣,通过旋转或推进方式修复骶部压疮。从臀大肌功能考虑,最好用其上半部,因下半部在功能方面占主导地位,保留下半部术后几乎不造成髋关节伸展功能障碍。

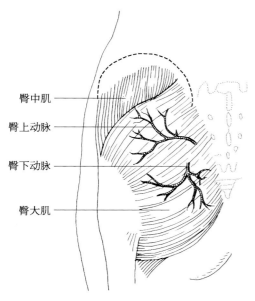

臀中肌

臀上动脉

臀下动脉

臀大肌

图 5-13-1　臀大肌的形态及血供

【手术方法】

(一)臀大肌上部肌皮瓣

以臀上动脉浅支为血管蒂的臀大肌上部肌皮瓣用于修复骶尾部压疮。由于保留了臀大肌下半部,切取后对伸髋功能影响较小。供区创面不能一期闭合,需用游离皮片修复、增加了术后护理的困难等是其缺点。根据需要可形成旋转瓣、岛状瓣和推进瓣。

1. 旋转瓣

(1)皮瓣设计:以臀上动脉为轴设计皮瓣,先用甲紫画出髂后上棘与股骨大转子尖端的连线 ab,该线为皮瓣设计轴心线;皮瓣旋转轴 o 位于连线中上 1/3 交点,即臀上动脉出梨状肌上缘处。从 o 点到皮瓣最远点 c 的距离应稍大于 o 点至创面最远点 d 的距离,皮瓣内侧缘与骶部创面相连,皮瓣远端大小与形状在旋转后应能较好地闭合创面(图 5-13-2A)。

(2)手术步骤:手术在腰麻或硬膜外麻醉下进行。患者取俯卧位,按皮瓣设计先做臀部外上

方切口,在相当于髂后上棘与股骨大转子弧形连线上注意寻找臀大肌和臀中肌间隙,两肌之间为疏松结缔组织,用钝性方法很容易将两者分离(图 5-13-2B)。掀起臀大肌即能清楚见到 3~4 支臀上动脉浅支血管走行于肌肉深面。用手指在臀大肌深面向皮瓣远侧分离,臀大肌上部纤维移行于髂胫束处,与大粗隆间有滑囊相隔,容易分离。远侧皮瓣切开后,根据血管走行情况做内下方切口。对于从臀下神经束来的神经分支应尽量保留,不予切断,并将其向近侧游离至臀下神经出口处。掀起肌上瓣,小心分离臀上动脉浅支血管蒂部,术中不需显露臀上动脉主干,以免损伤而造成难以控制的出血。最后做内侧切口,至此臀大肌上部肌皮瓣已完全游离,形成以臀上动脉浅支为血管蒂的岛状肌皮瓣(图 5-13-2C)。将皮瓣向内旋转 150°修复骶部创面,供区创面用中厚皮片覆盖(图 5-13-2D)。

2. 岛状瓣

(1)皮瓣设计:标明髂后上棘与股骨大转子连线中上 1/3 交点,该点为皮瓣的旋转轴。在连线上方根据骶部创面大小及形状设计皮瓣,注意从轴点至皮瓣最远端距离要大于至创面最远端距离。标明皮瓣与创面间切开线(图 5-13-3A)。

(2)手术步骤:先作皮瓣蒂部及上部切口,寻找臀大肌与臀中肌间隙,将两者钝性分离。掀起臀大肌显露走行于肌肉深面的臀上动脉浅支血管,确认血管进入皮瓣区后,切取岛状肌皮瓣。处理蒂部时在肌皮瓣的营养血管周围保留少量臀大肌纤维,形成窄小肌肉蒂,既保护血管蒂,又方便转移(图 5-13-3B)。将肌皮瓣向内旋转约 180°,修复骶部创面,供区创面一期缝合或用中厚皮片修复(图 5-13-3C)。

3. 推进瓣　臀上血管和臀下血管出梨状肌上、下缘后,向外走行进入肌肉,使肌皮瓣切取后可采用"V-Y"推进方式修复骶部压疮。皮瓣内可仅包含臀上动脉浅支,亦可包含臀上动脉和臀下动脉两支血管。临床根据压疮创面范围,可切取一侧或双侧臀大肌推进肌皮瓣,全部创面可一期闭合。

(1)皮瓣设计:在骶部创面两侧设计三角形

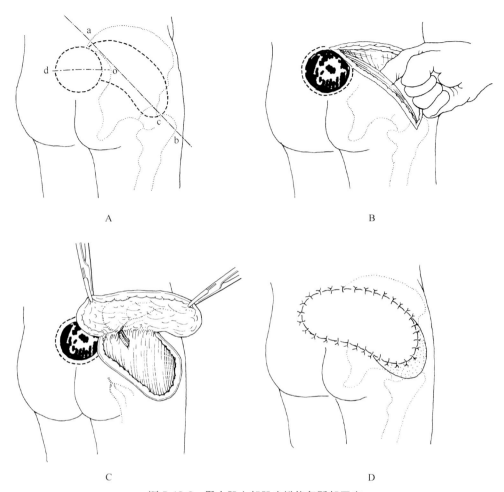

图 5-13-2　臀大肌上部肌皮瓣修复骶部压疮

A. 皮瓣设计；B. 臀大肌分离；C. 肌皮瓣的切取；D. 肌皮瓣的转移

皮瓣,底边位于内侧,与创面相连,大小与创面纵轴等宽,尖端位于外侧(图 5-13-4A)。

(2)手术步骤:皮瓣切取方法同臀大肌上部肌皮瓣,皮瓣切取后向中线推进,全部创面呈"Y"形闭合。为增加肌皮瓣推进距离,可在外侧切断臀大肌(图 5-13-4B)。

(二)臀大肌下部肌皮瓣

以臀下动脉为蒂的臀大肌下部肌皮瓣,局部转移可修复骶部、坐骨结节与股骨大转子部压疮。

1. 旋转瓣

(1)皮瓣设计:沿臀大肌下缘画出弧形皮瓣切口线。治疗骶部、坐骨结节部压疮,皮瓣位于外侧(图 5-13-5A);治疗股骨大转子部压疮,皮瓣位于内侧。

(2)手术步骤:按设计做皮瓣下部切口,显露臀大肌下缘,用手指在臀大肌深面钝性分离,游离臀大肌至股骨附着处,将其切断后向上掀起肌皮瓣。术中一般不需要显露血管蒂,向内或向外旋转修复骶尾部、坐骨结节部或大粗隆部压疮(图 5-13-5B)。供区可一期闭合(图 5-13-5C)。

2. 推进瓣

(1)皮瓣设计:标明髂后上棘与股骨大转子连线,在连线下方设计倒三角形皮瓣,三角形底边与骶部创面相连,大小与压疮纵径等宽,尖端位于外下方(图 5-13-6A)。

(2)手术步骤:做皮瓣下部切口,显露臀大肌下缘,用手指钝性分离后翻起臀大肌,辨清走行于肌肉深面的臀下血管。做皮瓣上部切口,在臀上血管与臀下血管之间劈开臀大肌,最后做邻近压疮的皮瓣底部切口,将臀大肌下半部的骶骨附着

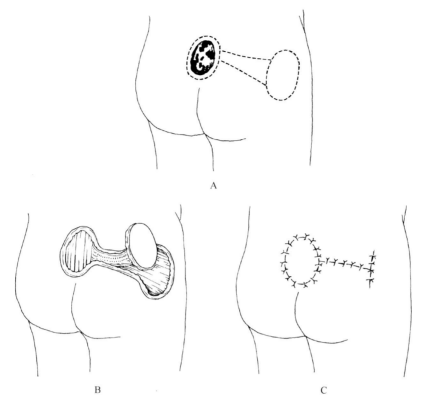

图 5-13-3　臀大肌上部岛状肌皮瓣治疗骶部压疮
A. 皮瓣设计；B. 皮瓣切取；C. 皮瓣转移

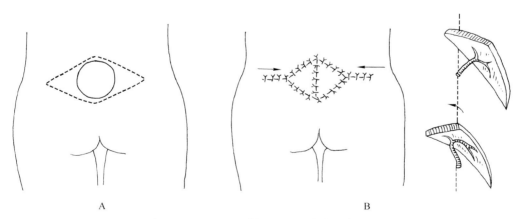

图 5-13-4　双侧"V-Y"推进肌皮瓣修复骶部压疮
A. 皮瓣设计；B. 皮瓣推进

部切下,形成以臀下血管为蒂的臀大肌下部肌皮瓣,呈"V-Y"推进修复骶部压疮(图 5-13-6B)。

（三）臀股部肌皮瓣

以臀下动脉及其股后皮支为蒂的臀股部肌皮瓣,切取范围大,皮瓣旋转轴位于坐骨结节上方 5 cm 臀下动脉出梨状肌下缘处。皮瓣切取后对臀

大肌功能影响较小,供区创面通常可一期闭合。

（1）皮瓣设计：先用甲紫标明股骨大转子与坐骨结节连线中点,以该点至腘窝中点做一连线,此为皮瓣设计的轴心线,在该线两侧 5 cm 范围内设计舌状皮瓣,皮瓣远端可达腘窝上 8 cm(图 5-13-7A)。

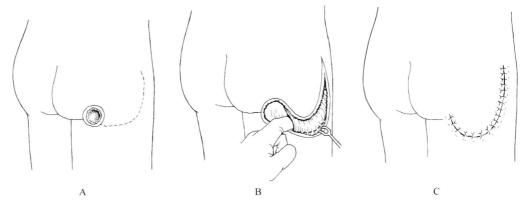

图 5-13-5　臀大肌下部肌皮瓣修复坐骨结节部压疮

A. 皮瓣设计；B. 皮瓣切取；C. 皮瓣转移

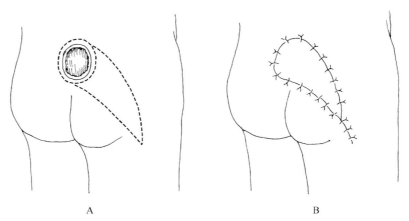

图 5-13-6　臀大肌下部推进肌皮瓣治疗骶部压疮

A. 皮瓣设计；B. 皮瓣推进

（2）手术步骤：先做皮瓣远侧切口，在深筋膜下，由远而近逆行切取皮瓣（图 5-13-7B）。至臀大肌下缘时，应在肌肉深面向上解剖，使臀大肌下部包含在皮瓣内，以免损伤在臀大肌下缘浅出的股后血管和皮神经。部分臀大肌由内、外侧切口切断，必要时可显露臀下血管束，形成血管神经束岛状肌皮瓣（图 5-13-7C），局部转移修复骶部（图 5-13-7D）、会阴部、大转子部创面。

（四）全臀大肌旋转肌皮瓣

切取全臀大肌肌皮瓣或全臀股部肌皮瓣，结扎、切断臀上动脉浅支，形成以臀下动脉为蒂的全臀大肌皮瓣，向内旋转修复大转子和骶部压疮，全部创面可一期闭合。

（1）皮瓣设计：沿臀大肌上及外缘设计全臀大肌肌皮瓣，皮瓣起于骶部压疮上部，沿臀大肌上

缘向外，在大转子上方弯向内，至大转子与坐骨结节之间，用于修复骶部压疮（图 5-13-8A）。如同时合并有骶部和大转子部压疮，可将皮瓣向下延伸至股后部，形成全臀股部旋转肌皮瓣（图 5-13-9A）。

（2）手术步骤：先做皮瓣外上方切口，在臀大肌与臀中肌间隙钝性分离，由上向下掀起整个肌皮瓣。将臀大肌从其髂后上棘和骶骨附着处切下。为增加皮瓣旋转角度，需结扎、切断臀上动脉浅支，形成以臀下动脉为血管蒂的臀大肌肌皮瓣（图 5-13-8B），向内旋转修复骶部创面（图 5-13-8C），或同时修复骶部和大转子部创面（图 5-13-9B）。

【典型病例】

病例一：臀大肌上部肌皮瓣修复骶尾部压疮。患者男性，35 岁。1984 年 7 月因多处骨折并

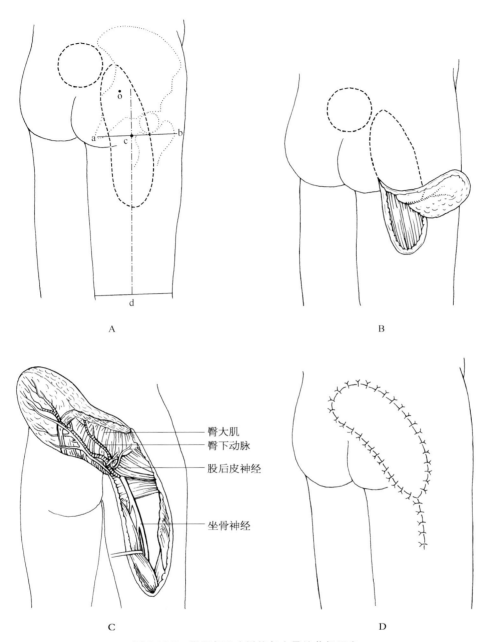

图 5-13-7　臀股部肌皮瓣修复坐骨结节部压疮
A. 皮瓣设计；B. 皮瓣切取；C. 皮瓣游离；D. 皮瓣转移

发骶部压疮入院。入院后查骶部压疮面积为 9 cm × 10 cm，深达骶骨。术中彻底切除压疮部坏死组织，切取大小为 10 cm × 17cm 的臀大肌上部肌皮瓣局部转移，一期修复创面，供区创面用中厚皮片覆盖。术后转移皮瓣全部成活，创面一期愈合，感觉部分存在。3 年后复查，皮瓣生长良好，质地柔软，未再磨破。供区臀大肌下半部仍保留良好的伸髋功能，步态正常（图 5-13-10）。

病例二：臀大肌上部岛状皮瓣修复骶部压疮。

患者男性，36 岁。因脊髓肿瘤手术后下身瘫痪，引起骶部压疮。采用横行腰骶部皮瓣治疗，术后 3 个月压疮复发，再次入院手术。切除压疮，创面达 10 cm × 4.5cm，切取右侧 12 cm × 6 cm 臀大肌上部岛状肌皮瓣，以臀上动脉浅支及窄条臀大肌纤维为蒂，向内旋转修复骶部创面，供区创面直接缝合。术后皮瓣成活，创面一期愈合（图 5-13-11）。

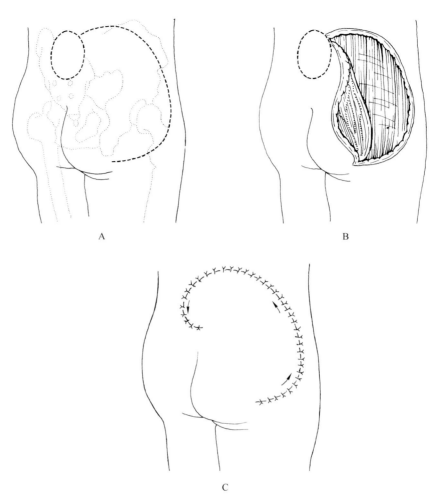

C

图 5-13-8　全臀大肌皮瓣修复骶部压疮
A. 肌皮瓣设计；B. 肌皮瓣切取；C. 肌皮瓣转移

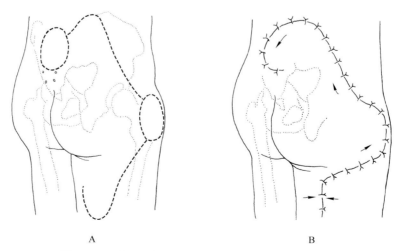

图 5-13-9　全臀股部旋转肌皮瓣修复骶部和大转子部压疮
A. 肌皮瓣设计；B. 肌皮瓣转移

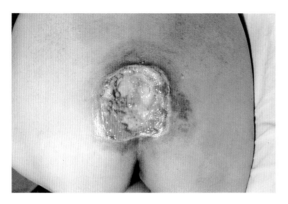

A

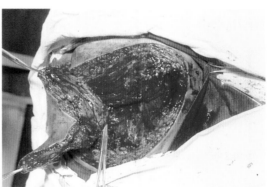

B

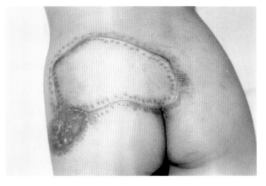

C

图 5-13-10　臀大肌上部肌皮瓣修复骶尾部压疮

A. 术前骶尾部压疮；B. 术中切取肌皮瓣；C. 术后压疮一期修复

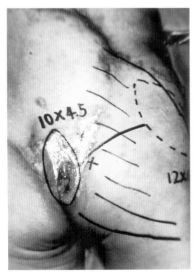

A

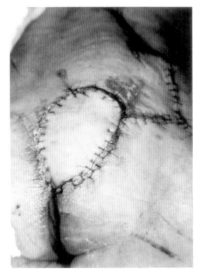

B

图 5-13-11　臀大肌上部岛状皮瓣修复骶部压疮

A. 术前；B. 术后

病例三：双侧臀大肌推进肌皮瓣修复骶部压疮。

患者男性，17岁。1985年10月因第七颈椎骨折截瘫并发骶部压疮入院。压疮范围达9 cm×10 cm，深达骶骨。术中彻底切除压疮部坏死组织，切取9 cm×15 cm双侧臀大肌肌皮瓣，向中线推进，全部创面呈"Y"形闭合。术后创面愈合，2年后随访，压疮未复发（图5-13-12）。

病例四：臀腰部肌皮瓣修复骶部压疮。

患者男性，42岁。1990年2月因外伤致第十二胸椎骨折并发截瘫，1年后并发骶部压疮，久治不愈，压疮创面达9 cm×10 cm。术中切取10 cm×25 cm臀股部肌皮瓣，局部转移修复骶部压疮，全部创面一期闭合，皮瓣下置负压引流，术后切口一期愈合。半年后复查，压疮未复发（图5-13-13）。

病例五：全臀大肌旋转肌皮瓣修复骶部压疮。

患者男性，45岁。3个月前因第十二胸椎和第一腰椎骨折截瘫致骶部压疮而入院。术中切除骶部压疮，创面为7 cm×8 cm，切取18 cm×20 cm全臀大肌旋转肌皮瓣，结扎、切断臀上动脉浅支，以臀下动脉为蒂，局部旋转一期闭合创面。术后半个月，创面一期愈合。2年后复查，皮瓣成活良好，压疮未复发（图5-13-14）。

病例六：全臀股部肌皮瓣修复骶部及大转子部压疮。

患者男性，51岁。因外伤截瘫致骶部和大转子部压疮入院。术中彻底切除压疮创面，创面分别为7 cm×8 cm和4 cm×5 cm，切取20 cm×25 cm全臀股部旋转肌皮瓣，局部旋转修复骶部和大转子部压疮，术后创面一期愈合。半年后复查，皮瓣成活良好，压疮未复发（图5-13-15）。

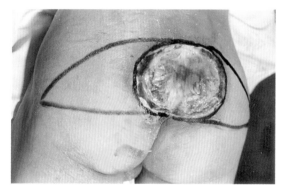

A

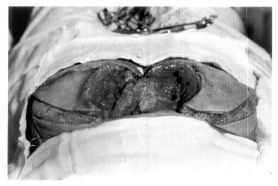

B

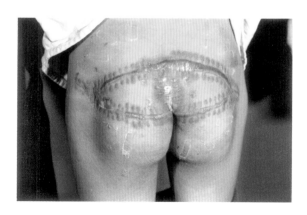

C

图 5-13-12　双侧臀大肌推进肌皮瓣修复骶部压疮

A. 术前骶部压疮及皮瓣设计；B. 术中切取皮瓣；C. 术后压疮修复

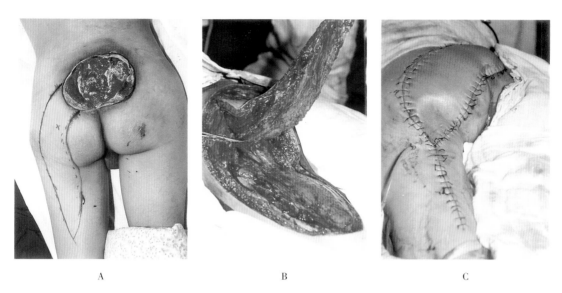

A   B   C

图 5-13-13 臀腰部肌皮瓣修复骶部压疮

A. 术前骶部压疮和肌皮瓣设计；B. 切取臀部肌皮瓣；C. 肌皮瓣转移修复骶部压疮

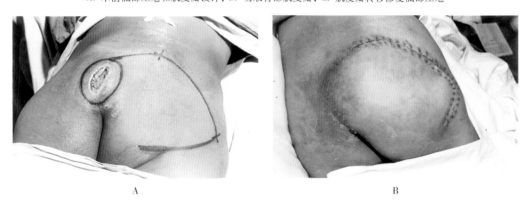

A   B

图 5-13-14 全臀大肌旋转肌皮瓣修复骶部压疮

A. 术前骶部压疮和皮瓣设计；B. 术后压疮一期治愈

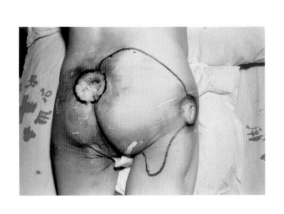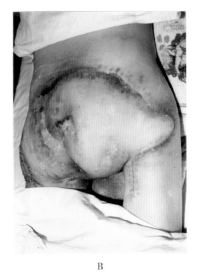

A   B

图 5-13-15 全臀股部肌皮瓣修复骶部及大转子压疮

A. 术前骶部及大转子压疮；B. 术后压疮治愈

【注意事项】

（1）术中应严格按解剖层次切取肌皮瓣，臀大肌与臀中肌之间为一层疏松结缔组织，在此间隙内很容易将两者分离，不易损伤营养血管，出血也少。

（2）切取肌皮瓣时应小心分离臀上动脉浅支，术中不应暴露臀上动脉主干，以免损伤造成难以控制的出血。

（3）切取臀大肌上部肌皮瓣时，注意保护进入皮瓣的臀下神经分支；切取臀股部肌皮瓣时，注意保护股后皮神经，以使皮瓣旋转后有良好的感觉功能。

（4）臀大肌是髋关节的巨大伸肌，切取整个臀大肌作为供肌，对非截瘫患者不宜选用，以免切除后造成较大的功能障碍，宜选用部分臀大肌肌皮瓣作为供区，术后对髋关节功能影响较小。

（侯春林）

第十四节　臀上（下）动脉穿支皮瓣

以臀上下动脉供血的臀大肌肌皮瓣因其血供丰富、操作可靠、并发症少，成为臀部创面常规的修复方法。但臀大肌肌皮瓣存在以下缺点：血管蒂位置较深，手术操作复杂，出血量大，切取困难；臀大肌切取后造成供区功能影响，影响伸髋及外旋功能，导致起身困难或步态失调；部分肌肉切取后造成无效腔，影响愈合；臀大肌肌皮瓣血管蒂长度短，不宜游离和局部转移。臀上动脉和臀下动脉穿支是臀区皮肤的主要血供来源，可以设计以这些穿支血管为轴切取保留肌肉的穿支皮瓣，是臀大肌肌皮瓣的改良形式，手术操作方便，也可以克服很多肌皮瓣的缺点。

【应用解剖】

臀区有20~25个肌肉筋膜皮肤穿支和肌间隙筋膜皮肤穿支，口径1~1.5 cm，长度3~8 cm，穿支动脉伴行1~2条静脉。

臀上动脉穿支定位点位于髂后上棘与大转子连线中上1/3处，其连线为轴线。

臀下动脉穿支定位点位于髂峰后与坐骨结节外侧连线的中下1/3处，轴线位于臀横纹上方（图5-14-1）。

【适应证】

臀上动脉穿支皮瓣适合修复骶尾部下部创面，臀下动脉穿支皮瓣适合修复坐骨结节处创面。

【手术方法】

1. 皮瓣设计

（1）臀上动脉穿支皮瓣穿支位置位于髂后上棘与大转子连线中上1/3处，其连线为皮瓣轴线，术前可用多普勒确定穿支位置。皮瓣大小根据创面情况，选择供区可直接拉拢缝合为宜，皮瓣一般宽度不超过10~12 cm，长度可达20~26 cm。

（2）臀下动脉穿支定位点位于髂峰后与坐骨结节外侧连线的中下1/3处，轴线位于臀横纹上方，纵轴宜以臀区中部沿大转子向下方为佳。

2. 手术步骤

（1）臀上动脉穿支皮瓣：按术前设计切开皮肤及皮下组织，皮瓣的外侧多位于髂胫束、臀肌膜，以及阔筋膜张肌的浅面，远离血管，故由外向内沿深筋膜层掀起皮瓣为方便。当到达术前定位穿支处时，仔细寻找分离由臀大肌肌膜穿出的臀上动脉穿支，通常选择粗大穿支血管束，结扎周围细小的穿支血管。循穿动脉向肌束间深入分离血管蒂至臀上动脉起始部，即可获得长度为7~12 cm的血管蒂，此时将整个皮瓣掀起用于旋转或游离修复创面，供区直接拉拢缝合（图5-14-2）。

（2）臀下动脉穿支皮瓣：皮瓣切取方法与上述类似，不同点在于循穿动脉向肌束间深入分离

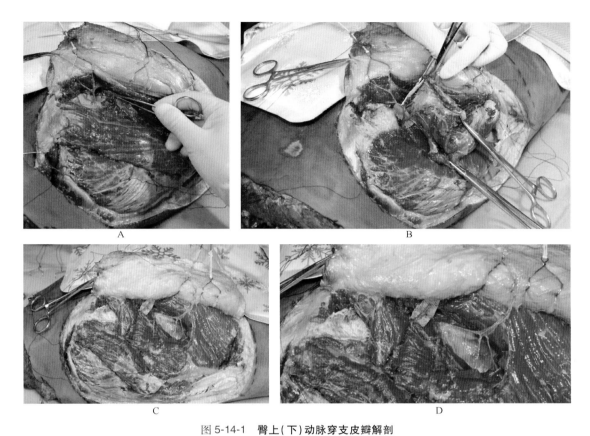

图 5-14-1　臀上(下)动脉穿支皮瓣解剖

A. 臀上动脉穿支解剖；B. 臀上动脉穿支与肌支关系；C. 臀下动脉穿支解剖；D. 臀下动脉穿支与肌支关系

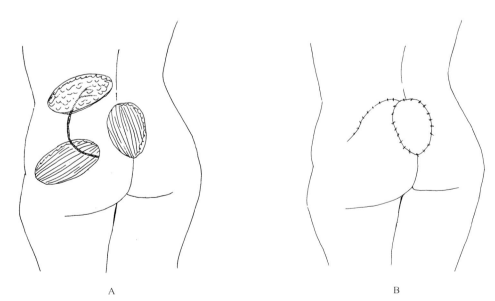

图 5-14-2　臀上动脉穿支皮瓣的设计

A. 皮瓣切取；B. 皮瓣转移

血管蒂至臀下动脉起始部时，需打开骶筋膜，此时应注意保护坐骨神经及阴部内动脉。皮瓣游离后的血管蒂长度可达 10~14 cm。

【典型病例】

病例一：臀上动脉穿支皮瓣修复骶部创面。

患者男性，62 岁。因腰椎骨折截瘫致骶部压疮入院。术中彻底清创止血冲洗后，创面为 9 cm×8 cm，切取臀上动脉穿支皮瓣，岛状瓣旋转一期闭合创面，创面一期愈合，随访压疮未复发（图 5-14-3）。

病例二：臀上动脉穿支皮瓣修复骶部创面。

患者男性，52 岁。因截瘫致骶部压疮入院。术中彻底清创止血冲洗后，创面为 12 cm×7 cm，切取臀上动脉穿支皮瓣，单叶瓣一期闭合创面，创面一期愈合，随访压疮未复发（图 5-14-4）。

病例三：臀上动脉穿支皮瓣修复臀骶部压疮。

患者男性，21 岁。因颅脑外伤长期卧床致左臀骶部压疮 7 cm × 6 cm。 手术切除瘢痕及肉芽组织后设计以左侧臀上动脉穿支为蒂的双叶皮瓣 16 cm × 8 cm，转位 80°修复创面，供区直接缝合，伤口Ⅰ期愈合，术后随访 1 年，压疮无复发（图5-14-5）。

【注意事项】

（1）术中应严格按解剖层次切取肌皮瓣，臀大肌与臀中肌之间为一层疏松结缔组织，在此间隙内很容易将两者分离，不易损伤营养血管，出血也少。

（2）切取肌皮瓣时应小心分离臀上动脉浅支，术中不应暴露臀上动脉主干，以免损伤造成难以控制的出血。

（3）切取臀大肌上部肌皮瓣时，注意保护进入皮瓣的臀下神经分支；切取臀股部肌皮瓣时，注意保护股后皮神经，以使皮瓣旋转后有良好的感觉功能。

（4）臀大肌是髋关节的巨大伸肌，切取整个

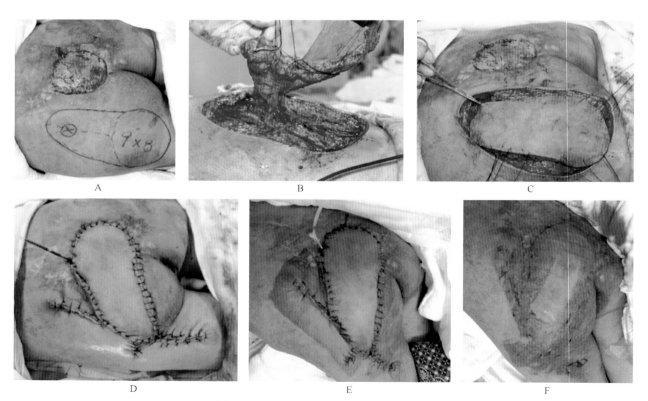

图 5-14-3 臀上动脉穿支皮瓣修复骶部创面

A. 清创后皮瓣设计；B. 游离皮瓣,保留穿支血管；C. 皮瓣游离；D. 皮瓣转移术后；E. 术后 2 周；F. 术后 3 周

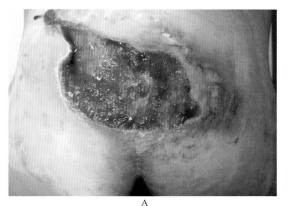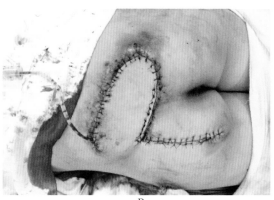

图 5-14-4　臀上动脉穿支皮瓣修复骶部创面

A. 压疮创面清创后；B. 皮瓣转移术后

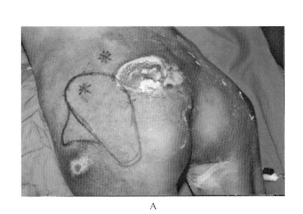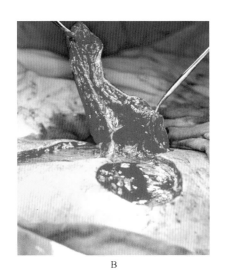

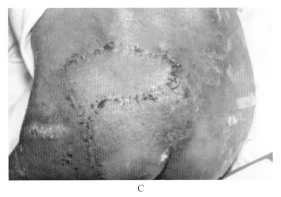

图 5-14-5　臀上动脉穿支皮瓣修复臀骶部压疮

A. 皮瓣设计；B. 皮瓣切取；C. 皮瓣转移

臀大肌作为供肌，对非截瘫患者不宜选用，以免切除后造成很大的功能障碍，宜选用部分臀大肌肌皮瓣作为供区，术后对髋关节功能影响较小。

（冯　光）

参考文献

［1］孙弘,侯春林.带血管蒂皮瓣肌皮瓣转移术［M］.南京:江苏科学技术出版社,1988.

［2］侯春林.带血管蒂组织瓣移位手术图解［M］.第3版.上海:上海科学技术出版社,2005.

［3］侯春林.褥疮治疗和预防［M］.上海:上海科学技术出版社,1995.

［4］侯春林,包聚良.肌皮瓣转移治疗压迫性褥疮［J］.第二军医大学学报,1986,7(1):52-53.

［5］侯春林,周呈文.肌皮瓣治疗褥疮(附30例报告)［J］.中华整形烧伤外科杂志,1989,5(1):30-31.

［6］侯春林,周呈文,张文明.臀大肌肌皮瓣移位治疗臀骶部褥疮［J］.修复重建外科杂志,1989,3(1):22-23.

［7］侯春林,李晓华.以臀下动脉股后皮支为蒂的股后筋膜皮瓣治疗臀骶部褥疮［J］.中华显微外科杂志1995,18(2):114-116.

［8］侯春林.臀大肌上部肌皮瓣转移修复骶部褥疮［J］.临床应用解剖学杂志,1985,3:84.

［9］李桂兰.大圆肌移位重建肱三头肌功能的应用解剖［J］.中国临床解剖学杂志,1989,7(1):19-21.

［10］陈琳,陈德松,顾玉东.大圆肌的应用解剖［J］.实用骨科杂志,2000,6(3):16.

［11］陈琳,王天兵,陈德松,等.大圆肌重建肩肘功能的应用解剖及临床应用初步报告［J］.中华手外科杂志,2000,16(2):98-102.

［12］胥少汀.臀大肌肌皮瓣修复骶部褥疮［J］.中华骨科杂志,1987,7:193.

［13］侯团结.胸背动脉肌皮穿支皮瓣的解剖学研究与临床意义［J］.中华整形外科杂志,2007,23(3):202-205.

［14］杨大平,胸背动脉穿支皮瓣的解剖研究和临床应用［J］.中国临床解剖学杂志,2006,24(3):240-242.

［15］Sever JW. The results of a new operation for obstetrical paralysis［J］. Am J Orthop Surg, 1918, 16:248-254.

［16］Terzis JK, Liberson WT, Levine R. Obstetric brachial plexus palsy［J］. Hand Clinics, 1986, 2(4):773-786.

［17］Price AE, Grossman JAI. A management approach for secondary shoulder and forearm deformities following obstetric brachial palsy:Critical analysis of Narakas' series［J］. Hand Clinics, 1995, 11:597-602.

［18］Babbitt DP, Cassidy RH. Obstetrical paralysis and dislocation of the shoulder in infancy［J］. J Bone Joint Surg, 1968, 50:1447-1451.

［19］L'episcopo JB. Tendon transplantation in obstetrical paralysis［J］. Am J Surg, 1934, 25:122-130.

［20］L'episcopo JB. Restoration of muscle balance in the treatment of obstetrical paralysis［J］. NY State J Med, 1939, 39:357-360.

［21］Zachary RB. Transplantation of teres major and latissimus dorsi for loss of external rotation at shoulders［J］. Lancet, 1947, 2:757-765.

［22］Grilli ACD,Siebert J. Latissimus dorsi musculocutaneous flap without muscle［J］. Plast Reconstr Surg, 1995, 96(7):1608-1614.

［23］Heitmann C, et al. The thoracodorsal artery perforator flap:anatomic basis and clinical application［J］. Ann Plast Surg, 2003, 51(1):23-29.

［24］Minabe, T. and K. Harii, Dorsal intercostal artery perforator flap:anatomical study and clinical applications［J］. Plast Reconstr Surg, 2007, 120(3):p681-p689.

第六章

上臂

第一节　臂三角区皮瓣

上臂三角区皮瓣(deltoid fasiocutaneous flap)位于臂上部后外侧,以旋肱后动脉的肌间隙穿支为血供,皮瓣中包含臂上外侧皮神经,可形成具有感觉功能的皮瓣,亦可作为吻合血管的游离皮瓣修复远处软组织缺损,如同时切取部分三角肌,亦可形成三角肌肌皮瓣。

【应用解剖】

三角肌起于肩胛冈、肩峰和锁骨外端,肌纤维由前、外、后三面覆盖肩关节,止于肱骨外上三角肌粗隆。其主要功能是外展上臂,内旋、外旋肱骨。

三角区皮瓣的血供,主要来源于腋动脉发出的旋肱后动脉(91%),少数来源于肱深动脉升支(9%)。旋肱后动脉经四边孔间隙,绕肱骨外科颈的后外侧,分出三角肌支和后缘支(肌间隙穿支)。三角肌支除供养三角肌外,尚有一部分较小的终末支穿过三角肌,到达覆盖肌浅面的皮肤,成为肌皮动脉的穿支。后缘支通常有1~2支,斜向外下,从三角肌后缘的肌间隙穿出,直接进入筋膜皮肤(图6-1-1)。肱深动脉升支不通过

四边孔,而是从四边孔的下缘穿出。旋肱后脉在四边孔后方外径平均为 3.8 mm,伴行的静脉平均外径为 3.4 mm。后缘支动脉处平均外径为 0.8 mm,伴行静脉外径为 1.2 mm。由四边孔至后缘支浅出处血管长约 5 cm。臂上外侧皮神经与后缘支伴行。

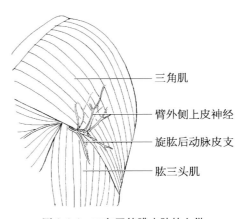

图 6-1-1　三角区筋膜皮肤的血供

- 三角肌
- 臂外侧上皮神经
- 旋肱后动脉皮支
- 肱三头肌

【适应证】

臂三角区皮瓣可用于局部转移,修复同侧肩部、上背部及腋窝部软组织缺损;也可作为吻合血

管的游离皮瓣移植,尤其适用于需重建感觉功能的创面修复。

【手术方法】

1. 皮瓣设计　用超声多普勒血管探测仪在三角肌后缘中部探测后缘支浅出点,并以此为中心设计皮瓣,皮瓣旋转轴位于四边孔,相当于肩峰角下7 cm处。皮瓣远端可达鹰嘴上5 cm。

2. 皮瓣切取　按设计做皮瓣后缘切口,在深筋膜下向前掀起皮瓣,直至三角肌后缘,注意勿损伤从三角肌后缘浅出的皮支血管及臂上外侧皮神经。然后做皮瓣近侧切口,顺皮支血管逆行解剖直至四边孔处,显露旋肱后动脉主干。钝性分离三角肌后部,在辨清肌肉深面的血管走行后,按设计切取三角肌部分肌肉及表面皮肤,形成以旋肱后动脉为血管蒂的肌皮瓣,局部转移或游离移植修复受区创面(图6-1-2)。

【注意事项】

(1) 三角肌是上肢重要的外展肌,腋神经在四边孔处向后上方发出分支支配小圆肌,主干进入三角肌,术中注意不要损伤腋神经。

(2) 仅用于修复创面,在切取三角肌皮瓣时,肌肉部分可少带以减少对三角肌功能的损害。但要保护从旋肱后动脉发出的后缘支,以保证皮瓣的血供。

(3) 若术中遇到无旋肱后动脉,而是由肱深动脉升支供血,则血管蒂不通过四边间隙,而是在四边间隙下面通过,不要误做一般侧支加以结扎切断。

(4) 分离上臂外侧皮神经时,应由下向上进行分离,因上臂外侧皮神经与腋神经其他肌支结合疏松,由下向上分离不易损伤其他肌支。

(5) 该皮瓣的优点:① 血管解剖恒定。② 手术分离容易。③ 血管蒂容易延长(5 cm),近端血管口径粗(1.5~2.0 mm)。④ 带有皮肤感觉神经,是一有感觉功能皮瓣。⑤ 男性三角肌区皮下组织较薄,可切取较薄的皮瓣。⑥ 供区植皮瘢痕即使在穿着汗衫的夏季,亦可完全被衣服遮盖。

(6) 该皮瓣的缺点:① 手术不能上止血带。② 在某些患者,尤其是女性,此区皮下脂肪较厚,皮瓣显得臃肿。③ 皮肤较粗糙,有的人此区有毛。④ 局部皮肤活动度很小,张力大,皮瓣宽度超过3~5 cm有时很难直接缝合,即使勉强拉拢缝合,发生切口增生性瘢痕亦并非少见。

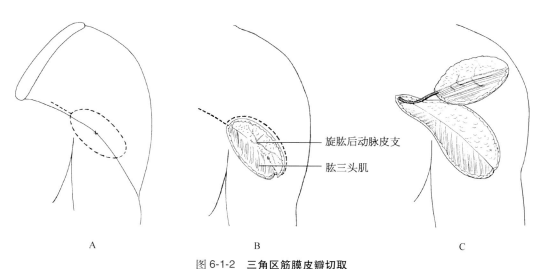

图 6-1-2　三角区筋膜皮瓣切取

A. 皮瓣设计;B. 皮瓣切取;C. 皮瓣游离

(侯春林)

第二节　臂外侧皮瓣

臂外侧皮瓣由 Dolmans(1979)、Song(1982)、Katsaros(1984)等描述,位于上臂外侧,位置较隐蔽,但皮瓣不及臂内侧皮瓣柔软。皮瓣主要血供来自桡侧副动脉。该血管解剖恒定,血管蒂长,易于分离,可带有皮肤感觉神经,还可携带多种组织(骨膜、肌肉、肱三头肌部分肌腱)形成复合皮瓣,做吻合血管的游离移植或复合组织瓣移植。局部带蒂移植时有远、近2个旋转点,逆向转移适用于下方的肘部创面,顺向转移适用于上方的肩部创面。

【应用解剖】

肱深动脉与桡神经伴行进入桡神经沟,在三角肌止点平面(或其上方)分为桡侧副动脉和中副动脉2个终支。桡侧副动脉在三角肌止点下约4 cm处,分为前支和后支。前支与桡神经伴行,穿过臂外侧肌间隔,行于肱肌和肱桡肌之间,位置较深,与皮瓣血供关系不大。后支贴附臂外侧肌间隔后方,在肱桡肌与肱三头肌之间下行,位置逐渐浅出,至肘后外侧沟,与桡侧返动脉吻合(图6-2-1A),参与肘关节动脉网,沿途发出 1~6 个皮支,分布于臂下外侧皮肤(图6-2-1B)。以三角肌止点为测点,桡侧副动脉及其后支在臂外侧肌间隔内的平均长度为 61 mm,动脉上段的外径为 1.3 mm。皮瓣静脉有深、浅两组。深组与动脉伴行;浅组为头静脉,位于浅筋膜深面,沿肱二头肌外侧沟、三角肌胸大肌之间沟内上行。皮瓣的感觉神经为前臂后皮神经,与桡侧副动脉后支伴行。臂外侧皮瓣有上、下2个旋转轴点,皮瓣切取后,可顺行或逆行转移修复肩部或肘部创面。当皮瓣逆行转移时,血流经肘关节网、桡侧返动脉逆行供养皮瓣。

【适应证】

臂外侧皮瓣局部转移可修复肩部、上臂及肘部创面:① 修复肩及上臂部创面,选用桡侧副动脉后支为蒂的臂外侧皮瓣,皮瓣旋转轴位于近侧。

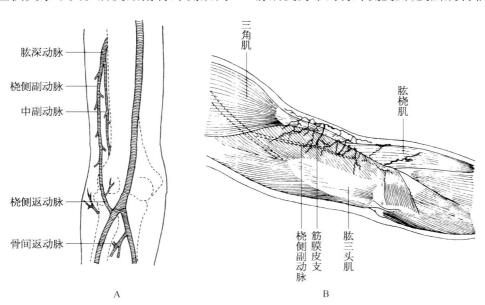

图 6-2-1　臂外侧皮瓣的血供

A. 桡侧副动脉与桡侧返动脉的吻合;B. 桡侧副动脉发出的肌间隔筋膜穿支

② 修复肘部创面,选用桡侧返动脉为蒂的臂外侧皮瓣,皮瓣旋转轴位于远侧。③ 该皮瓣亦可做游离移植,如修复手部创面。

【手术方法】

1. 皮瓣设计　患者仰卧,臂横置于胸前。从三角肌止点至肱骨外上髁画一连线,线为臂外侧肌间隔和桡侧副动脉后支的表面投影。以该线为轴设计皮瓣(图6-2-2A)。皮瓣的近端旋转轴点可在三角肌止点近侧,远端旋转轴点一般不超过肱骨外上髁上2 cm。因为筋膜血管网的纵向吻合丰富,故皮瓣可以做得很大。肱骨外上髁近侧10 cm左右筋膜皮支最大,应将皮瓣的中心点设计在此处。

2. 手术步骤　以切取桡侧返动脉为蒂的臂外侧逆行岛状筋膜皮瓣修复肘部创面为例。按术前设计画线,先做皮瓣后侧切口。在深筋膜下向前掀起皮瓣,即可从深面见到许多细小的筋膜血

管在筋膜内走行,继续向前掀起至肱三头肌前缘的臂外侧肌间隔,可见这些筋膜血管均起自肌间隔内(图6-2-2B)。将肱三头肌向后拉开,并向远、近侧游离。做皮瓣前侧切口,同样在深筋膜下向后掀起,直至外侧肌间隔,并向远、近分离暴露。此时,皮瓣周缘均已游离,仅剩外侧肌间隔及其内的血管神经束与皮瓣相连。在皮瓣近侧切断肌间隔及桡侧副血管束,向远侧翻起,沿血管束向远侧解剖肌间隔,直至获得足够的血管蒂长度(图6-2-2C)。需注意勿伤及桡神经。在皮瓣远侧的蒂部,应将肌间隔与血管束一起掀起,无须分离,防止损伤血管蒂。受区修整后,将皮瓣逆向转移修复创面(图6-2-2D)。注意勿使血管成锐角扭曲。

【典型病例】

患者男性,32岁。左额颞部外伤后2个月,局部组织发炎、坏死,术中切取坏死组织及部分颅骨外板,切取以桡侧副动脉为血管蒂的左上臂外侧

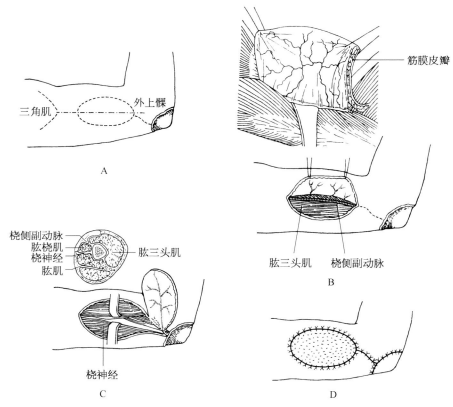

图6-2-2　臂外侧逆行岛状皮瓣修复肘部创面
A. 皮瓣设计;B. 皮瓣掀起;C. 皮瓣游离;D. 皮瓣转移

皮瓣,皮瓣大小 6 cm×9 cm,转移至额颞部创面,经皮下隧道将桡侧副动脉及伴行静脉与颞浅动静脉吻合,术后创面一期愈合(图 6-2-3)。

【注意事项】

(1)供应臂外侧下部皮瓣的血管、神经均是从臂外侧肌间隔出来的,因此,作为深筋膜向深部延续的臂外侧肌间隔,是术中协助定位的明显标志。从皮瓣的前、后切口在深筋膜下向中央掀起,很容易找到此肌间隔。在切取皮瓣时,应在肱三头肌(后侧)和肱肌、肱桡肌(前侧)的肌膜下进行,肌间隔皮肤穿支均应保留,以免影响皮瓣的血运;肌间隔外的肌支均应电凝或结扎,以防出血。

(2)皮瓣向近端顺向转移时,为了获得较长的血管蒂,可先将桡侧副动脉的前支切断结扎,利用桡侧副动脉主干为蒂,增加游离的长度;如需更

长的血管蒂,可继续延长皮肤切口,沿三角肌与肱三头肌外侧头之间深入,切断部分起自外侧肌间隔的肱三头肌纤维,显露出更近端的肱深动脉。

(3)皮瓣的蒂部一般宽为 2.5 cm 左右,不可使血管蒂裸化。保留血管蒂周围的筋膜组织,不仅能保护血管蒂免受牵拉损伤,而且通过丰富的筋膜血管网丛,能增加皮瓣的动脉血供和静脉回流,有利于皮瓣的成活。

(4)桡神经在桡神经沟中与肱深动脉和桡侧副动脉伴行,在臂中下 1/3 处穿外侧肌间隔至臂前区,与桡侧副动脉的前支伴行。当切开臂外侧肌间隔游离血管束时,应避免损伤桡神经。

(5)臂后皮神经和前臂后皮神经均走行于臂外侧肌间隔内,多数位于血管束的浅面,手术中往往需予以牺牲。如前臂后皮神经位于血管束的深面,则应予以保留,避免术后前臂后侧发生麻木不适。

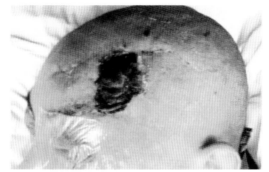
A

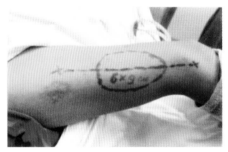
B

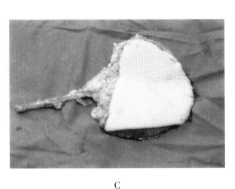
C

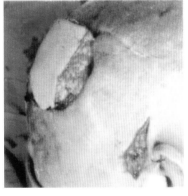
D

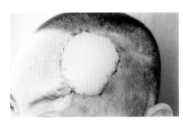
E

图 6-2-3 臂外侧皮瓣修复额部头皮缺损

A. 左额颞部外伤后组织坏死;B. 皮瓣设计;C. 皮瓣切取;
D. 皮瓣血管蒂经皮下隧道与受区颞浅动静脉吻合;E. 术后皮瓣吻合,创面一期愈合

（6）臂外侧下部供区的筋膜皮肤厚薄不一，此不仅因人而异，而且就是同一个人，皮瓣的上部因皮下脂肪多往往较厚，而下部则很薄。该区皮肤的移动度虽较上部为大，但皮瓣宽度超过5~7 cm时往往需植皮，且暴露机会较多。为了解决皮瓣厚薄不一和该区植皮瘢痕暴露不雅观的问题，可以不切取皮肤、皮下组织，而仅切取深筋膜，形成臂外侧筋膜瓣。筋膜瓣特别适合于受区要求较薄和对美观要求高的部位，如手、足和头面部创面的修复。

（7）臂外侧下部皮瓣在以近端为蒂顺向转移时，皮瓣内和蒂部可包含头静脉，有利于皮瓣的静脉回流。但在以远端为蒂逆向转移时，蒂部则不应包含头静脉，以防将前臂的回流静脉血导入皮瓣内，加重深静脉的回流负荷，不利于皮瓣成活。其实，依据del Pinal和Taylor（1993）的研究，在桡侧返动脉和尺侧返动脉的伴行静脉中，其静脉瓣膜的朝向本身就是指向远侧的（肘关节），因此即便掀起了以远端为蒂的岛状皮瓣，也并未改变其静脉回流方式，无论动脉血还是静脉血均不存在逆向血流。因此以桡侧返动脉为蒂的臂外侧筋膜皮瓣是一符合生理性血液循环的远端蒂筋膜皮瓣。

（8）术后肘关节固定1~2周，一方面保护血管蒂，另一方面有利于供、受区的愈合。

（侯春林）

第三节　桡侧副动脉穿支皮瓣

1982年宋儒耀首先报道了臂外侧皮瓣成功修复面颈部瘢痕挛缩。随后，Schusterman、Katsaros、Rivet以及Scheker等报道了该皮瓣的解剖及多种应用术式。桡侧副动脉穿支皮瓣（radial collateral artery perforator flap）是由臂外侧皮瓣发展而来的一种新型皮瓣，2007年唐举玉首先应用桡侧副动脉穿支皮瓣修复手掌皮肤软组织缺损获得成功。该穿支皮瓣切取不携带深筋膜与臂外侧肌间隔、不牺牲前臂后侧皮神经和肱深动脉主干，应用的术式除单纯穿支皮瓣外，还衍生了嵌合、分叶等新术式，目前在临床已推广应用。

【应用解剖】

桡侧副动脉是肱深动脉在三角肌粗隆平面附近发出的终支之一，沿桡神经沟下行至三角肌止点下约4 cm分为前支和后支。前支与桡神经伴行穿外侧肌间隔经肱桡肌和肱肌间达肘前部，发出分支主要支配肌肉和关节，与皮瓣血供关系不大；后支紧贴臂外侧肌间隔后方，在肱三头肌和肱桡肌之间下行并逐渐浅出，沿途发出2~5支穿支分布于臂外侧皮肤，其终末端至肱骨外髁处与桡侧返动脉终末支吻合。后支的深部分支穿臂外侧肌间隔下行支配肱骨下1/3段外侧半前面的骨膜。桡侧副动脉起始部外径为1.0~1.5 mm，后支起始部外径为0.5~0.8 mm，伴行静脉有2支，外径略粗于动脉。皮瓣的感觉神经为臂后侧皮神经，近端与前臂后侧皮神经会合，由桡神经发出（图6-3-1、图6-3-2）。

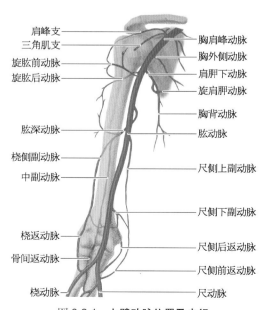

图 6-3-1　**上臂动脉位置及走行**

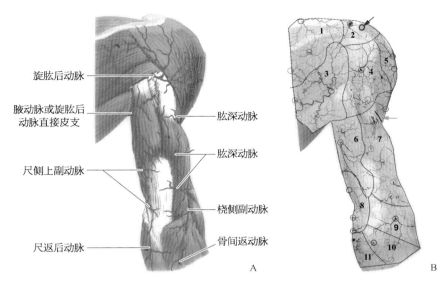

图 6-3-2　桡侧副动脉穿支皮瓣解剖学供区

A. 臂后区穿支示意图；B. 臂后区皮穿支造影,示穿支源动脉分布区域(数码与图 A 对应)
蓝色圈示肌间隙穿支,红色圈示肌皮支,绿色箭头所指为三角肌后缘止点的标识物,蓝色箭头所指为肱骨顶点之标识物

【适应证】

（1）上臂及肘关节周围创面修复。

（2）手部、颌面、头颈部中小面积浅表创面修复。

（3）嵌合移植适合手部骨、皮复合组织缺损修复或拇指末节缺损再造。

【手术方法】

1. 皮瓣设计

（1）点：于三角肌粗隆后缘与肱骨外髁顶点连线附近探测桡侧副动脉穿支穿出深筋膜点,以多普勒探测的第一穿支点为皮瓣的关键点。逆行带蒂转移时以靠近创面的穿支点为旋转点,顺行转移可选择桡侧副血管合适平面为旋转点。

（2）线：以探测的相邻穿支穿出深筋膜点连线为皮瓣轴线。

（3）面：切取层面为深筋膜以浅；切取范围,上界可达三角肌粗隆平面,下界达肱骨外髁下缘平面,两侧界向轴线延伸 2.5~3.0 cm。

依据创面形状、大小设计布样,参考上述“点、线、面”设计皮瓣,皮瓣较创面实际大小放大约0.5 cm。

2. 皮瓣切取　先切开皮瓣的后缘达深筋膜表面,自深筋膜表面由后向前分离皮瓣至臂外侧肌间隔,确定穿支可靠后,切开皮瓣前缘,同法解剖至臂外侧肌间隔会合,显露并保护穿支血管、臂后侧皮神经、前臂后侧皮神经,于穿支穿出深筋膜点旁约 5 mm 切开深筋膜,显露臂外侧肌间隔,向两侧牵开肱三头肌与肱桡肌,显微镜或放大镜下顺穿支向深层解剖,双极电凝或钛夹处理沿途分支,切断结扎前支,分离至桡侧副动脉,束间分离臂后侧皮神经与前臂后侧皮神经,以获得足够的神经蒂长度。

3. 皮瓣转移或移植　带蒂转移可通过皮下隧道或明道转移至受区；游离移植时根据受区所需血管蒂长度切断、结扎桡侧副血管,皮瓣移植至受区创面,将皮瓣与创缘临时固定数针,手术显微镜下血管断端清创,桡侧副动静脉分别与受区血管吻合,臂后侧皮神经与受区皮神经缝合。

4. 供区与受区切口闭合　皮瓣供区创面彻底止血后,留置负压引流管,可吸收线缝合皮下、皮内美容缝合皮肤。受区创口间断缝合,皮瓣下低位放置多根半管引流。

【典型病例】

病例一：桡侧副动脉穿支皮瓣修复手掌部创面。

患者女性,13 岁。2009 年 8 月因左手烧伤后瘢痕挛缩11年入院。小指屈曲挛缩,拇指外展受限,瘢痕松解后手掌皮肤缺损9 cm×5 cm,设计桡侧副动脉穿支皮瓣移植,皮瓣切取不携带深筋膜,不损伤前臂后侧皮神经,桡侧副动脉与尺动脉腕上皮支吻合,2根伴行静脉分别与尺动脉伴行静脉和腕部皮下浅静脉吻合,臂后侧皮神经与尺神经手背支的一束缝合,皮瓣供区直接缝合。术后3年随访皮瓣色泽、质地、感觉良好,左手功能恢复正常,皮瓣供区遗留一线性瘢痕(图6-3-3)。

病例二:桡侧副动脉嵌合穿支皮瓣修复拇指复合组织缺损。

患者男性,47岁。外伤致左拇指指骨与皮肤软组织缺损并感染21天入院。清创后可见左拇指近节指骨缺损,拇指掌侧皮肤缺损。切取桡侧副动脉嵌合穿支皮瓣修复创面。骨瓣重建拇指指骨缺损,皮瓣覆盖指腹创面。桡侧副动、静脉与桡动脉分支及皮下静脉吻合,皮瓣供区直接缝合。术后皮瓣成活良好,创口一期愈合(图6-3-4)。

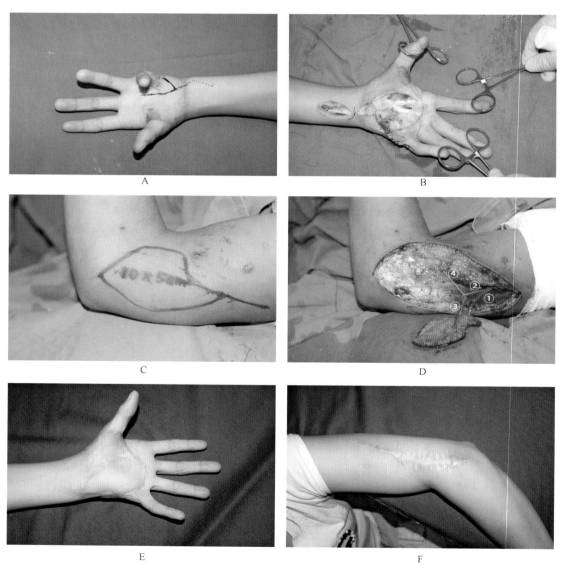

图6-3-3　桡侧副动脉穿支皮瓣修复手掌部创面
A. 术前情况;B. 瘢痕松解后创面;C. 皮瓣设计;D. 皮瓣切取;
① 桡侧副血管,② 桡神经分支,③ 臂外侧皮神经,④ 前臂后侧皮神经;E、F. 术后3年皮瓣受区与供区恢复情况

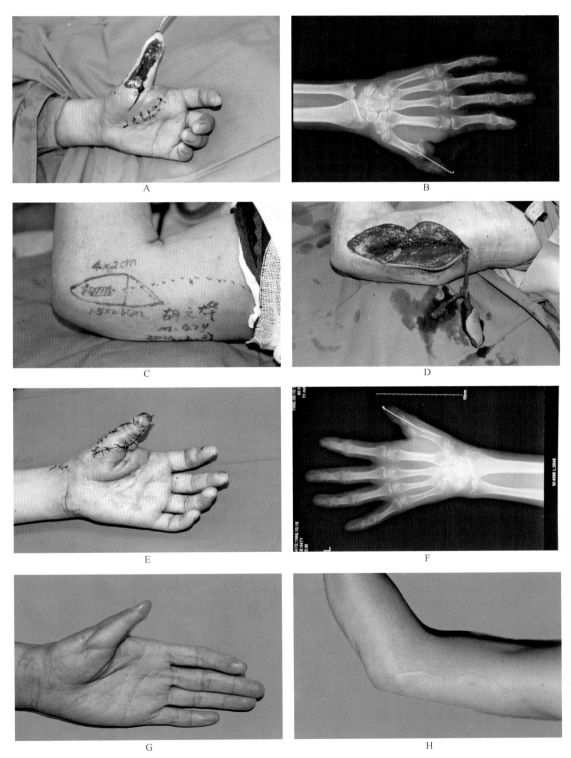

A   B

C   D

E   F

G   H

图 6-3-4　桡侧副动脉嵌合穿支皮瓣修复拇指复合组织缺损

A. 术前创面情况；B. X 线片示拇指近节指骨骨质缺损；C. 嵌合穿支皮瓣设计；D. 皮瓣切取；E. 术后皮瓣受区外观；
F. X 线片示术后受区骨缺损得以重建；G. 术后 45 个月受区恢复情况；H. 术后 45 个月供区恢复情况

【注意事项】

（1）术前常规应用超声多普勒探测确定穿支穿出深筋膜部位，可减少手术盲目性，特别是皮瓣切取面积小或设计分叶穿支皮瓣时尤为实用。

（2）先切开皮瓣后缘，深筋膜表面由后向前分离皮瓣显露穿支更为方便。

（3）桡侧副动脉口径较为细小，需要过硬的小血管吻合技术。

（4）头静脉为过路静脉，对皮瓣的静脉回流没有帮助，皮瓣切取时不应牺牲头静脉。

（5）臂后侧皮神经为皮瓣的感觉神经，但其近端与前臂后侧皮神经近端会合，应在显微镜下行束间分离，以免损伤。

（6）皮瓣切取宽度有限（一般不超过 5 cm），过宽将导致张力缝合或皮肤移植而遗留难看的瘢痕。

（7）优点包括：① 穿支较为恒定、血供可靠。② 皮瓣薄、质地好。③ 皮肤颜色与手部接近。④ 可携带皮神经重建皮瓣感觉。⑤ 术式多样。⑥ 体位方便舒适，特别是修复手部创面在同一术野、同一止血带下可完成手术。

（8）缺点：比如供区不够隐蔽，术后瘢痕影响上臂外观，皮瓣切取宽度和范围有限，部分病例皮瓣较为臃肿，需要削薄整形。

（唐举玉　唐茂林）

第四节　臂内侧皮瓣

Daniel 等（1975）在尸体上进行解剖研究，提出上臂内侧皮肤可供游离移植。Dolmans 等（1979）报道 1 例吻合血管的上臂内侧皮瓣移植术。国内高学书等（1982）对上臂内侧皮瓣的应用解剖进行研究，并报道了 1 例吻合血管的上臂内侧皮瓣移植获得成功。

上臂内侧皮瓣位于上臂内侧，皮肤薄，质地柔软，富于弹性，位置隐蔽。皮肤主要动脉来自尺侧上副动脉和尺侧返动脉，有两个旋转轴，局部转移可修复腋窝至肘部创面。

【应用解剖】

上臂内侧皮瓣的血液供应十分丰富，动脉分支及皮动脉很多。

1. 动脉　上臂内侧皮瓣的主要供血动脉有尺侧上副动脉、尺侧返动脉和尺侧下副动脉。尺侧上副动脉是上臂内侧皮瓣的主要动脉，多数发自肱动脉（88.6%），少数发自肱深动脉（8.6%）和肩胛下动脉（2.8%）。

（1）尺侧上副动脉：在胸大肌下缘下方起于肱动脉上端下方 48 mm 处，外径 1.7 mm，长为 80~144 mm，沿尺神经的前面，经臂内侧肌间隔后方下降，沿途发出 5~14 条肌支，1~4 条皮支。尺侧上副动静脉与桡神经的肱三头肌内侧头支伴行，共同包在一个血管神经鞘中。尺侧上副动脉皮支自中部发出，向后方或后上方走行，与其他动脉的皮支吻合成血管网。

（2）尺侧下副动脉：多在胸大肌止端下方 180 mm 处起自肱动脉的内侧，走行在内侧肌间隔，主干长约 15 mm，直径为 1.3 mm，向下分支至上臂内侧下部皮肤，与尺侧上副动脉有弓形吻合。

（3）尺侧返动脉：起于尺动脉后分前、后 2 支，后支经内上髁后方，在尺侧腕屈肌两头之间上行，和尺神经伴行，与尺侧上副动脉吻合，沿途发出 5~6 个皮支，经肱肌和肱三头肌间隙供养内侧皮肤（图 6-4-1）。上臂内侧供区可分别形成以尺侧上副动脉和尺侧返动脉为血管蒂的臂内侧皮瓣。

2. 静脉　各动脉的伴行静脉是皮瓣的主要回流静脉，多为 2 条，位于动脉的两侧。静脉分深、浅两组。深组为尺侧上副动脉的伴行静脉，略

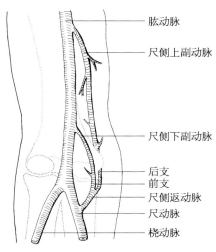

图 6-4-1 臂内侧皮瓣的血供

粗于动脉;浅组为贵要静脉,于肘窝部接受正中静脉后,与前臂内侧皮神经伴行,在浅筋膜中沿肱二头肌内侧沟上行,至臂中份穿深筋膜后,循肱静脉内侧上行,在距肱动脉上端约 60 mm 处注入肱静脉,少数直接注入腋静脉,其直径为 2.8 mm。

3. 神经　上臂内侧皮瓣的感觉神经是上臂内侧皮神经和前臂内侧皮神经,均起自臂丛的内侧束。上臂内侧皮神经先经过腋动静脉之间,行于腋动脉内侧,继而沿肱动脉和贵要静脉内侧向远侧下行,约在上臂中点处穿过深筋膜至浅筋膜,支配上臂内侧皮肤的感觉。

【适应证】

上臂内侧皮瓣质地柔软,富于弹性,色泽较好,部位隐蔽,可包含 1 条皮神经,用于修复颌面、手和前臂部皮肤缺损;做带血管蒂移植,是修复肩、上臂、腋部及肘部皮肤缺损的理想供区。

【手术方法】

1. 皮瓣设计　根据受区创面的大小,设计稍大于受区面积的皮瓣。用超声多普勒测出上臂内侧肱动脉、尺侧上副动脉或尺侧返动脉以及贵要静脉的走行方向并作标记,在肱二头肌内侧沟探测皮支血管出发点,以此为中心画出所需皮瓣的大小,皮瓣内含有贵要静脉、头静脉、臂内侧皮神经、前臂内侧皮神经及动脉的伴行静脉等。皮

瓣前后界位于上臂前后正中线,近侧至腋窝,远侧至肱骨内外上髁连线。由于此区皮肤的动脉形成稠密的血管网,血供丰富,切取面积可达 14～20 cm(图 6-4-2)。皮瓣的中点应设计在肱骨内上髁上 10 cm 处,因该处皮肤穿支恒定出现,且口径较粗。

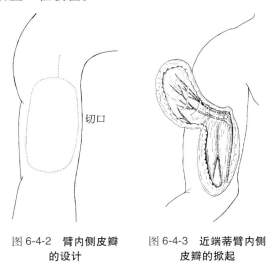

图 6-4-2 臂内侧皮瓣的设计　图 6-4-3 近端蒂臂内侧皮瓣的掀起

2. 手术步骤

(1) 以尺侧上副动脉为蒂的上臂内侧皮瓣:按皮瓣设计,以尺侧上副动脉为蒂,以上臂内侧沟为中轴,切开皮瓣后侧皮肤、皮下组织及深筋膜;沿肱三头肌肌膜浅面向外分离,在肌沟处找到尺神经,紧贴尺神经内侧即为尺侧上副动脉。尺侧上副动脉发出的肌支及神经支分别切断、结扎,保留所有皮支。从皮瓣前侧切口在肱二头肌表面向内侧游离,避免扰乱包裹肱动脉、静脉及正中神经的结缔组织鞘。切开皮瓣远端,结扎贵要静脉远端,把贵要静脉和臂内侧皮神经包括在皮瓣中,前臂内侧皮神经可切断后从皮瓣中抽出,两断端再行显微外科吻合。将皮瓣掀起,向上分离足够长度的血管蒂,转移皮瓣至邻近创面或切断血管蒂后游离移植(图 6-4-3)。

(2) 以尺侧返动脉为蒂的上臂内侧皮瓣:切开皮瓣后侧皮肤、皮下组织及深筋膜,在深筋膜下向前掀起皮瓣,在接近肱二头肌和肱肌间隙时,可见一些小血管支从肌间隙中穿出进入皮瓣。切开肌间隔,循皮支血管向肌间隙深面解剖,仔细寻找尺侧返动脉。尺神经与血管伴行,位于血管后方

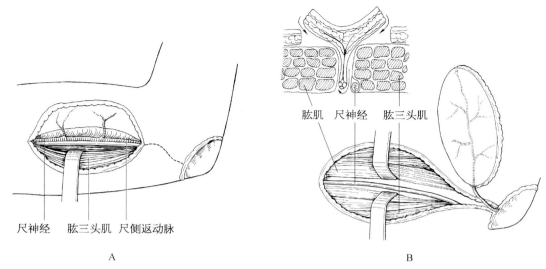

尺神经　肱三头肌　尺侧返动脉

A

肱肌　尺神经　肱三头肌

B

图 6-4-4　上臂内侧皮瓣切取示意图

A. 从后侧掀起皮瓣,显露穿支血管；B. 臂内侧逆行岛状皮瓣的掀起

（图 6-4-4A）。做皮瓣前侧切口,在深筋膜下向后解剖,直至内侧肌间隔。在皮瓣近侧切断尺侧上副动脉,向远侧解剖血管蒂直至获得皮瓣转移所需的长度。游离血管时,注意保护供养皮瓣的皮支血管。尺神经位于血管后方,切勿损伤。以尺侧返动脉为蒂的臂内侧皮瓣,向远侧转移修复肘部创面（图 6-4-4B）。

（3）皮瓣继发创面直接拉拢缝合,不能直接缝合者,移植游离皮片封闭创面。

【典型病例】

患者男性,28 岁。左侧面部烧伤后瘢痕伴色素脱失,面积为 11 cm×14 cm。切除面部瘢痕,仔细解剖出受区血管蒂面动脉和颈外静脉,设计以尺侧上副动脉为蒂的上臂内侧皮瓣,面积为 12 cm×14 cm。先切开皮瓣内侧缘皮肤、皮下组织及深筋膜；在深筋膜下向外侧剥离皮瓣；沿肱二头肌肌沟处找到尺神经及其内侧的尺侧上副动脉,保留所有皮支。再切开皮瓣外侧缘皮肤、皮下组织及深筋膜,在深筋膜深面向内侧剥离皮瓣；在皮瓣远端切断前臂内侧皮神经,将其从皮瓣中抽出,再行端-端吻合。切开皮瓣远端,将皮瓣掀起,向上分离足够长度的血管蒂,并将其切断形成游离皮瓣。将尺侧上副动脉、贵要静脉分别与面动脉和颈外静脉吻合,皮瓣下放置负压引流管,术区无菌纱布包扎,留血运观察窗。自腹部取皮移植于上臂封闭供区创面,加压包扎（图 6-4-5）。

【注意事项】

（1）掀起皮瓣寻找血管神经蒂时,不宜从皮瓣前缘向后方掀起,这样会首先遇到前臂部的主要血管神经束,包含正中神经、肱动静脉、贵要静脉和前臂内侧皮神经等重要结构。在辨明尺侧上副动脉前,如果扰乱了这个血管神经束,容易混淆手术要寻找的目标,增加施术困难。

（2）在解剖皮瓣时,应注意不要损伤与尺侧上副动脉伴行的桡神经肱三头肌内侧头支及其后面的尺神经。

（3）如需要保持皮瓣的感觉功能,应保护臂内侧皮神经。

（4）尺侧上副动脉与肱二头肌肌支血管之间有一定关系,如果尺侧上副动脉有变异,直径小,则肱二头肌肌支动脉常发有一较大的皮支,在手术时应特别注意。若不能以尺侧上副动脉为蒂,则以肱二头肌肌支动脉发出的皮支为蒂。

（5）供区创面范围小者,可直接缝合；如面积较大,则用中厚皮片移植覆盖创面,植皮区加压固定。

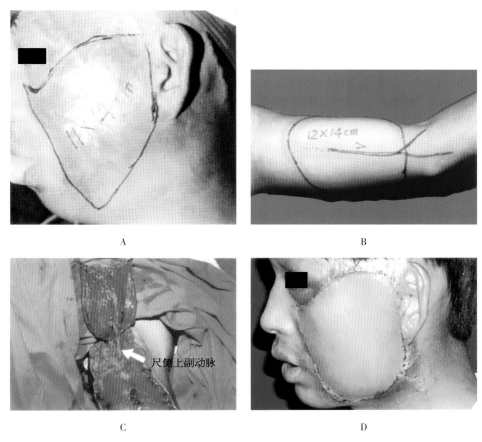

A　　　　　　　　　　　　　　B

C　　　　　　　　　　　　　　D

尺侧上副动脉

图 6-4-5　臂内侧皮瓣游离移植修复面部

A. 术前左侧面部瘢痕；B. 臂内侧皮瓣设计；C. 皮瓣切取；D. 术后创面修复

（邢　新　池征璘　张怀军）

第五节　尺侧上副动脉穿支皮瓣

尺侧上副动脉、尺侧下副动脉分支皮瓣的报道由冯佃生等（1996）介绍，廖进民（2000）、路来金（2007）对该皮瓣做了解剖学和临床应用研究。

【应用解剖】

尺侧上副动脉起自肱动脉的肱骨中点处，伴随尺神经至内上髁。其中远近两端的穿支位置恒定，并与尺侧上副动脉末端、尺侧下副动脉分支、肱动脉肌间隔支、尺侧返动脉构成肘内侧动脉网。

尺侧上副动脉多由其发出的肌间隔穿支（约占95%）或由肌皮支（约5%）为皮肤供血。尺侧上副动脉血管蒂长（56±34）mm，直径为（0.9±0.2）mm，与尺神经伴行进入臂后骨筋膜鞘，臂内侧皮瓣就是以该血管为蒂的。

【适应证】

桡侧副动脉穿支皮瓣质地好，皮瓣薄。逆行转移可修复肘关节周围创面，游离移植适合修复手部、腕部、颌面部、颈部等中小面积创面。

【手术方法】

（1）带蒂转移：根据创面皮肤缺损的面积设计皮瓣，以肱骨内上髁至腋窝顶点连线的下 2/3 为皮瓣的轴心线；以肱骨内上髁近端 1.0 cm 为皮瓣旋转轴点；皮瓣的切取平面在深筋膜与肌膜之间，蒂部带有 2.0 cm 宽的深浅筋膜；皮瓣切取范围在臂内侧下 2/3，血管轴心线外各 5.0 cm 处。贵要静脉或结扎切断或保留于供区内，皮瓣逆行转移覆盖创面。供区直接闭合或游离植皮。

（2）游离转移：按照上述皮瓣轴心线使用多普勒尽量标记出有明显搏动的穿支点，根据创面大小选择最佳的穿支点为轴心，设计皮瓣，沿着皮瓣的前缘切开，在深筋膜下揭起皮瓣，寻找穿支动脉位置，并根据具体位置调整皮瓣的设计，逆行追踪选择的穿支，结扎沿途无关分支，至尺侧上副动脉主干，在上副动脉主干上根据所需要长度切下血管蒂。供区直接闭合或游离植皮。皮瓣和受区血管在显微镜下吻合。如果穿支静脉过细，也可以在切取时保留较粗的皮下静脉做吻合用。

【典型病例】

患者男性，34 岁。重物压伤右足部，引起疼痛，出血，导致 1~4 趾发黑，坏死 3 天。入院后经清创，残端修整，遗留 1~2 趾残端创面，患者要求尽可能保留长度。术后 14 天，全麻下行右上肢尺侧上副动脉穿支瓣切取术，切取的皮瓣与第一跖背动脉和伴行静脉吻合，供区直接缝合（图 6-5-1）。术后 3 个月复查，皮瓣生长良好，厚薄满意，无须修整，患者穿鞋满意，步态正常。供区无不良反应。

【注意事项】

（1）逆行带蒂转移时，注意蒂部不要受挤压，穿支血管应当无张力。有张力时，可以分离解压

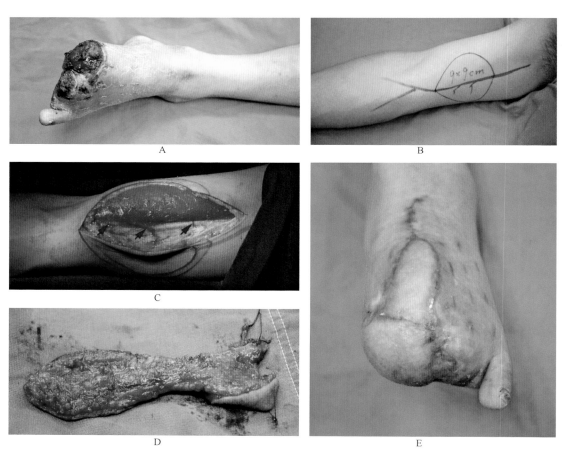

图 6-5-1　尺侧上副动脉穿支皮瓣修复前足缺损

A. 左足内侧创伤后骨外露；B. 设计尺侧上副动脉穿支皮瓣；C. 皮瓣切取；D. 皮瓣切取完毕；E. 术后 3 个月，皮瓣薄而无须修正，穿鞋不影响

蒂部。逆行转移修复的主要部位是肘关节和上臂的近、中段软组织缺损，如果修复更远的创面，有可能导致皮瓣远端的坏死。蒂部可以保留少量筋膜蒂组织提供足够的静脉回流。

（2）游离切取时，注意该穿支特别细小，比腓动脉穿支尤为细小，可能出现一根伴行静脉的情况，要注意区分或标记动静脉，以免在显微镜下难以分别。应该尽量带上副动脉主干，便于吻合。切取时注意保护尺神经。关闭供区时也要仔细，因为内侧肌间隔是上肢主要血管和神经的通道。

（章一新 徐永清）

第六节 臂后侧皮瓣

臂后侧筋膜皮肤的血液供应，中上部来自肱动脉的直接筋膜皮肤穿支，下部则来自臂内侧下部和臂外侧下部的筋膜皮肤穿支。这些血管在臂后相互吻合，形成臂后侧筋膜血管网。臂后侧筋膜皮瓣指的是在上部切取的、由肱动脉的直接筋膜皮支供血的皮瓣，由 Masquelet（1985）首先介绍，用于游离移植。

【应用解剖】

臂后侧筋膜皮瓣的血供来自臂后筋膜皮动脉。该动脉由肱动脉后内侧壁（接近肱深动脉起点）发出的占 77%，由肱深动脉发出的占 19%，另

4% 由腋动脉末端发出。其中约有一半筋膜皮动脉在近端还发出至肱三头肌内侧头的肌支，其余均为直接筋膜皮动脉（图 6-6-1A）。尽管臂后侧筋膜皮动脉可能有多个起源，但起始后主干的走行却是非常恒定的。先在腋后襞的背阔肌（内侧）及大圆肌（外侧）附着处出腋窝，然后伴随桡神经发出的第一个皮肤感觉支——臂后皮神经，绕过肱三头肌长头的上后方，分布于臂后上半部皮区，相当于肱三头肌长头和内侧头上部表面的皮肤（图 6-6-1B）。臂后筋膜皮动脉与臂外侧和臂内侧的筋膜皮动脉有广泛吻合。臂后筋膜皮动脉的起点外径平均 1.5 mm，主干长 3~5 cm。

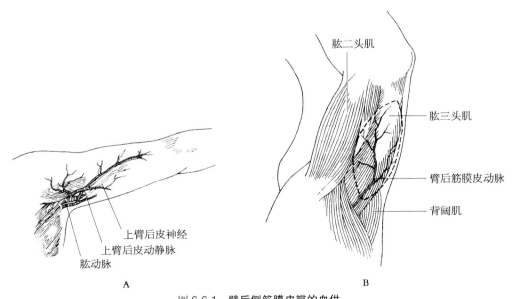

A   B

上臂后皮神经
上臂后皮静脉
肱动脉

肱二头肌
肱三头肌
臂后筋膜皮动脉
背阔肌

图 6-6-1 **臂后侧筋膜皮瓣的血供**

A. 臂后皮动脉的起源与走行；B. 臂后筋膜皮动脉的分布

臂后侧筋膜皮瓣的静脉回流由其同名伴行静脉完成,多为 1 条,外径与动脉相近。

由桡神经腋窝段发出的臂后皮神经与动脉伴行,不仅提供感觉功能,而且皮神经的周围营养血管丛也是皮瓣成活的重要条件。

【适应证】

臂后侧皮瓣局部转移用于腋部组织缺损修复与瘢痕挛缩松解术,亦可游离移植。

【手术方法】

1. 皮瓣设计 以背阔肌与肱三头肌长头在腋后襞的相交处(四边间隙下缘)至肱骨外上髁做一边线,该线的上 1/2 段为臂后筋膜皮动脉的走行线,可用超声多普勒进行探测。皮瓣的切取范围:上界为腋后襞,下界为尺骨鹰嘴上 10 cm,外侧界为肩峰与肱骨外上髁的连线,后侧界为肱二头肌内侧沟,面积约 13 cm×7 cm(图 6-6-2A)。

2. 手术步骤 患者俯卧或侧卧,肘关节屈曲至 90°并将上臂吊起。按手术画线,先从皮瓣上端的外侧切开皮肤和浅、深筋膜,在深筋膜下小心向皮瓣近端解剖分离,于背阔肌与肱三头肌长头相交处的下方 2 cm 左右,探查血管神经束,注意妥加保护(图 6-6-2B)。从皮瓣四周切开,同样在深筋膜下,从肱三头肌肌膜表面,由远及近将皮瓣掀起,防止筋膜与皮肤分离,影响皮瓣血供。向上在腋窝的纤维疏松组织中追踪解剖,有时需结扎分向肱三头肌内侧头的肌支,获得较长的血管神经蒂。修整受区后,将皮瓣经皮下隧道或明道无张力转移(图 6-6-2C)。供区在两侧创缘潜行游离后,多可直接拉拢缝合(图 6-6-2D)。

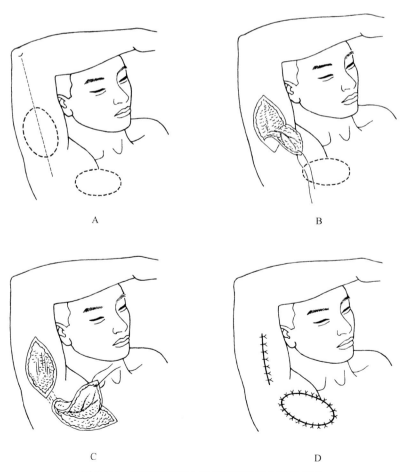

A

B

C

D

图 6-6-2　臂后侧筋膜皮瓣修复腋前瘢痕挛缩创面

A. 皮瓣设计;B. 皮瓣切取;C. 皮瓣转移;D. 创面修复

【注意事项】

（1）追踪延长血管蒂时，对肱三头肌内侧头的肌支动脉一定要结扎牢靠，防止出血，形成术后血肿。

（2）解剖血管神经蒂时，应在其周围保留1.5~2.5 cm宽的筋膜组织，保护皮神经周围营养丛的完整，有利于皮瓣的动脉血供和静脉回流。

（3）该皮瓣的优点：① 血管蒂解剖、走向恒定，变异少。② 供区隐蔽，皮肤比较松弛，切取宽度小于6~7 cm时常可直接缝合。③ 带有皮肤感觉神经，是一感觉皮瓣。

（4）该皮瓣的缺点：① 手术体位不舒服。② 皮肤厚，较粗糙。③ 供区容易发生增生性瘢痕。④ 血管起源变异较多。⑤ 手术无法用止血带。

（张世民　侯春林）

参考文献

［1］孙弘，侯春林.带血管蒂皮瓣肌皮瓣转移术［M］.南京：江苏科学技术出版社，1988.

［2］侯春林.带血管蒂组织瓣移位手术图解［M］.第3版.上海：上海科学技术出版社，2005.

［3］侯春林.褥疮治疗和预防［M］.上海：上海科学技术出版社，1995.

［4］侯春林，张世民.筋膜皮瓣与筋膜蒂组织瓣［M］.上海：上海科学技术出版社，2000.

［5］钟世镇.显微外科临床解剖学［M］.济南：山东科学技术出版社，2000.

［6］Song R，Song Y，Yu Y，et al. The upper arm free flap［J］. Clin Plast Surg，1982，9：27-35.

［7］Katsaros J，Schusterman M，Beppu M，et al. The lateral upper arm flap：anatomy and clinical applications［J］. Ann Plast Surg，1984，12：489-500.

［8］Rivet D，Buffet M，Martin D，et al. The lateral arm flap：an anatomic study［J］. J Reconstr Microsurg，1987，3：121-132.

［9］Scheker LR，Kleinert HE，Hanel DP. Lateral arm composite tissue transfer to ipsilateral hand defects［J］. J Hand Surg，1987，12（5 Pt 1）：665-672.

［10］Scheker LR，Lister GD，Wolff TW. The lateral arm free flap in releasing severe contracture of the first web space［J］. J Hand Surg，1988，1：146-150.

［11］Katsaros J，Tan E，Zoltie N，et al. Further experience with the lateral arm flap［J］. Plast Reconstr Surg，1991，87：902-910.

［12］唐举玉，李康华，廖前德，等.穿支皮瓣移植修复四肢软组织缺损108例［J］.中华显微外科杂志，2010，33（3）：186-189.

［13］冯佃生，丰德宽，杨连海，等.肘前内侧皮瓣修复肘部软组织缺损创面［J］.中华手外科杂志，1996，（1）：67-68.

［14］廖进民，王妥江，黄群武，以皮神经及营养血管为蒂臂内侧皮瓣的应用解剖［J］.中国临床解剖学杂志，2000，18（3）：211-212.

［15］路来金，宣昭鹏，刘彬，等.臂内侧皮穿支逆行岛状皮瓣的解剖与临床研究［J］.中华手外科杂志，2007，23（4）：212-213.

第七章

前臂

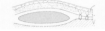

第一节 肱桡肌皮瓣

肱桡肌皮瓣首先由 Lai 等（1981）应用于临床。1991 年 McGeorge 等以桡动脉为蒂切取逆行的肱桡肌皮瓣修复手背。近年我国路来金等对肱桡肌进行了详细的显微解剖学研究，依据肱桡肌的不同供血来源及特点，设计以远端肌肉、肌腱为蒂的逆行肱桡肌皮瓣，并成功地应用于临床，为前臂远端及腕部的软组织修复，提供了一种新的手术方法。

以桡侧返动脉和桡侧副动脉为蒂的顺行肱桡肌皮瓣主要用于局部移位修复肘部软组织缺损，方法简单安全。若将桡动脉包含在皮瓣内，不仅可携带前臂皮瓣一起切取，而且显著增加肌皮瓣营养血管的长度和外径，便于进行吻合血管的游离移植，扩大了肱桡肌皮瓣的应用范围。

【应用解剖】

1. 肱桡肌的形态解剖特点　肱桡肌是前臂桡侧最表浅的肌肉，为一长而扁的梭形肌，起于肱骨外上髁上方和外侧肌间隔，止于桡骨茎突基底。其近侧部形成肘窝的外侧缘，其内侧缘自上而下分别与肱肌、旋前圆肌和桡侧腕屈肌相邻，深面为

桡侧腕长伸肌。肱桡肌肌腹于前臂中下 1/3 交界部移行为肌腱。近端深面有桡神经浅支、桡动脉及伴行静脉经过，远端肌腱的浅面有拇长展肌和拇短伸肌腱斜行跨过，其深面有桡动脉及伴行静脉、桡神经浅支走行，桡神经浅支在腕上 5.0 cm 处转至腕背桡侧。

2. 肱桡肌的营养血管　肱桡肌的主要营养血管为桡侧副动脉、桡侧返动脉及肱动脉和桡动脉的肌支，以桡侧返动脉最为主要（图 7-1-1）。根据笔者对 20 侧新鲜成人上肢标本的解剖学观察，

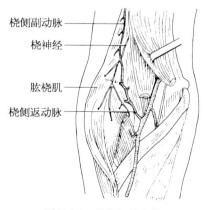

图 7-1-1　肱桡肌的血供

桡侧副动脉出现率为 90%,桡侧返动脉为 100%,桡动脉发出的分支为 85%,肱动脉发出的分支为 45%。

(1)桡侧副动脉:桡侧副动脉为肱深动脉的终末支,伴桡神经行于肱三头肌外侧头深面的桡神经沟内,在三角肌止点下方分为前支和后支。前支穿过臂外侧肌间隔,伴桡神经行于肱肌和肱桡肌之间,沿途发出 1~3 个肌支进入肱桡肌上段,终支与桡侧返动脉吻合。后支沿臂外侧肌间隔后面下行至肘部,终支与桡侧返动脉吻合。

(2)桡侧返动脉:桡侧返动脉为一短干,本组 20 侧中起始于桡动脉的占 95%,发出后分为升支、横支和降支。升支于肱桡肌、桡侧腕伸肌与肱肌之间,沿桡管向外上走行,并与桡侧副动脉分支相互吻合。升支在上行中可发出 1~4 条肌支,营养肱桡肌及桡侧腕长伸肌。降支向外下伴随桡神经深支走行,营养旋后肌及桡神经深支。横支几乎水平进入肱桡肌和桡侧腕长伸肌,是肱桡肌血供的最主要血管,营养肱桡肌的绝大部分。

(3)桡动脉的肱桡肌肌支:肱桡肌除上述两组主要营养血管外,尚有来自桡动脉主干发出的横向肌支至肌腹和肌腱,通常为 3~5 条,平均 4 条,且与桡侧返动脉横支相平行,动脉外径和入肌点较恒定。

桡侧副动脉、桡侧返动脉、桡动脉的肱桡肌肌支均有两条静脉伴行,外径略粗于伴行动脉。

3. 肱桡肌内微血管的显微解剖学特点 桡侧副动脉供应中、上段肱桡肌肌腹,且与桡侧返动脉分支在肌腹内形成广泛吻合,形成明显的吻合弓。血管终末支经肱桡肌表面垂直穿出,形成皮支,营养其表面皮肤。桡侧返动脉营养肱桡肌的绝大部分,除与桡侧副动脉有广泛的吻合外,且与其远侧的桡动脉发出的肱桡肌肌支也有广泛的吻合,形成明显的吻合弓。因而,桡侧副动脉、桡侧返动脉、桡动脉的肱桡肌肌支在肱桡肌内形成了广泛的吻合网,相互代偿,重叠供血,形成网状血管结构。

4. 肱桡肌的神经支配 肱桡肌的肌支由桡神经在桡管内发出,有 1~2 支,走行 2~3 cm,斜行进入肌内。

【适应证】

(1)顺行肱桡肌皮瓣主要应用于以下两方面:① 以桡侧返动脉或桡侧副动脉为蒂,局部移位修复肘部软组织缺损。② 以桡动脉为血管蒂,可切取较大面积的肱桡肌皮瓣进行游离移植,修复受区较大范围的软组织缺损。

(2)逆行肱桡肌皮瓣主要应用于各种原因所致前臂、腕部软组织缺损。

【手术方法】

(一)顺行肱桡肌皮瓣

1. 皮瓣设计 在肘外侧桡骨小头平面标明皮瓣营养血管,即桡侧返动脉进入肌肉的位置。根据受区要求,沿肱桡肌范围设计皮瓣,皮瓣可较肌腹宽 1~2 cm(图 7-1-2A)。若设计以桡动静脉为蒂的肌皮瓣,则皮瓣范围可包括前臂桡侧。

2. 手术步骤 按设计先做皮瓣远侧切口,直达深筋膜下,辨清肱桡肌后将其切断,在肌肉深面由远而近解剖。结扎、切断进入肌肉的小血管支,在近桡骨颈平面,注意寻找进入肱桡肌的桡侧返动脉,并向近侧解剖直至其起始部(图 7-1-2B)。局部转移可修复肘部创面,供区创面用中厚皮片修复(图 7-1-2C)。

(二)逆行肱桡肌皮瓣

1. 皮瓣设计 以桡动脉的体表走行线为皮瓣的轴心线。以桡动脉发出的第一肱桡肌支为蒂,旋转轴点位于皮瓣轴心线上、肱骨外上髁下方 6 cm 处。皮瓣切取平面为肱桡肌与桡侧伸腕长肌之间的肌间隙。皮瓣的切取范围上至肱骨外上髁上方 7.0 cm,下至肱骨外上髁下方 6.0~8.0 cm,宽可达 8.0 cm;旋转范围可达腕横纹水平(图 7-1-3)。

2. 手术步骤 按皮瓣设计线先做肱桡肌内侧切口,上可达肱骨外上髁上 7 cm,下可至肱骨外上髁下 6~8 cm。切开皮肤及深筋膜,在肱桡肌内侧缘下方寻找桡动脉,并沿其上行,在肱骨外上髁下 6~8 cm 处可见桡动脉的第一肱桡肌肌支,予以游离、保护。

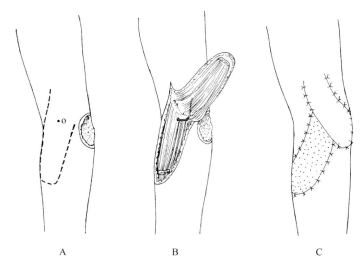

图 7-1-2 顺行肱桡肌皮瓣修复肘部创面
A. 皮瓣设计；B. 皮瓣切取；C. 皮瓣转移

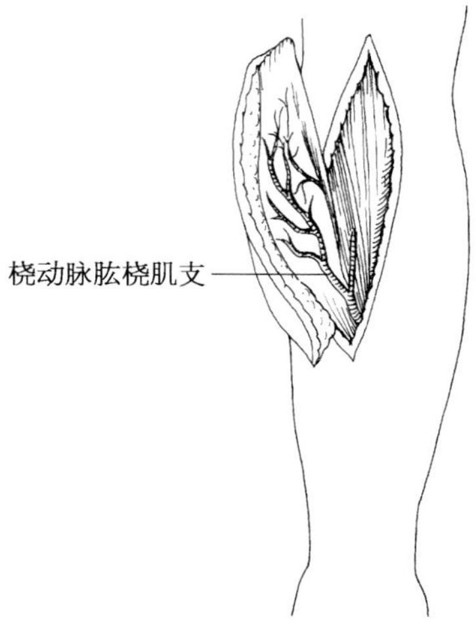

桡动脉肱桡肌支———

图 7-1-3 逆行肱桡肌皮瓣示意图

随后做皮瓣外侧及近侧皮肤切口，皮肤可较肌腹宽 2 cm，在皮瓣近侧切口内切断肱桡肌近端，同时切断、结扎影响皮瓣移位的血管。手术过程中注意保护血管蒂。皮瓣切取后，逆行转移修复受区。供区可行游离植皮覆盖。

【典型病例】

病例一：肱桡肌皮瓣修复肘部创面。

患者女性，28 岁。左肘内侧外伤后形成溃疡创面，因前臂屈肌粘连而形成手指屈曲畸形。术中切除瘢痕，松解屈肌群，采用顺行肱桡肌皮瓣，一期修复肘内侧创面。术后创面愈合，伸指功能改善（图 7-1-4）。

病例二：逆行肱桡肌肌瓣修复前臂掌侧瘢痕挛缩。

患者男性，28 岁。左前臂掌侧创伤后皮肤软组织瘢痕挛缩。瘢痕松解后，行肱桡肌肌瓣逆行移位后，在肌瓣上一期游离植皮。术后肌瓣及植皮均成活（图 7-1-5）。

病例三：逆行岛状肱桡肌皮瓣修复前臂背侧创面。

患者男性，34 岁。左前臂背侧皮肤缺损。行逆行岛状肱桡肌皮瓣修复，供区直接闭合，术后皮瓣完全成活（图 7-1-6）。

【注意事项】

（1）桡神经浅支位于肱桡肌深面，切取肌皮瓣时注意勿予损伤。

（2）肱桡肌皮瓣移植时，为增加血管蒂长度，可将肌肉营养血管游离至桡动脉，必要时游离一段桡动脉，以桡动脉为营养血管蒂可获得更大旋转弧。

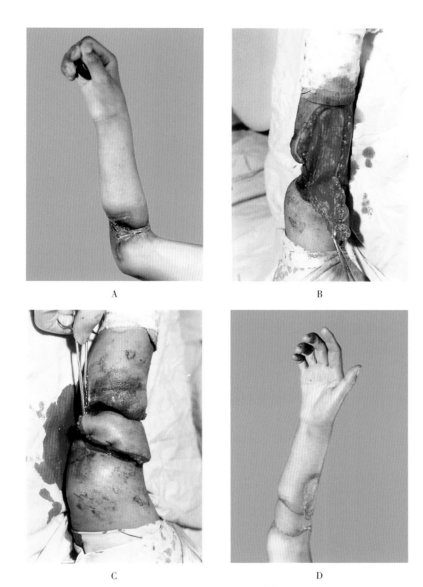

图 7-1-4 肱桡肌皮瓣修复肘部创面
A. 术前；B. 肌皮瓣切取；C. 肌皮瓣转移；D. 术后

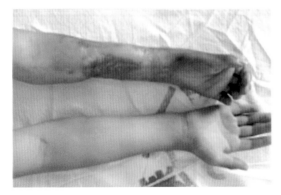
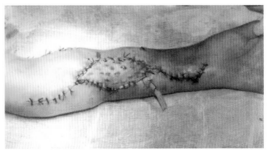

图 7-1-5 逆行肱桡肌肌瓣修复前臂掌侧瘢痕挛缩
A. 术前；B. 在肌瓣上一期植皮；

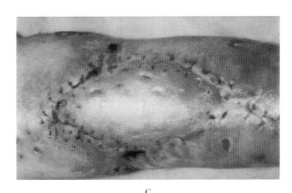

C

图 7-1-5(续)

C. 术后成活

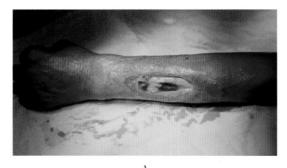

A

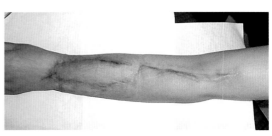

B

图 7-1-6 逆行岛状肱桡肌皮瓣修复前臂背侧创面

A. 术前；B. 术后

（路来金　侯春林）

第二节　旋前方肌肌瓣

旋前方肌位于前臂远段掌侧深面，为多源性血管供应，血管解剖恒定，蒂长，血运丰富。可根据临床需要形成肌瓣、肌骨膜瓣、肌骨膜骨瓣，后者具有活跃的成骨能力，主要用于治疗舟骨、尺桡骨不连和月骨无菌性坏死。本法不牺牲前臂主要血管，肌骨膜瓣切取后供区不遗留缺损，其功能可由旋前圆肌代偿。肌瓣逆行移位蒂较短，在腕管处显得臃肿是其缺点。

【应用解剖】

旋前方肌位于前臂掌侧远端 1/5 区，居拇长屈肌和指深屈肌的深面，紧贴桡、尺骨及其骨间膜的前面，为一个四方形扁肌，桡骨的肌附着部略低于尺骨附着部。旋前方肌的血供为多源性，肌肉的桡侧、尺侧、掌侧和背侧分别接受桡动脉、尺动脉、骨间掌侧动脉和骨间背侧动脉来的分支（图 7-2-1）供血。骨间掌侧血管为旋前方肌的主要血管，紧贴骨间膜下降，至肌上缘发出数支进入肌肉，血管蒂长（6.9±0.6）cm，动脉外径（1.7±0.3）mm。旋前方肌的肌支血管发出骨膜支，营养尺桡骨骨膜。旋前方肌神经为正中神经的分支骨间掌侧神经，位于血管桡侧。依据受区部位可形成以骨间掌侧血管、桡侧或尺侧血管为蒂的肌瓣。

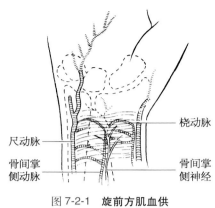

图 7-2-1 旋前方肌血供

尺动脉

骨间掌
侧动脉

桡动脉

骨间掌
侧神经

【适应证】

单纯的旋前方肌肌瓣用于修复前臂及腕部软组织缺损。旋前方肌骨膜骨瓣可用于治疗尺桡骨、舟状骨骨不连,治疗月骨无菌性坏死。

【手术方法】

在气囊止血带下手术,不驱血,自腕横纹向近端做大"S"形切口,依次切开皮肤、皮下组织和深筋膜,找到正中神经加以保护,将掌长肌和拇长屈肌向两侧牵开,即可见到位于拇长屈肌及指深屈肌深面的旋前方肌,骨间掌侧血管神经束紧贴骨间膜的正前方下降,在旋前方肌下缘分成数支与尺桡血管的分支形成血管网。如用于治疗陈旧性舟状骨骨折或月骨缺血性坏死,则以桡侧血管为蒂,分离肌的尺侧附着点,用小骨刀由浅至深切取所需大小的肌膜骨瓣,逆行转向腕部(图 7-2-2)。

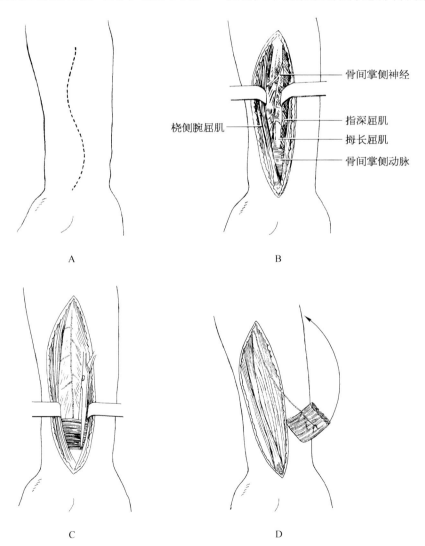

A

B

骨间掌侧神经

桡侧腕屈肌

指深屈肌

拇长屈肌

骨间掌侧动脉

C

D

图 7-2-2 旋前方肌肌瓣转移术

A. 切口设计;B. 肌肉显露;C. 肌瓣切取;D. 皮瓣游离

在舟状骨或月骨上凿一骨槽,将骨膜骨瓣修整后植入骨槽内。如用于治疗尺桡骨骨折不连接、骨缺损,则以骨间掌侧血管神经束上端为蒂,切取桡骨的骨膜骨瓣,必要时可同时切取尺骨的骨膜骨瓣组合移植,通过皮下隧道或明道直接移至骨折部位,切除两骨端瘢痕组织,凿通骨髓腔,将骨膜瓣包绕骨折处。

【注意事项】

（1）旋前方肌切取后其功能由旋前圆肌代偿,对于旋前圆肌有病变者,不宜应用。

（2）由于骨膜瓣的成骨作用有显著的年龄差异,儿童及青壮年成骨作用明显,而老年人则成骨减弱。因此,老年患者不宜应用单纯的骨膜瓣,可切取成带有较多骨质的骨膜骨瓣进行移植,必要时应同时植入自体骨松质,以利于骨的修复和塑形。

（3）由于旋前方肌的肌纤维是斜向外下方走行,肌的桡侧附着点低于尺侧附着点,向腕部转移时,宜以肌的桡侧附着点为蒂进行转移。

（侯春林）

第三节　尺侧腕屈肌肌瓣

1975 年 Ahmed 报道 1 例用尺侧腕屈肌肌瓣移位重建屈肘功能。手术方式是在尺侧腕屈肌止点处切断,在前臂内侧近端另做切口,暴露尺侧腕屈肌肌腹,做皮下潜行钝性抽出肌腹到前臂近端,然后经肘部向上臂移位,将腱止点重建在肱骨中份内侧骨隧道内。术后功能恢复良好。但未见解剖学资料。1987 年杨志明等首先在国内报道了 1 组病例手术后的效果,并对 Ahmed 手术进行了较多改进,获得更好的临床效果。1988 年刘怀琛等发表了尺侧腕屈肌移位重建屈肘功能的解剖学资料。以后,于 1993 年、1994 年先后有季爱玉、郭进学等再次做了解剖学研究,并进一步报道了临床应用的结果,使这一手术更臻完善。

【应用解剖】

尺侧腕屈肌为一长而扁平的半羽状肌。以两个头分别起于肱骨内上髁和前臂筋膜、尺骨鹰嘴和尺骨背侧缘的上 2/3。以一短腱止于豆状骨。肌腹平均长为（23.8±1.2）cm,肌腱平均长为（2.2±2.6）cm。

尺侧腕屈肌的动脉主要来自尺动脉、尺侧返动脉及尺侧副动脉。由尺动脉主干发出的肌支呈节段性分布,有 3~10 支,以 4~6 支多见。第 1~4

支的管径均为 0.9 mm 以上,并位于肌的近侧 1/3 段内。动脉支在肌肉内有较多的分支,且互相吻合（图7-3-1）。在新鲜标本上用中国墨汁灌注血管床,发现只要保存近端第1~3 支动脉,即可保证全肌的血循环,做顺行移位不需要携带尺动脉主干。第 1~3 支动脉恰位于前臂的近侧 1/3 段内。肌肉的静脉与肌支动脉伴行,一般为 2 条,静脉回流入尺静脉。使用尺侧腕屈肌向上臂倒转移位时,其旋转轴点应在前臂的近、中 1/3 交界处,即以肱骨内上髁与钩骨钩连线的上、中 1/3 交界处。

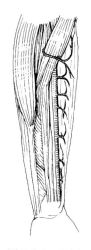

图 7-3-1　尺侧腕屈肌的血供

尺侧腕屈肌由尺神经支配。可有 1~3 支肌支,具有 2 支的最多,占 64%。各肌支神经由尺神经发出后,向远端斜行一段距离,由肌的深面与第1~3 支动脉伴行入肌。神经入肌的位置均在前臂近侧 1/3 段内。

尺侧腕屈肌若作为肌瓣逆行移位,修复手部较深的软组织缺损,需要在近端结扎切断尺动脉及尺静脉主干,携带尺血管。解剖时,需保护血管与肌腹之间的筋膜联系。不必带尺侧腕屈肌腱

的神经支配。

【适应证】

（1）由于臂丛神经上干损伤或肌皮神经损伤，肱二头肌麻痹引起的肘关节屈曲功能障碍。

（2）肱二头肌肿瘤，需切除该肌，致使肘关节丧失屈曲功能。

（3）肱三头肌肌力为 Ⅳ 级以上，以便在屈肘功能重建以后，有与之拮抗的伸肘肌，避免屈肘功能重建后发生伸肘关节功能障碍。

（4）肘关节被动屈、伸活动正常，或经关节松解术后能达到正常。

（5）当胸大肌、背阔肌肌力不足，不能用于重建屈肘功能，或虽肌力正常，但需用来重建肩外展功能，或其他用途时。

【手术方法】

1. **手术设计** 尺侧腕屈肌位于前臂尺侧，用于重建屈肘功能不是使用全肌，而是仅利用该肌的远侧 2/3 段向上臂倒转移位，保持该肌在肱骨内上髁、尺骨鹰嘴及尺骨背侧缘近侧 1/3 的起点不变。移位行程要经过肘关节前方才能达到上臂，因此手术切口的设计应包括 3 个部分（图 7-3-2）：① 从肱骨内上髁内侧到钩骨钩画一直线，此线远端 2/3 段做直切口。② 以肘横纹为中心，设计"S"形切口。③ 上臂中份外侧，以三角肌粗隆为中心做直切口。

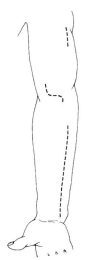

图 7-3-2
手术切口

2. **游离肌瓣** 在前臂切口内，切开深筋膜后，向两侧游离，充分暴露尺侧腕屈肌。在肌腹桡侧深面，暴露出尺血管及尺神经主干，可见尺动脉发出的节段血管进入肌内，逐一结扎切断。在肌止点处切断肌腱，向近端游离至近侧 1/3 与远侧 2/3 交界处，可见到由外上斜向内下的一支较大血管束进入肌内，此支可能来自尺动脉或尺返动脉，应妥善保护。此时，尺侧腕屈肌的远侧 2/3 段已充分游离，保护近侧 1/3 肌腹及其在尺骨上的起点（图 7-3-3）。

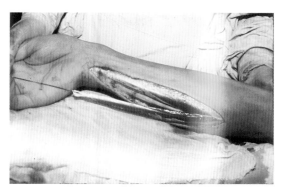

图 7-3-3 **游离尺侧腕屈肌**

在肘前方的切口内，保护肘部皮下静脉，切开肘前筋膜。由肘内向前臂切口近端做宽敞的皮下隧道，并将尺侧腕屈肌由此切口引出（图 7-3-4），缝合前臂切口。

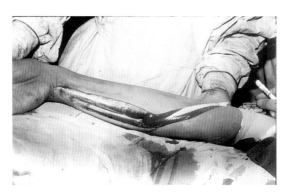

图 7-3-4 **尺侧腕屈肌向上移位**

在上臂外侧切口内，暴露三角肌在肱骨上的止点，充分游离三角肌腱。在止点近侧使肌腱与肱骨干有一定间隙，以备尺侧腕屈肌腱通过。在上臂切口与肘前方切口之间做宽敞的皮下隧道，并将尺侧腕屈肌由肘部经隧道从上臂切口引出（图 7-3-5）。缝合肘部切口。

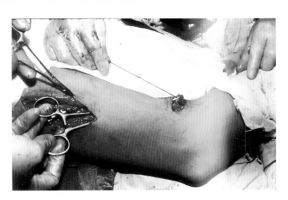

图 7-3-5 **尺侧腕屈肌由肘部通过皮下隧道引入上臂**

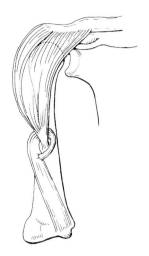

图 7-3-6 尺侧腕屈肌腱
与三角肌止点作扣式缝合

3. 肌瓣移位 在肘关节屈曲 100°位,将尺侧腕屈肌腱绕过三角肌腱止点,做扣式缝合(图 7-3-6),重建尺侧腕屈肌腱止点。缝合切口。

4. 术后处理 术后用石膏托固定前臂于屈肘 100°位,4~6 周后去除外固定,逐渐开始功能训练。去掉石膏固定后,不可立即将前臂被动放在伸直位,避免前臂重力作用损伤肌腹。应逐渐进行功能训练。依靠肱三头肌的拮抗作用,逐渐使肘关节伸直。依靠移位后的尺侧腕屈肌主动收缩,使肘关节屈曲。术后 8 周,开始在前臂负重情况下进行功能训练。功能训练时间需要 2~3 个月。随着时间的延长,肘关节的屈伸活动度亦随之增加,其肌力亦相应增加。3~6 个月以后,肌力可达Ⅳ级,活动度可达 90°~120°。

【注意事项】

(1)由尺动脉发出的肌支动脉及伴行静脉应分束结扎切断,不可集束结扎,避免结扎后引起肌束短缩。处理血管时尽可能不在肌腹内造成血肿,避免血肿机化,影响肌纤维的收缩功能。

(2)关于移位后的尺侧腕屈肌止点重建,应考虑肩关节的稳定性。若肩关节不稳定,止点应重建在肱骨干内侧骨隧道内。若肩关节稳定性好,则只需将肌腱与三角肌腱止点作扣式缝合,重建新的止点。这是因为移位后的尺侧腕屈肌的走行方向是由内下方斜向外上方,与肱二头肌肌腹的方向不一致。若肩关节不稳定,当尺侧腕屈肌收缩时,会牵拉肱骨内旋,从而引起前臂亦发生内旋,影响屈肘后腕、手功能的发挥。若将新的止点重建在肱骨干内侧,尺侧腕屈肌的方向是直线,则不引起上肢的内旋。

(3)调整好移位的尺侧腕屈肌肌张力,是获得良好功能的重要环节。移位肌的肌张力过高,则影响伸肘活动;张力过低,又使屈肘活动受限。目前尚没有调整最佳肌张力的客观指标。根据临床应用的效果来看,以屈肘 100°位伸直肌腹的张力固定止点,能获得更好的肌力及肘关节屈伸活动度。

(4)临床上,单纯的动力性屈肘功能障碍的发生机会很少,常同时合并肩外展功能障碍及前臂旋后功能障碍。在设计屈肘功能重建的手术方式时,需综合考虑,应有一个整体的功能重建设计,避免重建了一个关节的功能,又出现新的功能障碍。

(5)用尺侧腕屈肌向上臂移位重建屈肘功能的主要优点:① 手术操作简便、安全、创伤小。所获得的功能效果与采用胸大肌、背阔肌一样。② 解剖变异少,容易保存肌肉的血循环及神经支配。③ 不需要牺牲尺动脉主干,不影响手的血循环。④ 切取后不影响腕手的屈曲功能。

(6)缺点:① 由于肌腹较少,为半羽状肌,肌肉的收缩力及滑动幅度不如胸大肌及背阔肌。② 在前臂内侧及肘前方裸露部位留下手术切口瘢痕,影响外观。

(杨志明)

第四节　前臂桡侧皮瓣

前臂桡侧作为皮瓣供区是由我国学者杨果凡首先介绍的,是我国学者创造且被国外广泛公认的两个皮瓣供区之一(另一个为股前外侧皮瓣)。以后,我国学者对桡动脉供区进行了深入的研究,创造了许多减少前臂桡侧供区损害的新方法,如:① 不带皮肤的桡动脉逆行岛状筋膜瓣(金一涛,1985)。② 桡动脉茎突部穿支筋膜瓣(张世民,1990)。③ 桡动脉鼻烟窝穿支皮瓣(张高孟,1992)等。以桡动脉穿支为血供的远端蒂筋膜皮瓣和筋膜瓣的出现,同时克服了这两大缺点。目前在手外科的临床应用中,远端蒂穿支皮瓣几乎完全代替了桡动脉逆行岛状皮瓣。

桡 动 脉 皮 瓣

桡动脉皮瓣是一系列位于前臂桡侧,以桡动静脉为血管蒂的皮瓣的总称。杨果凡(1981)首先报道了以桡动脉为血管蒂的前臂皮瓣游离移植的临床应用。随后,王炜、鲁开化等先后报道了前臂逆行岛状皮瓣修复手部创面的临床应用。国外学者称以桡动静脉为血管蒂的前臂桡侧皮瓣及其逆行岛状皮瓣为"中国皮瓣"。郑玉明(1985)报道了带桡骨块的前臂逆行复合岛状皮瓣一期再造拇指的经验,使桡动脉皮瓣的应用范围扩大。

桡动脉皮瓣是动脉干以其分支供养的轴型皮瓣,其解剖学基础是动脉干发出众多分支,形成丰富的血管网和吻合支营养整个前臂皮肤。该皮瓣的主要优点在于血管口径粗、位置浅表、解剖变异少、手术操作简便、皮瓣质地和色泽好、皮下脂肪少及厚薄均匀而易塑形。其最大的缺点是切取皮瓣不仅牺牲一条主要动脉,损失较大,而且还会在前臂遗留明显的瘢痕而影响美观。笔者认为在选择使用该皮瓣时应严格掌握适应证,供区应做良好的外形和功能修复,并主张皮瓣切取后移植静脉修复桡动脉缺损。

【应用解剖】

桡动脉自肘窝处从肱动脉分出后,沿肱桡肌内侧,在肱桡肌深面向下走行,其内侧缘上 1/3 为旋前圆肌,下 2/3 为桡侧腕屈肌。动脉后方自上而下依次为旋后肌、指浅屈肌、拇长屈肌、旋前方肌。桡动脉依其与肱桡肌的位置关系可分为两部分,上 2/3 被肱桡肌掩盖,平均长度为 11.7 cm,称为掩盖部;下 1/3 位置浅表,直接位于皮下,仅被浅、深筋膜覆盖,平均长度约 10 cm,称为显露部(图 7-4-1)。

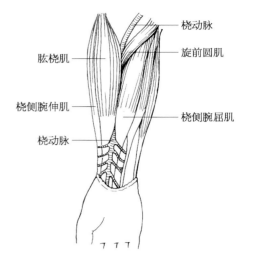

图 7-4-1　桡动脉皮瓣解剖示意图

桡动脉起始端的外径平均为 2.7 mm,前臂中部掩盖与显露两部交界处的外径为 2.3 mm,故桡动脉皮瓣的远、近两端均可做受区吻合之用。桡动脉主干,除了近端发出的桡侧返动脉和远侧掌浅支两大分支以外,构成皮瓣血供主要是在前臂行程中从两侧发出的许多皮支和肌支。其中掩盖部的皮支有 0~10 支;显露部的皮支有 4~18 支,平均 9.0 支。这些皮支的外径在 0.1~1.1 mm,大部分为 0.2~0.5 mm。它们在前臂皮下组织内形成丰富的血管网,并且与尺动脉皮支、骨间动脉皮支、肱动脉下端皮支也有广泛的吻合,使皮瓣的切取范围远远超过桡动脉皮支所供应的范围,皮瓣最大面积可达 35 cm×15 cm。在进行逆行岛状皮瓣移植时,皮瓣依靠掌部动脉弓逆行提供血运。

桡动脉有两条恒定的伴行静脉,皮瓣的回流静脉可选用头静脉或桡动脉伴行静脉。头静脉是皮瓣主要回流的浅静脉,起自手背桡侧,沿前臂桡侧上行,与桡侧皮神经伴行,在肘窝处有分支注入肘正中静脉。在前臂中部,头静脉口径平均为 2.8 mm。皮瓣移植多采用头静脉为回流静脉。桡动脉有两条伴行静脉,两静脉之间互相有多个桥状吻合支。桡动脉伴行静脉平均外径为 1.3 mm。皮瓣游离移植时一般吻合的静脉选择头静脉,选择吻合桡动脉伴行静脉,皮瓣也能成活。在进行逆行岛状皮瓣移植时,静脉回流依靠桡动脉伴行静脉的桥状吻合支的"迷宫回流"。

前臂外侧皮神经是肌皮神经的一个终末支,在肘窝肱二头肌外侧穿出深筋膜,位于头静脉深面,其上端横径平均为 3.0 mm,可作为感觉皮瓣的吻合神经(图 7-4-2)。

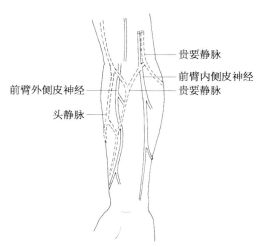

图 7-4-2 桡动脉皮瓣表浅静脉和神经解剖示意图

【适应证】

前臂皮瓣的血管恒定、蒂长、口径粗、易于吻合,是临床游离移植使用最多的皮瓣之一。由于皮肤色泽好、质地柔软,较适合于面颈部软组织缺损的修复及器官再造。

(1)器官再造:如全鼻再造、阴茎再造、舌再造、眼窝再造等。

(2)口腔颌面部软组织缺损的修复:包括颌面部肿瘤切除术后软组织缺损、外伤瘢痕遗留畸形以及口底软组织缺损的修复等。

(3)手部创伤引起的大面积皮肤软组织缺损的修复:在没有良好供区可选择时,该皮瓣可用于手部严重挛缩或缺损畸形的修复,以及虎口挛缩矫正。

(4)拇指再造:以逆行岛状瓣加髂骨游离移植可以进行拇指的再造。

(5)可以作为串联皮瓣,携带其他皮瓣移植。

【手术方法】

(一)游离皮瓣移植

1. 皮瓣设计 在肘窝中点与腕部桡动脉搏动点做纵轴线,由于桡动脉在显露部的分支明显多于掩盖部,因此前臂皮瓣游离移植时,应以桡动脉下段为皮瓣纵轴。皮瓣切取范围根据受区创面大小,可以包括整个前臂皮肤,并可延至肘上(图7-4-3)。

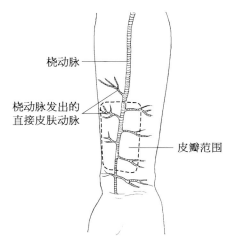

图 7-4-3 桡动脉皮瓣设计

2. 皮瓣切取 手术在气囊止血带下进行。根据设计线,在皮瓣的桡、尺侧做适当的纵行切口。循深筋膜与肌膜之间向中线做锐性分离。尺侧分离至桡侧腕屈肌腱,桡侧分离至肱桡肌腱,注意勿损伤自桡动脉发出的细小分支。必须从桡动静脉深面掀起皮瓣。仔细结扎桡动脉发出的肌支。切断、结扎皮瓣远端的前臂正中静脉、头静脉、桡动脉及其伴行静脉,此时已形成带返侧桡静脉和头静脉蒂的前臂皮瓣。放松止血带后,观察皮瓣血液循环,确定皮瓣血供良好无误时,再切断血管蒂,确切结扎供区血管。

(二)逆行岛状皮瓣转移

1. 皮瓣设计 修复手部创面行逆行岛状转移时,皮瓣的旋转轴应位于桡动脉搏动处。根据创面大小设计网球拍状皮瓣(图 7-4-4A)。前臂皮瓣在桡动静脉近端切断之前必须用血管阻断夹阻断血供,观察手与前臂逆行皮瓣的血供情况。无异常时即可将桡动静脉血管束近端切断并妥善结扎。皮瓣就可以通过皮下隧道行至受区进行修复。如果皮瓣体积过大,通过隧道有困难时,可以直接切开皮肤,并做适当分离以减少蒂部张力。供皮区取中厚皮片修复。

2. 皮瓣切取　手术在气囊止血带下进行，先做皮瓣蒂部切口，在桡侧腕屈肌的桡侧，显露桡动静脉（图 7-4-4B）。辨清桡动脉走向，按皮瓣设计切开皮肤，直达深筋膜下，并由两侧向皮瓣中心做锐性分离，在接近肱桡肌与桡侧腕屈肌间隙时，应在肌膜下分离，以防止损伤自桡动脉发出的细小分支，结扎桡动脉至深层组织分支。将整个皮瓣完全游离后，用血管夹夹住皮瓣近端桡动静脉，松止血带，观察手部及皮瓣血运、远端桡动脉搏动情况，如无异常，即在皮瓣近侧缘结扎并切断血管束，形成以远侧桡动静脉为蒂的岛状皮瓣，逆行旋转可修复手部创面（图 7-4-4C）。

（三）前臂桡侧骨皮瓣再造拇指

桡动脉除发出皮支供应皮肤外，尚发出肌支及骨膜支供应深部肌肉和桡骨。以远端桡动静脉为蒂，切取带桡骨片的前臂桡侧皮瓣逆行转移可再造拇指。

1. 皮瓣设计　在腕横纹上约 3 cm 处，以桡动脉为中心设计上部基底为 5 cm、下部基底为 6 cm 的梯形皮瓣，皮瓣长度大于再造拇指的长度（图 7-4-5A）。

2. 手术步骤　先做皮瓣蒂部切口，显露桡动静脉，按设计切取皮瓣，向桡侧牵开肱桡肌，显露桡骨，确定桡骨片的切取范围。术中注意保护桡动脉进入桡骨的营养血管。切取桡骨片时骨膜不

作剥离，以保证骨瓣-骨膜-皮瓣的完整性，在皮瓣近侧结扎、切断桡动静脉，形成以远侧桡动静脉为血管蒂的前臂骨皮瓣（图 7-4-5B）。逆行翻转骨皮瓣，一期再造拇指。将皮瓣内皮神经与拇指残端的指神经吻合，以恢复再造拇指的感觉功能。供区创面用游离皮片修复（图 7-4-5C）。

【典型病例】

病例一：桡动脉皮瓣折叠修复面颊洞穿性缺损。

患者男性，58 岁。左面颊黏膜鳞癌侵及龈缘和皮肤。病变彻底切除后，设计桡动脉双岛状皮瓣折叠修复，术后皮瓣全部成活。随访 2 年，功能及外形均较满意（图 7-4-6）。

病例二：前臂桡侧逆行岛状皮瓣修复虎口处瘢痕。

患者男性，35 岁。右手虎口处外伤后瘢痕挛缩畸形 3 年，拇指外展功能丧失。术中切除瘢痕，开大后虎口处创面采用前臂桡侧逆行岛状皮瓣修复。术后畸形矫正，恢复拇指外展对掌功能（图 7-4-7）。

病例三：桡骨皮瓣再造拇指。

患者男性，40 岁。因外伤致右拇指自第一掌骨返侧平面完全缺如 1 年。术中切取以远侧桡动静脉为血管蒂的桡骨皮瓣，将皮瓣包绕桡骨块，逆

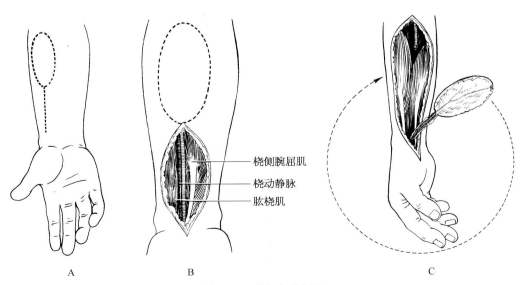

桡侧腕屈肌
桡动静脉
肱桡肌

A   B   C

图 7-4-4　逆行岛状皮瓣

A. 皮瓣设计；B. 皮瓣切取；C. 皮瓣转移

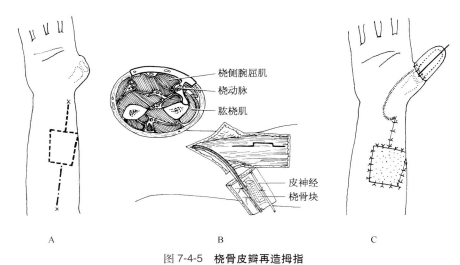

图 7-4-5 桡骨皮瓣再造拇指

A. 皮瓣设计；B. 切取桡骨皮瓣；C. 再造拇指

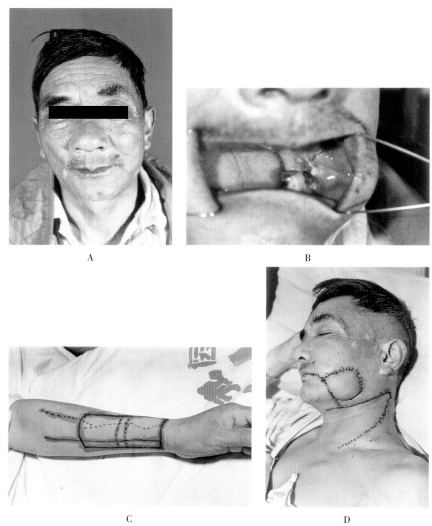

图 7-4-6 面颊洞穿性缺损用桡动脉皮瓣折叠修复（孙弘提供）

A. 术前,左面颊黏膜鳞癌侵及龈缘及皮肤；B. 术前,口内病变范围；
C. 桡动脉皮瓣设计成 2 个皮岛；D. 一块皮瓣折叠修复后外观；

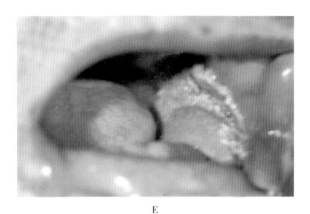

E

图 7-4-6(续)

E. 皮瓣全部成活。术后 6 个月,口内皮瓣外观

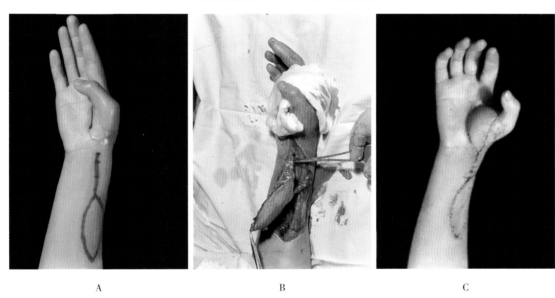

A   B   C

图 7-4-7　前臂桡侧逆行岛状皮瓣修复虎口瘢痕

A. 术前虎口瘢痕及皮瓣设计;B. 皮瓣切取;C. 皮瓣转移修复虎口创面

行转移一期再造拇指。皮瓣中前臂外侧皮神经与指神经残留吻合,以重建再造指感觉功能。术后 1 年复查,再造指成活良好,功能满意(图 7-4-8)。

【注意事项】

(1)该皮瓣切取后要牺牲桡动脉主干,对手部血供有一定影响,而且术后供瓣区留下明显的瘢痕,影响美观,尤其对年轻女性,选择时应慎重。特别要强调的是,不能轻易切取前臂皮瓣去修复下肢等次要部位的皮肤软组织缺损。

(2)在进行逆行岛状皮瓣移植前应检查掌部动脉弓是否通畅(Allen 试验),避免因切取桡动脉而影响手及前臂的血运。

(3)临床实际应用时,皮瓣上界不应超过肘窝下 2 cm。同时保留贵要静脉及其表面皮肤,不予切取,以利于手部的静脉回流及保证前臂的功能。

(4)前臂桡侧逆行岛状皮瓣的静脉回流主要靠桡动脉两条伴行静脉,保留头静脉不能增加皮瓣回流,反而将手部静脉血倒流入皮瓣内,造成术后皮瓣肿胀,因此术中应将头静脉从中分离出去,若皮瓣较大无法分离时,则可将远近端结扎。

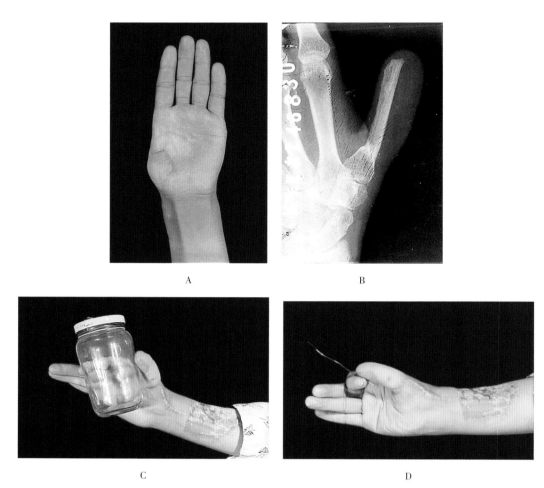

图 7-4-8 桡骨皮瓣再造拇指

A. 术前拇指缺如；B. 术后 X 线片；C、D. 术后再造拇指功能

（王 炜 侯春林）

第五节 桡动脉穿支皮瓣

手是人的劳动器官,理应得到充足的血液供应。前臂桡动脉皮瓣在供区有两大缺点:即牺牲一条前臂的主要动脉和供区植皮影响美观。筋膜皮瓣血供理论在前臂的应用和显微血管解剖学研究的深入,为解决这些问题提供了新的途径,开发出很有临床价值的不带知名动脉的筋膜蒂皮瓣——桡动脉穿支筋膜皮瓣。

【应用解剖】

前臂桡侧筋膜皮肤的血液供应,主要来自肌间隙筋膜皮肤穿血管(septofasciocutaneous perforators)。对应用于手外科的远端蒂皮瓣而言,以桡动脉在远侧段发出的穿支、在桡骨茎突周围发出的穿支、在鼻烟窝发出的穿支、骨间前动脉腕背支的分支和腕部横向血管网的回返支等最有意义。这些血管的口径和发出部位并不确定。李吉等（1982）研究发现，桡动脉发出的皮支约有 14 支，口径 0.1~1.1 mm，以 0.5 mm 左右最多。Lamberty 等（1982）发现桡动脉在前臂远侧 1/3 段发出 6 个筋膜皮肤穿支血管。陶凯忠等（1997）计数整个前臂口径≥0.2 mm 的筋膜穿支血管平均为 43 条。Taylor 等（1987）报道每个人体平均有口径≥0.5 mm 的筋膜皮肤穿支血管 374 个。在前臂约有 37 个（前面 28 个，后面 9 个），其中 35 支为肌间隙穿血管，起自桡动脉的约为 11 支。桡动脉筋膜穿支血管的分布特点是，在近侧段数目较少（平均 4 支），但口径较大；在远侧段数目较多（平均 10 支），但口径较小。

桡动脉显露段走行于肱桡肌腱与桡侧屈腕肌腱之间的前臂外侧肌间隔，表面仅被筋膜皮肤覆盖。桡动脉发出许多细小的肌间隙筋膜皮肤穿动脉，口径 0.1~0.8 mm，多数 0.3~0.5 mm。在桡骨茎突上 7 cm 左右，桡动脉外侧缘发出一较大的恒定穿支，外径 0.6~0.8 mm，被称为桡动脉的背侧浅支，穿过肱桡肌腱后于其外侧下降，约在桡骨茎突上 6 cm，分为细短的升支和粗长的降支。降支伴桡神经浅支而行，直至腕部，并在桡骨茎突背侧与掌深支的回返支有恒定吻合，吻合外径 0.3~0.5 mm，实际上成为桡神经浅支的主要营养血管，或称桡动脉的穿支血管在桡背侧面的"水平轴向吻合支"，与起始时的血管外径差别不大。张世民等（1990）解剖发现，在桡骨茎突周围，桡动脉及其深浅支发出约 10 条细小的筋膜皮肤穿动脉，口径 0.1~0.5 mm（图 7-5-1）。张高孟等（1992）研究发现，桡动脉深支在桡骨茎突至第一、第二掌骨基底间隙的这段行程中，共发出 3~5 个筋膜皮支，其中在解剖学鼻烟窝内恒定发出 1~2 支，起始直径为 0.25 mm 左右。

肌间隙穿动脉一般都有 1~2 支伴行的穿静脉，穿静脉联系筋膜皮肤的各层静脉血管网至深部桡动脉的伴行静脉。在腕关节周围亦恒定存在深浅静脉交通支（图 7-5-2）。

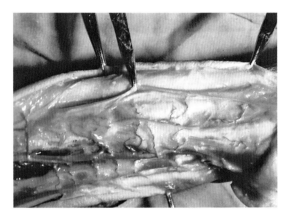
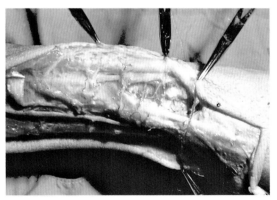

A   B

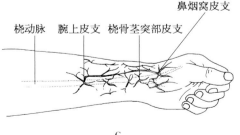

C

图 7-5-1 前臂桡侧筋膜皮肤穿血管
A. 正面观；B. 侧面观；C. 示意图

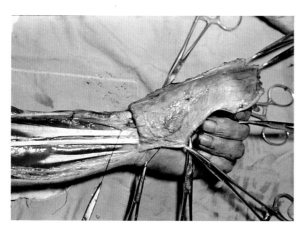

图 7-5-2　前臂桡侧深浅静脉交通支

肌间隙穿血管出深筋膜后,在深筋膜表面的疏松组织中发出 3~5 个放射状分支,包括升支、横支和降支。相邻穿血管的升支与降支在深筋膜表面形成纵向的环环相扣的链式吻合(chain-linked anastomoses)。在皮下组织中走行的皮神经(前臂外侧皮神经和桡神经浅支)以及皮下浅静脉(头静脉),穿支血管亦发出分支在其周围形成丰富的皮神经和浅静脉营养血管网。由于前臂的主干动脉走向、肌间隙的方向、深筋膜的纤维走向、皮神经和浅静脉的走行方向都是纵向的,因此搭乘于这些结构的血管网(network)亦相应地以纵行方向分布为主,使前臂桡侧筋膜皮肤的血供具有明显的纵行轴向性。前臂桡侧的纵向血管丛(plexus)与腕部的横向血管丛,在桡骨茎突周围相交汇,吻合丰富而密集(图 7-5-3)。

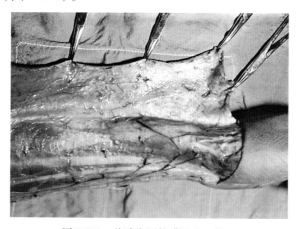

图 7-5-3　前臂桡侧筋膜链式血管丛
(深筋膜浅面血管网)

【适应证】

皮瓣的蒂部在前臂远端,切取的是近侧的组织瓣,可以旋转或翻转修复腕掌、腕背、手掌、手背以及虎口部的皮肤软组织缺损。

临床应用主要有下列 2 种。

(1)桡动脉腕上穿支皮瓣:位于前臂桡背侧面,由桡动脉在茎突上 5~7 cm 处发出的穿支血管营养,轴点在桡骨茎突上 6 cm,位于肱桡肌腱外侧。该支与桡神经浅支伴行,是桡神经浅支的主要营养血管。

(2)桡骨茎突部穿支皮瓣:位于前臂的桡掌侧面,由桡骨茎突周围众多的细小血管营养,轴点在桡骨茎突上 2 cm,该皮瓣带有前臂外侧皮神经及其营养血管。

【手术方法】

1. 皮瓣设计　皮瓣的轴心线即是桡动脉的体表投影线,或根据受区的部位略微偏移一些,但至少要将桡动脉的投影线包含在皮瓣内,以保留肌间隙筋膜穿动脉环环相扣的链式吻合。皮瓣的轴心点在桡骨茎突上 1.5~2 cm,此处穿支和腕部细小回返支众多。蒂部的宽度以 3~4 cm 为宜,可略较皮瓣为窄。蒂部的处理方式有 4 种:① 保留皮肤的半岛状筋膜皮瓣。② 保留皮桥的岛状筋膜皮瓣。③ 筋膜蒂岛状皮瓣。④ 不带皮肤的筋膜皮下组织瓣(图 7-5-4)。当皮瓣切取较宽供区不能直接缝合,或受区与供区相隔 180° 时,以不带皮肤的翻转筋膜皮下组织瓣为好。测量蒂部至缺损远侧的距离,加上 2~3 cm 后,在前臂供区予以反向画出,即为皮瓣之长。

2. 手术步骤

(1)前臂桡侧筋膜蒂岛状皮瓣:上肢抬高 2~3 分钟后,不驱血上止血带。按画线先切开蒂部的"S"形或"Z"形切口至皮下组织浅层。在皮下组织的浅层向两侧分离皮瓣,注意保留少许皮下脂肪颗粒于皮瓣上,而将多数皮下组织保留在蒂部,防止损伤蒂部血管网和皮瓣的真皮下血管网。按皮瓣边界切开,直至深筋膜下层,将深筋膜与皮肤固定几针防止两者脱离。从深筋膜下的疏松组织层解剖皮瓣,由近及远掀起至蒂部。越近蒂部,

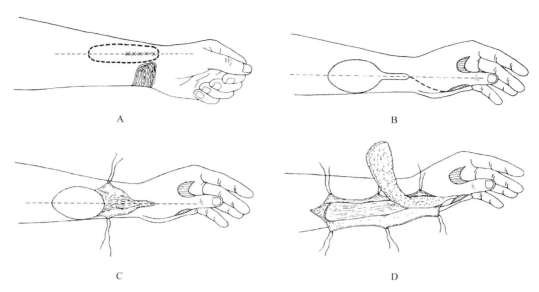

图 7-5-4　前臂桡侧穿支筋膜蒂皮瓣的设计

A. 保留皮肤的半岛状筋膜皮瓣；B. 带皮桥的筋膜皮瓣；C. 筋膜蒂岛状皮瓣；D. 筋膜皮下组织瓣

解剖越需小心，防止损伤进入皮瓣的穿支血管。一般保留在桡骨茎突上 1.5～2 cm（图 7-5-5）。保留供区肌膜和腱旁膜的完整。放松止血带后，一般皮瓣均有活跃渗血。如皮瓣渗血青紫色，常是头静脉等浅静脉干的不良作用，应仔细在蒂部将其分出结扎。筋膜蒂岛状皮瓣可经皮下隧道（一般比较困难）或开放切口旋转至受区。供区缝合困难则需游离植皮。

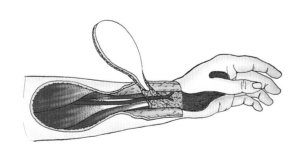

图 7-5-5　远端筋膜蒂岛状皮瓣切取示意图

（2）前臂桡侧筋膜皮下组织瓣：先测量皮肤软组织缺损长度与宽度。以桡骨茎突上 1～1.5 cm 为筋膜皮下组织瓣的基底，于前臂反向画出筋膜瓣的长度与宽度。其中长度应较测量数值再增加 2～3 cm。"S"形切开皮肤，在真皮下向两侧剥离，暴露整个拟切取的筋膜皮下组织瓣，注意保留少许脂肪颗粒于皮瓣上，防止损伤真皮

下血管网而致供区皮肤坏死。按前法从深筋膜下由近及远逆向掀起筋膜瓣至基底部。注意缝合几针，防止深筋膜与皮下脂肪分离。切开筋膜瓣基底部与创面间的皮肤并向两侧游离，筋膜皮下组织瓣可旋转（脂肪层朝上）或翻转（脂肪层朝下）转移。另取游离皮片植于筋膜瓣上，打包包扎。

【典型病例】

病例一：前臂桡侧筋膜蒂岛状皮瓣修复虎口创面。

患者男性，27 岁。因机器挤压伤致右前臂尺桡骨远端双骨折，伴虎口撕裂伤，皮肤软组织缺损。在外院进行初期治疗后，因血管损伤致 2～4 指发生缺血性坏死脱落。伤后 2 个月转入院。设计切取前臂桡侧不带知名动脉的链式血供远端筋膜蒂岛状皮瓣修复虎口创面。皮瓣的基底部位于桡骨茎突上 1 cm，筋膜蒂长 4 cm，宽 3 cm；筋膜蒂处携带一皮桥，长 3 cm，宽 1 cm；皮瓣面积为 9 cm×4 cm；长宽比例 4.3∶1。皮瓣明道旋转后无张力地覆盖虎口创面。2 周拆线，筋膜皮瓣完全成活，创面愈合（图 7-5-6）。

病例二：前臂桡侧翻转筋膜皮下组织瓣重建腕部软组织。

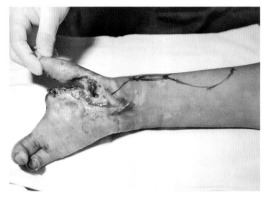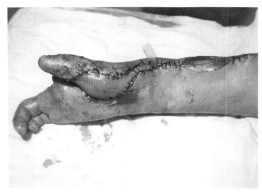

A   B

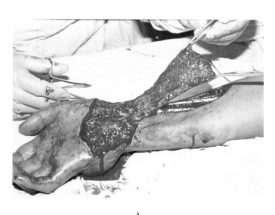

C

图 7-5-6　前臂桡侧筋膜蒂岛状皮瓣修复虎口创面

A. 术前创面；B. 筋膜蒂皮瓣掀起；C. 术后皮瓣成活，创面愈合

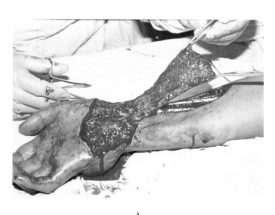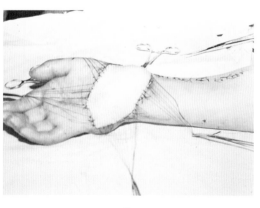

A   B

图 7-5-7　前臂桡侧翻转筋膜皮下组织瓣重建腕部软组织

A. 筋膜皮下组织瓣掀起，翻转 180° 移位；B. 供区直接缝合，受区游离植皮

　　患者女性，28 岁。右腕掌挤压伤后 1 年，瘢痕增生挛缩，出现肌腱粘连和手指麻痛、对掌无力等正中神经压迫症状。手术中切除瘢痕，松解屈指肌腱和正中神经。在前臂桡侧设计一不带皮肤的筋膜皮下组织瓣，行腕部软组织重建。组织瓣大小 12 cm×4 cm。蒂宽 3 cm，位于桡骨茎突上 1.5 cm。筋膜皮下组织瓣翻转 180° 脂肪层向下覆盖受区。前臂供区皮肤复位后直接缝合。在筋膜瓣上行全厚游离植皮。术后供、受区愈合良好，神经、肌腱功能恢复满意（图 7-5-7）。

【注意事项】

（1）因前臂具有旋转功能，皮肤（尤其远段皮肤）常在深筋膜面上前后滑动。如在前臂中立位时，选取腕横纹上 5 cm 处正对桡骨茎突的一个皮点，而在完全旋后位时，该皮点对桡骨茎突而言即前移了 1.5~2 cm；在完全旋前位时，该皮点又后移了 1.5~2 cm，前后差距很大。因此，在前臂设计皮瓣画线时，一定要在中立位进行。

（2）手术选择切取筋膜皮瓣还是筋膜皮下组织瓣，可根据以下因素来考虑：① 如需切取的皮瓣较宽，大于 3 cm 或前臂周径的 1/5，供区直接缝合常不可能，往往需要进行植皮。此时，可多选择切取筋膜皮下组织瓣。供区皮肤复位后直接缝合，而在受区的筋膜瓣上予以植皮，把不雅观的植皮区留在已受损伤的腕部受区。前臂供区愈合后仅留下一线状瘢痕，保留其美观。② 如受区有肌腱外露，可多选择应用筋膜皮下组织瓣。因为该组织瓣翻转 180° 覆盖受区后，皮下脂肪层向下，与裸露的肌腱接触，愈合后肌腱与脂肪不发生粘连，滑动容易，有利于肌腱功能的恢复。

（3）在皮下组织的浅层分离供区皮瓣时，应注意皮肤的无创操作；同时将少许皮下脂肪颗粒保留于皮瓣上，如此则能保持真皮下血管网的完整。实际上，手术在切口的两侧形成了两个带真皮下血管网的皮瓣，有利于皮肤复位缝合后的成活。

（4）手术中应注意防止组织瓣及蒂部的深筋膜、皮下组织与皮肤各层之间的相互脱离，此为筋膜类组织瓣的成活关键。

（5）如果组织瓣切取不是很宽，可将其多设计在桡掌侧面包含前臂外侧皮神经，避开桡神经浅支走行的桡背侧。

（6）该筋膜皮瓣为一典型的远端蒂皮瓣，其中包含有头静脉，皮瓣掀起后应放松止血带，注意鉴别头静脉是否存在不良作用，必要时需在受区进行向心性吻合，建立回流通道，或在蒂部的远侧仔细将头静脉分出结扎，去除静脉血的灌入通道。

（7）优点：① 带蒂转移，不需显微外科技术吻合血管，操作简单，容易开展。② 手术一次完成，解剖层次浅，操作快捷，耗时短，掀起皮瓣 30~45 分钟即可完成。③ 在同一肢体手术，就地取材，随手可得，消毒铺巾一次完成。④ 不损失肢体主干动脉，对伤肢血供破坏少，适应证较带桡动脉的逆行岛状皮瓣更广，无须 Allen 试验。⑤ 属局部区域性皮瓣，转移的组织与受区相近，适应性好。⑥ 皮瓣带有皮神经，在受区进行吻合可恢复感觉功能，亦可带有深部肌腱和骨膜等形成复合瓣。⑦ 纵向血供丰富，成活较长，能满足大部分手部创伤缺损的需要。⑧ 血液循环较逆行岛状皮瓣（reverse-flow island flap）更符合生理性，故称远端蒂皮瓣（distally-based flap）。⑨ 不固定肢体，患者痛苦少，利于早期活动和功能康复。⑩ 对肢端创伤的修复重建特别适用。

（8）缺点：① 切断皮神经有形成痛性神经瘤的可能。② 在皮下脂肪厚的患者，蒂部隆起丑形明显，有的需二次修整。③ 供区不美观，桡侧是暴露侧，如切取皮瓣宽度大于 3 cm 或前臂周径的 1/5，直接缝合常有困难，此时可切取筋膜皮下瓣。④ 对手部更远侧的创面，应用不如桡动脉逆行岛状皮瓣灵活。⑤ 部分皮瓣肿胀持续时间长，需进一步研究改善静脉回流的方法，如将浅静脉干于蒂部远侧结扎，阻断倒灌，或在皮瓣较大时进行浅静脉吻合，建立流出通道。

（张世民　侯春林）

桡动脉鼻烟窝皮支皮瓣

桡动脉鼻烟窝皮支皮瓣，是利用桡动脉深支在解剖鼻烟窝处发出的皮支而形成的皮瓣。1991年张高孟首先报道并将其应用于临床。该皮瓣由于皮肤质地好，又不需牺牲前臂主要动脉，因此在临床上得到了推广应用。该皮瓣为修复虎口瘢痕挛缩的最佳皮瓣之一。

【应用解剖】

1. 皮瓣的血供　桡动脉在解剖鼻烟窝处，相当于桡骨茎突远端（4.63±0.42） mm 处，发出一个恒定的皮支。其起始部直径为（0.25±0.07） mm。皮支发出的方向有桡背侧、桡掌侧与尺侧。皮支蒂长（4.18±0.25） mm。该皮支进入深筋膜后恒定地分成上行支及下行支。下行支较短,分布于解剖鼻烟窝处;上行支较长,达(15.72±0.1)mm,分布于前臂下端的桡侧(图7-5-8)。

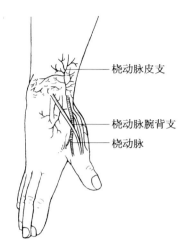

图7-5-8　桡动脉鼻烟窝穿支皮瓣的解剖

2. 皮瓣的静脉回流　除动脉皮支的伴行静脉[直径为(0.2±0.03)mm]外,该区尚有头静脉通过,并参与皮瓣的静脉回流。

3. 皮瓣与桡神经浅支的关系　桡神经浅支在腕上7cm处,经肱桡肌腱的深面,绕行至桡骨外侧,并经拇长展肌及拇短伸肌腱浅面离开桡动脉转向手背。在解剖鼻烟窝处,桡神经浅支仍在腕部深筋膜的深面。继续下行时,穿出深筋膜而分出4~5支至手指背侧。故桡动脉鼻烟窝皮瓣切取时一般不损伤桡神经浅支。

【适应证】

(1) 虎口瘢痕挛缩,为本皮瓣移植的最佳适应证。

(2) 腕背或掌侧皮肤缺损,手背桡侧半皮肤缺损。

(3) 拇指近节指背皮肤缺损。

【手术方法】

1. 皮瓣设计

(1) 点:解剖鼻烟窝的中点。此点为桡动脉皮支的穿出点,也是该皮瓣逆行转移的旋转点(图7-5-9)。

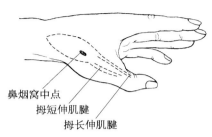

图7-5-9　桡动脉鼻烟窝皮瓣的设计

(2) 线:前臂中立位时,桡骨茎突至桡骨小头的连线。

(3) 面:① 解剖面,在关键点周围1cm范围内切开深筋膜,其余在深筋膜及桡神经浅支的表面、头静脉的深层进行游离。② 切取面,皮瓣远端,在解剖鼻烟窝远端3~5cm处;近端在解剖鼻烟窝近端10cm左右。皮瓣宽5cm。③ 可切取面积,皮瓣切取最大面积为15cm×5cm,最小面积为10cm×2.5cm。

2. 手术步骤

(1) 先做鼻烟窝桡侧切口,在该窝桡侧缘(即拇短伸肌腱边界)证实该皮支出现后,切开其余切口。在前臂深筋膜的表面、头静脉的深层,由近端向远侧游离皮瓣。

(2) 头静脉的处理:在皮瓣近、远端,结扎头静脉主干及其分支。受区有合适静脉时,可将皮瓣中的头静脉近端与其吻合,这有利于皮瓣静脉回流。也可将头静脉近端结扎后,放置在伤口外。一旦皮瓣回流受阻明显时,可松开结扎线放血,以改善静脉危象。或只结扎头静脉的近端,其远端充分游离,以免皮瓣转移时阻碍头静脉血液回流,并以此协助皮瓣静脉血逆行回流。

(3) 桡神经浅支的处理:原则上在解剖游离皮瓣时应将该神经留在供区创面内。

(4) 待皮瓣解剖游离完成后,皮瓣仅通过解剖鼻烟窝处,1cm软组织蒂中的桡动脉皮支维持血供。放松止血带,观察皮瓣的血供,证实皮瓣的动脉血供及静脉回流正常。

(5) 皮瓣移位:将皮瓣近端按逆时针方向,旋转90°达腕背,旋转180°达虎口;顺时针方向旋转90°达腕掌侧。

(6) 闭合创面:一般皮瓣切取宽度在3~4cm

时,供区可直接缝合。若供区创面不能直接缝合时,应予全层植皮修复。

（7）术后处理与其他皮瓣移植相同。腕关节应背伸位固定。

（8）此皮瓣也可形成游离皮瓣。切取与桡动脉鼻烟窝皮支相连的 2 cm 一段桡动脉深支为动脉蒂,头静脉做皮瓣的回流静脉。

【典型病例】

病例一：鼻烟窝皮支皮瓣修复虎口挛缩。

患者男性,25 岁。右手外伤伴中、环指 3 度截指及虎口挛缩。在臂丛麻醉下开大虎口,并设计 10 cm×3.5 cm 桡动脉鼻烟窝皮支皮瓣。切开皮瓣四周,由近端向远端游离至鼻烟窝血管蒂处。不切断血管蒂,并保留血管蒂周围少许软组织。虎口开大后,皮瓣逆行转位 180°,修复虎口部皮肤缺损。供区皮肤直接缝合。术后皮瓣完全成活,虎

口开大满意,患手功能明显改善,拇指对掌对指功能正常（图 7-5-10）。

病例二：鼻烟窝皮支皮瓣修复腕掌侧瘢痕。

患者女性,25 岁。右手外伤腕掌侧瘢痕挛缩伴尺神经损伤。在臂丛麻醉下,切除并松解腕掌侧瘢痕挛缩。取腓肠神经移植修复尺神经。设计 12 cm×4 cm 桡动脉鼻烟窝皮支皮瓣。桡动脉鼻烟窝皮支皮瓣游离后,顺时针转位 90°,覆盖尺神经及腕掌侧瘢痕。供区皮肤直接缝合。术后皮瓣完全成活,腕掌侧瘢痕已切除修复,腕部活动正常（图 7-5-11）。

【注意事项】

（1）由于桡动脉鼻烟窝皮支较细,因此游离时在鼻烟窝处应保留桡动脉鼻烟窝皮支周围 1 cm 宽的软组织,以保护皮支血管不受损伤。

（2）修复虎口皮肤缺损皮瓣逆行转移时,最好将腕关节背伸位固定,以缓解皮肤的张力。

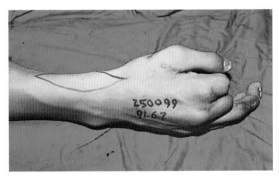

A

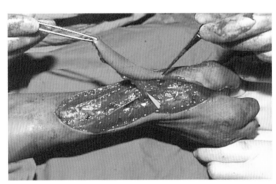

B

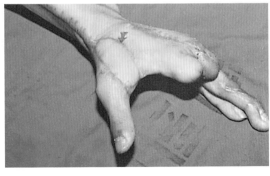

C

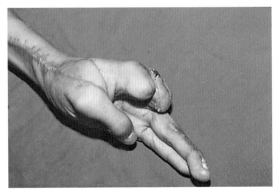

D

图 7-5-10　鼻烟窝皮支皮瓣修复虎口创面

A. 术前虎口瘢痕挛缩和皮瓣设计；B. 切取皮瓣；C. 术后虎口开大；D. 拇指对掌功能

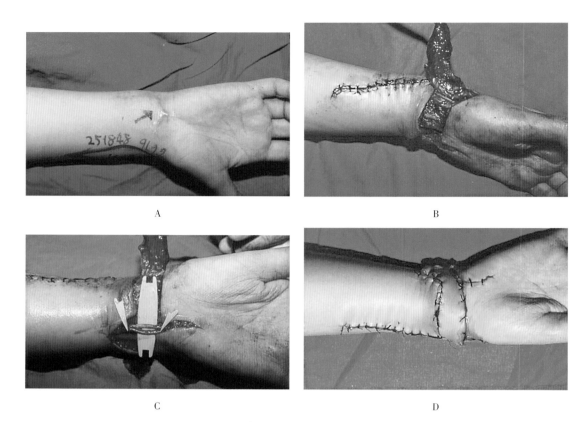

图 7-5-11　鼻烟窝皮支皮瓣修复腕掌侧创面

A. 术前腕掌部瘢痕；B. 切除瘢痕，切取皮瓣；C. 修复尺神经；D. 皮瓣转移，覆盖创面

（3）若供区需植皮时，荷包加压应避免压迫血管蒂，以免影响皮瓣血供。

（4）皮瓣的优点：① 皮肤质地好，不臃肿，有弹性，肤色同虎口皮肤颜色一致，因此是修复虎口的理想供区。也是本皮瓣的最佳手术适应证。② 供区宽在 3.5 cm 以内，可直接缝合皮肤，不影响美容。

（5）皮瓣的缺点：取皮面积小，只能修复小面积皮肤缺损。该皮瓣虽也可形成游离皮瓣，但因取皮面积小，血管蒂短，一般不宜作为首选的游离皮瓣。游离移植时，宜带与桡动脉鼻烟窝皮支相连的 2 cm 一段桡动脉深支为动脉蒂。皮瓣的回流静脉用头静脉。

（张高孟）

第六节　前臂尺侧皮瓣

前臂尺动脉皮瓣是在桡动脉皮瓣的启发下，由李柱田于 1984 年首先报道的。前臂尺动脉皮瓣可做游离移植，亦可作逆行岛状皮瓣修复手部创面。

【应用解剖】

尺动脉在前臂掌侧下 1/3 与尺神经伴行，走在尺侧腕屈肌和指浅屈肌之间，位置浅表。在下降至腕部前发出 3~8 组不等的肌间隙皮动脉分布至筋膜、皮下组织和皮肤。每组皮动脉皆有两条伴行静脉。在结扎阻断尺动脉近端后从远端（腕部）注入亚甲蓝溶液后，前臂中、下段掌侧皮肤着色显著，证明尺动脉营养皮肤的范围相当广泛。

尺动脉经豌豆骨桡侧之陷沟进入掌内,与桡动脉浅支吻合,形成掌浅弓。尺动脉皮瓣的血供和回流相当可靠(图 7-6-1)。

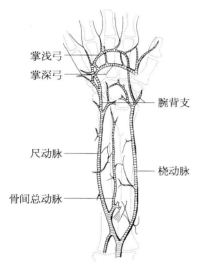

图 7-6-1　前臂动脉的解剖与吻合

【适应证】

尺动脉皮瓣适于修复手部裸露深部重要结构的大型组织缺损、指脱套伤或指缺损的再造,以及各种病变切除后组织缺损。尺动脉皮瓣修复颜面、口腔或颈部组织缺损时,必须做吻合血管的游离移植,要求有吻合小血管的设备及吻合的技术。尺动脉皮瓣手术除牺牲 1 条前臂主要动脉外,在前臂遗留明显植皮痕迹,也是此种手术明显的缺点。因此修复四肢其他部位组织缺损时,一般不主张应用尺动脉皮瓣。

【手术方法】

1. 皮瓣设计　在止血带控制下,先处理病变部位,如清创和肿瘤、溃疡、瘢痕切除等。然后根据受区创面的大小和形状,在前臂以尺动脉体表投影为纵轴绘出略大于创面的皮瓣轮廓。在前臂尺桡动脉的皮支有丰富的吻合。故皮瓣的切取范围相当广泛:上界可至肘横纹,下界至掌横纹,两侧不越过掌背两侧的中线。皮瓣转移的方式有逆行转移和顺行转移(图 7-6-2),以及吻合血管的游离移植。逆行皮瓣的血管蒂留在皮瓣的远端,皮瓣向远侧转移,主要用于手部大型组织缺损或指再造。顺行皮瓣的血管蒂留在皮瓣的近端,主要

用于肘部或上臂远端的组织缺损。皮瓣旋转轴点至皮瓣最远端的距离要大于至创面最远点的距离,以利于无张力缝合。

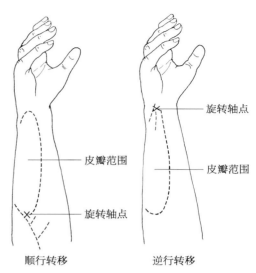

图 7-6-2　皮瓣转移逆行和顺行两种形式

2. 手术步骤　以逆行皮瓣的切取为例,先从皮瓣的远端及两侧切口,切开皮肤和筋膜,在深筋膜从皮瓣的尺侧缘和桡侧缘锐性向中线分离,将深筋膜与皮瓣边缘暂时缝合固定,以防止皮肤与皮下分离而破坏皮瓣的血供。在指浅屈肌与尺侧腕屈肌之间显露尺血管束,切断结扎尺动脉向两侧及深面发出的肌支,但应保护好深面的尺神经。根据术前设计,皮瓣逆行转移时在近端切断结扎尺动静脉,或顺行转移在远端切断结扎尺动静脉。血管束包含在皮瓣中央。皮瓣呈游离状态,仅在一端以血管束系连。此时放松止血带观察尺动脉搏动情况和皮瓣的颜色。如尺动脉搏动良好,皮肤颜色正常,即可向受区转移。供区创面行中厚皮片移植加压包扎(图 7-6-3)。

【典型病例】

病例一:尺动脉皮瓣修复手掌及拇指的组织缺损。

患者术前右拇指外伤后畸形,功能丧失。瘢痕切除,矫正拇指畸形,用克氏针固定关节于功能位,巨大创面以逆行尺动脉岛状皮瓣修复。术后 1 年,拇指外形和功能改善(图 7-6-4)。

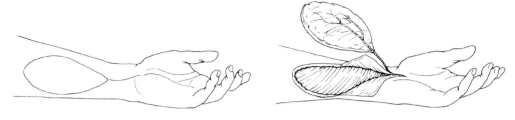

图 7-6-3　逆行尺动脉岛状皮瓣手术示意图

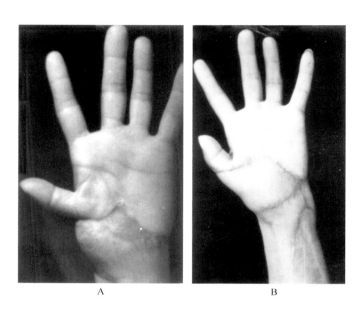

A   B

图 7-6-4　尺动脉岛状皮瓣修复拇指组织缺损

A. 术前瘢痕挛缩；B. 瘢痕切除畸形矫正，创面以逆行尺动脉岛
状皮瓣修复，拇指外形和功能改善

　　病例二：尺动脉逆行岛状皮瓣修复拇指脱套伤。

　　患者术前右拇指脱套伤。脱套的拇指以尺动脉逆行岛状皮瓣修复。术后拇指恢复捏持和抓握等功能（图 7-6-5）。

　　病例三：尺动脉逆行岛状皮瓣用于指再造。

　　患者右手雷管炸伤。在清创后，拇指残株以植骨延长并用尺动脉逆行岛状皮瓣修复，术后恢复了抓握功能（图 7-6-6）。

　　【注意事项】

　　（1）以尺动脉体表投影为纵轴切取皮瓣，要在深筋膜下锐性分离，保持深筋膜的完整性，使血管

束保留在皮瓣的中央，并随时将深筋膜与皮瓣的边缘做暂时性缝合固定，以保证皮瓣的良好血供。

　　（2）术前必须做 Allen 试验，必要时做超声多普勒测试，以明确尺、桡动脉及掌动脉弓的通畅情况，若桡、尺动脉血流不畅或阻塞，则应放弃此种手术。

　　（3）尺神经支配手的内在肌和尺侧一个半手指的感觉。在前臂下 1/3 尺神经与尺动脉伴行，且居于动脉的深面，因此在分离血管束时，应注意保护好尺神经，切勿损伤。

　　（4）前臂尺侧皮肤薄，移动性好，颜色与面部接近，向面额部转移，需做吻合血管的游离移植，但是在受区必须有可供吻合的血管。

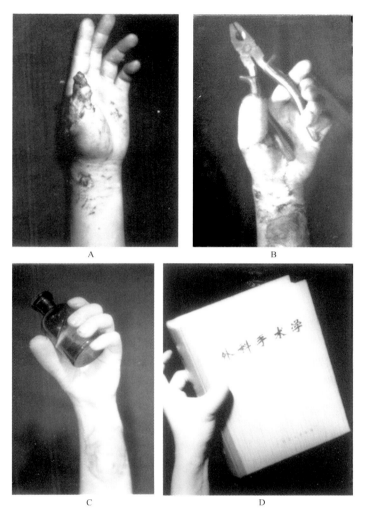

图 7-6-5 尺动脉逆行岛状皮瓣修复拇指脱套伤

A. 术前右拇指脱套伤；B. 尺动脉皮瓣手术后持钳功能；C. 术后握瓶功能；D. 术后持书功能

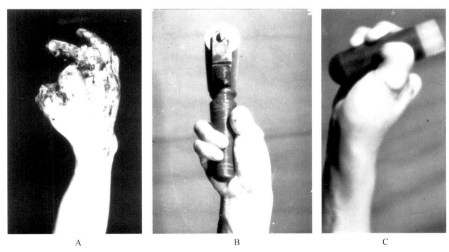

图 7-6-6 尺动脉逆行岛状皮瓣用于手指再造

A. 术前；B、C. 术后恢复抓握功能

（李柱田）

第七节　尺动脉腕上皮支皮瓣

尺动脉腕上穿支皮瓣即尺动脉远段穿支(皮支)皮瓣。1989年张高孟在解剖学研究的基础上,设计了尺动脉腕上皮支皮瓣,并应用于临床。此皮瓣的切取,不牺牲前臂桡、尺动脉以及前臂骨间动脉等主要血管,因此不损害手部血液供应,故尺动脉腕上皮支皮瓣近年来在临床上得到了广泛应用。

【应用解剖】

(1)尺动脉在豌豆骨近端3.5~4.0 cm处,发出一支较恒定皮支,皮支主干长约1.2 cm,起始外径平均1.3 mm,在尺侧腕屈肌和尺侧腕伸肌间隙穿出后,分为上行和下行两支。上行支沿豌豆骨和肱骨内上髁连线方向走向前臂近端,其行径可长达9.6 cm,末梢与尺动脉的近中段穿支在前臂尺侧形成血管链。下行支粗大,伴尺神经手背支而行,沿尺骨头前方与豌豆骨之间进入手背,与小指掌背动脉尺侧支或掌深弓小鱼际支相吻合。

(2)尺动脉腕上皮支有2条伴行静脉,其口径为(1.51±0.24)mm,皮支的上行支亦有1~2支细小静脉伴行。前臂贵要静脉亦位于此皮瓣的轴心线上,起于手背尺侧,上行回流到腋静脉。故此皮瓣有深、浅两套静脉回流系统。

(3)皮瓣区的感觉神经为前臂内侧皮神经的后支(图7-7-1)。

【适应证】

(1)带蒂逆行转移:修复手掌、手背、腕部、拇指及虎口处皮肤缺损。

(2)游离移植:因其血管蒂相对较短,如携带源动脉(尺动脉)将明显影响手部血供,故一般不做游离皮瓣的首选皮瓣。

【手术方法】

(1)前臂中立位,豌豆骨近端3.5~4.0 cm

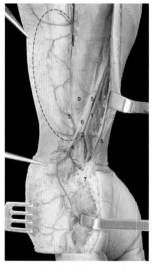

图7-7-1　尺动脉腕上皮支的起源、走行、分支与分布

1. 动脉;2. 尺动脉腕上皮支;3. 上行支;4. 下行支;5. 尺神经;6. 尺神经手背支;7. 豌豆骨;8. 尺侧腕屈肌;9. 尺侧腕伸肌

处为多普勒重点探测区域,标记穿支浅出位点,该点作为皮瓣的低位旋转点。以豌豆骨和肱骨内上髁连线为皮瓣轴线,根据受区缺损的大小设计皮瓣,皮瓣面积可达(5 cm×3 cm)~(20 cm×10 cm)。

(2)先沿尺侧腕屈肌桡侧缘做切口,切开皮肤,暴露并向桡侧牵拉尺侧腕屈肌,在腕上3~6 cm处显露由尺动脉尺侧方向发出的腕上皮支。该皮支分出行向腕背部的下行支和行向前臂近端的上行支。

(3)证实腕上皮支的上行支,切开皮瓣的四周皮肤,注意在皮瓣近端和远端解剖出贵要静脉,近端结扎,远端先保留。逆行掀起皮瓣,切断其他分支或肌皮穿支。

(4)如皮瓣较小,可结扎远端贵要静脉,此时皮瓣仅尺动脉腕上皮支和伴行静脉与肢体相连,可做成螺旋桨皮瓣。

(5)若皮瓣面积较大,其长度超过15 cm时,可将皮瓣近端的贵要静脉在皮瓣逆行转位后，与受区静脉吻合，以增加皮瓣的静脉回流。也可保留皮瓣远端贵要静脉与腕部的联系，通过贵要静脉的逆行回流帮助皮瓣静脉血回流。

（6）供区创面闭合，在皮瓣宽度小于5cm时，前臂供区可直接缝合；大于5cm时，需用中厚皮片植皮修复。

（7）术后处理与其他皮瓣术后处理相似。若皮瓣逆行转移修复手掌时，术后腕屈曲15°，石膏固定10天。

【典型病例】

病例一：游离尺动脉腕上皮支皮瓣修复右示指中末节掌侧创面。

患者男性，24岁。外伤后右示指末节皮肤缺损。设计6cm×2cm尺动脉腕上皮支皮瓣。皮瓣断蒂后，桡侧副动脉与示指指动脉吻合，2支伴行静脉分别与指背静脉吻合，皮瓣游离植皮（图7-7-2）。

病例二：尺动脉穿支皮瓣修复手腕掌侧皮肤缺损。

患者女性，27岁。因右手热压伤1周入院。

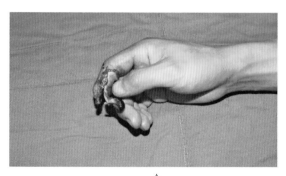

A

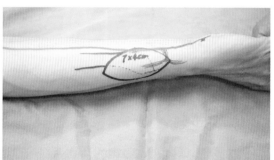

B

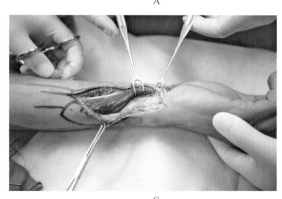

C

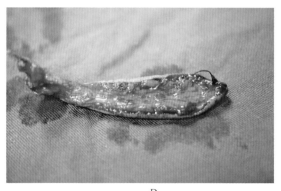

D

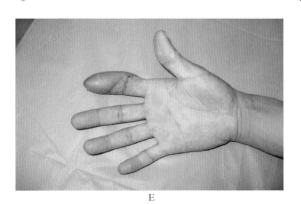

E

图7-7-2　游离尺动脉腕上皮支皮瓣修复右示指中末节掌侧创面

A. 术前右示指末节皮肤缺损；B. 尺动脉腕上皮支皮瓣设计；C. 探查切口，找到尺动脉腕上皮支；D. 皮支断蒂；E. 术后7个月复查，外观满意

查体,可见右腕掌侧皮肤缺损,面积约 7.2 cm× 3.1 cm,手背皮肤坏死缺损不愈合创面,面积约 5.0 cm×3.0 cm,2～5 指指背皮肤坏死缺损,手指末端血运基本正常,指背皮肤感觉较差,伸屈受限。入院后积极完善术前检查和准备,在同侧前臂尺侧设计尺动脉穿支皮瓣,面积约 8.0 cm× 3.3 cm,行创面扩创取同侧尺动脉穿支皮瓣修复手腕掌侧创面术,供区和手背、指背创面游离植皮。术后 5 个月随访,皮瓣成活,质地、外形优良,患者满意(图 7-7-3)。

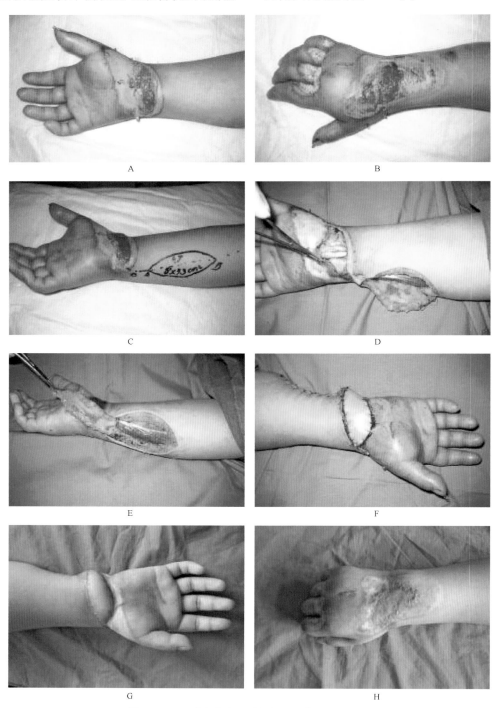

图 7-7-3　尺动脉穿支皮瓣修复手腕掌侧皮肤缺损

A. 创面不愈合掌侧情况;B. 创面不愈合背侧情况;C. 皮瓣设计;D. 皮瓣切取;E. 皮瓣转位;
F. 皮瓣覆盖创面,供区直接缝合;G. 术后 5 个月皮瓣质地、外形优良;H. 手背、指背植皮愈合情况

病例三:尺动脉腕上穿支皮瓣转位修复手背缺损创面。

患者男性,21岁。因右上肢铣床绞伤出血、肿胀、畸形1小时急诊入院。查体,患者意识清醒,右上肢肿胀、畸形皮肤软组织擦挫伤,手背约8.5 cm×5.0 cm皮肤缺损,肌腱、掌指关节面缺损外露,环、小指畸形、活动受限,手指末梢血运差,麻木,污染严重。入院后积极术前检查和准备,急诊行右手部创面清创骨折复位克氏针内固定,关节软组织、肌腱、血管、神经修复术+上肢石膏托固定制动。术后7天行右肱骨、尺桡骨骨折切开复位钢板螺钉内固定,术后7天行右手背扩创第4掌指关节成形、屈指浅肌腱转位修复小指屈指肌腱重建屈指功能、移植掌长肌腱修复环小指伸指肌腱重建

伸指功能、在同侧前臂尺侧设计并切取尺动脉腕上穿支皮瓣转位修复手背缺损创面,供区游离植皮,皮瓣面积为9.0 cm×4.3 cm。术后6月余随访,皮瓣质地与外形优良,创面完全愈合,患者满意(图7-7-4)。

【注意事项】

(1)前臂中立位,以豌豆骨近端3.5~4.0 cm处为多普勒重点探测区域,该点作为皮瓣的低位旋转点。

(2)前臂尺动脉皮瓣的轴心线是尺动脉走行线,而前臂尺动脉腕上皮支皮瓣的轴心线是肱骨内上髁与豌豆骨的连线,因而供区更偏尺侧。在设计尺动脉腕上皮支皮瓣时要注意这一特点。

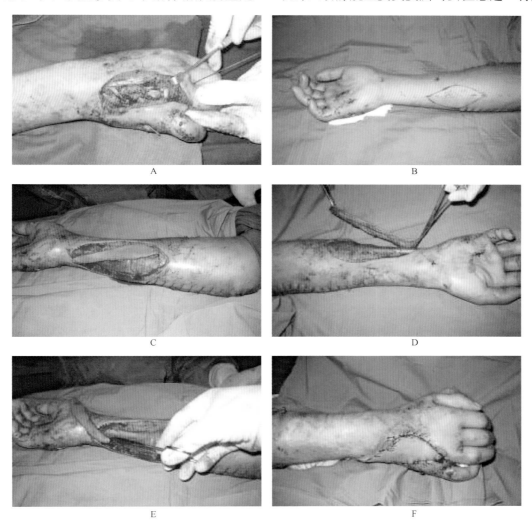

图7-7-4 尺动脉腕上穿支皮瓣转位修复手背缺损创面

A.右手背尺侧皮肤缺损情况;B.皮瓣设计;C.皮瓣切取;D.显露穿支血管;E.皮瓣转位;F.皮瓣转位覆盖创面;

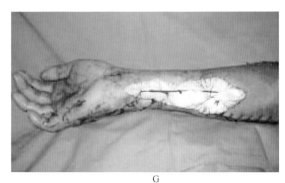
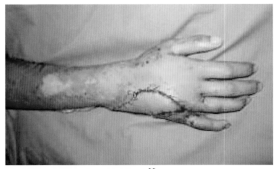

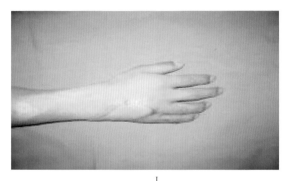

图 7-7-4(续)

G. 供区游离植皮打包加压；H. 术后 6 天皮瓣完全成活；I. 术后 6 个月皮瓣情况

（3）若将尺动脉腕上皮支的主干切断结扎，设计以其下行支为蒂，由腕掌部的多种吻合支供血的远端蒂皮瓣，可用于修复腕掌远侧部的皮肤缺损。

（4）做游离移植时，为扩大血管口径，提高吻合血管的通畅率，可同时切取与该皮支相连的一小段尺动脉主干，再将尺动脉两端对接吻合，恢复其连续性。

（5）沿尺侧腕屈肌桡侧缘做切口，先解剖出尺动脉腕上皮支，确定上行支的存在后方可切取前臂的逆行皮瓣。

（6）皮瓣较长、面积较大逆行转移时，可保留皮瓣远端的贵要静脉与皮瓣的联系，或将近端贵要静脉与受区 1 支静脉吻合，以增加静脉回流。

（7）皮瓣的优点：① 皮肤薄，质地好，无毛。② 血管蒂走行恒定。③ 解剖容易，手术操作简单。④ 不损伤前臂主要动脉。⑤ 取皮面积大，逆行转移可修复手背、手掌皮肤缺损。⑥ 供区相对比较隐蔽，对美容破坏较小。

（8）皮瓣的缺点：① 血管蒂短，血管口径细，一般不宜做游离皮瓣的首选皮瓣。② 取皮面积过大时，对美容有一定的影响。若对美容有较高要求的患者，不适宜选择该皮瓣。

（张高孟　林　涧）

第八节　前臂背侧皮瓣

前臂背侧皮瓣可以分为两种：一种是骨间背侧动脉岛状皮瓣，分别由路来金、Penteado 等于1986 年首先描述；另一种是骨间掌侧动脉背侧穿支皮瓣，由 Martin 等于 1989 年首先介绍。

前臂骨间后动脉逆行岛状皮瓣

以骨间后动脉为蒂的前臂背侧逆行岛状皮瓣及复合组织瓣移位术，自1986年路来金等首次报道以来，以其皮瓣质地好、供皮面积大、距离手的受区近、手术操作简单、成活率高、不损伤前臂主要血管等优点，在临床上获得了广泛应用，已成为手部软组织修复和功能重建的主要方法之一。

【应用解剖】

1. 骨间后动脉的解剖特点 骨间后动脉属中小动脉，在前臂上段发自骨间总动脉，穿过骨间膜上缘与斜索之间至前臂背侧，经旋后肌与拇长展肌之间，在前臂伸肌浅、深两层间下行，在前臂下段行于指伸总肌、小指伸肌与尺侧腕伸肌腱之间（图7-8-1）。动脉起点外径为（1.4±0.2）mm，末端外径为（0.7±0.1）mm，平均长（13.7±0.8）cm。动脉末端在尺骨茎突上2.5 cm水平，与骨间前动脉背侧支之间有弧形吻合支相连接（图7-8-2）。该吻合支位置恒定，出现率高，占96.6%，外径为（0.8±0.1）mm，并有两条小静脉伴行。偶有末端与尺动脉分支存在吻合支相连的。骨间后动脉依其被伸肌群浅层是否掩盖而分为两部：上半部为掩盖部，位于浅、深层伸肌之间，长（6.3±0.5）cm；下半部为显露部，位于尺侧腕伸肌腱与小指伸肌腱之间，位置浅表，浅面仅覆盖皮肤、皮下组织和深筋膜，平均长（7.4±0.6）cm。骨间后神经穿旋后肌后，在掩盖部与骨间后动静脉伴行，其营养支

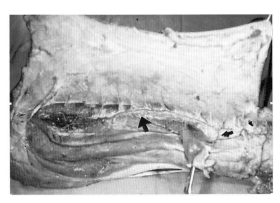

图7-8-1 骨间后动脉的走行及分支

由动脉供血，并发出肌支与动脉分支相伴行，在分离血管蒂时应注意保护好骨间后神经和肌支。

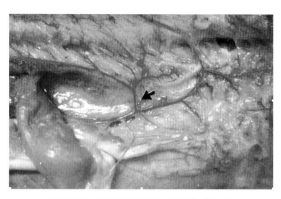

图7-8-2 骨间后动脉与骨间前动脉背侧支之间的弧形吻合支

2. 骨间后动脉的分支及供血特点

（1）肌支：骨间后动脉在前臂走行中发出13～19条肌支，由主干两侧发出，营养伸肌群的浅、深两层。分支与尺、桡动脉的伸肌营养支，并通过骨间膜与骨间掌侧动脉的肌支均有交通，各动脉的肌支之间在肌肉表面和肌间隙中有丰富的吻合支相连。因此，骨间后动脉被切取后，伸肌群可通过尺、桡动脉及骨间前动脉的伸肌肌支及肌支间的交通支获得足够的血供，不会发生缺血坏死和功能障碍。

（2）皮支：骨间后动脉在前臂发出5～13条皮支营养前臂背侧的皮肤。皮支以上段多见，有3～9支，平均5.2支，长而粗大，特别在旋后肌下缘附近，有1～2支大而长的皮支穿过肌间隔和深筋膜，在皮下组织内行向近端，末端可达肘平线。分支营养周围的皮肤，在皮瓣切取时可弥补骨间后动脉稍短的不足。下段皮支少而细小，有2～5支，平均3.8支。皮支垂直穿过肌间隔和深筋膜，在皮下组织内交织成网，营养皮肤及皮下组织。

（3）皮肤供血特点：前臂背侧皮瓣亦属动脉干网状血管皮瓣。供血特点是以动脉干为中心，发出细小的分支，并与其他动脉干分支相连接，在整个前臂的皮下组织内吻合成网，构成丰富的网状血管结构。这为前臂各动脉干间、皮肤小动脉间的血液交通奠定了解剖学基础，扩大了各动脉干的供血范围。通过红色乳胶逆行灌注皮瓣的解剖模型及放射性核素铟（^{131m}In）淋洗液扫描观察，

证明骨间后动脉的供血范围,近端平肘平线,远端至腕横纹,两侧可达血管轴心线外各 8 cm。在此范围内设计皮瓣的大小,手术是安全可靠的。

3. 皮瓣的静脉及回流方式　骨间后动脉有两条伴行静脉,可作为皮瓣的回流静脉。外径近端平均 1.2 mm,末端外径平均 0.5 mm。静脉在近端注入骨间总静脉,远端通过吻合支的伴行小静脉与骨间掌侧静脉相交通。两条伴行静脉的静脉瓣少而发育差,并且在两条静脉间存在着形式多样、数量众多的交通支,交通支内无瓣膜。在皮瓣逆行移植后,皮瓣淤血肿胀,骨间后静脉扩张、压力增高,发育不良的深静脉瓣关闭不全而直接静脉回流,同时通过两条伴行静脉间的众多交通支做迷宫式的逆行回流,从而保证皮瓣的成活。

4. 皮瓣的感觉神经　皮瓣的感觉神经是前臂后皮神经,为桡神经的分支。约在前臂中、下 1/3 交界处穿出深筋膜,走行方向与骨间后动脉相一致,在前臂背侧中上部外径 0.6 mm,分布范围上达肘部,下至腕上。皮瓣移植时将其近端与手部的指背神经或残指固有神经吻合,可重建皮瓣的感觉功能。

5. 带伸肌腱的复合移植　前臂尺侧腕伸肌和小指伸肌为骨间后动脉所供血,距离血管蒂近,有其他肌腱代偿,对供区功能无影响,可作为供体复合移植或带血管蒂腱移植,修复手部的多种组织缺损。尺侧伸腕肌腱较粗,平均长 11.5 cm,切取部分或全部肌腱修复 1~3 条屈、伸肌腱,可获较好的效果。小指伸肌腱肌腱部较短,平均长 7.2 cm,可移植修复 1 条肌腱。

6. 带血运的尺骨瓣　尺骨的上端粗大,且多为骨松质,为伸肌深群的起点,骨间后动脉通过骨间返动脉和伸肌起点的穿支动脉供给尺骨血运。在尺骨近端 6 cm 内,可切取带骨膜的尺骨瓣做复合移植,用于治疗手部的骨缺损和指再造。

【适应证】

临床上前臂骨间后动脉逆行岛状皮瓣应用于以下 4 个方面:① 适用于手部软组织缺损,亦有深部组织如骨、肌腱等裸露的创面修复,尤其对于手掌及虎口修复,因有感觉功能,应为首选。② 适用于手部感染创面的修复,由于皮瓣血运好,抗感染能力强,而且手术安全可靠。③ 可带神经、肌腱、尺骨瓣做复合皮瓣移植,适用于手部多种组织缺损的修复。④ 可用于拇指及其他指的再造。

【手术方法】

1. 皮瓣设计　前臂骨间后动脉逆行岛状皮瓣的体表轴心线为肱骨外上髁与尺骨小头桡侧缘的连线,在轴心线上以尺骨茎突近端 2.5 cm 为皮瓣的旋转点;皮瓣切取平面在前臂深筋膜的深面(图 7-8-3)。

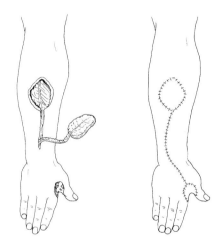

图 7-8-3　手术设计

2. 手术步骤　于臂丛麻醉下,不驱血,上臂中 1/3 上止血带,以肱骨外上髁至尺骨小头桡侧缘的连线为皮瓣设计的轴心线,在轴心线上以尺骨茎突近端 2.5 cm 为皮瓣的旋转点。根据受区组织缺损的情况及缺损区至旋转轴点的距离确定移位组织的种类、大小、形状及血管蒂的长度。于皮瓣一侧切开至深筋膜,并于小指伸肌腱和尺侧腕伸肌腱间显露血管蒂,确定前臂骨间后动脉远端与前臂骨间前动脉背侧支的吻合支存在后,继续切开皮瓣另一侧,将深筋膜固定于皮下组织,游离血管蒂,保留血管蒂周围结缔组织。带小指伸肌腱和尺侧腕伸肌腱复合移位时,应保护好主干血管发出的肌腱支;带尺骨瓣时应保护好骨间返动脉的主干及骨膜支与尺骨瓣的连接。在皮瓣及血管蒂解剖分离后,阻断近端动静脉血流,松止血带,观察皮瓣血运。如血运正常,在起点切断血管蒂,将皮瓣转移至受区。

【典型病例】

患者男性,45 岁。左手机器挤压伤,虎口挛缩。入院后行前臂骨间后动脉逆行岛状皮瓣修复,皮瓣完全成活(图 7-8-4)。

【注意事项】

(1)骨间背侧神经在前臂背侧中段与骨间后动脉伴行,并发出肌支支配指总伸肌、小指伸肌和尺侧腕伸肌等,在分离血管蒂时应注意防止损伤。

(2)骨间后动脉末端与骨间前动脉背侧支之间的吻合支较恒定,分离皮瓣时应先显露予以确定,之后方可切取皮瓣。

(3)皮瓣切取时应边切取边缝合皮下组织和深筋膜,以保证皮瓣的完整性和血运。

(4)血管蒂浅面可保留 1.0 cm 宽的深筋膜,以避免血管受到牵拉而出现痉挛或损伤。

(5)皮瓣完全分离后,可先在血管蒂近端上血管夹,阻断血流,松止血带,判断皮瓣逆行供血。可靠时方可切断近端血管蒂,逆转修复创面。

(路来金)

骨间掌侧动脉背侧穿支皮瓣

骨间掌侧动脉背侧穿支皮瓣于 1989 年由 Martin 首先报道。该皮瓣的营养血管走行位置深在,发出多种分支,营养邻近结构,因此能提供切取包含皮肤、桡骨片、示指固有深肌腱和肌肉的复合组织瓣。该皮瓣皮肤薄而柔软,可带前臂后皮神经,同时血管蒂稍长,皮瓣的旋转弧可达近侧指间关节。但由于血管位置深在,手术解剖费时耗力,切取困难。

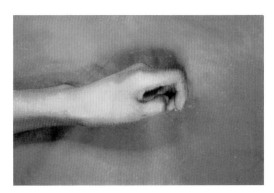

A

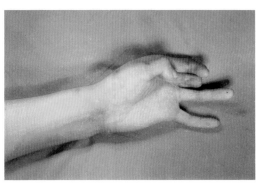

B

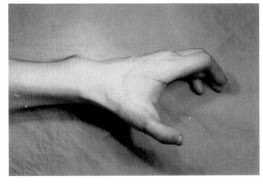

C

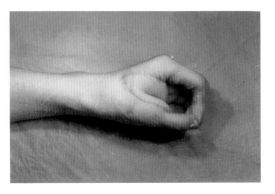

D

图 7-8-4 骨间后动脉逆行岛状皮瓣修复虎口挛缩

A. 术前;B. 拇内收畸形;C. 术后虎口开大,拇指外展功能;D. 拇指对掌功能

【应用解剖】

骨间掌侧动脉的走行位置较深,近段位于前臂掌侧,紧贴骨间膜前面下降。在前臂远段骨间掌侧动脉延续为终末支前,向背侧发出 2 条较大的分支,口径 1 mm 左右,穿过骨间膜至前臂背侧,位于拇长伸肌(腱)与拇短伸肌(腱)之间向下走行,发出肌支、骨膜支、筋膜皮支等,营养邻近的肌肉、肌腱、桡骨骨膜及前臂桡背侧的筋膜皮肤,末端参加腕关节背侧动脉网的组成。可以设计以腕背动脉网为旋转轴点、以骨间掌侧动脉背侧支为轴心血管、以前臂背侧下 1/3 为供区的逆行皮瓣及复合组织瓣。

皮瓣的静脉回流可由两条伴行静脉逆向完成。

皮瓣尚可包含前臂后侧皮神经。

【适应证】

该皮瓣的最大优点是能携带多种组织形成复合皮瓣,对手和腕部的创面,尤其伴有骨、肌腱等深部结构缺损的修复比较适合。

【手术方法】

1. 皮瓣设计　前臂旋前位,由肱骨外上髁至桡骨远端背侧 Lister 结节内侧缘做一连线,即为皮瓣的轴心线。皮瓣的切取范围,远侧可到腕关节,近侧可到前臂的中、下 1/3 交界处。皮瓣的宽度可包括整个背侧皮肤。

2. 手术步骤　不驱血,上臂上止血带。先做皮瓣尺侧切口,从深筋膜下向桡侧掀起,至拇长伸肌与拇短伸肌之间隙。将拇长伸肌向尺侧拉开,即可见到进入皮瓣的骨间掌侧动脉背侧穿支的筋膜皮支,它靠近拇短伸肌的尺侧缘进入浅层皮肤。继续向桡侧解剖,连带筋膜隔组织将穿支包含在内掀起,结扎到肌肉的分支。如需携带桡骨片,应保留其骨膜分支。将皮瓣放回原位,保护好。

在皮瓣近端偏向尺侧做一“S”形皮肤切口,切开皮肤、皮下及深筋膜后,找到拇长伸肌与拇短伸肌间隙,将两者拉开,显露深部的背侧骨间膜。顺皮瓣血管蒂,由下向上将骨间膜切开,需小心仔细进行,防止切断血管及损伤骨间掌侧神经。向上解剖,直至见到骨间掌侧血管与其发出的两条背侧穿支所构成的三叉“Y”状结构。采用 Y→V 的转变方式,在分叉前切断、结扎骨间掌侧血管。将相连的两个背侧穿血管向远侧分离,延长血管蒂的长度,直至能顺利到达受区。

【注意事项】

(1)该皮瓣营养血管走行位置深,血管细小,且常有变异,故切取时要注意,以免损伤。

(2)若要恢复受区感觉功能,应将皮瓣内前臂后侧皮神经与受区神经浅支吻合,以恢复皮瓣感觉功能。

(路来金)

第九节　骨间后动脉穿支皮瓣

1986 年,Penteado 首先详细描述了骨间后动脉(posterior interosseous artery, PIA)穿支血管的解剖结构,并提出骨间后动脉筋膜皮瓣的概念。自路来金、Zancolli 等陆续报道了骨间后动脉逆行岛状皮瓣修复手腕、手背部创面和 Tonkin 报道游离骨间后动脉筋膜皮瓣的成功应用后,该皮瓣在临床获得了推广应用。骨间后动脉穿支皮瓣(posterior interosseous artery perforator flap)是由骨间后皮瓣(筋膜皮瓣)发展而来的一种新型皮瓣,皮瓣切取要求不携带前臂深筋膜,皮瓣供区能直接缝合,不损伤骨间后神经及其分支。骨间后动脉穿支皮瓣减少了皮瓣供区的损伤,扩大了修复范围,并获得了更加美观的皮瓣外形,目前该皮瓣已被广泛应用于临床。

【应用解剖】

骨间后动脉在前臂上段发自骨间总动脉或尺动脉,穿过骨间膜上缘至前臂背侧,经旋后肌和拇长展肌间隙,在前臂深浅两层伸肌之间下行,下行至前臂远端与骨间前动脉返支交通。PIA 体表投影为肱骨外髁顶点至尺骨小头桡背侧顶点连线的中下 2/3 段(图 7-9-1)。

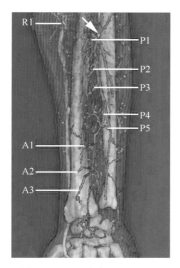

图 7-9-1 左前臂三维重建图
P1~P5,骨间后动脉穿支;A1~A3,骨间前动脉穿支;
R1,桡动脉穿支;白色箭头示返骨间返动脉

PIA 沿途经小指伸肌与尺侧伸腕肌肌间隔发出 5~13 条穿支血管营养皮肤,发出的穿支在深筋膜浅层和真皮层相互吻合成血管网。Costa 将 PIA 发出的穿支分为 3 种类型:Ⅰ型,含近、远两组,每组 3~4 支;Ⅱ型,多个小穿支间隔 1~2 cm 发出;Ⅲ型,单一近端穿支,再呈扇形分出数支小分支。前臂近端的 PIA 穿支恒定存在,PIA 在前臂中上段发出(5±2)支穿支营养皮肤,每个穿支斜行 0.8~2.7 cm、穿过肌间隔后入皮下,蒂长(2.5±0.2)cm、穿支平均外径(0.5±0.2)mm,其中最粗的骨间后动脉穿支发出点距肱骨外髁顶点(9.6±3.2)cm。

浅静脉为浅筋膜中的头静脉和贵要静脉的属支;深静脉为 PIA 的伴行静脉,PIA 有 1~2 条伴行静脉,外径略大于动脉,骨间后动脉穿支皮瓣为前臂后侧皮神经(桡神经分支)支配。

【适应证】

顺行转移可修复肘关节周围浅表创面,逆行转移可修复腕部、手背和虎口浅表创面,游离移植适合修复手部、头面部面积较小的浅表创面。

【手术方法】

1. 皮瓣设计 术前先画出肱骨外髁顶点与尺骨小头桡背侧顶点连线,以多普勒超声血流探测仪或彩超探测标记位于该连线中下 2/3 节段骨间后动脉的走行及其穿支穿出前臂背侧深筋膜的位置。

点:以术前探测标记的最粗大的骨间后动脉穿支穿出前臂背侧深筋膜点为皮瓣关键点,顺行转移可选择该点或该点至骨间后动脉主干穿入前臂背侧部位之间的合适节点为旋转点,逆行转移则以该点或该点至骨间前动脉背侧穿支穿出点(尺骨茎突上 2.5~3 cm 处)之间的合适节点为旋转点。

线:以术前探测标记的主穿支与邻近的副穿支穿出前臂背侧深筋膜点连线为皮瓣轴线(术前未能定位穿支时按传统方法以肱骨外髁顶点与尺骨小头桡背侧顶点连线的中下 2/3 为皮瓣轴线)。

面:皮瓣切取层面位于深筋膜表面,切取范围位于前臂尺背侧中下 2/3,皮瓣切取宽度不超过术前"提捏试验"测量的可切取宽度。

依据受区创面大小、形状制作布样,根据确定的"点、线、面"及所需血管蒂长度设计皮瓣。

2. 皮瓣切取 先切开皮瓣的尺侧缘,达深筋膜表面,自深筋膜表面向皮瓣轴线分离,注意保护沿途穿支,当确定穿支后,切开皮瓣桡侧缘,同法解剖,与穿支会合,显露并保护前臂后侧皮神经分支和 1~2 支皮下浅静脉,于穿支穿出点旁开 1~2 mm 切开深筋膜,向两侧分别牵开小指伸肌和尺侧伸腕肌,显微镜或放大镜下顺穿支向深层解剖,分离至穿支起始部和骨间后动脉主干时,注意分离和保护骨间后神经,双极电凝或微型钛夹处理沿途分支血管。至此皮瓣仅通过穿支血管与骨间后血管连接,松止血带,观察皮瓣血供情况。

3. 皮瓣移位或移植 带血管蒂转移时则以骨间后血管近端(顺行转移)或远端(逆行转移)为蒂,切断结扎另一端行明道或隧道转移。游离移植时,根据受区所需血管蒂长度于相应平面切断血管蒂,将皮瓣移至受区创面,缝合固定皮瓣后,手术显微镜下血管断端清创,骨间后动静脉及皮下浅静脉分别与受区血管吻合,前臂后侧皮神经与受区皮神经缝合。

4. 皮瓣供区与受区创口闭合 皮瓣供区创面彻底止血后,皮缘稍作游离,创口放置 12 号硅胶管负压引流,缝合深筋膜、皮下组织与皮肤;将皮瓣与受区创缘间断缝合闭合受区创面,皮瓣下低位放置硅胶半管引流。

【典型病例】

病例一:骨间后动脉穿支皮瓣带蒂转移修复前臂远端创面。

患者男性,53 岁。外伤致右前臂远端小面积皮肤软组织缺损伴尺骨外露。设计骨间后动脉穿支螺旋桨皮瓣修复创面,皮瓣面积 8 cm×4 cm,皮瓣供区直接缝合。术后皮瓣成活良好,创面一期愈合(图 7-9-2)。

病例二:骨间后动脉穿支皮瓣游离移植修复虎口创面。

患者男性,49 岁。左手外伤致左侧大鱼际、虎口区皮肤软组织缺损,伴有肌腱外露。设计骨间后动脉穿支皮瓣移植修复创面,皮瓣面积为 12 cm×5 cm。皮瓣切取不携带深筋膜,不损伤骨间后神经,骨间后动脉及其伴行静脉与桡动脉及其伴行静脉吻合。皮瓣供区直接缝合,术后皮瓣成活良好,创口一期愈合,术后 6 个月随访皮瓣外形不臃肿,皮瓣供区仅遗留线性瘢痕(图 7-9-3)。

病例三:分叶骨间后动脉穿支皮瓣修复指腹缺损。

患者男性,27 岁。外伤致左示、中指指腹缺损,设计分叶骨间后动脉穿支皮瓣移植修复,皮瓣面积分别为:5 cm×2 cm 和 6 cm×2 cm,皮瓣切取不携带深筋膜,骨间后动脉及其伴行静脉与第二指总动脉与手背静脉吻合(A∶V=1∶1),皮瓣供区直接缝合。术后皮瓣成活良好,创口一期愈合,术后 6 个月时随访皮瓣外形不臃肿,皮瓣供区仅遗留线性瘢痕(图 7-9-4)。

【注意事项】

(1)穿支穿出部位并非十分恒定,术前常规应用超声多普勒血流探测仪探测并标记穿支穿出深筋膜的部位,可减少手术盲目性。

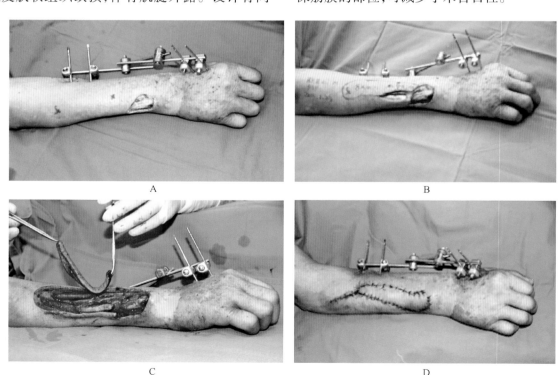

A

B

C

D

图 7-9-2　骨间后动脉穿支皮瓣带蒂转移修复前臂远端创面

A. 术前创面;B. 皮瓣设计;C. 皮瓣已游离;D. 皮瓣移植术后 2 周恢复情况

（2）骨间后动脉穿支大多较为纤细，伴行静脉细小且管壁菲薄，宜分离至骨间后血管主干平面断蒂，必要时吻合一支浅静脉建立第二套静脉回流系统可增加手术安全性。

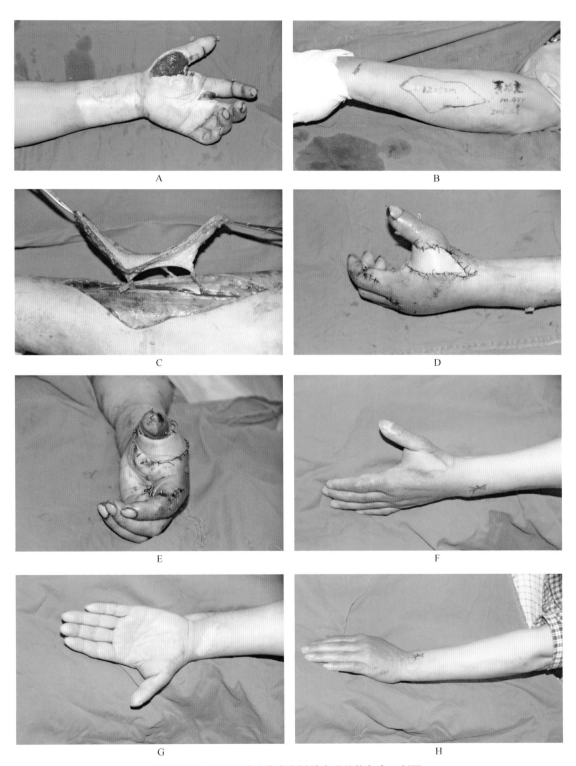

图 7-9-3　骨间后动脉穿支皮瓣游离移植修复虎口创面

A. 彻底清创后创面；B. 皮瓣设计；C. 皮瓣切取；D、E. 皮瓣转移至受区；F～H. 皮瓣受区与供区术后 6 个月随访恢复情况

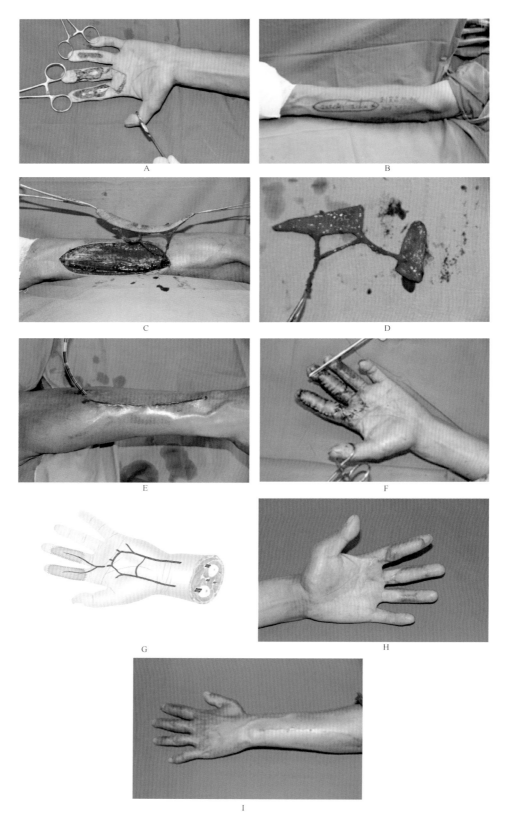

图 7-9-4 分叶骨间后动脉穿支皮瓣修复指腹缺损

A. 术前创面；B. 皮瓣设计；C. 皮瓣游离；D. 皮瓣断蒂后；E、F. 术后情况；
G. 皮瓣血液循环重建示意图；H、I. 术后 6 个月随访皮瓣受区与供区恢复情况

（3）骨间后动脉穿支为肌间隔穿支,由于穿支细小,携带部分肌间隔组织可保护穿支,增加手术安全性。

（4）骨间后血管与神经伴行紧密,应在放大镜或显微镜下以显微器械分离解剖,避免损伤骨间后神经及其分支。

（5）皮瓣切取宽度有一定限制,不适合修复大面积皮肤软组织缺损。皮瓣切取宽度一般控制在3~5 cm以内,避免张力缝合或皮肤移植而遗留难看的瘢痕。受区创面宽度超出该范围时,必要时可设计分叶穿支皮瓣,避免植皮和损害第二供区。

（6）骨间后动脉穿支皮瓣为目前临床常用穿支皮瓣之一,具有众多优点:① 皮瓣穿支多、血供可靠。② 皮瓣薄、质地好、颜色与手部肘部接近,修复手部、前臂、肘部外形与功能恢复好。③ 术式多样,既可带蒂转移(顺行、逆行、螺旋桨),又可游离移植,特别是可设计分叶穿支皮瓣修复多指指腹或指背皮肤软组织缺损。④ 修复单处宽大创面时,设计分叶穿支皮瓣带蒂转移或游离移植,可“化宽度为长度”,实现皮瓣供区直接闭合,避免供区植皮瘢痕和第二供区损害。⑤ 缝合前臂后侧皮神经可重建皮瓣感觉。⑥ 皮瓣受区与供区位于同一肢体,体位舒适,操作方便。

（7）该皮瓣位于前臂背侧,术后遗留瘢痕对前臂外观有一定影响,骨间后动脉与骨间后神经紧密伴行,分离时有损伤骨间后神经可能,骨间后血管穿前臂背侧局部血管分支多,解剖分离有一定难度,修复指腹颜色和质地有欠匹配亦是其不足。

（唐举玉　王　欣　吴攀峰）

第十节　前臂后外侧中段穿支皮瓣

前臂远段及手的创伤多见,常使骨、关节、肌腱裸露,易并发感染及组织坏死,其形态修复和功能重建一直是临床较为棘手的问题。应用前臂非主干血管为蒂的皮瓣或皮神经营养血管皮瓣修复前臂及腕部软组织缺损,具有简便、安全、效果可靠等优点。2010年郑和平、林涧报道了前臂后外侧中段穿支皮瓣的解剖与临床,作为前臂非主干血管蒂皮瓣供区的补充。

【应用解剖】

1. 穿支起源　前臂后外侧中段穿支分别来源于骨间后动脉桡侧肌皮支(下称桡侧肌皮支)、桡动脉肌间隙支(下称肌间隙支)和桡动脉直接骨膜支(下称骨膜支)(图7-10-1,表7-10-1)。

（1）桡侧肌皮支:桡侧肌皮支为骨间后动脉降支的桡侧终支,发出后在指伸肌深面沿旋后肌下缘拇长展肌上缘之间斜行外下,发出肌支分布于沿途肌肉,主干形成皮穿支穿经指伸肌与桡侧腕短伸肌的肌间隙和深筋膜,分布前臂后外侧中段皮肤。

（2）肌间隙支:肌间隙支起自桡动脉近端或桡侧返动脉,发出后沿旋前圆肌与旋后肌间隙紧贴骨膜走行,发出骨膜支分布于桡骨体部中下段,

表 7-10-1　前臂后外侧中段皮穿支的测量数据($\bar{x}\pm s$)(cm)

血　管	起源血管	起　始　点		途径肌间隙	主干长度	皮穿支穿出点	
		距外上髁	外径(mm)			距外上髁	外径(mm)
桡侧肌皮支	骨间后动脉	8.3±0.8	1.3±0.2	旋后肌与拇长展肌间隙	4.7±0.4	12.5±0.3	1.0±0.3
肌间隙支	桡动脉近端或桡侧返动脉	6.4±0.5	1.2±0.2	旋前圆肌与旋后肌间隙	7.0±0.3	11.8±0.2	0.9±0.2
直接骨膜支	桡动脉中段	14.3±0.4	0.9±0.2	旋前圆肌下缘或横越旋前圆肌	2.6±0.6	15.8±0.4	0.6±0.2

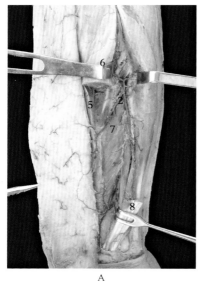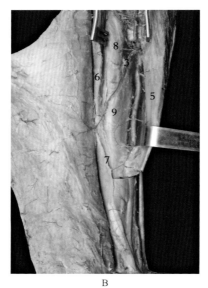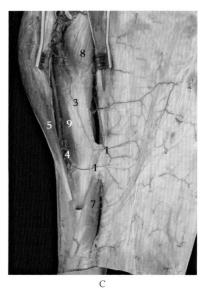

图 7-10-1　前臂后外侧中段皮穿支起源与分布
A. 单支型(起源桡侧肌皮支,占 50.0%);B. 单支型(起源肌间隙支,占 23.3%);C. 多支型(26.7%)
1. 皮穿支;2. 桡侧肌皮支;3. 肌间隙支;4. 直接骨膜支;5. 桡侧腕短伸肌;6. 指伸肌;7. 拇长展肌;8. 旋后肌;9. 旋前圆肌

皮穿支穿经指伸肌与桡侧腕短伸肌的肌间隙和深筋膜,分布前臂后外侧中段皮肤。

(3)直接骨膜支:直接骨膜支自桡动脉中段发出后,顺沿旋前圆肌下缘斜行外下或横越旋前圆肌附着处,分出骨膜支呈网状分布于桡骨体中下段,主干形成皮穿支穿经指伸肌与桡侧腕短伸肌的肌间隙和深筋膜,分布前臂后外侧中段皮肤,并与前臂后外侧其他皮穿支相吻合。

2. 穿支出现率　本组 30 例标本共出现 38 支皮穿支。单支多见,占 73.3%(22 例。其中来源桡侧肌皮支 15 例、肌间隙支 7 例,分别占 50% 和 23.3%);多支次之,占 26.7%(8 例。其中一支恒定来源骨膜支,另一支来源桡侧肌皮支或肌间隙支)。

3. 穿支浅出部位　前臂后外侧中段皮穿支虽起源不一,但穿出深筋膜位置相对恒定,穿出点位于指伸肌与桡侧腕短伸肌的肌间隙、旋后肌与拇长展肌之间(肱骨外上髁下 12.5~15.8 cm 范围内)。

4. 穿支与其他皮穿支间吻合　前臂后外侧中段皮穿支浅出至皮肤后,发出众多的细小血管,形成两种吻合:① 与邻近肌皮穿支相互吻合成皮下血管网或链;② 营养前臂后皮神经外侧支,并与上、下节段前臂后神经外侧支营养血管相吻合。在 1 例新鲜墨染标本上,测得墨染面积为 13 cm × 7 cm。

【适应证】
前臂后外侧中段穿支蒂皮瓣可转位修复前臂、腕部软组织缺损,作为前臂非主干血管蒂皮瓣供区的补充。

【手术方法】
1. 皮瓣设计
(1)点:位于指伸肌与桡侧腕短伸肌的肌间隙、旋后肌与拇长展肌之间(肱骨外上髁下 12.5~15.8 cm 范围内)。
(2)线:肱骨外上髁至桡骨茎突的连线为皮瓣设计轴心线。
(3)面:在皮瓣轴心线向两侧设计皮瓣,皮瓣面积宽度约 4.0 cm × 8.5 cm。皮瓣在切取时应在深筋膜下分离。

2. 皮瓣切取　在不驱血的止血带下切开皮瓣蒂部前侧的皮肤,在深筋膜下向后翻起皮瓣,至指伸肌与桡侧腕短伸肌间隙,根据充盈的伴行静脉确定皮穿支发出的部位并细心保护。切开皮瓣其他周缘,深筋膜下掀起皮瓣,沿途切断结扎细小的血管分支,在皮瓣近、远侧两端分别切断皮神经,结扎伴行的静脉主干,最后细致分离穿支血管束至1~2 cm,保持穿支蒂血管位置不变。松开止血带,检测皮瓣血供以备转移。在保证蒂部无张力情况下,皮瓣在180°内旋转覆盖创面。供区创口直接缝合或以中厚皮片覆盖。

【典型病例】

患者男性,64 岁。因右前臂及手部车轮碾压伤入院,急诊行清创桡骨远端骨折复位接骨板固定、腕关节复位克氏针固定术,术后缺损创面不愈合,面积约为 8.5 cm × 4.0 cm,在其近端设计一10.5 cm × 4.5 cm 前臂后外侧中段穿支皮瓣,将皮瓣切取后转位修复缺损创面,供区植皮。术后皮瓣全部成活,术后随访质地与外形优良,患者满意(图 7-10-2)。

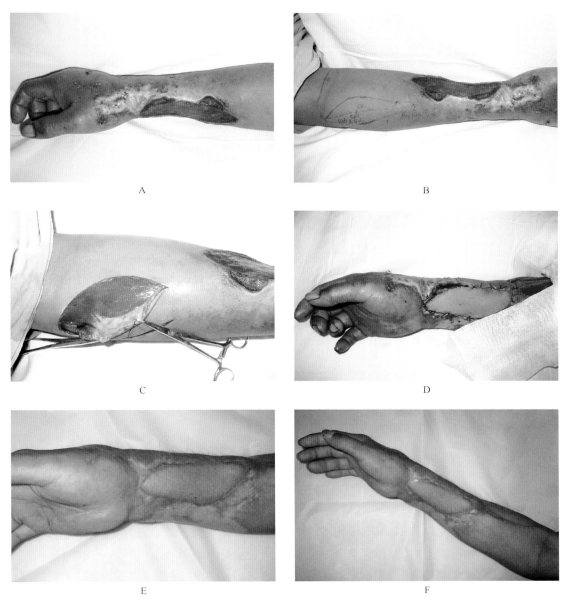

图 7-10-2　前臂后外侧中段穿支皮瓣修复前臂下段前外侧皮肤缺损

A. 术前创面情况;B. 皮瓣设计;C. 皮瓣切取;D. 皮瓣覆盖创面,供区植皮;
E. 术后 130 天皮瓣皮瓣外形;F. 术后 130 天供、受区情况

【术式评价】

1. 前臂后外侧中段穿支皮瓣的优点

（1）穿支解剖较恒定,皮瓣血供可靠,不牺牲主干血管,切取后对前臂的血供影响不大。

（2）手术创伤较小、操作简便、安全可靠。

（3）术后皮瓣色泽接近正常,质地优良,不臃肿,不萎缩,外形美观,可制成感觉皮瓣。

（4）供受区在同一肢体,手术进程简捷顺畅,皮肤较为疏松,皮瓣宽度在 6 cm 以内时,供区多能直接缝合。

2. 前臂后外侧中段穿支皮瓣的缺点

（1）穿支血管短小、切取皮瓣面积及旋转修复范围受限是其不足。

（2）必要时会牺牲 1 条皮神经,影响相应部位的皮肤感觉。

【注意事项】

（1）穿支的确定是皮瓣设计的关键,术前应用超声多普勒探测穿支穿出点部位,必要时行动脉造影,经 DSA 摄片观察前臂后外侧中段穿支走行、分布及其与周围动脉的吻合情况。

（2）因前臂具有旋转功能,皮肤(尤其远段皮肤)常在深筋膜面上前后滑动,在前臂设计皮瓣画线时,一定要在中立位进行。

（3）应在深筋膜下分离皮瓣,以免损伤皮穿支吻合网。

（4）指伸肌腱与桡侧腕短伸肌的肌间隙可作为觅及穿支的标志,可不必过于强调皮穿支的起源类型。

（5）可将皮瓣内的前臂后皮神经外侧支与受区神经吻接,制成有感觉皮瓣。

（6）术式虽可以穿支穿出深筋膜处为转轴点在前臂下段设计皮瓣,修复前臂上段或肘关节,但供区影响美观,应谨慎使用。

（郑和平　林　涧）

第十一节　腕横纹穿支皮瓣

临床上手指外伤常导致广泛环形皮肤软组织缺损及深部骨、肌腱、血管神经等外露,需要皮瓣移植修复,应用传统方法常常需要经过多次手术才能达到立体修复,病程延长,患者痛苦大,手功能恢复还不尽如人意。穿支皮瓣已经广泛应用于四肢、躯干和头颈创面的修复,但手指皮肤软组织质薄、柔软有弹性且需重建感觉等特点限制了大部分穿支皮瓣在手指修复的应用,只有采用手足作为供区切取皮瓣才能达到最佳效果。𧿹甲瓣游离移植虽然可以一期修复手指复杂缺损并获得最佳效果,但很多患者拒绝牺牲足趾和足背作为供区。手指局部皮瓣质地颜色相近,但是皮瓣大小及修复范围明显受限,且供区损伤明显。手腕掌区域皮肤软组织与手指相近,可切取组织范围明显扩大,是较理想的皮瓣供区。

国外最早由 Sakai 首次提出腕横纹皮瓣。由于血管蒂解剖恒定、皮瓣切取方便、皮瓣质地优良等优点,腕横纹皮瓣得到了广泛的应用。如何将这一皮瓣的应用更趋于完善,有作者进行了解剖与临床应用方面的研究,开发出形式灵活的腕横纹穿支皮瓣,满足临床不同需要。

【应用解剖】

腕横纹穿支皮瓣的血供恒定来自桡动脉掌浅支,为直接皮支,恒定出现在距桡骨茎突近端 1.1~3.6 cm 处,起自桡动脉主干桡侧,斜向舟骨结节尺侧缘进入大鱼际。自起始处至舟骨结节水平走行过程中发出 1~5 支穿支营养腕部掌侧皮肤组织,同时发出数支分支营养周围屈肌腱;桡动脉掌浅支起始处管径为 1.0~3.0 mm,舟骨结节处管径为 1.0~2.9 mm。皮瓣内静脉回流有桡动脉掌浅支伴行静脉和真皮下浅静脉两套静脉系统,皮瓣静脉回流经桡动脉掌浅支伴行静脉、大鱼际背侧边缘的浅静脉和头静脉及掌侧浅静脉，而且皮瓣浅表静脉丰富，可切取长度为 2.0~5.0 cm，直径 1.0~3.5 mm。皮瓣的神经分布主要有大鱼际掌侧面的正中神经掌皮支、桡侧面的桡神经浅支的分支以及前臂外侧皮神经的分支，一般多携带正中神经掌皮支与指神经缝合，以恢复皮瓣感觉（图 7-11-1）。

【适应证】

临床最多见于游离切取移植修复手指缺损，应用主要有 4 种：① 单纯游离穿支皮瓣，用于修复单纯手指皮肤软组织缺损（图 7-11-2）。② 带感觉游离穿支皮瓣，用于修复手指皮肤软组织缺损同时重建感觉（图 7-11-3）。③ 嵌合肌腱穿支皮瓣，用于一期修复手指皮肤软组织缺损同时重建肌腱连续性（图 7-11-4）。④ 血流桥接穿支皮瓣，用于修复手指皮肤软组织缺损同时重建血管连续性（图 7-11-5）。⑤ 联合大鱼际皮瓣制备分叶皮瓣，用于修复手指面积较大或多个独立皮肤软组织缺损（图 7-11-6）。

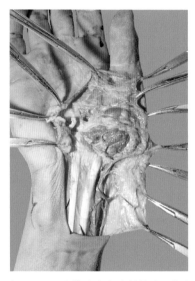

图 7-11-1　腕横纹穿支皮瓣的应用解剖

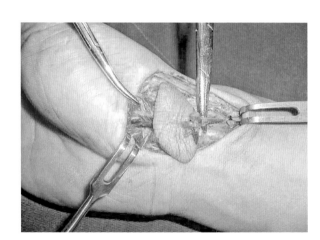

图 7-11-2　单纯游离腕横纹穿支皮瓣

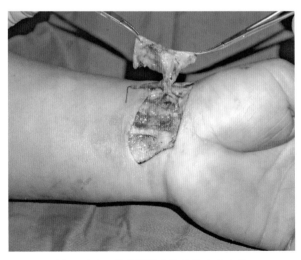

图 7-11-3　带感觉游离腕横纹穿支皮瓣

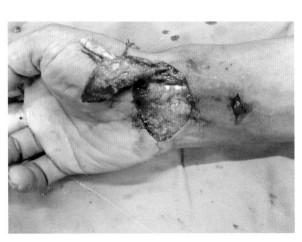

图 7-11-4　嵌合肌腱腕横纹穿支皮瓣

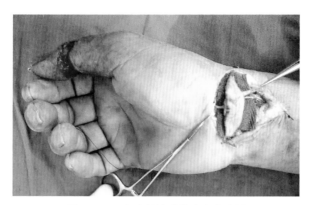

图 7-11-5 血流桥接腕横纹穿支皮瓣

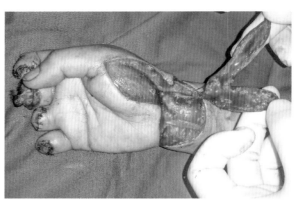

图 7-11-6 联合大鱼际皮瓣制备分叶腕横纹穿支皮瓣

【手术方法】

臂丛阻滞麻醉,患肢取外展位。

1. 皮瓣设计 ①点:桡动脉掌浅支在手舟骨结节附近有分支进入皮瓣,此为皮瓣设计的点。②线:手舟骨结节与第1掌骨头掌背交界处做连线,以此线做皮瓣的纵轴线。③面:远端达第1掌指关节,近端在手舟骨结节附近。两侧以皮瓣纵轴线各旁开 2.0 cm 左右。面积大小(2.0 cm×2.0 cm)~(4.5 cm×2.5 cm)。

2. 手术步骤 切开皮瓣桡侧,在皮下找到进入皮瓣的桡神经浅支及由皮瓣汇集而成的静脉支;在手舟骨结节附近切开近端皮肤,沿桡动脉掌浅支仔细解剖,寻找进入皮瓣的分支,确认有小动脉进入皮瓣后,切开皮瓣尺侧及远端,在肌膜深面掀起皮瓣,使皮瓣除血管、神经相连外其余部分完全游离,结扎切断掌浅支远端:根据受区的需要,解剖分离血管、神经至足够长度备用;皮瓣断蒂后,供区直接缝合或全厚皮片移植。

【典型病例】

病例一:示指绞压伤以带感觉腕横纹瓣修复病例。

患者男性,29 岁。左示指机器绞压伤入院,急诊行清创治疗。术中可见左示指远节指腹撕脱合并广泛肌腱外露。设计切取同侧带感觉腕横纹皮瓣。术中显露桡神经浅支皮支并将其携带于皮瓣内,穿支血管来自桡动脉掌浅支。皮瓣转移到示指并覆盖创面,动脉与示指尺侧指固有动脉端端吻合,头静脉属支与示指指背皮下静脉端端吻合,

左示指桡侧指固有神经与皮瓣内的桡神经浅支皮支神经缝合。皮瓣供区直接缝合。术后 2 周见皮瓣血运良好,创面愈合良好。皮瓣外形满意,供区仅遗留线性瘢痕(图 7-11-7)。

病例二:环指绞压离断伤以血流桥接腕横纹穿支皮瓣修复病例。

患者男性,27 岁。右手环、小指机器绞压伤入院,急诊行清创见右环、小指完全离断伤合并肌腱长段撕脱,小指毁损严重予以残端修整术,环指断指清创后骨折端钢板内固定,修复屈伸肌腱,近节指腹皮肤软组织缺损合并双侧指固有动脉缺损。

设计切取同侧血流桥接腕横纹穿支皮瓣,血管蒂 T 形结构长度为 3 cm,近端与环指桡侧指固有动脉端端吻合,远端桥接与环指桡侧指固有动脉远端端端吻合,头静脉属支与环指指背皮下静脉端端吻合,环指指背皮下静脉吻合两套。皮瓣供区直接缝合。术后 4 周见皮瓣血运良好,创面愈合良好。皮瓣外形满意,环指功能恢复良好,供区仅遗留线性瘢痕(图 7-11-8)。

【注意事项】

(1)皮瓣切取面积适当放大,以覆盖创缘 1~2 mm 为宜,如果切取双叶瓣,应当合理设计,避免创缘闭合张力过大,屈腕 90° 直接闭合皮瓣供区,尽量避免植皮,术后常规石膏外固定腕部于屈曲 90°位,两周后拆除。

(2)应避免皮瓣切取游离过程中过度牵拉血管蒂,显露穿支血管进入皮瓣即可整块切取,不必过度分离穿支。

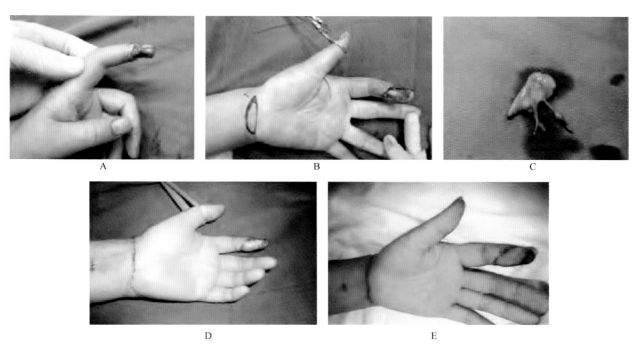

图 7-11-7 示指绞压伤以带感觉腕横纹皮瓣修复病例

A. 术前；B. 皮瓣设计；C. 皮瓣切取；D. 皮瓣移植修复创面；E. 术后随访

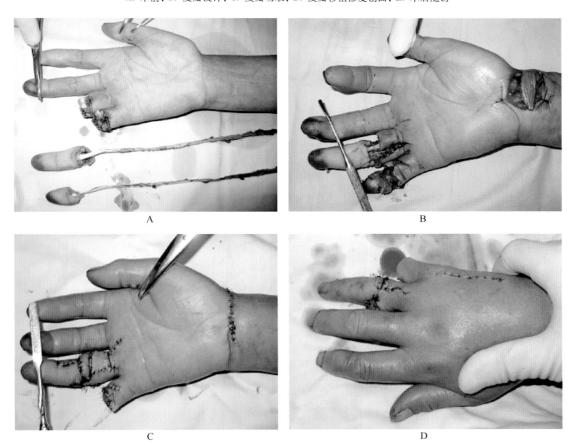

图 7-11-8 环指绞压离断伤以血流桥接腕横纹穿支皮瓣修复病例

A. 术前第 4、5 指离断；B. 断指再植并切取腕部穿支皮瓣；C、D. 皮瓣移植修复断指后残留创面；

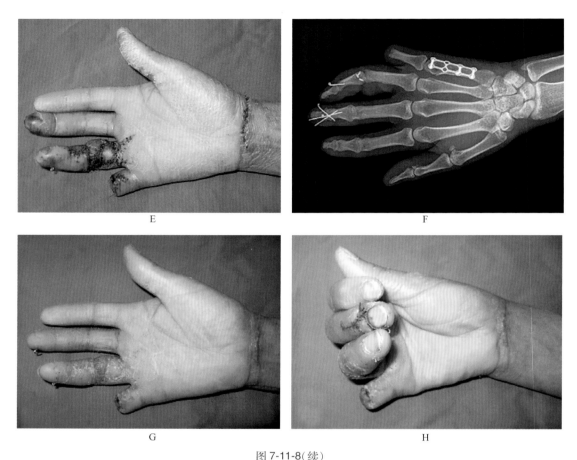

图 7-11-8(续)

E. 术后皮瓣成活；F. 术后 X 线片；G、H. 术后随访手指伸屈功能

（3）术中尽可能多地吻合静脉，吻合数量应大于两条，桡动脉掌浅支伴行静脉必须优先吻合，以预防因静脉回流障碍发生皮瓣静脉危象；同时要注意皮瓣内的浅静脉是过路静脉的可能性，单纯以此类静脉为皮瓣回流静脉会导致皮瓣静脉回流障碍甚至发生静脉危象。

（4）如果需要切取较长静脉，可以采用分段切口切取，最大限度减小供区损伤（图 7-11-9）。

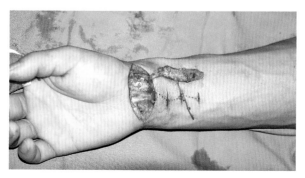

图 7-11-9　分段切口切取皮瓣回流静脉

（5）如果需要切取嵌合肌腱皮瓣，在探查血管过程中要小心保留桡动脉掌浅支发向掌长肌腱的营养血管，以此为中心点设计切取肌腱瓣。

（6）重视术后功能康复，皮瓣移植术后康复训练是帮助组织愈合和恢复手指功能的重要手段。本组患者均在术后 1 周左右开始进行手指关节功能康复训练，有效促进了术后手指功能的恢复。

（7）优点：① 皮瓣内皮下组织少，厚薄适中，质地优良，符合手指受区修复要求，外形功能满意。② 桡动脉掌浅支解剖位置恒定，位置表浅，不必全程显露穿支血管，皮瓣切取简单。③ 皮瓣内可携带正中神经掌皮支制备成感觉重建皮瓣，能有效恢复皮瓣感觉。④ 与传统带蒂皮瓣相比，手术可一次完成，术后伤指可早期行恢复性功能锻炼，有利于患指功能恢复。⑤ 皮瓣供区相对隐蔽，可直接缝合，术后基本仅留线性瘢痕，供区功能几乎无影响。⑥ 合理设计切取皮瓣可满足手指任意形状及缺损面积的修复。⑦ 皮瓣内动静脉管径与手指受区相匹配,吻合操作容易,皮瓣血供可靠。

（8）缺点:① 切取带感觉皮瓣时有形成痛性神经瘤的可能。② 在皮下脂肪厚的患者,蒂部隆起导致局部猫耳明显,需二次修整。③ 供区不美观,桡侧是暴露侧,如切取皮瓣宽度大于 3 cm 或前臂周径的 1/5,直接缝合常有困难,此时可改切

取筋膜皮下瓣避免此类并发症发生。④ 术后手腕部需要石膏固定,增加术后护理和康复锻炼的难度。⑤ 部分皮瓣肿胀持续时间长,需进一步研究改善静脉回流的方法,如将浅静脉干于蒂部远侧结扎,阻断倒灌,或在皮瓣较大时进行浅静脉吻合建立流出通道。

（宋达疆　池征璘　郑和平）

参考文献

[1]朱盛修. 现代显微外科学［M］. 湖南:湖南科学技术出版社,1994.

[2]孙弘,侯春林.带血管蒂皮瓣肌皮瓣转移术［M］.江苏科学技术出版社,1988.

[3]陈尔瑜,梅芳瑞.常用皮瓣和肌皮瓣的解剖及临床应用［M］.重庆:科学技术文献出版社重庆分社,1987.

[4]路来金,王克利,宫旭,等.逆行肱桡肌皮瓣的临床应用及其解剖学基础［J］.中华手外科杂志,2005,21(2):95-97.

[5]路来金,王首夫,傅中国,等.前臂骨间背侧动脉逆行岛状皮瓣［J］.中华手外科杂志,1987,3(2):34-36.

[6]路来金,王首夫,傅中国,等.以骨间背侧动脉为蒂逆行岛状皮瓣的应用解剖［J］.中国临床解剖学杂志,1989,7:208-210.

[7]路来金,王首夫,傅中国,等.前臂骨间背侧动脉逆行复合组织瓣修复手部组织缺损［J］.中国修复重建外科杂志,1989,3:110-111.

[8]张高孟,张丽银.新的尺动脉腕上皮支皮瓣(附6例报告)［J］.手外科杂志,1990,6(2),96-98.

[9]张高孟,张丽银.尺动脉腕上皮支皮瓣12例报告［J］.中华显微外科,1991,14(2),69-70.

[10]张高孟,张丽银.尺动脉腕上皮支皮瓣在复杂拇指再造中的应用［J］.中华显微外科杂志,1992,15(4),222.

[11]张高孟,张丽银,顾玉东,等.桡动脉鼻烟窝筋膜穿支皮瓣［J］.手外科杂志,1992,8(1):26-27.

[12]劳杰,张高孟,顾玉东.桡动脉鼻烟窝皮支皮瓣的应用解剖学［J］.中华临床解剖学杂志,1995,13(2):106.

[13]顾玉东,张高孟,劳杰,等.桡动脉鼻烟窝皮支皮瓣［J］.中华显微外科杂志,1995,18(2):101-102.

[14]张惠发,郭耀兴,钟桂午.手背尺侧逆行岛状皮瓣的解剖学及临床应用［J］.中国修复重建外科杂志,2002,16(6):395-397.

[15]宋建良,李松春,范希玲,等.皮神经逆行岛状皮瓣修复指端及指部损伤［J］.中华手外科杂志,1994,10:233-235.

[16]张世民,徐达传.带神经及其营养血管的皮瓣［J］.中国临床解剖学杂志,1996,14:313-315.

[17]芮永军,徐建光,顾玉东.以上肢浅表皮神经伴行血管为蒂的岛状皮瓣的解剖学研究［J］.中华手外科杂志,1997,13:226-230.

[18]裴斌,胡居华,董惠卿,等.上肢皮神经伴行血管皮瓣岛状皮瓣逆行转移修复上肢软组织缺损［J］.实用手外科杂志,1999,13(1):

12-14.

[19]王绶江,罗少军,郝新光,等.前臂皮神经、皮神经营养血管与浅静脉的关系和临床意义的解剖学研究［J］.中华整形外科杂志,2000,16(4):212-215.

[20]李柱田.前臂逆行岛状皮瓣在手外科的应用［J］.白求恩医科大学学报,1984,10(6):625.

[21]李柱田,曹玉德.尺动脉逆行岛状皮瓣在修复手部创伤中的应用［J］.创伤杂志1986,2(3):129-131.

[22]李柱田.尺动脉逆行岛状皮瓣在手指脱套伤和指再造中的应用［J］.手外科杂志,1986,4(1):16-18.

[23]Karacalar A, Ozcan M. Preliminary report: the distally pedicled dorsoulnar forearm flap for hand reconstruction［J］. Brit J Plast Surg, 1999, 52: 453-457.

[24]Bertelli JA, Khoury Z. Neurocutaneous island flaps in the hand: Anatomical basis and preliminary results［J］. Brit J Plast Surg, 1992, 45: 586.

[25]Taylor GJ, Gianoutsoes MP, Morris SF. The neurovascular territories of the skin and muscles: anatomic study and clinical implications［J］. Plast Reconstr Surg, 1994, 94: 1-37.

[26]Li Z, Liu K, Cao Y. The reverse flow ulnar artery island flap: 42 clinical cases［J］. Brit J Plast Surg, 1989, 43: 256-259.

[27]Lu LJ, Gong X, Liu ZG, et al. Analysis of the long time follow-up outcomes of the posterior interosseous flaps and compound flaps［J］. Chinese Medical Journal (English Edition), 2003, 116 (2): 222-225.

[28]杨果凡,陈宝驹,高玉智,等.前臂皮瓣游离移植术［J］.中华医学杂志,1981,61:139-141.

[29]鲁开化,钟德生,陈璧,等.前臂桡动脉逆行岛状皮瓣及其临床应用［J］.中华外科杂志,1982,20:695-697.

[30]张毓涛,王秀芬,邹中芳,等.前臂逆行筋膜蒂筋膜皮瓣修复手部创伤和畸形(10例报告)［J］.中华整形烧伤外科杂志,1988,4:41-42.

[31]张世民,陈中伟.前臂逆转筋膜蒂岛状皮瓣血供的解剖学［J］.中国临床解剖学杂志,1990,8:136-138.

[32]张世民,陈中伟.不带桡动脉的前臂逆行筋膜瓣［J］.中华显微外科杂志,1990,13:136-138.

[33]张世民,陈中伟.前臂远端蒂筋膜皮瓣的静脉回流［J］.手外科杂

志,1992,8:72-73.

[34] 陈运祥,李进波.前臂桡动脉皮支血管网逆行筋膜皮瓣修复手部创面[J].中华整形烧伤外科杂志,1999,11:457-459.

[35] 黄继峰,石谨,陈运祥,等.前臂桡动脉皮支血管网逆行筋膜皮瓣的解剖学基础[J].中国临床解剖学杂志,2000,18:25-26.

[36] 王绥江,罗少军,郝新光,等.前臂皮神经、皮静脉营养血管与浅静脉关系和临床意义的解剖学研究[J].中华整形外科杂志,2000,16:212-215.

[37] 鲁世荣,赵玲辉,王广宏,等.手及前臂皮神经营养血管蒂皮瓣的应用解剖[J].中华手外科杂志,2002,18:251-253.

[38] 张世民,张连生,韩平良,等.前臂远端蒂翻转筋膜脂肪瓣修复手部软组织缺损[J].中华手外科杂志,1993,9:82-84.

[39] 李吉,姜树学,何尚仁,等.前臂皮瓣血管的研究[J].解剖学报,1982,13:237-239.

[40] Lamberty BGH, Cormack GC. The forearm angiotomes [J]. Br J Plast Surg, 1982, 35:420-429.

[41] 陶凯忠,陈尔瑜,纪荣明,等.前臂皮瓣筋膜血管的解剖学[J].解剖学杂志,1997,20:208-211.

[42] Inoue Y, Taylor GI. The angiosomes of the forearm: Anatomic study and clinical implications [J]. Plast Reconstr Surg, 1996, 98:195-210.

[43] 张世民,顾玉东,侯春林,等.腕部血管网的解剖学观察及其与前臂远端蒂皮瓣的关系[J].中国临床解剖学杂志,2002,20:345-347.

[44] 张世民,侯春林.前臂桡侧远端蒂岛状筋膜皮瓣修复手部缺损[J].第二军医大学学报,2000,21:693-696.

[45] Chang SM, Hou CL, Zhang F, et al. Distally based forearm flap with preservation of the radial artery: experimental, and clinical studies[J]. Microsurgery, 2003, 23:328-337.

[46] Chang SM, Chen ZW. The distally-based radial forearm fascia flap [J]. Plast Reconstr Surg 1990, 85:150-151.

[47] Chang SM, Hou CL. The development of the distally based radial forearm flap in hand reconstruction with preservation of the radial artery[J]. Plast Reconstr Surg, 2000, 106:955-957.

[48] Chang SM. The pedicle of neurocutaneous island flaps [J]. Plast Reconstr Surg 1996, 98:374-376.

[49] Wilson IF, Schubert W, Benjamin CI, et al. The distally based radial forearm fascia-fat flap for treatment of recurrent de Quervain's tendonitis[J]. J Hand Surg, 2001, 26A:506-509.

[50] Medalie DA. Perforator-based forearm and hand adipofascial flap for the coverage of difficult dorsal hand wounds[J]. Ann Plast Surg, 2002, 48:477-483.

[51] Parodi PC, De Biasio F, Rampino E, et al. The distally-based radial fasciosubcutaneous flap for soft tissue cover of the flexor aspect of the wrist[J]. Scand J Plast Reconstr Surg Hand Surg, 2003, 37:61-63.

[52] Chang SM, Hou CL, Zhang F, et al. Distally based forearm flap with preservation of the radial artery: experimental, and clinical studies[J]. Microsurgery, 2003, 23:328-337.

[53] Lamberty BGH, Cormack GC. The forearm angiotomes [J]. Br J Plast Surg, 1982, 35:420-429.

[54] 郑和平,林涧,张志宏,等.前臂后外侧中段穿支皮瓣的解剖学基础[J].中华创伤杂志,2011.27(3):228-231.

[55] 林涧,郑和平.前臂后外侧中段穿支皮瓣的临床应用[J].中华显微外科杂志,2010.33(6):490-491.

[56] Penteado CV, Masquelet AC, Chevrel JP. The anatomic basis of the fascio-cutaneous flap of the posterior interosseous artery [J]. Surg Radiol Anat, 1986, 8:209-215.

[57] 路来金,王首夫,杨钧,等.前臂骨间背侧动脉逆行岛状皮瓣[J].手外科杂志,1987,3:34-37.

[58] Zancolli EA, Angrigiani C. Posterior interosseous island forearm flap [J]. J Hand Surg Br, 1988, 13:130-135.

[59] Chen HC, Tang YB, Chuang D, et al. Microvascular free posterior interosseous flap and a comparison with the pedicled posterior interosseous flap[J]. Ann Plast Surg, 1996, 36:542-550.

[60] Pedro C, Cavadas. Posterior Interosseous Free Flap with Extended Pedicle for Hand Reconstruction[J]. Plast Reconst Surg, 2001, 108:897-901.

[61] 潘朝晖,王剑利,袁勇,等.带感觉神经的骨间背侧游离皮瓣修复手指皮肤缺损[J].中华显微外科杂志,2007,30:304-306.

[62] Costa H, Pinto A, Zenha H. The posterior interosseous flap — a prime technique in hand reconstruction. The experience of 100 anatomical dissections and 102 clinical cases[J]. J Plast Reconstr Aesthet Surg, 2007, 60:740-747.

[63] Hubmer MG, Fasching T, Haas F, et al. The posterior interosseous artery in the distal part of the forearm. Is the term 'recurrent branch of the anterior interosseous artery' justified[J]?. Br J Plast Surg, 2004, 57:638-644.

[64] 王欣,胡浩良,王胜伟,等.前臂骨间后动脉穿支皮瓣的解剖学研究[J].解剖与临床,2011,16:69-70.

[65] 林涧,余云兰,吴春.带真皮下毛细血管网前臂筋膜(蒂)皮瓣的临床应用[J].中华创伤杂志,2008,24(10):853.

[66] 郑和平,林建华,林海滨.中国人皮瓣血管[M].北京:人民卫生出版社,2006:75.

[67] 李文海.尺动脉近侧穿支皮瓣修复手掌背部中等面积皮肤缺损[J].实用手外科杂志,2017,31(1):114-115.

[68] 徐永清,林涧,郑和平.穿支皮瓣[M].北京:人民卫生出版社,2015:284-289.

[69] 傅强,甘子明,赵胡瑞,等.彩色多普勒血流显像对尺动脉穿支血管的研究[J].中华超声影像学杂志,2011,20(10):871-873.

[70] 魏义涛,钟桂午,梅劲,等.尺动脉近端穿支皮瓣的应用解剖与临床应用[J].中华显微外科杂志,2013,36(5):447-449.

[71] 昝钦,唐修俊,魏在荣,等.尺动脉腕上穿支逆行岛状皮瓣修复腕部软组织缺损[J].中华创伤杂志,2014,30(9):935-936.

[72] 林涧,余云兰,吴春,等.贵要静脉-尺神经浅支营养血管蒂皮瓣的临床应用[J].中华创伤杂志,2009,25(4):307-308.

[73] 林涧,郑和平,林加福.臂内侧远端穿支皮瓣的临床应用[J].中华创伤杂志,2012,28(10):937-940.

[74] Peimng Y, Edward I, Jesse C, et al. Perforator patterns of the ulnar artery perforator flap [J]. Plast Reconstr Surg, 2012, 129 (1):213-220.

[75] 郑大伟,黎章灿,许立,等.尺动脉腕上皮支变异1例[J].中国临床解剖学杂志,2013,31(1):41.

[76] Cigdem U, Jale O. Clinical application ofdistal ulnar artery perforator flap in handtrauma [J]. J Reconstr Microsurg, 2011, 27 (9):559-565.

[77] Sun C, Hou Z, Wang B, et al. An anatomical study on the characteristics of cutaneous branches-chain perforator flap with ulnar

artery pedicl[J]. Hast Reconstx Surg, 2013,131(2):329-336.

[78] 陈莹,姚建民,赵风景,等.微型游离尺动脉腕上皮支下行支皮瓣修复手指创面[J].中华整形外科杂志,2011,27(1):67-68.

[79] 梅良斌,徐永清,朱跃良,等.游离尺动脉腕上皮支皮瓣修复手指皮肤缺损[J].临床骨科杂志,2012,15(3):301-303.

[80] Chen C, Tang P, Zhang X. The dorsal homodigital island flap based on the dorsal branch of the digital artery:a review of 166cases[J]. Plast Reconstr Surg, 2014,133(4):519e-529e.

[81] 姚群,芮永军,寿奎水.改良游离尺动脉腕上皮支下行支皮瓣移植修复手指软组织缺损[J].中华手外科杂志,2014,30(1):47-49.

[82] 李国强,王夫平,周健辉,等.游离尺动脉腕上皮支上行支皮瓣修复手指损伤12例[J].中华显微外科杂志,2013,36(1):85-86.

[83] 董凯旋,徐永清,范新宇.游离腓动脉穿支皮瓣修复手部软组织缺损[J].中华创伤骨科杂志,2014,16(10):853-857.

[84] 徐建光,顾玉东,张高孟,等.尺动脉腕上皮支皮瓣的解剖及临床应用[J].中国临床解剖学杂志,1993,11(4):256-257.

[85] Penteado CV, Masquelet AC, Chevrel JP. The anatomic basis of the fascio-cutaneous flap of the posterior interosseous artery[J]. Surg Radiol Anat, 1986, 8(4):209-215.

[86] 路来金,宫旭,刘志刚,等.前臂骨间后动脉逆行岛状皮瓣及复合组织瓣移植的远期疗效分析[J].中华显微外科杂志,2002,25(4):249-251.

[87] Zancolli EA, Angrigiani C. Posterior interosseous island forearm flap[J]. J Hand Surg Br, 1988, 13(2):130-135.

[88] Tonkin MA, Stern H. The posterior interosseous artery free flap[J]. J Hand Surg Br, 1989, 14(2):215-217.

[89] Costa H, Pinto A, Zenha H. The posterior interosseous flap — a prime technique in hand reconstruction. The experience of 100 anatomical dissections and 102 clinical cases[J]. J Plast Reconstr Aesthet Surg, 2007, 60(7):740-747.

[90] Li KW, Liu J, Liu MJ, et al. Free multilobed posterior interosseous artery perforator flap for multi-finger skin defect reconstruction[J]. J Plast Reconstr Aesthet Surg, 2015, 68(1):9-16.

[91] Li KW, Song DJ, Liu J, et al. Tripaddle posterior interosseous artery flap design for 3-finger defects:an evaluation of 3 surgical approaches[J]. Ann Plast Surg, 2016, 77(4):406-412.

[92] 王欣,王建红,梅劲,等.前臂背侧部穿支皮瓣的解剖学研究[J].中华显微外科杂志,2012,35(4):303-306.

[93] 王欣,潘佳栋,陈宏,等.骨间后动脉近端穿支皮瓣游离移植修复手部软组织缺损[J].中华整形外科杂志,2012,28(2):83-87.

[94] 王欣,胡浩良,王胜伟,等.前臂骨间后动脉穿支皮瓣的解剖学研究[J].解剖与临床,2011,16(1):69-70.

[95] 胡浩良,潘志军,王欣,等.游离骨间后动脉穿支皮瓣血管变异的临床处理[J].中华显微外科杂志,2013,36(2):119-122.

[96] 胡浩良,王欣,陈宏,等.吻合浅静脉的游离前臂骨间后动脉穿支皮瓣修复手背皮肤缺损[J].中华显微外科杂志,2012,35(3):224-225.

[97] 胡浩良,王欣,陈宏,等.游离前臂骨间后动脉穿支皮瓣移植修复手指软组织缺损[J].中华手外科杂志,2011,27(3):189-190.

[98] Medalie DA. Perforator-based forearm and hand adipofascial flaps for the coverage of difficult dorsal hand wounds[J]. Ann Plast Surg, 2002, 48(5):477-483.

[99] Hung MH, Huang KF, Chiu HY, et al. Experience in reconstruction for small digital defects with free flaps[J]. Ann Plast Surg, 2016, 76 Suppl 1:S48-S54.

[100] Koshima I, Inagawa K, Urushibara K, et al. Fingertip reconstructions using partial-toe transfers[J]. Plast Reconstr Surg, 2000, 105(5):1666-1674.

[101] Samson MC, Morris SF, Tweed AE. Dorsalis pedis flap donor site:acceptable or not[J]. Plast Reconstr Surg, 1998, 102(5):1549-1554.

[102] 曹学新,陈金峰,常荣刚,et al.趾甲瓣联合第二足趾复合组织移植亚急诊再造Ⅲ~Ⅳ度缺损的拇指[J].中华显微外科杂志,2015,38(3):254-257.

[103] Song D, Xu J, Lv H, et al. Wraparound chimeric radial collateral artery perforator flap for reconstruction of thumb loss[J]. J Reconstr Microsurg, 2015, 31(2):95-101.

[104] Sakai S. Free flap from the flexor aspect of the wrist for resurfacing defects of the hand and fingers[J]. Plast Reconstr Surg, 2003, 111(4):1412-1420;discussion 1421-1422.

[105] Zheng DW, Li ZC, Shi RJ, et al. Thumb reconstruction via a pedicled flap based on the superficial palmar branch of the radial artery from the wrist crease area[J]. J Plast Reconstr Aesthet Surg, 2015, 68(11):1581-1587.

[106] Chi Z, Yang P, Song D, et al. Reconstruction of totally degloved fingers:a novel application of the bilobed spiraled innervated radial artery superficial palmar branch perforator flap design provides for primary donor-site closure[J]. Surg Radiol Anat, 2017, 39(5):547-557.

[107] Chi Z, Pafitanis G, LEP P, et al. The use of innervated radial artery superficial palmar branch perforator free flap for complex digital injuries reconstruction[J]. J Plast Surg Hand Surg, 2017, 52(2):1-6. doi:10.1080/2000656X.2017.1360317.

[108] 张亚斌,李会晓,夏利锋,等.桡动脉腕横纹穿支皮瓣的解剖及临床应用[J].中华显微外科杂志,2015,38(5):479-481.

[109] 沈永辉,季卫平,李浩.带感觉腕横纹穿支皮瓣游离移植修复16例手指外伤缺损[J].中华显微外科杂志,2016,39(2):193-194.

第八章

手部

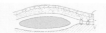

第一节　小指展肌皮瓣

拇指对掌功能在手的功能中占有非常重要的地位,拇指对掌功能丧失会严重影响拇指的捏握能力。拇指对掌功能重建的方法较多,但对鱼际肌部大片深在瘢痕,先天性拇指发育不全,拇展肌、对掌肌缺如,创伤性鱼际肌及皮肤缺损等,应用小指展肌皮瓣修复是一种良好的选择。Huber 和 Nicolaysen 于 1921 年首先采用小指展肌移位做对掌功能重建。1963 年 Litter 及 Cooley 对该手术做了详细报道,认为此手术方法优点较多。1986 年我国尹烈、史少敏报道了 5 例 6 侧小指展肌移位重建拇指对掌功能的经验,认为该手术具有以下优点:① 小指展肌作为一个带神经血管蒂的功能单位直接转至拇指,术后 3 周去除外固定时即具外展对掌功能,且随功能锻炼会越来越好。② 小指展肌皮瓣移位后,既可重建拇指对掌功能,还可同时修复鱼际部的皮肤瘢痕或缺损,使原已扁平的鱼际肌重新隆起,显著改善手的外观。③ 对掌功能重建术的成功因素之一是作用力沿豌豆骨方向牵拉,小指展肌移位后,收缩方向与之十分相符,因此疗效较好。

【应用解剖】

小指展肌位于小鱼际肌浅层尺侧,起于豌豆骨远端、豆钩韧带及腕横韧带,斜向远端行走,在第五掌指关节处形成两个止点。其近侧止点止于小指近节指骨基底的尺侧面,位于浅层的远侧止点止于小指的伸肌腱扩张部,除屈掌指关节、伸指间关节作用外,还能使小指外展和对掌。尺动静脉穿过腕尺管后,发出肌支至小指展肌,于小指展肌的近侧部分(钩骨下方 1 cm 处)进入。尺神经越屈肌支持带浅面和豌豆骨桡侧入手掌,分浅、深两支。浅支经掌短肌深面并发支支配该肌。于该肌远缘分成至环指、小指毗邻侧的掌指支以及至小指尺侧的掌指支。上述各支沿途发出细丝,末端呈小球状,支配掌和指的掌面皮肤(图 8-1-1)。

【适应证】

应用小指展肌皮瓣重建鱼际肌及皮肤缺损,较行皮瓣修复后加肌腱移位等方法的疗效更好,一次即能完成创面的修复和拇指对掌功能的重建。主要适应证如下。

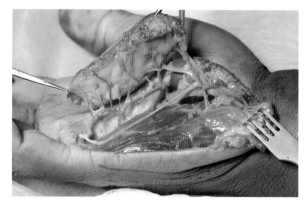

图 8-1-1　小指展肌的血供

（1）先天性拇指发育不全，鱼际肌缺如。

（2）鱼际肌损伤后缺损或创伤性鱼际肌瘢痕挛缩，功能丧失。

（3）创伤性鱼际肌及皮肤同时缺损。

（4）低位正中神经损伤或正中神经鱼际支损伤不能修复或修复后功能无恢复，拇指不能对掌。

（5）小儿麻痹对掌功能丧失。

合并尺神经损伤或掌部、鱼际肌区大片深在瘢痕者则不适应这种手术。

【手术方法】

1. 皮瓣设计　令患者做小指外展动作，在小鱼际区可触及该肌，术时根据受区需要，设计适当范围的皮瓣。皮瓣应以钩骨钩处与小指掌指横纹尺侧缘的连线为轴线，在肌腹近侧 2/3 段内设计，皮瓣旋转点位于钩骨处。切取皮瓣范围其长宽比创面分别大 0.5~1 cm（图 8-1-2A）。

2. 手术步骤

（1）按皮瓣设计，切开小指展肌两侧缘掌背侧的皮肤、皮下组织及掌筋膜，显露、分离小指展肌，将皮瓣周围皮下组织与小指展肌筋膜缝合 3~4 针，以防两者分离。

（2）于小指掌指关节和伸肌腱扩展部切断小指展肌的两个止点，可以稍多切取一些扩展部肌膜，增加腱性部分的长度，有利于缝合。提起肌腱，在小指短屈肌和小指对掌肌浅层，由远及近掀起肌皮瓣。在靠近钩骨处游离肌皮瓣时，必须注意保护进入肌肉的血管神经蒂，避免损伤进入小指展肌的神经血管束（图 8-1-2B）。

（3）在豆状骨切断小指展肌起点，供区创面彻底止血。

（4）将游离的肌皮瓣向桡侧旋转，移位至鱼际区覆盖创面和重建拇指对掌功能。分别将小指展肌的两个止点缝于拇短展肌止腱和拇指伸肌腱扩展部，在拇指对掌位调整好张力，将起点缝于腕横韧带上（图 8-1-2C）。

（5）拇指对掌位缝合手部皮肤切口。

（6）供区创面用全厚皮片修复。

（7）轻度屈腕、拇指对掌位石膏托固定 3~4周，去除石膏后开始做对掌运动训练。

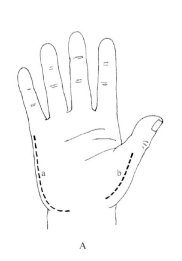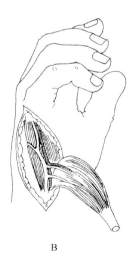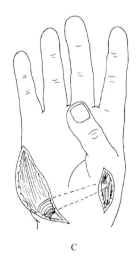

A　　　　　　　　　　B　　　　　　　　　C

图 8-1-2　小指展肌皮瓣移位重建拇指对掌功能

A. 切口设计；B. 肌瓣掀起；C. 肌瓣转移

【注意事项】

（1）当小指展肌皮瓣掀起至钩骨处时，应注意保护好进入肌肉的血管神经束，防止肌肉皮瓣出现缺血性坏死或失神经麻痹，影响手术效果。

（2）皮下隧道宜宽畅，防止术后肌瓣受压。

（3）小指展肌皮瓣移位后，小指展肌所行走的路线尽量与拇短展肌方向一致，并注意调整移位后的小指展肌张力，以保证充分发挥对掌功能，并防止血管神经束扭曲或牵拉过紧，影响肌皮瓣

的血供。

（4）用小指展肌皮瓣重建鱼际肌及皮肤缺损，较行皮瓣修复加肌腱移位等方法的疗效更好，可一次完成创面的修复和拇指对掌功能重建。但是因手掌尺侧是负重及主要感觉区，行肌皮瓣移植后的皮肤缺损需用植皮修复，感觉及耐磨性均差，所以小指展肌移植临床应用时，尽量选用肌瓣移位。

（王增涛　顾立强）

第二节　小鱼际皮瓣

1980 年 Chase 首先报道小鱼际皮瓣。顾玉东于 1987 年开始将其应用于临床。

【应用解剖】

1. 小鱼际区皮肤的范围　内侧为尺侧缘背掌皮肤交接处；外侧为小指指屈肌腱；近端为腕横纹；远端为小指掌指横纹。该区皮下有掌短肌及脂肪垫。小指指掌侧固有神经和血管位于脂肪垫、掌短肌与小鱼际筋膜之间。

2. 小鱼际区皮肤血供　左焕琛（1985）对该区血供做了解剖学研究，提示该区皮肤血供有两个来源：① 小指指掌侧固有动脉，从该动脉长轴发出皮支供应小鱼际区远端的 2/3 皮瓣（图 8-2-1）。② 尺动脉掌深支，该动脉在穿豆钩管前或在此管近端，于小指短屈肌及小指展肌间隙发出肌皮支供应掌短肌及小鱼际区近端 1/3 皮瓣。包括下列 4 种类型（图 8-2-2）。

Ⅰ型：仅发 1 支主干皮支供应此区。

Ⅱ型：可有 2~3 支皮支。

Ⅲ型：掌深支细小，不参与构成掌深弓，发出 1~2 支皮支后终于小鱼际肌内。

Ⅳ型：发出 1~2 支皮支后供应小鱼际肌，肌支的末梢再从肌间隙内穿出，支配皮区，深支本干仍参与掌深弓的构成。未发现从小鱼际肌的肌腹穿出的肌皮支。

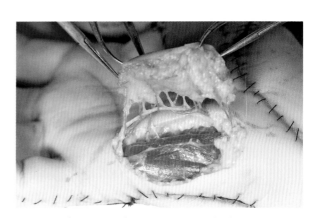

图 8-2-1　小鱼际区远端 2/3 皮瓣的血供

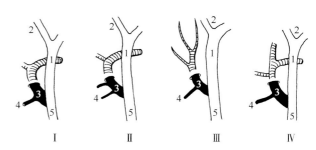

图 8-2-2　小鱼际区近端 1/3 皮瓣的血供

1. 掌浅弓；2. 小指指掌侧固有动脉；3. 掌深弓；
4. 至小鱼际区近端 1/3 皮瓣的皮支；5. 尺动脉

【适应证】

因小鱼际皮瓣的切取范围较大，供区可直接缝合，故是修复全指指腹皮肤缺损的较佳皮瓣。

【手术方法】

1. 皮瓣设计

（1）点：① 皮支入皮点，该皮瓣的尺动脉掌浅弓皮支位于豌豆骨远端 2 cm 处。② 带蒂旋转点，依据供区部位而变动，一般作逆行岛状皮瓣时，旋转点在掌浅弓的掌心部。

（2）线：豌豆骨与近侧掌纹中点（相当于中指掌骨头处）的弧形连线为尺动脉掌浅弓的行径线，以此线设计皮瓣的纵轴（图 8-2-3）。

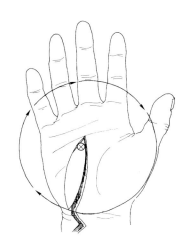

图 8-2-3　小鱼际皮瓣的设计及旋转弧

（3）面：① 切取面，近端在豌豆骨平面，远端以近侧掌纹为界，桡侧可达鱼际掌纹，尺侧为手掌尺缘。② 游离解剖面，应在掌筋膜深层进行游离解剖皮瓣。

2. 手术操作

（1）切开皮瓣桡侧缘，在近端找到尺动静脉及尺神经，在远端找到掌浅弓，在其间注意有小分支进入小鱼际皮肤，一般可找到 2 支。

（2）在豌豆骨沿尺神经浅支向远端仔细解剖，观察小神经分支至小鱼际皮肤。

（3）确认有小血管及神经进入小鱼际皮肤后做皮瓣的尺侧缘切口，使皮瓣除血管神经相连外余部全被游离。

（4）在豌豆骨尺动静脉蒂处放置血管夹，以观察掌浅弓的搏动及皮瓣血循环状况（皮肤颜色、毛细血管反流及皮缘出血情况）。

（5）在皮瓣近端结扎尺动静脉血管蒂，切断尺神经掌深支的小鱼际皮支，并按皮瓣转移长度的需要，结扎掌浅弓分支，使皮瓣血管蒂在无张力下移位于受区部位。

（6）在受区部分切除瘢痕组织，并在创面近端游离指神经近断端，切除断端神经瘤，将指神经与皮瓣的神经皮支作束膜缝合。

【典型病例】

患者男性，因右手严重外伤致拇、中、小指残缺，示、环指掌侧瘢痕挛缩，手功能障碍而入院。入院后在全麻下切除示、环指掌侧挛缩瘢痕，切取手背皮瓣修复示指掌侧创面，小鱼际皮瓣修复中指掌侧创面，游离第二足趾移植同时再造拇指，术后手功能明显改善（图 8-2-4）。

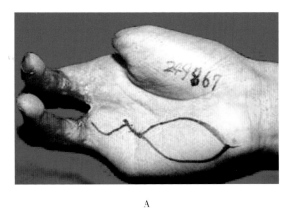
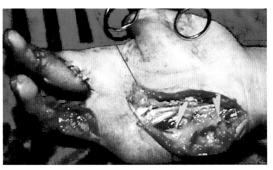

A　　　　　　　　　　　　　　　B

图 8-2-4　小鱼际皮瓣、手背皮瓣及第二足趾移植重建手功能

A. 术前右手严重外伤后手指残缺及皮瓣设计；B. 术中小鱼际皮瓣已解剖完成，仅血管蒂相连（箭头所示），
环指已由手背皮瓣修复；

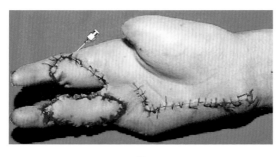
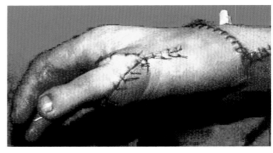

C

D

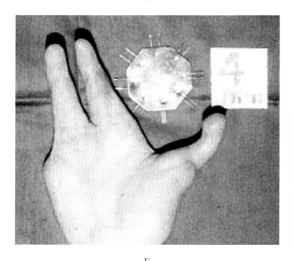
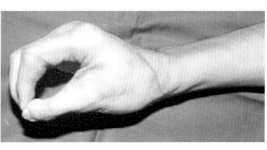

E

F

图 8-2-4（续）

C. 皮瓣转移修复创面；D. 游离第二足趾再造拇指；

E. 术后手指伸屈功能良好,各指两点辨别功能达 4 mm；F. 术后对掌功能优良

以小指尺侧固有指动脉为蒂或
环小指指总动脉为蒂的小鱼际皮瓣

1. 皮瓣设计　以小指近侧指横纹尺侧缘与舟骨结节的连线作为皮瓣的轴心线,旋转点为小指近节或中节指骨颈,以小指尺掌侧指固有动脉为血管蒂,采用 Z 形切口线设计蒂部及隧道。

2. 手术步骤

（1）首先切开蒂部及皮瓣尺侧缘皮肤,显露小指尺侧指固有神经及其发至皮瓣的皮支,继续解剖显露小指尺侧指固有动脉及其发出至皮瓣的皮支。

（2）然后切开皮瓣的桡侧缘,显露掌腱膜并从桡侧掀起,将深层的血管神经游离出来后,在其表面解剖游离皮瓣,两侧解剖面会师后,向近端仔细解剖分离进入皮瓣的各感觉支至足够长度。

（3）小指尺掌侧动脉的皮支可能位于神经的一侧,也可能分别位于神经的两侧,因此术中应选择保留进入皮瓣优势侧的皮支以确保血供。

（4）完全游离皮瓣血管蒂后,于近端阻断小指尺侧指固有动脉后,放止血带,明确皮瓣血供可靠后切断并结扎指动脉,见皮瓣红润,边缘渗血活跃。

（5）完全游离皮瓣后,在显微镜下解剖分离穿支血管至其进入真皮下血管网的位置,修剪皮瓣及血管蒂周围的脂肪球,修薄皮瓣至合适且均匀的厚度。

（6）将皮瓣逆行转移至受区,供区皮肤直接缝合,皮瓣中感觉神经与手指神经末端端端吻合,缝合皮瓣修复缺损,见皮瓣血供好。

【典型病例】

患者女性,36 岁。冲床压伤致左环小指指腹缺损 2 小时。小指伴有甲床部分缺损及骨质肌腱外露,软组织缺损面积 3.0 cm×1.9 cm。于臂丛神经阻滞麻醉下行带感觉神经的逆行小鱼际皮瓣修复术,术中保留指固有神经主干,将指固有神经小鱼际区直接皮支与末节指神经断端吻合,供区直接缝合。术后患者获随访 18 个月,皮瓣无明显色素沉着,外观与健侧指相似。伤指关节总主动活动度/被动活动度评定标准为优。皮瓣两点辨别觉为 4.5 mm(图 8-2-5)。

【注意事项】

(1)逆行小鱼际皮瓣修复手部创面时,由于血供是经掌浅弓逆行供应,对于掌浅弓损伤的患者,不能用此皮瓣。

(2)手术应在气囊止血带下进行,以此保证手术野清楚,在肌皮瓣近侧解剖时,由于尺神经与尺动脉伴行,应注意勿损伤神经。

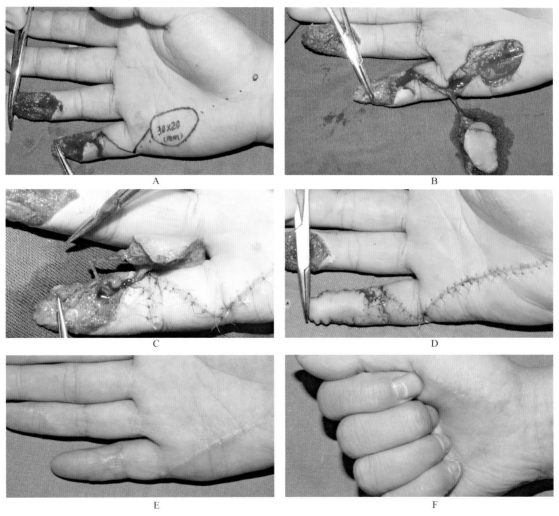

图 8-2-5 逆行小鱼际皮瓣、植皮修复环小指软组织缺损

A. 皮瓣设计;B. 皮瓣游离完毕,血供好;C. 皮瓣中感觉神经与手指神经末端在显微镜下行端端吻合;
D. 缝合皮瓣修复缺损,皮瓣红润;E. 术后 1 年;F. 术后 1 年握拳功能

(顾玉东 郑有卯 王增涛)

第三节 鱼 际 皮 瓣

鱼际皮肤与指腹皮肤色泽相近,用于修复指端创面术手指外形较美观。

1926 年 Gatewood 首先报道了鱼际皮瓣,1990 年 Matsuura 等首先报道了逆行岛状鱼际皮瓣,1993 年 Kamei 首先报道了以桡动脉掌浅支为营养血管的游离鱼际皮瓣,1991 年 Tsai 报道了一例以拇指桡侧指固有动脉为营养血管的游离鱼际皮瓣,1996 年,Omokawa 等报道了带桡神经浅支的掌侧分支作为皮瓣感觉神经的带蒂鱼际皮瓣,1997 年 Omokawa 等报道了鱼际区的血管及神经解剖。

【应用解剖】

1. 动脉 该区的动脉分支来自多条不同的主干血管(图 8-3-1)。① 第 1 掌骨桡背侧动脉起自桡动脉鼻烟窝段,穿过拇短屈肌腱下方至第 1 掌骨桡侧,沿途向鱼际区桡侧发出多条分支供养皮肤,终末支与第一掌骨颈桡侧穿支吻合。② 桡动脉掌侧支在穿入鱼际肌之前发出皮支至鱼际区近侧皮肤,并通过与鱼际区其他皮支间的吻合供养更大范围的皮肤。③ 掌浅弓发出多条皮支至鱼际尺侧皮肤。③ 掌浅弓与拇指桡侧指固有动脉的吻合支(拇主要动脉由掌深弓发出时)或拇主

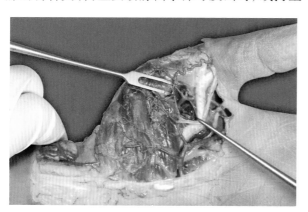

图 8-3-1　大鱼际动脉解剖

要动脉(拇主要动脉由掌浅弓发出时)向鱼际远侧部发出皮支。⑤ 鱼际深部血管自拇短展肌与拇短屈肌浅头间穿出的皮支。以上几组皮支血管之间有广泛的吻合。

2. 静脉 鱼际区皮下浅静脉丰富且透过皮下肉眼可见,在此区可以任意设计皮瓣而不太担心静脉的问题。

3. 神经 感觉神经来源有 3 条,由桡侧向尺侧排列依次为:桡神经浅支、前臂外侧皮神经终末支、正中神经掌侧支(图 8-3-2)。

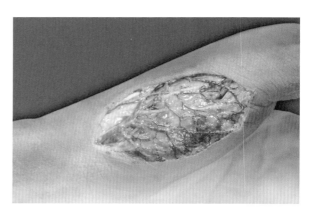

图 8-3-2　大鱼际区皮神经及静脉解剖

【适应证】

(1)指端创面。

(2)手指掌侧创面。

【手术方法】

(一)鱼际近侧皮瓣

1. 皮瓣设计 鱼际近侧,动脉掌侧支在穿过拇展肌起始处之前发出数条皮支供养腕掌桡侧皮肤,其中一条皮支比较粗大与正中神经手掌支伴行。临床上可以桡动脉掌侧支的主干或其发出的皮支为蒂设计皮瓣。临床上可以根据手指创面部位来设计切取鱼际近侧不同形状与位置的皮瓣:

① 腕横纹区皮瓣,游离移植修复指修复的指背侧创面。供区可以直接缝合。② 鱼际近端皮瓣,游离移植修复手指掌侧创面。③ 前臂远端与鱼际近端交界处皮瓣,游离移植修复手指指背与指掌侧皮肤交界处创面。

以桡动脉掌侧支为蒂的皮瓣游离移植修复手指创面,皮瓣的血管蒂与指固有动脉吻合,还可桥接指动脉缺损。

2. 手术步骤 以中指指腹缺损为例:在同手手掌侧近侧设计以桡动脉掌浅支为蒂的皮瓣。先切开皮瓣近侧,向近端解剖游离浅静脉适当长度后切断。遇有发向皮瓣的皮神经分支也一同游离切断。向深解剖显露桡动脉掌浅支,向远端解剖掀起皮瓣,并解剖显露桡动脉掌侧支发至皮瓣的分支。切断皮瓣远侧缘及内外侧缘,形成以桡动脉掌侧支和前臂远端浅静脉为蒂的皮瓣。根据需要,在适当部位切断桡动脉掌侧支,皮瓣移植至示指指腹,皮瓣上的桡动脉掌侧支近端与指动脉远端吻合,远端结扎,皮瓣上的静脉与指背静脉吻合,皮瓣上的神经与指固有神经吻合。

（二）鱼际尺侧皮瓣

1. 皮瓣设计 掌浅弓皮支皮瓣,桡动脉掌侧支穿过鱼际肌起始处至手掌与尺动脉吻合成为掌浅弓。鱼际尺侧皮瓣的血供主要来自掌浅弓的桡侧以及掌浅弓与拇指桡侧固有动脉吻合支。

掌浅弓桡侧起始部有多条相对粗大的皮支发出,可以以此为蒂设计皮瓣。由于正中神经返支也在这个部位,切取时要特别小心,并且皮瓣面积不宜过大,供区最好能直接缝合。

2. 手术步骤 以中指指端皮肤缺损为例:在鱼际近端尺侧区设计适合大小的皮瓣。切开皮瓣桡侧缘和近侧缘,解剖游离 1～2 条浅静脉并在近端切断作为皮瓣的回流静脉。在拇短屈肌浅头表面向尺侧解剖掀起皮瓣,显露自掌浅弓发出的皮支,再切游离皮瓣尺侧缘,形成以掌浅弓皮支为蒂的皮支皮瓣。切断皮支,皮瓣移植于中指修复创面。术后半年随访,皮瓣外形感觉良好。

3. 掌浅弓与拇指桡侧固有动脉吻合支蒂皮瓣 拇主要动脉 45% 来自掌深弓,43% 来自掌浅弓。拇主要动脉来自深弓时,掌浅弓与拇指桡侧

指固有动脉之间有一吻合支,行走在拇短屈肌浅尺侧缘,有多条皮支发出至周围皮肤,以其为蒂切取皮瓣,既可带蒂转移,也可以切断蒂血管皮瓣游离移植,也可以带蒂局部转移。拇主要动脉来自掌深弓时,这个吻合支被拇主要动脉替代,因其重要,不能切到带拇主要动脉的游离皮瓣,但可以利用其皮支与掌浅弓皮支及桡动脉掌侧支的皮支之间形成的血管链结构,切取较长的带蒂皮瓣。

（三）鱼际中部皮瓣

1. 皮瓣设计 该皮瓣的供血血管,来自拇短展肌与拇短屈肌浅头之间的间隙发出的皮支。

2. 手术步骤 以左小指远侧指间关节尺侧皮肤缺损为例。在鱼际区拇短展肌与拇短屈肌间隙用血管多普勒测听皮支穿出点并以此为蒂设计皮瓣。切开皮瓣尺侧缘,解剖游离 1～2 条收集皮瓣血流的浅静脉在适当长度切断。沿拇短伸肌浅头表面向桡侧掀起至拇短伸肌浅头桡侧缘,解剖显露自拇短屈肌浅头与拇短展肌间隙发出的皮支血管,向肌间隙深解剖游离血管以使血管蒂变粗变长,切断皮支形成游离皮瓣。

【典型病例】

病例一:大鱼际近侧游离皮瓣。

患者男性,42 岁。右手中指指腹皮肤软组织缺损,设计大鱼际近端游离皮瓣进行移植修复,术中皮瓣动脉与中指桡侧指动脉吻合,皮瓣浅静脉与指腹两条浅静脉进行吻合,未吻合皮神经。术后随访 8 个月,恢复良好(图 8-3-3)。

病例二:大鱼际尺侧游离皮瓣。

患者男性,20 岁。右中指指腹缺损,设计掌浅弓穿支为血管蒂的游离皮瓣修复创面。术中将掌浅弓支与中指指动脉终末支吻合,皮瓣浅静脉与指腹浅静脉吻合,皮瓣感觉神经与指神经终末支吻合。术后随访 1 年 2 个月,外形感觉良好(图 8-3-4)。

病例三:大鱼际尺侧游离皮瓣。

患者男性,25 岁。压轧伤致左小指近侧指间关节尺侧皮肤软组织缺损,面积约 2.0 cm×1.5 cm,设计游离鱼际中部皮瓣,修复创面。皮瓣移植至左小指,皮瓣的动静脉分别与小指的动静脉吻合。术后 2 年随访,皮瓣外形良好,感觉良好(图 8-3-5)。

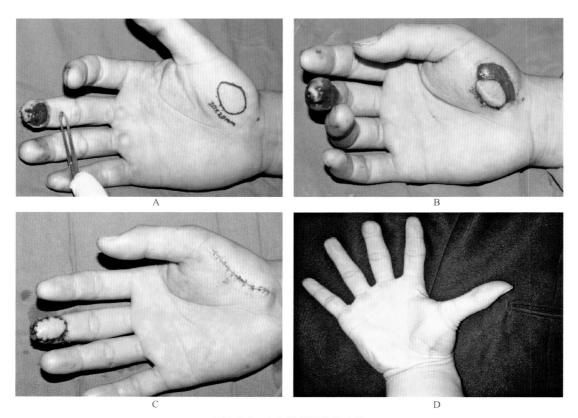

图 8-3-3 大鱼际近侧游离皮瓣
A. 皮瓣设计；B. 术中切取；C. 游离修复后血供；D. 随访 1 年外形

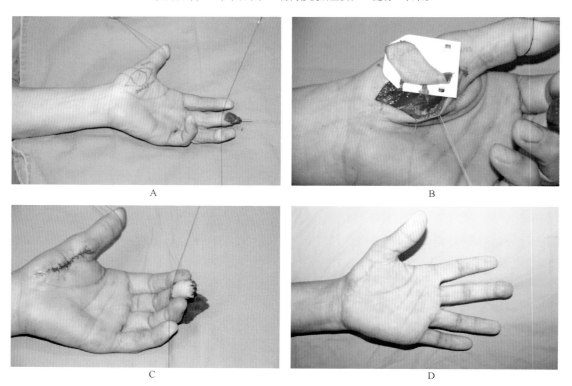

图 8-3-4 大鱼际尺侧游离皮瓣
A. 皮瓣设计；B. 术中切取；C. 游离修复后血供；D. 随访 1 年外形

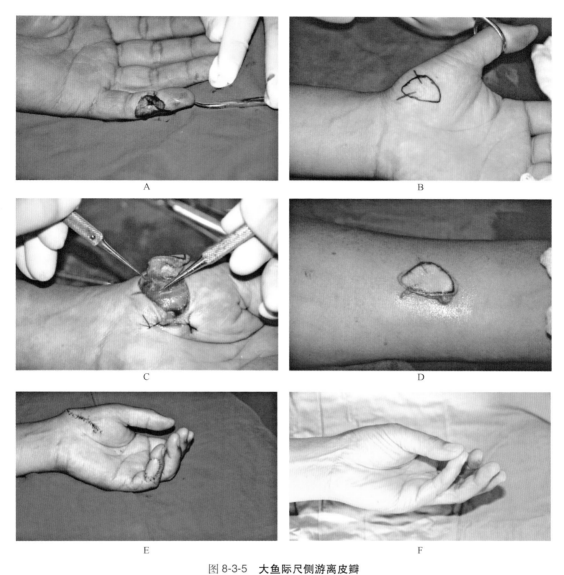

图 8-3-5　大鱼际尺侧游离皮瓣

A. 小指缺损情况；B. 皮瓣设计；C. 术中切取；D. 游离皮瓣；E. 移植后皮瓣血供；F. 随访 1 年外形

【注意事项】

（1）鱼际部皮瓣血管细小，手术全过程在手术显微镜下做更安全。

（2）切取鱼际近端皮瓣时，注意勿损伤正中神经返支。

（王增涛　郝丽文　郑有卯）

第四节　手背桡侧皮瓣

1996 年，Moschella 等首先报道了第一掌骨桡背侧皮瓣逆行转移修复拇指远端缺损；1997 年 Tezcan 等报道了第一虎口背侧皮瓣转移修复拇示指或手掌桡侧及手背部的皮肤缺损；1993 年

Brunelli 首先报道了第一掌骨尺背侧皮瓣逆行转移修复拇指远端创面。

【应用解剖】

桡动脉在鼻烟窝处向第 1 掌骨桡侧发出第 1 掌骨桡背侧动脉,在拇长展肌止点远侧穿过拇短伸肌腱下方至其桡侧,沿拇短伸肌腱桡侧与鱼际肌桡侧缘间向远侧与第 1 掌骨颈桡侧穿支的上行支吻合(图 8-4-1)。以第一掌骨桡背侧动脉为蒂,可以切取游离皮瓣或带蒂皮瓣修复拇手指远侧创面。桡动脉在穿过第一骨间背侧肌两头之间进入手掌之前,于鼻烟窝远侧发出第一掌背动脉(the first dorsal metacarpal artery, FDMA)。第一掌背动脉共发出 3 条终末分支:① 桡侧支,沿第一掌骨背侧走行,延续为拇指尺侧指背动脉,有桡神经浅支发出的同名皮神经伴行,以其为蒂可以形成第一掌骨尺背侧皮瓣。② 尺侧支,沿第二掌骨背桡侧走行,延续为示指桡侧指背动脉,有桡神经浅支发出的同名指背皮神经伴行,以其为蒂形成第一掌背动脉皮瓣。③ 中间支,沿第一骨间背侧肌的筋膜表面走行至第一指蹼间隙,并分布于此区,有桡神经浅支的同名第一指蹼间皮神经伴行分布,第一指蹼间隙在远侧的掌指关节平面还接受掌侧的拇指尺侧指动脉的背侧穿支和示指桡侧指动脉的背侧穿支。拇指尺掌侧指动脉和示指桡掌侧指动脉,与 FDMA 中间支广泛交通,在虎口部形成丰富的吻合,这是虎口背侧逆行岛状皮瓣的血管解剖学基础。

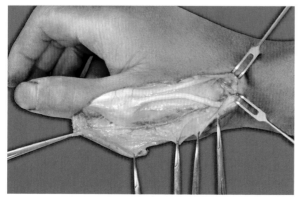

图 8-4-1　**第一掌骨桡背侧动脉解剖**

皮瓣的静脉回流由动脉的伴行静脉和周围筋膜结缔组织中的细小静脉网完成。

该皮区的神经支配来自桡神经浅支的终末支。

【适应证】

(1)以远端为蒂修复拇指和手指创面。

(2)以远端为蒂修复虎口区创面。

(3)游离移植可以修复手部其他部位创面。

【手术方法】

(一)第一掌骨桡背侧动脉皮瓣

1. **皮瓣设计**　该皮瓣位于掌侧皮肤与背侧皮肤交界处,修复指背创面时皮瓣偏向背侧设计,修复手指掌侧创面时皮瓣偏向掌侧设计,修复手指侧方创面时皮瓣跨掌侧皮肤与背侧皮肤交界线设计。

2. **手术步骤**　以修复左拇指末节创面为例。根据缺损大小在鱼际区设计以第一掌骨桡背侧动脉为蒂的皮瓣。切开皮瓣背侧缘皮肤,解剖显露浅静脉及皮神经,根据受区需要选取 1~2 条浅静脉解剖游离后在适当长度切断作为皮瓣的蒂静脉,选取支配皮瓣区的感觉神经分支并向近端游离适当长度后切断。沿伸肌腱腱周膜表面掌侧解剖游离皮瓣,在伸肌腱桡侧缘解剖显露第一掌骨桡背侧动脉。切开皮瓣掌侧,浅静脉根据需要决定取舍。沿鱼际肌肌膜表面向掌侧解剖掀起皮瓣,与掌侧解剖面会师,注意把第一掌骨桡背侧动脉包含在皮瓣内,形成以第一掌骨桡背侧动脉为蒂的鱼际区皮瓣。在适当长度上切断第一掌骨桡背侧动脉与静脉神经,皮瓣移植到受区与受区动、静脉及神经吻合,皮瓣覆盖创面。术后半年随访感觉灵敏,两点辨别觉 10 mm(图 8-4-2)。

(二)第一掌骨颈桡侧皮支皮瓣

1. **皮瓣设计**　拇指桡侧指固有动脉在掌骨颈处发出一分支从拇展肌与第一掌骨颈之间穿出背侧,沿途发出肌支与关节支,终末支穿出间隙到第一掌背与第一掌骨桡背侧动脉吻合供养鱼际外侧区皮肤,临床上以此穿支为轴心设计皮瓣。

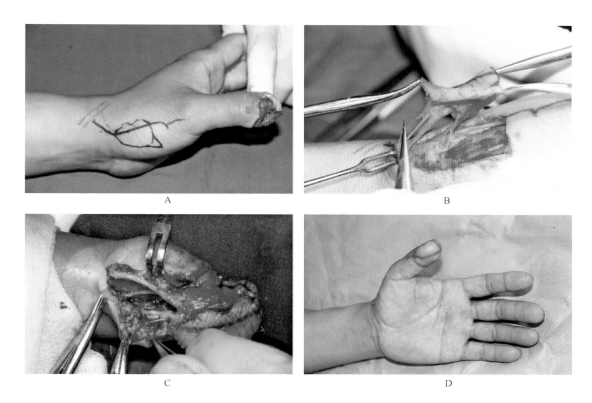

图 8-4-2　第一掌骨桡背侧皮瓣
A. 皮瓣设计；B. 皮瓣切取；C. 皮瓣移植血管吻合；D. 术后随访半年外形

2. 手术步骤　以左示指末节桡侧皮肤缺损为例。设计第一掌骨颈桡侧穿支蒂的鱼际区皮瓣。切开皮瓣掌侧缘，沿拇短展肌表面向背侧解剖掀起皮瓣，在拇短展肌与掌骨颈之间解剖显露第一掌骨颈桡侧穿支。切开皮瓣背侧缘，解剖游离 1~2 条浅静脉在适当长度切断，在肌腱与掌骨表面向桡侧解剖至第一掌骨与拇短伸肌间隙，形成以第一掌骨颈桡侧穿支蒂的鱼际区皮瓣。为蒂切取皮瓣。此穿支在起始处管径较粗，手术时牵开拇短展肌向深处解剖游离此血管，除可获得长一点的血管蒂外，血管的管径也会增粗，便于与受区血管吻合。向深面解剖游离第一掌骨颈桡侧穿支至适当长度后切断，皮瓣游离完成，移植示指修复创面，皮瓣的血管分别与手指相应动静脉吻合。术后半年随访，皮瓣外形良好，感觉灵敏，两点辨别觉 10 mm（图 8-4-3）。

（三）第一掌骨尺背侧皮瓣

1. 皮瓣设计　沿第一掌骨尺侧缘设计皮瓣。皮瓣远侧旋转点设计在第一掌骨颈尺侧或拇指近节指骨基底尺侧。

2. 手术步骤　以拇指修复拇指指间关节背侧创面为例。根据缺损大小在第一掌骨尺侧设计以第一掌骨尺背侧动脉为蒂的皮瓣。切开皮瓣背侧缘皮肤，解剖显露浅静脉及皮神经，根据受区需要选取 1~2 条浅静脉解剖游离后在适当长度切断作为皮瓣的蒂静脉，选取支配皮瓣区的感觉神经分支并向近端游离适当长度后切断。沿伸肌腱腱周膜表面掌侧解剖游离皮瓣，在伸肌腱尺侧缘解剖显露第一掌骨尺背侧动脉。切开皮瓣尺侧，浅静脉根据需要决定取舍。沿第一骨间背侧肌肌膜表面向桡背侧解剖掀起皮瓣，与桡侧解剖面会师，注意把第一掌骨尺背侧动脉包含在皮瓣内，形成以第一掌骨尺背侧动脉为蒂的第一掌骨尺背侧皮瓣。切断近端血管，以远端血管为蒂皮瓣转移至拇指修复创面。或者在适当长度上切断第一掌骨尺背侧动脉与静脉神经，皮瓣移植到受区与受区动、静脉及神经吻合，皮瓣覆盖创面（图 8-4-4）。

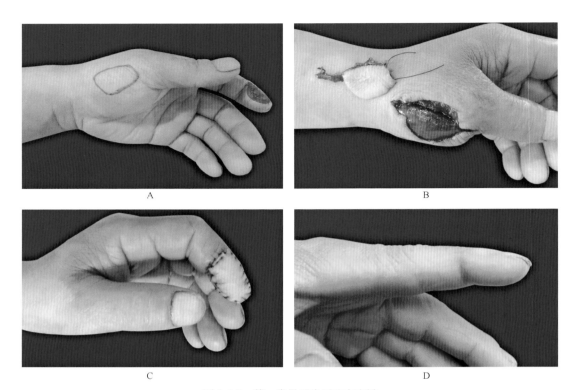

A　　　　　　　B

C　　　　　　　D

图 8-4-3　第一掌骨颈桡侧皮支皮瓣

A. 皮瓣设计；B. 皮瓣切取；C. 皮瓣移植血管吻合；D. 术后随访 3 年外形

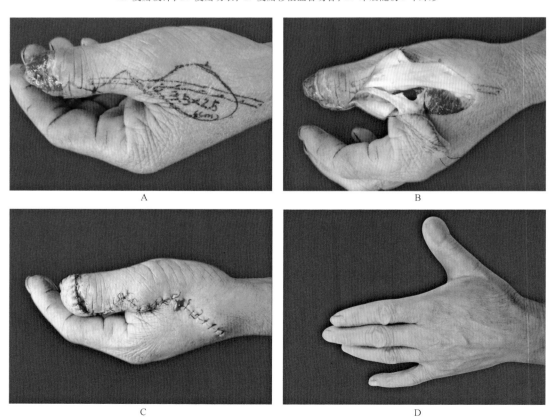

A　　　　　　　B

C　　　　　　　D

图 8-4-4　第一掌骨尺背侧皮支皮瓣

A. 皮瓣设计；B. 皮瓣切取；C. 皮瓣移植血管吻合；D. 术后随访 3 年外形

（四）虎口区皮瓣

1. 皮瓣设计　以虎口中点向第一掌背动脉起始处做一连线，即为皮瓣的轴心线。在轴心线两侧 1.5~2 cm 的范围内设计皮瓣。皮瓣的旋转轴点设计在虎口游离缘近侧 1 cm 处。皮瓣的近侧边界可达腕横纹。皮瓣面积 3.5 cm×7 cm 成活无虞。

2. 手术步骤　不驱血，在止血带下进行。沿术前画线做皮瓣近侧切口，找到桡动脉腕背支发出的第一掌背动脉后，观察其发支情况，在中间支的起始部将其切断结扎。做周缘切口，将皮瓣从第一背侧骨间肌的肌膜下由近及远逆行掀起，至少保留 1 cm 左右宽的肌筋膜于皮瓣上，防止损伤浅面的轴心血管。皮瓣的蒂部为宽 1.5~2 cm 的筋膜皮下组织蒂，不必再细分，其中即包含了第一掌背动脉的中间支。在近蒂部基底时，亦不必去寻找掌侧的穿支血管，防止损伤。受区准备好后，即可将皮瓣通过隧道或开放切口转移，注意勿存张力。供区多能直接缝合（图 8-4-5）。

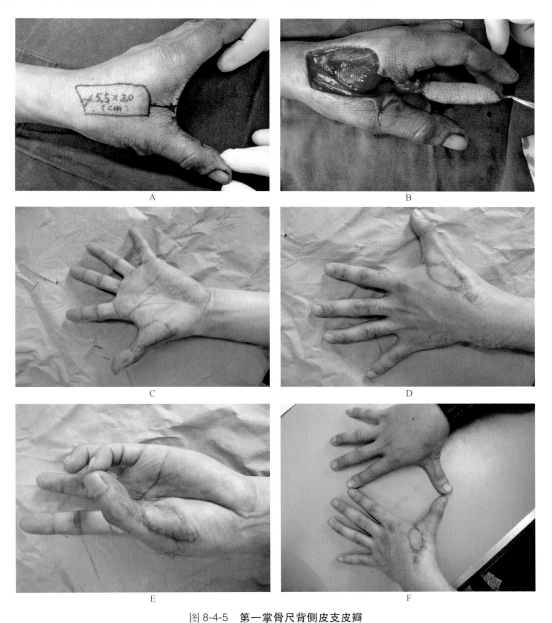

图 8-4-5　第一掌骨尺背侧皮支皮瓣
A. 皮瓣设计；B. 皮瓣切取；C. 术后皮瓣半年随访外形；D. 术后供区半年随访外形；E、F. 术后半年功能良好

【注意事项】

（1）该皮瓣是掌背动脉逆行岛状皮瓣的新应用，是修复拇指皮肤软组织缺损和手桡侧部创面的新方法。因该供区没有肌腱的阻挡，手术解剖较其他掌背动脉逆行岛状皮瓣容易，供区亦较容易处理，临床应用方便可靠。

（2）第一掌背动脉中间支细小，指动脉在掌指关节平面的背侧穿支亦较细小，外径 0.3～0.4 mm，因此必须在蒂部保留较宽的筋膜皮下组织蒂，一能保护轴心血管不被损伤，二能通过筋膜层的动静脉血管网改善皮瓣的血液循环，有利于皮瓣的成活。

（3）该皮瓣的血管蒂尚可通过切断一侧的拇指尺侧动脉的背侧穿支或示指桡侧动脉的背侧穿支而获得延长，适用于修复更远部位的皮肤软组织缺损。

（王增涛　郑有卯　张世民　宋建良）

第五节　手背尺侧皮瓣

【应用解剖】

尺动脉腕上发出分支与尺神经腕背支伴行，自腕关节尺侧行向手背尺侧，在第五掌骨基底与来自掌侧的穿支吻合后改名手背尺侧动脉继续沿第五掌骨尺侧前行至第五掌骨颈，与第五掌骨颈尺侧穿支的上行支吻合，并通过此穿支向远端与小指尺侧指固有动脉的背侧支吻合，在第五掌骨尺侧形成血管链。手背尺侧动脉沿途发出多条皮支供养第五掌骨尺侧小鱼际肌表面皮肤。临床常以手背尺侧血管链可以设计逆行皮瓣修复小指或手掌、手背创面或游离皮瓣（图 8-5-1）。

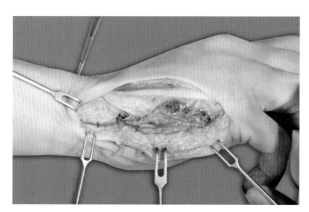

图 8-5-1　手背尺侧穿动脉解剖
1. 尺动脉腕上皮支上行支；
2. 尺动脉腕上皮支下行支；
3. 手背尺侧穿动脉

【适应证】

适用于小指掌背侧皮肤软组织缺损和手掌远侧横行皮肤缺损的修复。

【手术方法】

1. 皮瓣设计

（1）点：① 皮支入皮点，该皮瓣的皮支穿出点位于第五掌骨颈部。② 带蒂旋转点，位于第五掌骨颈部。

（2）线：手背尺侧正中线，以此线设计皮瓣的纵轴。

（3）面：① 切取面，近端在尺骨小头平面，远端以掌指关节为界，桡侧可达第五掌骨背侧，尺侧为手掌尺侧。② 游离解剖面，应在掌筋膜深层进行游离解剖皮瓣。

2. 手术步骤

（1）切开皮瓣蒂部背侧缘，向尺侧解剖，找到第五掌骨颈尺侧穿支血管。

（2）保护好血管蒂，沿第五掌骨背尺侧向近端仔细解剖，观察穿支血管分支至手尺侧皮肤。

（3）确认有小血管进入尺侧皮肤后做皮瓣的掌侧缘切口，使皮瓣除血管相连外余部全被游离。

（4）在皮瓣近端（尺骨小头）游离尺动脉腕上皮支下行支，血管夹阻断其血流，皮瓣穿支血管搏动及皮瓣血循环状况(皮肤颜色、毛细血管反流及皮缘出血情况)。

（5）在皮瓣近端结扎尺动脉腕上皮支下行支,使皮瓣血管蒂在无张力下移位于受区部位。

【典型病例】

患者男性,39岁。左小指掌侧皮肤缺损。在手背尺侧设计皮瓣。切皮瓣掌侧缘,显露手背尺侧动脉及其与第五掌骨颈尺侧穿支的吻合。切开手背尺侧血管近端,形成以第五掌骨颈尺侧穿支为蒂的手背尺侧皮瓣。皮瓣转移到手指掌侧修复创面。术后1年随访,皮瓣外形感觉良好(图8-5-2)。

【注意事项】

（1）第五掌骨颈部有外伤史时,不能用此皮瓣。

（2）手术应在气囊止血带下进行,以此保证手术野清楚,在手背尺侧有尺神经的手背支,应注意勿损伤该神经。

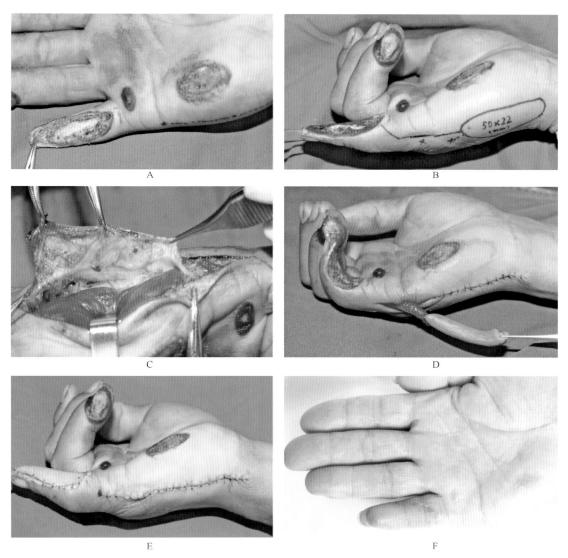

图8-5-2 手背尺侧穿动脉皮瓣

A. 小指掌侧创面皮肤软组织缺损;B. 皮瓣设计;C、D. 皮瓣切取;E. 术后皮瓣修复创面;F. 术后半年随访皮瓣外形

（郑有卯　王增涛　郑和平　林　涧）

第六节 手背侧皮瓣

手背部皮肤质地好,厚薄适中,有一定的伸缩性,并有掌背神经、伸肌腱、掌骨等,可做多种组织移植,是一个良好的组织供区。以掌背动脉为血管蒂的手背逆行岛状皮瓣自 1990 年路来金等在国内首次报道以来,该皮瓣以其血管蒂恒定、手术操作简便、供区易于直接闭合等优点,已成为修复手指多种组织缺损的常规手术方法之一。掌背动脉在指蹼发出一较长的皮支,逆行于皮下组织内,可达腕背,与腕背血管形成网状联系,以此可设计双轴点的带蒂皮瓣。

以掌背动脉为蒂的 手背逆行岛状皮瓣

【应用解剖】

1. 掌背动脉的解剖特点 掌背动脉属知名小动脉,位于手背伸肌腱的深面,走行于各骨间背侧肌的浅面,共有 4 条(图 8-6-1)。行至近节指骨底分成两条指背动脉,达各指近节毗邻缘背侧。

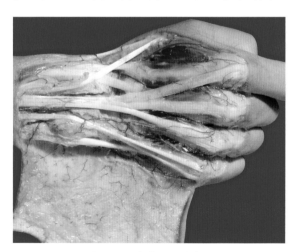

图 8-6-1 掌背动脉的走行

(1)第一掌背动脉:本组 34 侧标本中第一掌背动脉均由桡动脉发出,沿第二掌骨桡侧缘下行,动脉主干长度为(53.1±5.3) mm,起点外径(0.9±0.1) mm,末端外径(0.5±0.2) mm。走行中发出(11±2.8)条皮支营养手背皮肤,皮支在远端近指蹼侧多且较粗大,占分支的 2/3;近侧端分支较少且细小,占 1/3。发出伸腱支(1.8±0.4)条,呈节段性营养示指伸肌腱。发出骨支(1.2±0.5)条,营养第二掌骨。第一掌背动脉的末端在虎口与示指桡侧指动脉有吻合支相连,34 侧均出现吻合支,连接方式有两种:① 1 条吻合支有 22 侧,占 64%,长度为(10.5±2.3)mm,外径为(0.5±0.2)mm。② 2~3 条吻合支有 12 侧,占 36%,长度为(14.8±3.2) mm,外径 0.2 mm,走行中有网状联系。吻合支注入示指桡侧指固有动脉处,距虎口缘(4.9±0.5) mm。拇指尺侧指背动脉在第一掌背动脉起点附近发出(有 1 条单独起于桡动脉),走行于第一掌骨尺侧缘,长度为(38.4±2.3) mm,起点外径为(0.6±0.1) mm,末端外径为(0.4±0.1) mm,发出皮支(7±2.2)条。末端在拇掌指关节水平有 1 条吻合支与拇指尺侧指固有动脉相连接,34 侧均出现,长度为(13.2±2.2) mm,外径为(0.5±0.1) mm。

(2)第二、第三、第四掌背动脉:均由掌深弓的近侧穿支和腕背侧动脉网发出的交通支吻合而成。本组标本均见到:由掌深弓发出的 3 个近侧穿支,经第二、第三、第四掌骨间隙的近端,穿骨间肌至手背,构成第二、第三、第四掌背动脉的主要来源动脉。向近端分别与腕背动脉网的交通支连接,向远端延续为指背动脉。在指蹼背侧,有掌心动脉的远侧穿支注入掌背动脉,占 22%,以第二掌背动脉最多见,34 侧标本中有 15 侧出现。

第二掌背动脉长度为(57.2±9.3) mm,起点外径(0.9±0.3) mm,末端外径(0.6±0.2) mm。发出皮支(9.5±2.0)条,肌腱支(4.5±1.5)条,骨支(2.6±0.9)条。末端在第二指蹼与指总动脉或分支有 1 条吻合支相连,其长度为(11.2±1.7) mm,

外径(0.8±0.2)mm;吻合支走行于指蹼偏桡侧，注入指总动脉分叉处 12 侧，注入示指尺侧指动脉 22 侧。注入部位位于指总动脉分叉处 10 mm 以内，距第二指蹼缘(12.7±2.8)mm(图 8-6-2)。

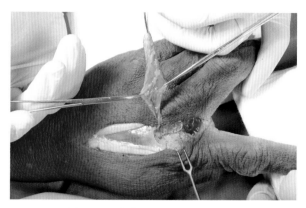

图 8-6-2　掌背动脉与指掌侧总动脉
或指固有动脉的吻合支

第三掌背动脉长度为(52±4.8)mm，起点外径(0.8±0.1)mm，末端外径(0.4±0.1)mm。发出皮支(9.0±2.8)条，肌腱支(3.6±0.7)条，骨支(2.0±0.5)条。末端在第三指蹼与指掌侧总动脉或分支之间有 1 条吻合支相连接，其长度(12.0±3.2)mm，外径(0.5±0.1)mm，走行于第三指蹼桡侧，注入指总动脉分叉处 15 侧、中指尺侧指动脉 19 侧。注入部位于指总动脉分叉处 5 mm 以内，距第三指蹼缘(13.0±2.8)mm。

第四掌背动脉长度(40.4±8.4)mm，起点外径(0.5±0.1)mm，末端外径(0.4±0.1)mm。发出皮支(6.8±0.8)条，肌腱支(3.4±1.5)条，骨支(1.6±0.4)条。末端在第四指蹼与掌侧指总动脉或分支之间有 1 条吻合支相连，其长度(13.1±2.9)mm，外径(0.4±0.1)mm。走行于指蹼，注入指总动脉分叉处 10 侧、环指尺侧指动脉 12 侧、小指桡侧指动脉 12 侧。注入部位于指总动脉分叉处 6.0 mm 以内，距指蹼缘(14.1±3.2)mm。

2. 手背的静脉　掌背动脉及其吻合支各有两条小静脉伴行，外径 0.2~0.3 mm。两条静脉间有众多的交通支相连，静脉在指蹼远端与指蹼静脉有吻合，并与指动脉的伴行静脉相连接。由于深静脉缺少瓣膜，且有丰富的交通支可做迷宫式逆流，伴行静脉可作为皮瓣的回流静脉。同时手背的皮下组织内有丰富的浅静脉，呈弓状走行，通过深浅静脉之间的分流，也有助于皮瓣静脉血的逆流。

3. 手背的皮神经　由尺、桡神经的手背支分别发出 1~4 条掌背神经，外径在 0.6~0.9 mm，走行于皮下组织内，走行方向与同一掌背动脉相一致，可作为皮瓣的感觉神经，亦可作为供区，带血运或复合移植修复指神经缺损。

4. 伸肌腱的血液供应　掌背动脉在走行中，节段性发出数条肌腱支，走行于两侧伸肌腱的腱周组织中，在肌腱表面呈弓状向上、下端走行分布，并与其他腱支吻合，组成网状血管丛营养伸腱，为带肌腱的复合移植奠定了基础。

5. 掌骨的血液供应　掌背动脉的分支主要营养邻近的掌骨底，与腕背动脉网的交通支相联系，走行在骨膜表面，在骨内呈放射状分布，因此可做带血运的骨瓣或复合组织移植。

【适应证】

临床上以掌背动脉为蒂的手背逆行岛状皮瓣应用于：① 复杂手外伤所致的手指软组织缺损伴有肌腱、骨骼外露。② 可根据受区需要，单独做逆行皮瓣、带血运的掌骨瓣、伸肌腱、掌背神经移位术或复合组织移位术。③ 对于手指感染创面的修复，由于移位的皮瓣血运好，抗感染能力强，且无血管栓塞的危险，应为首选。④ 可用于手指的再造。

【手术方法】

1. 皮瓣设计　以掌背动脉为蒂的手背逆行岛状皮瓣的血管轴心线为由指蹼皮肤游离缘中点向手背的垂直线，皮瓣的旋转轴点为距指蹼皮肤游离缘 1.5 cm 处，即吻合支注入指掌侧总动脉处。皮瓣的分离平面在深筋膜与伸肌腱腱周组织之间，掌背动静脉蒂的分离平面在深筋膜与骨间背侧肌膜之间。皮瓣切取范围近端可达腕背横纹，远端达指蹼皮肤游离缘，两侧达血管轴心线外 2.5 cm。复合移植或单独移植的掌骨块、伸肌腱和掌背神经要有筋膜与血管蒂相连，伸肌腱要带有部分腱周组织，保证血运，防止粘连(图 8-6-3)。

2. 手术步骤　臂丛麻醉下，不驱血，上臂上止血带。根据受区不同的手指及部位，选用不同掌背

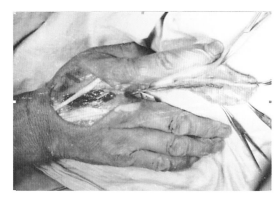

图 8-6-3　皮瓣解剖模式图

动脉,在手背轴心线,设计皮瓣的大小、形状、蒂部的长度及移植的组织种类。沿轴心线先切开蒂部的皮肤、皮下组织,在伸肌腱之间分离出其深方的掌背动静脉,并保留 1.0 cm 宽的深筋膜蒂。近端分离到皮瓣的远侧缘,远端分离到距指蹼皮肤游离缘 1.5 cm,即皮瓣旋转的轴点。探查吻合支存在后,向近端按皮瓣的设计线切开皮肤、皮下组织和深筋膜,在深筋膜与伸肌腱腱周组织、骨间背侧肌之间锐性分离,边分离边间断缝合皮下组织和深筋膜的边缘,防止撕脱。分离时应注意勿损伤动脉的分支和伴行的静脉,并将皮下组织内的掌背神经向近侧分离出 2 cm 切断,以备与受区神经吻合。复合移植的伸肌腱以示指、小指伸肌腱为好,其他伸肌腱可选用 1/2 移植,移植时带有腱周组织,并注意保护好腱周组织与皮瓣和肌腱连接。移植的掌骨块以掌骨底为供区,切取面积大,又为骨松质。如切取皮瓣长,血管蒂可继续向上分离,带有部分腕背动

脉网,可保证皮瓣尖端的成活。皮瓣完全分离后,在掌骨底用血管夹钳夹掌背动脉的起点,松止血带,观察皮瓣的颜色和毛细血管反应正常、边缘有渗血后,结扎切断掌背动静脉的起点,以吻合支为轴点,逆行旋转 180°,皮瓣经指蹼开放隧道,修复手指创面,一层间断缝合。皮瓣内的掌背神经近端与受区的指背神经或指固有神经吻合,重建皮瓣的感觉或修复指神经。移植的伸肌腱修复屈肌腱,Kessler 法缝合。掌骨块移植于指骨缺损或不连处,克氏针交叉固定。手背供区在宽 3.5 cm 以内可直接闭合,大于此需做游离植皮。

【典型病例】

病例一:第二掌背皮瓣逆行转移修复指背创面。

患者男性,30 岁。因机器外伤致左中指近、中节指背皮肤缺损。入院急诊清创后,行第二掌背动脉逆行岛状皮瓣修复,术后皮瓣完全成活,创面一期愈合(图 8-6-4)。

病例二:掌背动脉皮瓣修复手背创面。

患者女性,45 岁,冲床伤致第三掌骨头背侧约 3.2 cm×3.7 cm 左右创面,伸肌腱及部分掌骨头外露,设计以掌背动脉为蒂的逆行岛状皮瓣,术中皮瓣带入掌背动脉及 0.8 cm 左右深筋膜,掌背动脉于皮瓣近端结扎后逆行翻转皮瓣修复创面,供区创面以全厚皮片植皮修复,术后皮瓣及植皮均顺利,成活术后 1 年随访,与健侧相比,外观质地良好,屈伸功能恢复良好(图 8-6-5)。

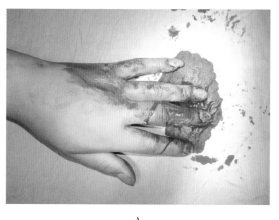

A

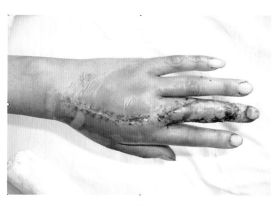

B

图 8-6-4　第二掌背皮瓣逆行转移修复指背创面

A. 术前；B. 术后

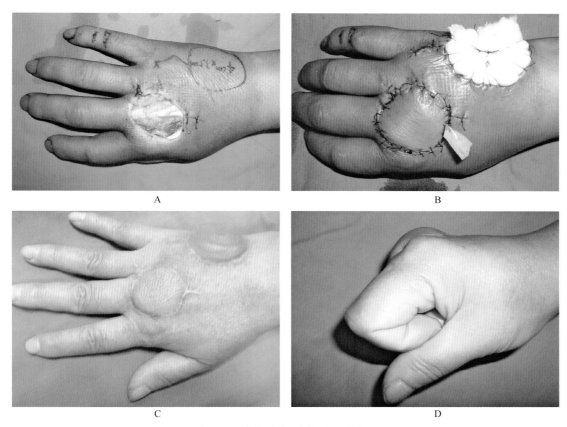

图 8-6-5　掌背动脉皮瓣修复手背创面

A. 术前创面及皮瓣设计；B. 皮瓣转移修复创面；C、D. 术后 1 年随访

以掌背皮动脉为蒂的手背逆行岛状皮瓣

【应用解剖】

1. 掌背皮动脉的形态特点　掌背皮动脉位于掌背皮下组织内，呈弓状，为 4 条，与各掌背动脉相对应，走行方向与其体表轴心线相一致。起点在腕背横纹水平由腕背动脉网发出，第一、第二皮动脉位于指总伸肌腱的桡侧，第三、第四皮动脉位于其尺侧。

（1）第一掌背皮动脉：34 侧中出现 32 侧，占 95%。起点外径（0.8±0.1）mm，长度为（78±11）mm，末端外径（0.4±0.2）mm。末端有 31 侧在距第二掌骨头桡侧近端 1.5 mm 水平，与第一掌背动脉相连，占 91%。

（2）第二掌背皮动脉：34 侧中均出现。起点外径（0.6±0.1）mm，平均长度（65±8）mm，末端外径（0.4±0.1）mm。在距第二指蹼皮肤游离缘 22 mm 水平，跨过指伸肌腱联合远端，与深方第二掌背动脉相连。

（3）第三掌背皮动脉：34 侧中均出现。起点外径（0.5±0.1）mm，平均长度（65±7）mm，末端外径（0.3±0.1）mm。在距第三指蹼皮肤游离缘近侧 25 mm 水平跨过指伸肌腱联合远端，与第三掌背动脉相连。

（4）第四掌背皮动脉：34 侧中出现 30 侧，占 88%。起点外径（0.4±0.1）mm，平均长度（55±9）mm，末端外径（0.3±0.1）mm。有 27 侧在距第四指蹼皮肤游离缘近侧 22 mm 水平，跨过指伸肌腱联合远端，与深方第四掌背动脉相连。

2. 皮动脉的供血特点及范围　掌背皮动脉在走行中发出众多的皮支。第一掌背皮动脉发出 6~9 条皮支，第二掌背皮动脉发出 8~11 条皮支，第三掌背皮动脉发出 7~10 条皮支，第四掌背皮动脉发出 6~10 条皮支。皮支在皮下组织内相互联系，交织成网状，且和深层掌背动脉的皮支相交通,构成丰富的网状血管结构,以适应手背皮肤及皮下组织伸缩性大的特点,供给其充足的血运。

【适应证】

以掌背皮动脉为蒂的手背逆行岛状皮瓣主要应用于：① 复杂手外伤所致的手指软组织缺损伴有肌腱、骨骼外露。② 可根据受区需要,单独做逆行皮瓣、带血运的掌骨瓣、伸肌腱、掌背神经移位术和复合组织移位术。③ 用于手指的再造。

【手术方法】

1. 皮瓣设计　以掌背皮动脉为蒂的手背逆行岛状皮瓣的血管轴心线为由第二掌骨头桡侧缘及第二、第三、第四指蹼游离缘中点向手背的垂直线；旋转轴点位于相邻掌骨头髁连线的中点,即掌背皮动脉跨过伸肌腱联合注入掌背动脉处。如将掌背动脉在皮动脉注入处近端结扎切断,向指蹼侧分离,皮瓣的旋转轴点可设计在距指蹼游离缘近侧1.5 mm处,即掌背动脉吻合支注入指总动脉分支处。皮瓣分离平面在掌背深筋膜的浅层,设计带伸肌腱的复合皮瓣时,应在深筋膜下,并带有伸肌腱的腱周组织。皮瓣的切取范围近端达腕背横纹,远端至指蹼缘,两侧至血管轴心线外1.5 cm范围内。

2. 手术步骤　手术步骤与以掌背动脉为蒂的手背逆行岛状皮瓣同,但掌背皮动脉皮瓣的分离平面位于深筋膜浅层,带伸肌腱、掌背神经的复合移植时,分离平面在深筋膜下,并带有腱周组

织。逆行转移至指尖时,应在腱联合近端切断掌背动静脉,以掌背动静脉末端及吻合支为蒂,以增大应用范围。

【典型病例】

患者男性,36 岁。因外伤致左中指指腹皮肤缺损。入院清创后行第二掌背皮动脉皮瓣局部转移修复,术后皮瓣完全成活,创面一期愈合(图 8-6-6)。

【注意事项】

（1）掌背动静脉较细小,分离时应注意保护,防止损伤。

（2）在指蹼内分离血管蒂时,可由近及远顺行分离,易于显露。同时血管蒂仅带有 0.5 cm 宽的深筋膜即可。

（3）血管蒂的浅静脉应予结扎,以防止皮瓣的淤血和术后危象。

（4）供区一般在 3.5 cm 内均可直接闭合,否则应予以植皮。

（5）修复手指时,逆转应以开放性隧道为好。

（6）掌背皮动脉逆行岛状皮瓣,易于手术分离,位置浅表,手术易于操作。

（7）分离血管支时不易辨认,可直接按设计线切取。

（8）为扩大血管蒂长度,可在掌背动脉的皮支注入点近端切断,以掌背动脉吻合支为蒂,以增加其应用范围。

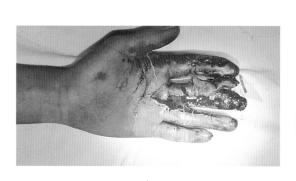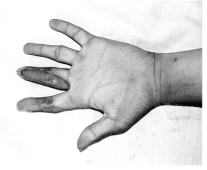

A　　　　　　　　　　　　　　　B

图 8-6-6　第二掌背皮动脉皮瓣修复指腹创面

A. 术前；B. 术后

（路来金　王增涛　芮永军　张亚斌）

第七节　手掌侧皮瓣

Zancolli 等 1990 年首先报道了以指动脉为血管蒂的逆行手掌部远侧皮瓣的应用,笔者 2008 年开始在此基础上设计了手掌部远侧 kiss 皮瓣。

【应用解剖】

从皮瓣显微解剖上来分,掌浅弓以远区域为手掌远侧区。指总动脉在掌指关节平面与掌心动脉吻合并分出为两条指固有动脉。该区域由近至远主干血管位置越来越深,在掌指关节以远位于指蹼间隙脂肪组织中,解剖显露相对困难一点。指总动脉与指固有动脉皆有多条皮支发出供养该区皮肤(图 8-7-1)。皮支血管间有丰富的吻合,使皮瓣的长轴可以设计在多个方向上。

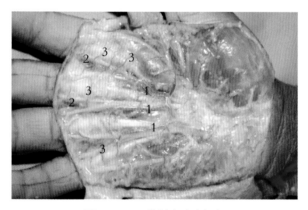

图 8-7-1　手掌侧皮动脉解剖
1. 指总动脉;2. 指固有动脉;3. 皮支

指总动脉或指固有动脉蒂 kiss 皮瓣

【适应证】

适用于手指掌侧皮肤软组织缺损的修复,也可用于手掌中部的皮肤缺损,但切取皮瓣的横径>1.5 cm 时,供区最好采用足底内侧或者大小鱼际处全厚皮肤进行植皮,直接缝合会影响术后的伸直功能。

【手术方法】

(1)按照软组织缺损的情况,在手掌部远端相邻掌骨颈至指蹼之间设计长条形或长斜行分叶皮瓣,以指总动脉或指动脉为皮瓣血管蒂,旋转点的远端可位于中节指骨中远 1/3 处,采用 Z 形切口线设计蒂部及隧道。

(2)以中指尺侧指动脉为蒂的手掌部远端分叶皮瓣为例,首先切开蒂部及隧道皮肤,显露并分离尺侧指固有动脉和神经,继续解剖游离指动脉并携带其周围部分脂肪筋膜,切开皮瓣周围设计线,在皮瓣近侧缘分别解剖游离进入分叶皮瓣的直接感觉神经,向近端解剖至合适长度切断并标记,并继续深层解剖,显露分别进入分叶皮瓣的血管皮支,选择保留进入皮瓣的粗大皮支,观察发出皮支的源动脉。

(3)放止血带见皮瓣红润,皮缘出血活跃,解剖游离并结扎切断指总动脉,皮瓣游离完毕,指总动脉近断端与环指桡侧指动脉吻合,供区直接缝合。

(4)在显微镜下修剪皮瓣中多余脂肪组织至皮瓣合适厚度,翻转皮瓣 90° 至受区,在显微镜下将皮瓣中的直接感觉神经和指神经分别进行吻合,缝合蒂部及受区皮肤,放止血带,皮瓣红润,皮缘渗血活跃。

【典型病例】

患者男性,35 岁。右示指指腹创面,根据创面大小在手掌远侧区设计长条形分裂皮瓣,分裂的 2 个皮瓣重新拼合后能正好修复示指创面,同时手掌创面能够直接缝合。切取以示指尺侧指固有动脉及示中指指总动脉为蒂的分裂皮瓣。缝合手掌供区创面,皮瓣转移至示指远端修复指腹创面。术后半年随访,皮瓣外形可,触觉灵敏,两点辨别觉 10 mm(图 8-7-2)。

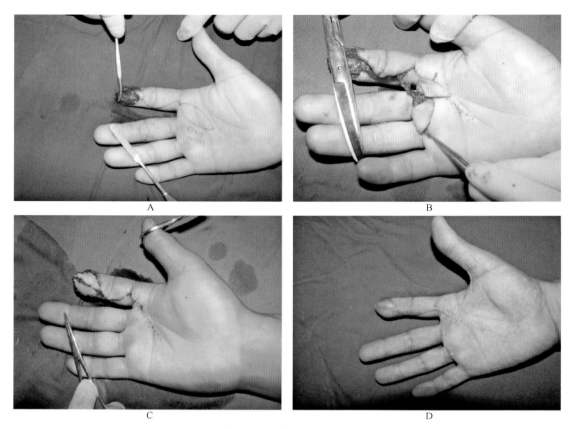

图 8-7-2　手掌远侧 kiss 皮瓣

A. 皮瓣设计；B. 术中切取；C. 皮瓣修复后血供；D. 随访 1 年外形

【注意事项】

（1）术前：观察供区及伤指是否有瘢痕或询问过去是否有受伤史,做伤指 Allen 试验明确伤指两侧指动脉的交通吻合情况。在手掌部供区采用血管多普勒探测局部的皮支,并做标记。根据笔者随访的结果,设计的分叶皮瓣最好是斜形的,利于术后的功能锻炼。

（2）术中：应仔细鉴别皮瓣中的掌腱膜与皮神经,可通过解剖追踪至指总/指神经主干,在皮瓣的直接皮神经进行解剖分离时,注意微创操作,以免损伤神经支；应在显微镜下修剪多余脂肪组织,同时注意保护好进入皮瓣的血管支,；当需要牺牲指总动脉时,应吻合邻近指的指动脉。

（3）术后：仔细观察皮瓣血供,当出现静脉危象时可通过皮瓣表面的棉签按摩缓解症状,如出现卡压等动脉危象,可考虑拆除张力较大的锋线；术后一周,即可开始手指伸直锻炼。

手掌远侧皮支蒂皮瓣

Uchida 等 2009 年首先报道了以小指指动脉皮支为蒂的手掌部远侧旋转皮瓣。笔者设计了以指固有动脉皮支为蒂的横向皮瓣,供区创面更容易直接缝合,且不牺牲主要血管。如果修复指腹微型创面,也可以切取手掌远侧皮支皮瓣游离移植。

【典型病例】

患者男性,小指掌侧皮肤缺损,在手掌远侧设计横向的皮支皮瓣。由桡侧向尺侧解剖掀起皮瓣,显露示、中、环指动脉发向皮瓣的分支,切断备用。以环指尺侧指固有动脉皮支为蒂皮瓣转移至小指掌侧修复创面。如果担心皮瓣血供不好,则将皮支中段切断备用的皮支与小指的指动脉端侧吻合。观察皮瓣血运良好后缝合伤口。术后一年随访,皮瓣外形良好,触觉灵敏,两点辨别觉 12 mm（图 8-7-3）。

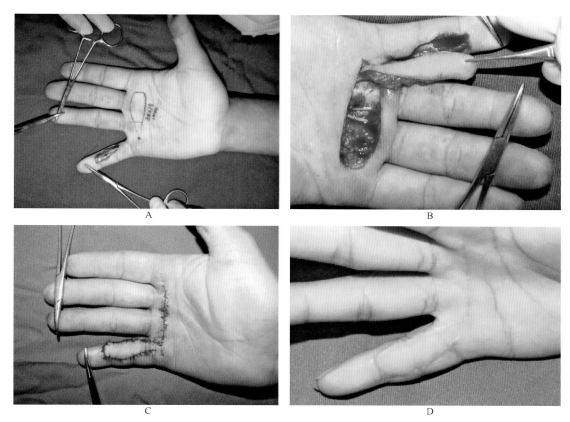

图 8-7-3　手掌远侧皮瓣
A. 皮瓣设计；B. 术中切取；C. 皮瓣修复后血供；D. 随访 1 年外形

（郑有卯　王增涛）

第八节　指蹼皮瓣

指蹼皮瓣是以指蹼动脉为血供的指背皮瓣，是在以掌背动脉为蒂的手背皮瓣基础上发展而来，由姚建民等于 1995 年首先报道。该皮瓣包括 2～5 指近节指背及相邻两指间指蹼，有良好的血供与感觉，多以近端为蒂用于修复拇指脱套伤。与指掌侧固有血管神经束为蒂的双岛状指侧皮瓣比较，具有以下优点：① 不损伤手部各指的主要血管神经。② 符合手部皮瓣修复要求。以远端为蒂的跨区供血修复手指中节和末节皮肤组织缺损，由杨大平等于 2001 年首先报道。

【应用解剖】

指蹼动脉（指蹼处掌背侧动脉吻合支）距指蹼游离缘 12.5（10.8～15.2）mm，体表投影相当于掌骨头连线中点至指蹼游离缘的远中 1/3 处。该血管恒定存在，外径为 0.8（0.3～1.3）mm，长度为 10.8（8.9～13.1）mm，在手背主要与掌背动脉吻合，该吻合较为恒定。此外，还发出分支与相邻指背动脉吻合，掌侧主要在指掌侧总动脉主干和分叉处吻合，另外还与相邻指掌侧固有动脉及掌心动脉吻合（图 8-8-1）。

指蹼动脉有 1～2 条伴行静脉，外径 0.2 mm

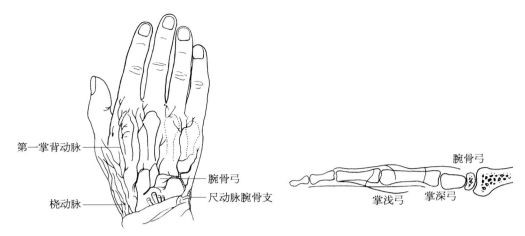

图 8-8-1　手背动脉的解剖示意

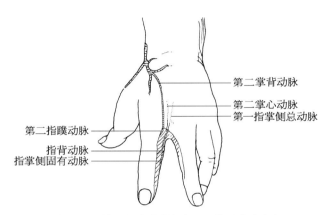

图 8-8-2　第二指蹼动脉与掌侧和背侧动脉吻合

左右,与掌背动脉的伴行静脉和指掌侧总动脉或其分支的伴行静脉交通。

桡动脉深支经拇长展肌及拇短伸肌的深层到达鼻烟窝,并发出腕背动脉,在进入第一背侧骨间肌两头之间成为掌浅弓以前发出第一掌背动脉,该血管在第一背侧骨间肌浅面走行,分布于拇指尺侧、虎口背侧及示指近节背侧。腕背动脉(dorsal carpal artery)发出第二、第三、第四掌背动脉,行于相应背侧骨间肌浅面,在近指蹼处分为两支,分别进入相邻两指的指背面。这些指背支(直径0.3~0.5 mm)供应指蹼和近节指背近1/2的皮肤,指固有动脉的背侧皮支供应近节指背远侧1/2的皮肤和中节指背皮肤。在近节指背中份,指固有动脉背侧皮支与掌背动脉的指背支相互吻合(图8-8-2)。

指背神经来自桡神经浅支和尺神经手背支。

【适应证】

指蹼皮瓣主要用于:① 以掌背动脉为蒂形成的指蹼分叶岛状皮瓣修复拇指脱套伤。② 若掌背动脉损伤,以掌侧血管为血供的手背逆行岛状皮瓣修复手指中、远节组织缺损。在近节指骨中份,指动脉背侧皮支与掌背动脉的指背支相互吻合。③ 跨区供血的指背或掌背逆行岛状皮瓣修复手指中、远节组织缺损。

【手术方法】

1. 皮瓣设计　临床上,对于拇指脱套伤的修复,可考虑应用第二指蹼分叶岛状皮瓣修复。根据拇指末节套状撕脱皮肤缺损情况,在示、中指近节背侧设计皮瓣,以第二掌背动脉为皮瓣血管蒂,携带第二、三掌骨间指背静脉和指背神经,以第二、三掌骨基底间隙为旋转点,皮瓣经皮下隧道转移之拇指创面进行覆盖(图8-8-3A)。

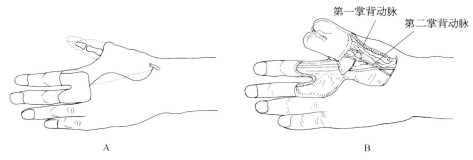

第一掌背动脉
第二掌背脉

A   B

图 8-8-3　第二指蹼分叶岛状皮瓣修复拇指脱套伤

A. 皮瓣设计；B. 皮瓣转移

2. 手术步骤

（1）以掌背血管为蒂的指蹼双叶皮瓣修复拇指脱套伤：在手背第二、三掌骨间隙"S"形切开皮肤皮下组织，于示指伸肌腱浅层显露指背静脉及指背神经，解剖包括 1 条指背神经和 1~2 条指背静脉的宽 0.5 cm 的筋膜组织并保护，向桡侧牵开示指伸肌腱及固有伸肌腱，显露第二骨间背侧肌肌膜下的第二掌背动脉，游离并切取第二掌背动脉。根据皮瓣设计，在示中指近节背侧切取皮瓣，以第二掌背动脉及示指伸肌腱浅层的指背静脉、指背神经为蒂，完成皮瓣切取。错开 1 cm 于不同平面切断示指伸肌腱及固有伸肌腱，皮瓣经皮下隧道转移至拇指末节创面并完成覆盖，缝合示指伸肌腱及固有伸肌腱，供区游离植皮覆盖创面（图 8-8-3B）。

（2）以指总血管为蒂设计的岛状皮瓣：首先于手掌第二、第三掌骨之间分离指总动脉及指蹼动脉，勿损伤伴行静脉，周围带 0.5 cm 筋膜组织。然后翻转患手，切开皮瓣周围，于指背腱膜浅层分离包括指蹼动脉，将指蹼纵侧切开，将皮瓣转移至创面。

（3）邻指近节背侧逆行岛状皮瓣：此皮瓣取自手指近节指背及其侧方。先切开皮瓣边缘，掀起皮瓣，注意保留伸肌腱表面的腱膜组织，沿掌背动脉的指背支向近端逆行游离，保留血管蒂周围的软组织，切断并结扎掌背动脉主干，经皮下隧道转移至创面，供区创面中厚或全厚皮片覆盖。

【典型病例】

患者男性，43 岁。因皮带绞伤致右手拇指末

节套状撕脱皮肤软组织缺损，指骨外露。急诊清创后，利用第二掌背动脉供血，示、中指近节背侧双叶岛状皮瓣修复创面（图 8-8-4）。

【注意事项】

（1）示指伸肌腱覆盖第二掌背动脉中段，当血管蒂旋转后受压或分离血管蒂受影响时，可在不同平面切断 2 根示指伸肌腱，皮瓣转移后予以修复，术后 3 周功能锻炼以防肌腱粘连。

（2）第二掌背动脉有 1~2 条伴行静脉，管壁较薄，皮瓣转移时注意防止扭曲或受压，同时蒂部带有 1 条以上的皮下浅静脉可防止血流回流受阻。

（3）桡神经的第二掌背支及第二指蹼支必须在深筋膜深层中解剖，皮瓣于腱膜浅层分离，以免影响皮片成活和肌腱粘连。

（4）指背皮肤的血供来自指动脉的背侧皮支和掌背动脉的指背支相互吻合形成的皮下血管吻合网，解剖时易损伤，设计以指动脉背侧支为蒂的掌背逆行岛状皮瓣及邻指背侧逆行岛状皮瓣增加旋转弧度，可达手指中节和末节指腹。

（5）优点：① 不牺牲手部主要营养血管。② 具有双套血供。③ 手术简便，供区损伤小。④ 逆行转移时，皮瓣内含有掌背皮神经或指背皮神经，可被用来与受区神经吻合，形成带感觉神经的岛状皮瓣；皮瓣厚度与质地符合手部创面皮肤覆盖的要求。

（6）缺点：① 再植拇指无指甲。② 伸肌腱粘连之虞。

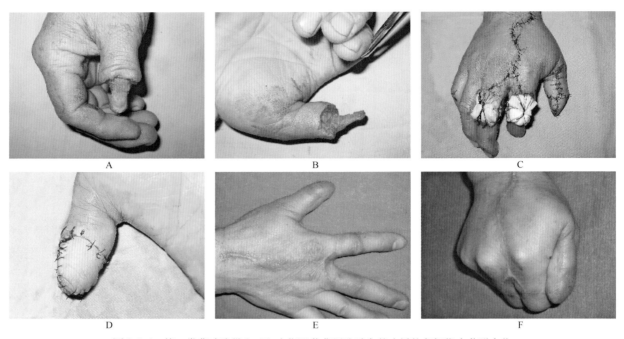

图 8-8-4　第二掌背动脉供血,示、中指近节背侧分叶岛状皮瓣修复拇指末节脱套伤

A. 右拇指末节脱套伤(背侧面观);B. 右拇指末节脱套伤(桡侧面观);
C. 示、中指近节指背侧皮肤供区游离植皮;D. 术后;E、F. 术后 8 个月随访

（宋建良　张文龙　池征璘　李建兵）

第九节　指掌侧皮瓣

手指掌侧皮瓣包含指掌侧固有血管神经束,可向远侧推进修复指端缺损,手术操作简单。由于指掌侧皮肤结构致密,术后指端丰满、耐磨、感觉良好。

【应用解剖】

掌浅弓发出的 3 条指掌侧总动脉,沿第二、第三、第四掌骨间隙于相应的蚓状肌表面下行,约至掌指关节附近接受掌心动脉和来自掌背动脉的穿支,在距指蹼 1.2 cm 处,指掌侧总动脉各分为 2 支指掌侧固有动脉,至示指、中指、环指及小指相对缘,掌浅弓直接发出小指尺侧固有动脉。掌深弓发出拇主要动脉、拇桡侧固有动脉和拇指尺掌侧固有动脉。两侧指固有动脉在指腹处发出许多分支互相吻合,形成丰富血管网。指掌侧固有动脉是手指的主要血供来源,口径粗大,与指掌侧固有神经伴行,位于屈肌腱鞘两侧,手指侧旁中线约偏掌侧,神经位于动脉腹内侧(图 8-9-1)。指掌侧横纹处皮肤缺乏皮下脂肪,直接与腱鞘相贴,此结构限制了掌面皮肤的滑动。

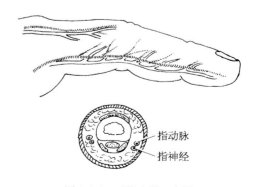

图 8-9-1　手指血供示意图

【适应证】

（1）指端各种类型损伤后骨质外露，创面面积大于 1 cm²，或皮瓣推进距离 1 cm 以上。

（2）拇指的指腹缺损面积大于 1.2 cm²。

【手术方法】

1. 皮瓣设计 于患指两侧正中做纵行画线；如创面面积大于 1.5 cm²，在指掌横纹稍远处做一横行画线，与手指侧方切线相连（图 8-9-2A），以增加皮瓣的移动度。

2. 手术步骤 沿手指两侧画线切开皮肤和皮下组织，将两侧的指神经血管束保护在皮瓣内不与皮瓣分离，紧贴指屈肌腱膜浅层和血管神经束的深面分离，将皮瓣游离到掌指横纹处。将皮瓣向前推进覆盖在指端创面上（图 8-9-2B、C），手指可适当屈曲，并在无张力的情况下，将皮瓣与创缘缝合。如有张力则在掌横纹做横行切口。形成了不切断两侧指神经血管束的岛状皮瓣。在患指适当屈曲、皮瓣无张力、血供良好的状态下将皮瓣向前推进，并将皮瓣远端与创面远端固定 2~3 针，再将固定好的皮瓣边缘与创缘缝合。如果此时缝合后皮瓣张

力大，血供差，则将手指增加屈曲度，以减轻皮瓣的张力，并且行可靠的支具外固定于指呈屈曲状。如系双侧神经血管束岛状皮瓣，应在指近端的创面用全厚皮片覆盖缝合。打包包扎，但打包压力需适中，以免影响推进皮瓣血供（图 8-9-3）。

【典型病例】

患者男性，28 岁。1 个月前左手拇指指腹外伤后坏死。术中切除坏死组织，残留创面 2 cm×2.5 cm。切取 2.5 cm×6 cm 指掌侧皮瓣，向前推进，一期闭合切口，伤口一期愈合。半年后复查拇指伸屈功能正常，指端丰满，感觉良好（图 8-9-4）。

【注意事项】

（1）皮瓣设计的宽度等于指端创面的宽度。

（2）皮瓣的切取应于血管神经束深面进行，以确保皮肤与血管神经的联系，保证皮瓣的血运。

（3）如果皮瓣推移时张力大，可在指根部掌横纹横行切开皮肤皮下组织，使之成为岛状皮瓣，在掌横纹横行切开时不能太深，以防损伤血管神经束，影响皮瓣的感觉和血运。

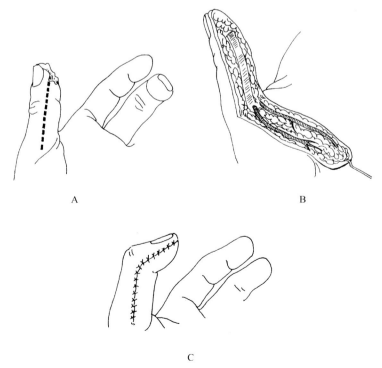

A

B

C

图 8-9-2 指掌侧推进皮瓣修复指端创面方法一
A. 皮瓣设计；B. 皮瓣切取；C. 皮瓣推进

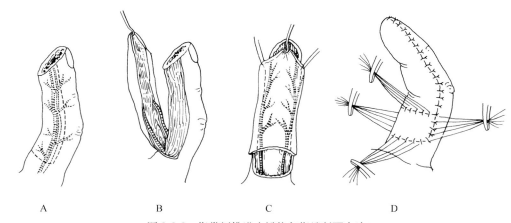

图 8-9-3　指掌侧推进皮瓣修复指端创面方法二
A. 皮瓣设计；B. 皮瓣切取；C. 皮瓣推进；D. 植皮闭合供区创面

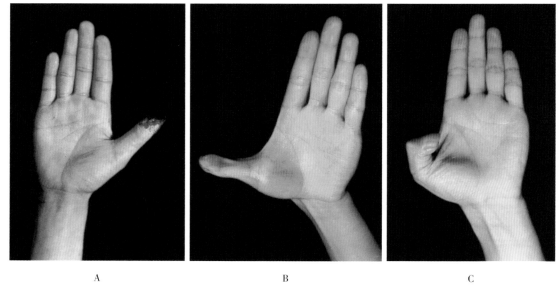

图 8-9-4　指掌侧推进皮瓣修复指端创面
A. 术前；B、C. 术后

（4）推进皮瓣覆盖创面时张力过大，可将手指屈曲再缝合，术毕用外固定支架将患指固定于屈曲位，待术后 1 周皮瓣血供稳定后去除外固定，并行功能康复，训练手指的伸直功能。

（侯春林）

第十节　指背侧皮瓣

指背侧皮瓣按其部位分为拇指背侧皮瓣、示指背侧皮瓣以及其他手指背侧皮瓣。由于指背侧皮瓣营养血管细小，仅用于局部转移修复邻近较小范围创面。

拇指背侧皮瓣

拇指背侧皮瓣按其部位分为拇指尺背侧皮瓣和拇指桡背侧皮瓣。拇指尺背侧皮瓣于1999年首先由法国Brunelli报道。国内胡鸿泰于2002年报道了5例。该皮瓣血供主要来自拇指指背皮神经营养血管，实属皮神经营养血管皮瓣，主要用于局部转移修复拇指及虎口处创面。

【应用解剖】

桡神经浅支支配手背桡侧半及桡侧两个半指的指背近节皮肤感觉(拇指可达甲根)。桡神经浅支共发出5条指背分支，它们分别是：① 拇指桡侧指背皮神经。② 拇指尺侧指背皮神经。③ 示指桡侧指背皮神经。④ 示指尺侧指背皮神经。⑤ 中指桡侧指背皮神经。在每个神经分支周围5mm左右的范围内，均有丰富的皮神经营养血管(丛)，或称指背皮神经营养血管束，并在不同的平面接受多个神经营养交通吻合血管(口径0.4~0.8mm)的加入。

Brunelli对25例尸体标本拇指指背两侧指动脉进行了解剖，右拇指尺侧自第一掌骨头至甲廓，每个标本的拇指尺侧指背皮神经均有一连续的指背动脉伴行。该动脉起自拇主要动脉，起始处外径0.5~1.2mm。在第一指骨颈处与指掌侧动脉

有一大的交通支(图8-10-1)。而拇指桡背侧动脉的出现率只有52%(25例中只有13例)。同时，该动脉较尺侧背动脉要细小。

【适应证】

(1) 拇指尺背侧皮瓣主要用于修复拇指指尖、指腹、指背皮肤缺损，也可用于邻近示指和中指指腹或指背的皮肤缺损的修复。

(2) 拇指桡背侧皮瓣主要用于修复拇指指尖、指腹和指背皮肤缺损。

【手术方法】

(一) 拇指尺背侧皮瓣

1. **皮瓣设计** 以拇指指间关节背侧中点与掌指关节背侧中点皮肤的连线为轴线，在第一掌骨头水平距纵轴连线的尺侧约1cm处和在指间关节水平距纵轴连线尺侧约0.7cm处两点的连线，为拇指尺背侧动脉的体表投影走行线。根据创面缺损情况，在拇指掌指关节背面尺侧缘及其近心端的皮肤，以拇指尺背侧动脉体表投影线为皮瓣的纵轴，设计所需皮瓣的大小及形态。注意皮瓣位置不能完全脱离第一掌骨头而位于掌骨背侧，从而造成皮瓣对该血管的偏离。在皮瓣的远侧缘和创面近侧缘之间的皮肤表面，设计锯齿形切口线。

2. **手术步骤** 沿锯齿线切开皮肤和皮下组

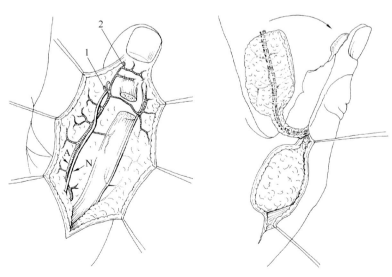

图 8-10-1 **拇指尺背侧皮瓣的血供**
1. 拇尺背侧动脉与掌侧的吻合；2. 拇尺背侧动脉与桡侧的吻合

织,并向两侧分离,达伸肌腱膜的浅面,显露拇尺背侧动脉的走行线,及位于拇内收肌肌膜浅面的血管蒂。将蒂部旁两侧各 0.5 cm 宽的软组织连同血管蒂一并游离,不必将拇尺背侧动脉单独游离。然后,向血管走行两侧掀起皮瓣,皮瓣血管蒂远端在距甲沟约 2.3 cm 处,靠近节指骨颈水平处,注意不要剥离过多,以免损伤该处与来自拇指掌侧固有动脉背侧穿支的血管交通吻合。该处即为皮瓣的旋转点。皮瓣边缘除蒂部外全层切断,深层在伸肌腱膜浅面及拇内收肌的肌膜浅面掀起,皮瓣近端切断、结扎指背静脉,并将其包纳在皮瓣中。整块皮瓣在伸肌腱浅面游离并掀起。皮瓣解剖完成后,松止血带,观察皮瓣血运,并作皮肤间断缝合。皮瓣供区一期直接关闭,或取全厚皮片游离移植覆盖。

(二)拇指桡背侧皮瓣

1. 皮瓣设计　①旋转点:最远可至拇指间关节的桡侧。②轴心线:拇指腕掌关节的桡侧与拇指指间关节桡侧的连线,在伸肌腱和指固有动脉之间。③皮瓣位置:皮瓣可在第一掌骨头的桡侧。

2. 手术步骤　沿锯齿线切开皮肤、皮下组织,并向两侧分离,达伸肌腱膜的浅面,显露拇指桡侧指背神经及其营养血管的走行线,将它们包含在皮瓣的血管蒂内,蒂宽约 1 cm,不必解剖出血管、神经。将第一掌骨头桡侧的皮瓣掀起,向远端游离至拇指指间关节处,切开皮下隧道,将皮瓣修复创面,供区植皮。

【典型病例】

病例一:拇指尺背侧皮瓣修复拇指指端创面。

患者男性,25 岁。右手拇指指端外伤缺如,指骨外露。切取拇指尺背侧皮瓣,皮瓣大小 2.5 cm×3.5 cm,向远侧转移,一期修复拇指指端创面(图 8-10-2)。

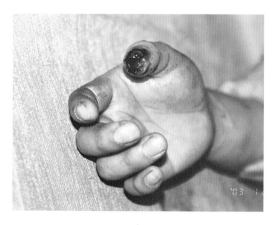
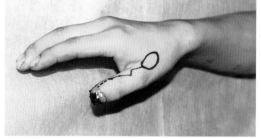
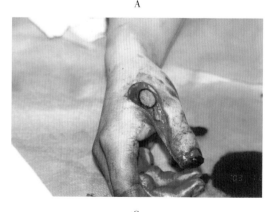
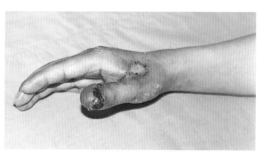

图 8-10-2　拇指尺背侧皮瓣修复拇指指端创面

A. 术前拇指指端创面;B. 皮瓣设计;C. 皮瓣切取;D. 皮瓣转移修复创面;

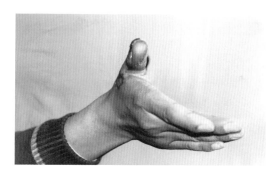

E

图 8-10-2(续)

E. 术后拇指外展功能

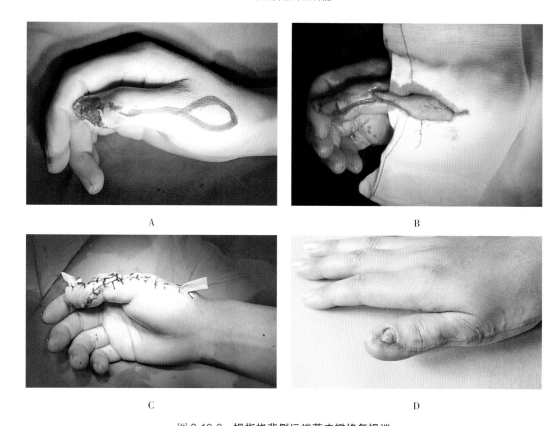

图 8-10-3　拇指桡背侧远端蒂皮瓣修复拇端

A. 术前拇指指端创面与皮瓣设计；B. 皮瓣切取；C. 皮瓣转移修复创面；D. 术后拇指

病例二：拇指桡背侧远端蒂皮瓣修复拇端。

患者女性,26岁。右拇指被机器挤压伤,创面偏桡侧半。设计切取拇指桡背侧远端蒂皮瓣,一期修复拇指缺损,并将拇指桡背侧皮神经与尺侧固有神经的分支吻合。术后皮瓣完全成活(图 8-10-3)。

【注意事项】

(1) 在解剖暴露皮瓣血管蒂时,不必将动脉全部游离以免损伤,可将蒂部周围 1 cm 的软组织一并游离,形成动脉筋膜蒂,以确保皮瓣的血供。

(2) 皮瓣切取时应将拇指背静脉纳入皮瓣,除解决皮瓣部分血的静脉回流外,主要是便于皮瓣的掀起。本皮瓣由于血管蒂包括蒂周 1 cm 宽的软组织为其主要静脉回流途径,故对肥胖的患者可不带拇指背静脉。

示指背侧皮瓣

1979 年 Foucher 首先应用示指背侧皮瓣修复拇指指腹缺损,由于皮瓣轴心血管变异较多,临床应用不易掌握,多有失败病例。随着显微解剖研究的发展以及深筋膜血管对筋膜皮瓣血供作用认识的不断深入,又设计出扇形筋膜血管神经蒂的示指背岛状皮瓣,目前临床应用增多。

【应用解剖】

桡动脉深支在鼻烟窝发出的腕背动脉,其主干在拇长伸肌深层,在穿过第一骨间背侧肌前发出示指桡背侧动脉。该动脉纵贯皮瓣全长,是皮瓣的轴心血管,并与指掌侧固有动脉指背支相互吻合,形成示指近节动脉网(图 8-10-4)。

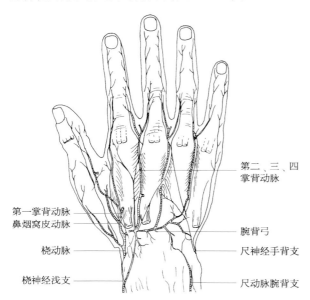

第二、三、四掌背动脉

第一掌背动脉
鼻烟窝皮动脉

腕背弓

桡动脉

尺神经手背支

桡神经浅支

尺动脉腕背支

图 8-10-4　示指背侧皮瓣的血供

按血管起源,示指桡背侧动脉分下列 3 型(图 8-10-5)。

Ⅰ型:示指桡背侧动脉起自桡动脉穿第一掌骨间隙处,占 80%。主干向第二掌骨中点或远、中 1/3 交点处斜行,继经第一骨间背侧肌与第二掌骨浅面前行,达掌指关节平面进入示指背侧。

Ⅱ型:示指桡背侧动脉起自第一掌骨动脉,占 15%。第一掌背动脉从桡动脉分出后,立即分为两支至拇指尺侧及示指桡侧的背侧或主干走

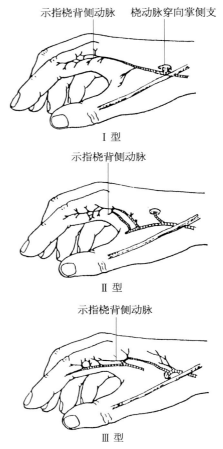

示指桡背侧动脉　　桡动脉穿向掌侧支

Ⅰ型

示指桡背侧动脉

Ⅱ型

示指桡背侧动脉

Ⅲ型

图 8-10-5　示指背桡侧动脉的分型

向虎口游离缘,示指背侧动脉沿第一骨间背侧肌的桡侧走向示指背侧。

Ⅲ型:占 5%。在第一掌骨间隙近侧由桡动脉直接分出的示指桡背侧动脉非常细小,它行经第二掌骨头附近被一自示指掌桡侧动脉分出的粗大动脉支所代替。

皮瓣的神经支配为桡神经浅支,自腕部穿出深筋膜,分 4~5 支指背神经。第三支分布于示指桡侧,第四支分布于示指和中指相邻侧,故而示指背侧皮肤由第三、第四支背神经支配(图 8-10-6)。

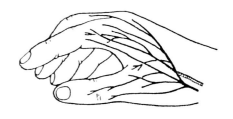

图 8-10-6　示指背侧皮肤的神经支配

【适应证】

（1）修复拇指指腹缺损或修复虎口皮肤缺损。

（2）与中指尺侧或环指桡侧皮瓣合用再造拇指。

（3）与趾腹皮瓣联合再造拇指。

（4）局部动脉皮瓣转移修复虎口挛缩。

【手术方法】

（一）示指近节背侧皮瓣

1. 皮瓣设计　经鼻烟窝中点向第二掌指关节桡背交界点画线，沿此线由近向远 2.6 cm，为示指桡背侧动脉起点，也是皮瓣的静脉、神经的经过点，可视为皮瓣的关键点。关键点以远沿线为示指桡背侧动脉，也即皮瓣轴心血管的体表投影，也可作为 Ⅱ、Ⅲ 型动脉位置的参考。皮瓣指背部宽 2~3 cm，掌背部宽以血管投影为中轴，向尺侧 1.5 cm，向桡侧 2.5 cm，皮瓣远端不超过近指间关节，近端以关键点为界（图 8-10-7A）。

2. 手术步骤　可采用顺行法或逆行法切取皮瓣。

（1）顺行法切取：沿示指桡背侧动脉体表投影做"S"形切口，切开皮肤、皮下组织，在浅筋膜浅层向两侧游离，在第一背侧骨间肌与第二掌骨之间显露指背浅静脉和指背神经，保护示指背侧至第二掌骨 1~2 条静脉。切断、结扎与其他静脉的吻合支，分出至示指背侧的神经分支，从动脉投影线自轴血管向两侧浅筋膜剥离 1.5~2 cm，再至深筋膜深面。第一骨间肌肌膜下分离出包含指背浅静脉、指背神经、深筋膜以及第一骨间背侧动脉在内的筋膜蒂，再顺行向远侧分离，在示指伸肌腱膜浅层剥离形成皮瓣（图 8-10-7B）。从血管蒂至受区的皮下做钝性分离形成隧道，将皮瓣通过隧道移至受区（图 8-10-7C）。

（2）逆行切取：皮瓣设计同前，先切开皮瓣尺侧缘，沿皮瓣深筋膜深层向桡侧游离，显露皮瓣内面的血管束后，根据画线切开远侧及皮瓣桡侧缘，向近侧掀起皮瓣及蒂部。供区用中厚或全厚皮片覆盖，打包包扎。

（二）筋膜血管神经蒂示指背岛状皮瓣

皮瓣设计和手术步骤同上。皮瓣蒂周围保留 1.5~2 cm 筋膜。① 宽阔的皮瓣蒂内包含了拇指背动脉的分支、桡动脉筋膜支和深筋膜血管网，可不受示指桡背侧动脉各类型的影响，增加了手术安全性。手术操作也更简单易行。② 皮瓣的静脉回流除示指桡背侧动脉的两条伴行静脉和示指背静脉回流外，宽阔的筋膜蒂内还包含了拇指背静脉和手背静脉的交通网，增加静脉回流通畅，有利于皮瓣成活。③ 按需要筋膜皮瓣还可设计带骨膜骨片或伸肌腱。

（三）示指近节背侧旗帜皮瓣

切取方法同示指背皮瓣，只是血管蒂为示指桡侧指固有血管，皮瓣内还包含 1 条较粗的指背静脉。皮瓣可带指背神经，与受区神经吻合，利于

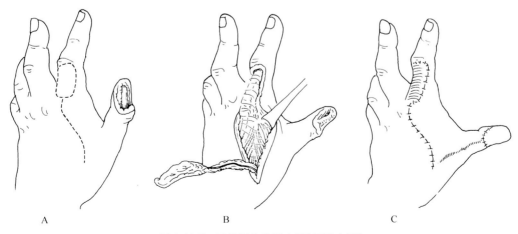

图 8-10-7　示指近节背侧皮瓣（风筝皮瓣）

A. 皮瓣设计；B. 皮瓣掀起；C. 皮瓣转移

恢复正常感觉。由于取用示指桡侧指固有动脉，供皮区在指桡侧功能区，相对损伤较大，选用此皮瓣时宜慎重。

（四）示指背侧转移皮瓣

用于修复虎口挛缩，皮肤缺损。

1. 皮瓣设计　根据虎口区软组织缺损或瘢痕切除、拇指充分外展后的创面，以及虎口张开角度和创面的长、宽大小，于第二掌骨和示指背侧做一舌形切口线（图 8-10-8A）。皮瓣的基底线应与虎口背侧创缘一致，皮瓣的顶点（即皮瓣的长度）应为皮瓣的基底缘（尺侧缘）至虎口创面掌侧缘的距离增加 20%。

2. 手术步骤

（1）皮瓣切取：上止血带，按皮肤设计线切开皮肤、皮下组织和筋膜。在切开皮瓣顶端深筋膜时，注意切断指背静脉并结扎。用两根支持线固定，在其深面从指伸肌腱腱膜浅层向近侧剥离直至皮瓣的基底部（图 8-10-8B）。因在伸肌腱腱膜浅层剥离，故无须解剖支配该皮瓣的血管和神经。

（2）皮瓣转位：皮瓣转位覆盖创面前先松止血带，经充分止血后，将虎口松解后的创面充分外展，并用弓状克氏针插入第一、第二掌骨颈部，保持虎口张开，然后再将预制好的舌状皮瓣移位到虎口创面上。先将皮瓣顶端与创缘的远端作结节缝合固定，再做皮瓣缘与创缘缝合，供区用全厚皮片覆盖缝合（图 8-10-8C），并打包固定。

【典型病例】

患者女性，32 岁，左示指模具压伤，致近指间关节平面掌侧 1.5 cm×1.9 cm 左右皮肤软组织缺损，屈肌腱外露。设计左示指近节背侧带指固有动脉穿支及筋膜复合组织蒂逆行岛状皮瓣转移修复创面，供区创面一期取前臂内侧全厚片植皮修复。术后 6 个月随访，皮瓣质地、外观良好，患指近指间关节屈伸活动基本正常（图 8-10-9）。

（五）改良示指近节背侧皮瓣

（1）皮瓣设计：根据拇指背侧软组织缺损形状，在示指近节背侧设计皮瓣，以示指桡侧指背动脉体表投影作为皮瓣的轴心线，以第一掌背动脉为皮瓣的血管蒂，设计方法同上述示指近节背侧皮瓣。由于这种切取方式必然使示指近节背侧供区无法直接闭合，需要另一供区提供游离皮片移植。该部位植皮无论是外观还是掌指关节的功能均会有不同程度影响。我们设计以第二掌背动脉为蒂的手背逆行岛状接力皮瓣修复示指背侧供区，皮瓣的旋转点为距离指蹼皮肤游离缘 1.5 cm 处，分离平面在深筋膜和骨间背侧肌膜之间。为了不在手背增加额外切口，我们将手掌背的血管探查切口向尺侧偏移，位于第二掌骨尺背侧（图 8-10-10A）。

（2）手术步骤：根据皮瓣设计，在示指近节背侧切开皮肤及皮下组织。向手背做"C"形延长切口，切口位于第二掌骨尺背侧，近端可达腕背横纹

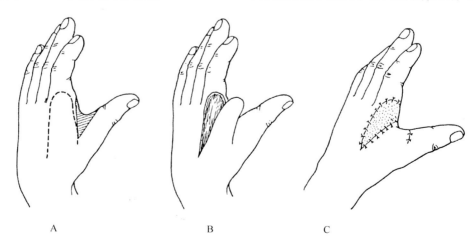

图 8-10-8　筋膜血管神经蒂示指背侧岛状皮瓣
A. 皮瓣设计；B. 皮瓣切取；C. 皮瓣转移修复虎口

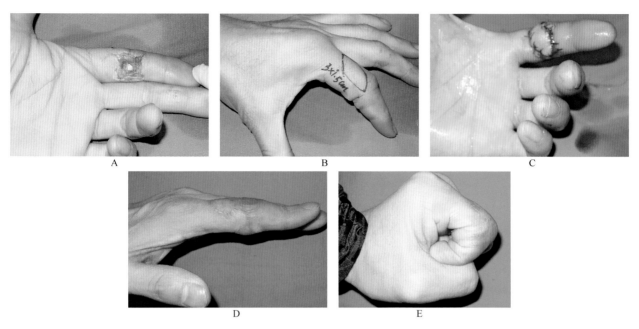

图 8-10-9 示指近节指背穿支皮瓣修复示指掌侧创面

A. 术前示指创面；B. 皮瓣设计；C. 皮瓣转移修复创面；D、E. 术后 6 个月随访

处。切开皮肤皮下组织，将切口桡侧部分皮肤掀开并通过拉钩向桡侧牵拉，利用手背皮肤较为松弛的特点，可以比较容易地分离至第二掌骨桡侧并显露第一骨间背侧肌。在肌膜下分离出包含指背浅静脉，指背神经以及第一掌背动脉在内的筋膜蒂，顺行向远侧分离，在示指伸肌腱膜浅层剥离并切取皮瓣。皮瓣经皮下隧道移至受区，修复拇指背侧缺损。在第二掌骨尺侧，沿第二掌背动脉轴线，在伸肌腱之间分离出深部的第二掌背动脉，保留约 1 cm 宽的筋膜蒂。皮瓣近端可达腕背横纹，远端至指蹼皮肤游离缘 1.5 cm 处，为皮瓣旋转点。结扎并切断该掌背动静脉的近端起点，带入部分筋膜组织并保护发向掌背皮肤的皮支血管，掀起皮瓣并逆行旋转 180°，以此作为第二皮瓣来修复示指近节背侧供区创面。最后可以直接缝合手背创面，仅遗留一条线性瘢痕（图 8-10-10B）。

【典型病例】

患者男性，22 岁。因机器外伤致右手拇指近节背侧中部以远皮肤软组织缺损，指骨外露。急诊清创后，采用了改良示指近节背侧皮瓣修复创面，并采用手背接力皮瓣修复供区，无须植皮。术

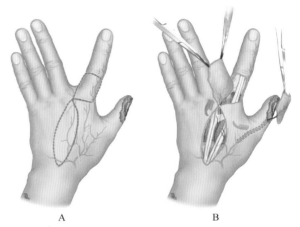

图 8-10-10 改良示指近节背侧皮瓣示意图

A. 皮瓣设计；B. 皮瓣切取

后皮瓣完全成活，创面一期愈合，掌背侧仅留一处线性瘢痕（图 8-10-11）。

【注意事项】

（1）掀起皮瓣时，应小心保护伸肌腱腱周组织，以利供区移植皮片成活。

（2）转移轴血管皮瓣通过皮下隧道有困难时，应切开皮肤，并做皮下游离，使血管筋膜蒂宽松置于皮下。

（3）皮瓣转位前，松开止血带，充分止血，皮

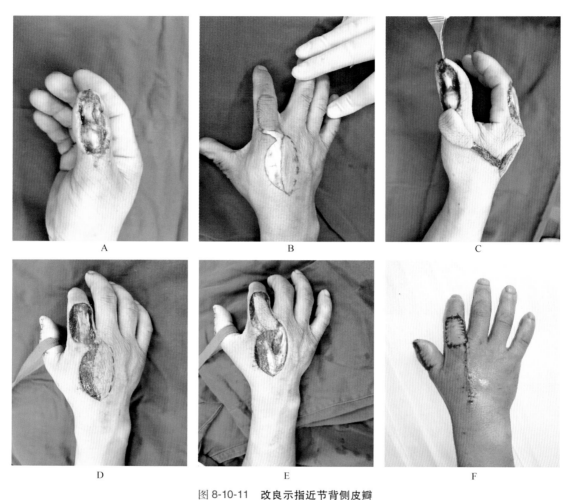

图 8-10-11　改良示指近节背侧皮瓣

A. 术前拇指创面；B. 皮瓣设计及切取；C. 切取示指背侧皮瓣修复拇指创面；
D. 切取第二掌背皮瓣；E. 修复示指背侧供区创面；F. 术后创面闭合情况

瓣转位后,要调整蒂部不能有张力,并细心检查蒂部有无扭转。

（4）妥善包扎伤口,做石膏外固定,观察皮瓣血循环。

其他手指背侧皮瓣

1950 年 Gurdin 和 Pangman 首先用相邻手指背侧皮肤形成皮瓣覆盖相邻手指掌侧皮肤缺损,常用有邻指皮瓣、邻指组织瓣、邻指剔骨皮瓣等,由于手术简单易行,皮瓣薄,皮肤质地好,术毕外固定简单,术后外形好,已被广泛应用于修复指掌侧皮肤缺损。

【适应证】

相邻手指指腹或指掌侧软组织缺损,有肌腱或骨外露,缺损面积不大,缺损部位宽度不超过指侧中线,要求创面边缘整齐或能修整齐,创基平整。

【手术方法】

1. 邻指背皮瓣的设计　受区创面修整,创底修平,调整患健两指体位,取血迹样布,翻转样布到健指背侧,蒂在相邻患指侧方。皮瓣按供受区位置可适当调整(图 8-10-12)。

2. 手术步骤

（1）皮瓣蒂在患指侧按样布切取皮肤全层。

（2）皮瓣在指伸肌腱腱周组织浅层切取,不损伤腱周组织,如损伤腱周组织应尽量修复,不使伸肌腱裸露。

（3）将指背静脉带在皮瓣上,翻转皮瓣 180°,

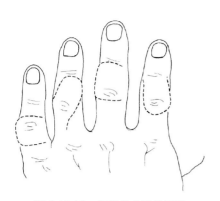

图 8-10-12　邻指背皮瓣的设计

覆盖指掌侧创面,缝合。

（4）取中厚或全厚皮片,覆盖指背供区创面,缝合。

（5）两指间放薄层纱布,防潮湿,供受区加压包扎,2 周拆线、断蒂（图 8-10-13）。修复拇指指端可在中指中节的桡侧切取邻指背皮瓣（图8-10-14）。

【注意事项】

（1）手指皮肤血液循环较好,皮瓣长宽比例可以放宽到(2~3)∶1。

（2）皮瓣蒂的方向可随供受区情况适当调整体位。原则上皮瓣蒂要留得长些,使两指间可稍有间隙,以便术毕固定和衬垫干纱布,并使断蒂时留有皮肤,有利于修复创面。

（3）邻指皮瓣最长切取范围,远端不超过远侧指间关节,近端不越过指蹼缘平面,切取皮瓣时也要避免跨越关节的指背正中切口,以免日后瘢痕影响屈指功能。

（4）手指掌侧皮肤功能比背侧重要,所以原则上只用背侧皮瓣修复掌侧,而不用掌侧皮瓣修复背侧皮肤。

（5）手术操作时,宜先用中厚或全厚皮片修复供区缝合三边,皮瓣蒂缘暂不缝合,靠拢患健两指,将皮瓣翻转 180°覆盖受区缝合三边,最后中厚

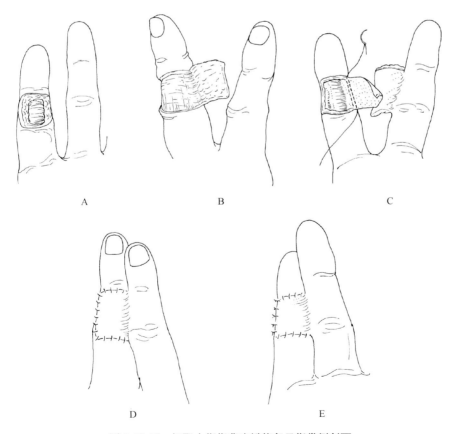

A　　　　　　　　B　　　　　　　　C

D　　　　　　　　E

图 8-10-13　切取中指指背皮瓣修复示指掌侧创面

A. 示指指腹创面;B. 切取中指指背皮瓣;C. 手指创缘褥式缝合皮片;
D. 皮片覆盖供区创面;E. 皮瓣修复示指创面

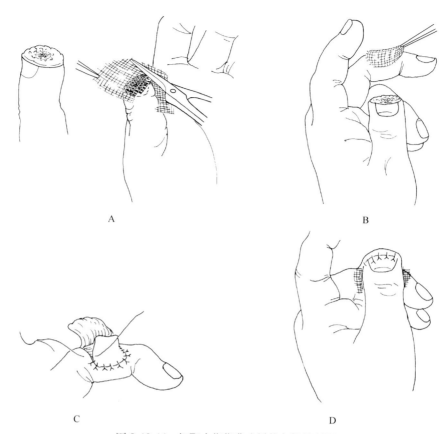

图 8-10-14　切取中指指背皮瓣修复拇端创面

A. 测定拇指指端创面；B. 中指指背设计皮瓣；
C. 切取皮瓣，供区创面皮片覆盖；D. 交叉移植，修复拇指指端创面

皮片与受区创缘缝合数针，使供受区完全封闭，防止创缘外露而发生感染。

指背翻转组织瓣

1978 年 Pakiam，1981 年 Russell 应用邻指背侧含真皮和全层皮下组织的组织瓣翻转 180°，覆盖邻指背侧，再植皮片修复创面获得成功。

【应用解剖】

手指中远节背侧常无毛发生长，网状血管丰富，手指皮下组织缺少脂肪层，皮肤与伸肌腱及腱滑膜鞘之间仅有一薄层疏松结缔组织隔开。

【适应证】

指背翻转组织瓣适用于修复相邻手指指背皮肤缺损。

【手术方法】

1. 皮瓣设计　Atsoy 法：先按受区创面取血迹样布，样布翻转 180°，至健指背侧画出皮瓣轮廓。

2. 手术步骤

（1）切开皮瓣三边，蒂在远离患指侧，以中厚皮片的厚度掀起皮瓣。

（2）在蒂部切开真皮和皮下组织，从伸肌腱腱周组织浅层掀起含真皮及皮下组织的组织瓣，蒂部靠患指缘。

（3）将此组织瓣翻转 180°，使组织瓣浅面朝向患指创面，深面成为浅表面。

（4）健指背创面用掀起的中厚皮瓣回植覆盖，患指组织瓣上用中厚皮片覆盖，缝合打包或加压包扎。

【注意事项】

（1）在掀起带蒂中厚皮瓣时，勿过深，过深则

影响组织瓣的成活。

（2）皮瓣渗血时，不可用电凝止血，宜用温盐水纱布湿敷。

（3）Rose 法为将供区表皮用取皮力削掉，再切取形成蒂在患指侧的组织瓣，翻转180°覆盖患指创面，取二倍供区大的中厚或全厚皮片，覆盖供区和受区组织瓣上，缝合，一起加压包扎，可简化手术操作(图8-10-15)。

（4）组织瓣成活后回缩比皮瓣明显，在设计和切取时，应放大20%，以免缝合创面时过度紧张而影响血供和组织瓣成活。

（5）有报道组织瓣翻转后，有形成表皮样囊肿者。这可能与表皮削去过薄有关，应引起注意。

指背双桥皮瓣

【适应证】

指背双桥皮瓣适用于指掌侧宽度小于 1 cm 的纵行皮肤缺损，伴肌腱和骨外露。

【手术方法】

1. 皮瓣设计　在掌侧皮肤缺损的相对背侧正中，做一纵行画线，长度约为皮肤缺损的 2 倍。

2. 手术步骤　指掌侧创面清创。沿画线切开皮肤，在伸指肌腱腱周组织浅面向两侧做皮下分离，直到指掌侧皮肤缺损边缘，进行游离，使形成 2 个双蒂（桥式）皮瓣。将皮瓣向掌侧推移，覆盖掌侧创面，指背创面行中厚皮片移植、打包。

【注意事项】

（1）指掌侧皮肤缺损的宽度大于 1 cm、长度小于 2 cm 时，不适宜选用此皮瓣，此时宜选用邻指指背皮瓣修复。

（2）该皮瓣最适用于指掌侧菱形皮肤缺损的修复。

（3）术后可不做外固定，为选用此皮瓣的优点。

（4）分离两侧桥式皮瓣时，切勿损伤伸肌腱腱周组织，以免影响植皮成活。

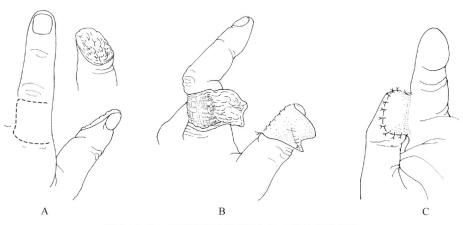

图 8-10-15　**邻指背翻转筋膜瓣加植皮修复拇端创面**
A. 皮瓣设计；B. 翻转筋膜瓣；C. 皮片覆盖创面

（寿奎水　芮永军　徐永清　池征璘　张世民　陈一衡）

第十一节　指侧方皮瓣

环指神经血管岛状皮瓣早在 1956 年 Littler 就用于重建拇指、示指指端的感觉功能，但由于皮瓣切取后将造成供指感觉功能障碍,使其临床应用受到限制,通常供区仅限于中指和环指尺侧面。笔者对此做了改进,采用以指掌侧固有动脉为蒂的手指侧方皮瓣,又称不包含指神经的指动脉皮瓣。由于保留了指掌侧,因有神经,皮瓣切取后不损害供指的感觉功能,使皮瓣可选自邻近创面任何手指的侧面,设计灵活,转移方便。若皮瓣内包含指掌侧固有神经背侧分支,使转移皮瓣具有良好的感觉功能。手指侧方皮瓣位于指侧面,位置隐蔽,皮瓣颜色、质地与受区近似,可顺行或逆行转移,术后外形及功能均较满意,是修复手部中、小范围创面的理想皮瓣。

【应用解剖】

在手掌远侧,指总神经和动脉位于指屈肌腱之间,在靠近掌指关节处,神经先于动脉分成邻近手指的指掌侧固有神经和指动脉。两者在手指侧面稍偏掌侧向前走行,神经位于动脉掌内侧。指掌侧固有动脉在走行过程中,发出许多指腹侧支及指背侧支互相吻合,营养手指皮肤。其中有 3~4 条较粗吻合支,称指横动脉或指环状动脉。指动脉在指末端形成许多分支,与对侧吻合,构成丰富的毛细血管网。指掌侧固有神经在近侧的基部,恒定地发出一较大的背侧分支,斜行走向近侧指间关节的背面,供应同侧中及远节指背侧皮肤(图 8-11-1)。自近节指骨基底掌侧部向近侧指间关节背外侧划一连线,即为该神经分支表面的投影线。将指掌侧固有神经自血管神经束中小心分离出来,保留在原位,形成不包含指掌侧固有神经

的指动脉皮瓣。若将指掌侧固有神经背侧分支包含在皮瓣内,并与其主干分开形成的指动脉皮瓣具有良好的感觉功能。皮瓣覆盖范围包括邻近手指、虎口、手背和手掌部(图 8-11-2),用来修复这一区域内的中、小范围创面。

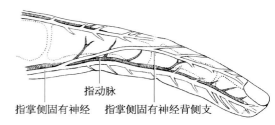

图 8-11-1　**手指血管神经解剖示意图**

指动脉
指掌侧固有神经　指掌侧固有神经背侧支

【适应证】

(1) 早期创伤致手部骨、关节和肌腱暴露者。

(2) 手指瘢痕挛缩畸形,切除瘢痕、矫正畸形后有深部组织裸露,且不能用皮片修复创面者。

(3) 需切除瘢痕,同时行骨、关节和肌腱手术者。

(4) 无法进行再植手术的断指,可固定远节指骨后用皮瓣转移覆盖创面以增加手指长度者。

(5) 陈旧性拇指或其他手指部分缺损,需要再造拇指、延长手指者。

【手术方法】

(一) 手指血管神经皮岛

手指各部位感觉都很重要,尤其是拇指、示指、中指桡侧和小指尺侧,是重要的感觉区。一旦这些部位感觉丧失,将严重影响手的持物功能。采用中指或环指尺侧血管神经岛状皮瓣转移可重

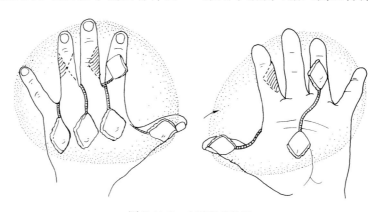

图 8-11-2　**皮瓣覆盖范围**

建上述重要感觉区的感觉功能。

1. 皮瓣设计　以中指尺侧皮岛重建皮管再造拇指感觉功能为例。在中指尺侧设计皮瓣,以皮瓣远侧不超过末端指节的一半为宜。再在手指侧方做"之"字形切口直至手掌,另在再造拇指的皮管远端画出与皮瓣等大的切口,拇指指根部画出横切口(图 8-11-3A)。

2. 手术步骤　先做蒂部切口,小心分离指根部和掌部血管神经束,其周围脂肪结缔组织应尽量保留,所见血管和神经分支予以切断、结扎,在指总动脉分叉处,切断、结扎供应邻指的固有血管。若神经移动幅度不够大,可在掌部劈开指总神经(图 8-11-3B)。由近而远分离指部血管神经束,连同指腹的皮瓣一起切取下来,形成血管神经皮岛。在拇指远端切除一块皮肤,在拇指根部掌面做 2 cm 长横切口,以便皮瓣和蒂经此处移至患

指指腹(图 8-11-3C)。在掌部和患指间用弯止血钳潜行分离造成皮下隧道,用止血钳夹住皮瓣上预穿的牵引线,通过隧道时,应避免蒂部扭转或受压。皮瓣和其他创面缝合后,供皮指创面利用患指切下的皮肤做全厚皮片移植(图 8-11-3D)。

(二) 不包含指掌侧固有神经的手指侧方皮瓣

该皮瓣特点是皮瓣内不包含指掌侧固有神经,皮瓣切取后不损害供指指端感觉功能,但皮瓣缺乏感觉是其缺点。适用于修复手部对感觉功能要求不高的中、小范围创面。

1. 皮瓣设计　皮瓣选自受区邻近手指的侧面,皮瓣可取的范围由指背根部至甲根近侧,两侧至背、掌侧中线。以指动脉为蒂画出皮瓣轮廓(图 8-11-4A)。皮瓣旋转轴位于指总动脉分叉处。皮瓣大小应稍大于受区面积,使皮瓣转移后能无张

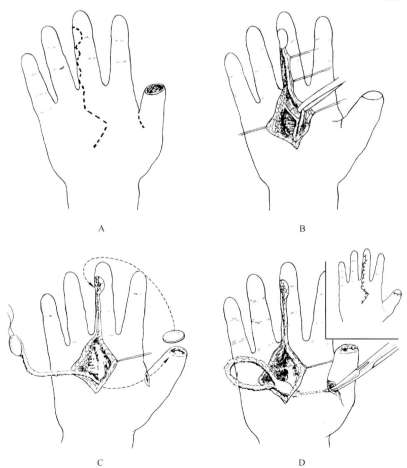

图 8-11-3　手指血管神经皮岛修复拇指创面

A. 皮瓣设计;B. 血管神经蒂游离;C. 皮瓣切取;D. 皮瓣转移

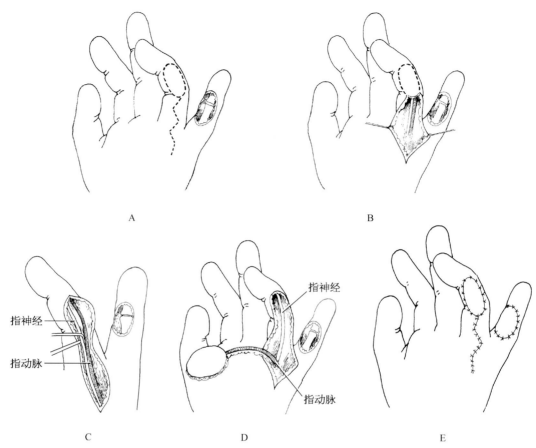

图 8-11-4　不包含指神经的手指侧方皮瓣修复小指创面
A. 皮瓣设计；B. 血管蒂显露；C. 指神经游离；D. 皮瓣切取；E. 皮瓣转移

力地覆盖创面,避免血管蒂受牵拉。

2. 手术步骤　手术在充气止血带下进行。在手掌远侧,伤指与供指间做一纵行小切口,暴露供指的血管神经束,沿血管走行方向做手指侧方"之"字形切口,直至皮瓣近侧缘。然后做皮瓣掌侧切口,在指屈腱鞘浅面,向背侧锐性分离皮瓣。由于指掌侧固有神经位于指动脉的掌内侧,当皮瓣从掌侧掀起时,很容易暴露指神经(图 8-11-4B)。纵行切开包裹神经的一薄层软组织,为避免损伤伴行的血管,游离神经时应紧靠神经进行锐性分离。待神经从皮瓣中游离出来后(图 8-11-4C),在指动脉深面继续向背侧分离,直至皮瓣完全游离。术中应防止血管与皮瓣分离,在皮瓣远端结扎切断指动脉,然后提起皮瓣向近端游离血管蒂部,直至指总动脉分叉处(图 8-11-4D)。操作中应尽量多保留指动脉周围的疏松结缔组织,以免损伤

与动脉伴行的回流静脉。皮瓣形成后通过皮下隧道转移修复创面。若创面位于手背面,转移时必须切断深部掌骨间横韧带,以减少对血管蒂的牵拉。供区创面用全厚皮片覆盖(图 8-11-4E)。

（三）包含指掌侧固有神经背侧支的手指侧方皮瓣

该皮瓣特点是皮瓣内包含指掌侧固有神经背侧分支,而将神经主干留在原位,使皮瓣切取后既不损害供指指端感觉功能,又使转移皮瓣具有良好的感觉功能。适用于修复指端创面、手指加长和拇指再造。

1. 皮瓣设计　皮瓣设计同不包含指掌侧固有神经的手指侧方皮瓣。由于指动脉位于手指侧面稍偏于掌侧,而指掌侧固有神经背侧支自指根部发出后斜向指背侧,两者并不在一起走行,设计时必须将两者均包含在皮瓣内。

2. **手术步骤** 皮瓣切取方法与不包含指掌侧固有神经的手指侧方皮瓣基本相同,但术中必须保护进入皮瓣的指掌侧固有神经背侧分支,并进行神经束间分离,将其从指掌侧固有神经中小心分离出来,形成血管神经蒂岛状皮瓣(图8-11-5)。

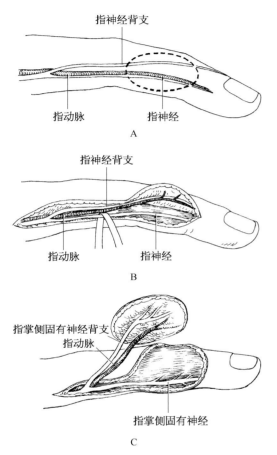

图 8-11-5 **切取包含指掌侧固有神经背侧支的手指侧方皮瓣**
A. 皮瓣设计;B. 皮瓣切取;C. 皮瓣游离

(四)指侧方逆行岛状皮瓣

切取近指侧方岛状皮瓣,以远侧指掌侧固有动脉为蒂,逆行转移,可修复同指远端创面。若将指神经背侧分支包含在皮瓣内,并与伤指残端指神经吻合,则使转移皮瓣具有良好的感觉功能。

1. **皮瓣设计** 在指近节侧方以指固有动脉为轴设计皮瓣,示指选择尺侧,小指选择桡侧,中指和环指桡尺侧均可。皮瓣长不超过近指横纹,宽不超过指掌及指背的正中线,按样布大小设计,轴血管一般在皮瓣中轴偏掌侧,旋转点不超过指中节远1/4(图8-11-6A)。

2. **手术步骤** 在臂丛麻醉下,上止血带,常规清创。先在设计皮瓣近端做切口,解剖见到指血管神经束后再在指腹侧及背侧做切口,于腱鞘浅层游离皮瓣,切开皮瓣远端,在手术显微镜下,将指动脉、静脉与指神经分离。血管夹阻断指动静脉,松开止血带,如皮瓣红润,渗血良好,指动脉搏动存在,则结扎并切断指动静脉近端,向远侧解剖至旋转点(图8-11-6B)。以皮瓣旋转点为中心,将皮瓣旋转,覆盖创面,检查旋转后血管蒂,一般逆转角度在160°左右,无受压、扭曲,缝合皮瓣。若将皮瓣中包含的指神经背侧支与受区残端指神经吻合,则可恢复皮瓣良好的感觉功能。供区以全厚皮瓣移植(图8-11-6C)。

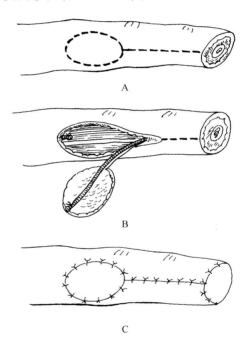

8-11-6 **指侧方逆行岛状皮瓣修复指端缺损**
A. 皮瓣设计;B. 皮瓣切取;C. 皮瓣转移

【典型病例】

病例一:环指尺侧皮瓣修复小指创面。

患者男性,55岁。2小时前因电锯伤致左小指尺侧软组织缺损约2 cm×3 cm,指关节部分缺损,关节外露。急诊清创后,切取环指尺侧皮瓣通过皮下隧道转移,一期修复创面,供区创面用全厚皮片覆盖。术后创面一期愈合(图8-11-7)。

病例二:中指桡侧包含指掌侧固有神经背侧支的指动脉皮瓣修复示指创面。

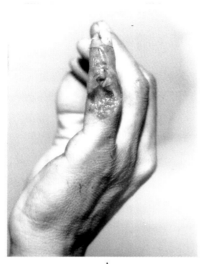
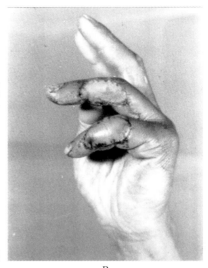

A　　　　　　　　　　　　　B

图 8-11-7　环指尺侧皮瓣修复小指创面

A. 术前；B. 术后

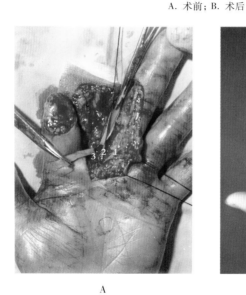
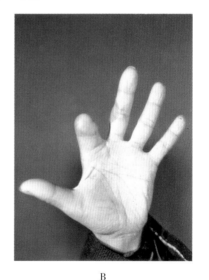

A　　　　　　　　　　　　　B

图 8-11-8　中指桡侧包含指掌侧固有神经背侧支的指动脉皮瓣修复示指创面

A. 术中切取皮瓣；B. 术后创面愈合

1. 指掌侧固有神经；2. 指掌侧固有神经背侧支；3. 指掌侧固有动脉

　　患者男性，27 岁。左手示指外伤离断，残指指端创面外露，采用中指桡侧包含指掌侧固有神经背侧支的指动脉皮瓣，一期修复示指指端创面，术后皮瓣成活。示指与中指指端感觉均良好（图 8-11-8）。

　　病例三：示指和中指逆行岛状皮瓣修复左示指和中指指腹缺损。

　　患者男性，18 岁。入院前 18 小时机器压伤左示指和中指急诊入院。检查：左示指和中指指端、指腹缺损，伴骨、肌腱外露。急诊行清创术，术后创面用抗生素纱条换药，清创后 2 天，创面清洁，分别采用同指逆行带示指和中指尺背侧指神经血管蒂岛状皮瓣移位，修复示指和中指端指腹缺损，皮瓣面积：中指和示指均为 2.5 cm×2 cm，供区用真皮下血管网皮片修复。术后示指和中指皮瓣及植皮全部成活。修复后的示指和中指指腹外形满意。术后 3 个月，中指和示指皮瓣两点分辨觉均为 7 mm，手功能恢复良好（图 8-11-9）。

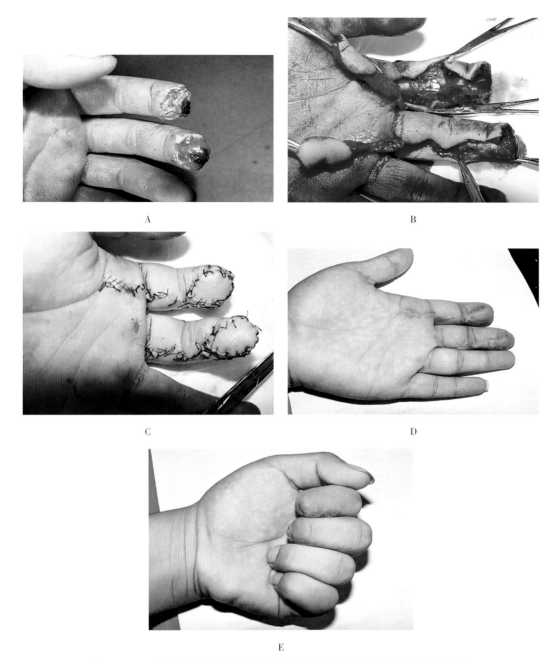

图 8-11-9 示指和中指逆行岛状皮瓣修复左示指和中指指腹缺损（周礼荣提供）
A. 左示指和中指指腹缺损创面；B. 左示指和中指同指尺背侧岛状皮瓣游离完成；
C. 示指和中指岛状皮瓣修复；D. 修复后的示指和中指指腹外形满意；E. 修复后的示指和中指功能良好

【注意事项】

（1）游离指掌侧固有神经主干时，应紧贴神经干锐性分离，尽量多保留指动脉周围疏松的结缔组织，以免损伤与动脉伴行的回流静脉，防止血管与皮瓣分离而影响皮瓣血运。

（2）切取皮瓣时必须妥善保护指掌侧固有神经背侧支，笔者体会有两种方法：① 在指根部暴露血管神经束时，小心寻找指掌侧固有神经背侧支，并沿该分支向远侧分离，确认其进入皮瓣区后再切取皮瓣。② 由远而近逆行切取皮瓣时，在皮瓣深面将指掌侧固有神经主干由远侧向近侧游离，在接近指根部时可见到一大的神经分支斜向指背部，妥为保护。前者较为安全、稳妥。

（3）皮瓣通过皮下隧道时，隧道要宽松，血管蒂要够长，防止牵拉、受压或卷曲。

（4）如皮瓣旋转时血管蒂受压，导致皮瓣静脉回流障碍，宜拆去部分缝线减压，并用生理盐水肝素液擦拭皮瓣缘，使其渗血，可避免皮瓣胀死，2~3天后，皮瓣逐渐建立侧支循环，皮瓣逐渐红润、成活。

（5）采用手指逆行岛状皮瓣修复指端创面时，应将指神经背侧支包含在皮瓣内，并与手指残端指神经缝合，以重建皮瓣感觉功能。

（五）指侧方逆行血管链皮瓣

【应用解剖】

手指掌侧固有动脉在近中节分别发出背侧皮支2~4条，其中在近、中节指骨的近中1/3和中远1/3处发出的指背皮支较为粗大和恒定，皮支起始处直径为0.1~0.5 mm。背侧皮支走行在指侧方时，分别发出上行支和下行支，其中上一皮支的下行支与下一皮支的上行支相吻合，形成皮支血管链，通过解剖学观察，该血管链并不成一直线，且较为细小，为保护手术中切取时血管链的完整性，蒂部须携带宽约5 mm的筋膜，这是指动脉背侧皮支血管链皮瓣的解剖学基础。

【手术方法】

1. 皮瓣设计　按照软组织缺损情况在指近节偏背侧方设计逆行指动脉背侧皮支血管链皮瓣，以指侧方正中线为皮瓣轴心线，旋转点为中节指骨中远1/3处，皮瓣蒂部带5 mm左右宽的筋膜。采用Z形切口线设计蒂部及隧道。

2. 手术步骤　以示指尺侧指动脉皮支皮瓣为例。首先切开蒂部及皮瓣偏掌侧缘皮肤，显露指掌侧动脉及其掌背侧皮支。术中可见背侧皮支直接进入皮瓣，与指动脉背侧支相互吻合形成血管链，切取蒂部5 mm左右筋膜确保指动脉背侧支血管链完整，继续解剖游离出进入指动脉的背侧皮支，并用血管夹阻断皮支进入皮瓣的血供，松止血带后见皮瓣色泽红润，切断并结扎进入皮瓣皮支，解剖游离进入皮瓣的感觉神经支，旋转约160°逆行转移修复创面缺损，用9-0线在显微镜下将指神经终末分支与皮瓣感觉神经吻合，直接缝合皮瓣与指端皮肤、蒂部及供区皮肤。

【典型病例】

患者男性，30岁。冲床压伤致左示指指端缺损2小时，伴有甲床部分缺损，软组织缺损面积20 cm×1.5 cm。于臂丛神经阻滞麻醉下行左示指逆行指动脉背侧皮支血管链皮瓣修复术。术中保留指固有动脉及神经主干，将指固有神经近节直接皮支与末节指神经爪支吻合，供区直接缝合。术后半个月皮瓣成活，一期愈合。供区切口一期愈合。患者随访2年，皮瓣无明显色素沉着，外观与健侧指相似。伤指关节总主动活动度/被动活动度评定标准为优。皮瓣两点辨距觉为4.5 mm。供区指周径与健侧指相比相差2.0 mm，皮瓣及指体萎缩不明显（图8-11-10）。

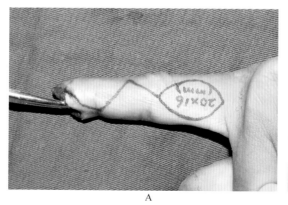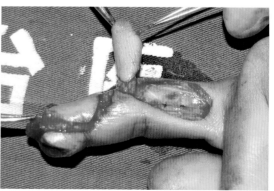

图 8-11-10　示指侧方逆行血管链皮瓣（郑有卯提供）

A. 皮瓣设计；B. 术中皮瓣切取后血供

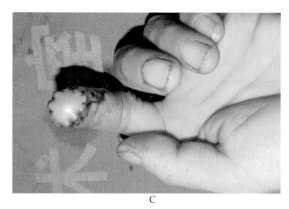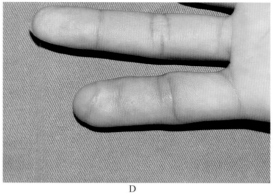

图 8-11-10（续）

C. 皮瓣修复创面；D. 术后半年随访皮瓣外形

（侯春林　寿奎水　王增涛）

第十二节　局部皮瓣修复指端

指端损伤是指在手指末节范围内的损伤，主要指软组织损伤，伤因包括切割、挤压、挫裂、离断等，在手外科临床工作中较为常见，几乎占手外科急诊的1/3。

指端缺损的分类方法多种多样，不少学者针对不同治疗目的（如能否再植、保留指甲等），按离断的解剖平面提出了多种分类方法，如指甲游离缘平面、指骨远端平面、指甲中份平面、指腹动脉弓平面、甲弧影平面、甲根平面、远侧指间关节平面以及中指中份平面等。一般认为，Ishikawa（1990）的指端缺损分类法，对临床选择治疗方法有一定的指导意义。Ⅰ型：甲床远侧1/2的缺损。Ⅱ型：甲根皱襞以远的缺损。Ⅲ型：甲根皱襞至远侧指间关节中部1/2以远的缺损。Ⅳ型：远侧指间关节水平的缺损。每一型缺损又分为横行、掌侧斜行、背侧斜行和侧方斜行共4个亚型。

指尖的主要功能是与拇指相对，完成捏持这一精细动作。这要求指腹软组织丰满（指垫）和皮肤需固定于指骨上（纤维隔）。同时，指尖还是一个高度分化的感觉器官，具有丰富的神经分布，可以看成是"手的眼睛"。因此，指尖修复的最基本

要求是：①耐摩擦。②无疼痛。在此基础上，可再追求较高的目标：③良好的感觉功能。④外形美观。⑤末节指间关节屈伸自如。

指端缺损的处理，应根据患者的伤情、年龄、职业要求等因素综合考虑。如粗糙有力的手（建筑、种田等）和细腻灵巧的手（弹琴等），对修复重建的要求并不一样。指端组织缺损的治疗方法多种多样，包括：①保守疗法，等待二期愈合。②离断组织原位缝合。③游离植皮（全厚皮片或真皮下血管网皮片）。④足趾复合组织块移植。⑤缩短指骨直接缝合。⑥皮瓣移植。⑦吻合血管的指尖再植。⑧吻合血管的足趾、趾腹移植。总的来看，不同的指端缺损类型，其修复治疗有一定的原则，但并无确定的模式。

临床大约有1/3的指端损伤需用皮瓣修复。指端缺损采用皮瓣修复的指征有以下几点：①保留长度非常重要，如拇指。②有深部组织裸露，如骨和肌腱等。③能保留指甲。

依皮瓣与伤指的关系，可将其分为下列3种。

（1）局部皮瓣：取自伤指，种类和改进方法繁多，解剖比较容易，供区损伤少。

（2）手区域内的近位皮瓣：取自伤指以外的患侧手部，适用于修复较大面积的指端损伤。有时供区破坏较大，如邻指皮瓣、鱼际皮瓣以及不同指的血管神经蒂岛状皮瓣（Littler 皮岛）等。

（3）远位皮瓣：取自伤手以外的皮瓣，需强迫体位交叉固定和二期断蒂，如腹股沟皮瓣、锁骨下皮瓣和臂部皮瓣等。

皮下蒂 V-Y 推进皮瓣

利用缺损创面周围正常皮肤的弹性和可移动性，在缺损区的某一侧切开皮肤和皮下组织，进行适当的游离，然后将其向缺损区滑行推移（或旋转推移），以消灭创面，此为整形外科和手外科消灭创面常用的几何学原则。对指端皮肤缺损而言，V-Y 推进的几何变形最为常用，其基本原理是通过减少局部手指的粗细（将三角的尖端变成直线）来获得皮瓣的推进。

【应用解剖】

手指末节的皮下组织有较多的垂直纤维条索，连接皮肤和指骨骨膜。纤维条索间充满脂肪小块，其中有丰富的微小动静脉及毛细血管，并有众多的神经纤维末梢分布。这些细小血管排列紧密，平均每平方厘米有 200～500 个肌性动静脉球（即微动静脉交通支），其主要作用是散热、调节体温，血供丰富。以指腹丰富的血管为血供，可以设计局部皮下蒂推进皮瓣。

【手术方法】

（一）掌侧三角形 V-Y 推进皮瓣（Atasoy-Kleinert 法）

该皮下蒂皮瓣方法首先由法国医生 Tranquilli-Leadi 在 1935 年描述，以后 Atasoy 和 Kleinert 进行

了详细介绍。该皮瓣的适应证是：手指末节的远侧 1/3 横行离断，至少仍有一半长度的指甲存在。

在指端缺损的掌面设计三角形皮瓣，尖端面向近侧。底边可较创面略窄，三角形的两斜边在远侧指横纹的近缘相交。在底边将皮瓣从指骨骨膜上游离掀起，但在两斜边，仅做皮肤的全层切开。以皮钩或缝线向远侧的指端创面牵拉三角皮瓣，用尖头眼科手术剪分离两斜边下紧张的纤维隔，边分离边牵拉，逐渐解除束缚皮瓣前移的放射状纤维束，直至该皮下蒂皮瓣获得足够的推移，能够覆盖创面。将皮瓣先与甲缘缝合，再松松缝合两斜边（图 8-12-1）。有时在两针之间略露出脂肪小粒，反而有利于愈合，原因为：一能减轻蒂部的压迫张力；二能消除皮瓣下血肿的聚集。

【典型病例】

病例一：掌侧推进皮瓣修复指端缺损。

患者男性，67 岁。右拇甲根平面完全离断 6 小时，急诊清创在显微镜下探查离断指体掌侧血管，发现血管硬化明显内外膜剥脱无再植条件，遂将离断拇指的掌侧皮肤软组织剥除，保留末节指骨及甲床甲皱襞作为一个复合组织体，用 1.0 mm 克氏针固定于近端。在拇指掌侧设计 V-Y 推进皮瓣，面积 1.4 cm×2.0 cm，皮瓣向上提升覆盖并营养外露的指骨及甲床，同时行甲床扩大手术。术后皮瓣血运好，全部成活，供区植皮一期愈合。术后 6 周复查 X 片，骨折愈合，拔除克氏针。术后随访 28 个月，随访皮瓣血运良好，两点辨别觉 5～6 mm，拇指各关节活动无影响，指甲平整，无钩甲畸形，指甲较正常略小（图 8-12-2）。

（二）双侧三角形 V-Y 推进皮瓣（Kutler 法，1947）

在指端缺损的两侧各设计一个三角皮瓣，尖

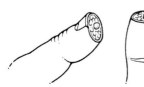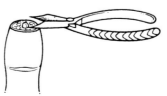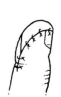

图 8-12-1　掌侧三角形 V-Y 推进皮瓣（Atasoy-Kleinert 法）

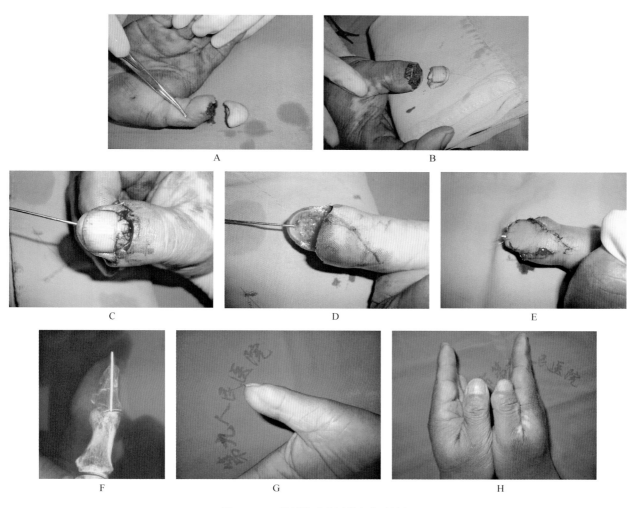

图 8-12-2　掌侧推进皮瓣修复指端缺损

A、B. 右拇指甲根平面完全离断伤,掌面,背面;C. 将离断指甲床及指骨作为复合组织,克氏针内固定于近端,并行甲床扩大;
D. 拇指掌侧设计 V-Y 推进皮瓣;E. 皮瓣推进后缝合,覆盖回植的指骨及甲床;
F. 术后 6 周骨折愈合的 X 线片;G、H. 术后 28 月随访,皮瓣及指甲外形

端面向近侧。三角形底边宽度约为指腹皮肤缺损的 1/3。皮瓣不能太大,两边长各约 6 mm,底边 6 mm 或略小。在三角形斜边的背侧切口,需留 1 mm 的皮肤于甲沟边缘以利缝合。背侧切口直切至指骨骨膜,掌侧切口仅做皮肤全层切开。同样牵拉皮瓣向指端,用尖头剪刀分离,去除束缚

皮瓣移动的放射状纤维隔。将两三角形皮瓣无张力下推进,中间底边直线缝合,或根据创面的倾斜略做旋转推进,底边弧线缝合(图 8-12-3)。将两三角皮瓣与甲床各缝合固定一针,防止其向掌侧滑动。

病例二:双 V-Y 推进皮瓣修复拇指指端缺损。

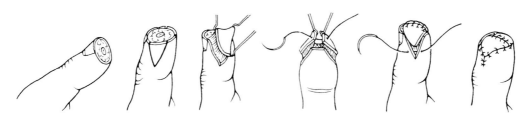

图 8-12-3　双侧三角形 V-Y 推进皮瓣(Kutler 法)

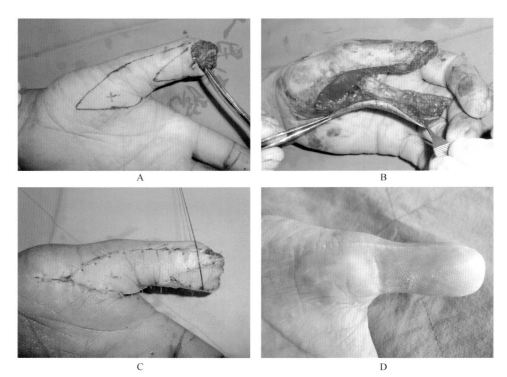

图 8-12-4　双 V-Y 推进皮瓣修复拇指指端缺损

A. 皮瓣设计；B. 皮瓣切取；C. 皮瓣覆盖创面；D. 术后随访

患者男性，60 岁。因机器致伤致右拇甲床近1/3 平面以远缺损，缺损面积 1.5 cm×2.0 cm，创面指骨外露，设计拇指双 V-Y 推进皮瓣（皮瓣内皮瓣）修复创面，供区直接缝合。术后皮瓣全部成活，创面 I 期愈合。术后随访 6 个月，皮瓣质地优良，两点辨别觉 6mm，患指屈伸活动无影响（图 8-12-4）。

【注意事项】

（1）V-Y 皮瓣的推进幅度在 0.5 cm 左右，组织容量小，可能对指甲的支持不够。

（2）皮瓣远端与指甲缝合，容易出现鹰甲或垂甲畸形。

（3）皮瓣推进缝合后可能使手指变细，严重者尚可压迫三角形皮瓣的蒂部，影响血供。

（4）该皮瓣缝合后的"Y"形交界点（即三条切口线的交点），往往位于指端最常用的部位，因切断了指腹的许多神经纤维，瘢痕线的持续性过敏刺痛发生率较高，可能是患者经常主诉的烦恼问题。

指背局部皮瓣

【应用解剖】

指固有动脉在屈肌腱鞘两侧走行，沿途发出许多细小分支至中、远节指背筋膜皮肤，并在指背形成丰富的吻合。指固有神经在近节指间关节的近侧发出背侧支，支配中节和末节的指背皮肤，神经周围有营养血管丛。指固有神经的远侧终末支亦有小分支支配远侧指间关节以远的指背皮肤。

【手术方法】

（一）双蒂指背皮瓣

以两侧指中线为蒂，在指背的任何部位均可形成一个足够宽度的双蒂椭圆形皮瓣，向远侧转移，修复指甲近侧的离断伤（图 8-12-5）。

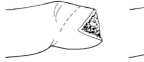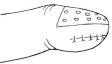

图 8-12-5　双蒂指背皮瓣

（二）单蒂指背皮瓣（Ogo 法，1983）

以一侧指中线为蒂，在甲根近侧 2~4 mm 的指背可以形成一个宽 10~15 mm、长 25~35 mm 的侧方蒂椭圆形皮瓣，皮瓣的方向亦可向近侧倾斜（远端蒂），皮瓣的顶点不超过对侧指中线。转移缝合时宁愿留小的间隙等待皮肤爬行愈合，切勿在张力下强行缝合。该皮瓣术后早期可能颜色苍白，但 1 天后都能重新红润，成活可靠。对该皮瓣切取时也可进行一些几何学的改进，方便转移，亦不影响其血供（图 8-12-6）。

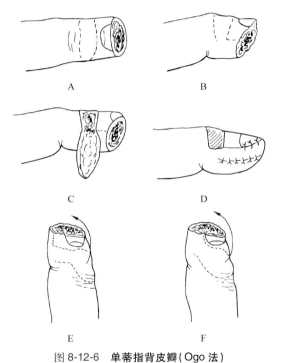

图 8-12-6　单蒂指背皮瓣（Ogo 法）

A、B. 皮瓣设计；C. 皮瓣切取；
D. 皮瓣转移；E、F. 两种几何学改进方法

（三）指背斜行皮瓣（Flint 法，1965）

该皮瓣是以指固有神经背侧支为依据设计的。该背侧支起自近节指骨头近侧 1 cm 处，从指固有动脉浅面跨过，走向指背，神经有细小的血管伴行。皮瓣的近侧切口，从近侧指横纹的侧方中线开始，斜向远侧，越过远侧的对侧指背横纹。皮瓣的远侧切口与缺损边缘相连，与皮瓣的近侧切口平行并向远侧延伸足够的长度，以满足修复指腹的需要。皮瓣掀起确认指神经背侧支及其血管之后，由远向近做一"回切"（back-cut），方便皮瓣的旋转移位（图 8-12-7）。

（四）指动脉终末背侧支岛状皮瓣（Kwang 法，2001）

中、远节指背皮肤的血供由指动脉发出的背侧支提供。指动脉在远侧指间关节水平向背侧发出分支，称为终末背侧支，口径在 0.1~0.2 mm，发出后折向近侧供应中节指背皮肤。两侧指背动脉背侧支之间有丰富的血管吻合。

在伤指中节指背设计四边各大于创面 1 mm 的皮瓣。血管蒂旋转点为指动脉终末背侧支起始端，即远侧指间关节掌纹端。血管蒂为指动脉终末背侧支及其周围宽约 5 mm 的筋膜蒂，长度1.0~1.2 cm。皮瓣范围：近侧可达近侧指间关节背侧纹远端；远侧可达远侧指间关节近端，背侧在蒂同侧为侧中线，蒂对侧可超过指背中线，但不超过对侧侧中线（图 8-12-8）。

【注意事项】

（1）双蒂指背皮瓣最大推进幅度 0.8 cm，仅适于指甲近侧的横断性缺损。

（2）单蒂指背皮瓣的推进幅度较大，可修复指端的横、斜行缺损，对斜行缺损尤为合适，尤其

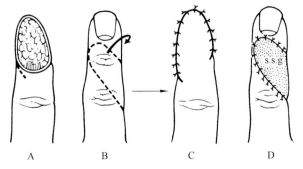

图 8-12-7　指背斜行皮瓣（Flint 法）

A. 指腹创面；B. 皮瓣设计；C. 皮瓣转移；D. 供区皮瓣覆盖

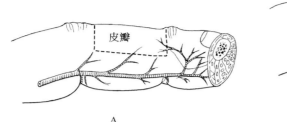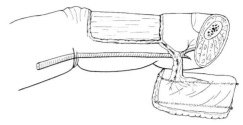

图 8-12-8　指动脉终末背侧支岛状皮瓣（Kwang 法）

A. 皮瓣设计；B. 皮瓣切取

甲床近 1/3 的离断伤，还可矫正鹰甲畸形。指背皮瓣的最大旋转幅度为 90°，因此对指腹的大面积缺损不适用。

（3）指神经背侧支皮瓣，亦为一血管神经蒂皮瓣，带有感觉功能。但其推进距离短，修复指端有时困难。

（4）指背皮瓣的切取范围不宜超过指间关节，否则术后瘢痕挛缩，导致关节屈伸功能障碍。

【典型病例】

患者男性，58 岁，示指指腹缺损。采用示指桡侧指动脉终末背侧支岛状皮瓣修复指端缺损（图 8-12-9）。

翻转筋膜皮下瓣

翻转筋膜皮下瓣是指不包含浅层皮肤、仅包含筋膜和皮下脂肪的组织瓣，用于进行软组织重建，为游离植皮打下基础。移位时采取翻转 180°脂肪层朝向深面的方法。翻转筋膜皮下瓣在指端的应用主要是覆盖裸露的指骨，保留手指长度。

【手术方法】

（一）指端掌侧翻转筋膜瓣

手指掌面及侧方的皮下脂肪被众多的纤维条索固定，分隔成脂肪小柱，其间有丰富的微小动静脉吻合及毛细血管网。除了营养手指外，其主要功能是调节皮肤散热，血运丰富。

在指端缺损缘的近端切开皮肤向两侧翻开，显露掌侧的筋膜皮下组织，再由近至远逆向掀起一随意型筋膜皮下瓣。留取 5 mm 宽的基底作为

蒂部，即能保证其血供。将筋膜瓣翻转 180°覆盖受区。在筋膜瓣上行游离植皮，供区皮肤复位后直接缝合（图 8-12-10）。

（二）指背翻转筋膜皮下瓣

在指背皮肤和指伸肌腱的腱旁膜之间，有丰富的血管存在。以末节指背（远侧指间关节以远）5 mm 宽的正常软组织为蒂，通过两侧指动脉终末背侧支的供血，可以在指背近侧，根据创面需要切取一远端蒂的筋膜皮下瓣。

测量甲根至指腹缺损的距离，再加上 5 mm，反向在指背画出筋膜皮下瓣的长度。做锯齿状皮肤切口，向两侧剥离至需要的宽度，再由近向远从腱旁膜表面掀起该筋膜皮下瓣，至基底蒂部时可略窄。将筋膜皮下瓣翻转覆盖指端，再在筋膜面上植皮（图 8-12-11）。

【注意事项】

（1）指腹的垂直纤维条索限制 V-Y 皮瓣的推进幅度，应用筋膜皮下瓣翻转移植，即能克服其不足，增加切取的面积与覆盖范围。

（2）本皮瓣能覆盖手指深部组织暴露的任何创面。

（3）指甲的远侧部分超出指骨，功能非常重要，包括：从背侧对指腹组织提供支撑，改善指腹的感觉功能，无须用力即能完成指尖的精细捏持（如拣针），甲下血管球对指端的血液循环提供调节，指甲对手的美观亦有重要作用。

（4）指甲在受伤后大约停止生长 21 天，然后再沿甲床加速生长约 50 天，平均每日生长 0.1 mm。一个有功能且稳定的指甲，应至少在指甲半月影的远侧再有 5 mm 的健康甲床。因此，如果伤指残留

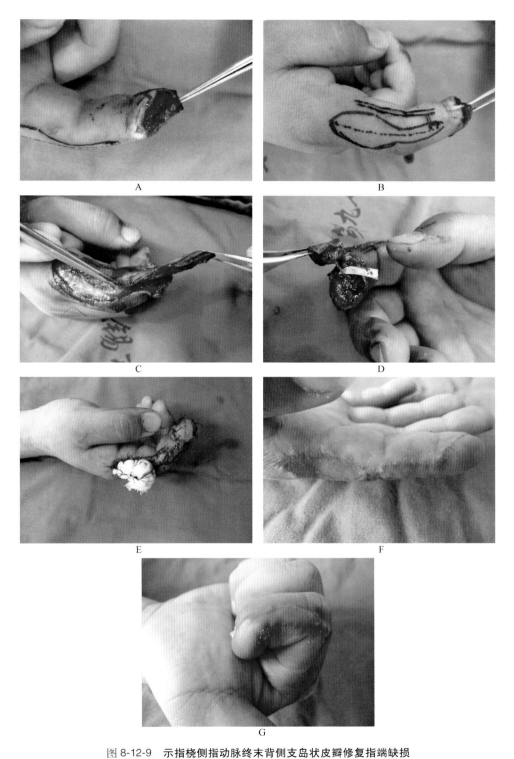

图 8-12-9　示指桡侧指动脉终末背侧支岛状皮瓣修复指端缺损

A. 示指指腹缺损；B. 指背皮瓣设计；C. 皮瓣切取及旋转；D. 术中指神经背侧支与指神经吻合；
E. 术后即刻；F. 术后皮瓣外形；G. 患指功能情况

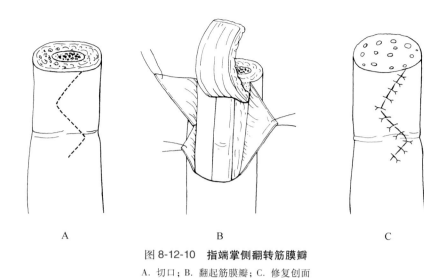

A   B   C

图 8-12-10 指端掌侧翻转筋膜瓣

A. 切口；B. 翻起筋膜瓣；C. 修复创面

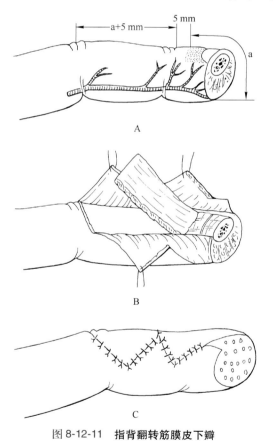

图 8-12-11 指背翻转筋膜皮下瓣

A. 测定筋膜瓣长度；B. 切取筋膜瓣；C. 修复创面

a：甲根至指腹缺损的距离

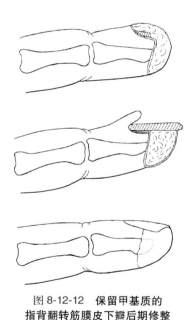

图 8-12-12 保留甲基质的
指背翻转筋膜皮下瓣后期修整

将甲基质全部切除，以后即不再生长指甲，也去除了指甲畸形的可能。

（6）亦可在筋膜皮下瓣中包含指背皮神经（指固有神经背侧支），与指固有神经吻合后可恢复皮瓣（皮片）的感觉功能。

（7）如果指背翻转筋膜皮下瓣切取较长，尚可将近端切断的指背浅静脉与手指残端指固有动脉吻合，形成静脉动脉化的筋膜皮下瓣。

鱼 际 皮 瓣

鱼际皮瓣指取自鱼际供区的远位带蒂皮瓣，

的指甲在 5 mm 左右，即应保留甲基质，这样指甲能够生长，一般 6~8 周即能从筋膜皮下瓣下方顶出，此时皮瓣已完全稳定，可进行二期修整皮瓣，将指甲上的部分予以切除，暴露出指甲（图 8-12-12）。

（5）如果损伤靠近甲根，残留的指甲很小，应

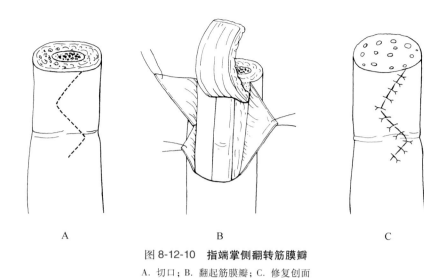

属于随意型皮瓣的范畴,由 Gatewood(1926)首先介绍。鱼际皮瓣多用于示指、中指的指端修复,有时也可用于环指。鱼际皮瓣修复指端需要强迫固定手指和二期断蒂。

【手术方法】

鱼际皮瓣的基底部(血供来源)可以在尺侧、桡侧、远侧或近侧(图 8-12-13)。

近端蒂的长方形鱼际皮瓣修复中指指腹缺损最常用,将皮瓣远端与指腹缺损的远侧缝合,仅需掌指关节和近侧指间关节屈曲固定,该体位患者较易耐受。

远端蒂鱼际皮瓣对示指指腹的修复固定较为方便,将皮瓣远端与指腹创面的近侧缝合。Dellon(1983)指出,如果皮瓣的方向与拇指的掌指关节横纹一致并包含横纹的一部分,则供区的直接闭合即很容易。

鱼际皮瓣断蒂一般在术后第 10 天。

【注意事项】

(1)如果供区宽度不超过 1.5 cm,经略微游离后多可直接拉拢缝合。

(2)如供区创面较宽,直接闭合困难,则采用全厚植皮或真皮下血管网皮片植皮,不用中厚的断层皮片,因其愈合后瘢痕收缩明显。

(3)手掌部皮肤与鱼际部不同,切取皮瓣后供区并发症多,因此应注意避免以手掌作为供区。

(4)切取鱼际皮瓣时需注意防止损伤拇指的掌侧神经,因该神经在掌指关节横纹处非常表浅。

(5)鱼际皮瓣的优点:为指腹重建提供了最相近的组织结构;颜色匹配,质地优良;有足够的皮下组织,能重建指腹的丰满;通过受区的感觉神经由周缘向中央长入,感觉恢复亦较满意,因为鱼际皮瓣有与指腹相似的感觉终末器官。

交 指 皮 瓣

交指皮瓣(邻指皮瓣)修复指端属于远位皮瓣,需强迫固定手指和二期断蒂。交指皮瓣最早可能是由 Gurdin 和 Pangman 于 1950 年报道的。交指皮瓣对经过末节手指中段的斜行掌侧缺损,很有实用价值(表 8-12-1)。

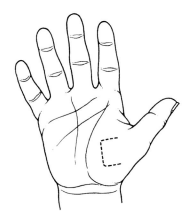
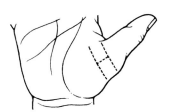
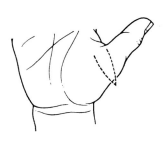

图 8-12-13 鱼际皮瓣的供区

表 8-12-1 交指皮瓣的应用选择

不同的指腹缺损部位	供区及蒂部方向
拇指指腹	中指中节指背,桡侧基底
	带感觉神经;示指近节指背,桡侧基底
示指指腹	中指中节指背,桡侧基底
中指指腹	环指中节指背,桡侧基底
环指指腹	中指中节指背,尺侧基底
小指指腹	环指中节指背,尺侧基底

【手术方法】

（一）常规交指皮瓣

在中节手指的背侧面设计皮瓣,基底可设计在桡侧或尺侧。皮瓣掀起时分离侧方的骨皮韧带(Cleland 韧带),可使蒂部获得较大的移动度,但亦不危害其血供(图 8-12-14)。

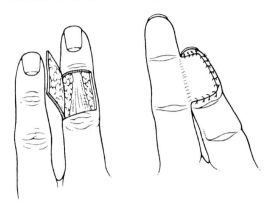

图 8-12-14　常规交指皮瓣

（二）远端蒂交指皮瓣

在手指中节的背侧面设计远端蒂的纵向皮瓣。皮瓣由远节手指逆向供血。需注意将皮瓣的长宽比例限制在 1.5∶1 之内。远端蒂交指皮瓣可将手指伸直固定,患者体位舒适一些。

（三）带感觉神经的交指皮瓣

该方法由 Berger(1975)和 Cohen(1983)介绍。按常规方法在手指的中节指背设计交指皮瓣。再在皮瓣的游离缘近侧角,向近侧切开皮肤,

在近节指骨的指背解剖出指固有神经的背侧分支,并向近侧多切取 1.5~2.0 cm,将皮瓣从腱旁膜表面掀起,以使所有的神经分支均包含在皮瓣内。显露好受指的指固有神经,即可进行神经吻合(图 8-12-15)。

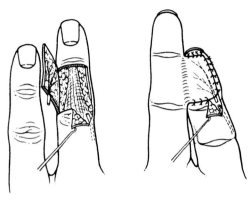

图 8-12-15　带感觉神经的交指皮瓣

修复拇指的交指皮瓣需设计在示指近节的背侧,利用示指尺侧指背皮神经(桡神经浅支的分支)。Bralliar(1969)将此神经向近侧解剖至腕掌部,再做切口到拇指指端缺损。皮瓣转移后即带有自身的感觉功能,但其感知的部位是指背,以后需经大量训练,经大脑重塑,才能转换为拇指的感知功能。Gaul(1969)则在手术中将示指尺侧指背皮神经切断,转移后与拇指的指固有神经吻合,经拇指神经再生完成再支配后,可恢复其感觉功能,不需大脑皮质的功能重塑(图 8-12-16)。

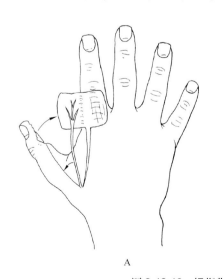
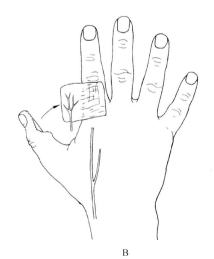

A　　　　　　　　　　　B

图 8-12-16　拇指带感觉神经的交指皮瓣

A. 切取皮瓣；B. 切断指背皮神经

因为示指的指腹感觉更为重要,可以在中指的中节指背设计携带两侧指固有神经背侧支的交指皮瓣。第一期手术时将皮瓣游离缘(中指尺侧)的神经与示指桡侧指固有神经吻合。二期断蒂时,再将蒂部一侧(中指桡侧)的神经与示指尺侧指固有神经吻合(图8-12-17)。

(四)交指筋膜皮下瓣修复指背缺损

皮瓣设计后,先将皮肤全层从蒂的一侧切开,向对侧掀起。再从蒂的对侧向蒂部切取筋膜皮下瓣,将此筋膜皮下瓣翻向受损的邻指指背,缝合固定后,以断层皮片覆盖。供指皮肤复位直接缝合。

如伤指的缺损包含部分甲沟皮肤,Atasoy (1982)建议在筋膜皮下瓣远侧边缘的相应部位,携带一小块皮肤,在受指翻转后作为甲沟的内衬,再在筋膜皮下瓣上进行全厚植皮(图8-12-18)。

【注意事项】

(1)交指皮瓣修复指腹的缺点是:可能滑动,有毛,提供的脂肪组织不多,难以重建指腹的丰满。虽然全厚植皮,但供区的植皮瘢痕亦很明显。皮瓣的感觉功能恢复通常均好,但效果难以预料。

(2)交指皮瓣的供区,不能包含近侧指间关节和远侧指间关节背侧的皮肤,因植皮固定,愈合后瘢痕挛缩严重,影响指间关节的功能恢复。

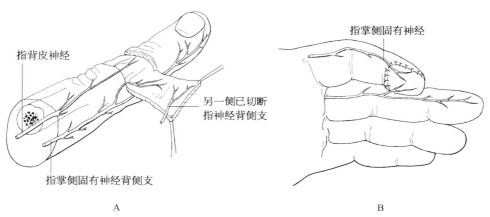

图 8-12-17　示指带两侧感觉神经的交指皮瓣

A. 皮瓣切取;B. 皮瓣转移

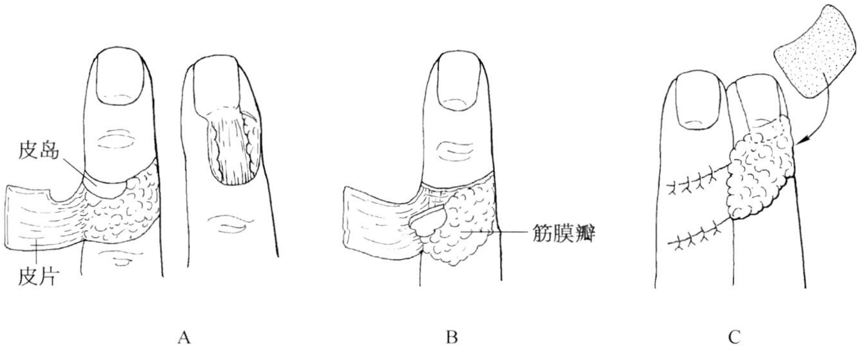

图 8-12-18　交指筋膜皮下瓣

A. 皮片掀起;B. 筋膜瓣切取;C. 筋膜瓣转移加植皮

(张世民　周　晓)

参考文献

［1］顾玉东.手的修复与再造［M］.上海：上海医科大学出版社，1995.

［2］顾玉东，王澍寰，侍德.手外科手术学［M］.上海：上海医科大学出版社，1999.

［3］侯春林，张世民.筋膜皮瓣与筋膜蒂组织瓣［M］.上海：上海科学技术出版社，2000.

［4］徐达传.手功能修复重建外科解剖学［M］.北京：人民卫生出版社，1996.

［5］王澍寰.手外科学［M］.北京：人民卫生出版社，1999.

［6］裴国献，王澍寰，钟世镇.显微手外科学［M］.济南：山东科学技术出版社，1999.

［7］侍德.骨科修复重建手术学［M］.上海：复旦大学出版社，2001.

［8］曲智勇.实用手外科手术学［M］.北京：人民军医出版社，1992.

［9］王启华，孔博.临床解剖学丛书（四肢分册）［M］.北京：人民卫生出版社，1991.

［10］侯春林，包聚良，苟三怀，等.保留指神经的指动脉皮瓣修复手部创面（附30例报告）［J］.第二军医大学学报，1988，8（6）：143-145.

［11］侯春林，张文明.指端缺损的有感觉功能的修复（附31例报告）［J］.中华整形烧伤外科杂志，1987，3（1）：21-23.

［12］侯春林，包聚良.包含指掌侧固有神经背侧支的指动脉皮瓣转移修复指端创面［J］.中华显微外科杂志，1986，6（4）：202-204.

［13］侯春林，苟三怀.示指桡侧岛状皮瓣修复拇指端缺损［J］.中华整形烧伤外科杂志，1986，2（3）：197-198.

［14］侯春林，包聚良.不包含指神经的指动脉皮瓣转移修复手部创面（附8例报告）［J］.中华骨科杂志，1986，6（3）：226-228.

［15］侯春林，包聚良.轴型皮瓣重建拇指指蹼［J］.中华整形烧伤外科杂志，1986，2（1）：38-39.

［16］侯春林，张文林.示指桡侧岛状皮瓣修复拇指指端缺损（附5例报告）［J］.第二军医大学学报，1984，5（4）：205-206.

［17］尹烈，史少敏.小指外展肌转移重建拇指对掌功能［J］.手外科杂志，1986，2（1）：55.

［18］陈青，李汉秀，李学红，等.小指展肌肌皮瓣修复大鱼际皮肤缺损及重建拇指对掌功能［J］.中华手外科杂志，1999，15（2）：125.

［19］路来金，姜永冲，张巨，等.手背逆行岛状皮瓣的临床应用［J］.中华外科杂志，1991，29：593-595.

［20］路来金，姜永冲.手背逆行岛状皮瓣的应用解剖［J］.中国临床解剖学杂志，1991，9：135-137.

［21］路来金，姜永冲，张巨，等.以掌背动脉为蒂的手背逆行多种组织移植［J］.中华显微外科杂志，1993，16：263-295.

［22］杨大平，徐学武，田晓丽.跨区供血的手部微型岛状皮瓣的设计和应用［J］.中华整形外科杂志，2001，17（4）：201-203.

［23］姚建民，李松春，宋建良，等.第二指蹼分叶岛状皮瓣包裹修复再造拇指［J］.中华显微外科杂志，1995，18：105-106.

［24］宋建良，李松春，范希玲，等.皮神经逆行岛状皮瓣修复指端及指部损伤［J］.中华手外科杂志，1994，10：233-235.

［25］宋建良.掌背皮神经营养血管及筋膜蒂逆行岛状皮瓣的临床应用［J］.中华显微外科杂志，1996，19：82.

［26］宋建良，李松春，姚建民，等.中指岛状皮瓣的解剖和临床应用［J］.中华整形外科杂志，1993，9：3.

［27］韩风华，鲁开化.V-Y推进皮瓣改进法在指尖修复中的应用［J］.中华整形烧伤外科杂志，1987，3（2）：91.

［28］任志勇，王成琪，颜晗，等.指掌侧血管神经V-Y推进皮瓣在手外科中应用［J］.实用手外科杂志，1994，4：9.

［29］成红兵，侍德.以指掌侧总动脉、静脉为蒂的中环指双岛状皮瓣移植重建拇指［J］.手外科杂志，1988，2：10.

［30］胡鸿泰.拇指尺背侧动脉为蒂的逆行皮瓣［J］.中华手外科杂志，2002，18：228-229.

［31］张世民，袁锋，俞光荣，等.远端蒂拇指背尺侧皮瓣修复指端缺损及静脉回流［J］.中国临床解剖学杂志，2005，23（2）：206-208.

［32］芮永军，徐建光，顾玉东.以上肢浅表皮神经伴行血管为蒂的岛状皮瓣的解剖学研究［J］.中华手外科杂志，1997，13：226-230.

［33］周吉林，姜华东，张晓明.拇指指背动脉的应用解剖［J］.中国临床解剖学杂志，2001，19：333-334.

［34］Bertelli JA，Khoury Z. Neurocutaneous island flap in the hand：anatomical basis and preliminary results［J］. Brit J Plast Surg，1992，45：586-590.

［35］Tezcan M，Ozcan M，Kahvec I，et al. A new flap from the dorsum of the first intermetacarpal area：The first dorsal intermetacarpal flap［J］. Plast Reconstr Surg，1997，100：914-918.

［36］Sherif MM. First dorsal metacarpal artery flap in hand reconstruction：anatomical study［J］. J Hand Surg，1994，19A：26-31.

［37］Kuthler W. A new method for finger tip amputation［J］. JAMA，1947，133：29-30.

［38］Atasoy A，et al. Reconstruction of the amputated finger［J］. J Bone Joint Surg，1970，52：921-922.

［39］Burnelli F，Vigasio A，Valenti P，et al. Arterial anatomy and clinical application of the dorsoulnar flap of the thumb［J］. Hand Surg，1999，24：803-811.

［40］Atasoy E，Ioakimids E，Kasdan L，et al. Reconstruction of the finger tip with a triangular volar flap. A new surgical procedure［J］. J Bone Joint Surg，1970，52：921-926.

［41］Baumeister S，Menke H，Wittemann M，et al. Functional outcome after the Moberg advancement flap in the thumb［J］. J Hand Surg，2002，27：105-114.

［42］Bwasley RW. Local flaps for surgery of the hand［J］. Orthop Clin N Am，1970，1：219-255.

［43］Dellon AL. The proximal inset thenar flap for finger tip reconstruction［J］. Plast Reconstr Surg，1983，72：698-702.

［44］O'Brien B，Neurovascular island pedicle flaps for terminal amputations and digital scars［J］. Brit J Plast Surg，1968，21：258-261.

［45］郝攀登，郑和平，林涧，等.小指尺掌侧动脉穿支皮瓣的解剖学研究［J］.中华显微外科杂志，2013，36（1）：56-59.

［46］林涧，郑和平，陆骅，等.小指尺掌侧动脉穿支皮瓣的临床应用［J］.中华创伤杂志，2014，30（11）：1089-1092.

［47］Hao PD，Zhuang YH，Zheng HP，et al. The ulnar palmar perforator flap：anatomical study and clinical application［J］. J Plast Reconstr Aesthet Surg，2014，67（5）：600-606.

第九章

大腿

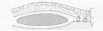

第一节 阔筋膜张肌肌皮瓣

阔筋膜张肌肌皮瓣位于大腿外侧,属肌筋膜皮瓣。其肌腹短,腱性部分长,主要营养血管为旋股外侧动脉。皮瓣切取的面积大,局部转移覆盖的范围广,临床上可根据需要切取不同类型的肌皮瓣。

【应用解剖】

阔筋膜张肌位于大腿外侧,起于髂嵴前部外唇。肌腹短,全肌包在阔筋膜两层之间,上厚下薄,向下延续为髂胫束,止于胫骨外侧髁。该肌主要营养血管为旋股外侧动脉升支,血管蒂长约5 cm,经股直肌深面,在股直肌与股外侧肌之间向外,血管入肌点约在髂前上棘下8 cm处,其末端终止于阔筋膜张肌在髂前上棘区的附着处(图9-1-1)。由于旋股外侧动脉升支发出前、后缘支,经肌间隙分布于皮肤,使肌皮瓣切取面积包括该肌及膝上5 cm大腿前外侧皮肤及部分髂嵴,皮瓣区内有胸12脊神经的外侧皮支和股外侧皮神经分布。前者在髂前上棘后约6 cm处跨髂嵴下降,支配皮瓣上部感觉;后者在髂前上棘内2 cm处行于大腿前外侧,支配该处皮肤感觉(图9-1-2)。将

通过阔筋膜张肌浅层的股外侧皮神经加以缝接,可制成有感觉功能的肌皮瓣;若连同肌肉前部附着的髂嵴前部一起切下,可制成肌骨瓣和肌皮骨瓣。

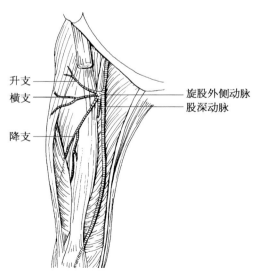

升支
横支
降支

旋股外侧动脉
股深动脉

图9-1-1 阔筋膜张肌形态及血供

【适应证】

阔筋膜张肌肌皮瓣用于修复同侧腹壁、腹股沟部、会阴部、坐骨结节部及大转子部软组织缺损

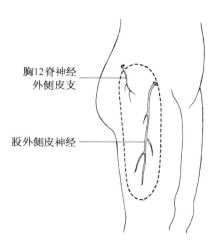

胸12脊神经外侧皮支

股外侧皮神经

图 9-1-2　阔筋膜张肌肌皮瓣的感觉神经

（图 9-1-3）。阔筋膜张肌连同附着处髂骨块交叉移植可修复前臂骨与软组织缺损。治疗压迫性压疮时肌皮瓣内应包含感觉神经；治疗巨大腹壁缺损或腹壁疝时，应保护肌肉运动神经。

【手术方法】

（一）阔筋膜张肌肌皮瓣

股骨大转子部是压疮的好发部位，阔筋膜张肌肌皮瓣邻近大转子，是修复该处压疮的理想供区。

1. 皮瓣设计　根据受区组织缺损范围，在髂嵴上 2 cm 至膝上 5 cm 范围内设计皮瓣，皮瓣前后界可超过肌缘 2 cm。先在髂前上棘下 8 cm 处标明皮瓣的旋转中心（即血管蒂位置），从旋转中心至皮瓣最远端的距离应稍大于至创面最远端的距离，按创面大小和形状绘出皮瓣轮廓。在皮瓣前上方连接一个小三角形皮瓣，形成双叶阔筋膜张肌肌皮瓣，以便转移后能较好地闭合供区上部创面（图 9-1-4A）。

2. 手术步骤

（1）顺行切取：按设计先做皮瓣前上方切口，

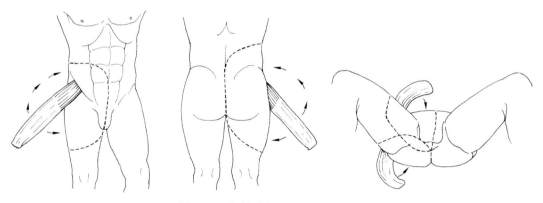

图 9-1-3　阔筋膜张肌肌皮瓣的旋转弧

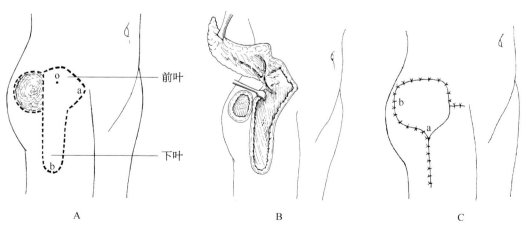

前叶

下叶

A　　　　　　　　　　B　　　　　　　　　　C

图 9-1-4　双叶阔筋膜张肌肌皮瓣修复大转子部压疮

A. 皮瓣设计；B. 皮瓣切取；C. 皮瓣转移
o 为皮瓣旋转轴；a 为前叶；b 为下叶

找出阔筋膜张肌与股直肌外侧缘间隙,在髂嵴下8 cm处仔细寻找横过该间隙的血管束,向后牵开阔筋膜张肌前缘,在其深面找到血管束入肌点妥善加以保护。在阔筋膜深层向远侧继续解剖,最后切断肌皮瓣的远端和后缘。皮瓣切取后向后转移,闭合大转子处创面,全部创面一期闭合。其中下叶肌皮瓣修复大转子部压疮,前叶皮瓣闭合供区上部三角形缺损(图9-1-4B、C)。

(2)逆行切取:按设计先做皮瓣远端切口。切开皮肤、皮下组织及阔筋膜,掀起远端,在阔筋膜深面由远而近分离皮瓣。沿皮瓣前缘寻找和分离阔筋膜张肌与股直肌间隙,在髂前上棘下8 cm处,可见旋股外侧动脉升支横过该间隙进入肌肉深面,小心保护,勿予损伤。继续向上解剖直至完全游离皮瓣。

(二)阔筋膜张肌筋膜瓣

阔筋膜张肌筋膜瓣光滑、坚硬,含有完整的血管神经蒂,是修复腹壁缺损的良好材料。因肌筋膜瓣包含运动神经,使修复后的腹壁有收缩功能,符合生理功能需要。

手术步骤　在大腿外侧做纵切口,于阔筋膜浅面向两侧充分游离皮瓣,使要切取的肌筋膜瓣充分显露。按修复腹壁缺损的需要切开肌筋膜瓣的前、后缘及远端,在筋膜深层由远而近切取肌筋膜瓣。注意保护近端血管神经束,通过宽大的皮下隧道,转移修复腹壁缺损(图9-1-5)。

(三)阔筋膜张肌髂骨皮瓣

将阔筋膜张肌连同附着部髂骨块一起切取形成肌骨皮瓣,带蒂交叉移植可修复同侧前臂骨与软组织缺损。

1. 皮瓣设计　根据前臂骨与软组织缺损范围,自同侧髂嵴向下设计倒"U"形皮瓣,皮瓣宽度与前臂创面长度相等,皮瓣基部位于远侧。

2. 手术步骤　先做皮瓣前缘切口,切开皮肤、皮下组织及深筋膜后,显露阔筋膜张肌的前缘。在肌肉下钝性分离。待辨清肌肉的髂嵴附着部后,依次做上方及后缘切口,显露髂骨内板。根据骨缺损范围切取相应髂骨块,并连同附着的阔筋膜张肌及其表面皮肤一起向外翻起,形成肌皮骨瓣。其供区创面采用局部推进皮瓣或游离皮片修复。将肌皮骨瓣交叉移植,同时修复前臂骨与软组织缺损(图9-1-6)。3周后断蒂,多余皮瓣缝回原处。

【典型病例】

患者男性,43岁。因外伤致第九胸椎椎体骨折伴截瘫。1年半前并发左侧大转子部压疮,压疮创面7 cm×13 cm。入院后在彻底切除压疮创面的基础上,切取阔筋膜张肌肌皮瓣局部转移覆盖创面。皮瓣面积为8 cm×28 cm,全部创面均一期缝合。术后皮瓣全部成活,伤口一期愈合。1年半后复查,转移的皮瓣质地柔软,压疮未再复发(图9-1-7)。

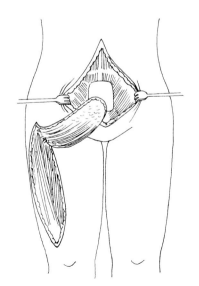
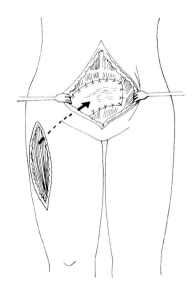

图 9-1-5　阔筋膜张肌筋膜瓣修复腹壁缺损

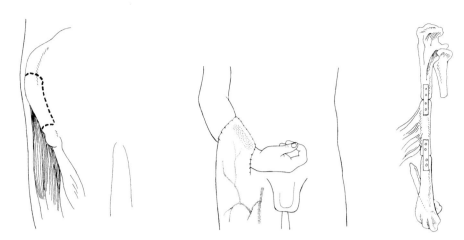

图 9-1-6　阔筋膜张肌髂骨皮瓣交叉移植修复前臂骨与软组织缺损

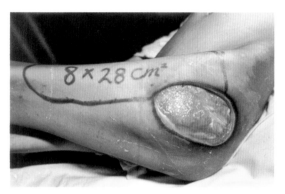

A

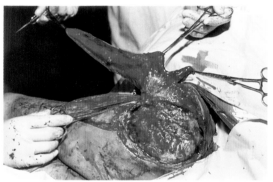

B

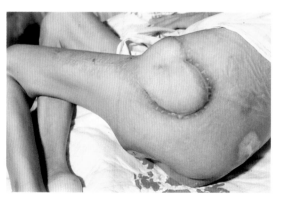

C

图 9-1-7　阔筋膜张肌肌皮瓣修复股骨大转子部压疮

A. 术前大转子部压疮及皮瓣设计；B. 肌皮瓣切取；C. 术后压疮一期愈合

【注意事项】

（1）阔筋膜张肌肌皮瓣转移时，常遇到供区上部创面闭合困难，如试图向两侧做较大范围的皮下分离，将破坏皮缘血运；勉强拉拢缝合，则可因张力过大而造成皮缘近侧三角形坏死。故设计时应在原肌皮瓣前上部（或后上部）连接一个小三角形皮瓣，当肌皮瓣向后（或向前）转移时，三角形皮瓣刚好转移至下方，插入供区近侧两皮缘之间的缺损区，使全部创面均能一期缝合。

（2）肌皮瓣远侧腱膜与皮肤联系疏松，手术时应避免两者间任何剪力,可将皮缘与腱膜作暂时性缝合固定,以免两者分离而影响皮瓣血运。

（3）肌皮瓣的游离以旋转后能无张力地覆盖创面为度,不必常规暴露和游离血管蒂,以免误伤。而且由于血管蒂周围有软组织环绕,还可减少皮瓣转移时其扭转的程度。

（4）为增加皮瓣旋转角度,可切断皮瓣基部的皮肤和深筋膜。但不必切断基部肌肉,以减少出血。

（5）修复巨大腹壁缺损或腹壁疝时应包括肌肉运动神经(臀上神经的分支),修复压迫性压疮时肌皮瓣内应包含感觉神经。

（6）阔筋膜张肌远侧为腱性组织,皮瓣较薄。当修复较深创面所需厚度较大时,可在肌皮瓣远端多切取一些髂胫束,将其向上折叠,以增加肌皮瓣厚度。也可在肌皮瓣筋膜层上连带部分股外侧

肌一起切取,肌肉的血供逆向来自腱膜与肌肉之间的血管穿支。如修复巨大髋部创面,可切取股外侧肌和阔筋膜张肌联合肌皮瓣,两者血运均由旋股外侧动脉供应,前者填塞深腔,后者修复创面。

（7）阔筋膜张肌肌皮瓣修复大转子部压疮后,术后护理十分重要,因髋关节旋转活动可使皮瓣与大转子间产生剪切力而影响皮瓣愈合,故翻身时应使躯干与下肢保持一致,减少髋关节屈伸活动。

（8）切取阔筋膜张肌髂骨皮瓣时,一般不需显露和分离旋股外侧动脉升支,只要保护好髂嵴上的肌附着部,其下的骨块即能获得丰富的血运。

（侯春林　钟贵彬）

第二节　股薄肌肌皮瓣

肌薄肌肌皮瓣位于大腿内侧,位置隐蔽,局部转移可修复会阴及坐骨结节部创面,供区创面多能一期闭合。该肌属大腿内侧肌群,有辅助内收大腿、屈曲和内旋小腿的作用,切取后对功能影响较小。局部转移可修复同侧腹股沟、会阴及骶尾部创面,重建肛门括约肌功能;游离移植可用于前臂缺血性肌挛缩的功能重建、乳房再造等。

【应用解剖】

股薄肌是一条扁长带状肌,位于大腿内侧皮下,位置表浅,以扁平腱起自耻骨及坐骨下支,向下逐渐变窄,经股骨内髁后方,缝匠肌止点深面,止于胫骨粗隆内侧面。主要营养血管为股深动脉的股薄肌支,其始点约在腹股沟韧带中点下方9 cm处,自股深动脉发出后,斜向内下经内收长短肌之间,在耻骨结节下约8 cm处(该肌中、上1/3处),由深面入肌(图9-2-1)。有两条伴行静脉,神经为闭孔神经前支。血管入肌后在肌内纵行向

下,沿途发出数支肌皮动脉营养浅层皮肤和皮下组织,肌外血管蒂长74 mm,起始处动脉外径3.0 mm。肌肉两端尚有细小血管分支进入,切断这些分支,并不影响肌肉远端血供。股薄肌远端

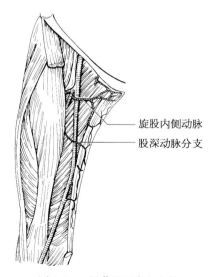

旋股内侧动脉
股深动脉分支

图 9-2-1　股薄肌形态和血供

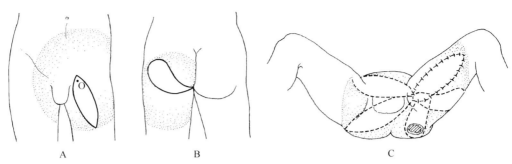

图 9-2-2 股薄肌肌皮瓣旋转弧

浅层有缝匠肌斜行通过,该处股薄肌到皮肤无肌皮动脉,故股薄肌肌皮瓣切取范围仅限于上 2/3 皮肤。以主要营养血管为蒂的股薄肌肌皮瓣局部转移,可修复股内侧、腹股沟、会阴及尾骶部创面(图 9-2-2)。股深动脉进入大腿后间隙通常会发出三个主要穿支。第一穿支供应大收肌和股薄肌,第二和第三穿支供应半膜肌、股二头肌和股外侧肌。股深动脉内侧穿支通常有内侧和外侧两个分支,我们更常采用内侧穿支。内侧穿支往往向后进入股薄肌。有些时候以更后面更靠外侧的穿支为主则使用后外侧穿支(图 9-2-3)。

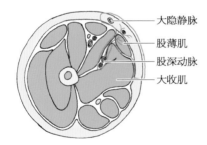

图 9-2-3 TUG 皮瓣解剖横截面示意图。绿色标注线表示肌皮瓣切取范围

【适应证】

股薄肌肌皮瓣局部转移可修复同侧腹股沟、会阴及骶尾部创面以及坐骨结节部压疮,且可重建肛门括约肌功能。游离移植可用于前臂缺血性肌挛缩功能重建、乳房再造等。

【手术方法】

(一)修复坐骨结节部压疮

1. 皮瓣设计 在耻骨结节与膝内侧半腱肌连线后面 10 cm 范围内设计皮瓣(图 9-2-4)。先标明耻骨结节下 8 cm 处皮瓣的血管蒂位置,此点为皮瓣的旋转轴。从该点到皮瓣最远端距离应稍大于至创面最远端距离,按创面大小、形状绘出皮瓣轮廓。若拟直接转移,则皮瓣范围较大,呈长椭圆形,皮瓣近侧与创面切口线相连;若通过皮下隧道转移,则皮瓣稍大于创面,并标明皮瓣近侧与远侧切口线(图 9-2-5A)。

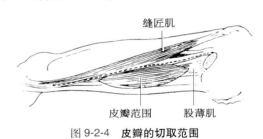

图 9-2-4 皮瓣的切取范围

2. 手术步骤 有顺行和逆行两种切取方法。

(1)顺行切取:先做皮瓣近侧切口,切开深筋膜找到内收长肌与股薄肌间隙。在两肌间隙内,股薄肌中 1/3 处,小心寻找该肌主要血管蒂。此血管蒂被内收长肌和内收短肌的筋膜层包围着,勿予损伤。然后沿股薄肌深面由近向远切取肌皮瓣,注意随时将皮肤与肌膜间断缝合,以免两者分离而影响皮瓣血运。

(2)逆行切取:先做皮瓣远侧切口,找到股薄肌后用纱布条提起肌皮瓣,观察股薄肌是否通过设计的皮瓣区(图 9-2-5B)。必要时可及时调整皮瓣设计。然后由远而近掀起肌皮瓣,当解剖到该肌中上 1/3 处,注意保护进入该肌的血管蒂。肌皮瓣切取后可游离移植,也可局部转移。如进行游离移植,应向近侧游离血管蒂直至所需长度,靠远端切断股薄肌(图 9-2-5C)。如局部转移,则可通过皮下隧道转移(图 9-2-5D 左侧),亦可切开供

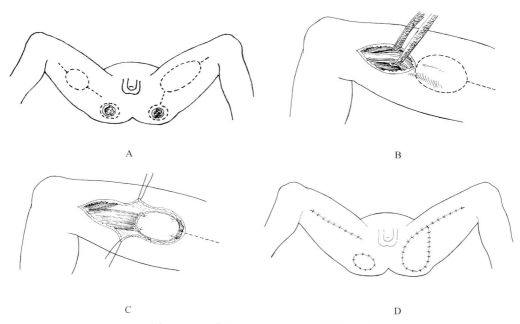

图 9-2-5　股薄肌肌皮瓣修复坐骨结节部压疮

A. 肌皮瓣设计；B. 肌肉游离；C. 肌皮瓣切取；D. 肌皮瓣转移

区与受区之间正常皮肤直接转移来修复创面（图 9-2-5D 右侧）。供区创面一般可一期闭合。

（二）重建肛门括约肌

带血管神经蒂的股薄肌肌瓣局部转移可重建肛门括约肌。

手术步骤按上法切取股薄肌全长肌瓣，注意保护在肌肉中上 1/3 进入该肌的血管神经蒂，并向近侧小心分离，以获得足够长度的血管神经蒂。通过皮下隧道将肌瓣引向会阴部，在肛门括约肌平面，肌肉绕直肠一圈，固定于对侧坐骨结节（图 9-2-6）。

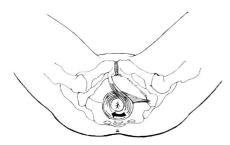

图 9-2-6　股薄肌肌瓣重建肛门括约肌

（三）游离股薄肌肌皮瓣重建乳房

1. 皮瓣设计　术前影像学检查尤其是 CTA 可以定位来源于股深动脉穿支的大腿后侧穿支。从耻骨结节到股骨内侧髁做一连线即为长收肌中线，在此线后方髂腹股沟褶皱下方 8～10 cm 就是

股深动脉穿支常见的出现平面。术前一天常规以可听式多普勒进一步验证穿支血管位置数量并标记，设计皮瓣上端的标记是臀沟下方 1 cm 处。下侧标记是上侧标记下约 7 cm 处。皮瓣通常是横向设计，长度最大为 27 cm（图 9-2-7）。

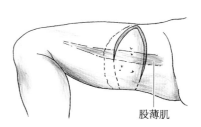

图 9-2-7　游离横行股薄肌皮瓣设计

2. 肿瘤切除、受区准备　患者取仰卧位，供区下肢髋外展屈膝位（图 9-2-7），全麻后手术分两组同时进行，病灶切除组行乳腺癌病灶切除，彻底切除肿瘤及其周围安全范围内正常组织，送快速冰冻切片报告切缘无癌后，重新消毒、铺巾。根据肿块大概情况估计术中需要切除的肿瘤范围，若患侧行放射治疗，选择对侧的血管作为受区血管。选择胸廓内血管作为受区血管时，标记第 3、4 肋软骨肋间，术中切除部分第 3 或第 4 肋软骨约 1.5 cm，充分显露胸廓内动脉。也可根据实际情况选取胸外侧血管或者胸背血管作为受区血管蒂。

3. 皮瓣切取　皮瓣组制备游离横行股薄肌皮瓣。根据乳房继发缺损面积形状设计切取游离横行股薄肌皮瓣,沿皮瓣设计线切开皮肤至皮下组织浅层,向周围潜行游离尽量多携带皮下组织于皮瓣内,从近端向远端于深筋膜平面掀起皮瓣,显露穿支血管后进一步分离皮瓣至长收肌和股薄肌之间并向深部解剖,牵开长收肌显露股深血管进入股薄肌的血管蒂(图9-2-8),转而切开皮瓣远端,从远端向近端掀起皮瓣并分离至穿支血管附近,完全掀起皮瓣,沿穿支血管向股薄肌内逆行分离至血管蒂主干,进一步沿血管蒂逆行分离至其自股深血管发出平面,结扎离断血管蒂后将肌皮瓣用肝素盐水纱布包裹转移至乳房缺损区域,供瓣区予以彻底止血后,留置负压引流管,逐层缝合皮下、皮肤,无菌敷料覆盖。

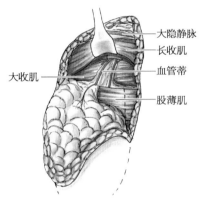

图9-2-8　显露肌皮瓣血管蒂示意图

大隐静脉
长收肌
大收肌
血管蒂
股薄肌

4. 乳房重建及血管吻合　将皮瓣放置于乳房缺损区域并根据受区实际皮肤缺损范围予以皮瓣去表皮,以4-0可吸收缝线间断缝合固定于受区,于显微镜下吻合血管,股深血管穿支动脉与受区胸廓内动脉吻合,伴行静脉与胸廓内动脉伴行静脉吻合,确认皮瓣血运良好后将皮瓣填塞缺损,确认血管蒂无迂曲扭转后以4-0可吸收缝线间断缝合固定,再次确认创面无活动性渗血后留置多根负压引流管,创缘分层缝合。

【典型病例】

病例一:股薄肌肌皮瓣局部转移修复坐骨结节部压疮。

患者男性,32岁。1974年因外伤致第三腰椎骨折合并截瘫,3年后并发左坐骨结节部压疮,反复感染,先后两次手术均未治愈。1985年5月入院时已并发坐骨骨髓炎。术中彻底切除压疮,清除病骨,创面6 cm×7 cm,切取7 cm×25 cm股薄肌肌皮瓣局部转移修复创面,术后创面一期愈合。两年半后复查,压疮未复发(图9-2-9)。

病例二:横形股薄肌肌皮瓣用于乳房再造。

患者女性,41岁。发现左乳肿块5个月,门诊穿刺确诊左乳浸润性导管癌入院,行保留乳头乳晕的左乳癌改良根治+游离横行股薄肌肌皮瓣移植乳房重建术。彻底切除原发病灶并行腋窝淋巴结清扫后分离显露胸外侧动静脉备用。设计切取右侧大腿内侧横行股薄肌肌皮瓣,皮瓣面积为21.0 cm×7.0 cm,厚4.0 cm,穿支血管蒂长度为8.4 cm。确定肌皮瓣血运良好后转移修复乳房缺损并填塞深部腔隙,股深动脉穿支血管蒂与左侧胸外侧动脉

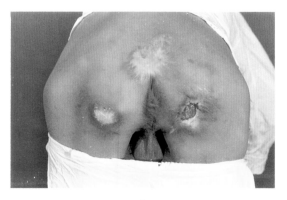

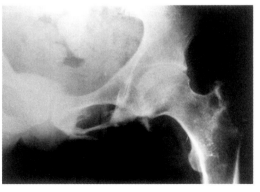

A

B

图9-2-9　股薄肌肌皮瓣局部转移修复坐骨结节部压疮

A. 术前右坐骨结节部压疮;B. 术前X线片示右坐骨结节骨髓炎;

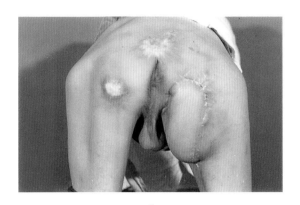

C

图 9-2-9（续）

C. 术后压疮一期修复

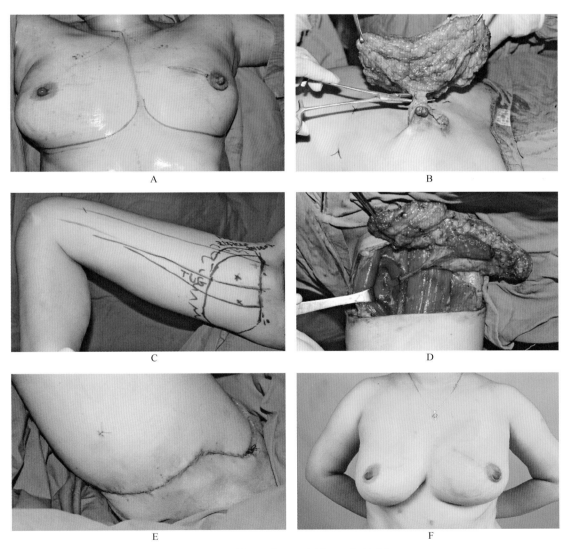

图 9-2-10　横形股薄肌肌皮瓣用于乳房再造

A. 术中手术设计；B. 彻底切除乳癌病灶，受区胸外侧血管显露并准备；C. 设计右侧游离股薄肌肌皮瓣；
D. 肌皮瓣切取完毕；E. 大腿供区直接闭合，美容缝合；F. 术后 18 个月随访再造乳房外观满意

近端吻合,唯一的伴行静脉与左侧胸外侧静脉吻合。术中见皮瓣通血良好,留置负压引流管,皮瓣供区直接拉拢闭合,无张力状态下分层美容缝合。患者术后病程稳定,皮瓣成活良好,供区愈合良好。随访 18 个月,大腿内侧供区外观功能好,未见明显并发症,重建乳房外形满意(图 9-2-10)。

【注意事项】

(1)由于缝匠肌斜经股薄肌远侧 1/3 浅层,使股薄肌远侧 1/3 无肌皮穿支供应皮肤,故股薄肌肌皮瓣切取安全范围在该肌近侧的 2/3,皮肤宽度可超出肌缘 2~3 cm,皮瓣设计时应加以注意。

(2)当术中股薄肌位置不够确定时,尤其在肥胖患者,不要企图分离皮瓣来寻找肌肉,这将损伤肌皮血管穿支而影响皮瓣血运。此时可向远侧延长切口,先找到缝匠肌,该肌为大腿唯一由外上向内下斜行的肌肉,易于辨认。以此为标记寻找位于其深面的股薄肌,然后按逆行方法切取肌皮瓣。

(3)股薄肌与表面皮肤联系疏松,极易分离,操作要轻柔,并将皮肤与肌缘暂做间断缝合固定,以防两者分离而影响皮瓣血运。

(4)由于坐骨结节部压疮创面深、无效腔大,切取肌皮瓣时肌肉部分应多于皮肤部分,用多余肌肉填塞无效腔,皮肤覆盖创面。

(5)股薄肌皮瓣宽度尽量维持在 8~10 cm 以内,部分皮肤松弛者可达 12 cm,供区争取一期闭合,避免植皮修复影响功能外观。

(6)皮瓣前缘分离过程中小心避免损伤大隐静脉,切缘后端以大腿后正中线为界,如越线则可能增加皮瓣坏死、损伤神经等并发症的发生。

(7)切取皮瓣近端。患者皮肤松弛程度及大腿内侧脂肪量决定了切取股薄肌皮瓣组织量,基本能满足小到中等体积乳房再造的要求,在条件允许的情况下也可通过切取双侧股薄肌皮瓣或同时携带完整条状股薄肌以满足较大体积乳房再造的需求。此外,如术后乳房上极欠饱满还可再行脂肪移植填充改善乳房外形。

(李 赞 周 晓 宋达疆 侯春林)

第三节　缝匠肌肌皮瓣

缝匠肌是一条细长带状肌,其血供呈节段性分布,以近端优势血管为蒂的上半部缝匠肌肌皮瓣,向近侧转移可修复股骨大转子部创面;以隐动脉为血管蒂的远侧缝匠肌肌皮瓣,局部转移可以修复膝部创面。

【应用解剖】

缝匠肌起于髂前上棘,斜向内下,止于胫骨上端内侧。其营养血管呈节段性分布,上半部缝匠肌血供来自股深动脉、旋股外侧动脉及股动脉的众多分支,其中约在腹股沟韧带中点下方 8 cm 处有一优势血管,可供应近端约 15 cm 范围内肌肉(图 9-3-1)。缝匠肌下部的血供主要来自膝最上

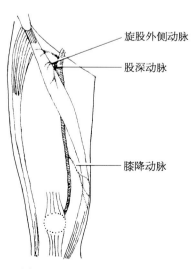

图 9-3-1　缝匠肌的形态及血供

动脉的分支隐动脉,隐动脉在大腿中下部穿过缝匠肌深面的内收肌管伴随隐神经下行,沿途发出分支供养缝匠肌,并在该肌前后缘发出皮支,营养膝上 10 cm 至膝下 20 cm 范围的皮肤。

【适应证】

(1)上部缝匠肌肌皮瓣局部转移可修复髂部、会阴部及腹股沟部创面。

(2)下部缝匠肌肌皮瓣局部转移可修复膝部及腘窝部创面。

【手术方法】

(一)上部缝匠肌肌皮瓣

1. 皮瓣设计 用甲紫标明髂前上棘与内收肌结节连线,此为皮瓣设计轴心线。皮瓣旋转轴位于腹股沟韧带中点下方 8 cm 处,根据股骨大转子处压疮范围,设计缝匠肌上部肌皮瓣(图 9-3-2A)。

2. 手术步骤 先做皮瓣前外侧切口,直至深筋膜。在皮瓣远侧显露缝匠肌,将其切断。由外下向内上在肌肉深层分离,在腹股沟韧带下方 8 cm 处,注意寻找肌皮瓣的优势血管,加以保护(图 9-3-2B)。切断其他影响移位的非主要血管。彻底切除股骨大转子处压疮,切开受区与供区间皮肤,将肌皮瓣移向受区。供区创面通常可一期闭合(图 9-3-2C)。

(二)下部缝匠肌肌皮瓣

1. 皮瓣设计 标明髂前上棘与内收肌结节连线,以内收肌结节上方 10 cm 处为皮瓣旋转轴,根据膝前创面范围设计皮瓣。由于皮瓣内包含膝最上动脉分支隐动脉,使皮瓣远端可延至小腿内上部(图 9-3-3A)。

2. 手术步骤 先做皮瓣前外侧切口,在深筋膜下向后内侧解剖至缝匠肌前缘。在缝匠肌深面掀起肌皮瓣,小心切开内收肌管,找到股动脉及其分支膝最上动脉(图 9-3-3B)。沿血管在肌肉深面向远侧解剖,注意保护进入肌肉或从肌肉两侧进入皮瓣区的血管分支。然后做皮瓣远侧切口,切断缝匠肌、隐血管及大隐静脉,再切开皮瓣后缘,掀起肌皮瓣(图 9-3-3C)。术中应注意将皮肤与肌缘做暂时性固定,以防两者分离而影响皮瓣血运。肌皮瓣切取后局部转移修复膝前创面(图 9-3-3D)。

【注意事项】

(1)由于缝匠肌血供呈节段性分布,故不能切取全长缝匠肌(皮)瓣,否则肌肉远端易坏死,临床切取肌皮瓣长度以不超过该肌全长 1/2 为宜。

(2)由于缝匠肌是一条长而窄的肌肉,切取下部缝匠肌皮瓣时,应注意保护自肌肉前后缘发出的皮支血管,这样可保证切取肌皮瓣的皮肤部分血供。

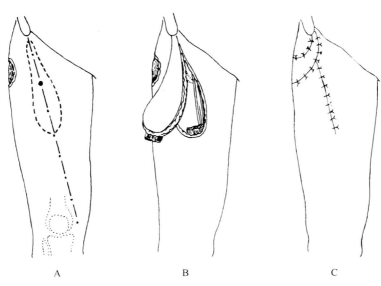

A   B   C

图 9-3-2 **上部缝匠肌肌皮瓣**
A. 肌皮瓣设计;B. 肌皮瓣切取;C. 肌皮瓣移位

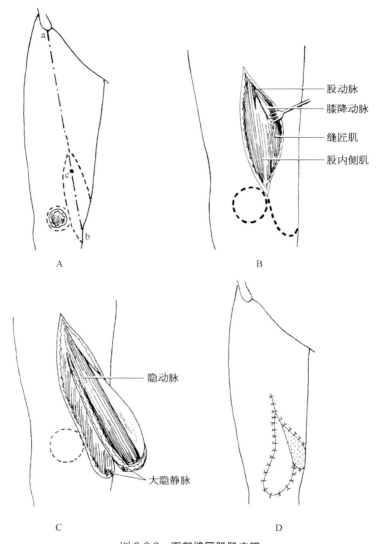

图 9-3-3　下部缝匠肌肌皮瓣

A. 肌皮瓣设计；B. 血管显露；C. 肌皮瓣游离；D. 肌皮瓣转移

（侯春林　陈汇浩）

第四节　股后肌肌皮瓣

股后肌肉包括股二头肌、半腱肌和半膜肌，主要功能是伸大腿和屈小腿。三者均起于坐骨结节，肌腹大，血运丰富。将肌肉从肌起点切下，向近侧推进，可修复坐骨结节处创面，术后转移肌肉仍可保留正常的解剖功能。

【应用解剖】

股二头肌长头、半腱肌、半膜肌是大腿后侧肌群，由外向内排列，三者均起于坐骨结节。在坐骨结节下方约 8 cm 处，股二头肌长头与半腱肌、半膜肌分开，向下外行，在腓骨小头上方约 13 cm 处与短头汇合,止于腓骨小头。半膜肌位于半腱肌深面偏内侧,两者向内下行,经股骨内侧髁后面,在缝匠肌和股薄肌深面止于胫骨结节内侧。三者血运呈节段性分布,主要血供来自股深动脉第一穿支动脉,该血管于坐骨结节下方 8 cm 处至股后,位于臀大肌下缘和二头肌长头之间,分升、降两支。升支走向外上方,分布于臀大肌。降支行向下内,沿途发出肌支至股二头肌、半腱肌和半膜肌,主要入肌点位于肌肉中点附近(图 9-4-1)。神经为坐骨神经分支,切取这些肌肉及其浅层皮肤,而保留深部血管蒂,可形成股二头肌长头肌皮瓣,半腱肌、半膜肌肌皮瓣,或三者联合肌皮瓣。

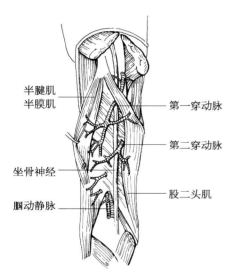

图 9-4-1 股后肌血供示意图

【适应证】

股后肌肌皮瓣主要用于修复坐骨结节部压疮。

【手术方法】

1. 皮瓣设计 在股后设计倒三角形皮瓣,底边位于近侧与创面相连,宽度与创面横径等宽。股二头肌长头肌皮瓣偏后外侧,皮瓣尖端位于坐骨结节与股二头肌腱连线上(图 9-4-2A)。半腱肌、半膜肌肌皮瓣位于后内侧,皮瓣尖端位于坐骨结节与半腱肌连线上。三者联合肌皮瓣则位于二者中间。

2. 手术步骤 以切取股二头肌长头肌皮瓣修复坐骨结节处压疮为例。患者取俯卧位。先做皮瓣下部"V"形切口,切开皮肤及深筋膜,在皮瓣远侧显露股二头肌长头。沿肌膜两侧向近侧解剖,外侧与股二头肌短头、股外侧肌分离;内侧与半腱肌、半膜肌分离。然后沿肌肉深面由远而近游离该肌,注意勿损伤由深面入肌的多个血管分支,在肌的中点上、下沿肌前缘可找到主要血管束。最后做上部切口,将股二头肌起点从坐骨结节附着处切下,形成一个保留深层血管穿支的倒三角形皮瓣(图 9-4-2B),向近侧推进修复坐骨结节处压疮。其中肌肉部分填塞深腔,皮肤部分覆盖创面。若受区创面大,可在远端切断股二头肌长头(非瘫痪患者可行"Z"字形肌腱延长),以增加向近侧推进距离,最后呈"Y"形闭合全部伤

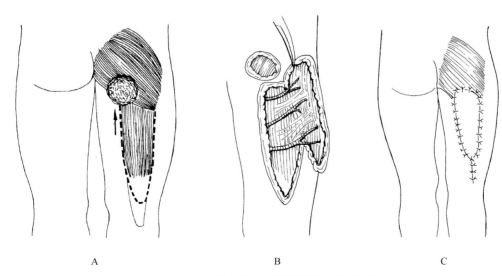

A B C

图 9-4-2 股二头肌长头肌皮瓣修复坐骨结节处压疮

A. 皮瓣设计;B. 皮瓣切取;C. 皮瓣推进

口（图9-4-2C）。

【典型病例】

患者男性，27岁。2年前因下胸椎骨折截瘫而并发右侧坐骨结节处压疮，压疮范围7cm×8cm，深达坐骨结节。术中彻底切除压疮创面，切取8cm×15cm股二头肌长头肌皮瓣，向近侧呈V-Y推进，一期闭合创面。术后皮瓣成活，伤口一期愈合。1年半后复查，压疮未再发（图9-4-3）。

【注意事项】

（1）股二头肌长头与半腱肌、半膜肌在近端合在一起共同起于坐骨结节，而在坐骨结节下8cm处互相分开，所以切取肌皮瓣应从远端开始，由远侧向近侧解剖，这样易于将肌肉分开。

（2）半腱肌、半膜肌后面较窄，所接触皮肤面积较小。不宜分别形成肌皮瓣，应合在一起形成半腱肌、半膜肌联合肌皮瓣。

（3）由于肌肉营养血管由深面入肌，当由远侧向近侧解剖肌肉时，注意保护由深面进入肌肉的血管支。肌肉游离后即可向近侧推进修复创面，勿向近侧游离血管蒂，以免损伤。

（4）股后肌肌皮瓣血管呈节段性分布，切取后移动度较小，不易形成以单一血管为蒂的肌皮瓣进行较远距离的转移，主要转移方式是局部推进，设计时应注意此点。

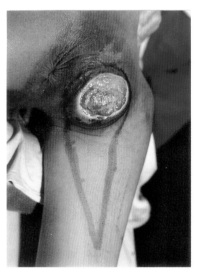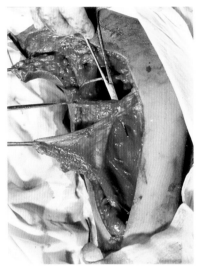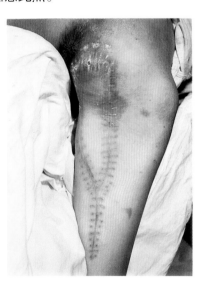

A   B   C

图9-4-3 　股二头肌长头肌皮瓣修复坐骨结节处压疮

A. 术前坐骨结节压疮和皮瓣设计；B. 术中切取肌皮瓣；C. 肌皮瓣推进，修复创面

（侯春林　王诗波）

第五节　股直肌肌皮瓣

股直肌是股四头肌的一部分，具有屈大腿和伸小腿的作用。由于屈大腿的主要肌肉为髂腰肌，伸小腿还有股四头肌其他3个头，故切取后对功能影响不大。股直肌位置表浅，与股内侧肌、股外侧肌和股中间肌结合疏松，易于切取。主要营养血管为旋股外侧动脉分支，血管恒定。以主要

血管为蒂的股直肌肌皮瓣,旋转弧大,可用以填补或修复邻近组织的缺损。

【应用解剖】

股直肌是双羽状肌,属于股四头肌一部分,位于股前部正中,以直头与反折头分别起于髂前下棘和髋臼上缘。两头以锐角连结扩大成肌腹,继之缩为窄而厚的腱,与股内侧肌、股外侧肌和股中间肌联合形成一总腱,附着于髌骨上缘和侧缘,向下延续为髌韧带,止于胫骨粗隆。股直肌的主要营养血管为旋股外侧动脉降支的股直肌支,血管沿股直肌内侧缘下行,约在腹股沟韧带中点下方8 cm处,与股神经分支一起由深面进入该肌中上1/3处,肌外血管蒂长约4 cm(图9-5-1)。以该血管神经为蒂形成的股直肌肌皮瓣,其旋转弧可达大转子部、会阴、对侧耻骨和脐部。由于股直肌尚有旋股外侧动脉升支和横支来的营养血管,入肌点较高,若以此为旋转轴,可增加皮瓣的旋转弧达同侧肋缘处。

【适应证】

股直肌肌皮瓣适用于修复会阴、耻骨、大转子部创面,亦可修复腹壁缺损和治疗腹壁疝。

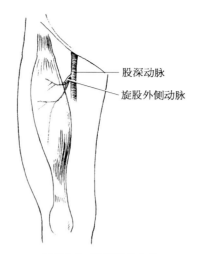

股深动脉

旋股外侧动脉

图9-5-1 股直肌的血供

【手术方法】

(一)修复大转子部压疮

1. 皮瓣设计 用甲紫画出髂前上棘与髌骨中点连线,皮瓣旋转轴位于腹股沟韧带中点下方约8 cm处连线上。皮瓣外界为股外侧肌内缘,内界是股内侧肌和缝匠肌的外缘,远端达腱止点,范围达7 cm×40 cm。在这一范围内,根据受区创面的大小设计皮瓣,以能较好地覆盖创面为原则(图9-5-2A)。

2. 手术步骤 先做皮瓣外侧切口,直达深筋膜下,小心寻找股直肌与股外侧肌间隙,两者联系

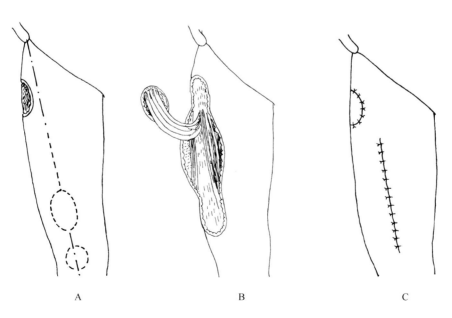

A   B   C

图9-5-2 股直肌肌皮瓣修复大转子部压疮

A. 肌皮瓣设计;B. 肌皮瓣切取;C. 肌皮瓣转移

不紧密,很容易钝性分开。用手指在股直肌深面向远侧和内侧继续钝性分离,直至皮瓣远侧和内侧缘。在皮瓣远侧横行切断股直肌腱,与股内侧肌、股外侧肌分开。由远而近掀起肌皮瓣,切断结扎肌肉远端 2/3 细小血管支,保留腹股沟韧带下 8 cm 股直肌的主要血管神经蒂。然后通过皮下隧道或直接移至大转子部创面。供区创面通常可一期闭合(图 9-5-2B、C)。

(二)修复下腹壁缺损

用单侧或双侧股直肌肌(皮)瓣修复下腹壁缺损是一种功能性修复,由于提供了动力性肌肉,接近于正常腹壁,有利于肠蠕动和防止腹壁疝的发生。

手术步骤　股直肌切取方法同前,为增加肌瓣旋转弧,使其能修复上腹壁缺损,可采用下列两种方法:① 肌肉切取不采取通常的旋转移位方式,而将其向上翻转移位,使肌肉底面朝上,以此可增加肌肉转移距离。② 结扎切断旋股外侧动脉降支,而以旋股外侧动脉升支和横支为血管蒂,使旋转轴上移,亦可明显增加肌肉转移距离(图 9-5-3)。若腹壁缺损较大,用单侧股直肌肌(皮)瓣

不能修复时,可用双侧股直肌肌(皮)瓣同时转移,亦可与阔筋膜张肌肌皮瓣联合应用。

【注意事项】

(1)股直肌营养血管约在肌肉中、上 1/3 深面内侧进入,由远而近切取肌皮瓣不易损伤血管蒂。

(2)股直肌与股内侧肌、股外侧肌联系虽不紧密,但要仔细辨认。股内侧肌、股外侧肌纤维为斜行走向股中线,而

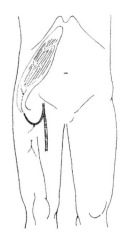

图 9-5-3　股直肌肌瓣修复腹壁缺损

股直肌为纵行走向,两者联合处有一条脂肪线,在此间隙内分离,出血较少。

(3)股直肌的主要营养血管为旋股外侧动脉的降支,若以旋股外侧动脉升支和横支(水平支)为蒂修复腹壁缺损时,在切断主要营养血管前,应先做血管蒂阻断试验,以观察皮瓣远端的血运。

(侯春林　尹　刚)

第六节　股外侧肌肌皮瓣

股外侧肌位于大腿前外侧,肌肉肥厚,血运丰富。主要营养血管为旋股外侧动脉,可携带肌肉远侧皮肤形成岛状皮瓣。局部转移可用来填塞髋部无效腔,修复大转子部压疮,切取后对下肢功能无明显影响。

【应用解剖】

股外侧肌是股四头肌的一部分,以宽大的肌腱膜起于转子间线上部,大转子前下缘、股骨粗隆外侧唇和外侧肌间隔,肌纤维斜向内下,与其他三肌合成一腱,止于髌骨的外侧及上缘。该肌上 2/3 与其深面的股中间肌有较明显的分界线,但肌下 1/3 与股中间肌肌纤维混在一起不易分

开。肌肉血供来自旋股外侧动脉,该动脉自股深动脉或股动脉发出后经股直肌深面水平向外,在进入阔筋膜张肌前分为升支、横支和降支。降支较粗,沿股外侧肌前缘下降,有静脉和神经伴行入肌,入肌点约在大转子下方 10 cm 处(相当于股外侧肌中、上 1/3 稍上方)。肌外血管蒂长约 6 cm(图 9-6-1)。股外侧肌上部浅层因有股直肌和阔筋膜张肌相间隔,无直接肌皮支进入皮肤,不能形成肌皮瓣。但在大腿下部,股外侧肌有肌皮支直接进入皮下组织和皮肤,并与股直肌和阔筋膜张肌来的肌皮支有广泛吻合,使该肌远端可携带一个岛状皮瓣。

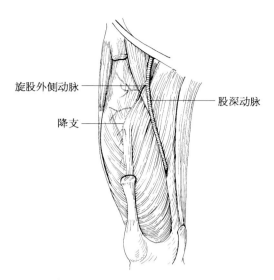

图 9-6-1 股外侧肌皮瓣血供示意图

旋股外侧动脉

股深动脉

降支

【适应证】

股外侧肌肌皮瓣主要用于修复大转子部压疮、髋部软组织缺损和股骨上段慢性骨髓炎。与阔筋膜张肌肌皮瓣联合应用,用来修复髋部巨大创面,其中股外侧肌肌瓣可填塞深腔,阔筋膜张肌肌皮瓣用以覆盖创面。

【手术方法】

1. 皮瓣设计 在大腿下 1/4 部外侧设计皮岛,皮瓣前缘不超过髂前上棘至髌骨外上缘连线,皮瓣下界位于髌上 4 cm,最大切取范围可达 7 cm× 10 cm。标明大转子部创面至皮瓣近侧缘切口线 (图 9-6-2A)。

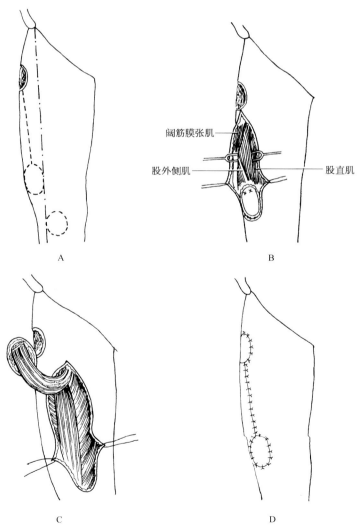

阔筋膜张肌

股外侧肌

股直肌

A

B

C

D

图 9-6-2 股外侧肌皮瓣修复大粗隆部压疮

A. 皮瓣设计;B. 皮瓣切取;C. 皮瓣游离;D. 皮瓣转移

2. 手术步骤　患者取仰卧位,患侧臀部垫高。先做皮瓣近侧缘切口线,显露股外侧肌,辨清与股直肌和阔筋膜张肌毗邻关系。然后按设计做皮岛四周切口,在皮瓣近侧缘切开髂胫束,并将皮缘与髂胫束及股外侧肌暂时间断缝合固定,以免分离(图 9-6-2B)。将股外侧肌与股直肌、股中间肌分离,在皮瓣远端肌腹上,至腱交界处(约在髌上 5 cm 处)切断股外侧肌,注意勿损伤髌上囊,掀起股外侧肌肌皮瓣(图 9-6-2C),如果受区部位较高,可充分向上游离血管神经束达 5 cm,以获得足够的长度。向上翻转修复大转子部压疮。分两层缝合皮瓣,供区通常可一期闭合或用中厚皮片修复(图 9-6-2D)。

【注意事项】

(1)由于股外侧肌上部无肌皮穿支供养皮肤,使肌皮瓣切取范围受到限制。若需修复髋部巨大创面时,可与阔筋膜张肌肌皮瓣联合应用,两者血供均来自旋股外侧动脉,切取方便。

(2)由于股外侧肌在上 2/3 与股中间肌界线比较清楚,而在下部与股中间肌肌纤维混在一起,不易分开,故切取肌皮瓣应自上而下进行解剖。

(3)股外侧肌血管蒂位置较深,靠近股中间肌肌膜,由上而下切取股外侧肌,应将股中间肌肌膜连在股外侧肌上,以免损伤血管蒂。

(侯春林　王诗波)

第七节　股内侧肌肌皮瓣

股内侧肌位于大腿前内侧,与大腿前面其他三肌合成股四头肌,其血管呈节段性分布。股内侧肌连同表面皮肤形成肌皮瓣或肌肉肌腱皮瓣,局部推进移位修复膝部创面,重建伸膝结构,以恢复伸膝功能。该肌皮瓣旋转弧较小,应用范围较局限。

【应用解剖】

股内侧肌位于股前内侧部,起自转子间线下部、粗线内侧唇和股内侧肌间隔。其附着部内侧与内收肌相连,外侧与中间肌相连。肌纤维斜向前下延为腱膜,织入股四头肌肌腱。滋养股内侧肌的血管来自股动脉和旋股内侧动脉的肌支,在股内侧肌内侧分为 4~6 个肌支,呈节段性供应该肌及其浅层皮肤。以这些节段性血管为蒂形成股内侧肌肌皮瓣,向前旋转推进可修复膝部软组织缺损。另有血管支通过它在股四头肌肌腱附丽处供应肌腱,可形成股内侧肌肌肉肌腱皮瓣。股神经有两支运动神经分支支配股内侧肌,一支在肌肉近端的神经血管门进入,另一支在股内侧肌内侧中点静脉浅面进入肌肉(图 9-7-1)。

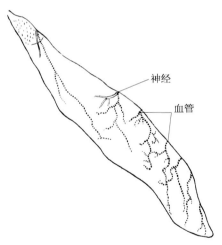

图 9-7-1　股内侧肌神经血管

【适应证】

股内侧肌肌皮瓣用于修复膝部软组织缺损。股内侧肌肌肉肌腱皮瓣可同时修复伴有股四头肌肌腱或髌韧带缺损的创面。

【手术方法】

1. 皮瓣设计　在大腿前内侧设计“C”字形皮瓣。皮瓣起点位于大腿内侧近端,止点与膝部创面相连,外侧可达股外侧肌内侧缘,其宽度约占大腿下部周径的 1/3(图 9-7-2A)。

2. **手术步骤** 按设计切开皮肤和皮下组织,在深筋膜下向内侧解剖直至股直肌与股内侧肌间隙。钝性分离肌间隙,并沿股内侧肌深面继续分离股内侧肌与股中间肌间隙。术中注意保持皮肤和肌肉的连续性。切开股内侧肌在股四头肌肌腱附丽处,形成基底位于内侧的股内肌肌皮瓣。将皮瓣向外下旋转推进,修复膝部创面,供区创面采

用 V-Y 形闭合(图 9-7-2B、C)。如受区创面较大,可在股内侧肌起点处横断肌肉,以增加肌皮瓣的移动度。

如需同时重建髌韧带,可将股四头肌肌腱纵行劈开,将外侧半留在原位,内侧半和相连的股内侧肌肌皮瓣一起跨越髌骨缺损区,与胫骨结节上髌韧带残端缝合,皮瓣同时向下旋转覆盖创面(图 9-7-3)。术后下肢石膏托固定膝关节于伸展位 3~4 周。

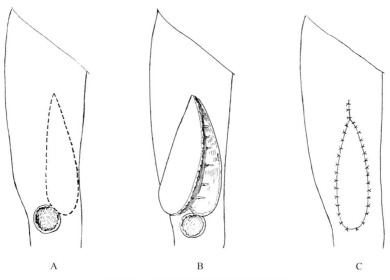

图 9-7-2 **股内侧肌皮瓣修复膝部创面**
A. 皮瓣设计;B. 肌皮瓣切取;C. 肌皮瓣推进

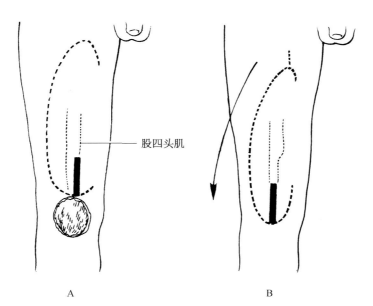

图 9-7-3 **股内侧肌肌肉肌腱皮瓣移位术**
A. 皮瓣设计;B. 皮瓣推进

【注意事项】

（1）切开股内侧肌肌皮瓣内侧缘,可形成岛状皮瓣,但这样损伤了皮下静脉和感觉神经,影响皮瓣感觉功能和静脉回流,不如采取旋转皮瓣安全、可靠。

（2）切断股内侧肌起点以增加肌皮瓣移动时,应注意勿损伤位于肌肉起点附近的神经血管门。

（侯春林）

第八节　股前外侧皮瓣

股前外侧皮瓣(anterolateral thigh flap)是以旋股外侧动脉降支为血管蒂的大腿前外侧部皮瓣。1984 年,我国学者徐达传首先报道了股前外侧皮瓣的解剖学研究,之后罗力生和宋业光分别介绍了该皮瓣的临床应用。在国内该皮瓣被广泛应用于四肢、头面颈部、躯干、会阴等部位畸形缺损的修复。此后,在日本及美、欧等地也相继有较多的应用报道。

股前外侧皮瓣应用范围非常广阔,除修复创伤、感染及肿物切除等所致皮肤软组织缺损外,还可用于尿道、阴道和肛门成形,以及阴茎再造、阴道再造、眼窝再造和舌再造等。皮瓣的应用形式可以灵活多样,如岛状股前外侧皮瓣、股前外侧肌皮瓣、逆行股前外侧皮瓣及筋膜瓣、股前外侧超薄皮瓣、股前外侧穿支皮瓣等,既可带蒂转移,也可游离移植。股前外侧皮瓣优点包括:① 供区隐蔽,皮瓣面积大。② 皮瓣血管蒂较恒定,血管蒂长,管径粗。③ 皮瓣切取后不影响肢体功能。④ 可根据需要制成筋膜瓣、肌皮瓣或岛状瓣。⑤ 若包含股外侧皮神经可制成感觉皮瓣。⑥ 仰卧位切取。由于上述诸多优点,该皮瓣已成为临床上最为常用的皮瓣之一。

【应用解剖】

（一）以旋股外侧动脉降支为血管蒂的股前外侧皮瓣

1. **旋股外侧动脉降支**　旋股外侧动脉自股深动脉或股动脉发出后很快分为升支、横支和降支。其中降支最粗大,行程最长(图 9-8-1)。降支

在股直肌与股外侧肌之间行向外下方,其体表投影为:由髂前上棘与髌骨外上缘连线(髂髌线)中点与腹股沟韧带中点做一连线,这一连线的下 2/3 段即为降支的体表投影(图 9-8-2)。股神经的股外侧肌支伴行在旋股外侧动脉降支的外上方。降支大约在髂髌线中点稍上方、于股直肌与股外侧肌之间分为内侧支和外侧支。内侧支继续下行并沿途分支供养邻近肌肉。外侧支行向外下分支供养股外侧肌及股前外侧部皮肤。降支在肌间隙中可以作为皮瓣血管蒂的长度为 8~12 cm,在发出第一个股外侧肌皮动脉穿支上方约 10 cm 处,是血管截断和吻接的常用部位。此处降支的外径平均为2.1 mm(1.1~2.8 mm)。从降支再发出若干肌皮动脉,这些肌皮动脉穿出深筋膜后,分为升支和降支,走行于深筋膜浅面,然后再发出分支至皮肤。

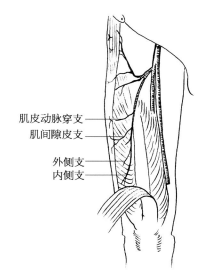

肌皮动脉穿支

肌间隙皮支

外侧支
内侧支

图 9-8-1　旋股外侧动脉降支及其分支

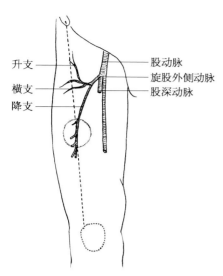

升支
横支
降支

股动脉
旋股外侧动脉
股深动脉

图9-8-2　旋股外侧动脉降支及分支的体表投影

旋股外侧动脉降支的外侧支发出皮动脉供养股前外侧皮肤的形式,主要以肌皮动脉穿支和肌间隙皮支为主。肌皮动脉穿支是从降支发出的小分支血管,穿过股外侧肌后至皮肤;而肌间隙皮支是小分支从股直肌与股外侧肌间隙浅出,直接穿筋膜至皮肤。

罗力生等将股前外侧肌皮动脉分为下列4种类型。

(1)肌间隙皮动脉型:占8.3%。降支沿股直肌与股外侧肌之间下降,距起始部8~10 cm处,发出1~2条肌间隙皮血管爬行于股外侧肌表面,直接进入大腿前外侧皮肤。此型属直接皮肤血管,游离容易,不易损伤,皮瓣成活率高。

(2)肌皮动脉穿支型:占80.6%。降支平均发出2.5支(1~8支)肌皮动脉穿支,1支者占多数。肌皮动脉穿过股外侧肌进入筋膜下,再穿出筋膜至皮肤。其中穿支穿过股外侧肌厚度不超过0.5 cm者约占61%,其余穿支穿过股外侧肌厚度在0.5 cm以上。

(3)直接皮动脉型:占8.3%。降支无粗大的肌皮动脉穿支或肌间隙皮支,在距降支起始部1.0~1.5 cm处,或自旋股外侧动脉横支向外下方发出一细长的皮支,穿过筋膜进入皮下及皮肤,长为5~6 cm,行于股外侧肌表面,起始部外径为1.2~1.4 mm。

(4)无粗大皮支型:降支缺乏适合于做皮瓣轴

心血管的皮支,从降支发出的都是细小肌支或皮支。

至股前外侧部皮肤的肌皮动脉中,以第一支肌皮动脉穿支最粗,常常选用做皮瓣的主要血管,外径为0.6~1.0 mm,多从降支主干的末段或外侧支起始段发出。其他肌皮动脉从外侧支发出时,外径多在0.6 mm左右或更小。第二支以下的肌皮动脉穿支呈阶梯状向下外侧,经股外侧肌发出,穿阔筋膜至皮肤。

皮瓣穿支的体表定位:第一肌皮动脉穿支或肌间隙皮支是皮瓣的主要分支血管。高建华等(1984)通过活体体表多普勒测量100例正常成年女性,在股前外侧部均能检测出声点。最强声点拟为第一肌皮动脉穿支点。此声点有92%落在以髂髌线中点为圆心、3 cm长度为半径的圆内。其中以外下象限最多,占80%;然后依次为外上象限(占7%),内下象限(占3%),内上象限(占2%)。故旋股外侧动脉降支的第一肌皮动脉穿支是较为恒定的。

2. 皮瓣的静脉　旋股外侧动脉降支多数有2条伴行静脉(94.3%),外径分别为2.3 mm和1.8 mm。所有肌皮动脉穿支都有伴行的静脉,多数为1条。皮瓣区浅层,相当于旋股外侧动脉降支附近,还有股外侧浅静脉干,外径为3.5~5.5 mm,必要时也可利用。

3. 皮瓣的皮神经　股外侧皮神经是该皮瓣的感觉神经,它自腰丛发出后,在髂前上棘内侧1 cm处穿经腹股沟韧带深面至股部,分为粗长的前支和较短细的后支。前支在缝匠肌与阔筋膜张肌之间的浅沟内下行,继而沿阔筋膜张肌前缘、深浅两层阔筋膜之间走行,在髂前上棘的前下方7~10 cm处穿出深筋膜,向下分布于股前外侧中下部。后支在髂髌线内外1 cm范围下行,进入股前外侧皮肤。在髂髌线中点,即第一肌皮动脉穿支浅出点附近,可见纵行的股外侧皮神经,呈扁平状,横径为1.0~1.5 mm。以髂髌线上1/3段作为定位标志,可找出此神经近端,并作为皮瓣神经蒂而制备带感觉的皮瓣。

(二)股前外侧皮瓣的血管变异及血供来源分型

自徐达传首次报道股前外侧皮瓣的应用解剖

以来,文献报道其临床应用已千余例。综合股前外侧皮瓣临床应用所见,股前外侧皮瓣的血供80%~90%来自旋股外侧动脉降支,包括其主干、内侧支和外侧支,另有10%左右血供来源于旋股外侧动脉横支、主干以及股深动脉和股动脉(表9-8-1)。Koshima(1989)早期报道13例股前外侧皮瓣中有5例未发现肌皮动脉穿支,周刚认为可能是术中将走行在股外侧肌内的皮肤穿支结扎了。

由于股前外侧皮瓣的血供来源存在变异,并且血管蒂还包含有肌间隙皮肤动脉和肌皮动脉,许多学者根据解剖学研究或临床手术解剖对股前外侧皮瓣的血供进行分型。除罗力生外还有多位学者提出了分型方法,如张春根据30例股前外侧皮瓣移植所见将肌皮动脉分为3个类型:Ⅰ型为肌皮动脉穿支型。Ⅱ型为高位肌皮动脉穿支型,即皮动脉由旋股外侧动脉降支起始部发出至股外侧肌,穿支在肌中近乎垂直下行,浅出部位较高,而髂髌线中点附近再无粗大的穿支。Ⅲ型为肌间隙皮支型。

鉴于各位学者从不同角度对股前外侧皮瓣进行分型,方法繁杂,结果不尽相同,不便于比较。为有利于解剖研究和临床应用,根据笔者近20年来近200例股前外侧皮瓣应用发现并结合诸多同行的经验提出以下分型法。

1. Ⅰ型:旋股外侧动脉降支型 即股前外侧皮瓣以旋股外侧动脉降支为血管蒂。又分为下列3个亚型。

(1)外侧支发出皮支。

(2)内侧支发出皮支。

(3)降支主干发出皮支。

2. Ⅱ型:横支型 股前外侧皮瓣以旋股外侧动脉横支为血管蒂。

3. Ⅲ型:其他血管来源型

(1)旋股外侧动脉(干)。

(2)股深动脉。

(3)股动脉。

在上述分型的基础上,任一来源的皮肤血供形式又有3种,即:① 肌皮动脉。② 肌间隙皮动脉。③ 直接皮肤动脉。因此,结合血供来源和血供形式,以"型-(亚型)-血供形式"这一方式来表示就可以较为准确地反映皮瓣的血管蒂特征。例如,股前外侧皮瓣以降支外侧支的肌间隙血管供血,则其血管分型可表述为Ⅰ-1-② 型。如以横支发出的肌皮动脉供血,其血供分型为Ⅱ-① 型。这种分型方法既能反映皮瓣血供来源,同时也说明了其皮肤供血类型,并且这种分型法包含了股前外侧区所有可能的血供形式。

根据这种分型法,罗力生之血管分型相对应为:肌间隙皮动脉型为Ⅰ-3-② 型;肌皮动脉型为Ⅰ-1-① 型;直接皮肤动脉型则包含Ⅰ-3-③ 型和Ⅱ-③ 型;无粗大分支型包括Ⅰ-1-① 型和Ⅰ-3-① 型。另外,罗力生等报道的高位直接皮支为Ⅰ-3-③ 型或Ⅲ-1-③ 型。

表 9-8-1 部分临床应用股前外侧皮瓣的血供来源

作 者	旋股外侧动脉降支			旋股外侧动脉横支	旋股外侧动脉主干	股深动脉	股动脉	无	合计
罗力生(1984)	7								7 例
Koshima(1989)	3					5		5	13 例
周 刚(1990)	30			2					32 例
俞光荣(1997)	外侧支 38	内侧支 1	主干 5	5		2	1		52 例
潘希贵(1997)	78			21	7				106 例
罗盛康(1999)	154			14					168 例
Shieh(2000)	25			12					37 例
合 计	341(82.2%)			54(13%)	7(1.7%)	7(1.7%)	1(0.24%)	5(1.2%)	415 例

（三）逆行股前外侧皮瓣

张功林等(1990)通过下肢动脉乳胶灌注和铸型,观察研究了旋股外侧动脉降支末端与膝关节周围动脉的吻合关系以及逆行岛状皮瓣的静脉回流。膝上外侧动脉于股骨外侧髁上方 2.5~3.0 cm 处起于腘动脉外侧壁,起始处外径为 1.8~2.2 mm,经股外侧肌间隔行至膝关节前面,沿途分出肌支至股外侧肌和股二头肌,并有关节支至膝关节外上方,外径为 0.8~1.5 mm。而旋股外侧动脉降支与膝上外侧动脉关节支或肌支都存在丰富的吻合。吻合部位多在髌骨上方约 2.5 cm 处、髂髌线外侧 1.5 cm 附近,吻合处外径在 0.6~1.5 mm(图 9-8-3)。利用这些吻合,切断皮瓣近端的旋股外侧动脉降支,可以构成逆行皮瓣。

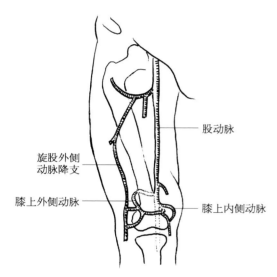

图 9-8-3　逆行股前外侧皮瓣血供

逆行股前外侧皮瓣静脉回流较好。由于肌皮动脉穿支的伴行静脉、降支动脉的伴行静脉与股外侧浅静脉属支之间,在皮瓣区内有许多交通支,以及股外侧浅静脉与深静脉之间又有很多交通支,因而皮瓣逆行转移时,静脉血可以从动脉的伴行静脉回流到股外侧浅静脉,再汇集到股深部静脉中去。这些丰富的交通支在任何节段都存在而且无瓣膜。此外,降支动脉的两条伴行静脉之间,全长也有 3~4 处存在交通支,降支静脉在接受肌皮穿支静脉注入处及其以下段,也未见明显的瓣膜,这些都有利于逆行岛状皮瓣的静脉回流。

【适应证】

股前外侧皮瓣自罗力生等首次临床报道应用成功以来,已被广大外科同行广泛应用于全身各部位的修复,适应证非常宽广,因而也被冠为"万能皮瓣"(universal skin flap)。

1. **大面积皮肤组织缺损**　因创伤、肿瘤切除、瘢痕松解等所致大面积皮肤组织缺损均可采用股前外侧皮瓣修复。股前外侧皮瓣最大修复面积可达到 400 cm²。如在解剖皮瓣时,保留 2 支以上肌皮穿支,则皮瓣血运更得以保障,设计皮瓣下缘甚至可达髌骨上方。外伤性四肢大面积皮肤组织缺损、皮肤撕脱伤、胸壁缺损、腹壁缺损常用股前外侧皮瓣修复。岛状股外侧肌皮瓣修复腹壁缺损面积可达 20 cm×24 cm,血管蒂长达 20 cm。

2. **深层组织缺损和洞穿性缺损**　股前外侧皮瓣皮下脂肪厚,又可携带阔筋膜及部分股外侧肌,皮瓣厚度有时可达 1.5~2 cm,因而对较深的组织缺损或需大量组织充填的凹陷性缺损尤为适用。颌面部洞穿性缺损也常采用。

3. **感染性皮肤组织缺损**　股前外侧皮瓣血供丰富,皮瓣面积大,组织量充足,适用于感染创面,尤其是慢性、大面积感染创面的修复。如带蒂转移修复髂部、股骨大转子部压疮,游离移植修复头部、下肢慢性溃疡以及颈胸部放射性溃疡等。

4. **组织器官再造**　如阴茎再造、阴道再造、眼窝再造和舌再造。由于股前外侧皮瓣游离移植成功率高,并且携带部分股外侧肌制成肌皮瓣,因而既可修复浅层缺损,又可修复深层缺损,在舌和口底缺损的修复中尤为合适。较之前臂皮瓣,再造舌更为丰满。

5. **超薄移植修复组织缺损**　股前外侧皮瓣也可修剪其皮下脂肪而制成超薄皮瓣。以穿支为中心,把直径 3 cm 以外的皮下脂肪和深筋膜修除,保留真皮下血管网层,即制成带轴心血管的超薄皮瓣,可用于颈、肩、手掌、手背、足背等部位缺损的修复,超薄皮瓣移植后外形和功能恢复较满意。

6. **负重及感觉要求部位组织缺损**　携带股外侧皮神经的股前外侧皮瓣,可以修复足底、足跟、手掌等负重或感觉恢复要求较高部位的缺损,使皮瓣耐磨,避免因过冷、过热造成皮瓣损伤。

7. **特殊部位的皮肤组织缺损**　携带强韧的

阔筋膜的股前外侧皮瓣,可用于同时修复组织缺损部位的其他组织结构。如头皮缺损的修复,可利用阔筋膜修复帽状腱膜;足踝部伴肌腱、韧带的损伤,可利用阔筋膜重建足踝部的韧带和肌腱。利用阔筋膜增厚的髂胫束部分,也可以代替跟腱、重建拇指或指的屈腱和伸腱,还可以用作足底跖腱膜的修复。

8. 联合应用 股前外侧皮瓣和髂骨瓣或腓骨瓣联合移植可用于下颌、颏部全层缺损的修复;股前外侧皮瓣和阔筋膜张肌肌瓣联合移植可修复巨大腹壁缺损;股前外侧皮瓣与足背皮瓣及髂骨、股前外侧皮瓣和拇甲瓣联合应用可用于手部缺损的修复。

9. 携带应用 通过腕部、踝部或其他部位血管携带皮瓣,以修复腹股沟区、小腿或其他部位皮肤组织缺损。

10. 双血供游离移植 同时吻接旋股外侧动脉降支和膝上外侧动脉供血,如足外伤致足背动脉和胫后动脉同时毁损,可将上述血管分别吻接。

【手术方法】

1. 皮瓣设计 患者取平卧位,自髂前上棘至髌骨外上缘做一连线(髂髌线),在连线中点附近用多普勒血流仪先测出旋股外侧动脉降支发出的第一肌皮动脉浅出皮肤点的位置,多数在以髂髌线中点为圆心、3 cm 为半径的范围内,外下象限居多。设计皮瓣时使此点落于皮瓣的上 1/3 部中央附近,再以髂髌线为轴根据缺损部位的形状和面积,标出皮瓣边界:上界可达阔筋膜张肌的远端,下界至髌骨上 7 cm,内侧达股直肌内侧缘,外侧至股外侧肌间隔或略大。皮瓣可设计成椭圆形、菱形或半月形,面积在 15 cm×25 cm 以内(图 9-8-4)。

逆行岛状皮瓣:用多普勒血流仪先测出第一肌皮动脉浅出点和膝上外侧动脉的起始点。皮瓣尽可能向下设计,并使第一肌皮动脉穿支点设计在皮瓣中央,皮瓣的旋转点位于髌骨外上缘上 5~6 cm,皮瓣逆行翻转可达膝下 10 cm 处。如以膝上外侧动脉起始点为旋转点,旋转轴可达 26 cm。面积为 15 cm×15 cm 大小的皮瓣,包含第一肌皮动脉即可满足皮瓣供血;若设计较大面积皮瓣,则尽可能保留第二、第三穿支(图 9-8-5)。

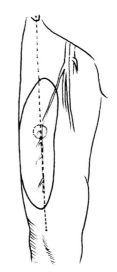

图 9-8-4 股前外侧皮瓣设计

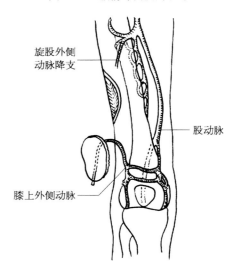

图 9-8-5 逆行股前外侧皮瓣设计

2. 手术步骤

(1)按术前设计(图 9-8-6A),沿皮瓣内侧缘,切开皮肤、皮下组织及深筋膜,并将切口向下延长。将上述软组织临时缝合固定,以防分离而损伤肌皮血管(图 9-8-6B)。

(2)在阔筋膜深面找到股直肌与股外侧肌之间隙,钝性分开股直肌与股外侧肌,即可发现旋股外侧动脉降支,顺降支向内上方分离至起始部,暂不显露旋股外侧动脉。

(3)沿降支由上而下解剖分离,向内侧牵开股直肌,寻找降支向外侧发出的分支,如为肌间隙皮支,则易于分离;如为肌皮穿支,则追踪直至进入股外侧肌点为止(图 9-8-6C)。

（4）将皮瓣的上、内、下面完全切开，在阔筋膜深面向外掀起皮瓣，越过股直肌表面后，在股外侧肌与阔筋膜之间仔细寻找进入筋膜的穿支。由于筋膜下仅有少许疏松结缔组织，穿支辨认不难。

（5）找到穿支后，沿穿支逆行追踪，逐步切断其穿行的股外侧肌，直至穿支全部暴露并与降支有明确的连续为止（图9-8-6D）。

（6）遂将皮瓣外侧缘切开，并根据受区需要解剖游离降支干，完全游离皮瓣（图9-8-6E）。

【典型病例】

病例一：股前外侧皮瓣修复头顶部创面。

患者男性，37岁。因高压电击伤头部、左胸背、左前臂、左手及右足背入院。烧伤早期曾行头顶部清创植皮，左侧胸扩创缝合，左前臂清创植皮，右足背清创局部皮瓣转移术。头顶部植皮坏死，遗留8 cm×5.5 cm大小的创面，颅骨部分外露，其余创面基本愈合后转入整形科。头顶部创面经局部换药及其他对症处理后，肉芽生长良好，分泌物减少，水肿减轻。在全麻下行头部扩创、左股前外侧皮瓣游离移植术，皮瓣大小为11 cm×13 cm，皮瓣旋股外侧动脉降支动静脉各1支分别与颞浅动静脉吻接。术后皮瓣完全成活（图9-8-7）。

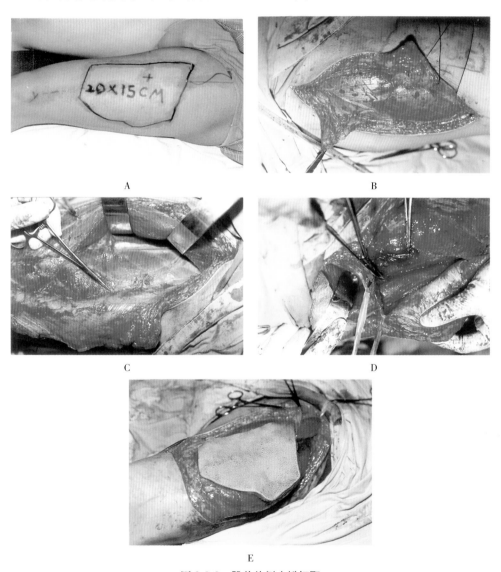

A

B

C

D

E

图9-8-6　股前外侧皮瓣切取

A. 皮瓣设计；B. 掀起皮瓣；C. 显露降支；D. 解剖穿支；E. 游离皮瓣

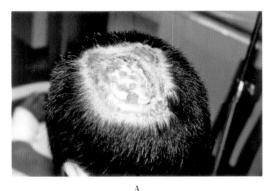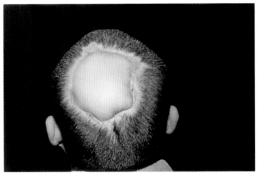

A B

图 9-8-7　股前外侧皮瓣修复头顶部创面

A. 头顶部烧伤创面；B. 头顶部烧伤创面左股前外侧皮瓣修复术后

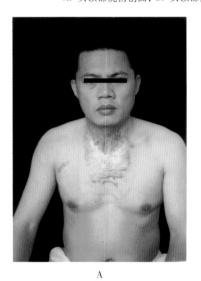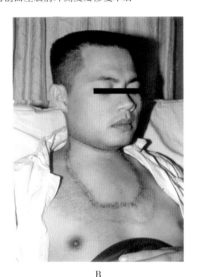

A B

图 9-8-8　股前外侧皮瓣修复颈部创面

A. 颈部瘢痕挛缩畸形；B. 颈部股前外侧皮瓣修复术后

病例二：股前外侧皮瓣修复颈部创面。

患者男性，32 岁。因颈胸部烧伤后瘢痕增生挛缩，颈部活动受限入院。颈胸部瘢痕面积达 15 cm×15 cm，瘢痕突出皮肤，凹凸不平，局部色素脱失呈花斑状，颈部活动明显受限。设计左股前外侧皮瓣大小为 15 cm×20 cm，血管蒂长 10 cm，与受区面动静脉吻合，供区游离植皮，术后颈部外形及功能显著改善（图 9-8-8）。

病例三：股前外侧皮瓣修复手部创面。

患者男性，27 岁。因热压伤后左爪形手半年入院。当时左手绞入高热机器传动带达 10 分钟，在当地医院予植皮等治疗后呈爪形手畸形，各指间关节和掌指关节屈曲挛缩、僵硬，虎口狭窄。左手功能完全丧失。术中切除手掌瘢痕组织后第二至第五掌骨外露，指深浅屈肌腱、鱼际肌和小鱼际肌缺如。术中予以开大虎口，伸直掌指关节并克氏针固定，第二和第三指、第四和第五指强制性并指，取左股前外侧皮瓣 22 cm×16 cm 移植覆盖手掌创面。此后经皮瓣修薄、中指指屈肌腱重建及功能锻炼，中指屈曲功能部分恢复（图 9-8-9）。

病例四：股前外侧皮瓣修复小腿创面。

患者男性，50 岁。因右踝关节后侧硫酸烧伤后慢性溃疡 4 年入院。右踝后外侧溃疡，大小为 3 cm×6 cm，周边皮肤组织营养不良，色晦暗，毛细血管反应差。取左股前外侧皮瓣移植修复，皮瓣大小为 18 cm×12 cm，血管蒂长 8 cm，旋股外侧动脉降支动静脉分别与胫后动静脉吻合，皮瓣成活痊愈后未再溃烂（图 9-8-10）。

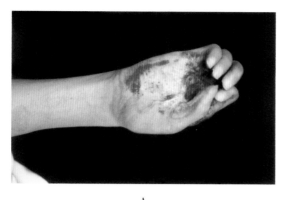
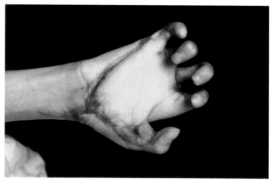

A

B

图 9-8-9　股前外侧皮瓣修复手部创面
A. 术前爪形手；B. 爪形手股前外侧皮瓣修复术后

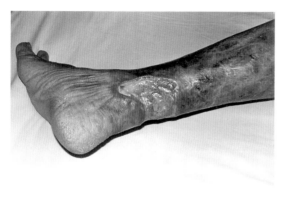
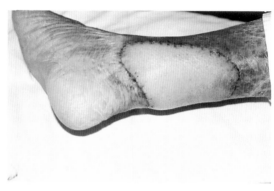

A

B

图 9-8-10　股前外侧皮瓣修复小腿慢性溃疡
A. 小腿慢性溃疡；B. 小腿慢性溃疡股前外侧皮瓣修复术后

【注意事项】

（1）解剖肌皮穿支是切取股前外侧皮瓣的关键：① 皮瓣外侧缘先不完全切开，以起到临时固定和保护作用，避免穿支血管被撕裂、拉断；待降支与穿支游离完毕，再行切断。② 游离肌皮动脉穿支时，宜适当保留肌袖，无须裸露血管，以隐约显露为限。③ 缺乏经验者可以采用全暴露法，即切开血管浅层肌肉，暴露全部血管分支，但血管周围仍应带少量肌袖，一直追踪至血管穿入深筋膜。④ 第一肌皮穿支周围的阔筋膜要保留，并使之与皮肤不分离，避免因脱套所致肌皮穿支损伤。⑤ 从降支发出的其他肌营养支，需依次结扎，结扎点离穿支血管 0.5 cm 以远。⑥ 部分穿支管径细，仅 0.2~0.3 mm，易被误伤，操作中的反复刺激又常导致血管痉挛而致失败，需耐心细致地解剖。

（2）如前所述，皮瓣的血供来源除降支外，还

有横支、股深动脉、股动脉等；而皮瓣的血供形式有 3 种，直接皮肤动脉和肌间隙皮肤动脉均易于解剖，但所占比例小，大多为肌皮动脉，可达 80%，因此一旦出现少见类型，即应考虑其他血供来源和血供形式。即使血管穿支起于降支，也可能并非直接起源于降支，而是源自降支分出的肌支，进入股直肌或股外侧肌，从肌支再分出肌皮穿支，即肌皮动脉供养肌肉的同时发出细小分支到皮肤。对于上述情况，宜采用"会师法"解剖，即沿血管蒂下行解剖结合自深筋膜逆行追踪。

（3）有时在股直肌与股外侧肌间隙未找到降支，应向内侧翻起股直肌，探查至股直肌内侧缘，部分降支常在靠内侧较深的部位下降。

（4）有时多普勒超声血流仪测定的皮支位置并非与实际完全一致，也非均恒定出现于髂髌线中点附近。遇到此种情况，应向外侧分离皮瓣，仔

细辨认股外侧肌浅面是否有浅出的分支。如有明显的搏动或外径大于 0.5 mm 的穿支血管也可选用。此种血管绝大多数是从肌支发出的肌皮穿支,细心游离,多可找出与降支的连续性。

（5）在解剖血管蒂的过程中,应注意保护好伴随旋股外侧动脉降支走行的股神经及其肌支。股神经在降支的内侧面及前侧下行,降支切断后,需从股神经下抽出。股神经发出的肌支,要小心保护,如有损伤,有可能导致所支配肌肉的萎缩。

（6）如所需皮瓣较厚,可携带部分股外侧肌制成肌皮瓣。如所需皮瓣较薄,可以将穿支周围3 cm 以外的深筋膜组织去除,甚或将皮下脂肪去除,只保留真皮下血管网,构成超薄皮瓣。

（7）静脉选择,一般应保留两条伴行静脉做回流,除非特殊情况,股外侧浅静脉多不必吻合。股外侧皮神经是该皮瓣的感觉神经,一般性创面修复也可不吻接神经。但在负重、需耐磨部位,如足跟、足底,或感觉敏感部位如手掌侧面等,应包含股外侧皮神经以备吻接。

（高建华　姜　平）

第九节　股前外侧穿支皮瓣

1984 年徐达传等首先报道了股前外侧皮瓣的解剖学研究,同年罗力生、宋业光报道了该皮瓣的临床应用。股前外侧皮瓣因其供区相对隐蔽、血供可靠、可切取面积大,特别是携带阔筋膜可重建足跟、腹壁等特殊结构,携带股外侧皮神经可重建皮瓣感觉,该皮瓣很快在临床推广应用。随着应用解剖研究的深入与穿支皮瓣概念的提出,在股前外侧皮瓣基础上发展出了旋股外侧动脉降支穿支皮瓣、旋股外侧动脉横支穿支皮瓣和旋股外侧动脉斜支穿支皮瓣。由于股前外侧穿支皮瓣有供区相对隐蔽、皮瓣血供可靠、切取面积大、穿支较为恒定、血管蒂长、口径粗、可携带股外侧皮神经重建皮瓣感觉,亦可用于桥接修复运动神经缺损,患者体位舒适,手术操作方便,供区与受区可同时进行,节省了手术时间等优点,在临床得到广泛应用。

旋股外侧动脉降支穿支皮瓣

旋股外侧动脉降支穿支皮瓣(descending branch of lateral circumflex femoral artery perforator flap)是由股前外侧皮瓣发展而来的一种新型皮瓣,皮瓣切取可以不携带阔筋膜与股外侧肌,不切断股神经分支,供血动脉为旋股外侧动脉降支。应用的术式除单纯的带蒂转移、游离移植外,由于旋股外侧动脉降支血管体区的解剖特点,相继衍生了Flow-through、显微削薄、联体、分叶、嵌合、分叶-嵌合、Flow-through -显微削薄-分叶等诸多特殊形式穿支皮瓣,目前已发展成为临床应用术式最多、应用范围最广的皮瓣。

【应用解剖】

旋股外侧动脉降支穿支皮瓣与股前外侧皮瓣同为旋股外侧动脉供血系统。旋股外侧动脉自股深动脉或股动脉发出后很快分为升支、横支和降支,其中降支最粗大,行程最长。降支主干在股直肌与股外侧肌之间行向外下方(髂前上棘与髌骨外缘中点连线的下 2/3 段即为降支的体表投影),沿途发出多支肌支供养股外侧肌、股直肌和股中间肌,供养股外侧肌的肌支在肌内分支后,部分(肌皮穿支)穿股外侧肌、阔筋膜供养股外侧区皮肤,亦有部分(肌间隙穿支)自降支主干发出后,经股直肌与股外侧肌间隙,穿阔筋膜直接供养股外侧区皮肤,降支的终支与膝上外侧动脉关节支或肌支吻合。旋股外侧动脉降支穿支皮瓣的穿支较为恒定,大于 0.5 mm 的穿动脉可见 2~4 支;多为肌皮穿支(约 70%),部分为肌间隙穿支(约

30%);旋股外侧动脉降支起始处至穿支在浅筋膜内分支的长度为14.5~22.5 cm、穿支起始处至穿支在浅筋膜内分支处的长度为2.3~12.5 cm、浅筋膜内穿支长度为2.0~3.5 cm;穿支在浅筋膜内呈"树枝状"分布,相邻穿支之间存在交通支。旋股外侧动脉降支及其伴行静脉向远端移行与膝上外侧血管、膝关节周围血管网交通,切断结扎旋股外侧动脉降支近端,以膝上外侧血管或膝关节周围血管网逆向供血与回流,是旋股外侧动脉降支穿支皮瓣逆行转移的解剖学基础(图9-9-1~图9-9-3)

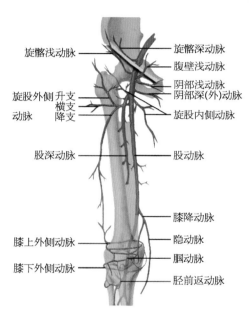

图 9-9-1　旋股外侧动脉解剖

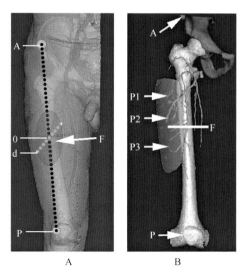

图 9-9-2　旋股外侧动脉降支穿支皮瓣的解剖学供区

A,髂前上棘;P,髂骨外上缘;O,髂前上棘和髂骨外上缘连线的中点

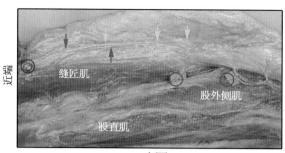

图 9-9-3　降支的肌皮穿支与股外侧皮神经营养血管之间存在丰富的链式吻合

蓝色圈示肌间隙穿支;红色圈示肌皮穿支;黄色箭头示股外侧皮神经;红色箭头示股外侧皮神经营养血管

【适应证】

(1)游离皮瓣可用于修复四肢、头颈、躯干部创面,乳房再造等。

(2)顺行转移可用于修复下腹部、会阴、髋关节周围创面,阴茎、阴道成形再造等。

(3)逆行转移可用于修复大腿中下段或膝关节周围创面。

(4)采用 Flow-through 旋股外侧动脉降支穿支皮瓣可同时修复血管缺损及创面。

(5)洞穿性缺损修复。

(6)修复合并肌腱、关节囊或韧带缺损的创面。

【常用术式】

(一) 旋股外侧动脉降支穿支皮瓣游离移植

旋股外侧动脉降支穿支皮瓣游离移植系Koshima1993 年首先报道,因其优点众多,目前已发展成为四肢、颌面显微重建领域应用最多的穿支皮瓣。

1. 皮瓣设计　采用超声多普勒血流探测仪确定并标记旋股外侧动脉降支在髂髌线中点附近的第一穿支和位于其远侧邻近的第二穿支穿出阔筋膜的体表位置。以第一穿支穿出点为皮瓣设计的轴心点。以第一穿支与第二穿支穿出点连线为皮瓣设计的轴线设计皮瓣(图9-9-4)。

2. 皮瓣切取　以不带深筋膜为例切取穿支皮瓣,采用"逆行四面解剖法"切取皮瓣。即首先切开皮瓣外侧缘,切开皮肤、浅筋膜组织,自阔筋膜表面向皮瓣中央锐性分离;保护沿途的皮肤穿

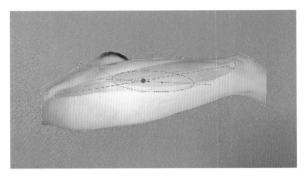

图 9-9-4　旋股外侧动脉降支穿支皮瓣设计示意图

支,直至发现术前探测标记的第一穿支,旁开穿支3~5 mm 切开阔筋膜,阔筋膜下操作术者佩戴手术放大镜,应用显微剪和显微纹氏钳顺穿支血管由表至里分离解剖,切开部分股外侧肌,直至旋股外侧动脉降支,然后依次解剖其他三面,为防止穿支血管损伤,应保留 3 mm 左右的筋膜或肌肉组织,直至形成以旋股外侧动脉降支穿支血管为蒂的皮瓣,进行游离或带蒂移植。

（二）旋股外侧动脉降支穿支皮瓣顺行转移

2003 年 Tiguemounine 等首先应用旋股外侧动脉降支穿支皮瓣转移修复腹股沟区皮肤软组织缺损。

皮瓣设计及切取方法同前,为增加皮瓣旋转弧,皮瓣设计时,皮瓣 1/3 应位于穿支血管的近端,2/3 位于远端,以使皮瓣向近侧转移时能有效修复会阴部创面,通常供区可一期缝合。

（三）旋股外侧动脉降支穿支皮瓣逆行转移

2005 年 Hallock 首先应用旋股外侧动脉降支穿支皮瓣逆行转移修复大腿中下段皮肤软组织缺损获得成功。

皮瓣设计及切取方法同前,为增加皮瓣旋转弧,皮瓣设计时,皮瓣 2/3 应位于穿支血管的近端,1/3 位于远端,以使皮瓣向远侧转移时能有效修复膝部创面,通常供区可一期缝合。

（四）旋股外侧动脉降支穿支螺旋桨皮瓣

旋股外侧动脉降支穿支螺旋桨皮瓣是带蒂转移的一种特殊类型,可顺行或逆行转移,由于皮瓣蒂部带有螺旋桨皮瓣,转移后有利于闭合供区创面。

皮瓣设计及切取方法同前,顺行转移时,皮瓣大桨位于旋转点远端,小桨位于旋转点近端;逆行转移时,皮瓣大桨位于旋转点近端,小桨位于旋转点远端。皮瓣切取后,皮瓣旋转 180°,大桨覆盖创面,小桨覆盖靠近旋转点部大桨皮瓣切取后遗留创面,供区创面通常可一期闭合。

（五）Flow-through 旋股外侧动脉降支穿支皮瓣

该皮瓣利用旋股外侧动脉降支的近端与受区主干血管近端吻合、远端与受区主干血管远端吻合、在重建穿支皮瓣血液循环的同时避免牺牲（或重建）受区主干血管的一种特殊形式穿支皮瓣。Soutar 于 1983 年报道应用桡动脉皮瓣重建头颈部缺损时将桡动脉桥接颈外动脉和面动脉,首先提出 Flow-through 皮瓣概念。1997 年 Ao. M 等首次报道了应用 Flow-through 股前外侧皮瓣修复足踝部皮肤软组织缺损时不牺牲胫后动脉。2014 年唐举玉等报道 Flow-through 旋股外侧动脉降支穿支皮瓣的四种修复重建方式,进一步扩大了该术式的适用范围。

皮瓣设计及切取方法同前,皮瓣游离后,沿穿支向深层解剖,显露并分离出旋股外侧动脉降支及其伴行静脉,根据受区所需血管蒂长度确定分离与切取旋股外侧动脉降支及其伴行静脉的长度。皮瓣断蒂后,移植至受区,将旋股外侧动脉降支及其伴行静脉的近端与受区主干血管（如桡动、静脉）近端吻合,旋股外侧动脉降支远端与受区主干血管（如桡动脉）远端吻合。

（六）显微削薄旋股外侧动脉降支穿支皮瓣

为改善皮瓣移植后外形,减少臃肿,术中可去除部分脂肪组织,1996 年 Kimura 报道了削薄的股前外侧穿支皮瓣成功应用的临床经验,并在此基础上于 2002 年首先提出了显微削薄穿支皮瓣的概念。2008 年唐举玉在国内首先应用。

皮瓣设计及切取方法同前,皮瓣切取并确认皮瓣血运可靠后,将皮瓣翻转,在放大镜或手术显微镜下顺穿支血管分离解剖至穿支进入真皮下血管网层面,显露并分离出穿支血管在浅筋膜内的走行后,根据受区需要保留相应厚度的真皮下脂肪组织（一般至少保留 3~5 mm）,剔除多余的脂肪组织。

（七）嵌合旋股外侧动脉降支穿支皮瓣

该皮瓣是指在旋股外侧动脉降支血管体区内切取两个或两个以上不同种类的独立组织瓣（如肌瓣、筋膜瓣、皮瓣等，这些独立组织瓣中至少含有一个穿支皮瓣），且其供血动脉均起源于旋股外侧动脉降支，吻合旋股外侧动脉降支及其伴行静脉即可同时重建两个或多个独立组织瓣血液循环。2008 年唐举玉在国内首先应用该术式治疗一例跟骨结核感染所致的合并深部无效腔的足跟部创面获得成功，临床可用肌瓣填塞无效腔，或用筋膜瓣修复肌腱、韧带缺损，皮瓣修复创面。

嵌合旋股外侧动脉降支穿支皮瓣包含有穿支皮瓣、肌瓣和（或）阔筋膜瓣，其穿支皮瓣的设计与常规穿支皮瓣相同，肌瓣和阔筋膜瓣的设计要根据受区创面深部组织缺损的内容和体积来决定，如合并跟腱缺损，需精确测量其缺损长度和宽度，单纯的软组织缺损，则需估算缺损组织的体积。切取皮瓣时，术中穿支皮瓣解剖完成后显露分离出旋股外侧动脉降支，确认其至肌肉和阔筋膜的分支后，分别以各分支为蒂切取肌瓣或阔筋膜瓣，解剖分离各分支直至汇入旋股外侧动脉降支主干。各独立组织瓣完全游离后逐一检查其血运，确定血运可靠后依据所需血管蒂长度断蒂。皮瓣断蒂后移植至受区，将股外侧肌瓣填塞深部无效腔，间断缝合数针予以固定，如采用阔筋膜重建跟腱缺损，则先将阔筋膜瓣预制成形，植入缺损处修复。显微镜下将旋股外侧动脉降支及其伴行静脉与受区血管吻合。

（八）分叶旋股外侧动脉降支穿支皮瓣

分叶旋股外侧动脉降支穿支皮瓣是指在旋股外侧动脉降支血管体区（供区）切取 2 个或 2 个以上的同类穿支皮瓣，移植时只需吻合旋股外侧动脉降支及其伴行静脉即可重建两个或多个穿支皮瓣血液循环。临床常用的术式包括双叶旋股外侧动脉降支穿支皮瓣和三叶旋股外侧动脉降支穿支皮瓣。

2004 年 Tasi 首先报道了应用分叶旋股外侧动脉降支穿支皮瓣修复颈部瘢痕创面；2010 年 Marsh 报道了应用分叶旋股外侧动脉降支穿支皮瓣修复四肢宽大创面，指出应用该技术可使供区直接闭合；2008 年唐举玉在国内首先应用分叶旋股外侧动脉降支穿支皮瓣分别修复足背邻近的两处创面和踝前宽大创面获得成功，并于 2013 年提出修复宽大创面时可对创面进行合理分割、"化宽度为长度"、实现皮瓣供区创面直接闭合（从而有效避免第二供区损害）的新理论，从而使该技术近年来在临床修复宽大创面中得到了推广应用。

皮瓣设计见总论分叶穿支皮瓣设计。采用"逆行四面解剖法"切取皮瓣，将各穿支解剖分离至一级源血管（旋股外侧动脉降支），然后分割皮瓣，检查各叶皮瓣血运，确定血运可靠后，依据受区所需血管蒂长度切断血管蒂。修复宽大创面时，则先在无血状态下按皮瓣设计模型拼接皮瓣，然后移植至受区，行血管吻合。

【典型病例】

病例一：旋股外侧动脉降支穿支皮瓣游离移植修复足部创面。

患者男性，27 岁。车祸外伤致左足背踝部皮肤软组织缺损，伴有肌腱及骨外露。设计对侧旋股外侧动脉降支穿支皮瓣游离移植，皮瓣切取面积 20 cm×8 cm，旋股外侧动脉降支与胫前动脉吻合，其伴行静脉与胫前动脉的 2 根伴行静脉吻合，皮瓣供区直接缝合，术后皮瓣成活良好，创口一期愈合，术后 6 个月随访皮瓣外形良好，皮瓣供区仅遗留线性瘢痕（图 9-9-5）。

病例二：旋股外侧动脉降支穿支皮瓣向近侧转移修复坐骨结节压疮。

患者男性，29 岁。因左侧坐骨结节部压疮、创面溃烂不愈 1 年入院。设计同侧旋股外侧动脉降支穿支皮瓣顺行转移修复创面，皮瓣切取面积为 12 cm×8.5 cm，皮瓣采用明道转移至受区，皮瓣供区直接缝合。术后皮瓣成活良好，创面一期愈合（图 9-9-6）。

病例三：旋股外侧动脉降支穿支皮瓣逆行转移修复膝部创面。

患者男性，48 岁。左大腿中下段外伤后瘢痕溃烂不愈 6 年入院。彻底清除局部瘢痕与溃疡病灶，设计面积为 17 cm×7 cm 的旋股外侧动脉降支穿支皮瓣逆行转移修复，皮瓣供区直接缝合。术后皮瓣成活，创面一期愈合（图 9-9-7）。

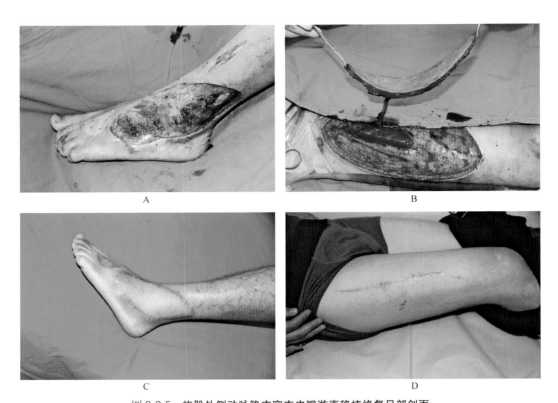

图 9-9-5　旋股外侧动脉降支穿支皮瓣游离移植修复足部创面

A. 术前创面；B. 皮瓣切取不携带阔筋膜与股外侧肌；C. 术后 6 个月随访皮瓣受区恢复情况；
D. 术后 6 个月随访皮瓣供区恢复情况

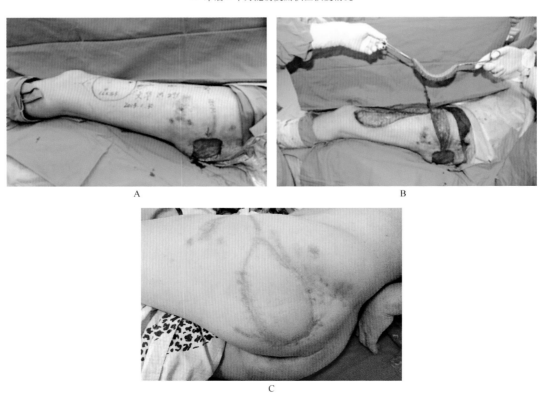

图 9-9-6　旋股外侧动脉降支穿支皮瓣向近侧转移修复坐骨结节压疮

A. 皮瓣设计；B. 皮瓣游离；C. 术后 33 个月随访受区恢复情况

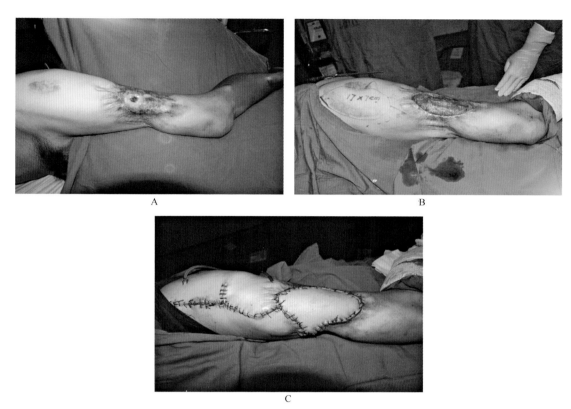

图 9-9-7　旋股外侧动脉降支穿支皮瓣逆行转移修复膝部创面
A. 术前创面；B. 皮瓣设计；C. 皮瓣转移及供受区闭合

病例四：侧旋股外侧动脉降支穿支螺旋桨皮瓣逆行转移修复膝部创面。

患者女性，29 岁。右膝关节置换术后感染致膝外侧皮肤软组织缺损。设计同侧旋股外侧动脉降支穿支螺旋桨皮瓣逆行转移修复创面，皮瓣切取面积为 20 cm×4.5 cm，皮瓣供区直接缝合。术后皮瓣成活良好，创面一期愈合，术后 45 个月随访皮瓣外形好，感染未复发（图 9-9-8）。

病例五：Flow-through 旋股外侧动脉降支穿支皮瓣修复肘部创面。

患者男性，21 岁。因左肘部大面积皮肤软组织缺损并肱动脉长段栓塞。设计面积为 20 cm×8 cm 的 Flow-through 旋股外侧动脉降支穿支皮瓣修复创面，皮瓣携带旋股外侧动脉降支血管，其近端与受区肱动、静脉吻合，降支远端与桡动脉吻合重建肱动脉与桡动脉的连续性，皮瓣供区直接缝合。术后皮瓣顺利成活，创面一期愈合（图 9-9-9）。

病例六：显微削薄旋股外侧动脉降支穿支皮瓣游离移植修复足背皮肤软组织缺损。

患者女性，59 岁。左足背皮肤软组织缺损伴有多发跖骨骨折，骨与肌腱外露。切取旋股外侧动脉降支穿支皮瓣移植修复创面，皮瓣厚度达 2 cm，断蒂前彻底削薄后，皮瓣厚度为 0.8 cm。旋股外侧动脉降支及其伴行静脉与胫前动、静脉吻合，皮瓣供区直接缝合。术后皮瓣存活良好，创口一期愈合。术后 3 个月随访，皮瓣颜色、质地好，外形不臃肿。供区仅留线性瘢痕，大腿功能无影响（图 9-9-10）。

病例七：嵌合旋股外侧动脉穿支皮瓣移植修复跟骨骨髓炎。

患者男性，42 岁。右跟骨结核反复窦道流脓 1 年入院。清创后跟骨残留无效腔、浅表皮肤软组织缺损。切取嵌合旋股外侧动脉穿支皮瓣移植修复创面，其中一支穿支供养皮瓣，降支远侧供养股外侧肌瓣。股外侧肌肌瓣填塞无效腔，皮瓣覆盖浅表创面。旋股外侧动脉降支及其伴行静脉与胫后动、静脉吻合，皮瓣供区直接缝合。术后皮瓣成活良好，创口一期愈合。术后 1 年随访，皮瓣颜

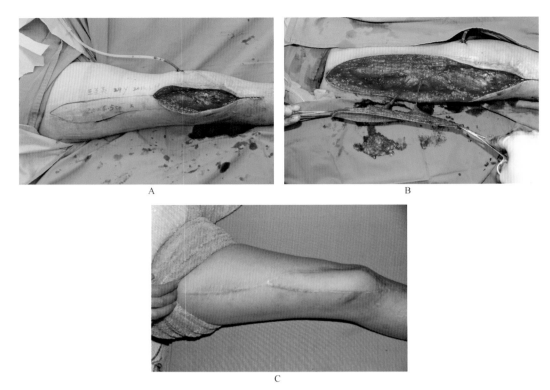

图 9-9-8　侧旋股外侧动脉降支穿支螺旋桨皮瓣逆行转移修复膝部创面

A. 皮瓣设计；B. 皮瓣切取；C. 术后 45 个月随访恢复情况

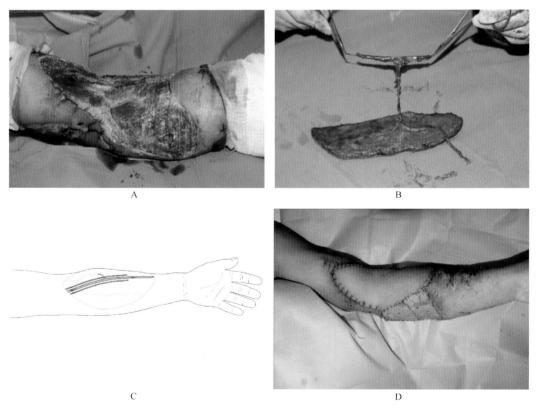

图 9-9-9　Flow-through 旋股外侧动脉降支穿支皮瓣修复肘部创面

A. 术前创面；B. 皮瓣已游离；C. 血液循环重建；D. 术后受区情况

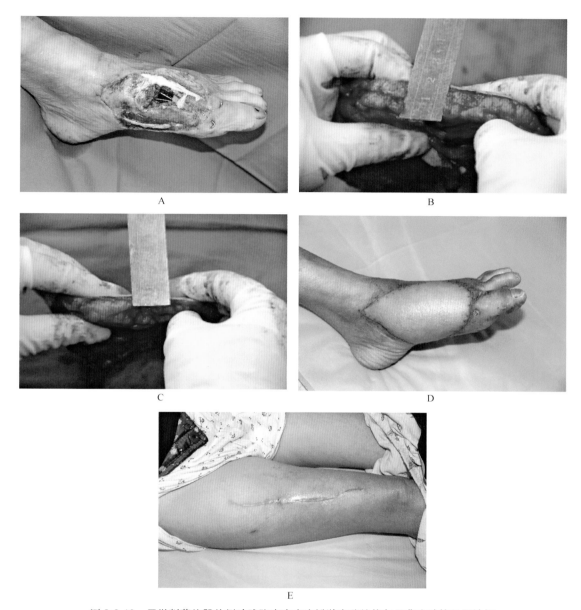

图 9-9-10　显微削薄旋股外侧动脉降支穿支皮瓣游离移植修复足背皮肤软组织缺损
A. 术前创面情况；B. 皮瓣削薄前；C. 皮瓣削薄后；D. 术后 3 个月皮瓣受区情况；E. 术后 3 个月供区情况

色、质地好，外形不臃肿，结核未复发，供区仅留线性瘢痕，大腿功能无影响（图 9-9-11）。

病例八：分叶旋股外侧动脉降支穿支皮瓣移植修复邻近的两处创面。

患者男性，53 岁。外伤致右内踝、足背两处皮肤软组织缺损，骨与肌腱外露。术前以超声多普勒定位旋股外侧动脉降支穿支穿出阔筋膜点，以标记的两穿支穿出点为关键点设计分叶旋股外侧动脉降支穿支皮瓣，皮瓣切取面积分别为 14 cm×8 cm 和 11 cm×6 cm。确认皮瓣血运可靠后断蒂，将皮瓣转移至受区，通过皮下隧道分别将两皮瓣引至受区创面，旋股外侧动脉降支及其伴行静脉与胫前动、静脉吻合，皮瓣供区直接缝合。术后皮瓣成活良好，创面一期愈合（图 9-9-12）。

病例九：分叶旋股外侧动脉降支穿支皮瓣修复宽大创面。

患者女性，45 岁。车祸致左胫前上段大面积皮肤软组织缺损、胫骨外露。设计分叶旋股外侧动脉降支穿支皮瓣移植修复创面，两皮瓣切取面积均为 13 cm×7.5 cm。皮瓣游离后，在无血状态

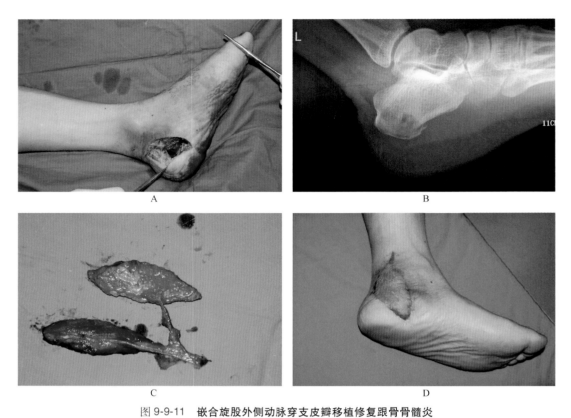

图 9-9-11　嵌合旋股外侧动脉穿支皮瓣移植修复跟骨骨髓炎

A. 术前创面；B. X 线片显示跟骨破坏；C. 嵌合旋股外侧动脉降支穿支皮瓣已断蒂；D. 术后 1 年皮瓣受区与供区

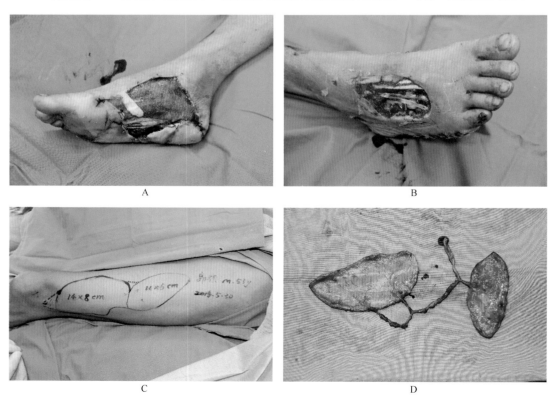

图 9-9-12　分叶旋股外侧动脉降支穿支皮瓣移植修复邻近的两处创面

A、B. 术前创面；C. 皮瓣设计；D. 皮瓣已断蒂；

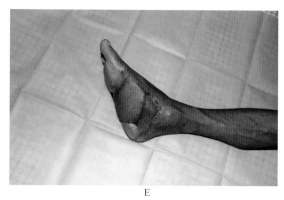 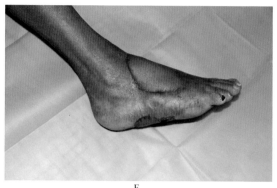

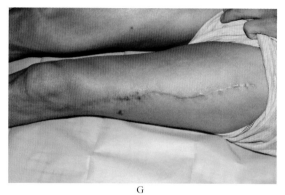

图 9-9-12(续)

E、F. 术后 3 个月随访创面愈合情况;G. 术后 3 个月供区

下拼接为创面形状,然后移植至受区,旋股外侧动脉降支及其伴行静脉与胫前动、静脉吻合,皮瓣供区直接缝合。术后皮瓣成活良好,创口一期愈合,术后 6 个月随访,皮瓣颜色、质地好,外形不臃肿。供区仅留线性瘢痕,大腿功能无影响(图 9-9-13)。

【注意事项】

(1)由于穿支并非十分恒定,术前应常规应用多普勒超声血流探测仪或彩超探测确定旋股外侧动脉降支穿支穿出阔筋膜的位置、数目与粗细,可减少手术盲目性,降低手术风险。

(2)术前应仔细评估皮瓣供区皮肤质地、弹性、松弛度和肌萎缩程度,"提捏试验"是术前评估皮瓣可切取宽度的有效方法。

(3)皮瓣切取面积较小时,尽量不牺牲股外侧皮神经,如受区有感觉重建需要,或者皮瓣切取面积大,由于股外侧皮神经有恒定的营养血管,携带股外侧皮神经不但可重建皮瓣感觉,而且可以明显扩大穿支皮瓣的供养范围。

(4)切取中小面积的旋股外侧动脉降支穿支皮瓣移植时,如果受区有健康的分支血管供吻合,皮瓣可仅携带穿支血管,可以避免追踪肌皮穿支到主干血管的精细解剖过程,减少深面肌肉的创伤。但当皮瓣切取面积大,或皮瓣受区附近缺乏合适分支血管时,主干血管为蒂,可大大增加血管蒂的长度和口径,有利于与受区血管吻合,增加手术安全性和适用范围。

(5)对于足跟、足底、手掌皮肤软组织缺损(要求稳定性好),合并硬脑膜缺损的头部皮肤软组织缺损,腹壁全层缺损,应选择携带阔筋膜的股前外侧皮瓣。

(6)由于旋股外侧动脉降支的终支与膝上外侧动脉的交通支不恒定,当切取逆行转移皮瓣时,出现血供障碍,应改游离移植,或采用吻合动脉内增压或吻合静脉外引流以争取皮瓣的完全成活。

(7)采用转移皮瓣时,皮瓣旋转点尽量选择靠近创面的穿支血管,解剖穿支血管时宜保留少量疏松结缔组织,防止穿支痉挛。

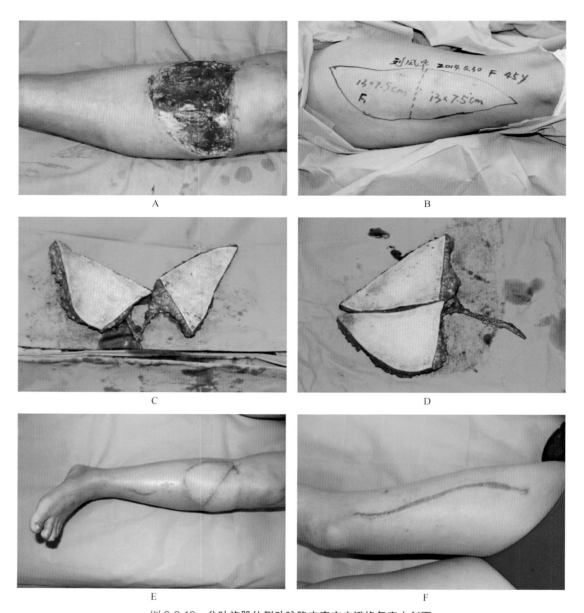

图 9-9-13　分叶旋股外侧动脉降支穿支皮瓣修复宽大创面

A. 术前创面；B. 皮瓣设计；C. 皮瓣已解剖；D. 皮瓣的拼接；E、F. 术后 6 个月随访皮瓣供区与受区恢复情况

（8）皮瓣一般仅保留一组穿支血管，如穿支细小，需携带两组穿支，则需切开蒂部部分阔筋膜向深部解剖直至两组穿支共干处，以此作为旋转点。

（9）修复合并主干动脉缺损的创面，应根据血管缺损长度，切取相应长度的血管蒂，如受区不合并主干动脉缺损，则利用"T 型血管蒂"恢复受区主干动脉血流。若血管缺损较长，宜切取位于降支中部的穿支皮瓣，这样可获得较长且粗的血管蒂供修复血管缺损。

（10）Flow-through 旋股外侧动脉降支穿支皮瓣移植时，近端吻合动、静脉，远端多仅吻合动脉，但修复肢体环形皮肤软组织缺损或合并主干动静脉缺损创面时建议同时吻合远端的静脉以建立肢体远侧的静脉回流。

（11）肢体严重创伤仅存一根主干动脉供血，选择该术式修复创面应同时重建肢体唯一的主干动脉，具有一定风险，临床选择须慎重。

（12）削薄穿支皮瓣时，应使用显微器械在显微镜或放大镜下仔细解剖,若穿支有较粗的分支进入真皮下血管网(皮支粗大型),皮瓣容易均匀修薄(包括蒂部),但如穿支进入浅筋膜即分为弥散的分支血管(细小分支型),蒂部只能在显微镜下避开分支血管逐个抽取大的脂肪球,从而达到均匀削薄的目的。

(13)切取嵌合旋股外侧动脉降支穿支皮瓣,宜先切取皮瓣,再显露、分离源血管,根据源血管分支情况切取肌瓣或阔筋膜瓣。肌瓣、阔筋膜瓣与皮瓣分别以源血管或穿支血管相连,要注意防止扭转和卡压。

(14)分叶旋股外侧动脉降支穿支皮瓣移植术中万一发现穿支来源于不同源血管时,则果断改为穿支皮瓣组合移植,遇到穿支误伤或穿支细小时,可改用嵌合穿支皮瓣切取来补救,皮瓣旋转拼接时防止穿支血管的扭转和卡压。

旋股外侧动脉横支穿支皮瓣

1978年NaHai等首先报道了阔筋膜张肌肌皮瓣的临床应用,该皮瓣需要携带阔筋膜张肌,存在创伤大且术后皮瓣臃肿等缺点。旋股外侧动脉横支穿支皮瓣(transversal branch of lateral femoral circumflex artery perforator flap)是在阔筋膜张肌肌皮瓣的基础上发展而来的一种新型皮瓣,其切取不需携带阔筋膜张肌,改善了受区外形同时减少了供区损害,2001年Koshima等首先报道目前在临床上应用的术式除传统术式外,还衍生了显微削薄、分叶、嵌合等术式。

【应用解剖】

旋股外侧动脉自股深动脉或股动脉发出后很快分为升支、横支和降支。横支自旋股外侧动脉起点以远(2.3±1.1)cm处发出。发出后于股直肌深面外行,至阔筋膜张肌肌门处穿过股外侧肌深面,横支的穿支较为恒定,大于0.5mm的穿动脉可见2~3支,多为肌皮穿支血管,肌内分支后穿阔筋膜张肌、阔筋膜供养股前外侧皮肤,部分穿支自横支发出后经股直肌和阔筋膜张肌间隙、穿阔筋膜供养股前外侧皮肤。横支主干行向

大转子下后方参与构成大转子后部"十"字吻合网。横支一般有2条静脉伴行。该血管起始点外径(2.5±0.8)mm,可解剖长度(5.3±1.3)cm,与升支共干血管蒂长度(7.5±1.2)cm(图9-9-14)。

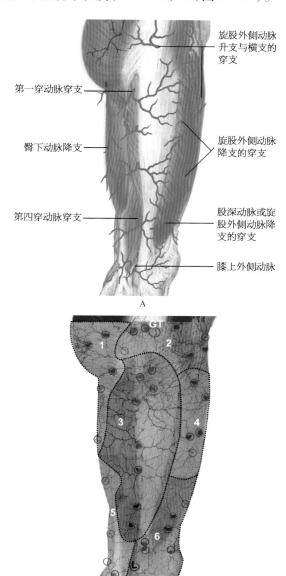

图9-9-14 旋股外侧动脉横支穿支皮瓣的解剖供区(2区)

A. 股外侧的主要皮支;B. 氧化铅-明胶灌注新鲜尸体的股外侧区体表放射显影图;GT. 股骨大转子;L. 股骨外上髁;1. 臀下动脉降支;2. 旋股外侧动脉升和横向分支;3. 股深动脉;4. 旋股外侧动脉降支;5. 腘动脉的直接皮支;6. 膝上外侧动脉

【适应证】

带蒂转移可用于修复髂腹股沟及大转子周围创面;游离移植可用于修复四肢、头颈、躯干部创面和乳房再造。

【手术方法】

1. 皮瓣设计　用超声多普勒血流探测仪或彩超于髂髌线上 1/3 周围探测标记旋股外侧动脉横支穿支穿出阔筋膜部位。以口径最为粗大的穿支穿出阔筋膜点为皮瓣的关键点，带蒂转移可以该点或该点至旋股外侧动脉横支发出点连线的任何一点为旋转点，依据受区创面形状及大小设计皮瓣。

2. 皮瓣切取　按设计先切开皮瓣外侧缘皮肤，在阔筋膜浅层（或深层）向皮瓣中央锐性分离；保护沿途的皮肤穿支，直至发现术前探测标记的主穿支后，依次做皮瓣其他切口，旁开穿支约 5 mm 切开阔筋膜，并向深面解剖穿支血管，直至所需长度，若带蒂转移则不必过多游离血管。

【典型病例】

患者男性，35 岁。外伤致左侧前臂皮肤软组织缺损，伴有桡骨及肌腱外露。设计旋股外侧动脉横支穿支皮瓣游离移植修复创面，皮瓣切取面积为 12 cm×7.5 cm，皮瓣切取不携带阔筋膜与阔筋膜张肌，保留股外侧皮神经，旋股外侧动脉横支及其伴行静脉与桡动脉及其伴行静脉吻合，皮瓣供区美容缝合。术后皮瓣成活良好，创口一期愈合，术后 3 个月时随访皮瓣外形不臃肿，皮瓣供区仅遗留线性瘢痕（图 9-9-15）。

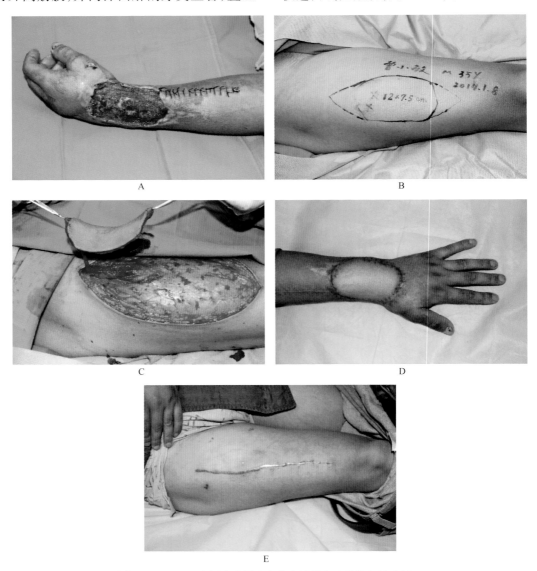

图 9-9-15　旋股外侧动脉横支穿支皮瓣游离移植修复前臂创面

A. 术前创面；B. 皮瓣设计；C. 皮瓣已游离；D. 术后 3 个月受区情况；E. 术后 3 个月供区情况

【注意事项】

（1）术前常规行彩色多普勒超声探测旋股外侧动脉横支穿支位置，了解穿支的数目与粗细，做到术前心中有数，减少手术风险与盲目性。

（2）术前仔细了解供区皮瓣质地、弹性、松弛度和肌肉萎缩情况，争取皮瓣供区的无张力闭合。

（3）采用"逆行四面解剖法"切取皮瓣可增加手术安全性，术中先切开皮瓣外侧缘，自外向内于阔筋膜表面解剖分离，容易显露穿支血管和避免误伤穿支，逆行解剖不受一级源血管来源变异的限制，不管穿支来源于何血管，只要解剖一定长度、达到一定口径就可断蒂移植。

（4）切取皮瓣较长时，注意保留股外侧皮神经及其营养血管，必要时携带旋股外侧动脉降支穿支血管，采用外增压的方式，保证皮瓣的血供，以免皮瓣跨区供血障碍而坏死。

（5）如皮瓣切取局限于大腿上1/3，可仅携带股外侧皮神经外侧支，避免牺牲股外侧皮神经主干而致整个股前外侧皮肤的感觉障碍。

联体股前外侧穿支皮瓣

联体皮瓣是基于血管体区理论以及内增压、外增压技术的基础上发展而来。以区别于其他种类的复合组织瓣，随后于2008年又介绍了联体穿支皮瓣的临床应用并提出了其命名原则。

联体股前外侧穿支皮瓣是指皮瓣切取长度超出了旋股外侧动脉降支血管体区，必须在皮瓣的远端或近端吻合营养血管（旋股外侧动脉横支、膝外上血管等）重建辅助的血液供应或回流方能保证皮瓣成活的一种特殊形式股前外侧穿支皮瓣。2000年Hallock首先提出联体皮瓣的概念，2008年唐举玉在国内首先应用以旋股外侧动脉降支与横支为蒂的联体股前外侧穿支皮瓣移植（血液循环重建采用内增压技术）修复前臂超长创面获得成功，2009年又成功开展了以旋股外侧动脉降支、横支、旋髂浅动脉三组源动脉穿支为蒂的联体股前外侧穿支皮瓣移植修复超长小腿创面（皮瓣长度达44 cm）。

【适应证】

联体股前外侧穿支皮瓣适用于超长浅表创面或肢体环形创面修复。

【手术方法】

1. 皮瓣设计　股前外侧区域包括旋股外侧动脉降支血管体区、旋股外侧动脉横支血管体区、膝外上动脉血管体区和旋髂浅动脉血管体区，联体股前外侧穿支皮瓣一般以旋股外侧动脉降支血管体区为主体，皮瓣设计以术前超声多普勒血流探测仪或彩超定位的旋股外侧动脉降支第一穿支穿出点为关键点，以该点与其邻近的第二穿支穿出点（髂髌线附近）连线为皮瓣轴线，依据受区创面大小、形状设计皮瓣。

2. 皮瓣切取　先切开皮瓣外侧缘，在阔筋膜表面向皮瓣中央锐性分离，保留主穿支和皮瓣远、近端的穿支，确定可靠的皮肤穿支后，切开皮瓣内侧缘，同法分离，与穿支会合，至此皮瓣仅通过穿支相连，以血管夹逐一阻断穿支血供，判断皮瓣远、近两端的血供情况，依据各穿支的供血能力和范围确定携带穿支的数量。确定所需携带的穿支后，旁开穿支约5 mm纵行切开阔筋膜，以显微器械在显微镜或放大镜下沿穿支血管向深层解剖，旋股外侧动脉降支穿支系核心血管，分离时注意携带其主干及其粗大的肌支，各穿支分离至一级源血管后，再次以血管夹阻断其他备用穿支，证实皮瓣血运可靠后，结扎处理其他穿支，根据所需血管蒂长度于相应平面断蒂。

3. 皮瓣移植　重建联体股前外侧穿支皮瓣动脉供血分外增压（supercharge）与内增压（turbocharge）两种方法，超长联体穿支皮瓣需携带多组穿支，采用内增压联合外增压方法来重建。副穿支蒂能到达旋股外侧动脉降支远端或分支且受区只有一组可供吻合血管时，选择内增压方式重建皮瓣血液循环，即将旋股外侧动脉降支及伴行静脉近端与受区动静脉吻合，同时携带的副穿支或其源血管与旋股外侧动脉降支及伴行静脉远端吻合，或与其粗大的分支吻合。受区有两组或两组以上可供吻合的血管时，则可选择外增压方式重建皮瓣血液循环，即将所携带的穿支或其源血管分别与受区另一组血管吻合。如单一源动脉供血良好,存在跨体区回流障碍时,则需采用内减压或外减压技术改善静脉回流,即将皮瓣远端携带的静脉与源动脉伴行静脉远端或受区另一静脉吻合。

4. 皮瓣供区与受区创面闭合　同旋股外侧动脉降支穿支皮瓣游离移植。

【典型病例】

患者男性,29 岁。车祸致左胫腓骨开放性骨折伴广泛皮肤软组织缺损。清创后胫骨外露,左小腿前方残留超长创面。设计联体股前外侧穿支皮瓣移植,皮瓣切取面积为 44 cm×9 cm,皮瓣携带旋髂浅动脉、旋股外侧动脉降支和横支及其伴行静脉。旋髂浅动脉及其伴行静脉与胫前血管的伸肌肌支吻合(外增压、外引流技术),旋股外侧动脉降支近端及其伴行静脉与腓动脉及其伴行静脉吻合,旋股外侧动脉降支远端及其伴行静脉与横支及其伴行静脉吻合(内增压、内引流技术),术后皮瓣血运良好,皮瓣供区直接缝合。术后 4 个月随访皮瓣无臃肿,供区遗留线性瘢痕(图 9-9-16)。

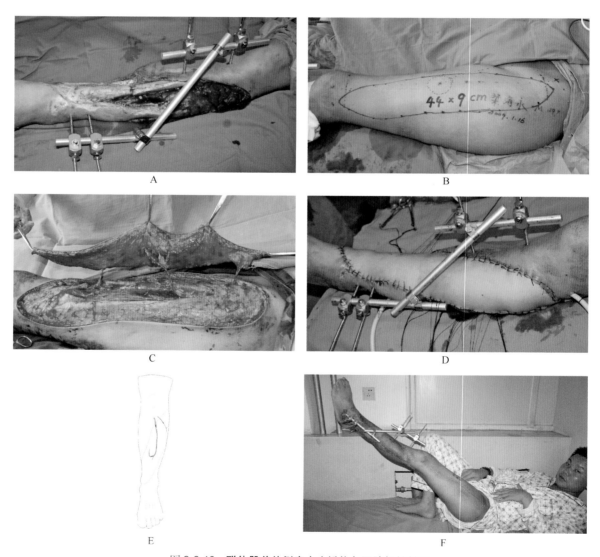

图 9-9-16　**联体股前外侧穿支皮瓣修复下肢超长创面**

A. 术前伤情;B. 联体股前外侧穿支皮瓣设计;C. 皮瓣同时携带旋髂浅动脉、旋股外侧动脉降支和横支,不携带阔筋膜;
D. 皮瓣断蒂后转移至受区;E. 皮瓣血液循环重建示意图;F. 术后 3 个月随访皮瓣供区和受区情况
1. 旋髂浅动脉;2. 横支;3. 降支

【注意事项】

解剖各穿支及其一级源血管时,应精确计算所需血管蒂长度,特别是在解剖旋股外侧动脉降支时,同时应注意保留其粗大的分支,并预留一定的长度。联体股前外侧穿支皮瓣存在跨体区动脉灌注问题,可采用外增压、内增压或内增压联合外增压技术解决,临床亦发现部分联体股前外侧穿支皮瓣亦存在跨体区静脉回流问题,即单一源动脉可以跨体区供应,但存在皮瓣远端的静脉回流障碍(跨体区回流障碍),此时需采用外引流(与受区另一静脉吻合)、内引流(与主穿支一级源动脉伴行静脉远端或其分支吻合)或内引流联合外引流技术来解决皮瓣的跨体区回流问题。

(唐举玉　唐茂林　吴攀峰　周征兵　贺继强)

第十节　股前内侧皮瓣

股前内侧皮瓣(anteromedial thigh flap)由Baek(1983)首先报道,其血管蒂不恒定,可来自股动脉发出的股浅动脉,或旋股外侧动脉降支的内侧支,或直接发自股动脉。该皮瓣供血皮动脉均自解剖标志良好的股内侧肌三角穿出,易于解剖切取,供区隐蔽、少毛,皮神经丰富。

【应用解剖】

1. 股前内侧皮瓣的血供　皮瓣的血供有3个来源。许亚军等先后报道22例股前内侧皮瓣,其中血供来自股浅动脉10例,来自旋股外侧动脉降支的内侧支9例,来自股动脉中段直接分支3例。

(1)股浅动脉:股动脉发出旋股外侧动脉后经股中间肌深面向下走行,在旋股外侧动脉根部或直接自股动脉干发出股浅动脉穿出股中间肌,走行于股中间肌浅面、股直肌深面,与股动脉并行,沿途分支供养股中间肌、缝匠肌,在股直肌、缝匠肌及股内侧肌构成的三角间隙内浅出,发出2~3支皮支供养其表面皮肤。股浅动脉长为7~10 cm,外径为1.8~2.4 mm,伴行静脉为1条。

(2)旋股外侧动脉降支的内侧支:部分股浅动脉仅供养肌肉而无分支进入皮肤,此时旋股外侧动脉降支的内侧支发支自上述三角间隙偏股直肌缘到皮肤,长度为6~8 cm,外径为2.5 mm

(图9-10-1)。

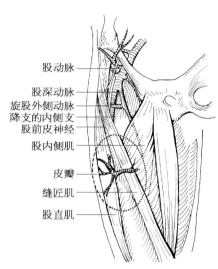

股动脉
股深动脉
旋股外侧动脉
降支的内侧支
股前皮神经
股内侧肌
皮瓣
缝匠肌
股直肌

图9-10-1　股前内侧皮瓣应用解剖

(3)股动脉中段直接分支:股动脉中段直接分支自三角间隙偏股内侧肌缘浅出皮下。动脉蒂长为3~5 cm,外径为1.5 mm。而卢范、李吉早期分别对股前内侧皮血管进行的分段分区研究结果显示,自缝匠肌内缘穿出的皮动脉有1~3支均来自股动脉内侧壁,自缝匠肌外缘穿出的皮支有1~2支约2/3来自股动脉,1/3来自股深动脉。

2. 皮瓣的神经　股前内侧部皮肤有股内侧和股中间皮神经分布。

(1)股内侧皮神经:多属纯皮支,自股神经发出后沿缝匠肌深面斜向外下,从缝匠肌内侧缘穿出深筋膜,分布于股内侧皮肤。神经平均长为9.6 cm,横径为1.6 mm。

（2）股中间（前）皮神经:为肌皮神经,自股神经发出后多穿缝匠肌,并分支至缝匠肌,然后沿缝匠肌表面下行,分布于股前中部皮肤。神经平均长为7.4 cm,横径为1.6 mm。

【适应证】

股前内侧皮瓣因其血管蒂不恒定,多用作股前外侧皮瓣的补充替代。在切取股前外侧皮瓣时,若其肌间隔皮动脉不存在或太细小而不可用时,即可沿阔筋膜浅面向大腿内侧剥离,寻找股前内侧皮瓣的皮动脉。股前内侧皮瓣的血管蒂很长,也适合做岛状移植。

【手术方法】

1. 皮瓣设计　皮瓣设计于大腿前内侧,以髂前上棘至股骨内侧髁连线的中点为皮支穿出点,以该点至腹股沟韧带中点的连线为血管蒂的体表投影;以股直肌、缝匠肌、股内侧肌构成三角间隙为基准向周围相应扩大后为皮瓣的面。

2. 手术步骤

（1）沿设计线切开皮瓣的外缘及上缘,自阔筋膜深面掀起皮瓣,显露股直肌、缝匠肌、股内侧肌三角间隙,以及其间浅出的皮支,分离该间隙。

（2）自股直肌深面分离出供血的股浅动脉,同时对其间走行的皮神经及浅静脉妥善保护,避免浅深筋膜牵拉分离而致损伤。

（3）在皮支及主干血管显露后,锐性解剖分离,尽可能保留皮支周围筋膜以防误伤皮支,在遇主干与皮支无明显联系时,应沿皮支逆行解剖至起始,判断其来源后选定血管蒂。

（4）血管蒂分离妥当后,切开皮瓣其他边缘,掀起皮瓣。

【注意事项】

（1）股前内侧皮瓣的皮动脉可在术前用多普勒超声血流仪测出,并据此设计皮瓣。

（2）在股直肌深面分离出股浅动脉时,应保护好走行在肌三角的皮神经和浅静脉,避免浅深筋膜牵拉分离而致血管损伤。显露血管干后,应尽可能锐性解剖分离并保留皮支周围筋膜。如发现血管蒂与皮支无明显延续性,应自皮支逆行解剖,判定其来源。

（3）若需感觉皮瓣,可保留股前皮神经。

（4）皮瓣优点:① 供区隐蔽、少毛。② 术中不必变换体位。③ 皮瓣的营养支均自股内侧肌三角间隙穿出,相对恒定;肌三角为良好的解剖标志,术中易辨认和参照;皮支多为肌间隙皮支,少数肌皮穿支穿入肌肉也很浅,因而操作简便。④ 供区皮神经非常丰富,可制成感觉皮瓣。⑤ 供区易拉拢缝合。⑥ 可做游离移植或岛状转移。

（5）皮瓣缺点:皮支相对细小弥散,皮瓣所供面积较小,供血血管不一,代偿变异较多。对于女性而言,皮下脂肪较厚,亦使应用受限。

（高建华　姜　平）

第十一节　股内侧肌穿支皮瓣

股内侧肌穿支皮瓣位于股部内侧下段,解剖基础首先由郑和平（2007 年）报道,林涧（2010年）成功应用于临床,是修复膝周皮肤软组织缺损一种可行性新术式。

【应用解剖】

在股三角尖部自股动脉恒定发出的股内侧肌（动脉）支,入肌门后在肌内沿肌束行向外下方,直至髌旁并与髌周动脉环相吻合,沿途除发出肌支营养股内侧肌外,还发出 1~3 支(77%为 1 支)、外径为 0.5~0.9 mm 的肌皮动脉穿支垂直穿过股内侧肌达深筋膜,并浅出至股内侧肌表面皮肤。第一肌皮动脉穿支相对恒定,穿出点位于股内侧肌支体表投影线(腹股沟中点与收肌结节连线中、下 1/3 交界点至髌骨中点做的表线)中点附近,相当于收肌结节上(9.4±2.4)cm、髌骨中点垂线内(4.1±1.0)cm 处(图 9-11-1)。皮瓣墨染面积可达 15.0 cm × 8.5 cm。

【适应证】

股内侧肌穿支皮瓣可修复股内侧和膝周皮肤软组织缺损。

【手术方法】

1. 皮瓣设计 创面清创后,患肢取屈髋、稍外展、外旋位,根据缺损面积大小,在伤肢股内侧,以股内侧肌肌支体表投影线为纵轴,以直接皮血管发出点为皮瓣中心设计皮瓣。若设计较大面积(＞12.0 cm × 8.0 cm)皮瓣时,以股中间皮神经体表投影线(腹股沟韧带中点与股骨内髁连线)为皮瓣纵轴,将直接皮血管设计在皮瓣中下部。

2. 手术操作 按术前设计画线,由近及远切开皮肤、皮下组织,首先切开皮瓣外上缘直达阔筋膜下层,将皮瓣向内下翻起至穿支穿出处,并适当调整皮瓣设计线。沿肌皮动脉穿支方向进行解剖,将肌纤维分开、切断,追溯穿支血管至发自股内侧肌支,尽量将更多血管穿支设计到皮瓣内,血管周围注意保留肌袖,皮瓣切取后,如选用近端蒂皮瓣将股内侧肌支血管远端结扎,如选用远端蒂皮瓣将股内侧肌支血管近端结扎,直至整块皮瓣除蒂外已全部游离,根据创面需要调整血管蒂,移位覆盖创面。放松止血带,观察确认皮瓣血运。供区直接缝合处理。

3. 术后治疗 术后给予抗感染、对症等治疗 5~7 天,无须防血管痉挛、防血栓形成处理,隔天换药 1 次,2 周拆皮肤缝线,指导肢体功能康复锻炼。

【典型病例】

病例一:股内侧肌穿支皮瓣修复左大腿中下段内侧创面。

患者男性,35 岁。因左大腿中下段内侧铁器伤后,外院急诊行清创缝合术,术后创面感染不愈合 2 月余转入我科行创面扩创,术中见创面缺损约 10.5 cm × 7.0 cm,在其远端设计股内侧肌穿支皮

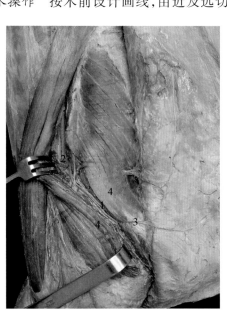
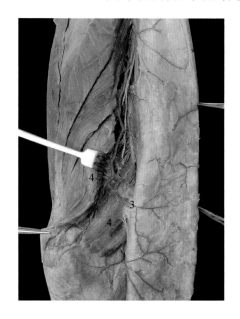

图 9-11-1 股内侧肌动脉及其穿支

1. 股内侧肌(动脉)支;2. 股动脉;3. 皮穿支;4. 股内侧肌

瓣,约 12.0 cm × 8.0 cm,将皮瓣切取后转位修复缺损创面,皮瓣供区直接缝合,术后因创面再次铜绿假单胞菌(绿脓杆菌)感染致皮瓣边缘部分坏死,经扩创换药创面完全愈合,患者满意(图 9-11-2)。

病例二:股内侧肌穿支皮瓣修复左膝关节前创面。

患者女性,28 岁。因右膝部摔伤、感染渗出 2 月余,外院治疗创面不愈转入院;入院后行创面分泌物细菌培养为 G⁺ 菌感染;病理切片诊断为炎性肉芽肿。明确诊断后行扩创、炎性肉芽肿切除,在股内侧中远端设计股内侧肌穿支皮瓣,约 6.0 cm × 4.0 cm,皮瓣切取后转位覆盖缺损创面,供区直接缝合。术后皮瓣成活,术后 15 个月随访,皮瓣质地与外形优良,患者疗效满意(图 9-11-3)。

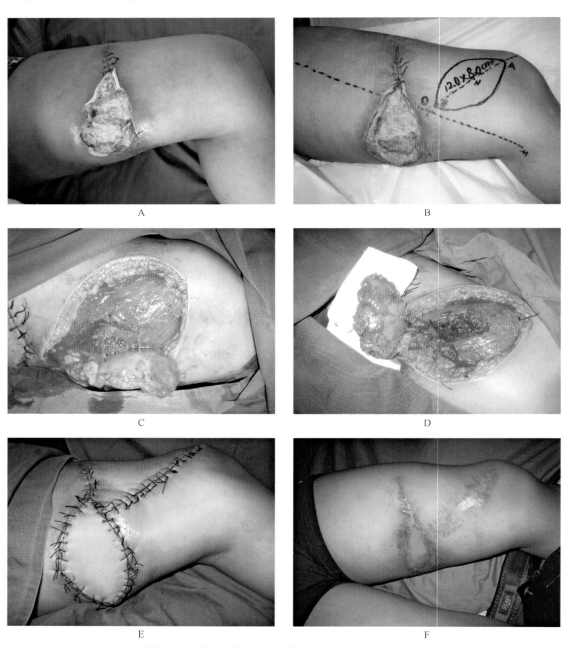

A

B

C

D

E

F

图 9-11-2 股内侧肌穿支皮瓣修复左大腿中下段内侧创面

A. 创面情况;B. 皮瓣设计;C. 穿支显露;D. 皮瓣切取;
E. 皮瓣转位覆盖创面,供区直接缝合;F. 术后 21 天供、受区情况

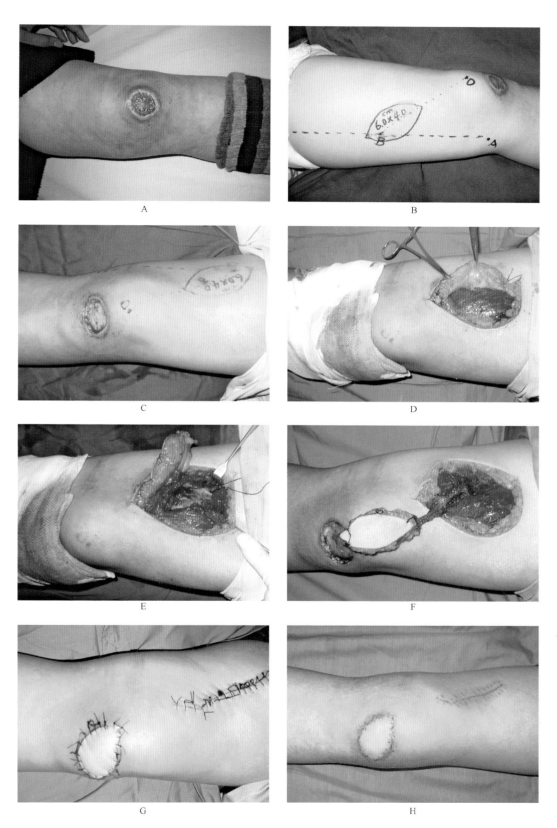

A

B

C

D

E

F

G

H

图 9-11-3 股内侧肌穿支皮瓣修复左膝关节前创面

A. 创面情况；B. 皮瓣设计；C. 扩创；D. 穿支显露；E. 皮瓣切取；
F. 皮瓣转位；G. 术毕情况；H. 术后 21 天供、受区情况；

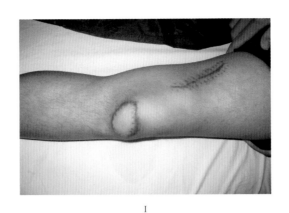

I

图 9-11-3(续)

I. 术后 60 天供、受区情况

【术式评价】

1. 优点

（1）股内侧肌支解剖较恒定，皮瓣血供可靠，静脉回流通畅，不牺牲主干动脉和重要的浅静脉血管；设计应用方便灵活，切取面积较大，旋转灵活，基本可满足临床需要。

（2）手术创伤较小，供受区在同一肢体，手术进程简捷顺畅；操作简便、安全可靠。

（3）供区较隐蔽，皮肤较为疏松，且周径较粗，一般都能直接缝合，尤其适合女性，不影响夏季小腿暴露，位于膝关节之上，切口瘢痕不影响关节活动。

（4）术后皮瓣色泽接近正常，质地优良，不臃肿，不萎缩，外形美观，可制成感觉皮瓣。

2. 缺点

（1）切取面积有限，仅适用于中等创面的修复。

（2）必要时还会牺牲 1 条皮神经，影响相应部位的皮肤感觉。

【注意事项】

（1）术前认真检查身体，了解伤情，最好使用多普勒血流探测仪，必要时动脉造影，经 DAS 摄片观察股内侧肌支走行、穿支分布、与髌周动脉环吻合情况，辅助判断皮瓣及蒂部的血管网完整性和有效性，轴点穿支血管的安全定位。如有膝周动脉环受损，此术式需慎用。

（2）皮瓣切取时应先切开上缘，将皮瓣向内下翻起，以便在叠瓦状肌束间追溯穿支血管。

（3）可将此皮瓣形成带股内侧肌的肌皮瓣，利用其抗感染及填充空腔的优势来治疗膝周慢性骨髓炎窦道、骨外露等难愈合创面。

（4）可将皮瓣内的股中间皮神经与受区神经吻接，制成有感觉皮瓣。

（5）顺行/逆行转移时，可在穿支发出后/前切断股内侧肌支，在肌束间沿血管向近/远侧解剖血管蒂直至获得皮瓣转移所需的长度，检视皮瓣周缘，将皮瓣逆转至皮肤缺损部位。

（郑和平　林　涧）

第十二节　股后筋膜皮瓣

该皮瓣供区位于大腿后侧面，由 Hurwitz（1981）首先报道。股后肌被称为腘绳肌，共有 3 块，由外至内分别为二头肌（长、短头）、半腱肌、半膜肌，3 块肌肉均起自坐骨结节（股二头肌短头除外）。股后侧供区的界限：内侧为股薄肌后缘，外侧为股外侧肌间隔，上缘为阔筋膜张肌的止点水平，下缘为腘窝上缘。股后筋膜皮瓣既可以臀下动脉的终末支为蒂切取近端蒂皮瓣，又可以股后穿动脉为蒂切取远端蒂皮瓣。

【应用解剖】

大腿后部的筋膜皮肤，具有双重来源的血液供应，即来自髂内动脉的臀下动脉和来自股深动脉的股后穿动脉。两者之间有丰富的纵向吻合，并与旋股内、外侧动脉构成的横向吻合，在臀部-大转子区相交汇，共同组成"臀部十字吻合"。

臀下动脉起自盆腔的髂内动脉，经梨状肌下孔与臀下神经和股后皮神经一起走行。臀下动脉营养臀大肌后，终支与股后皮神经伴行，出臀大肌下间隙，走行于股后正中线的深筋膜下 4~5 cm后，即浅出至皮下组织中。沿途发出 1~4 个筋膜皮支，外径为 0.5 mm 左右。臀下动脉终支由于与股后皮神经伴行，实际上成为皮神经的营养血管（图 9-12-1A）。由于沿途得到多个筋膜穿支动脉的接力（relay artery）吻合与加强，纵向血管链十分明显，其血供可一直延伸至腘横纹上 8 cm 处。

股深动脉发出的第一至第四穿动脉，在股后外侧于深层相互吻合，形成典型的肌间（深层）穿动脉吻合链。这些穿动脉的筋膜皮支出大腿外侧肌间隔后，发出升、降分支，同样形成丰富的筋膜

（浅层）血管吻合链。通过相互吻合，任何一支穿动脉均能单独为股后筋膜皮肤提供营养。但在临床上，股后筋膜皮肤主要是以近端为蒂转移来修复髋周的创面，因此上端的第一穿动脉就更有意义。第一穿动脉的起始为臀大肌所覆盖，并发一肌支营养臀大肌下部的肌纤维；发一吻合支参加髋部十字吻合；发一筋膜皮支，斜向外下方走行，于臀大肌止点与股外侧肌之间（外侧肌间隔）浅出。其外径为 1.6 mm，蒂长 4.7 cm，发 3~5 个筋膜皮支，其中最大的一支外径在 0.8 mm 左右，供应股后外侧中段 1/3 区域达 20 cm×10 cm 范围的皮肤血供。股后筋膜皮瓣亦可以远端为蒂逆向修复膝部、腘窝创面，多以最下端的第三穿动脉为蒂。第三穿动脉约在股骨内、外髁连线上方 10 cm处起自股深动脉，于连线上方 7 cm 处穿出深筋膜，分为升支、降支和横支，参与股后筋膜皮肤血管网（图 9-12-1B）。

除了丰富的纵向血管吻合外，股后各筋膜皮支之间的横向吻合亦很丰富，主要存在于股后皮神经伴行血管与穿动脉筋膜皮支和闭孔动脉的股后筋膜皮支之间（图 9-12-1C）。

股后区的静脉回流主要是各动脉的伴行静脉，不存在较大的浅静脉系统。

股后区的神经支配为股后皮神经，在臀大肌下缘中点出肌间隙，沿股后正中线下降，在深筋膜下走行 4~5 cm 后，出深筋膜而分布于皮肤。

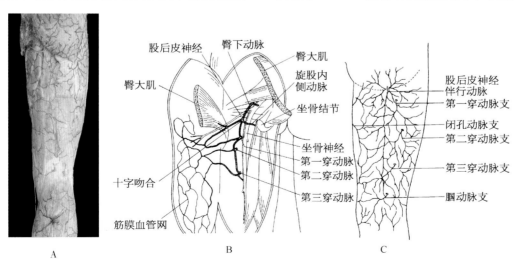

图 9-12-1 **股后筋膜皮瓣的血供**

A. 股后皮神经及筋膜皮肤的血供；B. 股后筋膜皮肤的血供来源；C. 股后筋膜血管的相互吻合

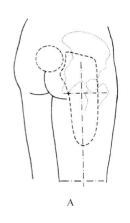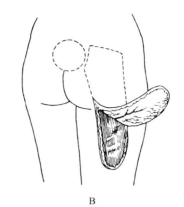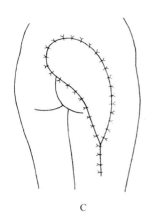

图 9-12-2　近端蒂股后筋膜皮瓣修复骶部压疮

A. 皮瓣设计；B. 皮瓣掀起；C. 皮瓣转移

【适应证】

股后筋膜皮瓣以近端为蒂修复坐骨结节、大转子部的皮肤软组织缺损和压疮；以远端为蒂修复膝部和腘窝创面。

【手术方法】

（一）近端蒂股后筋膜皮瓣

1. 皮瓣设计　先标出股后正中线，为股骨大转子与坐骨结节的中点与股骨内、外侧髁的腘窝中点之连线。在大腿上中段、后正中线两侧各 5 cm 的范围内设计皮瓣。皮瓣的旋转轴位于臀大肌下缘，皮瓣远端可达腘窝上 10 cm。依受区的位置和离轴点的距离不同，皮瓣可设计成岛状和半岛状。

2. 手术步骤　按设计线先做皮瓣远侧切口，直至深筋膜下间隙。将皮瓣边缘固定几针后，在深筋膜下由远而近掀起皮瓣，沿途结扎股二头肌与半腱肌、半膜肌之间的穿支血管，注意保护在臀大肌下缘穿出肌肉而营养皮瓣的臀下动脉股后筋膜皮支。如该筋膜皮支血管清晰可见，可将皮瓣做成仅以该血管束为蒂的岛状筋膜皮瓣；如该血管束不清或较细小，则应形成半岛状皮瓣或以筋膜为蒂的岛状皮瓣，以策安全。可分别修复骶部压疮（图 9-12-2）、坐骨结节部压疮（图 9-12-3）或大转子部压疮（图 9-12-4）。

（二）远端蒂股后筋膜皮瓣

1. 皮瓣设计　一般以第三穿动脉为蒂，皮瓣的旋转轴点在股骨内、外上侧髁连线上 10 cm 处，

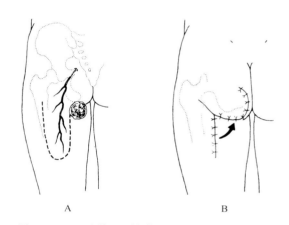

图 9-12-3　近端蒂股后筋膜皮瓣修复坐骨结节部压疮

A. 皮瓣设计；B. 皮瓣转移

可用超声多普勒予以确定（图 9-12-5A）。

2. 手术步骤　按设计线先做皮瓣外侧切口，在深筋膜下将筋膜皮瓣掀起至半腱肌、半膜肌与股二头肌之间隙，寻找第三穿动脉进入皮瓣的位置。确定后，将皮瓣四周切开，从深筋膜下掀起至血管蒂处，形成以第三穿动脉为蒂的股后岛状筋膜皮瓣（图 9-12-5B）。将皮瓣向远侧旋转，可修复膝部或腘窝创面，供区创面游离后直接拉拢闭合（图 9-12-5C）。

【典型病例】

患者女性，43 岁。患全身性红斑狼疮，下半身瘫痪，骶部并发巨大压疮。采用以臀下动脉筋膜皮支为蒂的近端蒂股后筋膜皮瓣，一期修复骶部压疮，术后转移皮瓣全部成活，压疮一期治愈（图 9-12-6）。

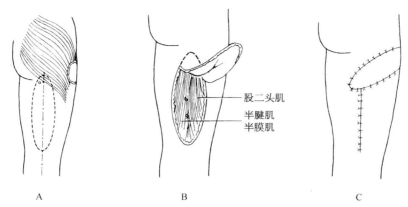

图 9-12-4　近端蒂股后筋膜皮瓣修复大转子部压疮

A. 皮瓣设计；B. 皮瓣掀起；C. 皮瓣转移

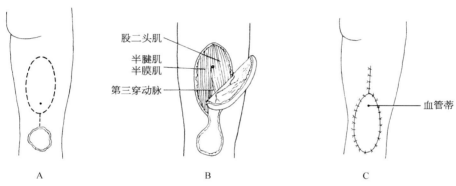

图 9-12-5　远端蒂股后筋膜皮瓣修复腘窝创面

A. 皮瓣设计；B. 皮瓣掀起；C. 皮瓣转移

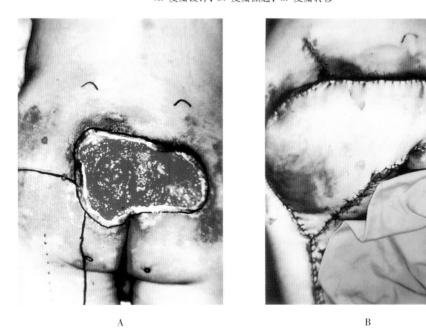

图 9-12-6　近端蒂股后筋膜皮瓣修复骶部压疮

A. 术前巨大骶部压疮,设计股后筋膜皮瓣；B. 皮瓣转移,覆盖骶部压疮创面,压疮一期治愈

【注意事项】

（1）臀下动脉终末支解剖恒定，但有学者报道，在解剖中发现约 1/3 的标本此动脉不明显。尽管如此，股后皮神经周围的伴行血管网却非常密集，可代替轴心血管的作用。在修复坐骨结节或大转子处创面时，因皮瓣转移的距离不大，可将股后筋膜皮瓣设计成 V-Y 推进方式，充分利用股后纵向筋膜血管网的作用，

手术不需解剖、显露血管蒂，安全简单（图9-12-7）。

（2）虽然股后筋膜皮瓣和股后外侧筋膜皮瓣分属两个不同的血供区域，但两者联系广泛，吻合丰富，临床上可以任何一个作为供血来源而切取整个股后的筋膜皮肤，成活无虞。

（3）大腿后侧供皮宽度在 8 cm 以内时，均可直接缝合。

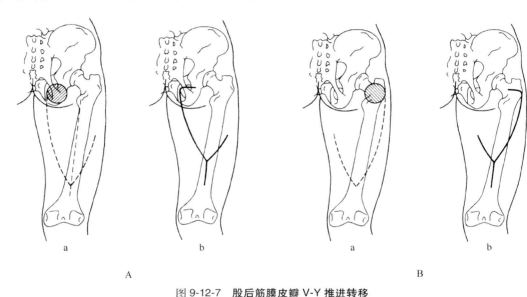

图 9-12-7　股后筋膜皮瓣 V-Y 推进转移

A. 修复坐骨结节压疮。a. 皮瓣设计 b. 皮瓣转移；
B. 修复大转子压疮。a. 皮瓣设计 b. 皮瓣转移

（张世民　侯春林）

第十三节　股后外侧皮瓣

股后外侧皮瓣（posterolateral thigh flap）位于大腿后外侧部，也因设计部位差异而称作股外侧皮瓣或股后侧皮瓣。Maruyama 和 Taylor 等早在 20 世纪 80 年代分别报道过以股深动脉第一至第三穿支为蒂的股后外侧皮瓣带蒂转移修复骶尾部、大转子、坐骨结节等部位软组织缺损，但因受皮瓣所处位置及血管蒂所限，临床上未能广泛应用。股后外侧皮瓣营养血管可利用臀下动脉皮支、股深动脉发出的穿动脉、旋股外侧动脉降支的

皮支和肌皮支、腘动脉皮支和膝上外侧动脉（大腿下部）。但由于皮瓣的营养血管较深，且较短，使该皮瓣临床应用较少。

【应用解剖】

1. 皮瓣血供

（1）股深动脉及第三穿动脉：股深动脉在股三角发出旋股外侧动脉、旋股内侧动脉后，向下行走于长收肌浅面和耻骨肌深面之间，出股三角后

沿股骨嵴下行,向后发出穿动脉,紧贴股骨嵴处穿过短收肌肌腱(第一、第二、第三穿动脉)或大收肌肌腱(第四穿动脉),进入股外侧肌间隔。其中第二穿动脉在穿出收肌腱之前,发出一分支供应股骨,而第一穿动脉与臀下动脉及旋股内、外侧动脉的分支有广泛吻合。穿动脉在外侧肌间隔中几乎呈垂直走向浅面,沿途发出数支细小肌支营养股外侧肌、股二头肌,最后穿出阔筋膜,并立即向四周分支,在阔筋膜浅面形成丰富的血管网,供养大腿后外侧皮肤。通常以第三穿动脉最粗大。第三穿动脉出阔筋膜位置点,在大转子与胫骨外侧髁连线的中点、股外侧肌和股二头肌之间的肌间沟处,约在股骨内外侧髁连线上 8 cm 处。少数情况下,第三穿动脉较细小,第四、第一或第二穿动脉为优势血管。第三穿动脉在绕过股骨嵴进入外侧肌间隔之前,外径为 3～5 mm,可取蒂长 8～10 cm。过股骨嵴后,外径为 2～3 mm,蒂长 5～6 cm。其穿阔筋膜处外径为 1 mm 左右。穿动脉有 2 条静脉伴行,相互之间有多个吻合支相互交通。常有 1 条静脉较粗,与动脉相仿(图 9-13-1)。

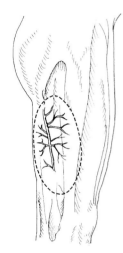

图 9-13-1　**股后外侧皮瓣应用解剖**

钟世镇对肌间隔血管皮瓣研究发现,在臀大肌止点下缘恒定穿出 1 支肌间隔皮动脉(98.5%),来源于第一穿动脉(83.8%)或第二穿动脉(14.7%),穿出后斜向下外行。起点至浅出深筋膜点长 4.7 cm,外径 1.6 mm,伴行静脉外径 1.9 mm,血供面积约为 10 cm×20 cm。

(2)腘动脉皮支和膝上外侧动脉:腘动脉皮支约在腘横纹上平均 6 cm 自腘动脉后正中发出,分出坐骨神经营养支(沿坐骨神经向近侧走行)后,从股二头肌与半膜肌肌间隔穿出,至股后深筋膜后,呈轴样沿深筋膜向近侧分布,在臀横纹处与臀下动脉吻合。腘动脉皮支外径为 2.5～3.5 mm,伴行静脉有 1～2 支,外径为 3～4 mm,回流至腘静脉。血管蒂自起始至入深筋膜为 8～10 cm。

膝上外侧动脉在股骨外上髁近侧平均 2.8 cm 处起自腘动脉,沿股骨后侧水平向外走行,在穿外侧肌间隔时紧贴骨膜,分为上、中、下 3 支骨膜支,以及前侧、后侧、远侧 3 支皮支。皮支分布股骨远段后外侧皮肤。膝上外侧动脉主干长为 2.5 cm,起始处动脉外径为 2.1 mm,伴行静脉有 2 条,粗支外径为 2.7 mm,细支外径为 1.4 mm。

(3)臀下动脉皮支:臀下动脉后皮支在臀大肌下缘浅出后,沿股后侧中间行向远侧,与穿动脉有丰富的分支吻合。

2. 神经　股后外侧部有股后皮神经和股外侧皮神经后支。股后皮神经从臀大肌下间隙穿出,主干在股后正中线深筋膜下走行,下行过程中沿途分支穿出深筋膜分布于股后皮肤,神经主干距股外侧肌间隔为 2～2.5 cm,股后皮神经横径为 2～3 mm,缝接神经可制成带感觉皮瓣。股外侧皮神经后支不很恒定,细小而较短,难以利用。

【适应证】

1. 腘窝、足跟等下肢皮肤组织缺损　以臀下动脉后皮支和(或)股部穿动脉为蒂的股后外侧皮瓣向远侧带蒂转移可修复创伤、烧伤所致腘窝皮肤缺损,在儿童可在充分屈膝情况下,带蒂修复同侧足跟部软组织缺损。

2. 骶尾部、股骨大转子、坐骨结节等部位压疮　以股深动脉第一至第三穿支为蒂的股后外侧皮瓣,向远侧带蒂转移可修复骶尾部、大转子、坐骨结节等部位的软组织缺损。

3. 大面积四肢皮肤组织缺损　以腘动脉皮支为血管蒂的股后外侧皮瓣游离移植修复创伤、感染及皮肤肿瘤切除所致四肢组织缺损,包括前臂和手、足背、小腿中下段。皮瓣面积最大达 24 cm×15 cm。

【手术方法】

1. 皮瓣设计

(1)以股深动脉第三穿支为蒂的股后外侧皮瓣:术前用多普勒超声血流仪探测股后穿动脉穿

出深筋膜的位置并做标记。选择声响最强点做血管蒂,通常为第三穿动脉,在大腿后正中、股骨内外侧髁连线上8~10 cm处。如设计带蒂轴型皮瓣转移即以此点为旋转点。设计皮瓣时,血管蒂不必在中央,可在皮瓣的一边,尽量多地采取大腿外侧的皮肤。根据受区组织缺损形状和面积,设计皮瓣可呈尖角或不规则的凹凸形。如第三穿动脉不能利用,可在臀大肌止点附近探测第一、第二穿动脉,并依此血管设计皮瓣。但近臀部皮下脂肪厚,皮肤质量稍差。第四穿动脉位置低,不宜切取较大面积的皮瓣(图9-13-2,图9-13-3)。

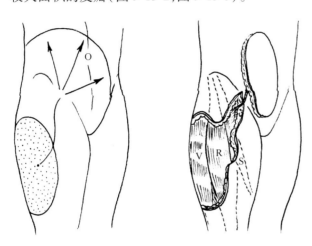

图 9-13-2　股后外侧皮瓣设计示意图(一)

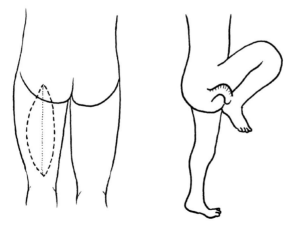

图 9-13-3　股后外侧皮瓣设计示意图(二)

(2)以腘动脉皮支为蒂的股后外侧皮瓣:先用多普勒超声血流仪探测穿支点,约在腘横纹上6 cm、后正中线附近,皮瓣上界不超过臀股沟,远端到腘横纹上方,内侧以股薄肌前缘为界,外侧界

为大转子与股骨外上髁连线。

2. 手术步骤

(1)以股深动脉第三穿支为蒂的股后外侧皮瓣:患者取仰卧位,臀部垫高,或取侧卧位,供区大腿在上。先切开皮瓣的前界和下界,从前向后在阔筋膜表面的疏松结缔组织层剥离,接近外侧肌间沟时,可以见到第三穿动脉穿出深筋膜后发出的向前分支。再从下向上剥离,以确定外侧肌间沟的位置。上、下两个方向的剥离均在距血管蒂穿深筋膜点1 cm处停止。

切开皮瓣上界,若需感觉皮瓣,注意寻找自上向下行走的股后侧皮神经,选择较粗且位置适当的作神经蒂。向上切开皮肤,游离出足够长的神经蒂。切开皮瓣后界,然后向下剥离皮瓣,从后向前剥离皮瓣至距血管蒂1 cm处,此时皮瓣已完全掀起,只有血管蒂尚未解剖。

在距血管蒂1 cm处切开阔筋膜,并沿外侧肌间沟向上下切开,进入肌间隔。用两个深拉钩,避开血管蒂向前拉开股外侧肌,可见血管蒂行走在其肌膜下。距血管蒂两旁0.5 cm处切开肌膜,解剖游离血管蒂。细心结扎细小的肌支,直达外侧肌间隔在股骨嵴附着处。若所需血管蒂较长,可切开股骨嵴肌间隔附着处,进一步游离血管蒂至足够长度。

(2)以腘动脉皮支为蒂的股后外侧皮瓣:从腘横纹上约6 cm、后正中线略偏外做纵行切口,切开皮肤、皮下组织至深筋膜,向中线分离达股二头肌与半膜肌肌间隔,即可见腘动脉及其皮支。分开肌间隔,保护并向外牵开坐骨神经,显露自腘动脉后正中发出的皮支起始部及随后发出的坐骨神经营养支。切开皮瓣内外缘并向近侧延伸达臀股沟处,此时可见臀下动静脉,予以切断、结扎,而股后皮神经予以分离。沿深筋膜深层向远端解剖分离,近腘横纹处切开皮瓣下缘,切断、结扎膝上外侧动脉,皮瓣即已完全游离。

【注意事项】

(1)术前用多普勒超声血流仪探测股后穿动脉穿出深筋膜的位置并做标记。

（2）以股深动脉第三穿支为蒂的股后外侧皮瓣常用于带蒂转移，游离移植因血管蒂较深而不常采用。以腘动脉皮支为蒂的股后外侧皮瓣也因血管蒂较深、邻近膝关节等而应用受限。

（高建华　姜　平）

第十四节　股深动脉穿动脉穿支皮瓣

股深动脉穿动脉穿支皮瓣是在股后外侧区筋膜皮瓣基础上发展而来，根据 2003 年 Blondeel 等提出的"根特共识"，股深动脉穿动脉穿支皮瓣的一级源动脉为股深动脉穿动脉。2007 年 Ahmadzadeh 等首次报道了股深动脉穿动脉穿支皮瓣的应用解剖，为股深动脉穿动脉穿支皮瓣的切取提供了解剖学基础。目前股深动脉穿动脉穿支皮瓣在临床已应用于四肢、头颈创面修复和乳房再造。

【应用解剖】

Ahmadzadeh 等对 6 侧下肢标本灌注解剖研究发现股深动脉穿动脉穿支平均（5±2）支，其中 65% 为肌间隔穿支，35% 为肌皮穿支，口径平均（0.8±0.3）mm，穿支血管蒂长（29±14）mm（至深筋膜平面），分离至穿动脉起始部可获取血管蒂长（68±33）mm。唐举玉等通过尸体灌注解剖研究：6 侧下肢在股后外侧中、下部共观测到皮肤穿支 19 支，平均每侧（3.8±1.3）支。穿支主要来源于股深动脉第 3 穿动脉，部分来源于股深动脉第二、四穿动脉和膝外上动脉。股深动脉第三穿动脉皮肤穿支于腓骨小头上（138±15）mm 穿出深筋膜，皮肤穿支在穿深筋膜平面外径为（0.7±0.2）mm。股深动脉第 3 穿动脉起始部外径（1.9±0.2）mm，蒂长（122±60）mm。王剑利等通过尸体解剖发现股深动脉发出 4~6 条穿动脉，其中较为粗大的有 3~4 条。第一穿动脉位于小转子下缘（42.99±4.00）mm 处，由股骨干内侧缘经臀大肌下约 2 cm 部位穿出大收肌，起始部外径平均（2.73±0.46）mm，血管蒂长（45.04±4.81）mm。第二穿动脉在距大转子（99.93±7.29）mm 处发出，起始部外径为（2.38±0.25）mm，血管蒂长（31.42±1.92）mm，发出 2~3 支肌皮穿支。第三穿动脉距离大转子（146.42±6.17）mm 发出，起始部外径为（1.67±0.08）mm，血管蒂长（25.56±1.28）mm，发出 2~3 支皮肤穿支，平均外径（0.80±0.07）mm（图 9-14-1）。

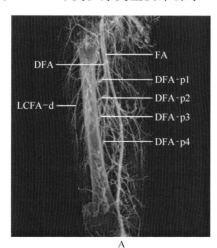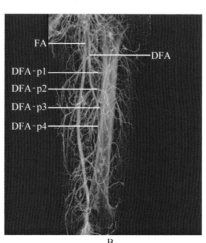

图 9-14-1　股深动脉穿动脉穿支 3D 解剖

A. 前面观；B. 后面观。FA，股动脉；DFA，股深动脉；DFA-p1~DFA-p4，股深动脉第一至四穿动脉；LCFA-d，旋股外侧动脉降支由于股深动脉穿动脉及其穿支数目较多,为了对其穿动脉及其穿支进行直观、明了的显示,综合以上描述性研究,制订了股深动脉穿动脉穿支简表(表9-14-1)。

【适应证】

股深动脉穿动脉穿支皮瓣顺行转移适合修复坐骨结节、大转子部创面;逆行转移适合修复膝关节周围创面;游离移植适合修复四肢、头颈皮肤软组织缺损及乳房再造。

【手术方法】

1. 皮瓣设计　术前应用"提捏试验"判断皮肤质地、弹性、松弛度,并测量皮瓣可切取宽度(供区直接缝合情况下)和皮瓣厚度。采用超声多普勒血流探测仪(或彩色多普勒超声)确定并标记股深动脉穿动脉在大转子后缘顶点与腓骨小头顶点连线附近的穿支穿出阔筋膜点。

点:顺行转移多选择术前探测标记的股深动脉第一、二穿动脉穿支穿出阔筋膜点为旋转点,逆行转移多选择术前探测标记的股深动脉第三穿动脉穿支或膝外上动脉穿支穿出阔筋膜点为旋转点,游离移植多选择股深动脉第三穿动脉穿支穿出阔筋膜点为皮瓣的关键点[股深动脉第三穿动脉穿支较为恒定,多在腓骨小头上(138±15)mm处穿出]。

线:以术前探测标记的主穿支与邻近的第二穿支穿出点连线为皮瓣轴线(多接近于大转子后缘顶点与腓骨小头顶点连线)。

面:切取层面为阔筋膜表面。

根据创面剪取皮瓣布样,依据其"点、线、面"和创面大小与形状设计皮瓣。

2. 皮瓣切取　采用"逆行四面解剖法"切取皮瓣。首先切开皮瓣后缘,切开皮肤、浅筋膜组织,自阔筋膜表面由后至前向皮瓣中央锐性分离;保护沿途的皮肤穿支,直至发现术前探测标记的主穿支可靠后,旁开穿支3~5 mm切开阔筋膜,顺穿支血管由表至里分离解剖。首先解剖手术者同侧剖面,即穿支解剖第一个面,直视穿支条件下解剖(穿支表面仅携带少许疏松结缔组织保护),切开部分股外侧肌间隔,向两侧牵开股二头肌和股外侧肌,直至分离到股深动脉穿动脉,然后解剖第二个面,手术者左侧的穿支血管剖面,保留3 mm左右的筋膜组织,同法解剖第三个面,即手术者右侧穿支血管剖面,最后切开皮瓣前缘,于阔筋膜表面自前至后会师至穿支处,接着解剖穿支的第四个面(手术者对侧剖面)。血管蒂游离至所需长度后以血管夹阻断其他穿支,证实皮瓣血运可靠后,处理其他穿支。

3. 皮瓣移位或移植　确认皮瓣血供可靠后,切开旋转点至创口近蒂点皮肤与皮下组织,局部止血后将皮瓣顺行转移或逆行转移至受区创面。游离移植时则切断结扎血管蒂,将皮瓣转移至受区,皮瓣位置对合好后与创缘固定数针,将股深动脉穿动脉及其伴行静脉与受区血管吻合。

4. 供区与受区创面闭合　皮瓣供区创面彻底止血后,股后外侧创面深部置管负压引流,以可吸收缝线分层缝合肌间隔和皮下组织,皮肤切口美容缝合。受区创口间断缝合,皮瓣下放置多根硅胶半管引流。

【典型病例】

患者女性,47岁。左小腿外伤后溃烂不愈合3年,彻底清创后设计股深动脉第三穿动脉穿支皮瓣移植,皮瓣切取面积为17 cm×6 cm,股深动脉第三穿动脉及其伴行静脉与胫前动脉及其伴行静脉吻合,皮瓣供区直接缝合。术后皮瓣顺利成活,供区、受区创口一期愈合(图9-14-2)。

表9-14-1　股深动脉穿动脉穿支简表

源动脉	出现率	起始处			主干长	穿支		
		外径(mm)	定位(距小转子)(mm)			定位(mm)	穿支数(≥0.5 mm)	外径(mm)
第一穿动脉	100%	2.73	42.99		45.04	264.12(距大转子)	3.5	0.64
第二穿动脉	100%	2.38	99.93		31.42	N/A	2.25	N/A
第三穿动脉	100%	1.67	146.42		25.56	138(腓骨小头上)	2	0.73

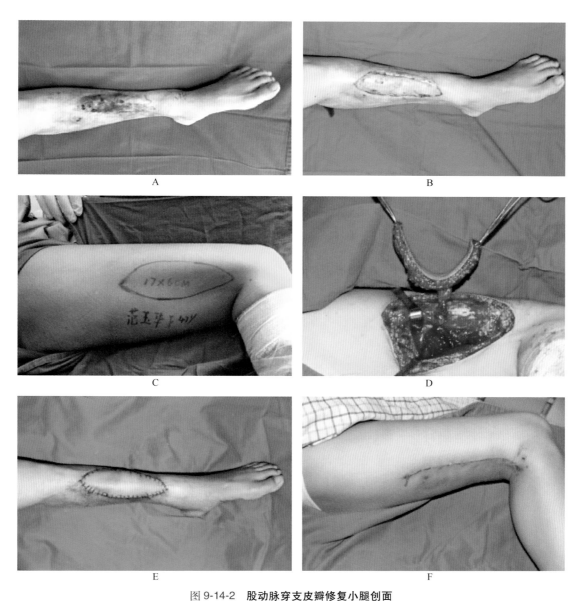

图 9-14-2　股动脉穿支皮瓣修复小腿创面

A. 入院时情况；B. 清创后；C. 皮瓣设计；D. 皮瓣切取；E、F. 术后1个月受区与供区恢复情况

【注意事项】

由于股深动脉穿动脉穿支不够恒定,术前建议常规采用多普勒超声血流探测仪或彩超进行穿支定位标记,以减少手术盲目性。临床应用时要掌握好指征,一般情况下修复四肢、头颈与颌面创面时,首选旋股外侧动脉降支穿支皮瓣,旋股外侧动脉降支穿支皮瓣不能应用时可选择股深动脉穿动脉穿支皮瓣移植,选择股深动脉穿动脉穿支皮瓣时首选第三穿动脉穿支皮瓣(解剖相对恒定);乳房再造时一般情况下首选腹壁下动脉穿支皮瓣,腹壁下动脉穿支皮瓣不能应用时可选择股深动脉第一穿动脉穿支皮瓣移植再造。

优点:① 术式多样,可顺行转移、逆行转移,亦可游离移植,可设计分叶穿支皮瓣、flow-through穿支皮瓣,亦可设计嵌合穿支皮瓣。② 女性患者大腿近端后外侧大多脂肪肥厚,可设计股深动脉第一穿动脉穿支皮瓣移植乳房再造,男性患者大腿中下段后外侧区域皮瓣大多厚薄适中、质地较好,携带股后侧皮神经可重建皮瓣感觉,适合修复四肢、头颈皮肤软组织缺损。

缺点：① 该皮瓣穿支不够恒定。② 平卧位操作不便。③ 多为肌间隔穿支,分离解剖较为困难,穿动脉自股骨后、外侧穿出,其穿支走行于股骨后外侧缘经股外侧肌间隔进入皮肤,穿支与源

血管的分离解剖操作具有一定难度。④ 局部皮肤移动度较小,切取宽度有限。⑤ 股深动脉穿动脉穿行于股骨后方,血管蒂切取长度有限。

（唐举玉　唐茂林　周征兵）

第十五节　膝降动脉穿支皮瓣

1981 年 Acland RD 首先报道了隐神经血管皮瓣游离移植,1984 年杨仕豪等详细介绍了膝降动脉的应用解剖学资料与临床意义,2010 年郑和平报道了膝降动脉穿支皮瓣的应用解剖学基础,同年林涧在临床成功开展了膝降动脉穿支皮瓣。

【应用解剖】

膝降动脉起自股动脉或腘动脉,在半腱肌与半膜肌深面,向前下方走行,于膝关节平面上约4 cm,在股内侧肌与大收肌腱之间穿过深筋膜至皮下,并分支与邻近的髌骨周围血管网及缝匠肌前缘与后缘的穿支分支吻合,在膝关节内侧上部形成沿缝匠肌纵轴的血管链（图 9-15-1）,隐动脉为膝降动脉的终末支,在股骨内上髁附近于缝匠

肌内后缘浅出与隐神经伴行,跨过膝关节内侧下行达胫骨粗隆平面后走行于隐神经与大隐静脉之间,终末分支供养小腿内侧中上段皮肤。膝降动脉起始部外径约为 2.4 mm,隐动脉起始部外径约为 1.6 mm。膝降动脉有 1~2 支伴行静脉。皮瓣供区位于大腿内侧中下段时局部皮肤由股内侧皮神经支配,位于小腿内侧中上段时局部皮肤为隐神经支配。

【适应证】

膝降动脉穿支皮瓣可逆行转移修复小腿上1/3 前内侧、膝关节的前内侧及腘窝皮肤软组织缺损;顺行转移可修复大腿中上段皮肤软组织缺损;游离移植可修复四肢、颌面及躯干部皮肤软组织

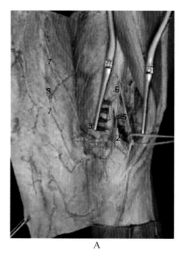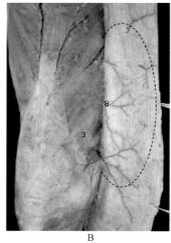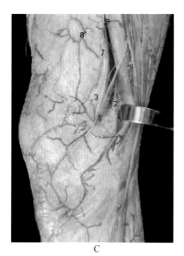

图 9-15-1　膝降动脉穿支皮瓣

A. 膝降动脉的走行、分支与吻合; B. 皮瓣范围; C. 膝降动脉的毗邻结构;1. 膝降动脉穿支; 2. 大收肌(腱); 3. 股内侧肌; 4. 关节支; 5. 隐支(动脉); 6. 膝降动脉; 7. 股内侧皮神经; 8. 股内侧肌穿支; 9. 缝匠肌前缘动脉穿支

缺损。

【手术方法】

1. 皮瓣设计　术前采用超声多普勒血流探测仪(或彩色多普勒超声)确定并标记膝降动脉在大腿内侧中下段的穿支穿出深筋膜的位置和隐动脉的走行。

点:以术前探测标记的最粗大穿支穿出点为皮瓣的关键点。逆行转移可以隐动脉为蒂或位于大腿内侧邻近创面的穿支穿出深筋膜点为皮瓣旋转点,顺行转移可选择膝降动脉主穿支穿出深筋膜点至膝降动脉起始点区间内合适部位为旋转点。

线:以术前探测标记的主穿支与副穿支穿出点连线为皮瓣轴线,或以隐动脉走行线为皮瓣轴线。

面:切取层面为深筋膜表面。

根据创面大小、形状剪取皮瓣布样,以主穿支穿出点为皮瓣关键点、以标记的皮瓣轴线为中心设计皮瓣。

2. 皮瓣切取　首先切开皮瓣前缘,切开皮肤、皮下组织,至深筋膜表面由前向后分离,显露穿支后,切开皮瓣后缘,由后向前分离至穿支会师,旁开穿支3~5mm切开深筋膜,顺穿支血管向深层解剖直至所需要血管蒂长度和合适的外径。逆行转移则先于旋转点处做有限切口,切开皮肤、皮下组织,探查穿支,确定穿支合适且与术前探测

标记的位置一致后,切开皮瓣周界,由近至远逆行解剖、分离皮瓣,处理沿途分支。

3. 皮瓣移位或移植　确认皮瓣血供可靠后,顺行移位采用明道或隧道转移,逆行移位多选择明道转移。游离移植则于断蒂后将皮瓣移植至受区,将膝降动静脉与受区血管吻合。

4. 皮瓣供区和受区创口闭合　彻底止血后,间断缝合闭合创口,低位放置硅胶半管引流。

【典型病例】

患者男性,31岁。因交通事故致右膝前皮肤坏死、创面不愈2周入院。查体:右膝前见约6 cm×5 cm创面伴髌腱外露。清创后设计切取膝降动脉穿支皮瓣(面积为6.7 cm×5.0 cm)逆行转移修复,供区直接缝合。术后皮瓣完全成活,创面一期愈合(图9-15-2)。

【注意事项】

术前应用超声多普勒血流探测仪或彩超定位穿支穿出深筋膜部位可减少手术盲目性,提高皮瓣切取成功率;带蒂转移时先于旋转点局部有限切开,确认穿支是否与术前定位一致,穿支是否可靠,便于及时调整皮瓣设计;大隐静脉在股骨内上髁后方约2 cm进入大腿,沿大腿内侧上行,注意不要损伤;股内侧皮神经大多存在伴行的链式血管,膝降动脉穿支皮瓣切取面积较大时携带股内

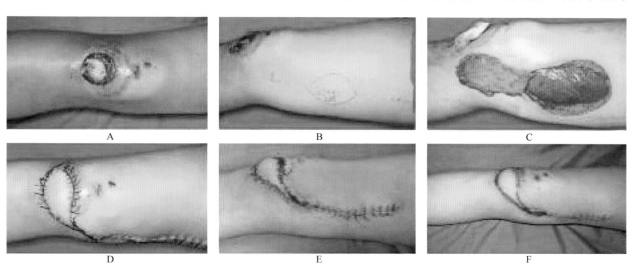

图9-15-2　膝降动脉穿支皮瓣修复右膝前创面

A. 术前创面情况;B. 皮瓣设计;C. 皮瓣切取;D. 皮瓣转位覆盖创面;E. 术后7天供受区情况;F. 术后14天供受区情况

侧皮神经及其链式血管,皮瓣血供更加可靠。

膝降动脉穿支皮瓣具备优点:① 穿支解剖相对恒定,皮瓣血供可靠。② 多为肌间隙穿支,皮瓣切取简单、快捷。③ 可携带股内侧皮神经重建皮瓣感觉。

膝降动脉穿支皮瓣存在缺点:① 皮瓣供区不够隐蔽,术后瘢痕影响外观。② 皮瓣血管蒂较短、旋转修复范围受限。③ 携带皮神经会影响相应部位的皮肤感觉。④ 大多女性患者局部脂肪肥厚。

(郑和平 林 涧 唐举玉)

第十六节 膝上内侧皮瓣

膝内侧皮瓣(medial knee skin flap)又名隐动脉皮瓣(sapheneous artery flap)或小腿内侧上部皮瓣(superomedial leg skin flap)。该皮瓣位于膝内侧和小腿上部,以膝降动脉-隐动脉为蒂。膝内侧皮瓣由 Acland(1981)首先应用于临床,高学书(1984)、鲁开化(1986)等先后在国内报道其临床应用。膝内侧皮瓣的优点包括:血管恒定,易于解剖;部位隐蔽;可携带隐神经,制成感觉皮瓣;切取后不影响膝关节功能;操作简单,便于推广应用。临床上较多用于交腿转移。

【应用解剖】

1. 膝降动脉 膝内侧皮瓣的血管蒂为膝降动脉-隐动脉及其伴行静脉。膝降动脉(即膝最上动脉)出现率为 88.9%,起自股动脉者占 96.9%,起自腘动脉者占 3.1%。膝降动脉于收肌管内自股动脉下端发出,起始点位于股骨内上髁上方平均 12.8 cm,起始外径平均 2.2 cm。膝降动脉从收肌管前壁穿过收肌腱板至缝匠肌深面,随即分为关节支和隐支(隐动脉),并发出肌支到股内侧肌、缝匠肌。关节支分布于膝关节内侧;隐支在膝关节平面,于缝匠肌和股薄肌之间继续下行,于股骨内上髁下方 3.5 cm 处经缝匠肌后缘浅出至皮下,分布于小腿内侧半上部,沿途发出缝匠肌支、皮支和骨膜支,终末支与胫后动脉内侧皮支、膝下内动脉吻合。隐动脉出现率为 90.2%,起始于膝降动脉者占 63.5%,起自股动脉和腘动脉者分别占 27.8%和 8.7%。

2. 隐动脉 隐动脉在浅出皮下之前,于缝匠肌与股薄肌之间行程约有 10 cm,浅出至皮下后,行程更长。此段长度平均有 11 cm。隐动脉浅出至皮下后,分布于小腿内侧上半部,多数分布至小腿上 1/3 内侧,部分可达小腿中 1/3 内侧。隐动脉浅出皮下的部位约在胫骨内侧髁最突出部上 3 cm,然后水平向后 2 cm 处。隐动脉浅出皮下部的外径约为 1.0 mm,可供养皮瓣范围,在股内侧下段约 10 cm×12 cm,在小腿内侧上段约 8 cm×14 cm。隐动脉有 1 条或 2 条伴行静脉,有 1 条的占 46%,2 条的占 54%,其外径比动脉粗,约为 1.2 mm,多数汇合至膝降静脉并注入股静脉,汇合处的外径达 2.2 mm。在膝降动脉、隐动脉所供应的皮肤区域内有大隐静脉通过。在隐动脉浅出处,大隐静脉距隐动脉约 1.0 cm,该部大隐静脉外径约为 2.8 mm。

3. 伴行静脉和神经 隐神经同隐动静脉一起穿过收肌管,走行于缝匠肌深面,在缝匠肌与股薄肌之间伴行并浅出。隐神经浅出皮下后与大隐静脉伴行,其浅出部横径为 1.5～2.0 mm。如需建立皮瓣感觉功能,可缝接伴行的隐神经(图 9-16-1)。

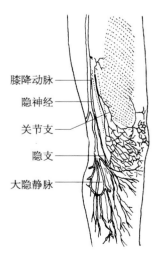

膝降动脉
隐神经
关节支
隐支
大隐静脉

图 9-16-1
隐动脉应用解剖

【适应证】

（1）膝前部、腘窝及邻近软组织缺损修复：带蒂皮瓣转移可修复腘窝部瘢痕松解后创面，尤其是深部血管神经外露的创面，或为膝关节功能性恢复。

（2）足跟等负重部位的组织缺损修复：皮瓣内含有隐神经，游离移植时隐神经可与受区神经吻接，使皮瓣很快恢复感觉并耐磨。

（3）手背、虎口及面颈等部位修复：由于皮瓣相对较薄，皮下脂肪少，转移或移植后不显臃肿，外观良好。

（4）交腿转移，修复对侧小腿、足跟、足背等部位的创面：皮瓣位于下肢中部，皮瓣蒂长，游离度较大，特别适用于小儿足踝部创面，做交叉石膏夹板固定比较容易，且无并发症。

【手术方法】

1. 皮瓣的设计　术前可用多普勒血流仪探测隐动脉的走向和血流量。在膝关节内侧正中作一平行于下肢的轴线，以该线为轴线，在该线两侧 6 cm 范围内设计皮瓣。皮瓣近侧可达膝上 5 ~ 8 cm，远侧可至膝下 10 ~ 15 cm 或小腿中下 1/3 交界。根据受区实际需要标出皮瓣的边界。

2. 手术步骤　手术宜在连续硬膜外麻醉下进行。患者取仰卧位，下肢外旋外展。

（1）解剖膝降动脉：先在膝上 10 ~ 12 cm 大腿内侧做长约 10 cm 纵行切口，切开皮肤、皮下组织，并沿缝匠肌前缘切开深筋膜，慎勿损伤股内侧皮神经。钝性分离缝匠肌和股内侧肌之间隙，向内牵开缝匠肌，在其深面与股内侧肌间即可找到膝降动静脉及伴行的神经（图 9-16-2）。

（2）分离隐动静脉：沿血管神经蒂向下解剖膝降动脉的关节支、肌支及隐支，结扎、切断关节支及肌支。隐支在缝匠肌与股薄肌间穿出深筋膜至皮下，为充分显露隐动脉，必要时也可以将缝匠肌之腱部切断。可以单纯使用隐动静脉和神经为蒂，必要时把隐动脉的前、后皮支包括在皮瓣内，也可把蒂向上延伸至膝降动脉，直至起始部。

（3）掀起皮瓣：辨认血管神经蒂后，再切开皮瓣之前、后、下缘，在深筋膜下由远而近掀起皮瓣，

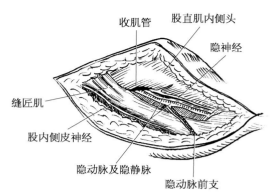

图 9-16-2　膝上内侧皮瓣手术
——显露血管神经

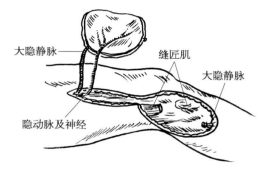

图 9-16-3　膝上内侧皮瓣手术
——掀起皮瓣

使隐动静脉、神经蒂完全包括在皮瓣中。附近经过的大隐静脉在皮瓣的远侧端平面切断后，也应尽可能包括在皮瓣内。在深筋膜下游离的同时，深筋膜与皮肤做适当缝合固定，避免分离。

（4）切断血管蒂：皮瓣充分游离后，暂不急于切断血管神经蒂，应再次确认血管蒂，妥善结扎各分支，并放开下肢止血带，检查皮瓣的血液循环情况，待受区准备完毕，再行断蒂（图 9-16-3）。血管蒂可在缝匠肌与股薄肌间隙中切断，也可在缝匠肌与股内侧肌间切断。

（5）皮瓣供区游离植皮：由于局部皮肤较紧，又是功能活动区，一般难以直接拉拢缝合。勉强拉拢缝合将会产生直线型增生性瘢痕，瘢痕挛缩必影响膝关节功能。移植皮片应偏厚，并避免直线缝合，尤其是在膝关节的前部。植皮后膝关节以石膏托临时固定制动，直至皮片完全成活。

（6）皮瓣转移：膝内侧皮瓣可以带蒂移植、游离移植，也常用于交腿转移修复对侧下肢创面。转移中为增加血管蒂的长度和活动度，血管蒂应

尽量向上游离至膝降动脉起始部,并在血管蒂部形成管状皮瓣,把血管蒂部封闭,或附以皮片移植,不留创面。

【典型病例】

病例一:膝上内侧皮瓣交腿转移修复足跟创面。

患儿男性,5 岁。因外伤致左足皮肤大部分撕脱,第二、第四、第五趾骨断裂,在当地医院行撕脱皮肤回植,但大部坏死,后予以植皮。入院时,左足第二、第四、第五趾缺如,左足跟瘢痕并有溃疡形成。设计右侧隐动脉皮瓣 6 cm×5 cm,交叉转移覆盖足跟部瘢痕及溃疡切除创面,予石膏固定交腿,术后 24 天断蒂,皮瓣完全成活痊愈(图 9-16-4)。

病例二:膝上内侧皮瓣交腿转移修复小腿创面。

患儿男性,5 岁。左小腿、腘窝外伤性瘢痕挛缩合并左膝关节屈曲畸形。左膝屈曲 120°,活动度 110°~130°,左小腿中上部环状瘢痕挛缩,软组织缺损,左踝关节强直,左足呈马蹄状。设计膝上内侧皮瓣交叉转移,皮瓣大小 10 cm×6 cm,蒂于膝下 6 cm,皮瓣远侧达踝上 6 cm,术后 31 天断蒂。术后外形和膝关节功能显著改善(图 9-16-5)。

【注意事项】

(1)术前应用多普勒超声血流仪做辅助检查,以判定血管状况。尽管该皮瓣血管出现率及走向较恒定,但仍有 6% 的变异,或缺少隐动脉,或隐动脉纤细,不宜做皮瓣血管蒂。尤其拟行游离移植时,一定要探测隐血管。

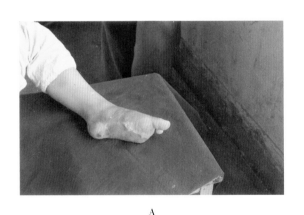
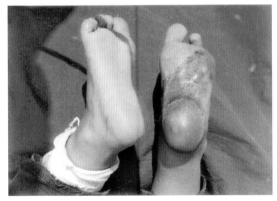

A   B

图 9-16-4 **膝上内侧皮瓣交腿转移修复足跟创面**
A. 术前左足跟瘢痕;B. 皮瓣修复术后

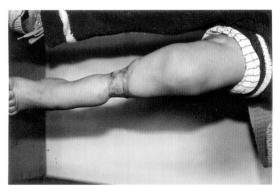
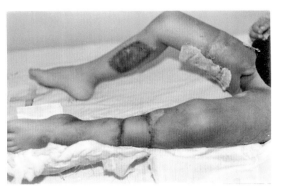

A   B

图 9-16-5 **膝上内侧皮瓣交腿转移修复小腿创面**
A. 术前左小腿环状瘢痕挛缩;B. 交腿皮瓣移植修复创面

（2）隐动脉延续膝降动脉浅出至皮下后始终走行在皮下，切取皮瓣时，只要在深筋膜下游离就无损伤血管之虞，但其蒂部位于深筋膜下及缝匠肌之深面，解剖时须多加小心，原则上不必裸露血管、神经。切开深筋膜分离血管时，应带上部分肌膜或肌肉，妥加保护。一般不切断缝匠肌肌腱。血管蒂切断后，可从缝匠肌下抽出。若皮瓣要作带蒂转移，也可将整块皮瓣穿过缝匠肌肌腱下，移到缝匠肌与股内侧肌间隙中，充分游离血管蒂。

（高建华　姜　平）

第十七节　膝上外侧皮瓣

膝上外侧皮瓣（superolateral genicular flap）以膝上外侧动脉为血管蒂，由 Spokevi-cius（1995）首先报道其解剖学及临床应用。在此之前，国内张功林、郑和平等曾先后在研究逆行股前外侧皮瓣的同时描述了膝上外侧动脉的相关解剖学，其后王树锋研究报道了膝上外侧骨皮瓣的解剖学和临床应用，邢进峰报道了膝上外侧复合皮瓣的临床应用。膝上外侧皮瓣的突出优点是可携带股骨、骨膜、髂胫束等制成复合皮瓣，同时修复手、前臂远端、踝部，以及足背的骨、肌腱和皮肤缺损。皮瓣血管蒂较长，皮支解剖恒定，管径较粗，骨瓣血供丰富；供区皮肤较薄，术后外观良好。小型皮瓣切取后膝关节功能不受影响。皮瓣解剖分离也较简便。

【应用解剖】

据王树锋等通过对 30 侧下肢乳胶灌注和研究观测，膝上外侧动脉在股骨外上髁近侧平均 2.8 cm 处起自腘动脉，27%与膝中动脉共干。起始后沿股骨后侧水平向外走行，在穿外侧肌间隔时紧贴骨膜，分为上、中、下 3 支骨膜支，以及前、后、远侧 3 支皮支。膝上外侧动脉主干长为 2.5 cm，起始处动脉外径为 2.1 mm。其伴行静脉有 2 条，粗支外径为 2.7 mm，细支外径为 1.4 mm。

1. 骨膜支

（1）上支：紧贴股骨外侧骨膜，向前上行走至股外侧肌及股中间肌深面，主干动脉外径为 1.0 mm。沿途发出 3~6 支骨膜支，其中 1 支与膝最上外侧动脉或第三穿动脉的骨膜支在股骨下段外侧吻合。

（2）中支：紧贴股骨外侧骨膜向前行走，主干外径为 1.1 mm。沿途发出 2~6 支骨膜支，并分别与上、下支骨膜支吻合。

（3）下支：紧贴外侧肌间隔，在股骨附着处前缘向远端行走，主干外径为 1.2 cm，至股骨外侧髁处。沿途发出 4~8 支骨膜支，分布于股骨下端外侧及外侧髁，并有分支与膝上内侧动脉及膝下外侧动脉分支吻合。

2. 皮支

（1）前支：自膝上外侧动脉发出后，在肌间隔前侧即向前上行走，并穿股外侧肌外侧缘，然后垂直向前浅出股外侧肌，即肌皮支，向外上行走，在股骨外上髁近侧 3.8 mm 处穿髂胫束进入股骨远段外侧皮肤。肌皮支在穿经股外侧肌行程中发出 3~5 支肌支，其中 1 支较粗大，外径为 0.8 mm，在股外侧肌内走向远端，末端在髌骨外上角处与膝关节网吻合。前支自起始处到入皮点长为 4.9 cm，起始处动脉外径为 1.1 mm，入皮处动脉外径为 0.6 mm。13%前支不穿股外侧肌沿肌间隔前侧而直接进入股骨远段外侧皮肤。

（2）后支：自膝上外侧动脉发出后即在外侧肌间隔后缘向外行走，在股骨外上髁近侧 4.9 cm 处进入股骨下段外后侧皮肤。入皮处动脉外径为 0.4 mm，后支自起始处到入皮点长为 4.2 cm，起始处动脉外径为 0.8 mm。13%后支为膝上外侧动脉与第三穿动脉在股外侧肌内吻合后再发出皮支,且第三穿动脉为优势血管,后支自第三穿动脉发出。

（3）远侧支:自膝上外侧动脉发出后即在外侧肌间隔后缘向远端行走,在股骨外上髁近侧1.5 cm处至外侧肌间隔前侧穿经髂胫束进入股骨下端外侧皮肤,并发出交通支与膝关节血管网及膝下外侧动脉吻合。交通支动脉外径为 0.7 mm,远侧皮支自起始处到入皮点长为 5.1 cm,入皮处动脉外径为 0.5 mm,起始处动脉外径为1.2 mm。13%膝上外侧动脉较细小,代之以膝最上外侧动脉为优势血管,两者之间有吻合支,膝最上外侧动脉在股骨外上髁近侧5~6.5 cm处起于腘动脉。

【适应证】

膝上外侧皮瓣游离移植可用于手、前臂远端、踝部及足背部外伤后的骨和肌腱及皮肤缺损的修复,逆向带蒂移位可修复膝周及腘窝创面。

【手术方法】

1. 皮瓣设计　患者取屈膝位,以大腿外侧正中线为轴心线,股骨外上髁以近 4 cm 处为皮支入皮点,髌骨外侧缘向近端延长线为皮瓣的前缘,股二头肌后缘为皮瓣后缘,下界为髌骨上缘水平线,据创面缺损面积和层次需求确定皮瓣或复合皮瓣大小。根据墨汁灌注结果,骨瓣面积可达 8.2 cm×3.4 cm,皮肤面积达 17 cm×11 cm。

2. 手术步骤　先切开皮瓣前缘达深筋膜下,沿股外侧肌表面向外钝性分离即可见到前支入皮,沿此支向股外侧肌内分离,结扎到肌肉的分支,至膝上外侧动脉主干。切开皮瓣上、下缘及后缘,向前游离皮瓣的后缘至外侧肌间隔处即可见到后支及远侧支入皮。切断外侧肌间隔在股骨的附着即可显露上、中、下骨膜支,用骨钻沿骨瓣预切线钻两排孔达髓腔,用骨刀切取骨瓣或用摆动锯直接切取,然后在近起点处切断血管蒂。如行带血管蒂逆行转位,应保留远侧皮支或下支骨膜支与膝关节血管网的交通支,以两支或其中一支为血管蒂向膝前或膝下移位。如行游离移植,皮瓣只保留前支即可。当沿前皮支向肌肉内分离,其主干向近端走行时,应考虑前皮支来源于膝上外侧动脉,单纯切取皮瓣时以膝上外侧动脉为蒂即可,切取复合皮瓣时应包括膝上外侧动脉。单纯切取骨瓣时沿股骨远端外侧正中切开皮肤,将股外侧肌牵扯向前侧显露股骨下端外侧骨膜血管分支,切断外侧肌间隔,显露膝上外侧动脉,然后按前述方法切取骨瓣。髂胫束血供主要来源于远端皮支,在切取复合皮瓣时,应注意保留此皮支。在受区,骨瓣克氏针固定修复骨缺损;如修复肌腱缺损,可将髂胫束分成2~4束,修复相应的缺损肌腱。膝上外侧动脉及伴行静脉分别与受区动静脉吻接。

【注意事项】

（1）在切开皮瓣的前缘达深筋膜深层时,由于髂胫束与皮肤滑动距离大,应先固定皮肤和深筋膜,防止分离。

（2）皮瓣下缘尽量不超过髌骨上缘水平线,以防术后影响膝关节功能。

（3）切取皮瓣时应取侧卧位,显露膝上外侧血管蒂时先将皮瓣后缘游离至外侧肌间隔处,屈膝位,将股二头肌牵向后侧,在股骨下端后侧即可显露膝上外侧动脉起始处。

（4）切取骨瓣时可先将血管蒂切断,然后再切取骨瓣,这样更为方便。

（5）切取髂胫束重建膝关节交叉韧带时,同时保留前侧及远侧两条皮支使髂胫束保留血供,如膝上外侧动脉的前支影响髂胫束逆行转位距离,可向股外侧肌内游离使其延长,如此可防止髂胫束转位后坏死、张力减低。

（6）切取髂胫束修复肌腱时,适宜 1~3 条肌腱缺损,对更多根肌腱缺损患者,需将受区肌腱合并后修复,影响术后功能恢复。

（7）当遇到以膝上外侧动脉或股后第三穿动脉为优势血管时,可切取以膝上外侧动脉或第三穿动脉为蒂的股骨远端骨皮瓣。

（高建华　姜　平）

参考文献

［1］ 王炜.整形外科学［M］.杭州：浙江科学技术出版社,1999.

［2］ 侯春林.带血管蒂组织瓣移位手术图解［M］.第 3 版.上海：上海科学技术出版社,2005.

［3］ 侯春林,张世民.筋膜皮瓣与筋膜蒂组织瓣［M］.上海：上海科学技术出版社,2000.

［4］ 侯春林,朱海波,张文明.股薄肌肌皮瓣转移治疗坐骨结节部褥疮［J］.中华骨科杂志,1990,10(3)：233-234.

［5］ 侯春林.股二头肌长头肌皮瓣 V-Y 推进治疗坐骨结节褥疮［J］.修复重建外科杂志,1987,1(1)：35.

［6］ 徐达传,钟世镇,刘牧之.股前外侧部皮瓣的解剖学［J］.临床应用解剖学杂志,1984,2：158.

［7］ 罗力生,高建华,陈林峰,等.股前外侧皮瓣及其游离移植的应用［J］.第一军医大学学报,1984,4：1.

［8］ 高建华,罗力生,陈林峰,等.股前外侧皮瓣主要皮血管的体表定位［J］.临床应用解剖学杂志,1984,3：161.

［9］ 罗力生,高建华,陈林峰,等.股前外侧皮瓣的解剖基础与临床应用［J］.中华整形烧伤外科杂志,1985,2：50.

［10］ 罗力生,张立宪,王志学.股前外侧皮瓣的血管分型［J］.第一军医大学学报,1989,9：169.

［11］ 罗力生.股前外侧皮瓣血管解剖分离的体会［J］.中华显微外科杂志,1990,13：162.

［12］ 罗盛康,罗力生,陈林峰,等.吻合血管的股前外侧皮瓣修复手部感染性创面［J］.中华显微外科杂志,1992,15：162.

［13］ 胡志奇.股前外侧游离皮瓣移植［J］.中华外科杂志,1997,35：728.

［14］ 罗盛康,Raffoul W,Heieil P,et al.欧洲人股前外侧皮瓣应用解剖和临床应用［J］.中国临床解剖学杂志,2000,18：379.

［15］ 罗力生,张立宪,胡志奇.高位直接皮支股前外侧皮瓣的应用［J］.中国修复重建外科杂志,2001,15：206.

［16］ 张功林,葛宝丰,姜世平,等.逆行股前外侧岛状皮瓣和肌皮瓣移植术［J］.中华医学杂志,1990,70：676.

［17］ 郭树忠,艾玉峰,鲁开化,等.股前外侧游离皮瓣用于头部创面的修复［J］.第四军医大学学报,1999,20：940.

［18］ 应彝阳,李重茂,王冕,等.带神经股前外侧皮瓣修复足部软组织损伤 7 例［J］.骨关节损伤杂志,2000,15：138.

［19］ 邢树忠,梁青,杨建荣,等.用股前外侧皮瓣再造舌和软腭［J］.中华显微外科杂志,1993,16：140.

［20］ 唐茂林.股前外侧逆行岛状皮瓣的解剖学基础［J］.中华显微外科杂志,1992,15：93.

［21］ 张功林,葛宝丰,姜世平,等.逆行股前外侧岛状皮瓣的解剖学基础和临床应用［J］.中国临床解剖学杂志,1993,11：138.

［22］ 张春,古蓓蕾,陈土根,等.股前外侧皮瓣血管的临床分型及意义［J］.中国临床解剖学杂志,1991,9：109.

［23］ 张春,陈土根,徐德洪,等.股前外侧皮瓣血管的变异与处理［J］.中国临床解剖学杂志,1995,13：65.

［24］ 周刚,乔群,凌治淳,等.32 例股前外侧皮瓣游离移植的经验［J］.中华整形烧伤外科杂志,1990,6：255.

［25］ 陈彦堃,马心赤,王清.吻合血管的股前外侧皮瓣移植体会［J］.中华显微外科杂志,1990,13：104.

［26］ 张新力,陈家勋.股前外侧皮瓣与肌皮瓣的临床应用［J］.中华显微外科杂志,1988,11：15.

［27］ 明立功,明新武,明新广,等.股前外侧皮瓣在足踝部皮肤软组织缺损中的应用［J］.中国修复重建外科杂志,2000,14：58.

［28］ 张春,何飞熊,徐叶青.逆行股前外侧皮瓣转位移植的临床应用［J］.浙江临床医学,2000,2：231.

［29］ 潘希贵,王成琪,田青业,等.股前外侧皮瓣的血管变异及处理［J］.中华创伤杂志,1997,13：315.

［30］ 俞光荣.股前外侧皮瓣血管蒂的变异及处理［J］.铁道医学,1997,25：208.

［31］ 张从军,雷胜辉,王宝峰,等.同侧股后侧皮瓣修复小儿足跟软组织缺损［J］.中华整形烧伤外科杂志,1993,9：150.

［32］ 刘兴炎,葛宝丰,文益民,等.吻合血管的股后侧皮瓣移植修复四肢软组织缺损［J］.中华显微外科杂志,1992,15：99.

［33］ 肖鹏康,丰德宽,李骞,等.带血管蒂股后侧皮瓣修复腘窝皮肤缺损［J］.中华显微外科杂志,1997,20：299.

［34］ 周雷,余嘉洪,黄克坚.股后侧带蒂皮瓣修复儿童足根部软组织缺损［J］.中华显微外科杂志,1998,21：25.

［35］ 许亚军,寿奎水,张全荣,等.代偿性股前内侧游离皮瓣移植［J］.中华整形烧伤外科杂志,1996,12：407.

［36］ 许亚军,邱扬,姚群,等.股前内侧皮瓣的临床应用［J］.中华显微外科杂志,1999,22：222.

［37］ 高学书,刘麟,袁相斌,等.隐血管神经蒂的膝内侧皮瓣在同侧或交腿移位术的应用［J］.中华外科杂志,1986,24：36.

［38］ 傅跃先,向代理,邱林,等.带隐动脉蒂皮瓣修复儿童膝与足踝皮肤缺损［J］.中华显微外科杂志,1996,19：97.

［39］ 唐茂林,卢书文,李忠华,等.股前内侧串联血管蒂肌皮瓣设计的解剖学基础［J］.中华显微外科杂志,2000,23：134.

［40］ 王树峰,张高孟,王明山,等.膝上外侧骨皮瓣的临床应用［J］.中华骨科杂志,1999,19：551.

［41］ 高建明,徐达传,钟世镇,等.吻合膝上外侧血管髂胫束修复跟腱缺损的应用解剖［J］.中国临床解剖学杂志,2000,18：105.

［42］ 王树锋,周忠水,于胜军,等.膝上外侧动脉为蒂股骨远端骨皮瓣的应用解剖［J］.中华显微外科杂志,2001,24：46.

［43］ 邢进峰,张春,陈中,等.膝上外侧动脉复合皮瓣的临床应用［J］.中华显微外科杂志,2001,24：211.

［44］ 郑和平,林涧,张志宏,等.前臂后外侧中段穿支皮瓣的解剖学基础［J］.中华创伤杂志,2011.27(3)：228-231.

［45］ 林涧,郑和平.前臂后外侧中段穿支皮瓣的临床应用［J］.中华显微外科杂志,2010.33(6)：490-491.

［46］ 郑和平,徐永清,林加福,等.膝降动脉穿支蒂股内侧皮神经营养血管皮瓣的应用解剖［J］.中华显微外科杂志,2010,33(4)：308-310.

［47］ 陈宏,竺枫,薛建波,等.游离膝降动脉穿支皮瓣的临床研究［J］.中华手外科杂志,2011,27(3)：156-158.

［48］ 郑和平,林涧,陈超勇,等.膝降动脉穿支皮瓣的解剖学基础［J］.中国临床解剖学杂志,2010,28(1)：1-4.

［49］ 林涧,郑和平,余云兰,等.膝降动脉穿支皮瓣的临床应用［J］.中华创伤杂志,2010,26(3)：102-105.

［50］ 林涧,郑和平,余云兰,等.股内侧肌穿支皮瓣的临床应用［J］.中华创伤杂志,2010.26(10)：905-908.

［51］ 徐达传,钟世镇,刘牧支,等.股前外侧皮瓣的解剖学［J］.临床应用解剖学杂志,1984,23(3)：158-160.

［52］ 罗力生,高建华,陈林峰,等.股前外侧皮瓣及其游离移植的临床应用［J］.第一军医大学学报.1984,4(1)：1.

［53］周鹏，杨新东，徐象党，等. 股前外侧区穿支动脉的形态学研究及皮瓣设计［J］. 中华显微外科杂志，2007，30（6）：203-205.

［54］Acland RD, Schusterman M, Godina M, et al. The saphenous neurovascular free flap［J］. Plast Reconstr Surg, 1981, 67: 763.

［55］Xu DC, Zhong SZ, Kong JM, et al. Applied anatomy of the anterolateral thigh flap［J］. Plast Reconstr Surg, 1988, 82: 305.

［56］Song YG, Chen GZ, Song YL. The free thigh flap: A new free flap concept based on septocutaneous artery. ［J］. Brit J Plast Surg, 1984, 37: 149.

［57］Koshima I, Fukuda H, Utunomiya R, et al. The anterolateral thigh flap: Variations in its vascular pedicle［J］. Brit J Plast Surg. 1989, 42: 260.

［58］Koshima I, Fukuda H, Soeda S. Free combined anterolateral thigh flap and vascularized iliac bone graft with double vascular pedicle ［J］. J Reconstr Microsurg, 1989, 5: 55.

［59］Cormack G, Anterolateral thigh flap: Technical tip to facilitate elevation［J］. Brit J Plast Surg, 1992, 45: 74.

［60］Koshima I, Yamamoto H, Hosoda M, et al. Free combined composite flaps using the lateral circumflex femoral system for repair of massive defects of the head and neck regions: An introduction to the chimeric flap principle ［J］. Plast Reconstr Surg, 1993, 92: 411.

［61］Koshima I, Fukuda H, Yamamoto H, et al. Free anterolateral thigh flap for reconstruction of head and neck defects［J］. Plast Reconstru Surg, 1993, 92: 421.

［62］Kimata Y, Uchiyama K, Ebihara S, et al. Versatility of the free anterolateral thigh flap for reconstruction of head and neck defects ［J］. Arch Otolaryngol Head Neck Surg, 1997, 123: 1325.

［63］Kimura N, Satoh K. Consideration of a thin flap as an entity and clinical applications of the thin anterolateral thigh flap［J］. Plast Reconstr Surg, 1996, 97: 985.

［64］Luo SK, Wassim R, Jinhui L, et al. Anterolateral thigh flap: A review of 168 cases［J］. Microsurgery, 1999, 19: 232.

［65］Taylor GI, Palmer JH. The vascular territories（angiosome）of the body: experimental study and clinical application［J］. Brit J Plast Surg, 1987, 40: 113.

［66］Maruyama Y, Ohnishi K. The lateral thigh fasciocutaneous flap in the repair of ischial and trochanteric defects［J］. Brit J Plast Surg, 1984, 37: 103.

［67］Rubin JA, Whetzel TP, Stevenson TR. The posterior thigh fasciocutaneous flap: vascular anatomy and clinical application［J］. Plast Reconstr Surg, 1995, 95: 1228.

［68］Spokevicius S, Jankauskas A. Anatomy and clinical applications of a composite cutaneo-subcutaneous flap based on the lateral superior genicular vessels［J］. J Reconstr Microsurg, 1995, 11: 15.

［69］Song YQ, Chen GZ, Song YL. The free thigh flap: a new free flap concept base on the septocutaneous artery［J］. Br J Plas Surg, 1984, 37: 149-159.

［70］LiPa JE, Novak CB, Binhamer PA. Patient reported donor-site morbidity following anterolateral thigh free flaps ［J］. Reeonstr Microsurg, 2005, 21（6）: 365-370.

［71］Koshima I, Soeda S. Inferior epigastric artery skin flaps without rectus abdominis muscle ［J］. Br J Plast Surg, 1989, 42（6）: 645-648.

［72］Tsai FC, Yang JY, Mardini S, et al. Free split-cutaneous perforator flaps procured using a three-dimensional harvest technique for the reconstruction of postburn contracture defects［J］. Plast Reconstr Surg, 2004, 113: 185-193.

［73］Wei FC, Celik N, Chen HC, et al. Combined anterolateral thigh flap and vascularized fibula osteosptocutaneous flap in reconstruction of extensive composite mandibular defects［J］. Plast Reconstr Surg, 2002, 109: 45-52.

［74］Sananpanich K, Tu YK, Chalidapong PK. Flow-through anterolateral thigh flap for simultaneous soft tissue and long vascular gap reconstruction in extremity injuries: anatomical study and case report ［J］. Injury, 2008, 39（4）: 47-54.

［75］Blondeel PN, Van Landuyt K, Monstrey S, et al. The " Gent " consensus on perforator flap terminology: preliminary definitions［J］. Plast Reconstr Surg, 2003, 112（5）: 1378-1383.

［76］Hallock GG. Direct and indirect perforator flaps: the history and the controversy ［J］. Plast Reconstr Surg, 2003, 111: 855-865.

［77］Geddes CR, Morris SF, Neligan PC. Perforator flaps: evolution, classification and application［J］. Ann Plast Surg, 2003, 50: 90-99.

［78］Kimura N, Satoh K. Consideration of a thin flap as an entity and clinical applications of the thin anterolateral thigh flap［J］. Plast Reconstr Surg, 1996, 97（5）: 985-992.

［79］Wei FC, Jain V, Celik N, et al. We found an Ideal soft2tissue flap: an experience with 672 anterolateral thigh flaps［J］. Plast Reconstr Surg, 2002, 109（7）: 2219－2226.

［80］Gravvanis AI, Tsoutsos DA, Karakitsos D, et al. Application of the pedicled anterolateral thigh to defects from the pelvis to the knee［J］. Microsurgery, 2006（26）: 432-438.

［81］Ng RWM, Chan JYW, Mok V, et al. Clinical use of a pedicled anterolateral thigh flap ［J］. Journal of Plastic, Reconstructive & Aesthetic Surgery, 2008（61）: 158-164.

［82］Kimata Y, Uchiyama K, Ebihara S, et al. Anatomic variations and technical problems of the anterolateral thigh flap: a report of 74 cases ［J］. Plast Reconstr Surg, 1998, 102（5）: 1517-1523.

［83］Shieh SJ, Chiu HY, Yu JC, et al. Free anterolateral thigh flap for reconstruction of head and neck defects following cancer ablation［J］. Plast Reconstr Surg, 2000, 105（7）: 2349-2357.

［84］Saint-Cyr M, Schaverien M, Arbique G, et al. The extended anterolateral thigh flap: anatomical basis and clinical experience［J］. Plast Reconstr Surg, 2009, 123（4）: 1245-1255.

［85］Taylor GI, Palmer JH. The vascular territories（angiosomes）of the body: experimental study and clinical application ［J］. Br J Plast Surg, 1987, 40（2）: 113-141.

［86］Hallock GG. Simultaneous transposition of anterior thigh muscle and fascia flaps: an introduction to the chimera flap principle［J］. Ann Plast Surg, 1991, 27（2）: 126-131.

［87］Koshima I, Yamamoto H, Hosoda M, et al. Free combined composite flaps using the lateral circumflex femoral systemfor repair of massive defects of the head and neck regions: an introduction to the chimeric flap principle［J］. Plast Reconstr Surg, 1993, 92（3）: 411-420.

［88］Lin YT, Lin CH, Wei FC. More degrees of freedom by using chimeric concept in the applications of anterolateral thigh flap［J］. J Plast Reconstr Aesthet Surg, 2006, 59（6）: 622-627.

[89] Marsh DJ, Chana JS. Reconstruction of very large defects: a novel application of the double skin paddle anterolateral thigh flap design provides for primary donor-site closure[J]. J Plast Reconstr Aesthet Surg, 2008, 63(1): 120-125.

[90] Kimata Y, Uchiyama K, Ebiharra S, et al. Anterolateral thigh flap donor-site complications and morbidity[J]. Plast Reconstr Surg, 2000, 106(3): 584-589.

[91] Celik N, Wei FC, Lin CH, et al. Technique and strategy in anterolateral thigh perforator flap surgery, based on an analysis of 15 complete and partial failures in 439 cases[J]. Plast Reconstr. Surg, 2002, 109: 2211-2216.

[92] Hsieh CH, Yang JC, Chen CC, et al. Alternative reconstructive choices for anterolateral thigh flap dissection in cases in which no sizable skin perforator is available[J]. Head Neck, 2009, 31(5): 571-575.

[93] Wei FC, Celik N. Perforator flap entity[J]. Clin Plast Surg, 2003, 30: 325-329.

[94] Koshima I, Nanba Y, Tsutsui T, et al. New anterolateral thigh perforator flap with a short pedicle for reconstruction of defects in the upper extremities[J]. Ann Plast Surg, 2003, 51(1): 30-36.

[95] Koshima I, Urushibara K, Inagawa K, et al. Free tensor fasciae latae perforator flap for the reconstruction of defects in the extremities[J]. Plast Reconstr Surg, 2001, 107(7): 1759-1765.

[96] Hanasono MM, Skoracki RJ, Yu P. A prospective study of donor site morbidity after anterolateral thigh fasciocutaneous and myocutaneous free flap harvest in 220 patients[J]. Plast Reconstr Surg, 2010, 125(1): 209-214

[97] Zheng HP, Wang HQ, Zhang FH, et al. Anatomic basis of perforating branch flaps of medial vastus muscle[J]. Microsurgery, 2008, 28(1): 61-64.

[98] Allen RJ, Treece P. Deep inferior epigastric perforator flap for breast reconstruction[J]. Ann Plast Surg, 1994, 32(1): 32-38.

[99] Gill PS, Hunt JP, Guerra AB, et al. A 10-year retrospective review of 758 DIEP flaps for breast reconstruction[J]. Plast Reconstr Surg, 2004, 113(4): 1153-1160.

[100] Healy C, Allen RJ. The evolution of perforator flap breast reconstruction: twenty years after the first DIEP flap[J]. J Reconstr Microsurg, 2014, 30(2): 121-125.

[101] Manahan MA, Prucz RB, Shridharani SM, et al. Long-term follow-up of changing practice patterns in breast reconstruction due to increased use of tissue expanders and perforator flaps[J]. Microsurgery, 2014, 34(8): 595-601.

[102] Buntic RF, Horton KM, Brooks D, Althubaiti GA. Transverse upper gracilis flap as an alternative to abdominal tissue breast reconstruction: technique and modifications[J]. Plast Reconstr Surg, 2011, 128(6): 607e-613e.

[103] LoTempio MM, Allen RJ. Breast reconstruction with SGAP and IGAP flaps[J]. Plast Reconstr Surg, 2010, 126(2): 393-401.

[104] Allen RJ, Levine JL, Granzow JW. The in-the-crease inferior gluteal artery perforator flap for breast reconstruction[J]. Plast Reconstr Surg, 2006, 118(2): 333-339.

[105] Yousif NJ. The transverse gracilis musculocutaneous flap[J]. Ann Plast Surg, 1993, 31(4): 382.

[106] Schoeller T, Huemer GM, Wechselberger G. The transverse musculocutaneous gracilis flap for breast reconstruction: guidelines for flap and patient selection[J]. Plast Reconstr Surg, 2008, 122(1): 29-38.

[107] Veronesi U, Boyle P, Goldhirsch A, et al. Breast cancer[J]. Lancet, 2005, 365(9472): 1727-1741.

[108] Seidenstuecker K, Munder B, Mahajan AL, et al. Morbidity of microsurgical breast reconstruction in patients with comorbid conditions[J]. Plast Reconstr Surg, 2011, 127(3): 1086-1092.

[109] Wong C, Mojallal A, Bailey SH, et al. The extended transverse musculocutaneous gracilis flap: vascular anatomy and clinical implications[J]. Ann Plast Surg, 2011, 67(2): 170-177.

[110] Schoeller T, Wechselberger G. Breast reconstruction by the free transverse gracilis (TUG) flap[J]. Br J Plast Surg, 2004, 57(5): 481-482.

[111] Locke MB, Zhong T, Mureau MA, et al. Tug 'O' war: challenges of transverse upper gracilis (TUG) myocutaneous free flap breast reconstruction[J]. J Plast Reconstr Aesthet Surg, 2012, 65(8): 1041-1050.

[112] Rietjens M, De Lorenzi F, Rossetto F, et al. Safety of fat grafting in secondary breast reconstruction after cancer[J]. J Plast Reconstr Aesthet Surg, 2011, 64(4): 477-483.

[113] 徐达传, 钟世镇, 刘牧之, 等. 股前外侧部皮瓣的解剖学一个新的游离皮瓣供区[J]. 临床应用解剖学杂志, 1984, (03): 158-160.

[114] 罗力生, 高建华, 陈林峰, 等. 股前外侧皮瓣及其游离移植的应用[J]. 第一军医大学学报, 1984, (Z1): 1-4.

[115] Song YG, Chen GZ, Song YL. The free thigh flap: a new free flap concept based on the septocutaneous artery[J]. Br J Plast Surg, 1984, 37(2): 149-159.

[116] Sananpanich K, Tu YK, Chalidapong PK. Flow-through anterolateral thigh flap for simultaneous soft tissue and long vascular gap reconstruction in extremity injuries: anatomical study and case report[J]. Injury, 2008, 39(4): 47-54.

[117] Blondeel PN, Van Landuyt K, Monstrey S, et al. The "Gent" consensus on perforator flap terminology: preliminary definitions[J]. Plast Reconstr Surg, 2003, 112(5): 1378-1383.

[118] Hallock GG. Direct and indirect perforator flaps: the history and the controversy[J]. Plast Reconstr Surg, 2003, 111: 855-865.

[119] Geddes CR, Morris SF, Neligan PC. Perforator flaps: evolution, classification and application[J]. Ann Plast Surg, 2003, 50: 90-99.

[120] Kimura N, Satoh K. Consideration of a thin flap as an entity and clinical applications of the thin anterolateral thigh flap[J]. Plast Reconstr Surg, 1996, 97(5): 985-992.

[121] Wei FC, Jain V, Celik N, et al. We found an Ideal soft-tissue flap: an experience with 672 anterolateral thigh flaps[J]. Plast Reconstr Surg, 2002, 109(7): 2219-2226.

[122] Tiguemounine J, Picard A, Fassio E, et al. Uterine liposarcoma invading abdominal wall and inguinal region. Immediate reconstruction using a pedicled anterolateral thigh flap[J]. Ann Chir Plast Esthet, 2003, 48(3): 180-186.

[123] Hallock GG. The proximal pedicled anterolateral thigh flap for lower limb coverage[J]. Ann Plast Surg, 2005, 55(5): 466-469.

[124] Gravvanis AI, Tsoutsos DA, Karakitsos D, et al. Application of the

pedicled anterolateral thigh to defects from the pelvis to the knee [J]. Microsurgery, 2006, (26): 432-438.

[125] Ng RWM, Chan JYW, Mok V, et al. Clinical use of a pedicled anterolateral thigh flap [J]. Journal of Plastic, Reconstructive & Aesthetic Surgery, 2008, (61): 158-164.

[126] Kimata Y, Uchiyama K, Ebihara S, et al. Anatomic variations and technical problems of the anterolateral thigh flap: a report of 74 cases [J]. Plast Reconstr Surg, 1998, 102(5): 1517-1523.

[127] Shieh SJ, Chiu HY, Yu JC, et al. Free anterolateral thigh flap for reconstruction of head and neck defects following cancer ablation [J]. Plast Reconstr Surg, 2000, 105(7): 2349-2357.

[128] Saint-Cyr M, Schaverien M, Arbique G, et al. The extended anterolateral thigh flap: anatomical basis and clinical experience [J]. Plast Reconstr Surg, 2009, 123(4): 1245-1255.

[129] Taylor GI, Palmer JH. The vascular territories (angiosomes) of the body: experimental study and clinical application [J]. Br J Plast Surg, 1987, 40(2): 113-141.

[130] Hallock GG. Simultaneous transposition of anterior thigh muscle and fascia flaps: an introduction to the chimera flap principle [J]. Ann Plast Surg, 1991, 27(2): 126-131.

[131] Koshima I, Yamamoto H, Hosoda M, et al. Free combined composite flaps using the lateral circumflex femoral systemfor repair of massive defects of the head and neck regions: an introduction to the chimeric flap principle [J]. Plast Reconstr Surg, 1993, 92(3): 411-420.

[132] Lin YT, Lin CH, Wei FC. More degrees of freedom by using chimeric concept in the applications of anterolateral thigh flap [J]. J Plast Reconstr Aesthet Surg, 2006, 59(6): 622-627.

[133] Tsai FC, Yang JY, Mardini S, et al. Free split-cutaneous perforator flaps procured using a three-dimensional harvest technique for the reconstruction of postburn contracture defects [J]. Plast Reconstr Surg, 2004, 113(1): 185-193; discussion 194-195.

[134] Marsh DJ, Chana JS. Reconstruction of very large defects: a novel application of the double skin paddle anterolateral thigh flap design provides for primary donor-site closure [J]. J Plast Reconstr Aesthet Surg, 2008, 63(1): 120-125.

[135] Kimata Y, Uchiyama K, Ebiharra S, et al. Anterolateral thigh flap donor-site complications and morbidity [J]. Plast Reconstr Surg, 2000, 106(3): 584-589.

[136] Celik N, Wei FC, Lin CH, et al. Technique and strategy in anterolateral thigh perforator flap surgery, based on an analysis of 15 complete and partial failures in 439 cases [J]. Plast Reconstr. Surg, 2002, 109: 2211-2216.

[137] Hsieh CH, Yang JC, Chen CC, et al. Alternative reconstructive choices for anterolateral thigh flap dissection in cases in which no sizable skin perforator is available [J]. Head Neck, 2009, 31(5): 571-575.

[138] Koshima I, Nanba Y, Tsutsui T, et al. New anterolateral thigh perforator flap with a short pedicle for reconstruction of defects in the upper extremities [J]. Ann Plast Surg, 2003, 51(1): 30-36.

[139] Koshima I, Urushibara K, Inagawa K, et al. Free tensor fasciae latae perforator flap for the reconstruction of defects in the extremities [J]. Plast Reconstr Surg, 2001, 107(7): 1759-1765.

[140] Tang J, Fang T, Song D, et al. Free deep inferior epigastric artery

perforator flap for reconstruction of soft-tissue defects in extremities of children [J]. Microsurgery, 2013, 33(8): 612-619.

[141] Zhou ZB, Pan D, Tang JY. Adipofascial extension of the propeller perforator flap: achieve two things at one stroke [J]. J Plast Reconstr Aesthet Surg, 2017, 70(4): 542-543.

[142] 唐举玉,李康华,廖前德,等.穿支皮瓣移植修复四肢软组织缺损108例[J].中华显微外科杂志,2010,33(3):186-189.

[143] 唐举玉.穿支皮瓣的临床应用进展[J].中华显微外科杂志,2011,34(5):359-362.

[144] 唐举玉,吴攀峰,俞芳,等.特殊类型穿支皮瓣在创伤骨科的临床应用[J].中华创伤杂志,2014,30(11):1085-1088.

[145] 唐举玉,章伟文,张世民,等.中国特殊形式穿支皮瓣的名词术语与定义专家共识[J].中华显微外科杂志,2013,36(2):113-114.

[146] 唐举玉.特殊形式穿支皮瓣的临床应用教程[J].中华显微外科杂志,2013,36(2):201-205.

[147] 唐举玉,李康华,刘俊,等.股前外侧游离皮瓣修复足跟大面积软组织缺损[J].中华整形外科杂志,2006,22(06):436-438.

[148] 唐举玉,李康华.股前外侧皮瓣的临床研究进展[J].中国临床解剖学杂志,2009(01):111-113.

[149] 唐举玉,魏在荣,张世民,等.穿支皮瓣的临床应用原则专家共识[J].中华显微外科杂志,2016,39(2):105-106.

[150] 唐举玉.我国穿支皮瓣发展存在的问题与对策[J].中国美容整形外科杂志,2017,28(2):65-68.

[151] 吴攀峰,唐举玉,李康华,等.游离穿支皮瓣移植修复小儿四肢创伤性软组织缺损[J].中华小儿外科杂志,2013,34(12):915-918.

[152] 唐举玉,卿黎明,贺继强,等.数字化技术辅助旋股外侧动脉降支分叶穿支皮瓣设计的初步应用[J].中华显微外科杂志,2016,39(2):123-126.

[153] 谢松林,唐举玉,陶克奇,等.游离修薄穿支皮瓣的临床研究[J].中华显微外科杂志,2012,35(4):321-322.

[154] 卿黎明,贺继强,唐举玉,等.旋股外侧动脉降支穿支皮瓣供区直接闭合的可靠切取宽度及其影响因素分析[J].中华显微外科杂志,2017,40(2):114-117.

[155] 刘鸣江,夏晓丹,唐举玉,等.股外侧穿支皮瓣的临床应用研究[J].中华显微外科杂志,2012,35(2):100-103.

[156] 黄雄杰,唐举玉,谢松林,等.游离股前外侧超薄穿支皮瓣修复(足母)甲皮瓣供区创面[J].中华显微外科杂志,2014,37(3):271-273.

[157] Nahai F, Silverton JS, Hill HL, et al. The tensor fascia lata musculocutaneous flap [J]. Ann Plast Surg, 1978, 1(4): 372-379.

[158] Koshima I, Urushibara K, Inagawa K, et al. Free tensor fasciae latae perforator flap for the reconstruction of defects in the extremities [J]. Plast Reconstr Surg, 2001, 107(7): 1759-1765.

[159] Hallock GG. Simplified nomenclature for compound flaps [J]. Plast Reconstr Surg, 2000, 105(4): 1465-1472.

[160] Hallock GG. Further clarification of the nomenclature for compound flaps [J]. Plast Reconstr Surg, 2006, 117(7): 151e-160e.

[161] Ao M, Nagase Y, Mae O, et al. Reconstruction of posttraumatic defects of the foot by flow-through anterolateral or anteromedial thigh flaps with preservation of posterior tibial vessels [J]. Ann Plast Surg, 1997, 38(6): 598-603.

［162］Kimura N，Satoh K．Consideration of a thin flap as an entity and clinical applications of the thin anterolateral thigh flap［J］．Plast Reconstr Surg，1996，97(5)：985-992．

［163］Rubin JA，Whetzel TP，Stevenson TR．The posterior thigh fasciocutaneous flap：vascular anatomy and clinical application［J］．Plast Reconstr Surg，1995，95(7)：1228-1239．

［164］Blondeel PN，Van Landuyt KH，Monstrey SJ，et al．The "Gent" consensus on perforator flap terminology：preliminary definitions［J］．Plast Reconstr Surg，2003，112(5)：1378-1387，1516．

［165］Ahmadzadeh R，Bergeron L，Tang M，et al．The posterior thigh perforator flap or profunda femoris artery perforator flap［J］．Plast Reconstr Surg，2007，119(1)：194-202．

［166］Allen RJ，Haddock NT，Ahn CY，et al．Breast reconstruction with the profunda artery perforator flap［J］．Plast Reconstr Surg，2012，129(1)：16e-23e．

［167］Schneider LF，Vasile JV，Levine JL，et al．Deep femoral artery perforator flap：a new perforator flap for breast reconstruction［J］．J Reconstr Microsurg，2011，27(9)：531-536．

［168］王剑利,王根,赵刚,等.游离股后侧穿支动脉皮瓣的解剖学研究及临床应用［J］.中华显微外科杂志,2013,36(1)：7-10．

［169］卿黎明,贺继强,唐举玉,等.基于活体造影数据的股深动脉穿动脉穿支血管的数字解剖学研究.中国临床解剖学杂志,2016(01)：12-15．

［170］贺继强,唐举玉.股深动脉穿动脉穿支皮瓣的解剖及临床应用进展［J］.中国临床解剖学杂志,2017,35(4)：475-477．

［171］夏晓丹.股外侧穿支皮瓣的应用解剖与临床研究［D］.衡阳：南华大学,2010．

［172］夏晓丹,刘鸣江,唐举玉,等.股外侧穿支皮瓣的临床应用研究［J］.中华显微外科杂志,2012,35(2)：100-103．

［173］路来金.股深动脉第三穿动脉游离皮瓣的设计与临床应用［C］.中华医学会第10届全国显微外科学术会议暨世界首例断肢再植成功50周年庆典.上海,2013．

［174］卢伯洋.股深动脉第一穿动脉游离皮瓣的应用解剖学研究［D］.长春：吉林大学,2010．

［175］王琦.股深动脉第三穿动脉游离皮瓣的应用解剖学研究［D］.长春：吉林大学,2011．

［176］郑和平,林涧,陈超勇,等.膝降动脉穿支皮瓣的解剖学基础［J］.中国临床解剖学杂志,2010,28(1)：1-4．

［177］林涧,郑和平,余云兰,等.膝降动脉穿支皮瓣的临床应用［J］.中华创伤杂志,2010,26(3)：102-105．

［178］周广良,巨积辉,蒋国栋,等.膝降动脉穿支皮瓣修复肢体创面的临床应用［J］.中国临床解剖学杂志,2016(06)：693-696．

［179］任义军,丁凡,胡锐,等.游离股内侧区穿支皮瓣修复下肢软组织缺损［J］.中华显微外科杂志,2014,37(3)：238-241．

［180］竺枫,陈宏,薛建波,等.游离膝降动脉股内侧穿支皮瓣修复四肢软组织缺损［J］.中华整形外科杂志,2012,28(2)：92-95．

［181］李浩,梅劲,季卫平,等.膝降动脉隐支皮瓣游离移植修复手部软组织缺损［J］.中华显微外科杂志,2012,35(2)：97-99．

［182］杨晓东,丁茂超,梅劲,等.股前内侧穿支皮瓣的应用解剖学研究［J］.中国临床解剖学杂志,2011(06)：624-628．

第十章

小腿

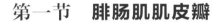

第一节　腓肠肌肌皮瓣

腓肠肌肌皮瓣是以腓肠血管为蒂的组织瓣，实际上包括两个不同的肌皮瓣，即内侧腓肠肌肌皮瓣和外侧腓肠肌肌皮瓣。两者基本相似，但又各有特点。内侧腓肠肌肌皮瓣较长，是修复小腿软组织缺损最常用的肌皮瓣；外侧腓肠肌肌皮瓣修复范围较小，但是它对修复小腿的前区或侧区是非常好的材料。腓肠肌是小腿三头肌之一，主要功能是跖屈踝关节。切取一侧腓肠肌对足的功能影响不大，因为供区需要植皮，术后小腿留有瘢痕，影响外观，是其缺点。

【应用解剖】

腓肠肌位于小腿后面浅层，以内、外侧头起于股骨内外髁后方。二头肌腹在容纳小隐静脉及腓肠神经的沟底融合在一起，切取时可作为解剖标志。二肌腹下行至小腿中部与比目鱼肌腱膜合成跟腱（图 10-1-1）。腓肠肌内、外侧头的滋养动脉位于膝关节水平，分别起于腘动脉内、外侧。取新鲜腓肠肌肌肉标本 1 具，将钡剂从腘动脉注入后，摄 X 线片，发现血管从肌肉近端深面入肌后，分出树枝状多级血管分支，遍及整个肌肉。再分出肌皮穿支进入皮下组织，供应该肌及其表面皮肤。临床上可以形成内、外两个独立的肌皮瓣（图 10-1-2）。自腓肠内侧动脉注入墨汁，可见皮肤染色范围自腘窝至踝部，其宽度超过小腿周径的 3/4。内侧头肌皮瓣切取范围上自腘窝中部，下至内踝上 5 cm，前至胫骨内侧缘，后至小腿后正中线。外侧头肌皮瓣范围较小，外侧至腓骨缘，远侧至外踝上 10 cm。

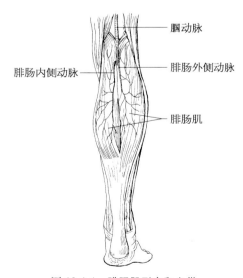

图 10-1-1　**腓肠肌形态和血供**

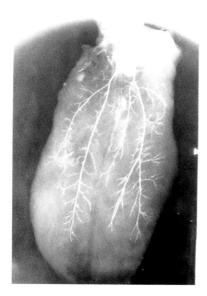

图 10-1-2　腓肠肌的血管分布（钡剂灌注后 X 线片）

【适应证】

（1）早期创伤所致的膝及小腿骨、关节外露，而无法用常规的方法覆盖创面者。

（2）久治不愈的胫骨或股骨下端慢性骨髓炎，经彻底病灶清除后，留有无效腔和创面者。

（3）胫骨和股骨下端骨不连接，局部有广泛的不稳定瘢痕，需切除瘢痕进行植骨者。

（4）膝和小腿慢性溃疡以及肿瘤切除后留有巨大软组织缺损者。

（5）因外伤所致的跟腱及软组织缺损，需同时修复跟腱及创面者。

【手术方法】

临床可根据创面部位及受区修复的实际需要，采用以下不同形式的腓肠肌肌皮瓣进行治疗。

（一）全蒂腓肠肌肌皮瓣

皮瓣基部皮肤和肌肉均不切断，术中血管蒂不需显露，手术简单、安全，但肌皮瓣转移幅度较小，用于修复小腿中、上部创面。

1. 皮瓣设计　以切取内侧腓肠肌肌皮瓣修复胫前创面为例，皮瓣基部位于小腿后上方，后缘位于小腿后正中线，前缘与创面边缘相连，其中无正常组织间隔，按创面的大小画出皮瓣轮廓，皮瓣远端应超过创面远端的水平线 3~5 cm（图 10-1-3A），使其移位后能无张力地覆盖创面。

2. 手术步骤　手术在腰麻或硬膜外麻醉下进行。切取内侧腓肠肌肌皮瓣，患者取患侧卧位（外侧肌皮瓣取健侧卧位，双侧肌皮瓣取俯卧位），健侧在上，用无菌敷料包扎，大腿上部消毒以备切取游离皮片。在靠腘窝处做皮瓣后切口，切开深筋膜，在小腿后正中线找到小隐静脉及腓肠神经，将两者牵向外侧保护（图 10-1-3B）。在腓肠肌二头之间钝性分离，找到腓肠肌内侧头与比目鱼肌间隙。该间隙为疏松结缔组织，用手指很易将两

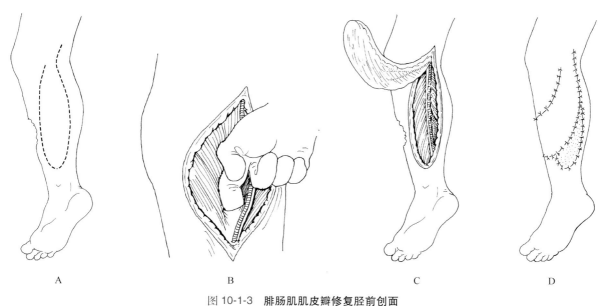

| A | B | C | D |

图 10-1-3　腓肠肌肌皮瓣修复胫前创面
A. 皮瓣设计；B. 分离肌间隙；C. 皮瓣游离；D. 皮瓣转移

者分开,然后依次做前及远侧切口。基部皮肤及肌肉不需切断,皮瓣掀起后(图 10-1-3C),向前移位覆盖胫前创面,供区创面用中厚皮片修复(图10-1-3D)。

(二)岛状腓肠肌肌皮瓣

切断或切除皮瓣基部皮肤和皮下组织,形成肌筋膜蒂岛状肌皮瓣,可向膝上转移。若同时切断腓肠肌股骨附着部,形成血管神经蒂岛状肌皮瓣,则旋转度更大,转移方便,用于修复膝及大腿下部创面。

1. 皮瓣设计 先标明腘窝横线内或外侧半中点,此为皮瓣旋转轴,从该点至皮瓣最远端距离,应大于至创面最远端距离,根据创面大小、形状画出皮瓣轮廓(图 10-1-4A)。

2. 手术步骤 皮瓣切取方法同"全蒂腓肠肌肌皮瓣"。切断基部皮肤,游离腓肠肌至股骨附着部,必要时将该肌在靠股骨附着处切断,皮瓣向上旋转,直接或通过皮下隧道转移修复膝及大腿下部创面(图 10-1-4B、C)。

(三)双蒂肌皮瓣

肌皮瓣远侧皮肤保留一定宽度不予切断,可增加皮瓣远端血远,延长皮瓣长度,但限制皮瓣移动度,主要用于修复小腿远端创面。

1. 皮瓣设计 以设计内侧腓肠肌双蒂肌瓣修复胫前创面为例,皮瓣前缘位于胫骨内缘,并与创面相连;后缘位于小腿后正中线,皮瓣远端向

前斜行至内踝上方,保留内踝前方宽约 4 cm 皮肤不予切断,形成皮瓣远侧蒂部(图 10-1-5A)。

2. 手术步骤 近侧肌皮瓣切取方法同"全蒂腓肠肌肌皮瓣"。远侧皮瓣切取时,切口要走在跟腱内侧,术中需切断来自比目鱼肌的穿支,注意勿损伤屈肌支持带及胫后血管神经束,待皮瓣游离后向前移位覆盖胫前创面。皮瓣近侧基部的皮肤切断与否,视需要而定,若向前推移范围小者,基部皮肤不需切断;若推移范围较大者,则可切断基部皮肤和腓肠肌内侧头股骨附着部,仅保留血管蒂,可增加皮瓣前移距离(图 10-1-5B、C)。

(四)内侧腓肠肌推进肌皮瓣

皮瓣切取后沿纵轴方向向远侧推进,用于修复小腿远端创面。

1. 皮瓣设计 为增加皮瓣切取的长度,以覆盖小腿远端创面。设计时可将皮瓣长宽各增加2 cm,即皮瓣后缘超过后中线 2 cm,下端达内踝上3 cm 与创面近侧缘相连(图 10-1-6A)。

2. 手术步骤 按前述方法切取皮瓣,切断基部皮肤和腓肠肌股骨附着部,形成血管神经蒂岛状肌皮瓣,沿纵轴方向推进修复小腿远侧创面。然后将切断的腓肠肌内侧头向近侧略加牵拉,缝合固定于附近软组织上,以减少血管蒂牵拉。术后屈膝 30°~45°,固定 3 周(图 10-1-6B)。

(五)内、外侧腓肠肌联合肌皮瓣

将内、外侧腓肠肌一起切取形成内、外侧联合

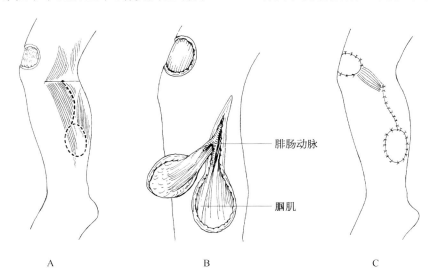

图 10-1-4 内侧腓肠肌岛状肌皮瓣修复膝上创面
A. 皮瓣设计;B. 皮瓣切取;C. 皮瓣转移

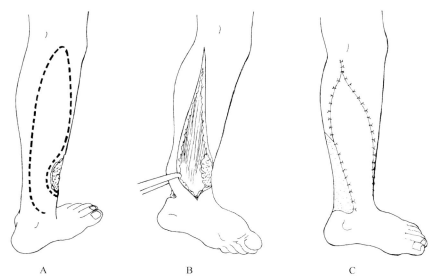

图 10-1-5　双蒂腓肠肌肌皮瓣修复小腿远端创面

A. 皮瓣设计；B. 皮瓣切取；C. 皮瓣转移

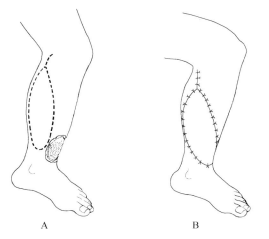

图 10-1-6　内侧腓肠肌推进肌皮瓣修复小腿远端创面

A. 皮瓣设计；B. 皮瓣推进

肌皮瓣,可显著增加肌皮瓣切取范围,皮瓣远端可达踝部,主要用于修复跟腱部软组织缺损。

1. 皮瓣设计　皮瓣上部位于腘窝下方,两侧到胫骨内缘和腓骨外缘,下端至跟腱创面近侧缘。

2. 手术步骤　先做皮瓣上方内侧切口,将内侧腓肠肌自胫骨内侧缘切下,仔细寻找腓肠肌与比目鱼肌间隙,将其钝性分开,在手指指引下由近而远、由内向外做皮瓣外侧和远侧切口。将皮瓣掀起,切断腓肠肌内外侧头股骨附着部,形成血管神经蒂岛状肌皮瓣,向远侧呈 V-Y 推进。其中腓肠肌腱性部分推进后修复跟腱缺损,皮肤部分覆

盖创面(图 10-1-7)。

（六）内侧腓肠肌肌皮瓣交叉移位术

膝、小腿与足部严重软组织缺损,因局部血管损伤或软组织条件较差,无法用局部转移皮瓣或游离皮瓣移植修复时,可用内侧腓肠肌肌皮瓣交叉移位术治疗,因皮瓣长宽比例不受限制,不需延迟手术,血运丰富,修复力强,优于传统小腿交叉皮瓣。

1. 皮瓣设计　根据创面大小在健侧小腿设计内侧腓肠肌肌皮瓣,皮瓣蒂部要有足够的长度,使其能交叉移至对侧患肢受区(图 10-1-8)。

2. 手术步骤　按前述方法切取肌皮瓣。交叉移植时一个较为困难的问题是如何封闭皮瓣蒂部创面。由于肌皮瓣含有较厚的肌肉,不易用通常的方法将其缝成管状。可将肌皮瓣呈螺旋形旋转成管状,这样既闭合了蒂部创面,又增加了皮管的长度。供区创面用中厚皮片修复。3~4 周后断蒂,断蒂后部分腓肠肌内侧头皮瓣仍缝回原处。

【典型病例】

病例一:内侧腓肠肌肌皮瓣修复胫前创面。

患者男性,29 岁。2 年前右小腿被拖拉机压伤致胫腓骨中下段开放性骨折,在外院行清创换药。现胫前软组织大片瘢痕,伴有窦道形成,创面

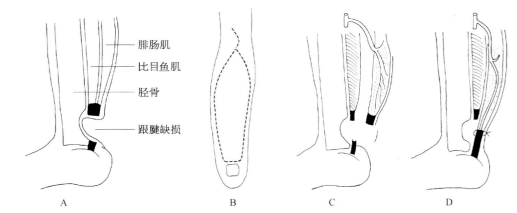

图 10-1-7　内、外侧腓肠肌联合肌皮瓣修复跟腱缺损

A. 跟腱缺损；B. 腓肠肌肌皮瓣设计；C. 切取肌皮瓣；D. 修复跟腱及创面

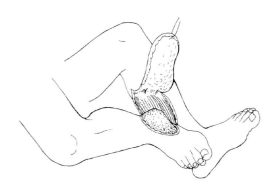

图 10-1-8　腓肠肌肌皮瓣交叉移植

范围约 6 cm×9 cm。术中彻底切除瘢痕组织及窦道，切取内侧腓肠肌肌皮瓣，肌皮瓣面积达 10 cm×30 cm，局部转移修复创面。供区中厚皮片覆盖，术后皮瓣成活，创面一期愈合（图 10-1-9）。

病例二：内侧腓肠肌肌皮瓣膝上转移修复股骨骨髓炎。

患者男性，24 岁。右股骨下端慢性骨髓炎 9 年，膝上窦道久治不愈，大腿前下方形成广泛瘢痕。1984 年 2 月在硬膜外麻醉下，彻底切除瘢痕、窦道及死骨，形成 6 cm×10 cm 大小创面。切取 8 cm×12 cm 内侧腓肠肌岛状肌皮瓣，向膝上转移一期修复，术后创面一期愈合。4 年后复查骨髓炎未复发（图 10-1-10）。

病例三：双蒂腓肠肌肌皮瓣修复胫骨骨髓炎。

患者男性，24 岁。7 岁时患右胫骨急性骨髓炎，久治不愈，反复发作，胫骨外露，局部广泛瘢痕。术中彻底清创，胫前创面达 4 cm×18 cm，切取 10 cm×24 cm 内侧腓肠肌双蒂肌皮瓣，近侧蒂部皮肤完全切断，远侧保留 4 cm 宽皮肤为蒂向前推移覆盖创面，供区创面用中厚皮片修复。术后伤口一期愈合。2 年后复查，骨髓炎未复发（图 10-1-11）。

病例四：内侧腓肠肌推进肌皮瓣修复小腿远侧创面。

患者男性，26 岁。半年前因外伤致胫骨远端骨不连，局部有 4.5 cm×12 cm 大小贴骨瘢痕。术中彻底切除骨折部瘢痕，清除两骨折端间纤维组织，打通骨髓腔。切取内侧腓肠肌肌皮瓣，皮瓣远端与创面相连，切断基部皮肤及肌腱，形成血管神经蒂岛状肌皮瓣，向小腿远端推进修复创面。术后创面一期愈合，5 个月后骨折愈合（图 10-1-12）。

病例五：内、外侧腓肠肌联合肌皮瓣修复足跟部损伤。

患者男性，19 岁。1 个月前右足跟部被钢块砸伤，致跟腱及其表面皮肤缺损，伤口感染，创面达 4 cm×6 cm。彻底清创后，切取内、外侧联合肌皮瓣，切断基部皮肤及腓肠肌股骨附着处，将肌皮瓣向远侧推进，同时修复跟腱及皮肤缺损。术后创面一期愈合，1 年后复查，跟腱功能恢复良好。

【注意事项】

（1）切取腓肠肌肌皮瓣务必在腓肠肌与比目鱼肌间隙进行，两者在上半部极易分离，而下半部合成跟腱，故应从上向下进行分离。

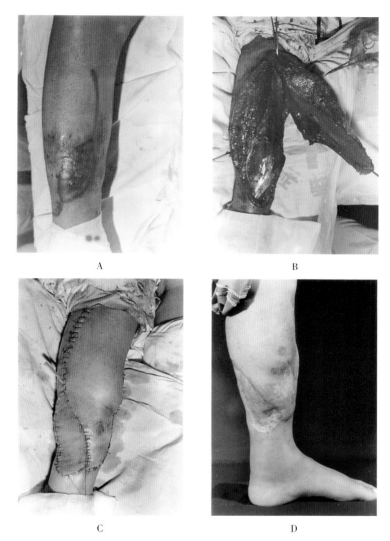

图 10-1-9 内侧腓肠肌肌皮瓣修复胫前创面

A. 术前；B. 切取肌皮瓣；C. 肌皮瓣转移；D. 术后

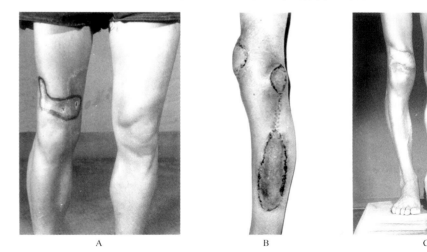

图 10-1-10 内侧腓肠肌肌皮瓣膝上转移修复股骨骨髓炎

A. 术前；B. 术后（侧面观）；C. 术后（正面观）

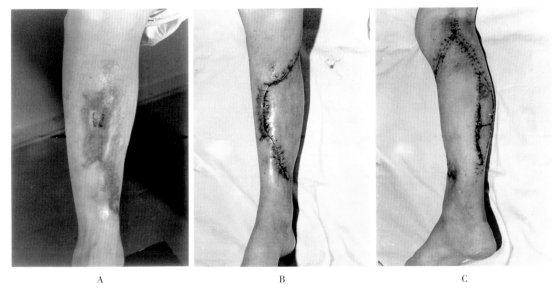

A B C

图 10-1-11 双蒂腓肠肌肌皮瓣修复胫骨骨髓炎

A. 术前；B. 术中；C. 术后

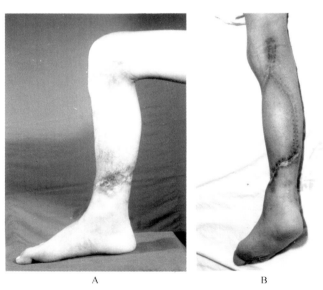

A B

图 10-1-12 内侧腓肠肌推进肌皮瓣修复小腿远侧创面

A. 术前；B. 术后

（2）根据腓肠肌内外侧头不同纤维方向辨清二头间隙后钝性分离，并寻找腓肠肌与比目鱼肌间隙，切不可误入肌肉内而损伤营养血管。

（3）腓肠神经与小隐静脉位于小腿后正中深筋膜下，此为腓肠肌内、外侧头分界线，术中需注意保护，勿予损伤。

（4）腓肠肌与表面皮肤联系疏松，极易分离，切取时应避免两者间任何剪力，可将皮肤与肌膜做暂时性缝合固定，以免两者分离，影响皮肤血运。

（5）为便于转移或推进而将皮瓣基部皮肤及肌腱切断，此时血管蒂失去肌肉保护易受牵拉，在皮瓣转移或推进后，应将肌腱向近侧稍做牵拉后固定在附近软组织上，以保护血管蒂。

（6）设计双蒂肌皮瓣时，远侧蒂部皮肤宽度不应少于 4 cm，以保证皮瓣远端血运。若皮瓣前移受限，可切断近端皮肤和肌腱来增加移动度。

（侯春林）

第二节 腓肠内侧动脉穿支皮瓣

腓肠内侧动脉穿支皮瓣是指以腓肠内侧动脉穿支供血、位于腓肠肌内侧头表面的轴型皮瓣,皮瓣切取只包括皮肤和浅筋膜组织,不包括腓肠肌和深筋膜。2001年Cavadas等首先报道了其解剖及临床应用,随后很多学者对该皮瓣的解剖进行深入的研究,开发出许多新的术式,目前已发展成为临床常用穿支皮瓣之一。

【应用解剖】

腓肠内侧动脉自腘褶皱上方1.2~2 cm平面直接起源于腘动脉,起始部外径(2.58±0.44)mm,肌外血管长度为(2.9±2.1)cm,在腘褶皱远侧0.5~2.8 cm平面入肌,主干入肌后沿肌纤维长轴下行,分为内侧支和外侧支,纵向穿行肌纤维之间,发出多个肌支和1~4个肌皮穿支,最常发出2个肌皮穿支,穿支集中出现在距腘褶皱以远6.5~16.0 cm,距后正中线内侧1~4.5 cm的范围内。第一穿支距腘褶皱的垂直距离平均为(8.82±1.21)cm(6.6~10.0 cm),距后正中线(2.23±0.64)cm(1.3~3.2 cm);第二穿支距腘褶皱的垂直距离平均为(12.94±1.35)cm(11.5~14.6 cm),距后正中线(3.36±0.39)mm(2.9~3.9 cm)。穿支自主干发出处的外径(0.98±0.09)mm(0.84~1.12 mm),穿支穿出深筋膜处外径为(0.81±0.1)mm(0.66~0.96 mm)。穿支蒂长为穿支自主干发出部位至穿出深筋膜处距离,平均(2.76±0.42)cm(2.2~3.4 cm)。穿支血管蒂长为主穿支(各例最粗的穿支)穿出深筋膜处至腓肠内侧动脉发出部位的距离,平均(11.8±3.12)cm(7.6~16.4 cm)(图10-2-1)。

【适应证】

腓肠内侧动脉穿支皮瓣游离移植主要适用于修复四肢、颌面、头颈中小面积的浅表创面,带蒂

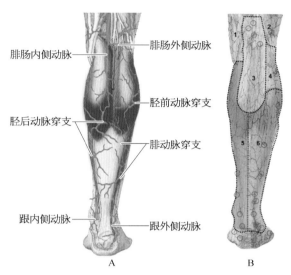

图10-2-1 A、B腓肠内侧动脉穿支皮瓣解剖学供区(3区)
1. 膝降动脉;2. 膝下外侧动脉;3. 腓肠内、外侧浅动脉;
4. 胫前动脉;5. 胫后动脉;6. 腓动脉

(图中标注:腓肠内侧动脉、腓肠外侧动脉、胫前动脉穿支、胫后动脉穿支、腓动脉穿支、跟内侧动脉、跟外侧动脉)

转移适合于修复小腿上段与膝关节周围的浅表创面,还可以制成嵌合穿支皮瓣修复合并无效腔的创面。

【手术方法】

1. **皮瓣设计** 以术前采用超声多普勒血流探测仪探测、标记的腓肠内侧动脉主穿支穿出深筋膜部位为皮瓣关键点,以主穿支穿出点与远侧邻近探及的第二穿支穿出点连线为轴线(一般接近于内踝后缘顶点与腘窝皱襞中点连线),据创面形状、大小设计皮瓣,皮瓣比创面放大约1 cm。

2. **皮瓣切取** 不驱血上气囊止血带,采用"逆行四面解剖法"切取皮瓣,先切开皮瓣的后侧缘,于深筋膜表面自后向前游离皮瓣,注意保护每一支穿支血管,确定穿支血管后,旁开穿支3 mm左右切开深筋膜。首先解剖面对手术者的剖面(第一个面),自深筋膜层面顺穿支血管解剖,切开部分腓肠肌,直至显露腓肠内侧动静脉主干。然后解剖第二个面即术者左侧的穿支血管剖面,保

留 3 mm 左右的筋膜组织。同法解剖第三个面,即术者右侧的穿支血管剖面,最后切开皮瓣前侧缘,于深筋膜表面自前至后会师至穿支处。接着解剖穿支的第四个面(面对一助的剖面),保留 3 mm 左右肌袖。血管蒂游离后以血管夹阻断其他穿支,证实皮瓣血运可靠后,以双极电凝处理其他穿支。

3. 皮瓣移位或移植 确定皮瓣血运可靠后,如修复小腿上段和膝关节周围创面,可将皮瓣经皮下隧道转移至皮瓣受区。游离移植则根据所需血管蒂长度于相应部位断蒂,皮瓣移植至受区,与受区血管吻合重建皮瓣血液循环。

4. 皮瓣供区与受区创口闭合 皮瓣供区和受区止血后直接缝合,低位放置硅胶半管引流。

【典型病例】

病例一:腓肠内侧动脉穿支皮瓣修复小腿创面。

患者男性,32 岁。车祸致左胫腓骨多段骨折钢板内固定术后创口不愈 1 个月入院。清创后胫骨上段骨与钢板外露,设计腓肠内侧动脉穿支皮瓣顺行转移修复,皮瓣切取面积为 7 cm×5 cm,游离后通过皮下隧道转移至受区,供区直接缝合。术后皮瓣顺利成活,创口愈合良好,术后 9 个月随

访,皮瓣恢复痛温觉,色泽正常、质地柔软、外形不臃肿(图 10-2-2)。

病例二:腓肠内侧动脉穿支皮瓣修复足内侧创面。

患者女性,40 岁。车祸致左足多发骨折内固定术后创口不愈 3 周入院。清创后第一跖骨、楔骨外露,内侧、背侧韧带与关节囊缺损,将第一跖跗关节融合、克氏针固定,采用同侧腓肠内侧动脉穿支皮瓣游离移植,皮瓣切取面积为 10 cm×4 cm,腓肠内侧动脉与跗内侧动脉吻合,其伴行静脉与足背浅静脉吻合,皮瓣供区直接缝合。术后皮瓣成活良好,12 个月后随访,皮瓣外形良好、色泽正常,质地柔软并恢复保护性感觉,皮瓣供区仅遗留线性瘢痕,小腿功能无影响(图 10-2-3)。

【注意事项】

(1)皮瓣设计:虽然腓肠内侧动脉穿支出现较为恒定,且穿支位于腘窝褶皱下 6~18 cm 节段内,但具体穿出深筋膜点很不确定,因此,术前采用超声多普勒血流探测仪探测腓肠内侧动脉穿支的穿出部位有助于皮瓣设计。

(2)皮瓣切取:手术时宜采取不驱血上气囊止血带,利用充盈的伴行静脉有助于寻找和保护

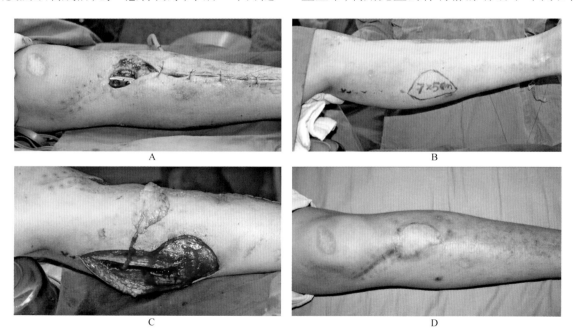

图 10-2-2 腓肠内侧动脉穿支皮瓣修复小腿创面

A. 术前创面;B. 皮瓣设计;C. 皮瓣已游离,不带深筋膜;D. 术后 9 个月随访皮瓣外形

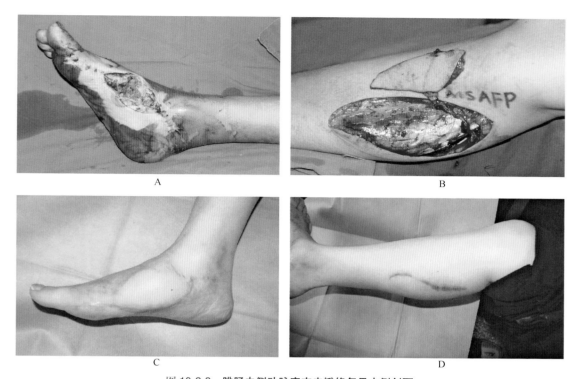

图 10-2-3　腓肠内侧动脉穿支皮瓣修复足内侧创面
A. 右足内侧皮肤缺损伴骨与关节外露；B. 皮瓣切取；C、D. 术后 1 年随访皮瓣受区、供区恢复情况

细小的穿支；先切开皮瓣前缘，自前向后于深筋膜表面分离皮瓣容易显露穿支，术中根据穿支情况再行皮瓣调整亦是一种行之有效的方法；解剖穿支时亦宜以显微器械在放大镜或显微镜下解剖，穿支保留少量的血管周围组织，可减少血管牵拉损伤和血管痉挛的发生。

（3）皮瓣的静脉回流：静脉回流障碍是导致皮瓣坏死的常见原因，腓肠内侧动脉伴行静脉外径粗大，与供区血管口径多不匹配，并且伴行静脉间有丰富的梯形静脉交通支，两伴行静脉之间不可过多分离，这类静脉的吻合难度较大，要求术者具备过硬的血管吻合技术。为解决腓肠内侧动脉穿支皮瓣的静脉回流问题，提高其成功率，临床上应注意：① 选择受区较粗大的浅静脉或静脉分叉口吻合。② 保留皮瓣较粗的浅静脉以备吻合。③ 如找不到匹配的静脉吻合，可将受区静脉吻合口修剪成鱼口状吻合。④ 尽可能重建 2 条静脉回流通路。

（4）皮瓣供区避免皮肤移植，以免遗留难看的瘢痕和造成第二供区损害。皮瓣切取宽度在

5 cm 以内多可直接缝合，个别病例伤前腓肠肌发达，伤后失用性肌萎缩严重时，皮瓣切取宽度达 8 cm 亦可无张力缝合，因此，术前应仔细评估，根据具体情况来决定皮瓣切取宽度。术前采用"提捏法"可粗略估计皮瓣切取宽度，做到供区尽可能无张力缝合，避免皮肤移植所致难看的瘢痕和第二供区损害。年轻女性术后线性瘢痕亦破坏小腿外观，儿童小腿脂肪致密厚实，临床应慎用。

（5）腓肠内侧动脉穿支皮瓣具备以下优点：① 皮瓣质地薄，毛发少，适宜修复头颈、颌面及四肢中小面积皮肤软组织缺损。② 穿支的解剖位置相对恒定。③ 腓肠内侧血管口径较为粗大，并可获得较长的血管蒂。④ 术式多样，可带蒂转移、游离移植，还可切取分叶穿支皮瓣、嵌合穿支皮瓣和分叶嵌合穿支皮瓣等。⑤ 皮瓣携带皮神经可制成感觉皮瓣。⑥ 皮瓣的切取通常在一个体位下完成，术中无须变更体位，特别适合重建跟后区皮肤软组织缺损。

（6）腓肠内侧动脉穿支皮瓣存在缺点：① 供

区不够隐蔽,术后供区瘢痕对小腿外观有一定影响。② 穿支口径较为细小、腓肠内侧动脉口径与静脉口径不匹配,动脉相对较小,而静脉粗大。

③ 仰卧位解剖操作不太方便。

（唐举玉　唐茂林）

第三节　腓肠外侧浅动脉穿支皮瓣

1981 年 Haertsch 报道了小腿后侧皮瓣的应用解剖。1994 年何明武等报道了腘动脉外侧皮支岛状筋膜皮瓣修复下肢软组织缺损,是腓肠外侧浅动脉穿支皮瓣(superficial lateral sural artery perforator flap)带蒂转移应用的雏形。1998 年于加平等报道了腘窝外侧皮动脉的解剖和临床应用,并首先采取了游离移植的手术方式。李强等于 2003 年报道该皮瓣游离移植用于修复手掌软组织与神经缺损。

【应用解剖】

早期解剖学研究结果显示,小腿后侧近端皮肤有 3 条动脉营养,即腘窝外侧皮动脉、腘窝中间皮动脉和腘窝内侧皮动脉,三者均起源于腘动脉。由于腘窝外侧动脉不总是来源于腘动脉,同时区别于深部营养腓肠肌外侧头的腓肠外侧动脉,目前倾向于将其命名为腓肠外侧浅动脉。腓肠外侧浅动脉出现率为 85.8%,血管口径在 1 mm 以上的占 59.5%。69% 的腓肠外侧浅动脉起源于腘动脉,31% 起源于腓肠外侧动脉。59.5% 的腓肠外侧浅动脉有 2 条伴行静脉,40.5% 有 1 条伴行静脉。大部分腓肠外侧浅动脉与腓肠外侧神经伴行。腓肠外侧浅动脉穿出点位置变化较大,平均在中线外侧 3 cm,腓骨头下方 0~12 cm 的位置经小腿深筋膜穿出。

【适应证】

腓肠外侧浅动脉穿支皮瓣质地好,皮瓣薄,可携带腓肠外侧神经作为需要修复创面和桥接神经缺损的特殊皮瓣,带蒂转移(临床应用多为顺行转移)适合修复腘窝周围中小面积创面,游离移植适合修复手部、腕部、前足等部位中小面积创面。

【手术方法】

1. 皮瓣设计　术前标记小腿后正中线和经腓骨小头的垂直线,以超声多普勒血流探测仪或彩超探测并标记腓肠外侧浅动脉的体表走行线与穿出小腿深筋膜点。

点:以术前定位标记的腓肠外侧浅动脉穿出小腿深筋膜点为皮瓣关键点。顺行转移时以腓肠外侧浅动脉起始点为旋转点。

线:以术前超声多普勒血流探测仪或彩超探测标记的腓肠外侧浅动脉体表走行线为轴线。

面:皮瓣切取层面为深筋膜表面。

依据创面大小、形状和上述“点、线、面”设计皮瓣。

2. 皮瓣切取　首先切开皮瓣关键点周围的一侧,切开皮肤和皮下组织,在深筋膜表面锐性分离,显露并确认腓肠外侧浅动脉穿支及主干后,切开皮瓣周界,深筋膜以浅分离解剖会师至穿支穿出点,然后顺穿支逆行解剖分离腓肠外侧浅血管主干直至所需血管蒂长度与口径,此时皮瓣完全游离(仅腓肠外侧浅血管相连),放松止血带,确认皮瓣血供情况。

3. 皮瓣移位或移植　确认皮瓣血供可靠后,通过皮下隧道将皮瓣转移至受区;游离移植时则根据所需血管蒂长度和口径于合适平面切断血管蒂,将皮瓣移植至受区,腓肠外侧浅动脉及其伴行静脉分别与受区动静脉吻合,携带腓肠外侧神经时则与受区皮神经吻合。

4. 皮瓣供区与受区创面闭合　彻底止血后,皮缘稍做游离,分层缝合皮下组织、皮肤,闭合创口,低位放置硅胶半管引流。

【典型病例】

病例一：腓肠外侧浅动脉穿支皮瓣修复拇指创面。

患者男性，31 岁。右拇指末节部分皮肤坏死，因其拒绝踇甲瓣移植手术，设计腓肠外侧浅动脉穿支皮瓣移植，腓肠外侧浅动脉与桡动脉腕背分支吻合，其伴行静脉与第一掌骨背侧的皮下静脉吻合。术后 5 个月随访，皮瓣外观满意（图 10-3-1）。

病例二：腓肠外侧浅动脉穿支皮瓣修复虎口挛缩。

患者女性，36 岁。左手外伤后虎口挛缩 4 个月入院。虎口开大后设计对侧腓肠外侧浅动脉穿支皮瓣移植术，应用弹性克氏针维持拇指外展位。术后移植皮瓣顺利成活，9 个月后随访，皮瓣色泽、质地良好，外形不臃肿，拇指对指、对掌功能恢复满意（图 10-3-2）。

【注意事项】

（1）由于腓肠外侧浅动脉及其穿支不够恒定，术前应常规应用超声多普勒血流探测仪或彩超探测并标记腓肠外侧浅动脉的体表走行线与穿出小腿深筋膜点，可以降低手术的盲目性。最好同时定位标记好腓肠内侧浅动脉及其穿支，以防腓肠外侧浅动脉穿支皮瓣切取不成功时可改用腓肠内侧浅动脉穿支皮瓣移植。

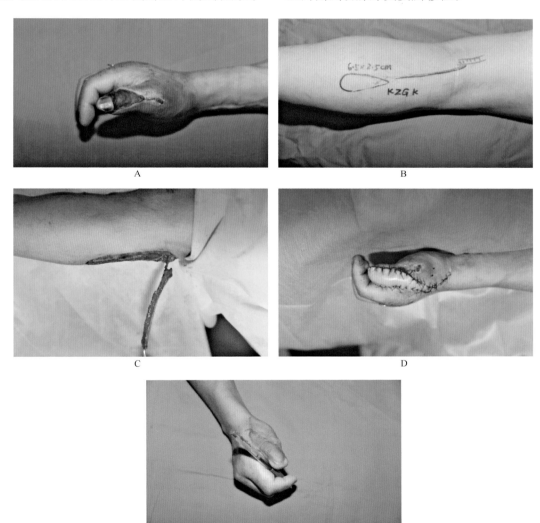

图 10-3-1　腓肠外侧浅动脉穿支皮瓣修复拇指创面

A. 右拇指指背皮肤坏死；B. 皮瓣设计；C. 皮瓣切取；D. 皮瓣移植术后外观；E. 术后 5 个月随访恢复情况

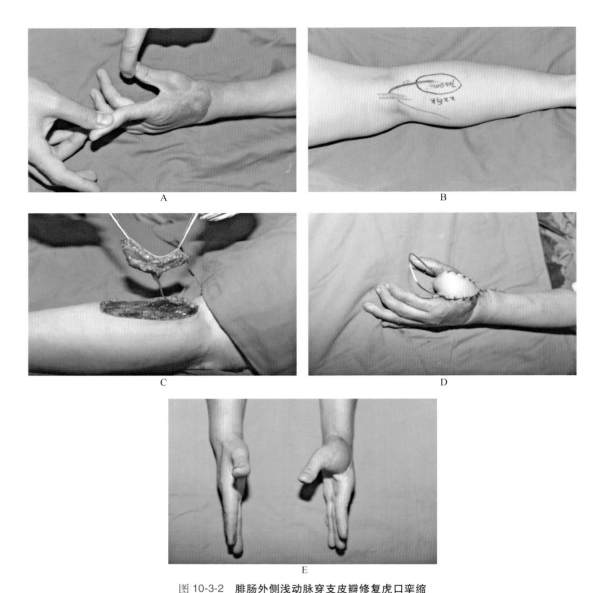

图 10-3-2　腓肠外侧浅动脉穿支皮瓣修复虎口挛缩

A. 术前情况；B. 皮瓣设计；C. 皮瓣切取；D. 皮瓣移植术后；E. 术后 9 个月随访恢复情况

（2）腓肠外侧浅动脉口径较为细小，在注意皮瓣蒂长的同时要注意其口径，尽可能在靠近其起始部断蒂，既能获得较长的血管蒂长度，又能达到一定的血管口径。

（3）大部分腓肠外侧浅动脉与腓肠外侧神经伴行，特点是近端伴行不紧密，越往远端伴行越紧密。因此，穿支越靠远端，血管与神经分离越困难，最好以显微器械在手术放大镜或显微镜下分离，必要时可能需要牺牲腓肠外侧神经。

（4）腓肠外侧浅动脉穿支皮瓣具备优点：① 皮瓣大多质地较好、厚薄适中。② 腓肠外侧浅血管走行位置表浅，分离简单、快捷。③ 皮瓣切

取在止血带下进行，视野清晰，出血少。④ 可同时携带腓肠外侧皮神经，一期修复受区感觉神经缺损。

（5）腓肠外侧浅动脉穿支皮瓣存在缺点：① 体位不太方便，需要在俯卧位或侧卧位切取。② 穿支与源血管不恒定，可能切取不成功。③ 血管口径较小，且变化较大，对术者小血管吻合技术要求高。④ 供区不够隐蔽，术后小腿瘢痕影响外观。⑤ 牺牲腓肠外侧皮神经足外侧部分区域可能出现感觉障碍。

（徐永清　唐举玉）

第四节 腘动脉外侧皮动脉穿支皮瓣

腘动脉外侧皮动脉又可称为腓肠外侧浅动脉（lateral superficialsuralartery）。腓肠外侧动脉皮瓣和腓肠内侧动脉皮瓣一样，是修复腘窝、膝关节周围缺损的良好供区。同腓肠内侧动脉皮瓣相比，腘动脉外侧皮穿支皮瓣可修复缺损的尺寸相对更小。随着手术技术的不断提升、对穿支血管认识的不断进步及术前穿支影像导航技术的完善，腘动脉外侧皮穿支皮瓣也逐渐成为一个常用的皮瓣供区。

【应用解剖】

关于小腿后侧筋膜皮瓣的解剖情况，Cormack 和 Lamberty 认为中间腓肠浅动脉伴行于腓肠神经。Haertsch 通过尸体解剖发现腓肠神经与较粗大的中间腓肠动脉伴行，而同时有一较小的血管与外侧腓肠神经伴行。Walton 和 Bunkis 在介绍小腿后侧皮瓣时，认为有一个主要轴型血管走行于小腿后外侧与腓肠外侧神经紧密伴行。

腓肠外侧动脉主要起自腘动脉（82.5%），也可起自腓肠肌动脉（内侧头 5%，外侧头 10%），极少起自腘窝内侧皮动脉（2.5%）。其起始的体表投影位于小腿后正中线与股骨内、外上髁连线的外上象限。外侧腓肠浅动脉在胫骨外上方直接从腘动脉发出后，走行于腓肠肌的间隙，在小腿上部的深筋膜下向后中间方向伴行于腓肠外侧神经，在胫骨关节下 4 cm 穿深筋膜进入浅层，向下终止于小腿中、下 1/3 交界处，近端血管的管径为 1.1~1.5 mm。

笔者认为目前文献报道的小腿后侧皮瓣，虽然切取的范围和部位都一致，但事实上是部分学者以中间腓肠浅血管为蒂，部分则以外侧腓肠浅血管为蒂来获取皮瓣。两者分别有腓肠神经和外侧腓肠神经伴行，而腘动脉外侧皮支就是外侧腓肠浅动脉。

【适应证】

腓肠外侧头较内侧头更短更薄，皮瓣带蒂可修复周围腿部及膝关节前外侧皮肤缺损。Satoh 等报道了以中间腓肠动脉为蒂，修复膝关节周围缺损 17 例。钱云良等报道了腘动脉外侧皮支为蒂的小腿后侧皮瓣 6 例。随着显微技术的不断成熟，该皮瓣游离移植可修复全身多处缺损。Wolff 等将腓肠外侧动脉皮瓣用于口腔肿瘤切除以后的缺损修复。徐永清将腓肠外侧动脉皮瓣用于手部缺损的修复和覆盖。皮瓣切取宽度 <6 cm 的供区缺损常可通过直接拉拢缝合关闭。笔者认为腘窝区域瘢痕挛缩将影响膝关节活动，应尽量避免皮片移植修复。

【手术方法】

小腿后侧皮瓣可以切取整个小腿后侧的上 2/3，上界至腘窝的褶皱，两侧至小腿内外侧中线，下界达小腿中、下 1/3 交界处。

术前可以用多普勒血流测定仪标记表浅的外侧腓肠浅动脉，常走行在外侧腓肠肌上，皮瓣可以此作为中轴，旋转点在腘窝内。采取俯卧位或侧卧位，在止血带下，从远端掀起皮瓣，深达深筋膜，可以确保腓肠浅血管和腓肠外侧神经包含在皮瓣内，切开两侧后，结扎深部的肌皮穿支，在外侧近端要注意保护腓总神经。如果血管较细，可以不解剖血管蒂，直接连同筋膜蒂转移，以避免损伤血管，同时还可以保证皮瓣回流。当皮瓣宽度小于 4 cm 时，供区可以直接缝合，反之则需皮片移植。

【注意事项】

（1）患者需在俯卧位下进行手术。

（2）腓肠外侧动脉变异较大，术前穿支血管定位非常重要。

（3）术中保留相当宽度的筋膜蒂可减轻皮瓣

转移时对血管的张力和增加皮瓣的静脉回流。

（4）术中如发现血管缺如，应尽快更改手术方案。

（5）优点：① 皮瓣质地软，皮瓣薄，供区隐蔽。② 不损伤主干血管。③ 使用止血带可使术野清晰。④ 供区损伤小，术后恢复快。⑤ 可携带神经，同时进行修复。

（6）缺点：① 俯卧位下进行手术。② 血管变异较大。③ 血管口径细，对显微外科技术要求较高。

【典型病例】

患者男性，膝部病理性瘢痕，完整切除后形成创面，设计小腿后侧皮瓣，延设计切开、掀起皮瓣，转移至受区，皮瓣存活良好，供区游离皮片移植覆盖（图 10-4-1）。

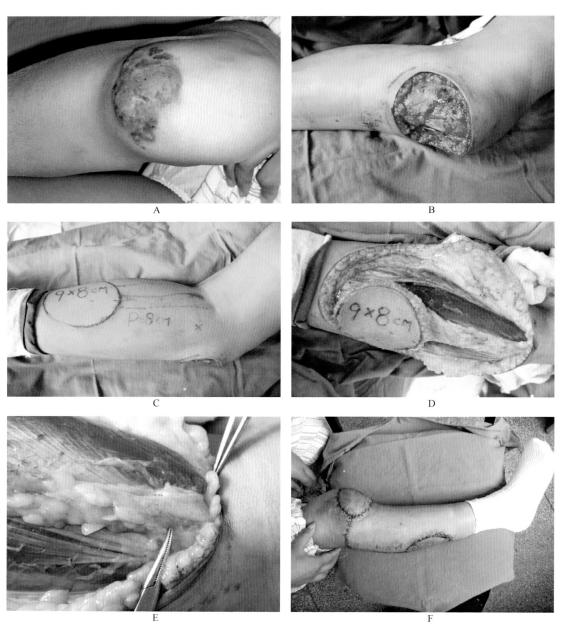

图 10-4-1　腘动脉外侧皮动脉穿支皮瓣修复膝部病理性瘢痕

A. 术前；B. 切除瘢痕；C. 皮瓣设计；D. 皮瓣切开；E. 皮瓣掀起；F. 皮瓣覆盖；

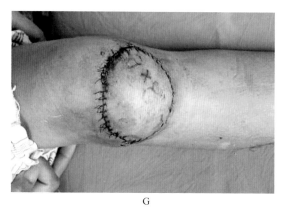

G

图 10-4-1(续)

G. 皮瓣覆盖

（闵沛如）

第五节　膝内侧皮瓣

膝内侧皮瓣是以膝降动脉隐支为血供的皮瓣。1980 年 Banis 首先报道犬后腿隐动脉皮瓣的解剖学研究。1981 年 Acland 等首次报道临床游离移植膝内侧皮瓣获得成功。国内高学书等 1982 年将其用于临床。该皮瓣位于膝关节及小腿内侧上部，质地柔软，血管蒂较长，可切取皮瓣面积较大，厚薄适中，色泽好，切取后对功能和外观影响较小，不破坏重要血管，有神经可供吻接，皮瓣感觉恢复较好。带蒂转移可修复膝、腘窝及邻近组织缺损，双腿交叉移植可修复对侧下肢软组织缺损；游离移植可供修复四肢、前臂、手部、足跟及足底等部位软组织缺损。

【应用解剖】

隐动脉为膝内侧皮瓣的营养血管。隐动脉发自膝降动脉（又称膝最上动脉），膝降动脉起自膝上 15 cm 处的股动脉内侧。该动脉在距起始部 0.5～2 cm 处分为关节支和隐支，两者共干者占 56%，隐支单独起自股动脉者占 44%。隐动脉穿过缝匠肌深面的内收肌腱板，伴随隐神经下行，在缝匠肌与股薄肌之间行程较长，约 10 cm，至膝关节平面内侧从两肌之间浅出皮下，下行于小腿内侧，沿途发出一些分支，营养膝上 10 cm 至膝下 20 cm 皮肤组织。膝降动脉起始部外径为 2.9 mm，隐动脉起始部位外径为 1.7 mm。其伴行静脉及大隐静脉均可作为回流静脉。皮瓣感觉神经为隐神经，隐神经在膝上与隐动脉伴行，在膝下与大隐静脉伴行。该神经扁平状，横径为 1.5～2.0 mm。皮瓣可切取范围上起膝上 10 cm，下至膝下 20 cm（图 10-5-1）。

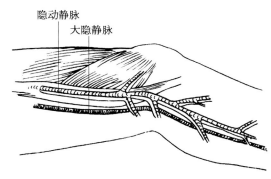

图 10-5-1　膝内侧皮瓣血管解剖

【适应证】

（1）带蒂转移适于修复膝、腘窝及邻近软组织缺损。

（2）双腿交叉移植适于修复对侧下肢及足部软组织缺损。

（3）游离移植适于前臂、手部及足部等四肢部位软组织缺损的修复。

【手术方法】

1. 皮瓣设计　在膝关节内侧正中做平行于下肢纵轴的标记线，该线即为皮瓣的设计轴心线。在该线两侧旁开 5 cm，上起膝上 10 cm，下至膝下 20 cm 范围内，根据受区需要设计皮瓣（图 10-5-2A）。如需交叉移植修复对侧下肢创面，可在皮瓣蒂部形成管状皮瓣，以增加转移皮瓣的活动度。

2. 手术步骤　先从膝上 10 cm 内侧沿缝匠肌前缘纵行切开皮肤后，沿缝匠肌前缘切开深筋膜，勿损伤股内侧皮神经。显露缝匠肌，并将该肌拉向外侧，在缝匠肌与股直肌之间隙即可找到膝降动静脉及隐神经，同时在皮下找到大隐静脉，向上分离至膝降动脉本干至股动脉分出处，再沿血管神经向下分离至膝关节平面，结扎、切断到肌肉及关节的分支。按皮瓣设计线切开皮肤至深筋膜深面，由内向外、由下向上掀起皮瓣（图 10-5-2B）。也可从远端向近端掀起皮瓣，直至分离到皮瓣蒂部，必要时可切断缝匠肌肌腱部，分离到隐动脉起始处，形成以隐血管神经及大隐静脉为蒂的膝内侧皮瓣，准备移植（图 10-5-2C）。如需带蒂移植修复膝部及腘窝部位，切取皮瓣可从皮瓣远端向近

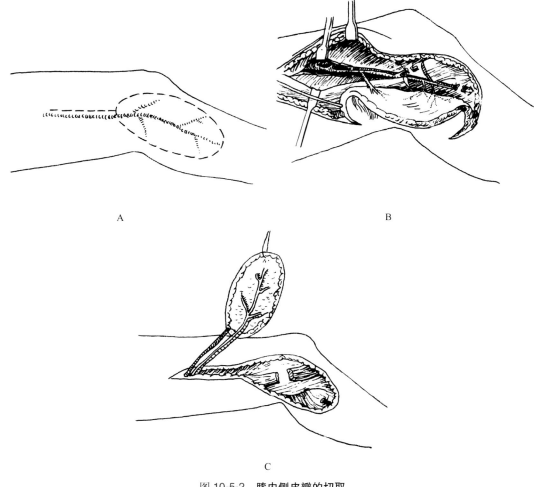

A　　　　　　　　　　　　　　　B

C

图 10-5-2　膝内侧皮瓣的切取

A. 皮瓣设计；B. 皮瓣切取；C. 皮瓣掀起

端掀起,隐血管神经蒂不需完全解剖显露。将皮瓣直接转移修复受区创面,供区创面用皮片修复。

【典型病例】

病例一:膝内侧皮瓣游离移植修复足底创面。

患者女性,24 岁。外伤后左足底及足跟不稳定性瘢痕伴有跟骨向前移位,足跟瘢痕经常破溃,影响行走。手术切除足跟及足底瘢痕,凿除移位,突出跟骨。切取对侧膝内侧皮瓣长 30 cm,宽 10 cm,游离移植修复足底及足跟创面,同时将位于足心及跟腱部位的皮瓣修剪成真皮下血管网皮瓣。供区创面用皮片修复。术后皮瓣及皮片全部成活,效果非常满意(图 10-5-3)。

病例二:膝内侧皮瓣带蒂转移修复膝部创面。

患者男性,27 岁。膝关节部位被热钢板烫伤后形成瘢痕,影响膝关节伸屈功能。在硬膜外麻醉下,应用双侧膝内侧皮瓣带蒂转移修复,供区创面用中厚皮片修复,术后皮瓣及皮片完全成活(图 10-5-4)。

【注意事项】

(1)因隐动脉有 5% 左右变异或缺如,因此术前应用多普勒超声血流仪测定隐动脉,术中注意观察隐动脉是否进入皮瓣内及皮瓣血运,以保证皮瓣成活。

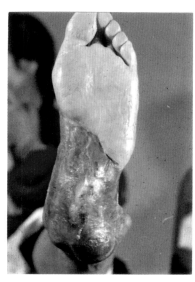
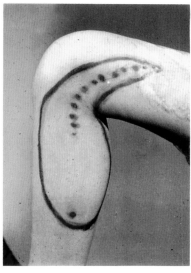
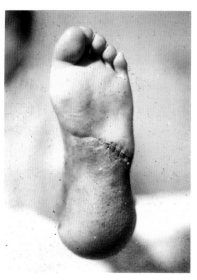

A B C

图 10-5-3　膝内侧皮瓣游离移植修复足跟及足底创面

A. 术前足跟及足底瘢痕;B. 膝内侧皮瓣设计;C. 术后外形

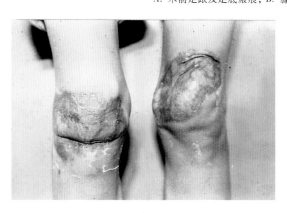
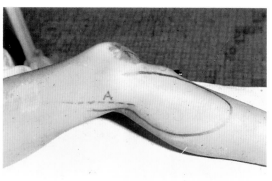

A B

图 10-5-4　膝内侧皮瓣带蒂转移修复膝部创面

A. 术前双膝瘢痕;B. 皮瓣设计

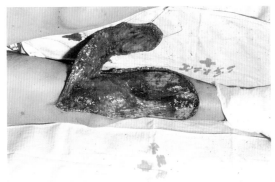
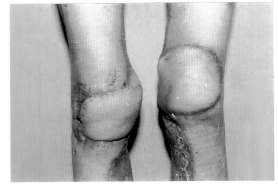

C

D

图 10-5-4（续）

C. 皮瓣掀起；D. 术后皮瓣成活

（2）在切取皮瓣时，边切开边用丝线暂时将皮缘与筋膜缝合固定，以防皮肤与筋膜分离，影响皮瓣血运。解剖时要在深筋膜下平面分离，在血管走行处可带上肌膜。

（3）局部带蒂转移时，可采取从皮瓣远端向近端逆向分离，蒂部血管不需分离出来。

（4）修复对侧下肢创面，可将皮瓣蒂部缝成管状，这样可使双腿交叉有一定移动度，避免肢体对皮瓣基部的牵拉，但隐血管蒂应包括在皮管内，皮管缝合不宜过紧，以免影响皮瓣血运。

（5）膝内侧皮瓣的优点：① 皮瓣质地柔软，厚薄适中，色泽好，无毛发，可切取面积大。② 皮瓣位置相对隐蔽，切取后对功能影响较小。③ 血管蒂较长，血管神经解剖位置恒定，易于寻找。④ 皮瓣含有感觉神经，可提供可靠的保护性感觉。⑤ 该皮瓣不但可供局部带蒂转移，还可供游离移植及交叉腿移植。

（袁湘斌）

第六节　比目鱼肌肌瓣

比目鱼肌位于腓肠肌深层，无肌皮血管进入皮肤，不能单独形成肌皮瓣。比目鱼肌血供主要来自胫后动脉，肌腹大，血运丰富，邻近胫骨，转移方便，是治疗胫骨中下段骨髓炎的理想肌瓣，逆行转移可修复跟腱及踝部创面。该肌为小腿三头肌之一，切取后对功能影响较小。

【应用解剖】

小腿后侧筋膜间隙被横行肌间隔分为深、浅两个间隙。比目鱼肌、腓肠肌及跖肌位于后侧浅筋膜间隙内。比目鱼肌位于腓肠肌深层，形如靴

底，以内、外二头分别起于胫骨与腓骨上 1/3，二头间形成弓状腱膜，称比目鱼肌弓。在小腿中部比目鱼肌与腓肠肌合成小腿三头肌，向下移行为跟腱，止于跟骨结节。比目鱼肌肌腹大，形成腱性部分的平面较腓肠肌要低（图 10-6-1）。肌肉血供呈节段性分布，主要来自胫后动脉，其外侧接受腓动脉来的分支。腘动脉经比目鱼肌弓深面向下延续为胫后动脉，与胫神经伴行，在小腿后面深筋膜间隔下行，经内踝后面屈肌支持带深面至足底，沿途向比目鱼肌近端和远端发出多个血管分支供应该肌（图 10-6-2）。最远端的两个血管分支位于内踝

上5～7 cm处。比目鱼肌可分别以胫后动脉近侧或远侧血管分支为蒂形成肌瓣,顺行或逆行转移修复小腿中、下部创面。

【适应证】

比目鱼肌肌瓣适用于治疗胫骨骨髓炎,修复胫前、跟腱、踝部创面。

【手术方法】

1. 顺行转移　切断比目鱼肌远侧,以胫后动脉近侧端发出的肌肉分支为蒂,顺行转移可修复小腿中、上部创面。

在胫骨内后缘与跟腱之间,自内踝上1 cm向上做纵行切口,切口大小视所需肌瓣长度而定。切开深筋膜后,即可见到腓肠肌内侧部分,比目鱼肌位于该肌深面,仔细辨认两肌间隙,用手指很容易将两者分开。然后自内向外、自上向下钝性分离,直至比目鱼肌与内、外侧腓肠肌及进入跟腱的腱性部分分开,使比目鱼肌浅面完全游离。然后在比目鱼肌远侧部与胫骨之间用手指钝性分离,自下而上游离比目鱼肌深面,结扎切断胫后动脉进入肌瓣远侧的分支,直至获得肌瓣转移所需的足够长度,以胫后动脉近侧分支为蒂的比目鱼肌肌瓣,通过宽敞的皮下隧道转移至受区,填塞骨髓

病灶清除后留下的无效腔,肌肉表面即时或二期中厚皮片修复(图10-6-3)。

2. 逆行转移　切断比目鱼肌近侧,以胫后动脉远侧分支为蒂逆行转移,修复小腿远端及跟腱创面。

在胫骨内缘与跟腱之间内踝上1 cm做纵行切口,切口大小视肌瓣长度而定,用同样的方法游离肌瓣。切断比目鱼肌近侧,以胫后动脉内踝上5～7 cm处两个血管分支为蒂,将比目鱼肌向远侧翻转(图10-6-4),填塞胫骨远端骨髓炎病灶清除后留下的无效腔,或跟腱处创面,肌肉表面用中厚皮片覆盖。

【典型病例】

患者男性,70岁。因慢性骨髓炎30年入院,病理证实局部已癌变,病变范围达12 cm×10 cm。入院后在硬膜外麻醉下彻底清除病灶,清除死骨,造成的无效腔用比目鱼肌肌瓣填塞,肌瓣表面植以薄的皮片,术后创面一期愈合。5年后复查,骨髓炎及鳞状上皮癌未再发(图10-6-5)。

【注意事项】

(1) 比目鱼肌在小腿内侧,较易与腓肠肌分离,故切取比目鱼肌肌瓣从小腿内侧进入较为方便。

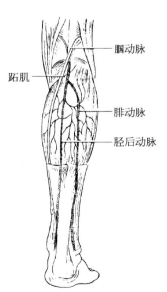

图10-6-1　比目鱼肌形态和血供

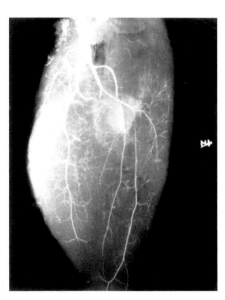

图10-6-2　比目鱼肌内血管分布

(钡剂灌注后X线片)

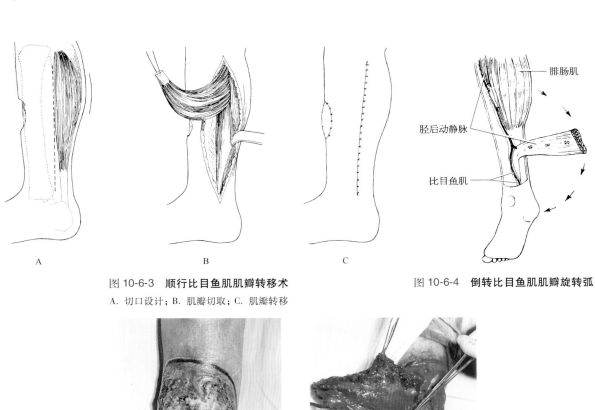

图 10-6-3　顺行比目鱼肌肌瓣转移术

A. 切口设计；B. 肌瓣切取；C. 肌瓣转移

图 10-6-4　倒转比目鱼肌肌瓣旋转弧

腓肠肌

胫后动静脉

比目鱼肌

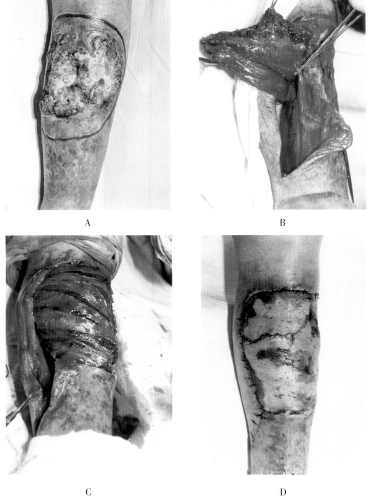

图 10-6-5　比目鱼肌肌瓣修复胫骨骨髓炎

A. 术前；B. 术中比目鱼肌肌瓣掀起；C. 肌瓣转移；D. 术后

（2）比目鱼肌在上部与腓肠肌联系疏松，在下部与胫骨易于分离。故游离比目鱼肌浅面应从上向下分离，而游离比目鱼肌深层则应从下向上解剖。

（3）若胫骨骨髓炎病灶清除后残留无效腔不大，可仅切取比目鱼肌内侧一部分作为肌瓣填塞胫骨无效腔，术中将比目鱼肌从中间纵行劈开，其内侧部分血供由胫后动脉分支供应，而外侧部分血供由腓动脉来的分支供应。若残留无效腔较大，可与内侧腓肠肌肌皮瓣联合应用，用比目鱼肌肌瓣填塞无效腔，腓肠肌肌皮瓣覆盖创面。

（4）跖肌腱位于比目鱼肌与腓肠肌之间，自内踝后方斜向腘窝，术中可作为分离腓肠肌与比目鱼肌间隙的标记。

（侯春林）

第七节　小腿后侧筋膜皮瓣

小腿后侧筋膜皮瓣又称腓肠筋膜皮瓣（calf fasciocutaneous flap），位于小腿后面中上部的腓肠肌表面。小腿后侧筋膜皮瓣的应用历史最早。1981 年 Ponten 首先介绍的筋膜皮瓣就位于小腿后方，共有 23 例（其中 1 例为足背），均为近端蒂皮瓣。其中 14 例位于小腿的后外侧部，6 例位于后内侧部，2 例位于后方中部。皮瓣长 6～22 cm，其中 13 例超过 15 cm，宽 3～10 cm。皮瓣平均大小为 15 cm×6 cm，长宽比例 2.5∶1。结果 19 例皮瓣完全成活，3 例出现皮瓣末端皮肤的坏死脱落，但其下的深筋膜层成活良好，肉芽生长快速，二期植皮均完全成活。

随着血管解剖学研究和对各类皮瓣和组织瓣（如筋膜蒂岛状皮瓣、单纯近端蒂静脉皮瓣、带皮神经营养血管的皮瓣等）认识的深入，在 20 余年后重新分析 Ponten 筋膜皮瓣能够成活且长宽比例较大的原因，可能与下列多项原因有关：① 血供的多源性，如小腿后内侧筋膜皮瓣，兼具腘窝内侧皮动脉、腓肠内侧皮神经营养动脉、隐动脉的分支、膝下内侧动脉的分支和腓肠肌内侧头的肌皮穿支。小腿后外侧筋膜皮瓣，则兼具腘窝外侧皮动脉、腓肠外侧皮神经营养动脉、膝下外侧动脉的分支和腓肠肌外侧头的肌皮穿支。而小腿后方中部的筋膜皮瓣，则兼具腘窝中间皮动脉和腓肠内、外侧皮神经的营养动脉等。留取较宽广的筋膜蒂部是包含这些血管的关键。② 包含大、小隐静脉，Ponten 应用的筋膜皮瓣蒂部均位于腘窝，属于近端蒂筋膜皮瓣。Ponten 指出，在皮瓣中应至少包含 1 条隐静脉（大、小隐静脉均可），以促进静脉回流。以后的研究发现，浅静脉干周围均有静脉营养血管丛存在，在近端蒂皮瓣中保留浅静脉干，不仅能增加静脉回流的通路，而且能为皮瓣增加一套供血通道（皮静脉周围血管丛）。近来在临床上亦有不少单纯以近端静脉为蒂的静脉皮瓣成活的报道。③ 皮瓣中带有腓肠内、外侧皮神经和腓肠神经，现已认识到，与较粗的神经一样，细小的皮神经周围亦有其自身的营养血管，皮神经周围的营养血管或血管丛，能显著地增加深筋膜血管网供血渠道的纵行方向性，血液循低阻力的血管丛轴向能运行较长的距离，扩大筋膜皮瓣的成活长度。所以，尽管 Ponten 筋膜皮瓣的解剖层次仅包含皮肤、皮下脂肪和深筋膜，但由于其部位特殊（即存在皮神经支和浅静脉干），从血液循环的角度分析，则兼具了 3 种皮瓣的血循优点，即一般筋膜皮瓣的筋膜血管网、近端蒂静脉皮瓣的引流静脉和带皮神经营养血管皮瓣的皮神经血管丛。因此，Ponten 筋膜皮瓣，或以后出现的 Ponten 类型的筋膜皮瓣和筋膜皮下组织瓣，均是复合血供类型的皮瓣，成活的长宽比例较一般的筋膜皮瓣为大。Ponten 筋膜皮瓣是筋膜皮瓣中的特殊类型。

小腿后侧近端蒂筋膜皮瓣

【应用解剖】

小腿后侧体被组织的动脉血供主要来自腘窝,在下段尚得到胫后动脉和腓动脉穿支的补充和加强。腘窝表面无肌肉覆盖,腘动脉在此肌腔隙内发出数条直接皮肤动脉,与小腿后部血供有关的主要是腘窝外侧皮动脉、腘窝中间皮动脉和腘窝内侧皮动脉(图10-7-1A)。由于它们的供养范围主要是腓肠肌表面(俗称小腿肚)的体被组织,国外有学者将其统称为腓肠浅动脉(superficial sural artery)。

1. 腘窝外侧皮动脉　出现率为100%,又称外侧腓肠浅动脉(lateral superficial sural artery),主要起自腘动脉干(82.5%),部分起自腓肠肌动脉(为15%。其中5%起自腓肠肌内侧头动脉,10%起自腓肠肌外侧头动脉),极少数起自腘窝内侧皮动脉(2.5%)。其起始点的体表投影,多位于小腿后正中线与股骨内、外上髁连线的外上象限,距坐标轴线各有1 cm左右。平均外径为1.54 mm,深筋膜下蒂长3 cm。动脉起始后,行向外下,部分(约13%)发出细小的肌支至股二头肌下部。约90%在腓骨小头下、后正中线外侧1.8 cm处穿出深筋膜至皮下组织,发出升支、侧支和降支。其中降支较粗,与腓肠外侧皮神经伴行,分布到小腿后面外侧部中上2/3的皮肤。腓肠外侧皮动脉肉眼可见的长度,达股骨内、外侧髁连线下14 cm,以后该动脉变细成为交织的纵向血管丛,可达小腿中下1/3交界处,并与腓动脉的远侧穿支相互吻合。

2. 腘窝中间皮动脉　出现率为60%,又称中间腓肠浅动脉(median superficial sural artery)。其中47%直接发自腘动脉,13%发自腓肠肌动脉(主要是腓肠肌外侧头动脉)。起始外径为1.53 mm,深筋膜下蒂长2.5 cm。在腓肠肌内外侧头汇合处、后正中线的外侧1 cm穿出深筋膜,发出升支、侧支和降支。肉眼可见的血管长度可达股骨内、外上髁连线下10 cm。降支与腓肠神经伴行,并与腓肠内、外侧神经的营养动脉的分支共同形成腓肠神经营养动脉。约2/3的腓肠神经营养动脉可

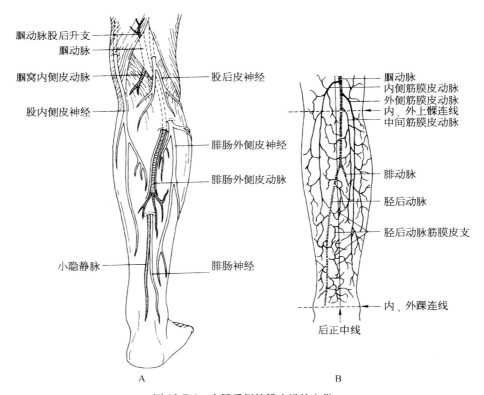

图 10-7-1　小腿后侧筋膜皮瓣的血供
A. 腘窝筋膜皮动脉的走行与分布;B. 小腿后侧筋膜血管的相互吻合

到达踝关节平面,另 1/3 在小腿下 1/3 变细,成为交织的纵向血管丛。腓肠神经营养血管在下降的过程中,得到 3~5 个腓动脉穿支的加强(即血管吻合),最低的 1 个吻合支在外踝上 3~5 cm 处。这是形成小腿后方远端蒂筋膜皮瓣的血管解剖学基础。

3. 腘窝内侧皮动脉 出现率为 100%,又称内侧腓肠浅动脉(medial superficial sural artery),均起自腘动脉。起始外径为 1.35 mm,深筋膜下蒂长 2.5 cm。于后正中线内侧 1.6 cm 处穿出深筋膜,分为升支、侧支和降支。降支与腓肠内侧神经伴行,分布于小腿后面内侧部的皮肤。肉眼可见的血管长度可达股骨内、外上髁连线下 6 cm。以后变成交织的纵向血管丛,并与胫后动脉的穿支相互吻合。

腘窝内侧、中间和外侧皮动脉在小腿后侧的深筋膜、浅筋膜和真皮层均形成丰富的血管网,相互间有丰富的吻合,从而能扩大以一组血管为蒂时的皮瓣切取面积(图 10-7-1B)。

Walton(1984)和李柱田(1990)均发现,在这 3 组腘窝皮动脉中,以腘窝外侧皮动脉最为重要。其血管口径较粗,平均为 1.5 mm(1.2~1.7 mm),且深筋膜上、下的血管蒂行程较长,达 8~10 cm,不仅方便做带蒂局部转移,而且可作为吻合血管的筋膜皮瓣或筋膜瓣供区。如果腘窝外侧皮动脉较细小,腘窝内侧或中间皮动脉则代偿性地增大(表 10-7-1)。

该皮区有两套静脉回流系统:一是伴行静脉,包括腘窝外侧、中间、内侧皮静脉,各有 1~2 条,均注入腘静脉。二是小隐静脉,以后正中线为轴,呈"S"形上升。在小腿下 1/3,位于中线外侧;在小腿中 1/3,与中线重叠;在小腿上 1/3,位于中线内侧。

小腿后部的皮神经支配,可细分为几个不同的皮区。在内侧,上段由股内侧皮神经的后支提供;中、下段由腓肠内侧皮神经提供。在中间,上段由股后皮神经提供;中、下段由腓肠神经提供。在外侧,上、中段由腓肠外侧皮神经提供;下段由腓肠神经提供。

【适应证】

小腿后侧腓肠筋膜皮瓣以近端为蒂,旋转弧较大,适合修复膝关节周围及小腿中上段前面和内外侧面的皮肤软组织缺损。

【手术方法】

1. 皮瓣设计 可设计切取 3 种不同的筋膜皮瓣。先以腘窝中点与跟腱的连线画好小腿的后正中线:① 如设计切取小腿后外侧筋膜皮瓣(lateral calf fasciocutaneous flap),则皮瓣的轴心线在后正中线外侧 2 cm。② 如设计切取小腿后内侧筋膜皮瓣(medial calf fasciocutaneous flap),则皮瓣的轴心线在后正中线的内侧 2 cm。③ 如需要切取的皮瓣特别宽大,包括整个小腿后部(total calf fasciocutaneous flap),则可以后正中线为轴心线。皮瓣的旋转轴点即皮动脉的发出点,位于腘窝部,可相应地略向内、外偏移,最高不超过股骨内、外侧上髁的连线。皮瓣的两侧边缘可分别达到内、外侧正中线,远侧一般不超过小腿中、下 1/3 交界处。有报道皮瓣最大面积可达 30 cm×15 cm,一般不超过(6~8)cm×(10~20)cm(图 10-7-2A)。

表 10-7-1 3 组腘窝筋膜皮动脉的测量参数

项 目	内侧筋膜皮动脉	中间筋膜皮动脉	外侧筋膜皮动脉
起始位置(横轴)	线上 3 cm	平线	线上 1 cm
起始外径	1.53 mm	1.35 mm	1.54 mm
深筋膜下长度	2.5 cm	2.5 cm	3.0 cm
浅出点			
(1)距横轴	1.0 cm	1.0 cm	1.0 cm
(2)距纵轴	内侧 1.6 cm	外侧 1.3 cm	外侧 1.8 cm
延伸距离	线下 6 cm	线下 10 cm	线下 14 cm

注:横轴指股骨内外侧上髁的连线;纵轴指小腿后正中线。

2. 手术步骤 以切取小腿后外侧筋膜皮瓣修复膝前创面为例。按设计先作皮瓣远侧切口，在深筋膜下由远而近逆向切取皮瓣。一般将腓肠神经和小隐静脉包含在皮瓣内。结扎起自腓肠肌外侧头的肌皮穿支血管。在靠近腘窝时，应小心解剖，皮动脉由此浅出。向上翻起筋膜皮瓣，观察腘窝中间皮动脉和腘窝外侧皮动脉何者为主要，选取一支主要者或两支共同为蒂（图 10-7-2B）。切开腘窝与膝前外侧的皮肤，将皮瓣明道转移至受区。供区两端拉拢缝合后，残余创面植皮封闭

（图 10-7-2C）。

【典型病例】

患者男性，40 岁。因交通事故致脊髓损伤，并发双侧腓骨小头部压疮。术中彻底切除右侧压疮的坏死组织，紧靠创面设计一小腿后外侧的近端蒂筋膜皮瓣，局部转移修复压疮创面。供区中厚植皮修复。术后皮瓣与植皮均完全成活，愈合良好。术后 1 年复查，压疮未复发（图 10-7-3）。

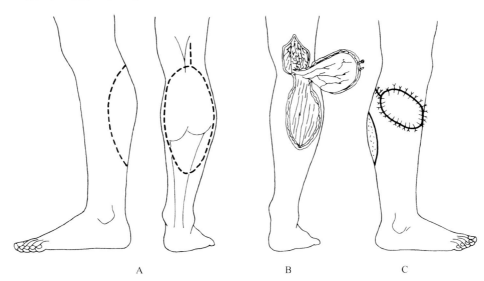

图 10-7-2 小腿后侧近端蒂筋膜皮瓣修复膝前创面
A. 皮瓣设计；B. 皮瓣切取；C. 皮瓣转移

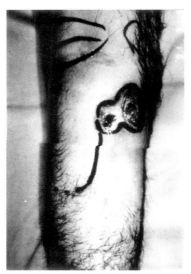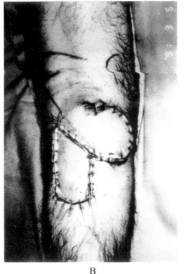

图 10-7-3 小腿后外侧近端蒂筋膜皮瓣修复腓骨小头部压疮
A. 术前右腓骨小头部压疮及筋膜皮瓣设计；B. 术后筋膜皮瓣愈合良好

【注意事项】

（1）对皮瓣蒂部的处理，常可采取 3 种方法：① 保留皮肤、筋膜和血管的半岛状皮瓣。② 切开皮肤，保留筋膜和血管的岛状。③ 切开皮肤和筋膜，仅以血管为蒂的岛状，但在见到和确定血管蒂之前，严禁切开蒂部的皮肤筋膜组织。应根据皮瓣的大小、离受区的距离、转移的张力来决定。

（2）该皮瓣含有感觉神经，能为受区提供良好的感觉功能。Walton 报道在游离移植时，吻合股后皮神经或腓肠外侧皮神经后，皮瓣的两点辨别觉能恢复到 9～14 mm，接近该部位的正常值。

（3）近端蒂筋膜皮瓣保留浅静脉干（大、小隐静脉）能增加静脉血的回流通道，对皮瓣成活极为有利。

小腿后侧远端蒂筋膜皮瓣

【应用解剖】

利用腘窝皮动脉在小腿下段与胫后动脉和腓动脉发出的筋膜皮肤穿支的吻合交通而设计切取，其最下的一个穿支吻合均在踝上 5～6 cm（详见"小腿后侧近端蒂筋膜皮瓣"部分）。

【适应证】

小腿后侧远端蒂筋膜皮瓣适用于修复踝部和小腿下段的皮肤软组织缺损。

【手术方法】

1. 皮瓣设计 亦有 3 种不同的设计切取方法。

（1）外踝上后外侧筋膜皮瓣（posterolateral supramalleolar fasciocutaneous flap）：由腓动脉在外踝后上方的穿支供血。皮瓣设计的轴心线即是腓肠神经的走行路线，为小腿后正中线中点向外踝与跟腱中点的连线。皮瓣的旋转轴点在外踝上 5 cm。皮瓣的前界不应超过腓骨前缘，但后界可超过后正中线。皮瓣近端可达小腿中部，长 13～17 cm，宽 5～6 cm，基底蒂部可略窄，但不应小于 3 cm（图 10-7-4A）。

（2）内踝上后内侧筋膜皮瓣（posteromedial supramalleolar fasciocutaneous flap）：由胫后动脉的内踝上筋膜穿支供血。轴点在内踝上 5 cm，与内踝上筋膜皮瓣的供区相同。

（3）包括整个小腿后方的筋膜皮瓣：通过胫后动脉和腓动脉的筋膜穿支共同供血，旋转轴点在踝间线上 6～8 cm，上界可达腘横纹下 3～5 cm，两侧达内外正中线。因皮肤供区太大，临床应用上多不带皮肤，仅切取筋膜皮下组织，翻转覆盖受区后再在筋膜面上植皮，小腿供区皮肤复位后可直接缝合。

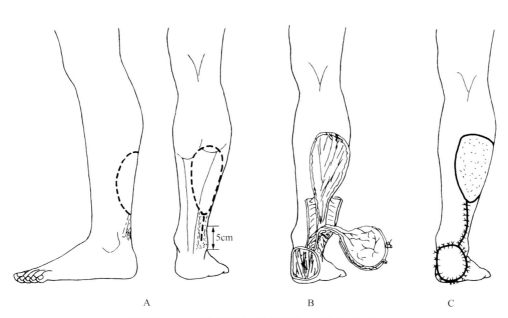

图 10-7-4　小腿后外侧远端蒂筋膜皮瓣修复后跟创面
A. 皮瓣设计；B. 皮瓣切取；C. 皮瓣转移

2. 手术步骤　以外踝上后外侧岛状筋膜皮瓣修复足后跟创面为例。按设计先做蒂部切口，在真皮下向两侧翻开皮肤瓣 1.5～2 cm，使岛状皮瓣的筋膜蒂宽度不小于 3 cm。在小腿近侧做皮瓣远端切口。切开皮肤、皮下组织直达深筋膜下间隙。将腓肠神经和小隐静脉切断，包含在皮瓣内。在深筋膜下由近及远向蒂部解剖，至外踝上 5～7 cm 时应特别小心，仔细观察，辨清腓动脉的筋膜穿支血管，防止损伤（图 10-7-4B）。将皮瓣试行转移，如有张力，可将蒂部的筋膜组织略做游离，切断紧张的纤维束带，以利转移。修整后跟创面后，将皮瓣无张力地转移至受区。如皮瓣宽度不超过 5 cm，供区多可直接缝合，如有困难，则行断层植皮（图 10-7-4C）。

【注意事项】

（1）该皮瓣的蒂部多数不存在较大口径的轴心血管，而是以密集的筋膜血管网（丛）供血的。因此其蒂部需要有一定的宽度以包含这些纵向血管网。蒂宽一般为 3 cm 左右，过大会影响转移的灵活性，过小则影响血供。在皮瓣的蒂部携带宽 1～1.5 cm 的皮桥，或将皮瓣设计成倒立的梨状，转移后将其嵌入切开的蒂部皮肤中，有利于减少对筋膜蒂的压迫，保证皮瓣的血供（图 10-7-5）。

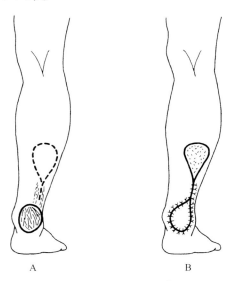

图 10-7-5　倒立的梨状筋膜皮瓣
A. 皮瓣设计；B. 皮瓣转移

（2）该皮瓣是一远端蒂皮瓣，在切取完成之后，应放松止血带，检验小隐静脉的作用。如小隐静脉怒张，皮瓣有静脉性淤血、肿胀，应将小隐静脉在蒂部细心分离结扎。

（3）外踝上后外侧筋膜皮瓣亦由 Masquelet（1992）首先介绍，但与其早期介绍的位于小腿前外侧的外踝上皮瓣不同，后者的标准名称应是"外踝上前外侧筋膜皮瓣（anterolateral supramelleolar fasciocutaneous flap）"。外踝上后外侧筋膜皮瓣因带有腓肠神经营养血管，又称"带腓肠神经营养血管的筋膜皮瓣"，是近来出现的神经皮瓣（neurocutaneous flap）的典型代表，临床已有不少应用，效果较好。

（4）皮瓣带有腓肠神经，转移后如与受区的近侧神经吻合，可恢复皮瓣的感觉功能；供区切取腓肠神经后，仅足外侧面感觉减退，功能损失很小。

小腿后侧双蒂筋膜皮瓣

【应用解剖】

小腿后侧中上段体被组织的血供主要来自腘窝的皮动脉，下段则以胫后动脉筋膜穿支（内侧）和腓动脉筋膜穿支（外侧）为主。上、下血供来源之间有丰富的交通吻合。如设计成上、下双蒂的筋膜皮瓣（bi-pedicled fasciocutaneous flap），则同时兼顾了近端蒂和远端蒂筋膜皮瓣的血供来源，可增加皮瓣远端的血运，延长皮瓣的切取长度。

【适应证】

双蒂筋膜皮瓣需同时兼顾上、下两个旋转轴心，限制皮瓣的移动度，主要适用于包含小腿中段的长条状创面。

【手术方法】

1. 皮瓣设计

（1）小腿后内侧双蒂筋膜皮瓣的轴心线在腘窝中点向内踝与跟腱中点的连线上。近、远侧移动轴点与前相同，分别在腘窝中点和内踝上 5 cm。皮瓣前缘位于小腿内侧，并与胫骨创面相

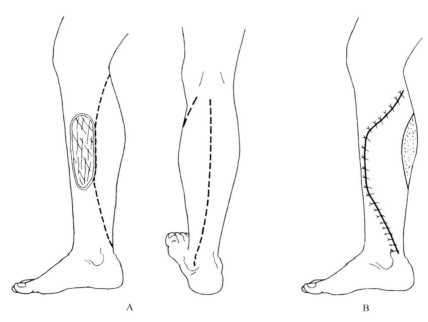

图 10-7-6　小腿后侧双蒂筋膜皮瓣修复胫骨外露创面

A. 皮瓣设计；B. 皮瓣转移

连,后缘在小腿后正中线上。切口的远侧应向内踝略偏,避免做在跟腱表面(图 10-7-6A)。

（2）小腿后外侧双蒂筋膜皮瓣的轴心线在腘窝中点向外踝与跟腱中点的连线上。近、远侧轴点与前相同。皮瓣的前缘应与小腿前外侧的创面相连,后缘在后正中线上,并避开跟腱表面,在跟腱的外侧进行。

2. 手术步骤　以切取小腿后内侧筋膜皮瓣修复胫前创面为例。皮瓣近侧切取方法同近端蒂的筋膜皮瓣。远侧切取时,后切口要走在跟腱的内侧,避免暴露跟腱。在深筋膜下解剖,切断一切限制移位的,从腓肠肌内侧头、比目鱼肌和小腿内侧肌间隔来的穿支血管。试将皮瓣向前推移,如有张力,可切断皮瓣近端蒂部的皮肤,或皮肤与筋膜组织,仅保留蒂部的营养血管相连,可增加皮瓣

的前移距离。皮瓣无张力转移后,供区植皮封闭(图 10-7-6B)。

【注意事项】

（1）双蒂筋膜皮瓣中应尽可能保留大、小隐静脉,增加皮瓣的静脉回流通道。充分的静脉回流对增加皮瓣的成活面积和提高皮瓣的成活质量十分有利。

（2）小腿后侧双蒂筋膜皮瓣优点很多,如血供可靠,最大移动距离可达 5~6 cm,带有感觉功能,不损失大、小隐静脉等。但该法解剖广泛,出血较多,术前应注意备血。

（张世民　侯春林）

第八节　小腿内侧皮瓣

　　小腿内侧皮瓣是以胫后动静脉为蒂的皮瓣,该皮瓣的血供来自胫后动脉发出的肌间隙皮支,

所以又可称为胫后动脉皮瓣,由张善才等于 1983 年首先报道。该皮瓣可用作顺行或逆行带血管蒂

的岛状皮瓣转移,吻合血管的皮瓣游离移植,对侧小腿的交叉转移。又可与隐动脉皮瓣联合切取形成双蒂超长皮瓣,用于对侧全足脱套伤修复。该皮瓣还可带骨膜或胫骨条用于修复骨缺损。该皮瓣血管蒂长,口径粗,皮瓣质地好,供区较隐蔽,皮瓣切取面积大,临床上应用灵活,使用方便等为其优点。但皮瓣切取后将损伤小腿1条主要血管是其缺点。

【应用解剖】

小腿内侧中、下部的皮肤血供直接来源于胫后动脉的肌间隙皮支,这些分支经比目鱼肌与趾长屈肌之间的肌间隙,穿过小腿内侧深筋膜的浅部时又分为前后支,前支分布于胫骨内侧面皮肤,后支分布于肌间隙以后的皮肤。从肌间隙动脉上发出的还有肌支、骨膜支、筋膜支等。所有皮动脉浅出筋膜处的体表投影为胫骨内侧缘中上 1/3 交界处至内踝后缘与跟腱中点的连线上(图 10-8-1)。

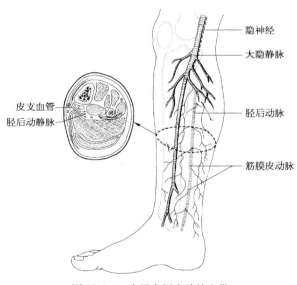

图 10-8-1 小腿内侧皮肤的血供

隐神经
大隐静脉
皮支血管
胫后动静脉
胫后动脉
筋膜皮动脉

钟世镇等观察 40 例下肢标本,发现胫后动脉内侧皮动脉在小腿中、下部出现支数为(2~7)支,其中 2~4 支为最多,占(75±6.9)%;在小腿中 1/3 的占(54.8±4.1)%;在小腿下 1/3 的占(45.2±4.1)%。发出部位以小腿中 1/3 的中下部以及下 1/3 的中上部出现支数最多。皮动脉的外径为 0.5~2 mm,伴行静脉多为 1~2 支,其外径粗于皮

动脉。皮静脉向深部流至胫后静脉,其浅部属支在浅筋膜内与大隐静脉间有许多交通支。因胫后动脉的位置在上部较深,在下部较浅,故皮动脉的长度由上向下逐渐变短,上部皮动脉蒂长为 25~50 mm,下部蒂长为 2~11 mm。小腿上中部尚有来自股部的皮动脉,主要为膝降动脉的隐支。胫后动脉的皮支与隐动脉皮支组成丰富的血管吻合网,有利于扩大皮瓣切取面积。在小腿下 1/3 踝关节附近,胫后动脉分支与胫前动脉分支、腓动脉分支构成血管吻合网。胫后动脉的终末支形成足底动脉弓与足背动脉弓相交通,这是切取逆行岛状皮瓣的解剖学基础。

【适应证】

(1)顺行或逆行转移可修复小腿任何部位的皮肤软组织缺损,尤其适用于膝、腘部、足跟、足底、足背近侧部及踝部创面的修复。

(2)吻合血管的游离移植可用于身体任何部位创面的修复,尤其适用于手掌、手背、前臂及面颈部等处。

(3)皮瓣桥式交叉转移适于修复对侧小腿、踝、足部创面,尤其适合于小腿广泛性瘢痕挛缩及受区血管条件不佳,不适合于做吻合血管的游离移植的患者。

(4)该皮瓣与隐动脉皮瓣联合切取做成双蒂皮瓣,用于修复对侧全足脱套伤,还可与另一皮瓣串联在一起应用。

(5)皮瓣带骨膜或胫骨条移植用于修复皮肤和骨骼缺损。

(6)以胫后动脉皮支血供为蒂形成皮瓣,局部修复邻近胫骨创面。

【手术方法】

1. **皮瓣设计** 皮瓣主要取自小腿内侧中下部,如果需要切取面积较大,也可扩展到上部。从胫骨内髁至内踝顶画一连线,皮瓣上界可至小腿上中 1/3 交界处,下界至小腿下 1/3 中段,前至小腿前中线,后至小腿后中线,可切取 30 cm×15 cm。在上述皮瓣范围内可以胫后动脉为轴,根据受区的需要设计皮瓣的形状和大小以及血管蒂的长

度。并在皮瓣的上下端各画一条适当长度的延长线,以显露血管蒂时用(图 10-8-2A)。

2. 显露血管神经　先切开皮瓣的后缘,解剖出大隐静脉与隐神经,保护备用。再切至深筋膜层下,为防止皮下与深筋膜分离,可将皮缘与筋膜缘间断缝合数针暂时固定。沿深筋膜下向前游离,找到比目鱼肌与趾长屈肌间隙。打开该间隙,显露胫后动静脉及胫神经,透过深筋膜观察胫后血管发出的皮肤分支的数目及分布(图 10-8-2B)。将胫后血管与胫后神经分离,并向远近端各游离

一段血管备用(血管蒂长一般为 3 ~ 4 cm,最长为 8 cm)。

3. 皮瓣切取与移植

(1)游离移植:多用于修复手掌、手背及前臂皮肤缺损。在上述显露的基础上,切开皮瓣的前缘,注意保留胫骨骨膜的完整。向后翻至肌间隙部位,切断并结扎从肌间隙血管向前、后发出的小肌支。当胫后血管的前后两侧皮瓣游离完成后,将胫后血管、大隐静脉、隐神经,包括血管周围的组织,连同皮瓣一起掀起游离至上界血管蒂为止。

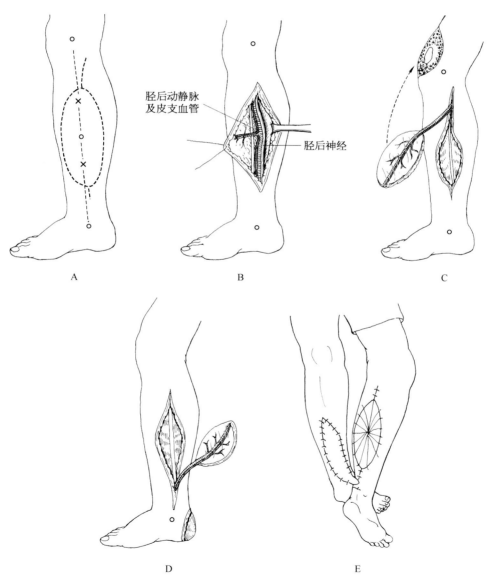

图 10-8-2　小腿内侧皮瓣切取移植示意图

A. 皮瓣设计与切口;B. 显露血管蒂;C. 胫后动脉皮瓣顺向移位;
D. 胫后动脉皮瓣逆行移位;E. 胫后动脉皮瓣桥式交叉移位

待受区准备就绪后,再切断血管神经蒂。供区创面用中厚皮片覆盖。

（2）顺行转移：多用于修复膝部及小腿上1/3的创面。根据创面的大小设计皮瓣,在上述显露的基础上切开皮瓣的前缘,注意保留骨膜的完整,向后翻至肌间隙部位,切断并结扎从肌间隙血管向前、后侧发出的小肌支,切开皮瓣的上、下缘及大隐静脉和隐神经,此时除血管蒂外皮瓣已游离,在皮瓣以上将胫后血管游离至腓血管分叉处。皮瓣移位时旋转点在胫后动脉近端。然后在皮瓣的远端确定皮动脉进入皮瓣后切断并结扎胫后血管,这就形成了顺行胫后动脉皮岛。切开蒂部与受区间的皮肤明道转移或皮下隧道转移至受区创面,勿使血管蒂扭曲、受压。供区植皮覆盖（图10-8-2C）。

（3）逆行转移：多用于修复足跟、足背及踝部创面。其血管的显露及皮瓣的游离与顺行移植相同,皮瓣游离后,在皮瓣下缘以下继续向远端游离胫后血管至所需要的血管蒂长度（最多至内踝的后上缘,即内踝尖近侧处）。然后,用血管夹夹闭皮瓣近端的血管蒂 5~10 min,观察足及皮瓣的血液循环情况。若循环良好,则切断并结扎近侧血管,形成以远侧胫后动静脉为蒂的小腿内侧岛状皮瓣。皮瓣移位时血管蒂旋转点在内踝部,通过皮下隧道或明道将皮瓣转移到受区,勿使血管蒂扭曲、受压。供区植以皮片覆盖（图10-8-2D）。

（4）胫后动脉皮瓣桥式交叉转移：临床上可根据对侧小腿或足踝部创面的位置大小来设计顺行或逆行皮瓣,桥式交叉至对侧。在做桥式交叉转移时,血管蒂长度要求：用近侧血管蒂长度为 6~8 cm,用远血管蒂长度为 2~4 cm,在小腿上端或内踝血管蒂处,皮瓣的一端要设计一段尽量长的皮蒂,以便交叉移植后封闭血管蒂用。做桥式交叉封闭血管蒂是手术的关键,利用皮瓣的一端为前壁,而受区切口边缘为后壁,严密闭合血管蒂部位。术后两下肢用交叉石膏固定（图10-8-2E）。

（5）双蒂皮瓣移植：胫后动脉皮瓣也可与以隐动脉为蒂的膝内侧皮瓣相衔接,形成双蒂皮瓣。

其方法为：从股骨内髁至内踝做一连线,以此线做设计皮瓣的轴心线,前后可达中线,在此范围内根据受区面积大小和形状,绘出皮瓣图形。并在膝上 12 cm 起,在大腿内侧中央标出皮瓣切口的延长线。先切开皮瓣后缘,显露大隐静脉,如果皮瓣上端位置在胫骨内髁以下,则可同时找到与大隐静脉伴行的隐神经,向上追踪即可找到隐动静脉。如果皮瓣上端超过胫骨内髁,则应先向前找到缝匠肌前缘,在缝匠肌与股内侧肌间隙找出隐动静脉及其分支。然后按前述方法分离出胫后动脉皮瓣,切断结扎胫后动静脉的近端,这就形成了双蒂皮瓣。如果做游离移植用,即可切断胫后静脉与隐动静脉,分别与受区相应动静脉血管做吻合。如果做岛状皮瓣用,移植时只需切断近端的血管神经蒂,与受区相应的血管神经吻合,远端蒂保留做桥式交叉。

（6）骨（膜）皮瓣：在切取胫后动脉皮瓣时,也可带一部分胫骨骨膜或胫骨内侧骨条形成骨（膜）皮瓣,顺行、逆行或游离移植可修复伴有骨缺损的创面。

【典型病例】

病例一：游离移植修复手腕背缺损。

患者男性,23 岁。左手背皮肤被轧棉花机绞伤 2 小时,左手腕背皮肤、肌腱等软组织广泛缺损,掌骨暴露。彻底清创后,取右小腿内侧皮瓣 18 cm×8 cm 做游离移植于左手腕背侧：大隐静脉-头静脉,胫后动脉-桡动脉,胫后静脉-桡静脉,隐神经-前臂背侧皮神经吻合。术后皮瓣全部成活,二期做肌腱修复。1 年半后随访,左手背皮瓣感觉及外形均佳（图10-8-3）。

病例二：双蒂皮瓣修复对侧全足脱套伤。

患者男性,23 岁。左踝被机器绞伤 12 小时,左踝及全足皮肤呈脱套式损伤,骨骼、肌腱、跖腱膜外露。扩创后于右小腿内侧、膝及大腿下部内侧切取 45 cm×10 cm 的联合皮瓣。游离远端胫后动静脉长 4 cm 作为皮瓣的交叉蒂,而皮瓣近端的隐动静脉及大隐静脉为游离吻合蒂。供区用中厚皮片封闭。将皮瓣的交叉蒂放于左足跟部内侧,皮瓣覆盖左足底后,再绕向足背至内踝前部,将隐

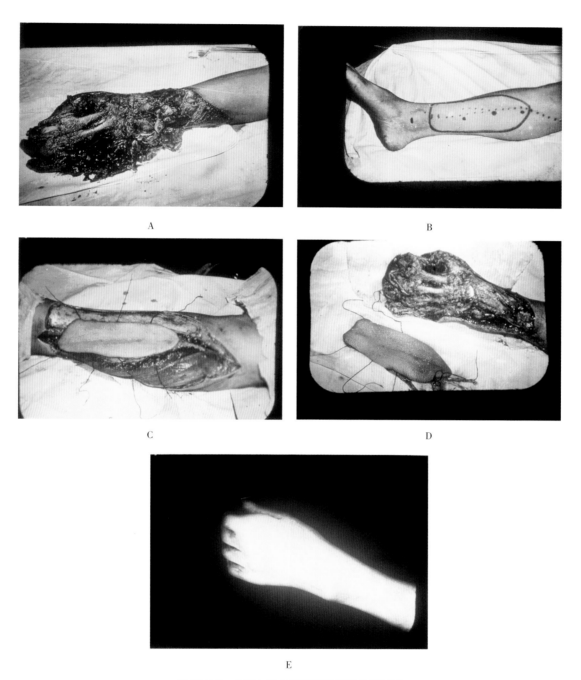

图 10-8-3　小腿内侧皮瓣游离移植修复手创面

A. 术前手部创伤；B. 皮瓣设计；C. 皮瓣切取；D. 清创后手部创面及游离皮瓣；E. 术后 1 年半手部创面愈合情况

动脉与胫前动脉吻合,其伴行静脉及大隐静脉分别与受区胫前静脉及大隐静脉吻合,隐神经与腓深神经吻接,利用部分皮瓣封闭血管蒂,内外踝下方小部分区域用皮片封闭。术后 12 天切断远端交叉蒂,皮瓣全部一期成活。术后 3 个月随访,足踝功能佳(图 10-8-4)。

病例三:小腿内侧岛状皮瓣逆行转移修复足跟瘢痕。

患者女性,11 岁。1 个月前因车祸致左足跟外伤,跟部软组织坏死,跟骨外露,创面 4 cm×6 cm。彻底切除坏死组织,切取 5 cm×7 cm 大小的小腿内侧皮瓣,逆行转移修复足跟创面。术后皮瓣成活,创面一期愈合。10 年后复查,皮瓣良好,负重功能正常(图 10-8-5)。

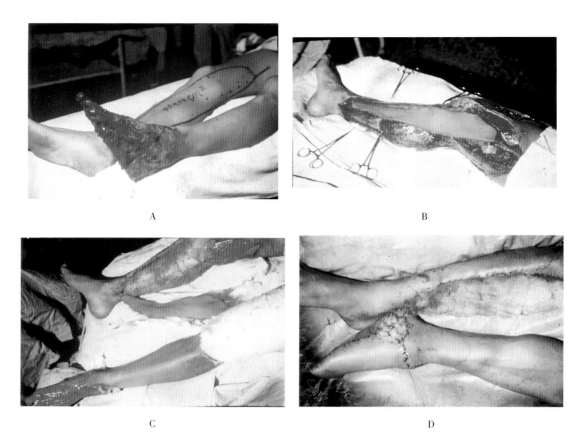

A

B

C

D

图 10-8-4 小腿内侧皮瓣交叉移植修复足部撕脱伤

A. 术前左足皮肤撕脱伤,设计右小腿内侧及大腿内侧皮瓣;B. 切取超长皮瓣;
C. 形成远端胫后动脉为蒂的皮瓣;D. 交叉移植,修复足部创面

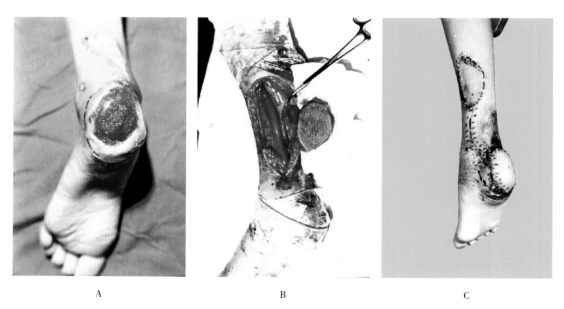

A

B

C

图 10-8-5 小腿内侧逆行岛状皮瓣修复足跟

A. 术前足跟创面;B. 术中切取皮瓣;C. 术后创面一期愈合

（张善才 李万云 侯春林）

第九节　胫后动脉穿支皮瓣

胫后动脉穿支皮瓣是在小腿内侧皮瓣的基础上发展而来,是以胫后动脉穿支供血的轴型皮瓣。1991 年 Koshima 首先报道胫后动脉穿支皮瓣游离移植获得成功,1992 年又报道了应用胫后动脉穿支皮瓣逆行转移修复足背皮肤软组织缺损。2009年唐举玉等报道了胫后动脉穿支皮瓣的应用解剖研究与临床应用。2010 年 Schaverien 等报道应用胫后动脉穿支螺旋桨皮瓣修复下肢远端皮肤软组织缺损。

【应用解剖】

胫后动脉为腘动脉的直接延续,于腘肌下缘起始后,穿比目鱼肌腱弓深面下行于小腿后群肌浅、深层之间,沿途发出分支营养邻近的肌肉、皮肤,经跟腱前方和内踝后方进入足底,胫后动脉上段位于比目鱼肌深面,位置较深,而下段位于比目鱼肌内侧缘与趾长屈肌之间的间隙,位置表浅。在小腿近 1/3 部分,胫后动脉穿支走行于胫骨与比目鱼肌之间,从小腿内侧肌间隙内浅出至皮瓣,在小腿远 2/3 部分,穿支走行于比目鱼肌与趾长屈肌之间,小腿内侧中下段为肌间隙和肌间隔穿支(图 10-9-1)。胫后动脉穿支平均(4.17±0.94)支,位于胫骨内髁和内踝尖与跟骨后极顶点连线中点的连线上宽 2~3 cm 的区域内。供血范围近端至胫骨内髁平面以远(4.51±1.84)cm,远端至内踝平面,前、后分别至前、后正中线。胫后动脉在小腿上、中、下段均发出肌间隙穿支,肌间隙皮肤穿支从主干发出以后,依次穿过深筋膜、浅筋膜进入皮肤,分为升支、降支和水平支,向上、下走行并与邻近的穿支分支相互吻合,形成血管链并沿小腿长轴排列(图 10-9-2)。

【适应证】

胫后动脉穿支皮瓣顺行转移适合修复膝关节

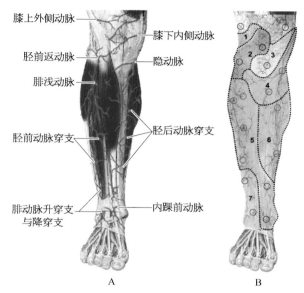

图 10-9-1　胫后动脉穿支皮瓣解剖学供区(6 区)

A. 小腿前面观的皮肤主要分支;B. 明胶-氧化铅灌注尸体的小腿区血管放射显影图。红色圆圈代表肌皮穿支,蓝色圆圈代表肌间隔穿支,皮血管的解剖学供区以数字标识,1. 膝上外侧动脉;2. 胫前动脉的胫前返动脉分支;3. 膝下内侧动脉;4. 隐动脉;5. 胫前动脉;6. 胫后动脉;7. 腓动脉

周围与小腿上段皮肤软组织缺损,逆行转移适合修复小腿中下段、足踝部、足跟区皮肤软组织缺损,游离移植适合修复四肢、颌面、头颈中小面积创面。

【手术方法】

1. 皮瓣设计

(1)带蒂转移:带蒂皮瓣按"点、线、面"原则进行设计:以术前多普勒超声血流探测仪或彩超探测定位的靠近创面的胫后动脉穿支穿出深筋膜点为旋转点,以该点和内踝顶点与跟骨后极顶点连线的中点至胫骨内侧髁顶点连线附近探及的第二穿支穿出深筋膜点连线为皮瓣的轴线,切取层面为深筋膜表面。胫后动脉穿支螺旋桨皮瓣按此"点、线、面"设计,大桨覆盖创面与小桨切取后创面,小桨覆盖靠近旋转点的大桨区部分创面。皮

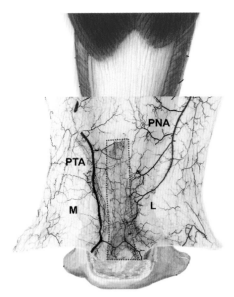

图 10-9-2　胫后动脉穿支皮瓣各穿支之间以及穿支与
腓肠神经营养血管之间的链式吻合

PTA,胫后动脉;PNA,腓肠神经营养动脉

瓣宽度较创面放大约 0.5 cm,长度放大约 1 cm。

（2）游离移植:皮瓣供区选择小腿内侧中上段,以术前超声多普勒血流探测仪或彩超探测标记的胫后动脉穿支穿出深筋膜点为皮瓣的关键点,以该点与相邻胫后动脉穿支穿出深筋膜点连线为皮瓣轴线,根据创面形状、大小设计皮瓣。

2. 皮瓣切取

（1）带蒂转位:取屈髋屈膝外旋位,暴露小腿内侧区域。采用顺逆结合法切取皮瓣:即先有限切开旋转点局部后侧皮肤,切开皮肤、浅筋膜组织,由后向前于深筋膜表面分离皮瓣,探查确认穿支是否与术前探测标记的穿支相符合,如与术前探测标记的穿支一致,则按术前设计切开皮瓣周界,于深筋膜表面逆行分离皮瓣,直至会师于旋转点。如术中探查穿支与术前标记的穿支不一致,则根据具体情况重新调整皮瓣设计,同法切取皮瓣。

胫后动脉穿支螺旋桨皮瓣大桨切取同带蒂转移胫后动脉穿支皮瓣,大桨游离后同法游离小桨至旋转点,然后旁开穿支约 3 mm 切开深筋膜,顺穿支向深层游离穿支蒂长度 1~2 cm。

（2）游离移植:采用"逆行四面解剖法"切取皮瓣,先切开皮瓣后缘,由后至前于深筋膜表面分离解剖,确认穿支可靠后,切开深筋膜,首先解剖

面对术者的剖面,即解剖穿支的第一个面,自深筋膜层面顺穿支血管表面向深层解剖,剪开部分比目鱼肌,处理细小肌支,直至分离所需血管蒂长度和合适口径,然后解剖穿支的第二个面,即术者左侧的穿支血管剖面,保留 3 mm 左右的血管周围组织,同法解剖第三个面(术者右侧的穿支血管剖面),最后切开皮瓣后缘,于深筋膜表面自前至后会师至穿支处,接着解剖穿支的第四个面(术者对侧的穿支剖面),保留 3 mm 左右肌袖。阻断其他备用穿支,松止血带,观察皮瓣血供,确定皮瓣血运可靠后处理其他穿支。

（3）皮瓣移位或移植:皮瓣游离后放置原位约 10 分钟,确认皮瓣血供可靠后,将皮瓣以明道转移至受区。游离移植则切断结扎血管蒂,将皮瓣移植至受区并与创缘临时固定,显微镜下将胫后动脉穿支及其伴行静脉与受区血管吻合。

（4）皮瓣供区与受区创口闭合:彻底止血后,闭合皮瓣供区与受区创面,皮瓣供区创口与皮瓣下放置多根硅胶半管低位引流。

【典型病例】

病例一:胫后动脉穿支皮瓣带蒂转移。

患者女性,36 岁。左足跟外伤 19 天入院。伤后跟后区皮肤缺损、部分跟腱外露坏死,扩创后设计胫后动脉穿支皮瓣修复,皮瓣切取面积 8 cm×5 cm,供区直接缝合,术后皮瓣血运良好。术后 6 个月随访,皮瓣外形美观,质地、弹性佳,色泽良好,踝关节活动恢复正常(图 10-9-3)。

病例二:胫后动脉穿支蒂螺旋桨皮瓣。

患者男性,28 岁。左小腿外伤后皮肤软组织缺损并肌腱外露 20 天入院。彻底清创后,设计胫后动脉穿支蒂螺旋桨皮瓣修复,皮瓣切取不携带深筋膜、大隐静脉与隐神经,皮瓣供区直接闭合。术后皮瓣成活良好,创面一期愈合,术后 31 个月随访,皮瓣外形与质地良好(图 10-9-4)。

病例三:胫后动脉穿支皮瓣游离移植。

患者男性,40 岁。右足重物挤压伤 7 天入院。外院已行足部第二、三跖骨骨折内固定,入院时见足背皮肤软组织缺损并跖骨外露。入院 3 天后行胫后动脉穿支皮瓣游离移植术,皮瓣切取面积

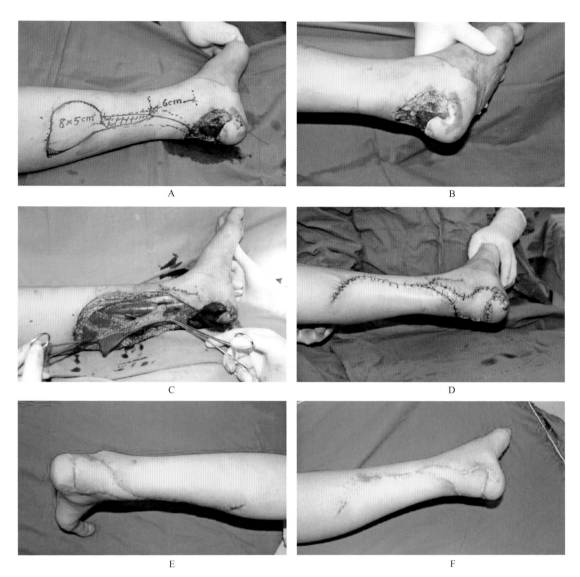

图 10-9-3　胫后动脉穿支皮瓣带蒂转移

A. 术前创面；B. 皮瓣设计；C. 皮瓣切取；D. 皮瓣覆盖创面,供区直接缝合；E、F. 术后 6 个月随访恢复情况

8 cm×3 cm。胫后动脉穿支与第一跖背动脉端端吻合,将穿支伴行静脉与足背静脉吻合,供区直接缝合。术后皮瓣成活良好,创面一期愈合。术后 6 个月随访,皮瓣色泽质地良好、外形美观,感觉恢复,供区仅留一线性瘢痕(图 10-9-5)。

【注意事项】

(1)胫后动脉穿支并非绝对恒定,但主要集中在踝间线上 4~9 cm、13~18 cm、21~26 cm 三个节段,术前采用超声多普勒血流探测仪或彩超首先探测这三个区域穿支,可提高穿支定位成功率,

缩短检查时间。

(2)胫后动脉近端穿支血管蒂较长且口径较粗,局部皮肤相对松弛,游离移植时皮瓣供区应尽可能选择小腿中上段。内踝上 5~7 cm 节段穿支较为恒定,逆行转移或设计螺旋桨穿支皮瓣应首先以该穿支穿出深筋膜点为皮瓣旋转点。其他区域可根据创面部位于其邻近正常部位探测胫后动脉穿支,选择靠近创面的健康穿支供血转移皮瓣。

(3)解剖血管蒂时,以往多是按皮瓣设计线先切开前缘皮肤达深筋膜,由前向后分离,在解剖

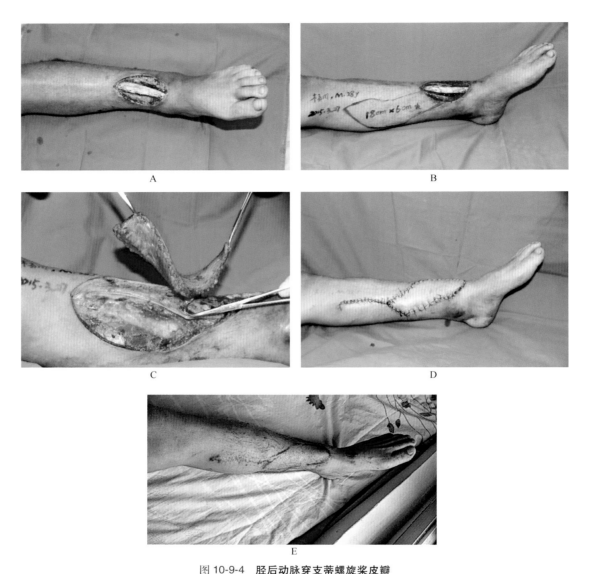

图 10-9-4　胫后动脉穿支蒂螺旋桨皮瓣

A. 清创后；B. 皮瓣设计；C. 皮瓣游离；D. 供区直接缝合；E. 术后 31 个月随访

过程中发现胫后动脉穿支大多紧贴胫骨内侧骨膜穿出，而胫骨前内侧皮肤菲薄紧贴骨膜，自前向后分离容易造成穿支误伤。而采用先做后缘切口，由后向前解剖，可以清晰显露穿支血管，利于解剖成功。

（4）皮瓣逆行转移时，解剖过程中高位穿支不要盲目切断结扎，遇到低位穿支供血不良或穿支意外损伤，可以改用吻合高位穿支外增压或以胫后血管主干为蒂逆行转移。

（5）皮瓣切取宽度因人而异，个体差异明显，术前应用"提捏试验"测量评估皮瓣可切取宽度可明显减少皮瓣供区植皮率。

（6）穿支蒂部裸化，切断质韧结缔组织，切开深筋膜游离穿支蒂 1~2 cm，皮瓣解剖完成后原位放置通血 10 分钟左右可减少术后皮瓣血管危象的发生率。

（7）穿支距离创面距离较远时，不管设计顺行转移、逆行转移还是螺旋桨皮瓣，对局部组织损伤大，皮瓣坏死风险也大大增加，遇此情况，建议选择其他供区切取皮瓣游离移植。

（8）接力皮瓣转移虽然可以避免第一供区植皮，但皮瓣转移仍然有一定风险，建议临床慎用。

（9）优点：① 穿支位置较为恒定，血管变异较少。② 术式多样，可顺行转移、逆行转移，亦可

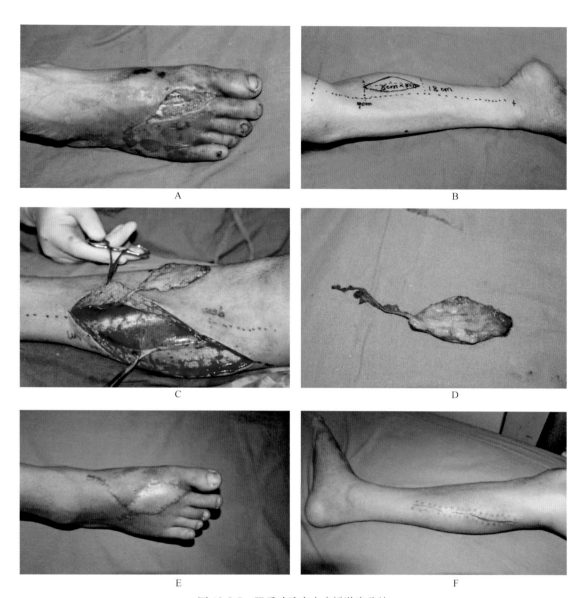

图 10-9-5　胫后动脉穿支皮瓣游离移植

A. 术前创面；B. 皮瓣设计；C. 皮瓣切取；D. 皮瓣断蒂后；E、F. 术后 6 个月随访皮瓣受区与供区恢复情况

设计为螺旋桨穿支皮瓣和游离移植。③ 多为肌间隙穿支，位置较为表浅，皮瓣切取简单、快捷。④ 可不牺牲深筋膜、隐神经和大隐静脉，对局部创伤小。⑤ 设计为胫后动脉穿支螺旋桨皮瓣转移，皮瓣蒂部局部外形明显改善。⑥ 胫后动脉在小腿内侧不同平面有多个穿支，可设计接力皮瓣转移改善第一供区外形。

（10）缺点：① 供区不够隐蔽，术后瘢痕对小腿外观有一定影响。② 穿支蒂较短，穿支血管口径相对较小。③ 皮瓣切取宽度有限。

（唐举玉　唐茂林　俞　芳）

第十节　小腿前部皮瓣

　　小腿前部皮瓣的血供来源,主要是来自胫前动脉及其伴行静脉的皮支。小腿前部皮瓣皮质较好,部位较隐蔽,血管为胫前动脉及其伴行静脉,解剖位置恒定,血管口径较粗,容易吻合成功。但小腿前部皮瓣的血供属于肌间隙皮肤动脉类型,血管蒂较深在,解剖血管有一定的困难,临床应用较少。若以胫前动脉踝上皮支为蒂形成踝上穿支皮瓣,由于血管蒂位置表浅,皮瓣切取容易,且皮瓣薄,质地好,即使在胫前血管损伤后仍可应用,既可带蒂转移,又可游离移植,是修复足、踝部或手部创面的理想供区。

胫前动脉皮瓣

【应用解剖】

　　根据胫前动脉皮支发出部位的解剖特点,对动脉蒂及其皮支的解剖分离,一般只限于胫前动脉上半或达小腿的下部。然而皮瓣切取范围上到膝下部,下至踝部,前到胫骨前嵴,后至腓骨小头和外踝的连线以外,可切取约为 25 cm × 7 cm 的皮瓣。

　　1. 动脉　小腿前部皮瓣的血供为胫前动脉及其发出的皮支。胫前动脉从腘动脉发出后,穿小腿骨间膜,进入小腿前区内,起初走在胫骨前肌和趾长伸肌之间,后经踇长伸肌与胫骨前肌之间,被趾长伸肌掩盖。下行经踇长伸肌深面,在踝间线上方又转至踇长伸肌与趾长伸肌之间移行于足背。胫前动脉在小腿前区内的长度平均为 29 cm,其上部外径为 3.6 mm,中部外径为 2.9 mm,下部外径为 1.4 mm。胫前动脉发出 1~5 个皮支,其中 3 支者最多。皮支平均外径为 1.2 mm,其中 1.0~1.6 mm 者较多。皮支多在小腿中、上段从胫前动脉发出,通过肌间隙,穿深筋膜布于皮下组织内。主要分布于小腿中、上 1/3 的皮肤(图 10-10-1)。

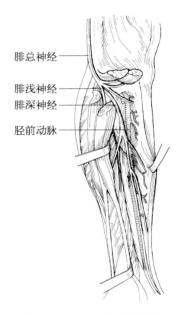

腓总神经
腓浅神经
腓深神经
胫前动脉

图 10-10-1　小腿前部皮瓣的
血供示意图

　　2. 静脉　小腿前部皮瓣只有 1 组深静脉,与胫前动脉干及其皮动脉伴行。该皮瓣无粗大的浅组皮静脉。胫前静脉多数有 2 条,其外径比伴行的动脉粗。解剖分离胫前动脉时,应一同将伴行的 2 条胫前静脉解剖分离,不要单独分离,以免损伤血管。

　　3. 神经　小腿前部皮瓣皮神经无主干,与胫血管伴行的腓深神经主要是肌支,故不能作为皮瓣感觉神经移植。但解剖分离胫前血管时,应注意保护该神经不受损伤,以免造成小腿前群肌肉瘫痪。腓深神经在腓骨小头后下方由腓总神经分出,与胫前血管伴行,走在小腿前群肌之间。它与胫前血管的位置关系变化较大。该神经先走在血管的外侧,后移至其前方,又至血管内侧(外前内型)。外前内型和外前外型约各占半数。故解剖分离血管时应看清与神经走行的关系,注意保护神经及其肌支,避免损伤。

【适应证】

小腿前部皮瓣移植适用于中等范围的皮肤缺损,如手部或前臂等部位的皮肤缺损创面的修复以及虎口开大成形术等。另外也可以切取带血管蒂的小腿前部皮瓣转移修复小腿上部、膝部创面。由于血管蒂口径较粗,蒂较长,常作为交腿皮瓣的蒂血管。不但皮瓣易于成活,而且当皮瓣断蒂时该血管还可以恢复原位吻合而恢复胫后动脉的血运。这是其优点。

由于没有神经干分布于皮瓣内,皮瓣移位时不能吻接神经,故受区需要恢复感觉者,应计划周全。

【手术方法】

1. 皮瓣设计　先从胫骨前嵴外侧约 2 cm、腓骨小头平面下 2~3 cm 处,用超声多普勒血流仪探测胫前动脉位置,并沿动脉的血流声向下探测,达足够长度。以探知的胫前动脉走行为轴线,设计皮瓣切取范围及其形状,用甲紫标记(图 10-10-2)。

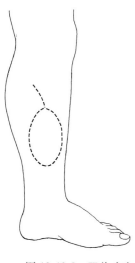

2. 解剖蒂血管　先从腓骨小头平面下 2~3 cm、胫骨前嵴外侧 2 cm 处切开皮肤,向下延伸切口达 8~10 cm,沿胫骨前肌和趾长伸肌之间解剖胫前血管蒂。在解剖分离过程中要注意皮支血管的保护,发现较粗大的皮支血管一定要保留于皮瓣内,周围携带 0.5~1.0 cm 的筋膜组织,保护皮支血管不受牵拉、扭转等损伤。

图 10-10-2　**胫前动脉皮瓣的设计**

3. 切取皮瓣　先从小腿远侧切开皮瓣,直达深筋膜,从皮瓣两侧向以胫前血管走行为轴线的中心解剖分离。远侧在踇长伸肌深面及踇长伸肌与趾长伸肌之间解剖分离血管。在分离血管时,应将肌支分离后结扎切断,分离较大的皮支血管连同周围的筋膜加以保护,并且伸入肌间的皮支血管周围的筋膜亦应注意保留,不可剥离以免损伤皮支血管。当皮瓣两侧均已解剖分离至血管蒂处的肌间隙时,将胫前血管的远侧结扎切断,顺肌间向上分离,即可完成皮瓣顺行的解剖分离。如果逆行游离,则应结扎血管的近端,将皮瓣逆行向远端游离。

在肌间隙内解剖胫前血管时应注意细心地将腓深神经从血管束内解剖分离出来,注意保护,尤其是细小的肌支不可损伤。皮瓣全部解剖分离完毕后,用温盐水纱布覆盖并观察血运情况,血供良好后再行移植或转移。

4. 供区创面的封闭　先将肌间隙缝合,皮肤边缘适当潜行剥离,尽量向创面区牵拉缝合固定,但不可强行拉拢缝合皮肤,以免张力过大而影响小腿的血运。对于剩余的创面,切取中厚度片植皮封闭。

【注意事项】

(1)切取该皮瓣时,术前必须仔细检查胫前动脉或胫后动脉搏动情况,是否均完好。如两者之一有损伤,则不能选用。

(2)胫前血管位置较深,在解剖血管时要保护好皮支血管勿受损伤。

(3)腓深神经在与胫前血管伴行,且走行方向有变化,分离神经时要小心,切勿损伤腓深神经。

(侯春林)

第十一节 胫前动脉穿支皮瓣

2001 年张高孟在解剖学研究的基础上,首先设计并临床应用了前踝上皮瓣。该皮瓣是以胫前动脉踝上皮支及其伴行静脉为蒂的小腿中下部皮瓣。皮瓣薄,质地好,切取面积大。由于不牺牲小腿胫前动脉,因此不损害足部血液供应。在特殊需要时,也可以胫前血管为蒂带蒂转移或游离移植,扩大前踝上皮瓣的应用范围。

【应用解剖】

1. 皮瓣血供 由胫前动脉的踝上皮支供血。胫前动脉在小腿下段沿胫骨外侧走行于胫骨前肌与踇长伸肌之间。在小腿下段近踝部可见胫前动脉向内侧发出 1 支较粗大的皮支,称之为胫前动脉踝上皮支。胫前动脉踝上皮支起始部位是在踝间连线上方 (3.5 ± 0.6) cm 处由胫前动脉发出。胫前动脉踝上皮支自胫前动脉恒定地发出后,与胫前动脉呈 $40° \sim 75°$ 夹角,紧贴胫骨外侧骨面,向内向上走行至胫骨前缘,并绕过胫骨前缘,继续紧贴胫骨前内侧骨面,在骨膜外、深筋膜下向内上方向行至一段距离后,穿深筋膜入皮。踝上皮支在胫骨外侧骨面长度为 (2.1 ± 0.6) cm,皮支起始处血管外径为 (1.1 ± 0.2) mm。该皮支绕过胫骨前缘后,在胫骨前内侧骨面发出升支和降支:升支较长,为 $3.5 \sim 6.0$ cm,有 $2 \sim 3$ 支,沿内上方向行走,入筋膜点处升支血管外径为 (0.4 ± 0.1) mm。降支短,为 $1.0 \sim 2.5$ cm,有 $1 \sim 2$ 支,向内下方向走行。踝上皮支沿途在胫骨外侧和前内侧骨膜表面行走时,还发出许多细小的骨膜支营养胫骨中下段及其骨膜。在踝上皮支近端 $3 \sim 4$ cm 处,胫前动脉又发出 $2 \sim 3$ 个皮支,也供应前踝上皮瓣。

胫前动脉踝上皮支在胫骨前内侧骨面行走时,可与周围血管分支形成广泛的吻合。在小腿的内侧与胫后动脉皮支血管相交通。在小腿中部

与隐动脉分支形成吻合。在小腿下部与内踝前动脉及外踝前动脉的分支相交通。

2. 皮瓣静脉回流 踝上皮支的伴行静脉为胫前静脉的分支,伴行静脉有 2 支,分列在动脉两侧,踝上皮支的伴行静脉起始部外径为 (1.1 ± 0.2) mm。此外,该皮瓣尚有大隐静脉回流,故此皮瓣有深、浅两套静脉回流系统。

3. 皮瓣的神经支配 皮瓣感觉由隐神经支配。隐神经在小腿下 $1/3$ 分为两支,后支继续沿胫骨内侧面下降至内踝,前支经内踝前面下降至足的内侧缘。

【适应证】

1. 带蒂转移 以胫前血管踝上支为蒂形成岛状皮瓣,皮瓣转移可以覆盖足背、内外踝或跟部皮肤缺损。如果以胫前动脉为蒂或以胫前动脉足背动脉为蒂逆行转移,可以覆盖足部任何部位皮肤缺损,包括足背、足底、趾背、趾底、踝部或跟部皮肤缺损。足背动脉在第一跖骨基底、足背及踝前方,与跖底动脉、跗内外侧动脉、内外踝动脉有广泛的吻合。因此在上述 3 个水平任何一个水平的近侧转移,均可使皮瓣得到充足的血供。

2. 游离移植 前踝上皮瓣游离移植可修复身体任何部位皮肤缺损。此时可以胫前血管踝上皮支为蒂游离移植。吻合的血管口径在 1 mm 左右。为增加血管吻合口径,可以携带与踝上支相连的 $1 \sim 2$ cm 胫前动脉,并将此段血管嵌入受区动脉,而胫前静脉则可依据实际需要,切取足够长度,与受区静脉吻合。胫前动脉的两个断端游离后可以直接吻合,不破坏胫前动脉血供。在特殊情况下可以将足背皮瓣、踇甲瓣、游离足趾与前踝上皮瓣(多叶嵌合皮瓣)同时移植,而以胫前血管为共同的血管蒂修复手部严重撕脱伤。这样大大减少了两块皮瓣串联或并联吻合的手术风险。

【手术方法】

1. 皮瓣设计

（1）点：踝前方近端约 4 cm 处，是胫前动脉踝上皮支进入皮瓣的关键点及带蒂岛状皮瓣的旋转点。

（2）线：皮瓣关键点与胫骨内髁后缘的连线，为设计皮瓣的轴心线。可以此线为中心向两侧设计皮瓣。

（3）面：具体如下。① 切取面：皮瓣的切取范围上界可达胫骨上中 1/3 交界处；下界达内踝上缘；外侧界可达胫骨前缘外侧 3~5 cm；后缘不超过内踝后缘与胫骨内髁后缘之间的连线。② 解剖面：小腿深筋膜深面，胫骨骨膜的表面。解剖时注意勿损伤骨膜。③ 可取面：最大面积为 16 cm × 10 cm。

2. 手术步骤

（1）根据受区缺损的大小设计皮瓣。

（2）连续腰段硬膜外麻醉下，供区大腿上气压止血带。首先切开皮瓣的外侧缘，沿深筋膜下向内掀起皮瓣至胫骨嵴外侧缘，暴露胫骨前肌、踇长伸肌，并向外侧牵开胫骨前肌，即可在踝间连线上方 3~4 cm 处，看到由胫前动脉向内上方向发出的踝上皮支血管。由于踝上皮支血管起始后，紧贴胫骨下段外侧骨膜向上、向内行走。为保护踝上皮支血管不被损伤，可在蒂部左右 0.5 cm 处，平行踝上皮支切开骨膜，并用骨膜剥离子，于骨膜下连同骨膜一起，掀起踝上皮支血管蒂，直达胫骨前缘。

（3）在确认踝上皮支后，继而切开皮瓣内侧缘和上、下缘。在深筋膜下、骨膜外，将皮瓣向蒂部掀起。注意要确保血管蒂与皮瓣相连。在切开皮瓣上、下和内侧缘时，可遇到大隐静脉和隐神经。若做带蒂皮瓣时，可切断并结扎皮瓣近端、远端的大隐静脉，或将大隐静脉仔细从皮瓣剥离，留在供区。隐神经在皮瓣近端切断。此时皮瓣游离完毕，仅靠踝上皮支与胫前血管相连。若做游离皮瓣，静脉一般以胫前静脉为蒂。需要时也可以大隐静脉与胫前静脉同时做回流静脉。

（4）前踝上皮瓣带蒂转移，可以踝上皮支血管为蒂，顺行或逆行转移。在需要时，也可以胫前血管为蒂或胫前血管、足背血管为蒂的前踝上皮瓣带蒂转移。如以胫前血管为蒂的前踝上皮瓣带蒂或游离移植，在解剖前踝上皮瓣时，可同时游离踝上皮支血管近端的 2~3 个皮支。在小腿下 1/3 胫侧一般有 3~4 个穿支，距踝上支最近的一个穿支在踝间连线上方 7 cm 左右，若以远端这两个穿支供血，可安全切取小腿中、下部皮肤，扩大皮瓣切取面积。若需恢复皮瓣的感觉，应保留隐神经在皮瓣上，与受区 1 根皮神经吻合。

（5）小腿供区皮肤缺损通常需游离植皮覆盖。

【典型病例】

病例一：前踝上皮瓣与足背皮瓣联合移植修复手掌手背皮肤缺损。

患者男性，48 岁。工作中左手机器压砸伤，除左拇指外，手掌、手背皮肤大部坏死。于 2001 年 6 月 9 日急诊入院。入院急诊清创后手部创面用碘伏纱布覆盖，送病房继续抗感染治疗。入院后第 5 天行第二次手术，刮除增生的肉芽组织，清洗后，设计以胫前血管为蒂的串联前踝上皮瓣和足背皮瓣联合移植。前踝上皮瓣 16 cm × 10 cm，用于覆盖手桡侧皮肤缺损，足背皮瓣 12 cm × 10 cm，用于覆盖手尺侧皮肤缺损。足部供区植皮。手术经过顺利。术后半年患者在家乡医院行分指手术（图 10-11-1）。

病例二：前踝上皮瓣逆行转移修复大趾跖面皮肤缺损。

患者男性，53 岁。大趾跖面皮肤外伤缺损，于 2004 年 4 月 6 日入院。入院后大趾跖面创面清创后，设计以胫前动脉、足背动脉为蒂的前踝上皮瓣 7 cm × 5 cm，逆行转移覆盖创面，术后皮瓣成活，供区植皮覆盖（图 10-11-2）。

【注意事项】

（1）术前用超声多普勒血流仪测定胫前动脉踝上皮支位置，沿皮瓣轴心线两侧画出皮瓣切取范围。

（2）前踝上皮瓣的供区主要位于小腿下端胫骨表面及内侧。在胫骨表面游离时注意切勿损伤胫骨骨膜，否则供区植皮难以成活。

（3）由于踝上皮支在入皮前首先经过胫骨外

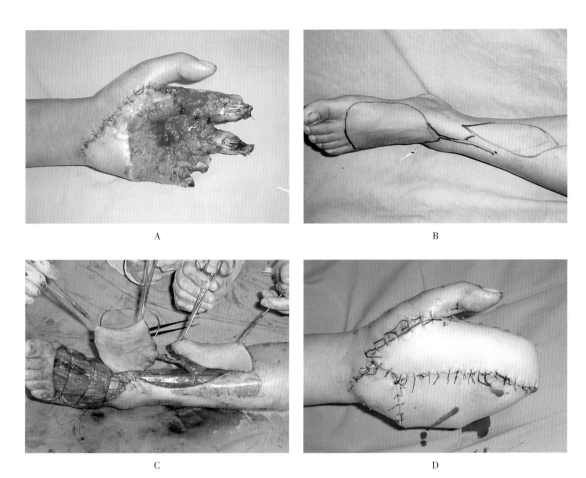

图 10-11-1　前踝上皮瓣与足背皮瓣联合移植修复手部创面

A. 左手压扎伤，除拇指外，手掌背侧大部皮肤坏死缺损；B. 设计以胫前血管串联的足背及前踝上皮瓣；
C. 足背皮瓣及前踝上皮瓣已经游离掀起；D. 前踝上皮瓣覆盖手桡侧皮肤缺损，足背皮瓣覆盖手尺侧皮肤缺损

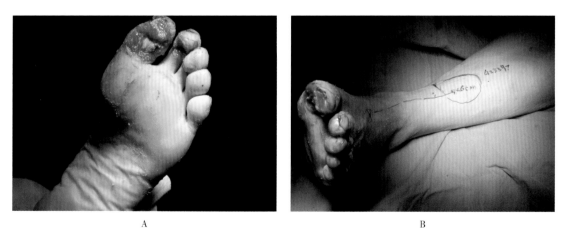

图 10-11-2　逆行前踝上皮瓣修复大趾跖面皮肤缺损

A. 大踇趾跖面外伤性皮肤缺损；B. 设计以胫前血管、足背血管为蒂的逆行岛状皮瓣；

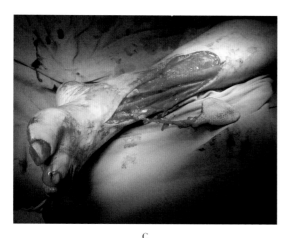 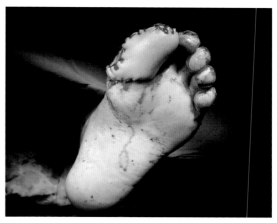

C D

图 10-11-2(续)

C. 岛状皮瓣已游离；D. 岛状皮瓣满意地覆盖了大趾跖侧皮肤缺损

侧骨面,在游离时不小心很容易损伤皮支血管。为避免损伤,可同时切取位于胫骨外侧骨膜表面皮支两侧各 0.5 cm 宽的骨膜,并在骨膜下游离,以保护皮支血管。但在游离到胫骨前缘时,应注意在胫骨内侧的骨膜外游离,此处无须携带骨膜。

（4）足踝部皮肤缺损时,前踝上皮瓣以踝上皮支为蒂逆行转移即可。但足远侧或足底部皮肤缺损,则需以胫前动脉或胫前动脉、足背动脉为蒂逆行转移。

（5）以胫前血管为蒂的前踝上皮瓣带蒂或游离移植时,若需切取较大面积的皮肤,在解剖前踝上皮瓣时,可同时游离踝上皮支血管近端的 2~3 个皮支。中、小面积皮肤缺损仅保留踝上皮支即可满足皮肤血供。

（王成琪　张高孟）

第十二节　小腿外侧皮瓣

顾玉东 1983 年在临床上应用小腿外侧皮瓣获得成功。小腿外侧皮瓣以腓血管为蒂,血管恒定、粗大。只牺牲 1 条小腿的次要动脉,可提供大块皮瓣。此皮瓣带有 1 条可靠的皮神经和两套静脉,即腓静脉和小隐静脉,既可做游离移植,也能做带蒂转移。皮瓣切取后对供区的功能影响小。此皮瓣比较隐蔽,小腿伤疤可用深色长裤遮盖,是一块比较理想、常用的皮瓣供区。但该皮瓣营养血管位置较深,分离血管时受到腓骨限制,使皮瓣切取有一定难度。

【应用解剖】

1. 皮瓣的动脉　腓动脉起点外径为（3.7±

0.1）mm（2.0~5.3 mm）,沿途发出数支肌皮动脉、滋养动脉、弓形动脉,供应腓骨、邻近肌肉和小腿外侧皮肤。小腿外侧第一支皮动脉常由腘动脉发出,也可起自胫前、胫后动脉。小腿外侧皮动脉有 4~8 支。其中 4~6 支者共计80%,平均为 5.6 支。以第二、第三、第四支皮动脉的管径最粗大。其体表投影：以腓骨头为标志,它们分别在腓骨头下方 9、15、20 cm 处穿出小腿后肌间隔。换言之,在腓骨头下缘 9~20 cm 处,可找到这 3 支皮动脉(图 10-12-1)。

小腿外侧皮瓣的血供来源于腓动脉,根据皮支的形式,可分 3 种类型。

Ⅰ型：腓动脉皮支。腓动脉起端呈细短状的皮支,经过小腿外侧肌间隔而直接进入小腿外侧

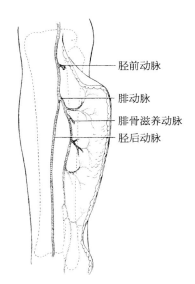

图 10-12-1　**小腿外侧皮瓣的
皮肤穿支血管**

皮肤。此皮支血管口径较细,为 0.3 mm。

ⅡA 型:腓动脉肌皮支。腓动脉进入踇长屈肌肌腹前由主干发出比目鱼肌肌皮支。此分支在比目鱼肌肌腹内常分为两处穿出比目鱼肌筋膜,然后进入小腿外侧面皮肤。此肌皮支血管口径一般在 0.5~1 mm。

ⅡB 型:腓动脉肌皮支。腓动脉主干进入踇长屈肌肌腹后,在小腿中 1/3 段分别由主干发出踇长屈肌肌皮支,皮支与肌皮呈垂直方向,穿出肌筋膜后进入小腿外侧皮肤,是小腿外侧皮瓣血供的主要支。此肌支血管口径为 0.3~0.8 mm。

腓动脉于外踝顶点之上约 8 cm 处形成两条主要终支:一为外踝后动脉,自外踝上方的后内侧向外侧走行;一为穿动脉,向前穿过骨间膜至外踝上方的前内侧。腓动脉主干在踝关节平面与胫后动脉均有较粗的交通支相吻合。这就为小腿外侧部皮瓣采用游离移植,或顺行,或逆行转移提供了解剖学依据。

2. 皮瓣的静脉　小腿外侧皮瓣的回流静脉可分深、浅 2 组:① 深静脉为 2 支伴行的腓静脉,其终末端的外径为(4.0±0.1)mm(2.0~7.0 mm)。腓静脉收集第二至第八支皮静脉。皮静脉大多数有 2 支,少数是 1 支,其外径为(1.6±0.1)mm(0.3~3.3 mm)。通过仔细解剖,发现 2 条腓静脉之间,有十分细小的横行静脉沟通,其管径都在 0.1 mm 以下,约数十条。另外还有 4~6

支粗大的横行支,其管径为 1.5 mm(0.7~2.7 mm),因此腓静脉略呈梯形。每条静脉内有 4~8 对瓣膜。② 浅静脉为小隐静脉,注入点外径为 3.3 mm(1.1~5.3 mm)。小隐静脉在小腿中下 1/3 常有穿通支与深静脉沟通。每条肢体平均出现穿通支 1.5 支。小隐静脉与大隐静脉之间有 2~3 支交通支,平均出现 1.7 支。交通支在小隐静脉端的外径为(2.5±0.4)mm,大隐静脉端的外径为(3.2±0.3)mm。小腿外侧部皮瓣的静脉回流,为上述皮支或肌皮支的伴行静脉。

3. 皮瓣神经　为腓肠外侧皮神经。它起于腓总神经,出现率为 100%。该神经通过腓骨头后方(5.0±1.1)mm 处(2.2~6.0 mm)向下行,分布于小腿后外侧皮肤,平腓骨头处。该神经的横径为(3.4±0.2)mm,长为(32.0±0.9)mm。

【适应证】

小腿外侧皮瓣,由于供区是非持重或着力部位,加之较上肢隐蔽,而且皮肤质量较好,血管位置解剖较恒定,血管蒂较长,约 10 cm,血管直径较大(动脉为 2.5~3.5 mm,静脉为 3.0~4.0 mm),并且可以切取带腓骨的皮瓣,因此是目前临床常采用的皮瓣供区之一。但由于腓血管部位较深重,血管分支较多,解剖分离血管蒂时有一定困难,因此必须正确掌握手术指征。

(1) 在一般情况下不宜作为游离皮瓣的首选部位。

(2) 适用于小腿上部、膝关节以及踝关节或足部创面的修复,可采取顺行或逆行小腿外侧皮瓣转移。

(3) 肢体皮肤伴长骨缺损需要腓骨的皮瓣移植时。

【手术方法】

1. 皮瓣设计

(1) 标记腓骨小头至外踝的两点连线,作为腓动脉的走行线,即皮瓣的轴心线,其中点附近为肌皮支进入皮肤的关键点(图 10-12-2)。

(2) 在轴心线设计皮瓣的长度,以关键点为皮瓣宽度的前 1/3 点进行设计。皮瓣切取范围可

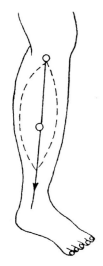

图 10-12-2　小腿外侧皮瓣的设计

包括整个小腿皮肤,但小腿内侧胫前区及大隐静脉行径处的皮肤应保留,而小隐静脉可包括在皮瓣内。小腿后外侧皮肤深层之腓肠神经,根据需要可一并切取,作为带神经的皮瓣移植。如果需要带腓骨的皮瓣,应将腓骨设计于皮瓣的中央或前 1/3 交界处。

2. 皮瓣切取

(1) 沿皮瓣的前缘切开皮肤,直达深筋膜与肌膜之间,在深筋膜下向后游离皮瓣,在比目鱼肌与腓肠肌所形成的外侧肌间隔中点附近,要细心注意由肌间隔或比目鱼肌穿出的皮支或肌皮支。

(2) 选择较粗的 1~2 条皮支或肌皮支作为皮瓣轴心点,重新调整皮瓣的远近端及前后缘,以保证皮瓣的血供。

(3) 按设计切开皮瓣四周,并在深筋膜下向皮支或肌皮支附近解剖分离皮瓣,并沿皮支顺外侧肌间隔进行分离,如果较粗的皮支是来自比目鱼肌、踇长屈肌的肌皮支,在向深部解剖分离时应保留 0.5~1.0 cm 肌袖于血管周围,以免损伤肌皮血管。

(4) 如果作为游离皮瓣移植时,应先解剖分离血管蒂的近侧端,显露出血管蒂的长度和外径直达适合作为移植处,再向远侧端解剖分离。当血管主干和皮瓣解剖完毕后,再结扎远侧端血管。此时除了近侧血管蒂外,皮瓣已完全游离。观察皮瓣血运情况,血供良好后进行断蒂并移植于受区。

(5) 如果切取顺行皮瓣转移,即保留近侧端的血管蒂不断,结扎切断远侧端血管进行皮瓣转移即可;如果切取逆行皮瓣转移,则结扎切断近侧端血管,保留远侧血管为蒂而逆行皮瓣转移。

(6) 不论顺行或逆行转移应注意血管蒂不要扭转、受压或过度紧张。切取面积大于 20 cm × 7 cm 时,应将小隐静脉留在皮瓣内一起移位,并与受区静脉进行顺向吻合,有利于回流。

(7) 切取带腓骨的皮瓣移植时,除保留腓血管皮支周围的筋膜和肌肉组织 0.5~1 cm 外,还应保留 1~2 cm 的肌袖于腓骨周围,并注意保护腓动脉至腓骨的滋养动脉及皮瓣与腓骨保持紧密的组织联系。故在解剖分离过程中,可将皮瓣边缘与深筋膜、肌膜或骨膜缝合固定几针,以免分离后影响血供。

(8) 切取皮瓣后的供区创面,常需植皮封闭,如果皮瓣切取宽度不超过 3~4 cm,供区可以直接缝合。

【典型病例】

病例一:小腿外侧皮瓣游离移植修复足部创面。

患者男性。因右前足缺损伴负重区皮肤瘢痕,影响行走而入院。入院后在硬膜外麻醉下切除右足负重区瘢痕,切取左小腿外侧皮瓣,游离移植至右足受区,皮瓣腓动静脉与受区胫前动静脉吻合,术后皮瓣存活,患者能负重行走(图 10-12-3)。

病例二:小腿外侧逆行岛状皮瓣修复足跟压疮。

患者男性,37 岁。因脊髓肿瘤引起下身截瘫,伴发跟后压疮。术中彻底切除压疮,创面范围 4 cm×7 cm。切取 5 cm×8 cm 的小腿外侧皮瓣,逆行转移修复跟后创面。术后皮瓣成活,创面一期治愈。1 年后复查,压疮未复发(图 10-12-4)。

【注意事项】

(1) 皮瓣血供的关键:除了主轴血管腓动静脉保持完好外,保全第二、第三、第四支皮动脉也至关重要,因为这 3 支动脉是小腿外侧皮瓣的主要供血动脉。它们的体表投影位于后肌间隔、腓骨小头下方 9~20 cm 范围内。其中第二支皮动脉最粗大,管径为 1.8 cm(0.5~3.7 cm)。小腿外侧皮瓣无论取多大的面积,第二支皮动脉是最关键性的皮动脉,只有保存此动脉,皮瓣的成活率才能提高。

(2) 皮瓣的可取范围:腓动脉内灌注墨汁,其皮动脉灌溉的面积达小腿外侧 32 cm×15 cm。实际上小腿外侧皮瓣的可取面积比这个范围还要大,因为在行 X 线血管造影的皮瓣中可以观察到,整个小腿皮肤的血管是互相吻合成网的。

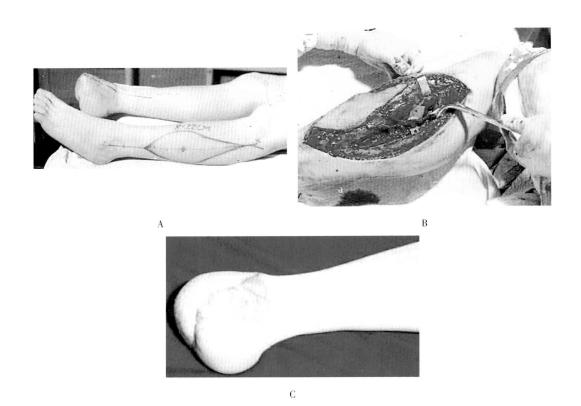

图 10-12-3　小腿外侧皮瓣游离移植修复足部创面

A. 右前足缺损伴负重区皮肤瘢痕,左小腿外侧设计皮瓣;B. 左小腿外侧皮瓣解剖已完成,仅残留血管蒂相连;
C. 术后前足已由皮瓣覆盖,能负重行走

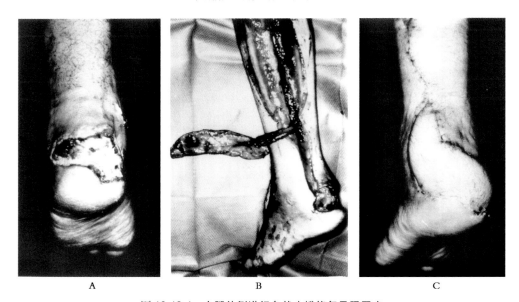

图 10-12-4　小腿外侧逆行岛状皮瓣修复足跟压疮

A. 术前足跟部压疮;B. 术中切取皮瓣;C. 术后 1 年皮瓣存活良好

（3）腓动脉切取后小腿的血供问题：腓动脉是供应腓骨、比目鱼肌、踇长屈肌、小腿外侧肌群和皮肤的主要动脉。该动脉切除后,上述结构的血供不受影响,可由胫前、胫后动脉的分支代偿。

（4）倒转皮瓣的静脉血回流问题：小腿外侧皮瓣可以做倒转皮瓣,已为临床所证实,但必须携带小隐静脉。作者从腘静脉瓣逆行性灌注墨汁的实验中知道,腓静脉因静脉瓣多寡不一,存在着个体差别。在少数静脉瓣稀少的病例中,做倒转皮瓣时,静脉血通过梯形腓静脉网,可以顺利回流。而在多数病例中,因静脉瓣过多,静脉血回流往往有困难。为了确保安全,最好携带小隐静脉,并在受区进行顺向吻合,建立深、浅2套静脉回流途径。

(5)本皮瓣的特点:皮瓣的皮动脉都是肌皮动脉,手术时必须切开部分比目鱼肌、踇长屈肌,

方能暴露各皮动脉的根部。此外,腓动静脉位置较深,游离较困难。

(6)由于腓动脉的口径为 0.5~1 mm,伴行静脉口径 1~2 mm,因此也可作为血管蒂进行游离皮瓣移植,手术较为简单。

(顾玉东)

第十三节　腓动脉穿支皮瓣

腓动脉穿支皮瓣(peroneal artery perforator flap:PAP)是以腓血管为蒂的小腿外侧皮瓣发展而来,以腓动脉发出的穿支供血、在小腿外侧切取的仅包括皮肤和浅筋膜组织的轴型皮瓣。1983年顾玉东首先报道了以腓血管为蒂的小腿外侧皮瓣的临床应用。2004年Wolff等首先报道了腓动脉穿支皮瓣应用于颌面重建。2008年Daya等首先报道了由皮瓣与腓骨瓣组成的腓动脉嵌合穿支皮瓣的临床应用,实现了口腔颌面缺损的三维立体修复。由于腓血管体区的解剖特点,可以根据创面修复需求设计切取包含腓骨骨瓣的腓动脉穿支嵌合皮瓣,实现同期立体修复,也能够携带腓动脉作为flow-through穿支皮瓣重建四肢主干动脉同时修复体表创面,其术式多样,目前已发展成为临床常用的穿支皮瓣之一。

【应用解剖】

腓动脉是小腿外侧皮肤的主要供血动脉,于腓骨小头下6 cm左右从胫后动脉发出,起始部外径约3.8 mm,在腓骨内后方走行于胫骨后肌与踇长屈肌之间,终于外踝后方的外踝支,沿途发出数支穿支血管供养腓骨、邻近肌肉和小腿外侧皮肤。腓动脉皮肤穿支平均为5支(口径≥0.5 mm),分为肌皮穿支(穿比目鱼肌和踇长屈肌)和肌间隔穿支(穿小腿后外侧肌间隔)两种类型,分布于距离腓骨后缘2 cm以内的区域。若以三等分法,小腿中段的穿支出现最为恒定,小腿近段主要以肌皮穿支为

主,中远段主要以肌间隔穿支为主。腓动脉穿支蒂长(穿支从腓动脉发出点至其穿深筋膜点的距离)(5±3)cm,小腿近2/3穿支口径约1.2 mm,小腿远1/3穿支口径约0.8 mm,两条伴行静脉口径粗于穿动脉。(图10-13-1、图10-13-2)。

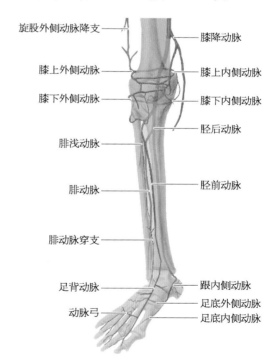

图10-13-1　腓动脉位置及行程

以腓动脉穿支血管蒂皮瓣包括3组穿支血管:① 外踝上10 cm左右的中部肌间隔穿支。② 外踝上5 cm左右最远端肌间隔穿支。③ 外踝上1 cm左右的外踝后肌间隙穿支。

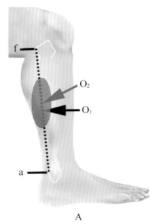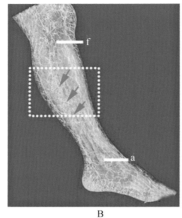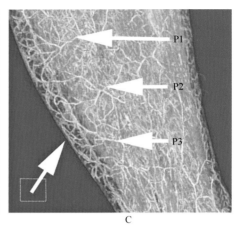

图 10-13-2　腓动脉穿支皮瓣解剖学供区

A. 皮瓣设计模式图；B. 腓动脉穿支的定位；C. B 图局部放大；F. 腓骨小头后缘；a. 外踝后缘；
O_1. fa 的中点；O_2 到 O_1 的距离为 2 cm；虚线框中蓝色箭头表示穿支；P1~P3. 腓动脉的穿支

【适应证】

腓动脉穿支皮瓣顺行转移适合修复小腿中上段外侧创面；逆行转移适合修复小腿中下段外侧、外踝、跟后区创面修复；游离移植适合四肢、口腔颌面中小创面修复；嵌合移植适合重建合并骨缺损的中小面积创面；flow-through 术式适合重建合并四肢主干动脉缺损的中小面积创面；分叶穿支皮瓣适合修复两处邻近的小面积创面。

【手术方法】

1. 皮瓣设计

（1）带蒂转移：带蒂皮瓣按"点、线、面"原则进行设计。以术前多普勒超声血流探测仪或彩超探测定位的靠近创面的腓动脉穿支穿出深筋膜点为旋转点，以该点与腘窝中点至外踝顶点与跟骨后极顶点连线中点的连线附近探及的第二穿支穿出深筋膜点连线为皮瓣的轴线，切取层面为深筋膜表面。腓动脉穿支螺旋桨皮瓣按此"点、线、面"设计，大桨覆盖创面与小桨切取后创面，小桨覆盖靠近旋转点的大桨区部分创面。皮瓣宽度较创面放大约 0.5 cm，长度放大约 1 cm。

（2）游离移植：皮瓣供区选择小腿外侧的中上段，以术前超声多普勒血流探测仪或彩超探测标记的腓动脉穿支穿出深筋膜点为皮瓣的关键点，以该点与相邻腓动脉穿支穿出深筋膜点连线为皮瓣轴线，根据创面形状、大小设计皮瓣。

2. 皮瓣切取

（1）带蒂转位：采用"顺逆结合法"切取皮瓣。先有限切开旋转点局部前侧皮肤，切开皮肤、浅筋膜组织，由前向后于深筋膜表面分离皮瓣，探查确认穿支是否与术前探测标记的穿支相符合，如与术前探测标记的穿支一致，则按术前设计切开皮瓣周界，于深筋膜表面逆行分离皮瓣，直至会师于旋转点。如术中探查穿支与术前标记的穿支不一致，则根据具体情况重新调整皮瓣设计，同法切取皮瓣。

腓动脉穿支螺旋桨皮瓣大桨切取同带蒂转移腓动脉穿支皮瓣，大桨游离后同法游离小桨至旋转点，然后旁开穿支约 3 mm 切开深筋膜，顺穿支向深层游离穿支蒂长度 1~2 cm。

（2）游离移植：采用"逆行四面解剖法"切取皮瓣，先切开皮瓣前缘，由前至后于深筋膜表面分离解剖，确认穿支可靠后，切开深筋膜。首先解剖面对术者的剖面，即解剖穿支的第一个面，自深筋膜层面顺穿支血管表面向深层解剖，剪开部分腓骨肌，处理细小肌支，直至分离所需血管蒂长度和合适口径。然后解剖穿支的第二个面，即术者左侧的穿支血管剖面，保留 3 mm 左右的血管周围组织。同法解剖第三个面（术者右侧的穿支血管剖面），最后切开皮瓣后缘，于深筋膜表面自后至前会师至穿支处。接着解剖穿支的第四个面（术者对侧的穿支剖面），保留 3 mm 左右肌袖。如切取嵌合穿支皮瓣(携带腓骨瓣),则保护好皮瓣与穿支血管,紧贴骨膜锐性分离腓骨附着肌肉组织,于拟定的截骨平面截断腓骨,将腓骨向外翻转,分离出腓血管,离断结扎其远端,向近端游离腓血管直至与胫后血管汇合处,处理沿途分支,皮瓣与骨瓣完全游离后放松止血带观察骨瓣与皮瓣血运情况。

(3)皮瓣移位或移植:皮瓣游离后放置原位10分钟左右,确认皮瓣血供可靠后,将皮瓣以明道转移至受区。游离移植则切断结扎血管蒂,将皮瓣移植至受区并与创缘临时固定,显微镜下将腓动脉穿支及其伴行静脉与受区血管吻合。嵌合移植则先将腓骨瓣嵌入骨缺损处,以克氏针或螺钉固定,穿支皮瓣覆盖浅表创面,然后将腓血管与受区血管吻合。flow-through移植时则同时将腓动脉远端与受区主干动脉远端吻合。

(4)皮瓣供区受区创口闭合:彻底止血后,闭合皮瓣供区与受区创面,皮瓣供区创口与皮瓣下放置多根硅胶半管低位引流。

【典型病例】

病例一:腓动脉穿支皮瓣逆行转移。

患者男性,28岁。外伤致右胫前肌腱缺损、贴骨瘢痕。彻底清除贴骨瘢痕后,采用异体肌腱桥接胫前肌腱,设计腓动脉穿支皮瓣逆行转移修复创面,皮瓣切取面积为11 cm×4 cm。皮瓣切取仅包含皮肤和浅筋膜组织,术中解剖见腓动脉3个穿支供养皮瓣,以最远端的穿支为蒂逆行转移,转移后供区予以直接缝合。术后皮瓣成活良好,创面一期愈合。术后3个月随访,皮瓣外形良好,右踝关节背伸功能部分恢复(图10-13-3)。

病例二:携带筋膜瓣的腓动脉穿支螺旋桨皮瓣移位修复跟骨骨髓炎创面。

患者女性,57岁。左足外伤后反复流脓2年入院,跟骨骨髓炎病灶彻底清除后遗留左足跟外侧皮肤软组织缺损并跟骨深部无效腔,设计带部分筋膜瓣的同侧腓动脉穿支螺旋桨皮瓣修复,皮瓣部分面积为13 cm×3.5 cm,大桨远端筋膜瓣面积为7 cm×5 cm,皮瓣切取仅包含皮肤和浅筋膜组织,筋膜瓣填塞跟骨无效腔,大桨覆盖原有浅表创面和小桨切取后遗留创面,小桨覆盖靠近旋转点

的部分大桨切取后遗留创面,皮瓣供区直接缝合。术后皮瓣成活良好,创面一期愈合。术后半年随访皮瓣外形满意,供区仅留线性瘢痕,骨髓炎未复发(图10-13-4)。

病例三:腓动脉穿支皮瓣游离移植修复踇趾趾背皮肤缺损。

患者男性,39岁。外伤致右踇趾趾背皮肤坏死。术中彻底清创,设计腓动脉穿支皮瓣游离移植修复创面,皮瓣大小9 cm×3 cm。皮瓣切取仅包含皮肤和浅筋膜组织,皮瓣断蒂后转移至受区,皮瓣供区予以直接缝合。腓动脉穿支及其伴行静脉与第一跖背动脉及足背静脉吻合。术后皮瓣成活良好,创面一期愈合。术后12个月随访,皮瓣外形满意,供区仅留线性瘢痕(图10-13-5)。

病例四:腓动脉嵌合穿支皮瓣治疗胫骨创伤后骨髓炎。

患者男性,52岁。因车祸致左胫腓骨开放性粉碎性骨折术后反复窦道流脓2年入院。术前X线片示胫骨中上段骨质硬化,一期彻底清除贴骨瘢痕、死骨与感染组织,测量胫骨缺损10 cm,皮肤软组织缺损面积为15 cm×5 cm。二期于对侧小腿设计腓动脉嵌合穿支皮瓣,切取腓骨瓣长12 cm,皮瓣面积为16 cm×5.5 cm,骨瓣与皮瓣仅以穿支血管相连。断蒂后腓骨瓣嵌入胫骨骨缺损处,上下连接处各用一枚克氏针固定,穿支皮瓣覆盖浅表创面。胫后动静脉自远端切断结扎,翻转后与腓动静脉吻合。术后予以抗感染及低分子右旋糖酐抗凝治疗,皮瓣顺利成活,创面一期愈合。术后6个月随访,骨髓炎未复发,皮瓣外观满意,不臃肿,供区仅遗留线性瘢痕,X线片复查显示移植腓骨与受区胫骨已达骨性愈合,负重行走恢复正常(图10-13-6)。

【注意事项】

(1)虽然腓动脉在小腿外侧恒定有穿支发出供养体表皮肤,但穿支穿出的部位并非十分恒定,术前常规应用超声多普勒血流探测仪或彩超检查了解腓动脉穿支穿出的具体部位、穿支的数目、口径、走行与穿支质量,有助于皮瓣设计与切取,可以减少手术盲目性,提高手术安全性。

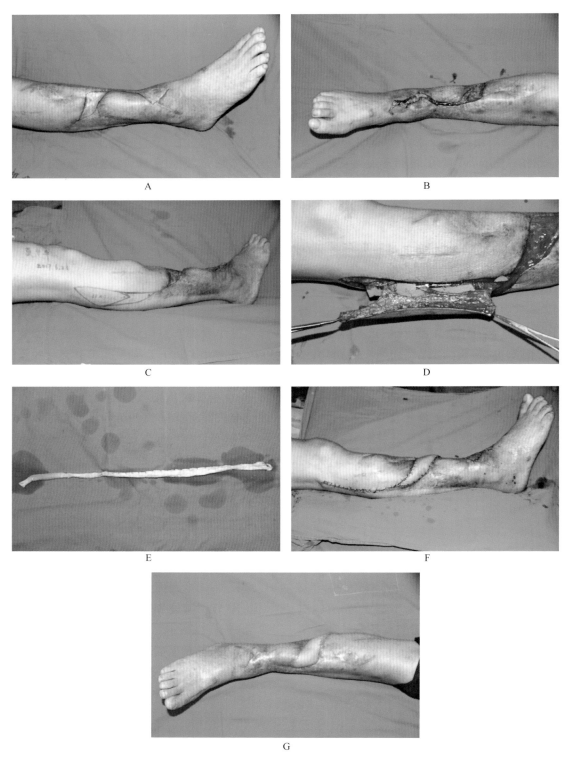

图 10-13-3　腓动脉穿支皮瓣逆行转移

A. 术前贴骨瘢痕；B. 术中切除贴骨瘢痕后的创面；C. 皮瓣设计；D. 皮瓣切取；
E. 异体肌腱移植修复胫前肌腱缺损；F. 供受区一期闭合；G. 术后 3 个月随访恢复情况

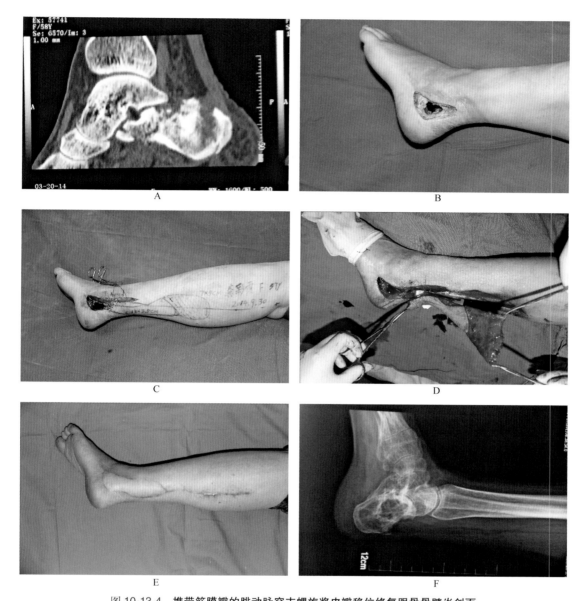

图 10-13-4 携带筋膜瓣的腓动脉穿支螺旋桨皮瓣移位修复跟骨骨髓炎创面

A. 跟骨术前 CT；B. 清创后创面；C. 皮瓣设计；D. 皮瓣切取；E、F. 术后半年随访，外形满意，X 线片示骨髓炎未复发

（2）小腿中段的穿支相对恒定、血管蒂较长、口径较粗，局部周径较长，皮肤移动度较上段和下段大，适合切取腓动脉穿支皮瓣游离移植；腓骨小头下有腓总神经跨越，腓骨下段有关于踝关节的稳定性，设计嵌合腓动脉穿支皮瓣时，骨瓣设计尽量选取腓骨中段，腓骨上端保留 5 cm 左右以保护腓总神经，腓骨下段保留 7 cm 以上以维持踝关节稳定性。

（3）腓动脉穿支皮瓣切取宽度个体差异明显，要重视术前"提捏试验"精确评估皮瓣可切取宽度（皮瓣供区创口直接闭合），对于缝合有张力的供区切口，不可强行拉拢缝合（以免发生小腿骨筋膜室综合征或皮缘坏死），可采用皮肤延展器辅助闭合，如果闭合仍然困难，则植皮或接力皮瓣修复。

（4）皮瓣切取面积较小时可以不牺牲腓肠神经和小隐静脉，但单一腓动脉穿支供养皮瓣的长度有限，由于腓肠神经和小隐静脉营养血管的作用与腓动脉穿支形成的链式吻合，携带腓肠神经和小隐静脉则可明显增加皮瓣的切取长度。

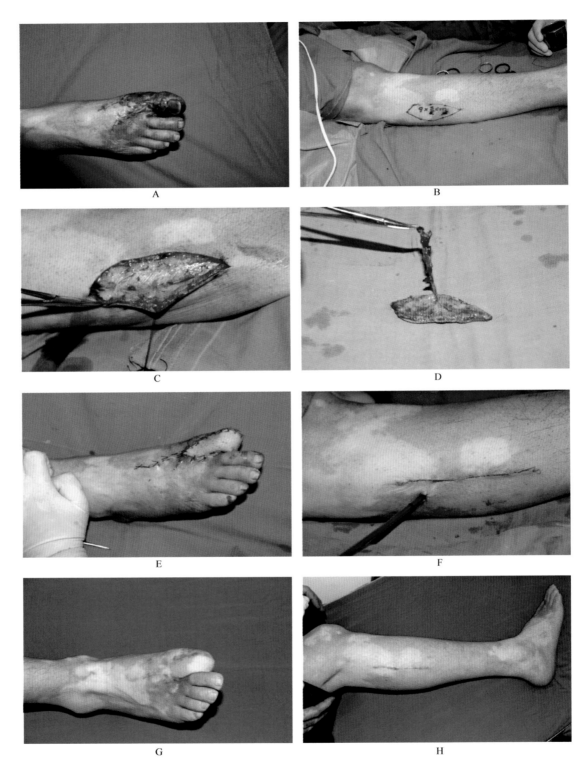

图 10-13-5 腓动脉穿支皮瓣游离移植修复踇趾趾背皮肤缺损

A. 术前创面；B. 皮瓣设计；C. 皮瓣切取；D. 皮瓣断蒂；E. 皮瓣转移至受区；
F. 供区一期闭合；G、H. 术后 12 个月随访供受区恢复情况

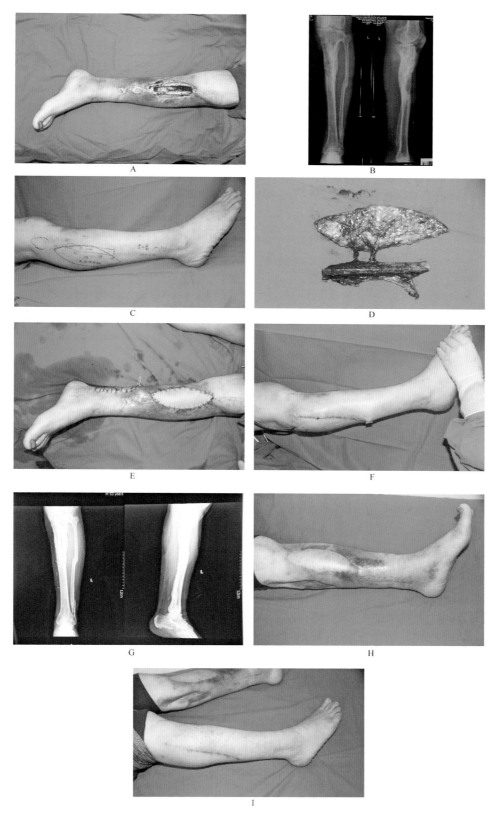

图 10-13-6　腓动脉嵌合穿支皮瓣治疗胫骨创伤后骨髓炎

A、B. 清创后创面与术前 X 线片表现；C、D. 对侧小腿设计、切取腓动脉嵌合穿支皮瓣；
E、F. 腓骨皮瓣移植至受区，供区予以一期闭合；G~I. 术后 6 个月随访，皮瓣外形满意，供区遗留线性瘢痕，移植腓骨愈合良好

（5）腓动脉穿支皮瓣带蒂转移时,应尽量选择靠近创面的腓动脉穿支穿出深筋膜点为皮瓣旋转点,可以减少皮瓣供区损害(旋转点向创面靠近1 cm,皮瓣切取长度即可缩短2 cm)。

（6）带蒂转移时只宜携带一组可靠穿支,切开深筋膜向深部游离1~2 cm,并切断蒂部质韧的筋膜组织,可避免皮瓣旋转后穿支血管蒂卡压,增加手术安全性。

（7）术中万一遭遇穿支蒂短或旋转点较术前设计远离时,顺穿支向深层解剖游离至腓血管主干,顺行转移时切断结扎腓血管远端,向近端游离,逆行转移时切断结扎腓血管近端,向远端游离,可以增加血管蒂长度,实现皮瓣的成功转移。

（8）优点:① 腓动脉穿支相对恒定,口径较粗,皮瓣血供可靠。② 皮瓣质地好,厚薄适中。③ 术式多样,既可顺行转移,又可逆行转移和设计为穿支螺旋桨皮瓣,还可设计 flow-through、分叶和嵌合移植。④ flow-through 移植在重建皮瓣血液循环的同时可以重建受区缺损的主干动脉。⑤ 嵌合移植时可实现骨与皮肤软组织缺损的一期修复,同时由于穿支皮瓣与腓骨瓣之间仅以穿支血管相连,有足够的自由度,可实现深部骨缺损与浅表创面的点对点立体重建,提高了此类复杂创面的修复质量。⑥ 携带腓肠神经和小隐静脉营养血管可扩大皮瓣的切取范围。

（9）缺点:① 供区不够隐蔽,术后局部瘢痕影响小腿外观。② 皮瓣切取宽度有限。③ 部分腓动脉穿支口径较为细小,血管吻合需要较高的技术要求。④ 穿支蒂较短,带蒂转移修复范围有一定限制。⑤ 腓血管位于腓骨后内侧,flow-through 移植时解剖分离腓血管操作较为困难和费时。

（唐举玉　唐茂林）

第十四节　外踝上皮瓣

外踝上皮瓣是以腓动脉远侧发出的前穿支为血供的皮瓣,由 Masquelet 于 1988 年报道。Carriquiry(1985)进行了踝上部皮瓣血供解剖学方面的研究。此后,Amarante（1986）和 Masquelet（1988）先后将其应用于临床。国内冯承臣亦采用带血管蒂的外踝上部皮瓣转移修复足部创面均获成功。该部皮瓣皮质较好,位于非持重部位,血管较恒定,为非重要血管。以带血管蒂的顺行或逆行皮瓣转移,修复小腿尤其足部创面较为适宜,亦可做游离移植。

【应用解剖】

腓动脉至外踝上 5 cm 处,由胫腓骨骨间膜向前方穿出皮支,供应小腿外侧下半的皮肤。皮支穿过骨间膜后分为浅支(皮支)和深支(降支)。浅支在趾长伸肌和腓骨短肌的肌间隔中,下行不远即穿出深筋膜进入皮下,供应小腿外侧下 1/2 的皮肤。相当于小腿下半部、前从胫骨嵴后到腓骨后缘的皮肤范围。深支位于深筋膜下面踝前外侧的疏松组织内,在不同的平面与胫前动脉形成吻合支,然后在足部形成终末支,并与跗骨窦动脉、跗外侧动脉、腓动脉后支以及足底外侧动脉后支及足底外侧动脉形成吻合网(图 10-14-1)。Masquelet 指出,此降支约有 3.7% 无主干,而与胫动脉及其分支直接形成血管网。可切取皮瓣面积约为 13 cm × 8 cm。

【适应证】

（1）切取逆行带血管蒂的皮瓣转移,可以用于修复足背、足外侧前达第二跖骨基底部的创面。

（2）切取顺行血管蒂的皮瓣,可以修复小腿中、下部的创面。

（3）切取游离皮瓣可修复四肢较小面积的创面。

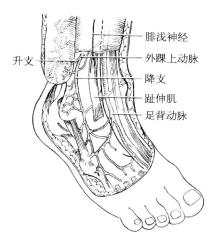

图 10-14-1 外踝上部皮瓣血供示意图

（图中标注：腓浅神经、外踝上动脉、降支、趾伸肌、足背动脉、升支）

【手术方法】

1. 设计皮瓣 手术前先用超声多普勒血流仪探测血管情况，并根据受区的需要，在腓骨中点至外踝，从胫骨嵴到腓骨后缘的范围内标记出切取皮瓣的范围（图 10-14-2）。

2. 解剖血管蒂 从皮瓣的前方切开皮肤直达深筋膜，沿深筋膜下肌膜浅面向外锐性分离，至趾长伸肌和腓骨短肌之间的肌间隔内时分离要细致，观察或触摸腓动脉穿支的部位，发现此血管后注意保护。

3. 切取皮瓣 切开皮瓣后上缘，沿深筋膜深面向前分离并与前方切口汇合。分离皮瓣的后下方时，要紧贴腓骨进行细致的分离，辨清腓动脉的穿支后切开骨间膜，即可显露出腓动脉主干。此

时可根据需要，切取以下形式的皮瓣。

（1）带血管顺行皮瓣：转移修复小腿中、下部创面，可保留穿支动脉干为血管蒂，向远侧分离皮瓣，结扎腓动脉降支。

（2）带血管蒂的逆行皮瓣：转移修复足部创面，可结扎腓动脉主干，其蒂为腓动脉穿支的降支（即从外踝前上至第五跖骨方向），并向远侧进行解剖分离，达需要长度。

（3）带血管的游离皮瓣移植：可适当向近侧端解剖腓动脉达适当长度后切断，作为血管蒂与受区吻合，解剖分离血管蒂时注意腓浅神经，应保留在原位，亦可带入皮瓣内与受区进行对接，恢复皮瓣的感觉。

【典型病例】

患者女性，32 岁。因外伤致右足跟溃疡不愈 2 年。术中彻底切除右足跟溃疡坏死组织，创面达 4 cm × 4 cm。切取 5 cm × 11 cm 的外踝上岛状筋膜皮瓣，局部转移修复足跟创面，供区直接拉拢缝合。术后皮瓣完全成活，溃疡一期治愈（图 10-14-3）。

【注意事项】

（1）外踝上皮瓣是腓动脉远端发出的穿支血管为蒂的皮瓣，属穿支皮瓣。术前应用多普勒超声血流仪测定穿支血管位置。

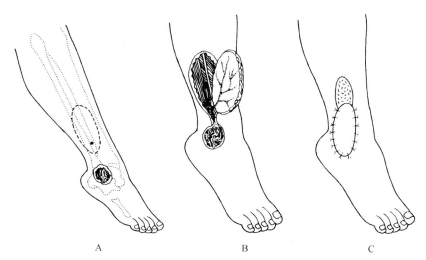

A B C

图 10-14-2 外踝上皮瓣转移修复外踝上创面

A. 皮瓣设计；B. 皮瓣切取；C. 皮瓣转移

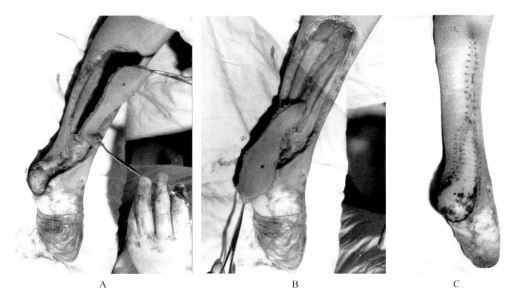

图 10-14-3　外踝上岛状筋膜皮瓣修复足跟溃疡

A. 切除足跟溃疡,切取外踝上筋膜皮瓣；B. 皮瓣试行转移；C. 皮瓣成活,创面一期治愈

（2）切取皮瓣时,可先切开皮瓣前侧,在深筋膜下、趾长伸肌与腓骨短肌之间寻找皮支血管,然后根据穿支血管进入皮瓣的位置,调整皮瓣设计,以使皮瓣转移能够无张力地覆盖创面。

（王成琪　侯春林）

参考文献

［1］王成琪,陈中伟,朱盛修.实用显微外科学［M］.北京：人民军医出版社,1992.

［2］郭恩覃.现代整形外科学［M］.北京：人民军医出版社,2000.

［3］侯春林,包聚良,韩平良,等.腓肠肌内侧头交腿肌皮瓣移植修复足跟部创面［J］.第二军医大学学报,1985, 6(3)：181-182.

［4］侯春林,张文明,包聚良.腓肠肌肌皮瓣治疗胫骨骨不连(附11例报告)［J］.创伤杂志,1986, 2(1)：29-30.

［5］侯春林,张文明,周志华,等.带血管蒂皮瓣、肌皮瓣转移在骨科中的应用［J］.中华显微外科杂志,1987, 10(1)：48-50.

［6］侯春林,包聚良,臧鸿声,等.腓肠肌肌皮瓣转移术(附22例报告)［J］.第二军医大学学报,1986, 7(2)：142-144.

［7］侯春林,徐印坎,张文明,等.肌皮瓣在慢性骨髓炎治疗中的应用(附15例报告)［J］.中华显微外科杂志,1986, 9(1)：23-24.

［8］侯春林,张文明.轴型皮瓣、肌皮瓣转移在骨不连治疗中的应用(附18例报告)［J］.第二军医大学学报,1987, 8(6)：458-459.

［9］侯春林,苟三怀.小腿肌间隙血管皮瓣的临床应用［J］.中华显微外科杂志,1991, 14(2)：71-72.

［10］侯春林,张文明,周志华等.轴型皮瓣、肌皮瓣转移治疗四肢软组织缺损［J］.中华外科杂志,1985, 23(11)：648-651.

［11］侯春林.轴型皮瓣肌皮瓣治疗足跟缺损［J］.中华显微外科杂志1992, 15(1)：19-21.

［12］侯春林.带血管蒂皮瓣、肌(皮)瓣移位术的临床应用［J］.第二军医大学学报,1995, 16(2)：101-103.

［13］高学书,刘麒,张志勤,等.膝内侧隐动脉血管神经蒂皮瓣的临床应用［J］.第二军医大学学报,1982, 3：103-104.

［14］张善才.小腿内侧游离皮瓣的临床应用(附9例报告)［J］.中华外科杂志,1983, 21：743.

［15］张善才.小腿内侧顺逆行岛状皮瓣交叉移植［J］.中华外科杂志,1987,(2)：103.

［16］顾玉东.小腿内侧皮瓣的类型设计与临床应用［J］,中华显微外科杂志,1991, 14：67.

［17］张善才,李金明,宋克勤,等.胫后动脉逆行岛状皮瓣的临床应用［J］.中华外科杂志,1984, 22：685-687.

［18］张发惠,刘经南.胫前动脉踝上支筋膜(骨)瓣移位术的应用解剖［J］.中国修复与重建外科杂志,1997, 11(5)：312-314.

［19］钟志刚,陈振光.小腿下段及足部动脉与其吻合网结构的应用解剖和临床意义［J］.中华显微外科杂志,1999, 22(4)：285-287.

［20］张世民,张凯,李海丰,等.远端蒂腓肠神经筋膜皮瓣的解剖基础与临床应用［J］.中国临床解剖学杂志,2005, 23(4)：352-356.

［21］张世民,徐达传,张发惠,等.外踝后穿支皮瓣［J］.中国临床解剖学杂志,2005, 23(4)：345-348.

［22］张世民,袁锋,俞光荣,等.腓动脉穿支远端蒂腓肠神经岛状筋膜

肌皮瓣修复足踝骨髓炎创面[J].中华骨科杂志,2007,27(6): 426-429.

[23] 宋修军,邵旭建,曲永明,等. 小腿外侧腓动脉皮支皮瓣的解剖与临床应用[J].中华整形外科杂志,2006,22(4):252-255.

[24] Amarant J, Costa H, Reis J, et al. A new distally based fasciocutaneous flap of the leg[J]. Brit J Plast Surg, 1986, 39: 338-340.

[25] Masquelet AC, Beveridge J, Romana C, et al. The lateral supramalleolar flap[J]. Plast Reconstr Surg, 1988, 81: 74-81.

[26] Recalde RJF, Gibert A, Rocha JFR, et al. The anterior tibial artery flap: anatomic study and clinical application [J]. Plast Reconstr Surg, 1987, 79(3): 396-406.

[27] Carriquiry CE, Costa MA, Vasconez LO. An anatomic study of the septocutaneous vessels of the leg[J]. Plast Reconstr Surg, 1985, 76 (3): 354-363.

[28] Acland RD, Schusterman M, Godina MD, et al. The saphenous neurovascular free flap [J]. Plast Reconstr Surg, 1981, 67: 763-774.

[29] Cavadas PC, Sanz-Gimenez RJ, Gutierrez-de la Camara A, et al. The medial sural artery perforator free flap[J]. Plast Reconstr Surg, 2001, 108: 1609-1615.

[30] Chen SL, Chuang CJ, Chou TD. Free medial sural artery perforator flap for ankle and foot reconstruction[J]. Annals of Plastic Surgery, 2005, 54: 39-43.

[31] Yasutaka Umemoto, Yasunori Adachi, Katsumi Ebisawa. The Sural Artery Perforator Flap for Coverage of Defects of the Knee and Tibia [J]. Scandinavian Journal of Plastic & Reconstructive Surgery & Hand Surgery, 2005, 39: 209-212.

[32] Kim HH, Jeong JH, Seul JH. New design and identification of the medial sural perforator flap: an anatomical study and its clinical applications[J]. Plast Reconstr Surg, 2006, 117(5): 1609-1618.

[33] Xie RG, Gu JH, Gong YP, et al. Medial Sural Artery Perforator Flap for Repair of the Hand[J]. Journal of Hand Surgery (European Volume), 2007, 32: 512-517.

[34] Chen SL, Yu CC, Chang MC. Medial Sural Artery Perforator Flap for Intraoral Reconstruction Following Cancer Ablation[J]. Annals of Plastic Surgery, 2008, 61: 274-279.

[35] Chang SM, Zhang F, Yu GR, Hou CL, Gu YD. Modified distally based peroneal artery perforator flap for reconstruction of foot and ankle[J]. Microsurgery, 2004, 24(6): 430-436.

[36] Chang SM, Zhang F, Xu DC, et al. Lateral Retromalleolar Perforator-Based Flap: Anatomic Study and Preliminary Clinical Report for Heel Coverage[J]. Plast Reconstr Surg, 2007, 120(3): 697-704.

[37] Chang SM, Zhang K, Li HF, et al. Distally Based Sural Fasciomyocutaneous Flap: Anatomic Study and Modified Technique for Complicated Wounds of the Lower Third Leg and Weight Bearing Heel[J]. Microsurgery, 2009, 29(3): 205-213.

[38] Wolff KD, Holzle F, Nolte D. Perforator flaps from the lateral lower leg for intraoral reconstruction [J]. Plastic and Reconstructive Surgery. 2004, 113(1): 107-113.

[39] Ozalp T, Masquelet AC, Begue TC. Septocutaneous perforators of the peroneal artery relative to the fibula: anatomical basis of the use of pedicled fasciocutaneous flap[J]. Surg Radiol Anat. 2006, 28

(1): 54-58.

[40] Schaverien M, Saint-Cyr M. Perforators of the lower leg: analysis of perforator locations and clinical application for pedicled perforator flaps[J]. Plast Reconstr Surg. 2008, 122(1): 161-170.

[41] Lykoudis EG, Koutsouris M, Lykissas MG. Vascular Anatomy of the Integument of the Lateral Lower Leg: An Anatomical Study Focused on Cutaneous Perforators and Their Clinical Importance[J]. Plast Reconstr Surg, 2011, 128(1): 188-198.

[42] Cavadas PC, Sanz-Gimenez RJ, Gutierrez-de la Camara A, et al. The medial sural artery perforator free flap[J]. Plast Reconstr Surg, 2001, 108: 1609-1615.

[43] Chen SL, Chuang CJ, Chou TD. Free medial sural artery perforator flap for ankle and foot reconstruction[J]. Annals of Plastic Surgery, 2005, 54: 39-43.

[44] Umemoto Y, Adachi Y, Ebisawa K. The sural artery perforator flap for coverage of defects of the knee and tibia [J]. Scand J Plast Reconstr Surg Hand Surg, 2005, 39(4): 209-212.

[45] Kim HH, Jeong JH, Seul JH. New design and identification of the medial sural perforator flap: an anatomical study and its clinical applications[J]. Plast Reconstr Surg, 2006, 117(5): 1609-1618.

[46] Xie RG, Gu JH, Gong YP, et al. Medial Sural Artery Perforator Flap for Repair of the Hand[J]. Journal of Hand Surgery (European Volume), 2007, 32: 512-517.

[47] Chen SL, Yu CC, Chang MC. Medial sural artery perforator flap for intraoral reconstruction following cancer ablation [J]. Annals of Plastic Surgery, 2008, 61: 274-279.

[48] 陈彦名,唐举玉.腓肠内侧动脉穿支皮瓣的研究进展[J].中国临床解剖学杂志,2010,28(05): 586-588.

[49] 陈彦名,唐举玉,谢松林,等.腓肠内侧动脉穿支皮瓣游离移植修复重度虎口瘢痕挛缩[J].中华手外科杂志,2017,33(3): 190-192.

[50] 陈彦名.腓肠内侧动脉穿支皮瓣的应用解剖与临床研究[D].南华大学外科学;手外科,2010.

[51] Haertsch, PA, The blood supply to the skin of the leg: a post-mortem investigation[J]. Br J Plast Surg, 1981, 34(4): p470-p477.

[52] 王平年,何明武,刘仁寿.腘动脉外侧支岛状筋膜皮瓣修复下肢软组织缺损[J].同济医科大学郧阳医学院学报,1994, (04): 211.

[53] 于加平,曾金,李华清,等.腘外侧皮动脉蒂小腿后侧皮瓣的解剖及临床研究[J].中华整形烧伤外科杂志,1998,(06): 445-447,485.

[54] 李强,于加平,申屠刚,等.吻合腓肠浅动脉的游离小腿后侧皮瓣修复手掌软组织及神经缺损[J].中华创伤骨科杂志,2003,5 (2): 124-125,129.

[55] 简玉洛,王晓,张自清.小腿后侧筋膜皮瓣的临床应用[J].中华显微外科杂志,2004,(01): 56-57.

[56] Wolff, KD, Bauer F, Kunz S, et al. Superficial lateral sural artery free flap for intraoral reconstruction: anatomic study and clinical implications[J]. Head Neck, 2012, 34(9): p1218-p1224.

[57] 宋振峰.小腿后侧腓肠神经筋膜皮瓣的临床应用[J].医学研究通讯,2001,30(9): 62-63.

[58] 徐永清,何晓清,段家章,等.腓肠外侧浅动脉穿支皮瓣在手部创面修复中的临床应用[J].中华显微外科杂志,2016,39(3): 213-216.

[59] 范新宇,徐永清,徐龙江,等.高频彩超结合超声造影技术在穿支皮瓣术前设计及评估中的应用[J].中华显微外科杂志,2013,36(4):322-326.

[60] Wolff KD, Bauer F, Kunz S, et al. Superficial lateral sural artery free flap for intraoral reconstruction:anatomic study and clinical implications[J]. Head Neck, 2012, 34:1218-1224.

[61] Kashiwa K, Kobayashi S, Tono H, et al. Operative technique to harvest an arterial flap from the posterolateral calf region:how can we elevate a lateral gastrocnemius perforating artery flap safely[J]. J Reconstr Microsurg, 2008, 24:57-66.

[62] Hallock GG. Anatomical basis of the gastrocnemius perforator-based flap[J]. Ann Plast Surg, 2001, 47:517-522.

[63] Hallock GG, Sano K. The medial sural medial gastrocnemius perforatorfree flap:an ideal prone position free flap[J]. Ann Plast Surg, 2004, 52:184-187.

[64] Ponten B. The fasciocutaneous flap:its use in soft tissue defect of the lower leg[J]. Br J Plast Surgery,1981,34:210-215.

[65] Manchot C. The cutaneous anery of the human body[M]. New York:Springer-Verlag,1983:112-113.

[66] Walton RL,Bunkis J. Theposterior calf fasciocutaneous free flap[J]. PIast Reconstr Surg,1984,74:76-85.

[67] Satoh K,Fukuya F,Matsui. Lower leg reconstruction using a sural fasciocutaneous flap[J]. Ann Plast Surg, 1989,23:97-103.

[68] Koshima I, Soeda S. Free posterior tibial perforator-based flaps[J]. Ann Plast Surg, 1991, 26(3):284-288.

[69] Koshima I, Moriguchi T, Ohta S, et al. The vasculature and clinical application of the posterior tibial perforator-based flap[J]. Plast Reconstr Surg, 1992, 90(4):643-649.

[70] Schaverien MV, Hamilton SA, Fairburn N, et al. Lower limb reconstruction using the islanded posterior tibial artery perforator flap[J]. Plast Reconstr Surg, 2010, 125(6):1735-1743.

[71] Schaverien M, Saint-Cyr M. Perforators of the lower leg:analysis of perforator locations and clinical application for pedicled perforator flaps[J]. Plast Reconstr Surg, 2008, 122(1):161-170.

[72] 夏晓丹,唐举玉,谢松林,等.胫后动脉穿支皮瓣的临床应用[J].南华大学学报(医学版),2009(03):322-323.

[73] 吴攀峰,唐举玉,刘建书,等.逆行胫后动脉穿支皮瓣修复足跟皮肤软组织缺损[J].中华显微外科杂志,2009,32(4):284-286.

[74] 俞芳,唐举玉,吴攀峰,等.胫后动脉穿蒂螺旋桨皮瓣修复小腿及足踝部皮肤软组织缺损[J].中华显微外科杂志,2017,40(5):419-423.

[75] Yoshimura M, Imura S, Shimamura K, et al. Peroneal flap for reconstruction in the extremity:preliminary report[J]. Plast Reconstr Surg, 1984, 74(3):402-409.

[76] Wolff KD, Holzle F, Nolte D. Perforator flaps from the lateral lower leg for intraoral reconstruction[J]. Plast Reconstr Surg, 2004, 113(1):107-113.

[77] Daya M. Peroneal artery perforator chimeric flap:changing the perspective in free fibula flap use in complex oromandibular reconstruction[J]. J Reconstr Microsurg, 2008, 24(6):413-418.

[78] 李匡文,唐举玉.以腓动脉穿支为蒂的相关皮瓣的研究进展[J].中国现代医生,2009,(07):37-39.

[79] 李匡文,唐举玉,刘昌雄,等.腓动脉穿支皮瓣的应用解剖[J].中国临床解剖学杂志,2011,(04):382-385.

[80] 李匡文,唐举玉,刘昌雄,等.游离腓动脉穿支皮瓣的临床研究[J].中华显微外科杂志,2011,34(5):403-405.

第十一章

足部

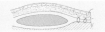

第一节 足背皮瓣

足背皮瓣首先由 O'Brien（1973）描述。该供区皮肤质量高，皮瓣薄，有感觉功能，血管口径粗，蒂长，皮瓣血供丰富，成活质量高。但供区创面的处理要求亦高，如覆盖不良会影响穿鞋和足的功能，应谨慎选用。

足背动脉皮瓣

足背动脉皮瓣由足背动脉及大、小隐静脉提供血液循环。McCraw、Furlow（1975）首先报道应用足背皮瓣游离移植，修复创伤性软组织缺损 9 例，获得成功。之后，Daniel、Ohmori 等（1976）也分别报道了足背皮瓣的游离移植，其中特别提到利用腓浅神经的吻接来更好地恢复局部感觉功能。Leob 等（1977）应用足背动脉皮瓣一期修复 2 例口底肿瘤切除后的组织缺损。

【应用解剖】

足背动脉皮瓣的血供主要来自足背动脉和大、小隐静脉。吴晋宝等对 100 例国人尸体足部标本进行观察分析，现简述如下。

1. 足背动脉 足背动脉是胫前动脉的延续，从踝关节前方经伸肌支持带深面到达足背，贴附于距骨头、舟骨、中间楔骨及其韧带的背面前行，内侧有跛长伸肌腱，外侧为趾长伸肌腱和趾短伸肌腱，表面为足背深筋膜所覆盖。其远侧经内侧楔骨与第二跖骨间，进入第一跖骨间隙，表面有跛短伸肌腱越过，在第一跖骨间隙后端，分为足底深支和第一跖背动脉（图 11-1-1）。

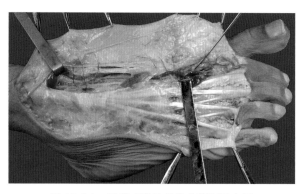

图 11-1-1 足背动脉及其分支解剖示意图

足背动脉及其分支都发出一些细支穿出深筋膜，分布于足背皮肤及皮下组织，这是足背皮瓣的主要血供来源。此外，来自足底内侧动脉和足底外侧动脉的分支也分布到足背皮下。依据动脉来源和其分布区域，足背动脉分布到足背皮下组织的动脉分支基本上可以分为下列 3 组。

（1）中央组：直接从足背动脉或第一跖背动脉发出。发自足背动脉的皮支，在深筋膜下向内侧或外侧行走一段距离后，即穿出筋膜到达皮下组织，共 4~7 支。近侧分支常大于远侧，其分布范围亦较广，并分出细支到足背内侧皮神经上。

（2）中央旁组：近侧部分的分支由足背动脉本干及其跗内侧动脉和跗外侧动脉分出，它们先向内侧经姆长伸肌腱下行，或向外侧经趾长伸肌腱和趾短伸肌下行，最后穿出深筋膜到达皮下。这些分支分布于内侧者有 2~4 支，外侧者有 5~7 支。远侧部分的分支来自第二至第四跖背动脉。除第一跖背动脉通常是足背动脉的延续外，第二、三、四跖背动脉的起点变异较大，它们可分别从弓状动脉、跗外侧动脉或足底动脉发出。因此，该区域皮肤和皮下组织的血供来源变异也较多。

（3）边缘组：是来自足底内侧动脉或足底外侧动脉的分支，出足底经姆外展肌或小趾展肌和小趾短屈肌的深面，绕过跖骨或跗骨的侧缘转向背侧，分布于足背内侧缘或外侧缘附近的皮肤及皮下组织。

McCraw 和 Furlow 指出，足背皮瓣的主要血供来自足底深支到伸肌支持带之间足背动脉的一些分支。如果皮瓣在这段中与血管蒂分离，皮瓣就会失去血供而不能成活。这些分支主要由跗内侧动脉和跗外侧动脉发出。其中，跗内侧动脉的分支较小，直接终于皮肤。跗外侧动脉的分支较大，它们走向皮下后，还进入趾短伸肌的下方，因此足背皮肤的内侧血运较外侧丰富。

由此可见，足背动脉皮瓣的血供主要来自中央组和中央旁组。边缘组的分布区域一般已超过足背皮瓣的范围。中央组的动脉分支只被深筋膜所覆盖，手术中如能紧贴跗骨骨膜背面分离皮瓣，此组动脉分支就可以被完整地保留在皮瓣内。这是足背皮瓣动脉血供的主要来源。中央旁组的各个分支除跗外侧动脉的部分分支直接穿入皮下组织外，起始段都在肌腱或肌肉深面，最后才穿出深筋膜到达皮下。

2. 足背静脉

（1）足背浅静脉：大致可分为浅、深两层。浅层形成一个接近真皮的静脉网。这些静脉的口径一般都很细小。它们起始于足背的内、外侧缘及组织背面，逐步汇集成一些较细的静脉干，越过足背静脉弓向内上方行走，最后成为几支较粗的足背浅静脉，在小腿中部注入大隐静脉。大、小隐静脉和足背静脉弓位置较深，可视作足背浅静脉的深层。在所有足背静脉中，以大隐静脉的口径为最大。在吴晋宝等的研究中，于内踝下端水平测量，其外径平均有 3.05 mm，最大口径为 4.3 mm，最小为 1.7 mm。大隐静脉是足背静脉弓内侧端的延续，常经内侧楔骨和舟骨背侧，循内踝的前缘上行。它是足背静脉回流的主干，口径大、位置恒定，应作为足背皮瓣游离移植时静脉吻合的首选。但这条静脉常因多次穿刺或输液而造成静脉炎，导致静脉回流不畅或阻塞，故术前应予以详细检查。

小隐静脉沿足背外侧缘上行，位置较深。一般在外踝后方接受跟外侧支静脉后，口径才显著增大，沿外踝后缘上行。小隐静脉在外踝后方测量时，其外径平均为 2.2 mm，最粗者达 3.6 mm，最细者为 1.2 mm。小隐静脉在足背部变异较大，其分布区域可为延长的跟外侧支及来自内侧的小隐静脉属支所替代。小隐静脉比较粗，其直接参与足背静脉弓组成的占 32%。

足背静脉弓在过去的解剖教材上都记载为：它的内侧端的延续为大隐静脉，外侧端的延续为小隐静脉。但在本组尸解标本中发现，多数足背静脉的主干不是流向在足背外侧缘行走的小隐静脉，而是流向于踝内侧、越外踝前缘或表面上行的小隐静脉属支。为了和小隐静脉的主干相区别，称之为小隐静脉足背支。它的外径平均为 1.32 mm，最粗达 2.3 mm，最细者仅为 0.9 mm。由此可见，足背静脉弓的外侧端多数不是直接走向外踝的下端，而是经外踝前缘或越过外踝，然后才注入小隐静脉。此点可供足背皮瓣移植时寻找静脉做参考（图 11-1-2）。

（2）足背深静脉：有两条，是足背动脉的伴行静脉，主要接收足背深部静脉的属支，表面被深筋

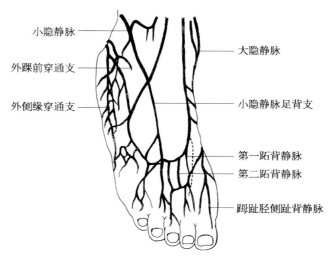

图 11-1-2　足背静脉弓及足背浅静脉解剖示意图

（图中标注）
小隐静脉
外踝前穿通支
外侧缘穿通支
大隐静脉
小隐静脉足背支
第一跖背静脉
第二跖背静脉
踇趾胫侧趾背静脉

膜所覆盖。足背深静脉的远侧端较细,在接受踇外侧静脉和内、外踝静脉后,口径显著增粗。两条静脉互有交通吻合支,缠绕于足背动脉四周,和动脉关系密切。在伸肌支持带远端测量,足背内侧深静脉的外径平均为 1.39 mm,最粗者有 2.4 mm,最细者只有 0.6 mm。足背外侧深静脉的外径平均为 1.35 mm,最粗者为 2.6 mm,最细者为 1.6 mm。这些静脉对足背皮肤或足趾的回流作用不大。在大、小隐静脉阻塞不能应用时,可作为接受静脉吻合之用,但回流一般较差。

3. 足背皮肤组织的感觉神经分布　足背皮肤组织的感觉神经主要来自腓浅神经的分支,它们从外侧方向内侧下行,在浅筋膜内行走,分布于足背的大部分区域,直到踇趾近侧部位的背面。另有腓深神经伴随足背动脉下行,向前分布于第一趾蹼间的皮肤组织及第一、第二跖趾关节。一般皮瓣移植后,其皮肤感觉均可望在 3~6 个月后逐渐恢复。但如能同时吻接 1 条感觉神经,则感觉的恢复将更加迅速而完善。

【适应证】

足背皮瓣的适应证与一般皮瓣移植的适应证大致相同,但足背皮瓣的面积被足背范围所限制,长宽一般无法越过 15 cm × 10 cm。主要适应证如下。

（1）手部严重的皮肤缺损,特别是虎口等需要感觉恢复的部位。足背皮瓣可以连同腓浅神经合并移植,手术中同时做神经吻合术,以便感觉恢复得更早。此外,该皮瓣还可以连同趾短伸肌一并移植,以恢复手部内在肌麻痹后的功能,甚至可连同一小段跖骨进行移植。

（2）足跟皮肤软组织缺损的修复,以带足背动脉岛状皮瓣的形式进行转移修复。

（3）口底皮肤软组织缺损的修复,但因该皮瓣色泽偏暗,用于修复面部暴露部位容易影响外观。

（4）足背皮瓣可连同趾蹼皮瓣、胫前皮瓣一并移植,成为串联皮瓣,修复多处缺损,或与第二足趾联合移植再造伴有皮肤软组织缺损的拇指缺损。

（5）与趾伸肌腱形成复合组织瓣修复腕掌背侧肌腱皮肤复合缺损。

【手术方法】

1. 皮瓣设计　根据移植需要,在术前将血管分布情况用亚甲蓝在皮肤上标出,以作为切取皮瓣时的参考。足背上设计切取皮瓣的形状。皮瓣的远端可接近于趾蹼,两侧可达第一和第五跖骨内、外缘,近端可达伸肌支持带。

2. 手术步骤　手术从皮瓣的远端向近心端进行。先在趾蹼上方做横切口,直达肌膜表面,注意应保持踇长伸肌腱、趾长伸肌腱腱周膜的完整性。切断跖背静脉,分别结扎。切断跖背神经支,不要误认为是血管而进行结扎,以免术后引起疼痛。在第一跖间隙可能出现第一跖背动脉,亦予以切断结扎,使其包含于皮瓣中。沿皮瓣内、外侧做切口,深度在深筋膜表面和伸肌腱腱周膜表面,注意保护大、小隐静脉和足背浅静脉,以便在切断皮瓣的血供前有较多的静脉血管可供选择。从远端将皮瓣掀起,在跗短伸肌腱和跗长伸肌腱的汇合处将跗短伸肌腱切断(图 11-1-3A),予以标记。使跗短伸肌腱包含在皮瓣中。继续在第一跖间隙中进行分离解剖,层次在骨间肌肌膜表面和跗短伸肌腱的深面。在两侧牵引跗长伸肌腱和趾长伸肌腱,以暴露第一跖背动脉(有时存在)。再在第一跖骨间隙的基底结扎并切断足背动脉的足底深支及其伴行静脉(图 11-1-3B)。在足背动脉深面和跗骨关节表面分离足背动脉及其上方的皮瓣。此时对在跗关节内外侧处的跗内外侧动脉的结扎应远离足背动脉。在分离过程中必须将皮瓣的真皮和深层组织缝合,以免皮瓣与足背动脉的血运联系被破坏。将两侧皮肤切口在皮瓣近心端连接,为了切取足够长度的足背动脉蒂,切口可向小腿方向延长。应分离足够长度的足背动脉和大、小隐静脉。必要时可以切开伸肌支持带,以便于

向上暴露胫前动脉。整块皮瓣游离完毕,即等待受区准备妥善后行带血管蒂转移或切断血管蒂行游离移植(图 11-1-3C)。

【典型病例】

病例一:足背皮瓣修复手背部皮肤软组织缺损。

患者女性,因外伤致右手背皮肤缺损入院。术中彻底清创后,以足背皮瓣游离移植予以修复,足背血管蒂与桡动静脉吻合。术后皮瓣完全成活,颜色与手背部匹配(图 11-1-4)。

病例二:足背三叶皮瓣修复右拇示中指皮肤软组织缺损。

患者女性,40 岁,机器伤致右拇示中指背侧软组织缺损。在右足背跗外侧动脉,跗内侧动脉及第一跖背动脉走行区设计以足背动脉供血的三叶皮瓣(第一跖背皮瓣、跗外侧皮瓣及跗内侧皮瓣),沿足背动脉及分支走行顺行掀起皮瓣,保留足背动脉、跗外侧动脉、跗内侧动脉及第一跖背动脉血管蒂完整。跗内侧区之皮瓣转移至拇指,第一跖背区之皮瓣转移至示指,跗外侧区皮瓣移植至中指,恰好完全覆盖创面。血管蒂经皮下隧道引至鼻烟窝与桡动脉吻合,皮瓣跗内侧,跗外侧供区移

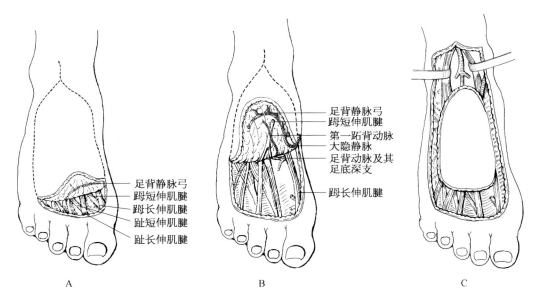

图 11-1-3　足背皮瓣切取示意图

A. 从远端将皮瓣掀起,在跗短伸肌腱和跗长伸肌腱的汇合处将跗短伸肌腱切断;
B. 在第一跖背间隙的基底切断并结扎足背动脉的足底深支及其伴行静脉;C. 足背皮瓣制备完成,准备移植

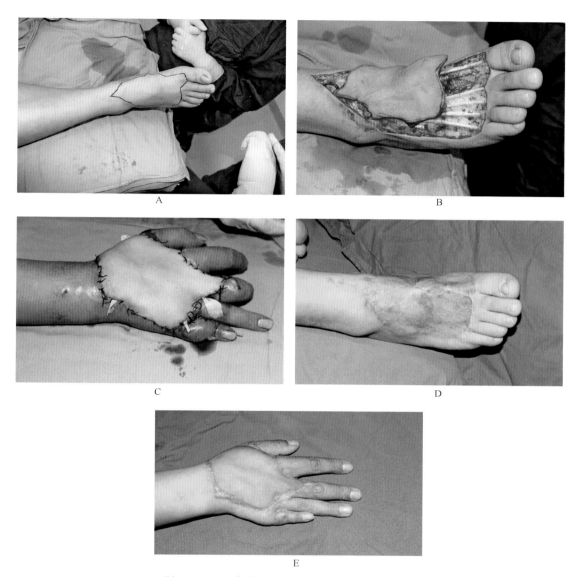

图 11-1-4　足背动脉皮瓣修复手背皮肤软组织缺损

A. 右侧足背皮瓣切口设计；B. 足背皮瓣切取；C. 足背皮瓣修复手背；D. 供区植皮成活；E. 随访 8 个月皮瓣外形

植刃厚皮片修复创面,其余供区直接缝合,术后手部创面一期愈合(图 11-1-5)。

病例三：右示中环指脱套伤。

患者男性,34 岁。因右手被炼胶机绞伤至右示环自近指关节以远,中指自掌指关节以远完全脱套,指血管神经存留于伤指,清创后在气管插管全麻下行双侧足背三叶皮瓣(足背皮瓣、跗内侧皮瓣及跗外侧皮瓣)移植修复,以左侧三叶皮瓣修复手指掌侧右侧三叶皮瓣修复手指背侧,双侧三叶皮瓣切取后供区做全原皮片植皮,皮瓣置伤手后,分别在示、中、环指将各叶皮瓣瓦合缝合,手背侧

皮瓣的动脉与桡动脉近端吻合,伴行静脉与头静脉两属支吻合,手掌侧皮瓣的动脉与桡动脉远端吻合,两伴行静脉与手背静脉及贵要静脉吻合,术后 6 块皮瓣均顺利成活,供受区伤口 I 期愈合,随访伤手功能恢复满意,双足供区愈合良好,行走功能无影响(图 11-1-6)。

【注意事项】

(1)术前必须检查足背确有足背动脉存在,胫后动脉是否损伤或阻塞,足背有无可供吻合的回流静脉。

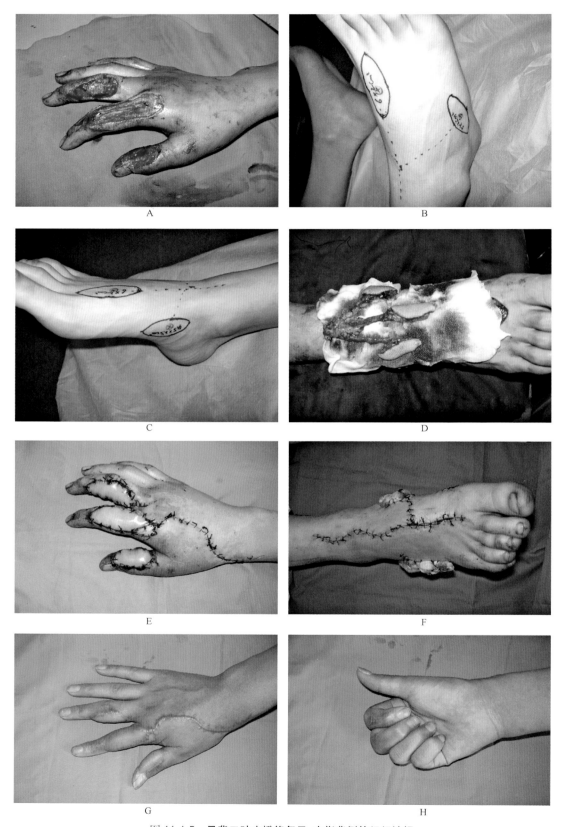

图 11-1-5 足背二叶皮瓣修复示、中指背侧软组织缺损

A.术前拇示中指缺损；B、C.皮瓣设计；D.皮瓣切取；E、F供受区创面修复；G、H.术后半年随访外形及功能

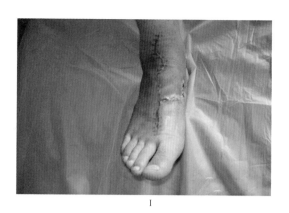

I

图 11-1-5(续)

I. 术后半年随访外形及功能

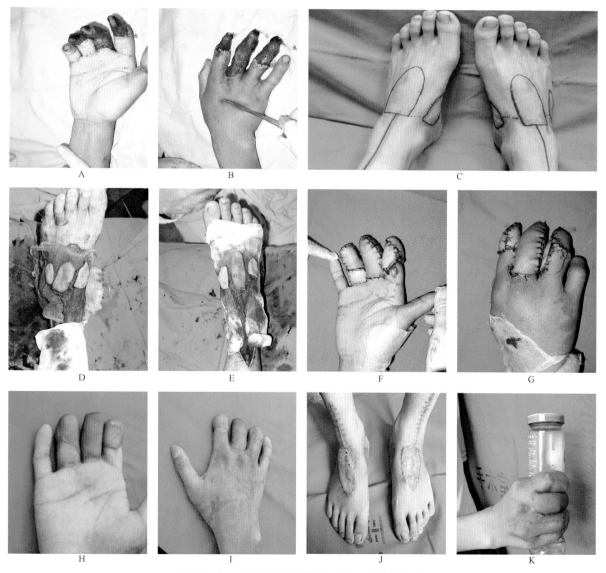

图 11-1-6 双侧三叶皮瓣修复右示、中、环指脱套伤

A. 右手伤情(掌面);B. 右手伤情(背面);C. 双侧三叶皮瓣设计;D. 皮瓣切取(左足);E. 皮瓣切取(右足);F. 术后外观(掌面);
G. 术后外观(背面);H. 术后皮瓣成活(掌面);I. 术后皮瓣成活(背面);J. 术后随访供区外观;K. 随访功能恢复

（2）足背皮瓣的供应血管蒂可解剖很长一段，故使用方便。特别当受区具有较广泛的血管损伤时，可以用较远的正常血管床部位进行血管吻合术，而无须作血管移植。

（3）解剖足背皮瓣时，应特别注意勿切取过浅，随时保护足背动脉和皮肤间的联系。手术中应以锐性分离为主。皮瓣边缘血管较多，不做吻合的小血管应仔细一一结扎，防止术后出血。

（4）足背皮瓣供区的处理。切取足背皮瓣后，足背部的创面可采取中厚皮片移植覆盖修复。掀起皮瓣时强调切勿损害趾伸肌腱的腱周膜，因为保留腱周膜的完整，可保证植皮片成活和术后肌腱滑动功能正常。如腱周膜受损伤，腱组织暴露，应设法用邻近疏松组织覆盖，否则中厚皮片就难以成活，或在成活后造成肌腱粘连，发生功能障碍。

（5）由于术中足背静脉均被切除，使足部静脉回流大大减少，术后常可发生足部肿胀。所以应在术后常规应用弹力绷带包扎肢体 3 个月左右，以防止足部水肿。术后 2~3 个月一般都恢复正常。此外还可发生足趾背侧皮肤感觉迟钝，但一般均能逐步恢复。

跖背动脉皮瓣

跖背动脉皮瓣位于第一趾蹼及部分趾背部位，其皮肤的血运主要由第一跖背动脉所供养，血管蒂则仍然是足背动脉。皮瓣的神经支配恒定，皮瓣质地好，与手指、手掌及手背皮肤极为相似，特别适用于虎口的软组织缺损，可形成带神经的岛状皮瓣。

【应用解剖】

足背动脉主干经内侧楔骨和第二跖骨底之间进入第一跖骨间隙后端，分为足底深支和第一跖背动脉。第一跖背动脉在第一跖骨间隙内前行。其中有跖背静脉及跖背神经伴行。静脉最浅，神经次之，动脉最深。该动脉沿途发出分支到跖趾关节、骨间肌及皮肤。在趾蹼间发出 2 条趾背动脉到跗趾及第二趾相对缘。跗趾的趾背动脉稍粗，第二趾的趾背动脉较细。第一跖背动脉在跖趾关节前方向下有一分支，为跖背和跖底动脉间的吻合支，跖底动脉经过和跖背的吻合支后成为趾底动脉。

第一跖背动脉的外径平均为 1.5 mm，最大为 2.2 mm，最小为 0.6 mm。第一跖背动脉是跖背动脉皮瓣最理想的血供动脉，但它在跖骨间隙内的位置深浅不一，按其解剖径路及分支形式可分下列 3 型。

1. 第一型 位置浅，占 45%。其中第一跖背动脉全程位于浅筋膜内或骨间肌表面者约占 12%，部分为骨间肌覆盖者约占 33%。该型是切取皮瓣最理想的解剖类型。

2. 第二型 位置深，占 46%。本型的第一跖背动脉、跖底动脉以总干发自足底深支和足底动脉弓的延续部，穿过骨间肌前端到达背侧，动脉总长为 1.2~3.3 mm 不等。该型在切取皮瓣时需切开骨间肌，向下解剖足底深支。

3. 第三型 作为第一型和第二型的变异型，占 9%。主要表现为跖背动脉细小。第一跖背动脉外径为 0.6~1.0 mm。由于该型血供动脉细小，一般不适宜用于切取皮瓣，但在进行第二足趾移植时可考虑采用第一跖底动脉为血管蒂。

第一跖底动脉的平均外径为 1.3 mm，最大为 2.2 mm，最小 0.8 mm。其行程颇为恒定，通常起自于足底深支和足底动脉弓的移行部。根据局部的位置不同可分为近侧段（深部）和远侧段（浅部）两部分。近侧段贴附第一跖骨外侧面向前下行，再通过跗短屈肌二头之间在籽骨后形成弯曲，然后在跗长屈肌腱内侧面穿出，到达浅部。为完整解剖该段，需切开跗短展肌。远侧段在第一跖骨间隙内走向趾蹼，参与跖底动脉网的形成。第一跖底动脉近侧段较深，解剖较难；远侧段浅表，但长度较短，只有 3~4 cm。跖背动脉和跖底动脉有吻合支的约占 84%。

静脉回流有两套，即深部的通过动脉的伴行静脉，以及浅部的通过足背静脉弓回流入大隐静脉。皮肤由两组神经支配，皮瓣背侧大部分由腓深神经支配，而趾侧及跗趾与第二足趾相邻面，则由足底总神经分出的趾固有神经支配。腓深神经在小腿伸肌支持带深面行于踇长伸肌腱与趾长伸肌腱之间,走向第一趾蹼,沿途发出若干肌肉-关节支。

【适应证】

踇背动脉皮瓣因其具有菲薄的皮肤结构和良好的感觉,故在应用时有其较特殊的适应证。

(1)该皮瓣的形状、结构与手部虎口极为相似,因此多用于修复严重的虎口挛缩,以扩大虎口,也可用作瓦合移植,做拇指或手指特别是指腹的再造。

(2)用于小器官的再造以及较小的皮肤软组织缺损,局部皮瓣不适宜而需要进行吻合血管的游离皮瓣移植。

【手术方法】

1. 皮瓣设计 根据受区的形态和范围设计皮瓣。该皮瓣纵向范围可相对随意延长,甚至连同足背皮瓣取下,但横向受到足趾的限制。因此,必要时可将踇趾和第二足趾相邻部的皮肤取下以加宽皮瓣的宽度。

2. 手术步骤 驱血后在止血带下手术。确定进入皮瓣的大隐静脉属支的走向,在兼顾切取大隐静脉、足背动脉及踇背动脉的情况下,于足背做"S"形切口。切开皮瓣两侧缘皮肤,形成"Y"形切口。在足背切口两侧皮下做潜行分离,解剖出大隐静脉及其进入皮瓣的属支,达所需长度,结扎和皮瓣无关的分支。在伸肌支持带远端、踇长伸肌腱外侧分离出足背动脉,并用橡皮膜提起,继续向远端解剖达踇短伸肌腱。将该肌在肌腱部切断,并将肌腱向近端翻起,显露足背动脉在第一、第二跖骨间隙的近段,分离出足背动脉足底穿支及第一踇背动脉,保护好第一踇背动脉,切断并结扎足底穿支。趾蹼间皮肤的血运与足背部皮肤不同,后者只要保留足背动脉弓水平的皮肤穿支(皮肤穿支多见于足底深支相对侧的足背动脉弓的起始部),皮瓣的血供就有保障。而后者必须保持第一踇背动脉及其终末分支趾背动脉的完整,否则该皮瓣远端的血供将会受到影响。

腓深神经行于足背动脉的外侧,在第一、第二跖骨间隙跖骨头近端浅出至皮下,进入皮瓣的皮肤感觉支是腓深神经的内侧支。必要时在内、外侧支交界处纵行劈开腓深神经,以保留外侧支的功能。继续按皮瓣画线切开皮肤,向中心分离。皮瓣内是否包含趾固有血管神经束,应视切取的皮瓣大小而定。尽可能不切取趾固有神经及趾总神经,除非受区需要恢复精细的感觉功能。松止血带,行供区创面止血,检查皮瓣血供情况。皮瓣血供恢复后断蒂,创面作皮片移植。

将皮瓣植于受区,缝合静脉、动脉及神经。用该皮瓣修复虎口时,将腓深神经与桡神经浅支做吻合。

【典型病例】

病例一:第一踇背动脉逆行岛状皮瓣修复第一跖骨头创面

患者男性,28 岁,行踇甲瓣术后踇趾供区缺损。切取踇甲瓣后,残留约 3 cm×3 cm 创面。利用第一踇背动脉与第一跖底动脉在趾蹼处的吻合,在足背及第一、二跖骨背侧,设计以第一踇背动脉远端为蒂的逆行岛状皮瓣。先在皮瓣近端显露足背动脉,注意保护足背动脉在第一踇背动脉起始部发出的皮支,结扎足底穿支,然后沿第一、二跖骨间隙将皮瓣与第一踇背动脉一并向远侧掀起,直至趾蹼处。皮瓣逆行转移覆盖创面,供区创面取刃厚皮片植皮(图 11-1-7)。

病例二:第一踇背动脉皮瓣修复右示指掌侧皮肤缺损

患者男性,45 岁,右示指机器绞伤入院,急诊行清创治疗。术中可见右示指掌侧面积约 8.0 cm× 2.5 cm 创面,可见肌腱及部分指骨外露。设计切取左足第二趾胫侧皮瓣。术中于创面近端向鼻咽窝处延长切口,显微镜下分离出鼻咽窝处桡动脉及头静脉分支备用,于左足第二趾胫侧至足背设计面积约 9.0 cm×2.7 cm 皮瓣,皮瓣携带足趾胫侧固有动脉及神经,背侧携带皮下浅静脉一支,背侧保留皮神经。皮瓣转移到示指并覆盖创面,皮瓣动脉吻合于桡动脉,皮瓣静脉吻合于头静脉。于右大腿内侧设计面积约 12.0 cm×3.0 cm 皮瓣转移覆盖左足皮瓣供瓣区。术后 6 个月患者示指与供瓣区恢复可,皮瓣外形满意(图 11-1-8)。

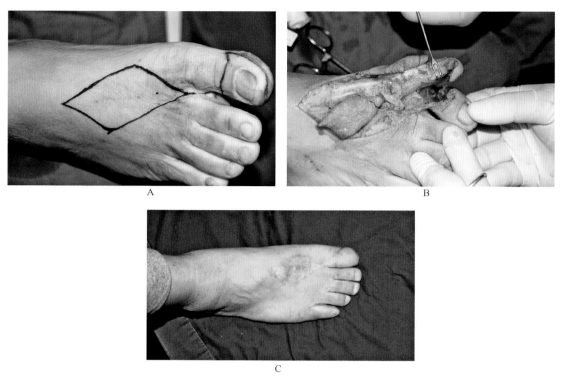

图 11-1-7　第一跖背动脉逆行岛状皮瓣修复第一跖骨头创面

A. 皮瓣设计；B. 皮瓣切取；C. 创面修复术后随访

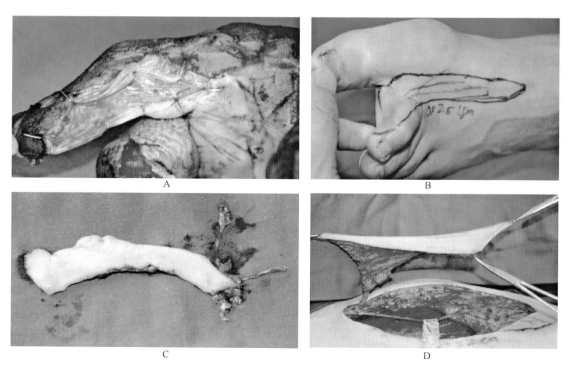

图 11-1-8　右示指掌侧皮肤缺损第一跖背动脉皮瓣修复病例

A. 术前手指创面；B. 皮瓣设计；C. 切取第一跖背动脉皮瓣；D. 切取股内侧皮瓣；

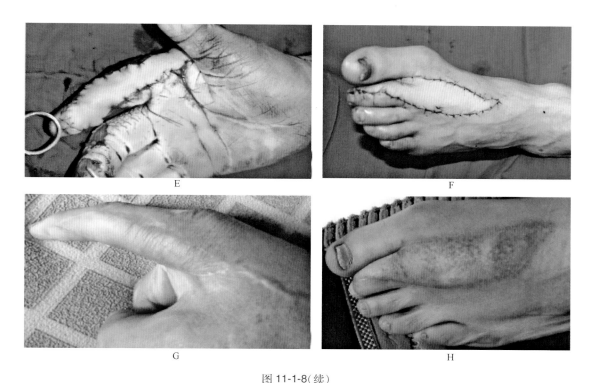

图 11-1-8（续）

E. 修复手指创面；F. 股内侧皮瓣修复供区创面；G、H. 术后手、足部创面修复情况

【注意事项】

（1）解剖皮瓣时处理足底穿支非常重要，可在足底穿支周围做充分的钝性分离，略向背侧牵出并结扎，然后切断。

（2）若第一跖背动脉缺如，或终末动脉未进入皮瓣而直接深入足底与跖底动脉吻合，则此时要改变术式，切取跖底动脉及分支趾固有动脉来供养皮瓣，但此时，皮瓣背侧的"V"形尖角不宜过长。

（3）第一跖背动脉起始部变异很多，常见的有第一跖背动脉的起始及走行较表浅，而且纤细，很容易误认为是足背浅静脉。另一种情况是第一跖背动脉位置很深，但在跖骨头部又转向浅层，注意到这个特点才不易引起损伤。

该皮瓣的主要缺点是：部分病例第一跖背动脉解剖变异，给切取皮瓣带来一定的困难。另外皮瓣面积有限。

（章一新　王　炜　王增涛　许亚军　魏再荣）

第二节　跗内侧皮瓣

跗内侧皮瓣是以足背血管的分支跗内侧血管为蒂的足背内侧区的皮瓣。皮瓣的蒂血管来自足背，皮瓣供区也主要在足背，但设计时根据需要也可以携带部分足底区皮肤。该皮瓣不牺牲主干血管，修复手部小面积创面时可以替代足背皮瓣和足底内侧皮瓣。

【应用解剖】

足背血管在踝部发出内、外踝前动静脉，在距舟关节附近发出 1~2 条跗内侧血管。内踝前动脉与跗内侧动脉斜向内下，穿过姆长伸肌腱和胫前肌腱下方，从胫前肌腱的胫侧穿出至足背内侧皮肤，穿出点在胫前肌止点近侧 2 cm 范围内，舟骨结节表面。跗内侧动脉在走行过程中发出分支支配跗骨,在舟骨结节处发出粗大的皮支至足背内侧缘皮肤。跗内侧动脉在走行过程中有分支发出与内踝前动脉吻合,终末支在足内侧缘与足底内侧动脉的深支、内浅支吻合。虽然上述几条血管皆可作为皮瓣的蒂血管,但临床上多以跗内侧动脉作为皮瓣的蒂血管(图11-2-1)。皮瓣的静脉有深浅两组。深组为跗内侧动脉伴行静脉;浅组为大隐静脉及其属支(图11-2-2)。皮瓣的神经为足背内侧皮神经与隐神经。

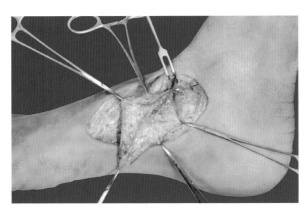

图 11-2-1　足跗内侧皮瓣血管蒂

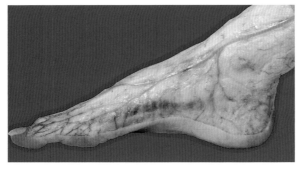

图 11-2-2　足背内侧浅静脉解剖图

【适应证】

(1)局部转移修复踝关节周围创面。

(2)手部创面的修复。

【手术方法】

1. 皮瓣设计

(1)设计范围:足背内侧区域。

(2)皮支血管穿出点:足舟骨结节。即内踝与第一跖骨头胫侧连线的中 1/3 与近 1/3 交界处。

(3)瓣轴线:内踝、足舟骨结节与第一跖骨头三点间的连线。

(4)切取层面:深筋膜下,跗骨骨膜与𧿹短展肌肌膜上。

2. 皮瓣切取

(1)根据受区情况沿皮瓣轴线,在轴线的近中段设计皮瓣。

(2)先在踝前皮肤横纹中点下方做纵行切口,显露足背动静脉,向内牵开𧿹长伸肌腱,找出跗内侧血管,并向外游离一段距离。切开皮瓣的腓侧缘,自深筋膜下向胫侧解剖游离到胫前肌肌腱胫侧缘,向外牵开𧿹长伸肌腱、胫前肌肌腱,显露内踝前动静脉和跗内侧动静脉及其吻合支,寻找并保护血管入皮点。选择较粗的一组做皮瓣血管蒂予以游离(一般以跗内侧血管为蒂)。切开皮瓣跖侧缘,从跖侧𧿹短展肌肌膜上掀起,游离至跗骨骨膜时,在骨膜表面解剖,并注意保护跗内侧动脉入皮点,将跗内侧动脉入皮点包含在皮瓣内,皮瓣除血管蒂外与足部其他组织完全游离。若需要,可以穿过𧿹长伸肌与胫前肌下方,将皮瓣引入𧿹长伸肌腓侧,使皮瓣转移范围更大,也便于与足背动脉一起移植。

(3)在切开皮瓣足背缘及近侧缘时,游离 1～2 支浅静脉与皮神经作为皮瓣回流静脉和感觉神经。

3. 顺行转移　近位转移以跗内侧血管为蒂,远位转移以足背或胫前动脉为蒂。

4. 逆行转移　近位以跗内侧血管为蒂,远位以足背动静脉为蒂。

5. 游离移植　根据受区情况,切断浅静脉、神经及跗内侧动脉(或足背动静脉),皮瓣移植至受区。

【典型病例】

患者男性,18 岁。右手虎口区掌背侧皮肤软组织缺损,行同侧足跗内侧跨区皮瓣移植修复手掌创面。术中分别与桡动脉远近侧断端吻合跗内侧血管及足内侧血管两套血供系统。术后随访 1 年,两点辨别觉 8 mm,功能恢复好(图11-2-3)。

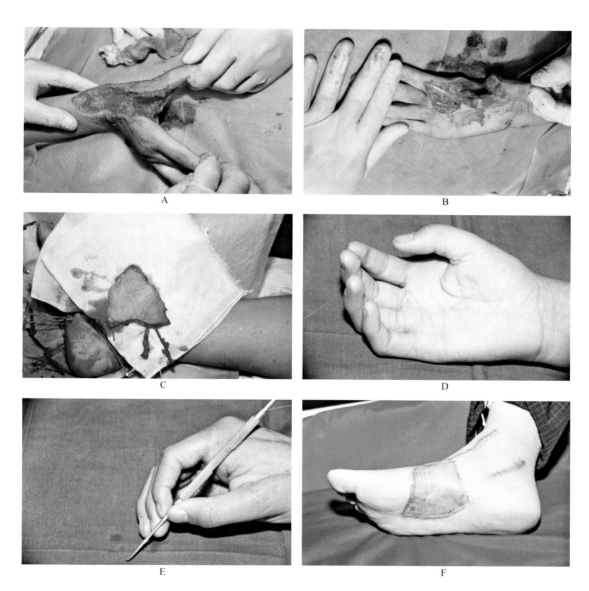

图 11-2-3 虎口区掌背侧皮肤缺损跗内侧跨区皮瓣修复

A、B. 右手虎口区皮肤缺损；C. 足底内侧皮瓣切取；D、E. 术后 1 年随访外形与功能；F. 术后供区外形

【注意事项】

（1）游离皮瓣至足内侧缘时，注意保护跗内侧动脉的入皮处。

（2）皮瓣游离时贴骨膜解剖，但不要破坏骨膜。

（3）优点：① 皮瓣薄，皮下组织少。② 可以不牺牲主干血管。③ 皮瓣可带感觉神经。④ 皮瓣可携带骨膜或骨瓣。⑤ 内侧缘可携带部分足底皮肤，修复手掌、手背交界处皮肤能恢复手部原有的外形。⑥ 供区较为隐蔽。

（4）缺点：① 受区植皮不易全部成活。② 受区易形成贴骨瘢痕。

（王增涛 刘林峰 郑有卯）

第三节 跗外侧皮瓣

跗外侧皮瓣是以足背血管的分支跗外侧血管为蒂的足背外侧区皮瓣。

【应用解剖】

（1）足背动脉在下伸肌支持带附近外侧壁发出外踝前动脉，该动脉起始处外径平均为0.4 mm，走行于趾长伸肌腱与趾短伸肌腹深面，沿途分出细小分支，终末支与跗外侧动脉在趾短伸肌腱深面相交通。在距骨头颈交界处足背动脉发出1～2条跗外侧动脉，起始部外径平均为1.5 mm，于趾长伸肌及趾短伸肌肌腹深面沿跗跖关节走行，分为前外、后外两支，前外侧支为终末支，止于第五跖骨；后外支与外踝前动脉吻合形成足外侧弓。跗外侧动脉长度平均为6 cm，并在以下三个部位发了皮支：① 跗外侧动脉起始处。② 趾短伸肌深面发出肌皮穿支。③ 趾短伸肌肌腹外缘、近骰骨结节处（图11-3-1）。临床上常常仅以跗外侧动脉在骰骨结节处发出的皮支设计以跗外侧动脉为蒂的皮瓣，本节以此为例介绍皮瓣切取。

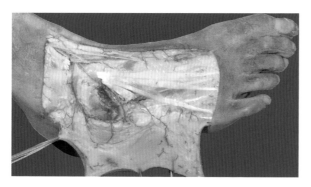

图 11-3-1 跗外侧皮瓣血供解剖

（2）皮瓣回流静脉有深浅2组，两者互相交通。深组为跗外侧动脉的伴行静脉；浅组为足背浅静脉，汇入小隐静脉。

（3）皮瓣的感觉神经为足背外侧皮神经。

【适应证】

（1）局部转移修复踝关节周围创面。

（2）游离移植修复手部创面。

（3）重要部位小型创面的修复。

【手术方法】

1. 皮瓣设计

（1）设计范围：足背外侧区。

（2）皮支血管穿出点：趾短伸肌外侧缘，跗骨结节附近。即外踝至第五跖骨头的腓侧连线的中点。

（3）皮瓣轴线：通过跗外侧动脉穿出点的纵行线。

（4）切取层面：浅层深筋膜下，在皮支血管穿出部位为深层深筋膜下（图11-3-2）。

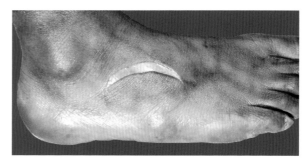

图 11-3-2 跗外侧皮瓣的设计

2. 皮瓣切取

（1）按受区情况，沿皮瓣轴线设计皮瓣。

（2）先切开皮瓣内侧缘，在足背动脉近段找到跗外侧动脉的起始部，将趾短伸肌牵向外侧，游离其下方的跗外侧动脉至近趾短伸肌外侧缘处皮支血管发出部。将皮瓣由胫侧向腓侧掀起，接近趾短伸肌外侧缘时，用拉钩向胫侧牵开趾短伸肌，显露跗外侧动脉及其皮支入皮点，沿跗外侧动脉走行向胫侧游离跗外侧动脉。切开皮瓣外侧缘及近、远侧缘并向皮支发出处游离皮瓣。在皮支发出部,在深层深筋膜与骨膜之间解剖游离,将跗外侧动脉、跗外侧动脉皮支连同其周围组织一起包含在皮瓣内。皮瓣游离完毕。如果需要,皮瓣可以自趾短伸肌下穿过,至趾短伸肌与趾长伸肌的胫侧,使皮瓣转移幅度更大。

（3）由于浅静脉与深静脉之间隔有趾短伸肌,皮瓣局部转移时以跗外侧动脉的伴行静脉作为皮瓣的回流静脉。行皮瓣游离移植时,则以小隐静脉或其属支作为皮瓣的回流静脉,在切取皮瓣外侧缘与近侧缘时,要注意解剖游离小隐静脉及其属支。

（4）切开皮瓣近、外侧缘时,注意寻找并解剖游离足背外侧皮神经。

3. 顺行转移　近位转移以跗外侧动脉为蒂,远位转移以足背动脉或胫前动脉为蒂。

4. 逆行转移　近位转移以跗外侧动脉为蒂,远位转移以足背动脉或跖背动脉为蒂。

5. 游离移植　根据受区情况,游离切断跗外侧动脉或足背动脉,切断小隐静脉（或其属支）和足背外侧皮神经。

【典型病例】

患者男性,43 岁。被重物压伤致做足姆趾末节毁损伤,行同侧足跗外侧皮瓣逆行岛状转移修复术,以足背动脉为血管蒂进行旋转,通过跖背侧区皮下隧道至姆趾端。术后皮瓣成活(图 11-3-3)。

【注意事项】

（1）离跗外侧动脉时,要携带 0.5 cm 宽的周围组织,以保护其伴行静脉不受损伤。

（2）若只切取皮瓣,则外踝前动脉与跗外侧动脉最好不要同时游离,以免影响趾短伸肌的血运。

（3）优点:① 皮瓣薄,皮下组织少。② 皮瓣滑动性好。③ 皮瓣有知名感觉神经。④ 可以不牺牲主干血管。⑤ 可以携带趾短伸肌,修复手内肌或填塞空腔。⑥ 可以同时携带趾长肌腱修复受区肌腱。⑦ 可以同时带骨膜和部分骰骨骨瓣修复受区小的骨缺损。

（4）缺点:① 皮支血管较细,切取时易损伤。② 皮瓣切取范围有限。

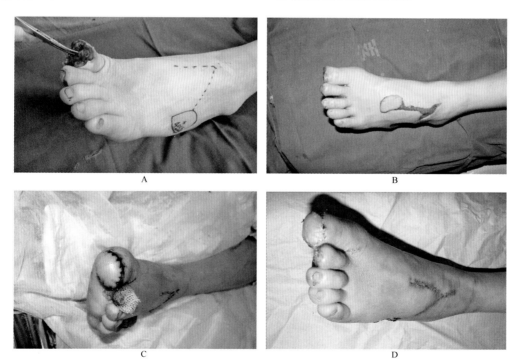

图 11-3-3　跗外侧动脉皮瓣修复姆趾端皮肤软组织缺损
A. 皮瓣切口设计；B. 皮瓣切取；C. 足背皮瓣修复姆趾端,供区植皮；D. 皮瓣成活及外形

（王增涛　郝丽文　仇申强）

第四节 踝 前 皮 瓣

踝前皮瓣是指以足背动脉踝前皮支为蒂、位于踝关节前方区域的皮瓣。其感觉神经为腓浅神经。踝前皮瓣较薄,皮下组织疏松,多用于局部转移修复足部及小腿下段的创面。

【应用解剖】

踝部的深筋膜在踝关节的前面增厚,形成伸肌上、下支持带。伸肌上支持带(小腿横韧带)位于踝关节稍上方,横向连于胫、腓骨前缘之间。胫前动静脉和腓浅神经在此平面以下改名为足背动静脉和足背皮神经。伸肌下支持带(小腿十字韧带)位于踝关节前方,呈横置的"Y"形,分为单一的外侧束和上、下内侧束。外侧束附着于跟骨外侧面前缘,由后外向前内侧分前、后两层,包裹第三腓骨肌和趾长伸肌腱及鞘,形成外侧纤维管。上、下内侧束分别附着于内踝及足的内侧缘。上内侧束由前向内侧经两次分合,包裹踇长伸肌和胫骨前肌腱及鞘,分别形成中间纤维管及内侧纤维管。中间纤维管和外侧纤维管的后壁与踝关节囊之间的潜在性裂隙称前跗管,胫前动静脉和腓深神经行于其中。足背血管在小腿十字韧带的上方、下方及中间("Y"形韧带分叉处)分别有皮支血管发出,通常以十字韧带中间发出的皮支为最粗(图 11-4-1)。皮支血管发出后,分成上、下两支,一支沿腓浅神经上行,向上与腓动脉穿支吻合;另一支向下与足背动脉的分支吻合。

【适应证】

(1)顺行转移修复小腿下段及内、外踝区创面。

(2)逆行转移修复跖背、趾蹼区创面,特别是踇甲瓣供区创面。

(3)游离移植修复手背及腕关节周围创面。皮瓣可携带部分韧带,在修复创面的同时修复肌腱支持带。

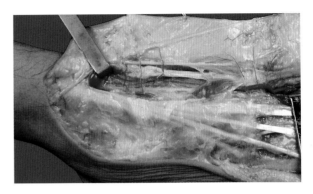

图 11-4-1 踝前皮瓣血供

【手术方法】

1. 皮瓣设计

(1)皮瓣轴线:通过内、外踝连线中点的纵行直线。

(2)皮支血管穿出点:内、外踝尖连线中点。

(3)切取层面:在主要皮支血管穿出点处为胫前动静脉与关节囊之间,其他部位为伸肌支持带浅层。

(4)旋转轴点:顺行转移,可在踝关节与小腿中段之间任意选取。逆行转移,第一跖背动脉为Ⅰ型或Ⅱ型时,在第一趾蹼中点与踝关节之间选取;第一跖背动脉为Ⅲ型时,在踝关节与第一跖骨基底之间选取。用手或多普勒探出胫前动脉及足背动脉的走行位置,作为皮瓣的设计轴线。在踝前部设计皮瓣。

2. 手术步骤

(1)先在皮瓣外侧切开,沿十字韧带表面由外向内解剖分离。在小腿十字韧带中点找到皮支血管后,切开皮支血管近、远两侧的十字韧带,保持皮支血管与足背动静脉的连续性,游离足背(胫前)动静脉,切断结扎血管分支。再从内侧切开皮瓣,在伸肌支持带表面解剖分离,与外侧解剖面会师后,皮瓣即游离完毕。

近位转移时，仅以皮支为旋转轴点即可，不必损伤主干血管。远位顺行转移时，在皮支发出点 2 cm 以远切断结扎足背动静脉，并根据设计向近端解剖游离胫前动静脉至适当长度。远位逆行转移时，在皮支发出点近侧 2 cm 处切断胫前动静脉，并向远侧游离足背动静脉或第一跖背动静脉至适当长度。以足底穿支或跖背动脉为蒂将皮瓣移位至踇甲瓣供区修复创面。

（2）供区处理：皮瓣供区创面不能直接缝合时，取全厚皮片移植，以防术后关节功能受影响。踝前皮瓣供区处于踝关节前方重要区域，若手术破坏较大，预计供区植皮不易成活时，可采用内外侧双蒂桥式皮瓣覆盖创面，在桥式皮瓣供区创面植皮。皮瓣切取较大时，供区创面也可用内踝上皮支皮瓣、外踝上皮支皮瓣、腓浅血管皮瓣等小腿部皮瓣覆盖。闭合供区创面前，应修复十字韧带。

【典型病例】

患者男性，19 岁。切取踇甲瓣移植修复示指创面，用踝前皮瓣逆向移位修复踇甲瓣供区创面，踝前皮瓣供区用双桥式皮瓣修复（图 11-4-2）。

【注意事项】

（1）踝前皮瓣血管解剖较为恒定，主要有 3 条皮支，由足背动脉分别在踝前十字韧带上、下缘及中点发出。中点的皮支较粗，仅以十字韧带中点处发出的皮支为蒂即能保证皮瓣的成活。踝前皮瓣的皮支血管较细，解剖游离至其附近时应倍加小心。解剖皮瓣近端时，应仔细解剖进入皮瓣的细小神经分支，尽量避免损伤腓浅神经主干。皮瓣移位于踇甲瓣供区时，皮瓣的神经与踇趾趾底神经缝接，以恢复皮瓣的感觉。

（2）游离移植时，应切取大隐静脉修复缺损的胫前（足背）动脉。皮瓣宽度最好不要超过 3 cm，以使受区创面能够直接缝合。

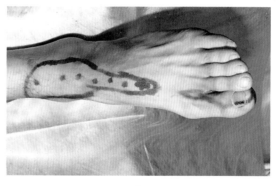
A

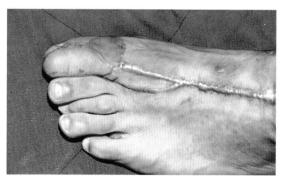
B

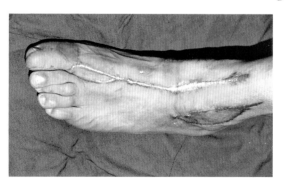
C

图 11-4-2　踝前皮瓣逆向移位修复踇甲瓣供区
A. 踝前皮瓣设计；B. 皮瓣转移术后；C. 双桥皮瓣修复供区

（3）若供区不能直接缝合,取全厚皮片移植,以防术后关节功能受影响。

（4）若手术破坏较大,预计供区植皮不易成活时,可采用内、外侧双蒂桥式皮瓣覆盖创面,在皮瓣供区创面植皮。

（5）皮瓣切取较大时,供区创面也可用内踝上皮支皮瓣、外踝上皮支皮瓣、腓浅血管皮瓣等小腿部皮瓣覆盖。

（6）闭合供区创面前,应修复十字韧带。

（王增涛　郑有卯　蔡锦方）

第五节　足内侧皮瓣

足内侧供区皮瓣皮质较致密,皮下脂肪少,皮神经丰富,皮瓣移植后感觉恢复较好,是修复足跟等持重磨压部位创面较理想的供区。同时该部位为足之非负重区,是当前常切取的皮瓣供区之一。

【应用解剖】

1. 足底内侧动脉　足底内侧动脉在分裂韧带下份的深面由胫后动脉分出,其长度平均为22.4 mm,外径为1.8 mm。足底内侧动脉在分裂韧带下方23 mm处分为深、浅两支。浅支在浅筋膜深面沿内侧缘前行,其长度平均为40.8 mm,外径为1.0 mm。深支为足底内侧动脉的直接延续,起于内踝下方约35 mm的足底内侧动脉,沿踇展肌深面前行,在该肌的近、中1/3附近由肌内侧缘浅出,于踇展肌和第一跖骨头近侧与足底动脉弓的分支吻合。其平均长度为67.8 mm,外径为1.1 mm。

2. 静脉　通常足内侧皮瓣有与动脉同名的伴行静脉。有1条静脉者占95%,2条静脉者占4.8%。静脉平均长度为28.8 mm,外径为2.2 mm。足底内侧静脉的深支和浅支均较同名动脉为粗。

3. 神经　足内侧皮瓣的神经是由胫神经的分支即足底内侧神经,在踇展肌深面从足底内侧神经分出并在踇展肌深面前行,在踇展肌肌腹的前份穿踇腱膜浅出,分布到足底内侧的皮肤,神经干平均长度为98 mm,横径为1.5~3 mm。

足内侧皮瓣的动脉、静脉和神经三者伴行,静脉位置表浅,动脉在静脉的后内侧,神经位于静脉的后外侧(图11-5-1)。

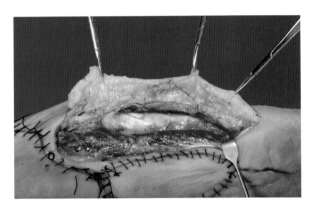

图 11-5-1　足内侧皮瓣血供

【适应证】

足内侧皮瓣切取范围,前至第一、第二跖骨头,后至内踝前缘下方,足背至内踝前缘中点与踇趾内侧缘连线,足底至中份,约11 cm×9 cm,故适用于面积不大的创面。

（1）该部皮瓣最适用于修复足跟及足跟底部创面,以带血管蒂皮瓣转移为方便常用。

（2）亦可做游离移植,修复手掌或虎口部创面,感觉恢复好,脂肪少,较致密,耐磨压。

（3）亦用于其他部位较小创面的修复。

【手术方法】

1. 设计皮瓣　先画出舟骨粗隆至第一跖骨头内侧中点的连线为皮瓣的纵轴线,并以其向两侧延伸2~3 cm为皮瓣的宽度。皮瓣的前界可达第一跖骨中段,后界可达内踝最凸出点的垂线,皮瓣大小约 10 cm × 6 cm（图 11-5-2）。

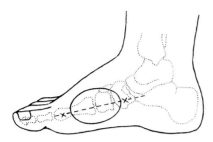

图 11-5-2　足内侧皮瓣设计

2. 手术步骤

（1）以足底内侧动脉浅支或深支为蒂的足内侧皮瓣：先于内踝后方向皮瓣做弧形切口,切开踝管显露胫后动静脉,向下解剖出足底内侧血管神经。然后将蹈展肌起点自舟骨粗隆及屈肌支持带上松解,即可见到足底内侧血管分为浅支和深支。选择优势血管,决定皮瓣的血管蒂。一般浅支解剖方便。若以浅支为蒂,则切断深支,再切开皮瓣跖侧缘,从蹈展肌浅面包含深筋膜层向背侧分离,至该肌的前缘后,应从骨膜表面分离,将浅支包含于皮瓣中。最后切开皮瓣的远端和背侧缘,形成以足底内侧动脉浅支为蒂的足内侧岛状皮瓣（图 11-5-3）。若以深支为蒂,则切断浅支,将蹈展肌牵向外侧,游离足底内侧动脉深支及其内侧分支,结扎、切断外侧分支,然后切取皮瓣。将形成的皮瓣转移至受区,供区创面植皮封闭。

（2）远端蒂足内侧皮瓣：皮瓣的旋转点在第

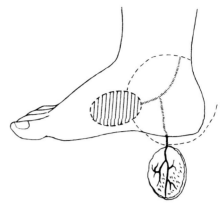

图 11-5-3　足底内侧动脉浅支为蒂的足内侧皮瓣

一跖趾关节内缘的近侧 2 cm 处（图 11-5-4）。先解剖蒂部,自旋转点向皮瓣做纵切口,在真皮下向两侧剥离皮肤瓣,保留其真皮下血管网的完整。因蹈趾底内侧动脉浅支向背侧发出的交通吻合支比较细小,一般以切取宽 2 cm 左右的筋膜蒂比较安全,其中即包含了营养皮瓣的细小血管。按前法切取皮瓣,转移时注意蒂部勿存张力压迫。亦可在设计时于筋膜蒂的表面保留 1 cm 宽的皮桥,有利于转移缝合时避免蒂部张力。

【典型病例】

病例一：足底内侧动脉浅支为蒂的足内侧皮瓣修复胫骨骨髓炎创面。

患者男性,因创伤后胫骨下端慢性骨髓炎,创面长久不愈入院。经彻底清创后,切取以足底内侧动脉浅支为蒂的足内侧皮瓣予以修复。术后创面愈合,骨髓炎治愈（图 11-5-5）。

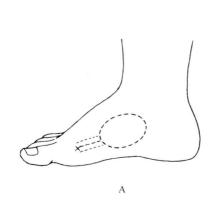

A

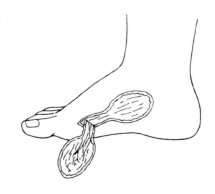

B

图 11-5-4　远端蒂足内侧皮瓣

A. 皮瓣设计；B. 皮瓣掀起

病例二：足底内侧动脉皮瓣游离移植修复示指缺损。

患者男性，右示指外伤伴掌侧皮肤部分毁损入院，经清创后见示指近节掌侧皮肤软组织缺损，设计游离足内侧皮瓣，移植桥接示指桡侧指动脉。术后随访半年，外形和功能满意(图11-5-6)。

【注意事项】

（1）术前应认真进行超声多普勒探测，以对皮瓣血管蒂的选择做到心中有数。但更重要的是，在术中应仔细解剖，认真观察，选择有利的血管蒂。

（2）在游离皮瓣时，应在深筋膜下进行，尤其在胫骨前肌腱附着处。此处是血管的交汇处，血管又紧贴骨膜，操作应十分细致，防止损伤踇展肌上缘血管弓。

（3）携带足背内侧皮神经不仅能为皮瓣提供感觉功能，而且皮神经周围丰富的血管丛尚能显著地增加皮瓣供血的方向性，扩大足内侧皮瓣切取的长度。

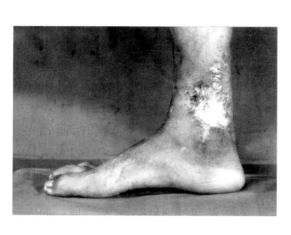
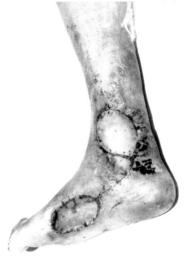

A   B

图 11-5-5　足底内侧动脉浅支为蒂的足内侧皮瓣修复胫骨骨髓炎创面

A. 术前慢性创面；B. 皮瓣转移术后

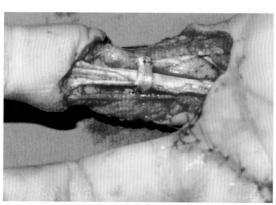
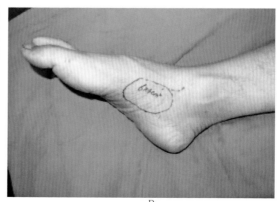

A   B

图 11-5-6　足底内侧动脉皮瓣游离移植修复示指缺损

A. 术前示指缺损创面；B. 皮瓣设计

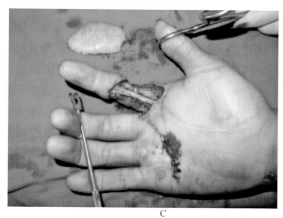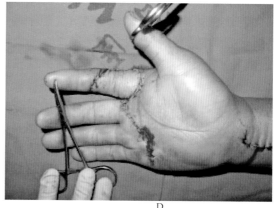

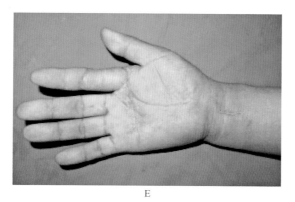

图 11-5-6(续)

C. 皮瓣游离至受区；D. 术中皮瓣血供；E. 术后半年随访外形

（王成琪　侯春林　王增涛　王　欣）

第六节　足内侧穿支皮瓣

1979 年,Shanahan 首先报道了依靠足底内侧动脉供血的足底内侧皮瓣修复足底缺损。随后,为了尽可能减少对足底的损伤,Masquelet 于 1990 年在对足底内侧动脉的解剖进行研究后,提出了源于足底内侧动脉属支的足内侧筋膜皮瓣。2001 年 Koshima 将穿支皮瓣概念引入足内侧区,报道了足内侧穿支皮瓣的临床应用进一步减小了供区损伤。目前,足内侧皮瓣因质地优良、供区隐蔽、不损伤足底等优点,已广泛应用于手足部软组织缺损的修复。

【应用解剖】

足底内侧动脉自踝管内由胫后动脉分出后,经姆展肌深面,于舟骨粗隆后方分为浅支和深支。浅支沿姆展肌与跗骨间的深筋膜下前行,沿途发出肌皮支或皮支 7.4 ± 2.4 支,其中向上走行的 $2\sim3$ 支营养足内侧区域皮肤,向下走行的 $4\sim6$ 支行经姆展肌浅面或穿越姆展肌营养足底内侧区域的皮肤。深支则是足底内侧动脉的延续,它又分出内侧深支和外侧深支,前者经姆展肌深面潜行,发出的肌皮穿支或皮穿支与向下走行的浅支穿支血管形成吻合。而柴益民等研究后发现,足底内侧动脉并无明显浅支及深支内侧支等解剖结构,其沿途向足内侧区恒定发出 3 个皮支,以第二支较粗大,并与第一、三支相互吻合。

【适应证】

(1)以足底内侧动脉浅支为蒂,蒂部可延长到足底内侧动脉主干或胫后动脉,皮瓣顺行转移可修复内踝、跟腱和足跟部的皮肤缺损。以足底内侧动脉深支为蒂,通过远端的吻合支,可以逆行转移修复足背、足底远端的皮肤缺损。

(2)通过吻合血管的游离移植,此皮瓣可修复肢体任何部位中小面积的皮肤缺损。

【皮瓣设计】

根据受区创面大小,在足内侧区域根据"点、线、面"的原则设计皮瓣。

(1)点:即足底内侧动脉浅支向上发出的穿支血管进入皮瓣深筋膜的位置。其位于皮瓣轴线近端 1/3 周围区域,需手术中在深筋膜下解剖皮瓣时确认。

(2)线:以舟骨粗隆至第一跖骨头内侧中点的连线为皮瓣轴线,即足底内侧动脉浅支血管的体表投影。

(3)面:上界为踇长伸肌腱内侧缘,下界为踇展肌内缘,远侧不超过第一跖骨中段,近侧为内踝顶点垂直线。皮瓣的解剖平面是在深筋膜下骨膜浅面的间隙。

【手术方法】

在连续硬膜外阻滞麻醉下,患者平卧位,患肢驱血后上止血带。首先在皮瓣上缘切开皮肤,保留 1~2 支大隐静脉的属支和隐神经的终末支备用(仅游离移植时行此步骤)。在皮瓣的深筋膜下骨膜浅面间隙探查足底内侧动脉浅支穿支血管进入皮瓣的位置。为使手术暴露更为方便,可同时在皮瓣下缘切开皮肤,在深筋膜下解剖至踇展肌上缘。牵开踇展肌,暴露其与足内侧弓的间隙。通过上、下两个方向可明确穿支血管的走行,根据受区要求,解剖血管蒂的长度,逆行穿支解剖可达足底内侧动脉浅支、深支或主干。带血管蒂逆行转移可修复足背或前足底创面,顺行转移修复内踝、足跟创面。如为游离移植,则可将血管蒂的动脉与受区动脉吻合,分别吻合血管蒂的伴行静脉或浅静脉,为皮瓣提供充足的静脉回流。

【典型病例】

患者男性,21 岁。因"左踇趾背侧皮肤缺损伴趾骨坏死、感染"入院,清创后,趾背皮肤缺损约 5 cm × 3 cm,伴有骨缺损。择期予以游离移植左足内侧皮瓣修复创面,同时取髂骨植骨治疗。皮瓣以足底内侧动脉深支为蒂与受区的第一跖背动脉吻合,同时将皮瓣内的大隐静脉属支与受区的浅静脉吻合。术后皮瓣顺利存活,感染获得治愈(图 11-6-1)。

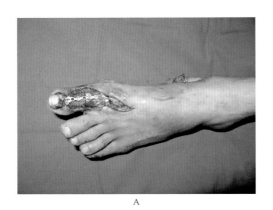
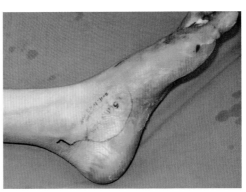

A   B

图 11-6-1 足内侧穿支皮瓣修复踇趾背侧创面

A. 左踇趾植骨内固定后残留创面;B. 左足内侧皮瓣的设计图

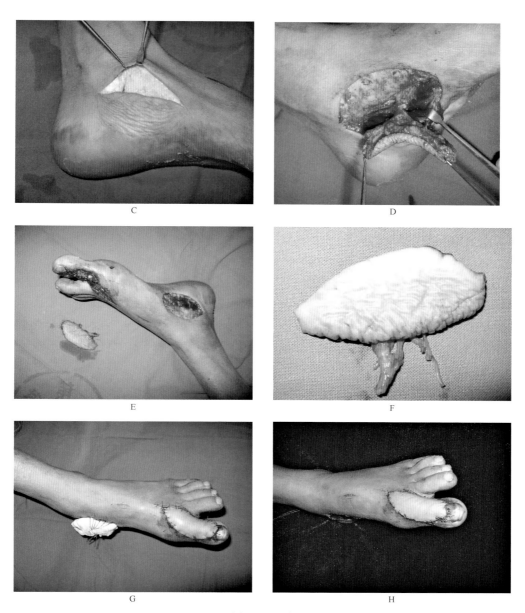

图 11-6-1(续)

C. 从皮瓣上缘切口暴露的大隐静脉属支；D. 皮瓣充分游离后，仅保留足底内侧动脉的浅支；E. 游离后的皮瓣与左足供受区创面；
F. 营养皮瓣的动脉及静脉；G. 术后皮瓣血运良好；H. 一周后皮瓣存活，外形美观

（王　欣）

第七节　足外侧皮瓣

足外侧皮瓣是以足跟外侧动脉为血管蒂的皮瓣。由于该皮瓣的切取范围近侧到外踝上方 3～4 cm，远侧达第五跖骨基底部，背部在外踝及足背外侧 1/3 部，下方到足底外侧缘，所以既不是足跟

外侧,也不是足背的外侧,故称为足外侧皮瓣较为适宜。王成琪与钟世镇协作,于1983年7月进行足外侧部皮瓣的解剖学研究,并首先将游离足外侧部皮瓣移植应用于临床,获得成功,为游离皮瓣移植提供了一个新的供区。该皮瓣皮下脂肪少,不臃肿,不滑动,耐压磨,皮瓣区感觉神经外径较粗,蒂较长,可供对接,移植后感觉恢复好,但该皮瓣供区面积较小。

【应用解剖】

钟世镇等通过104具尸体股动脉红色乳胶灌注及20具尸体股动脉铸型解剖,对足外侧部的皮肤血管神经分布进行研究,获得了可靠的资料。足外侧皮瓣的轴心血管是足跟外侧动脉,此动脉来自腓动脉与胫后动脉之间的吻合。

1. 动脉　跟外侧动脉是该皮瓣的蒂血管,是由腓动脉的分支与胫后动脉的分支组合而成。其中接腓动脉段(90.38%)较粗,平外踝上缘处其外径平均为1.6 mm;而接胫后动脉段(9.62%)较细,平外踝上缘处其外径平均为1.0 mm。跟外侧动脉从两个不同起始来源汇合后,呈单干下行,至平外踝尖处外径平均约为0.8 mm,绕过外踝后弯向前,其终末支达第五跖骨底或第五趾根部。

2. 静脉　足外侧皮瓣的静脉较丰富,除跟外侧动脉有伴行静脉外,还有小隐静脉。与跟外侧动脉伴行的静脉,多数有1条,少数有2条。伴行静脉在汇接腓静脉和胫后静脉处,其外径约为1.7 mm,皮瓣区的浅层有小隐静脉经过,平外踝尖处的外径约为3.2 mm。深、浅静脉间有交通支吻合。因此,当动脉伴行静脉太细时,只吻合浅层小隐静脉即足够皮瓣静脉血回流。

3. 神经　足外侧皮瓣的神经是由足背外侧皮神经支配。该神经是由腓肠神经从小腿后面经过皮瓣区至足背外侧后改称足背外侧皮神经,平外踝尖处其横径平均为0.7 mm。该神经向下行至外踝下缘下方27 mm处分为两终支。其中,外侧支分布于足背外侧缘皮肤,此支是足外侧皮瓣的神经主干。向近侧端可与内侧支分开向近侧端游离,达足够长度后切断供移植对接。内侧支分布于第四、第五趾范围及其相应的足背外侧皮肤。

手术中可与外侧支分离后保留原位,以免影响第四、第五趾区域皮肤感觉。从解剖层次来看,足外侧皮瓣中小隐静脉位置最浅,足背外侧皮神经居中,跟外侧动脉最深。这种由浅到深的解剖层次,排列非常恒定,可作为解剖分离皮瓣时参考(图11-7-1、图11-7-2)。

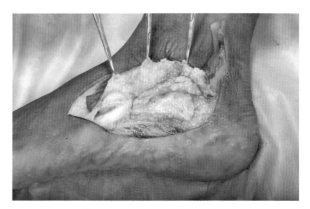

图11-7-1　足外侧皮瓣血供解剖

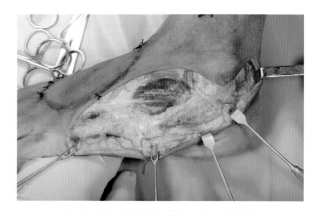

图11-7-2　跟外侧血管链皮瓣血供解剖

【适应证】

足外侧皮瓣适用于足跟足底部持重磨压部位的创面修复,以及手掌创面修复或虎口开大成形术等较小创面修复。其皮瓣供皮面积较小,一般为7 cm × 4 cm。

【手术方法】

1. 设计皮瓣　用多普勒超声探测器,探测动脉穿出深筋膜部及其向远侧走行情况,并以血管走行为轴心线,或以外踝与跟腱之中间为轴心线,用甲紫标记出切取皮瓣的范围,修复跟后创面时设计跟后外侧短皮瓣(图11-7-3),修复跟底创面

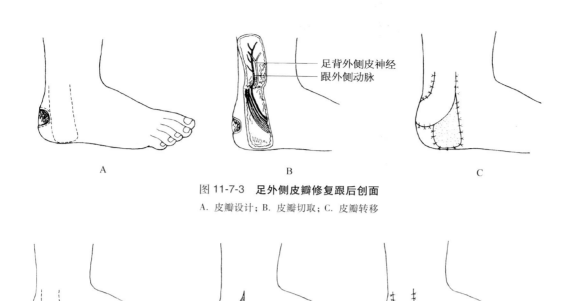

图 11-7-3 足外侧皮瓣修复跟后创面
A. 皮瓣设计；B. 皮瓣切取；C. 皮瓣转移

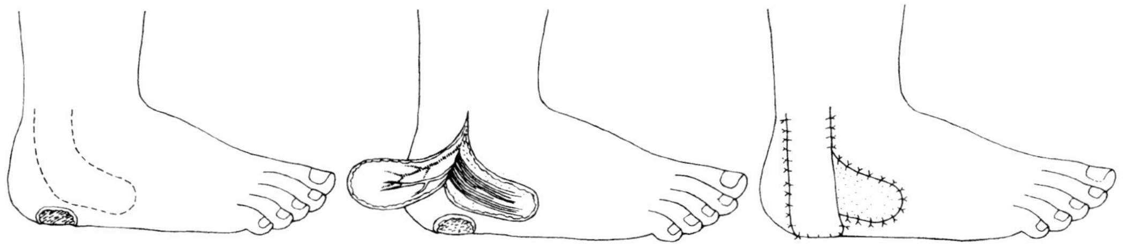

图 11-7-4 足外侧皮瓣修复跟底创面
A. 皮瓣设计；B. 皮瓣切取；C. 皮瓣转移

时,设计足外侧长弧形皮瓣(图 11-7-4)。

2. 解剖血管蒂 在气囊止血带下,先切开皮瓣的前缘,在外踝上方向深部解剖达腓骨肌肌膜。在腓骨后缘、外踝上 3~4 cm 处,跟外侧动脉穿出小腿深筋膜,向外踝后方并向远侧走行。先于腓骨肌之间解剖分离出血管蒂,并沿肌间向上解剖达需要的长度,将蒂血管解剖分离清楚。然后再行皮瓣切取。

3. 皮瓣切取 从皮瓣远侧切开皮肤,达深筋膜下,沿皮瓣边缘由远侧向近侧解剖游离至外踝前下方处,常有血管交通支穿入跖底,应切断结扎。解剖至外踝与跟腱处时,应保留外踝和跟腱上面的皮肤于原位,以免日后瘢痕形成不耐摩擦而损伤。皮瓣内有 2~4 条小隐静脉的分支及足背外侧皮神经(腓肠神经末支),此神经在外踝下缘下方分两终支,可将分布于皮瓣的外侧支与内侧支分开,并从干内向近侧端分离达需要长度再切断;分布于第四、第五趾范围皮肤的内侧支保留于原位。此时皮瓣除血管蒂外,已完全游离,再根据受区的需要,向上解剖血管神经达足够长度后切断移植。如果切取带血管蒂的皮瓣转移,可通过皮下隧道,或切开通道皮肤敞开式的转移至受区。

4. 供区创面封闭 一般需要皮片植皮封闭创面。

【典型病例】

患者男性,46 岁。1975 年 10 月因外伤致第十二胸椎骨折脱位合并完全性截瘫,8 年前两足跟并发压迫性溃疡,反复溃烂,久治不愈。创面范围分别为 2.5 cm × 2.5 cm 和 3.5 cm × 3.5 cm。入院后彻底切除坏死创面,分别切取 3 cm × 7 cm 及 3.5 cm × 8 cm 两侧足外侧皮瓣,一期覆盖创面。供区用全厚皮片修复。术后创面一期愈合,1 年后复查,皮瓣成活良好,溃疡未复发(图 11-7-5)。

【注意事项】

(1) 对于老年患者或者下肢血管有损伤的患者,尤其是皮瓣远端需延伸至第五跖骨基底时,应先做多普勒超声以检查血管情况,必要时可作皮瓣延迟手术,以保证皮瓣血供良好。

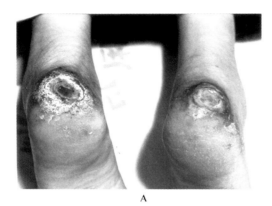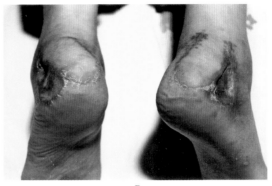

图 11-7-5　足外侧皮瓣修复足跟后压疮

A. 术前跟后压疮；B. 术后压疮治愈

（2）跟外侧动脉较细小，切取皮瓣时无须先分离血管蒂，而自皮瓣远端开始，紧贴骨膜外组织向上逆行解剖。这样不仅操作简单，而且不易损伤皮瓣血管。

（3）切取皮瓣时应将足外侧皮神经内侧支包含在皮瓣内，使转移皮瓣有良好感觉，而将皮神经外侧支保留于肢体原供区，以保证供区足外侧缘感觉不受损害。

（王成琪　侯春林　王增涛）

第八节　足底内侧皮瓣

足底内侧皮肤及其皮下组织具有皮肤厚、组织致密、移动性小、感觉好、血运丰富等优点。以足底内侧血管束为蒂的足底内侧筋膜皮瓣，是由 Morrison 等于 1983 年首先报道。该皮瓣位于跖骨头与跟骨之间足弓部的非负重区，在解剖结构上与负重区的足跟被覆组织相似，有良好的血运和感觉，是修复足跟创面的理想供区；吻合血管的游离移植是修复手掌部皮肤组织缺损的理想选择。Amarante 等于 1988 报道，以足底内侧血管远端吻合支为蒂的足底内侧皮瓣逆行转移修复足前部缺损。

【应用解剖】

胫后动脉从内踝与跟骨结节之间走行，穿𧿹展肌起点的深面，分为足底内侧动脉和足底外侧动脉，以足底外侧动脉口径较粗，对前足的血供更重要。足底内侧动脉起始处外径为 2.3 mm，起始后即分出一动脉皮支。该皮支沿足内侧缘的浅筋膜深面前行，分布于足底内侧皮肤和肌肉的浅面，并与内侧的𧿹内侧动脉和第一跖背动脉有交通支相吻合。足底内侧动脉的主干起始后先于𧿹展肌深面走行一段，随后走在𧿹展肌与趾短屈肌之间。浅支起点距胫后动脉分叉处 2.6 cm，外径为 1.8 mm。起始后在𧿹展肌深面迂曲前行，于肌的中部内侧缘浅出于皮下，走在肌的内侧缘。由足底内侧动脉发出的两边缘支，起点距胫后动脉分叉处分别为 1.7 cm 和 4.5 cm，外径分别为 1.2 mm 和 1.3 mm，长分别为 3.6 cm 和 6.0 cm，它们自足底内侧动脉发出后即浅出于皮下，分别沿肌的外侧缘或内侧缘走行。足底内侧动脉还发出一些筋膜皮支，经跖腱膜内侧浅出，分布于足底内侧缘和跖腱膜表面的筋膜皮肤，并与足底深支（来自足背动脉）和足底动脉弓（主要来自足底外侧动脉）的分支吻合。足底内侧动脉末端在𧿹展肌与第一跖骨头近侧与趾底动脉(起自足底动脉弓的分支)交通。足底内侧动脉及其主要分支均有同名静脉伴行,多为2条,汇入胫后静脉。足底内侧皮瓣的感觉神经为足底内侧神经发出的皮神经,与同名血管的伴行关系恒定。神经多数位于血管的内侧,少数位于血管的外侧或深面(图11-8-1)。

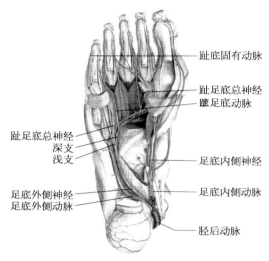

图11-8-1　足底内侧皮瓣的血供

趾底固有动脉

趾足底总神经
足底动脉

趾足底总神经
深支
浅支

足底内侧神经

足底外侧神经
足底外侧动脉

足底内侧动脉

胫后动脉

【适应证】

(1)以近端为蒂顺行转移修复足跟底部(plantar heel)和后跟(posterior heel)的皮肤软组织缺损。此时很容易通过对足底内侧神经的神经束间无损伤分离,带上感觉神经束,形成有感觉皮瓣。亦可再向近侧解剖,以胫后动脉为蒂修复跟腱区、踝部或小腿下段的缺损。

(2)以远端的血管吻合支为蒂逆行转移修复前足底的缺损。

(3)吻合血管的游离移植多用于修复手掌皮肤软组织缺损。

【手术方法】

(一)足底内侧皮瓣修复足跟缺损

1. 皮瓣设计　足底内侧皮瓣位于跖骨头后面的足底非负重区,即足弓部。先用甲紫标明内踝前缘延续线与足底内侧缘的交点,此为皮瓣的近侧旋转轴点。从该点向第一、第二跖骨头间引一直线,为皮瓣设计的轴心线。在轴心线两侧、跖骨头后面的足底非负重区设计皮瓣。足底内侧皮

瓣的切取面积一般不超过8 cm×4 cm。从旋转轴点至皮瓣最远端的距离应稍大于该点至创面最远点的距离。皮瓣的大小、形状与创面相似,使皮瓣转移后能无张力地缝合。沿血管走向标明近侧切口线(图11-8-2A)。

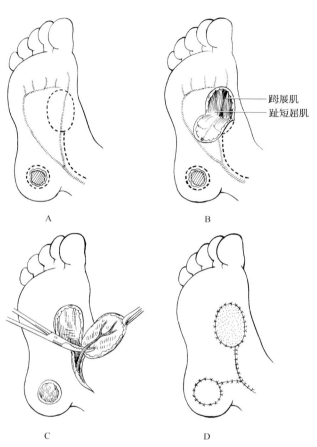

蹈展肌
趾短屈肌

A　　　　　　　　　　B

C　　　　　　　　　　D

图11-8-2　足底内侧岛状皮瓣修复足跟创面
A. 皮瓣设计;B. 皮瓣切取;C. 皮瓣游离;D. 皮瓣转移

2. 手术步骤　切取顺行的足底内侧岛状皮瓣,以逆行法较为方便。在第一跖骨头近侧先做皮瓣远侧切口,切开皮肤和跖筋膜,在蹈展肌与趾短屈肌间仔细寻找足底内侧动脉。有时足底内侧动脉的皮支较粗,需于皮瓣远侧端将其结扎。于跖筋膜下的蹈展肌肌膜表面分离,由远及近掀起皮瓣,直至皮支血管与足底内侧动脉干的接合部(图11-8-2B)。结扎足底内侧动脉干远端后,在蹈展肌与趾短屈肌间隙内解剖出足底内侧血管主干及伴行的足底内侧神经,将神经主干留在原位,但注意保留发向皮瓣的神经分支。将血管向近侧的胫后动静脉分离至足够长度,并对

感觉神经支进行无损伤束间分离,以获得足够的长度,即完成手术解剖,形成顺行的以足底内侧血管神经为蒂的岛状皮瓣(图11-8-2C)。将蒂部与受区间的皮肤切开,明道转移至足底创面,勿使血管蒂扭曲、受压。供区常需植皮覆盖(图11-8-2D)。

(二)足底内侧逆行岛状皮瓣修复前足创面

1. 皮瓣设计 根据受区创面在足底内侧非负重区设计皮瓣,逆向皮瓣的旋转轴点在第一跖骨头近侧1~2 cm。

2. 手术步骤 切取逆行的足底内侧岛状皮瓣亦常采用逆行法。先切开皮瓣的近侧缘,在踇展肌与趾短屈肌间隙内解剖出足底内侧血管主干。按设计大小切开皮瓣的两侧缘直至跖筋膜下,将跖筋膜皮瓣提起,可看到从足底内侧沟浅出的许多穿支血管。将踇展肌和趾短屈肌分别向两侧拉开,从足底内侧沟将动静脉血管束游离出来,不必携带神经。再于皮瓣的远侧切开皮肤,注意寻找足底内侧动脉干或足底动脉弓的吻合,保留其周围的皮下筋膜疏松组织,蒂部的解剖不能超过第一跖骨头近侧1 cm。皮瓣完全游离后,用血管夹在近端阻断足底内侧动脉5 min。皮瓣血运良好时,切断血管近端,使之成为包含远端皮支血管的逆行岛状皮瓣,由足底深支(足背动脉)和足底动脉弓(足底外侧动脉)逆向供血,一般用于修复跖骨头等负重区的皮肤软组织缺损(图11-8-3)。

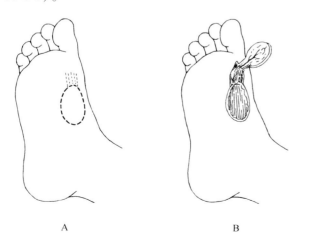

图11-8-3 足底内侧逆行岛状皮瓣
A. 皮瓣设计;B. 皮瓣掀起

(三)足底内侧皮瓣游离移植

多用于修复手掌皮肤缺损,设计及切取方法同顺向皮瓣。游离移植时吻合足底内侧动脉和2条伴行静脉及其携带的感觉神经束。

【典型病例】

病例一:足底内侧岛状皮瓣修复足跟创面。

患者女性,23岁。因右足外伤后足跟皮肤软组织感染坏死1个月,创面5 cm×6 cm。入院后在硬膜外麻醉下切除足跟坏死组织,设计切取7 cm×8 cm的包含感觉神经的足底内侧岛状皮瓣,局部转移修复足跟创面,供区创面用全厚皮片修复。术后供、受区的皮瓣和皮片均完全成活,创面一期愈合。术后7年复查,足跟转移皮瓣感觉良好,负重功能完全正常(图11-8-4)。

病例二:足底逆行岛状皮瓣修复足趾创面。

患者左足外伤致第一、第二足趾末节毁损,清创后第二趾残端缝合。以足底内侧逆行岛状皮瓣修复踇趾末节创面并缝合神经。术后3年复查,皮瓣感觉功能良好,负重功能正常(图11-8-5)。

病例三:足背动脉皮瓣修复手背皮肤软组织缺损。

患者男性,28岁,右手外伤致小指截指,手尺侧皮肤软组织缺损收住院。设计足底内侧分叶皮瓣进行游离移植修复手部缺损,足底内侧供区直接缝合。随访半年,皮瓣两点辨别觉10 mm,足部行走负重无不适(图11-8-6)。

【注意事项】

(1)足背动脉与足底动脉在足部的多个平面均有交通支相通,且前足的血供以足背动脉和足底外侧动脉为主,切取足底内侧皮瓣对前足血运无明显影响,但术前必须确定胫前与胫后动脉均通畅,否则不宜行此手术。

(2)皮瓣设计必须位于第一跖骨头负重区后面的足弓区,以免皮瓣切取后影响足的负重功能。

(3)对足底内侧神经的处理:① 足底内侧神经是胫神经的主要分支,是足底感觉的主要神经,手术时应将神经主干留在原位,保留前足感觉。② 足跟部皮肤和足跟垫具有负重、耐摩擦的功

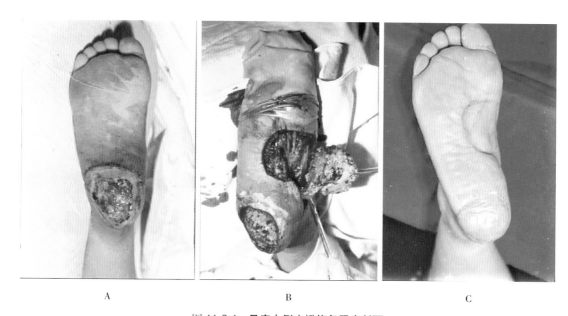

A   B   C

图 11-8-4   足底内侧皮瓣修复跟底创面

A. 术前跟底创面；B. 切取足底内侧皮瓣；C. 术后 7 年,皮瓣感觉功能良好,负重功能正常

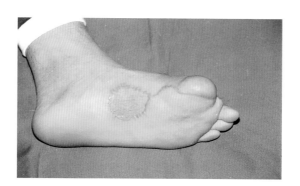

图 11-8-5   足底逆行岛状皮瓣修复足趾外伤

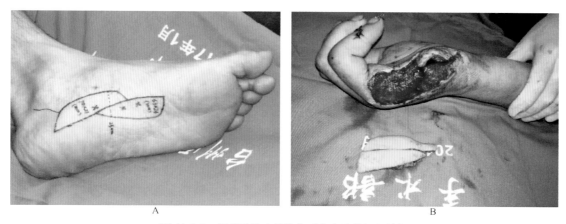

A   B

图 11-8-6   足背动脉皮瓣修复手背皮肤软组织缺损

A. 足底内侧分叶皮瓣切口设计；B. 右手尺侧缺损及足底分叶皮瓣游离完毕

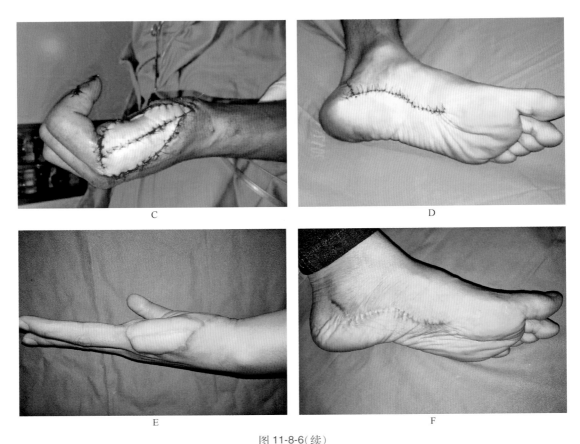

图 11-8-6（续）

C. 足底背侧分叶皮瓣修复右手尺侧；D. 供区直接缝合；E. 随访8个月皮瓣外形；F. 足部供区外形好

能,因此在解剖上具有皮肤较厚、皮肤与深层结构结合致密的特点。足跟缺损后需要用类似的组织修复,且应重建其感觉功能,故对足底内侧神经采用束间分离的方法,注意保护进入皮瓣的神经分支。③ 神经的束间分离费时、费力,且无损伤分离的距离有限,在以胫后动脉为蒂修复跟腱区、踝部和小腿下段创面时,不必也难以携带此神经。④ 做逆行岛状皮瓣时,亦不需携带神经分支,皮瓣中的神经末梢感受器存在,愈合后通过周围健在神经轴突的长入(axonal ingrowth),从外周向中央完成皮瓣的神经再支配(peripheral re-innervation),恢复其保护性痛觉和压力觉。因此,无论从组织构成还是感觉功能上看,足底内侧皮瓣都是修复足跟缺损的最佳皮瓣。若用于修复其他部位,由于难以携带感觉神经,优势并不明显。

（4）顺行的足底内侧皮瓣由足底内侧动脉的皮支供养,所以皮瓣均在肌肉表面切取,仅在游离结扎足底内侧血管主干时,才进入踇展肌与趾短屈肌之间隙。

（5）足底皮下组织有众多的垂直纤维隔将表面的足底皮肤与深面的足底深筋膜相连,皮下组织的活动度小。因此皮瓣切取后,不宜通过皮下隧道抽出法转移,常需切开血管蒂与受区之间的皮肤,进行明道转移,或在皮瓣设计时使之与创缘相连,则转移更为方便。

（侯春林　王增涛　郑有卯）

第九节 足底内侧动脉穿支皮瓣

在足底内侧间隙,足底内侧动脉发出多条穿支供养足底内侧部位皮肤。临床上可以这些穿支血管为蒂设计切取足底内侧动脉穿支皮瓣。与传统足底内侧皮瓣相比,足底内侧动脉穿支皮瓣只包含足底内侧动脉的穿支而不损伤足底内侧动脉主干,因此一般适合小面积皮肤缺损的修复。

【应用解剖】

动脉:足底内侧间隙位于趾短屈肌与𧿹展肌、𧿹短屈肌之间。足底内侧动脉发出多条穿支紧贴足底内侧肌间隔的两侧从足底内侧间隙穿出,供养足底内侧皮肤。这些穿支的直径大都大于 0.5 mm,可用于设计切取穿支皮瓣游离移植。皮支越靠近足跟越粗与长(图 11-9-1)。

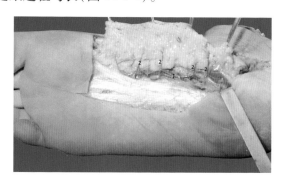

图 11-9-1 足底内侧动脉及穿支血管
1. 足底内侧动脉;2. 足底内侧动脉穿支

静脉:足底内侧与足内侧交界处,有多条体表可见的浅静脉,可用作皮瓣的回血静脉。

神经:足底内侧神经分支支配该部位皮肤。

【手术方法】

术前在足底内侧近端用多普勒测听足底内侧动脉的穿支浅出点,以其为基准点偏心设计皮瓣,皮瓣范围包含至少一条浅静脉。先切开胫侧皮肤,将浅静脉向近心端游离足够长度结扎切断,于𧿹展肌浅面向足底外侧游离掀起皮瓣至肌肉外侧缘,可见𧿹底动脉的内侧穿支;切开皮瓣腓侧沿跖腱膜浅面向足底内侧游离掀起皮瓣至跖腱膜内侧缘,可见足底内侧动脉的外侧穿支浅支的穿支。选择合适血管穿支与神经皮支游离一定长度后切断,形成游离的足底内侧动脉穿支皮瓣。

【典型病例】

患者女性。右示指近、中节掌侧皮肤软组织缺损约 1.5 cm×2.5 cm。在右足足底设计足底内侧动脉浅支的穿支供血的穿支皮瓣游离移植修复(图 11-9-2)。皮瓣动脉、神经分别与示指桡侧指固有动脉、神经吻合,皮瓣静脉与指背浅静脉吻合。供区直接缝合。术后皮瓣成活良好,外形及质地近似健侧(图 11-9-3)。

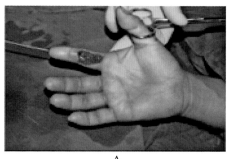
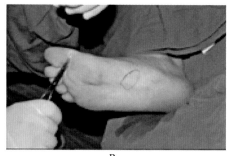

图 11-9-2 足底内侧动脉穿支皮瓣游离移植修复手指掌侧微型创面
A. 受区创面;B. 皮瓣设计

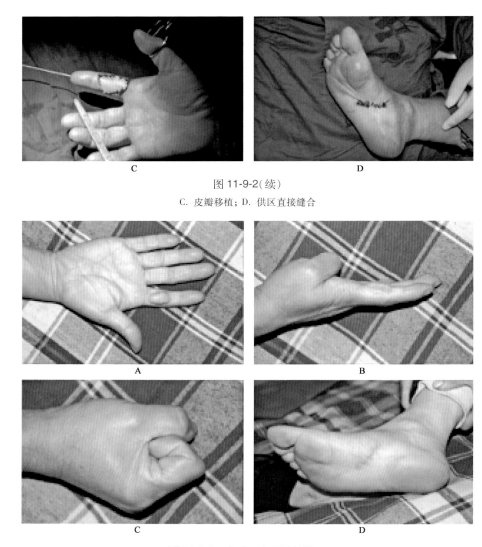

图 11-9-2（续）

C. 皮瓣移植；D. 供区直接缝合

图 11-9-3　术后 5 个月随访情况

A~C. 术后 5 个月随访，功能恢复良好；D. 供区直接缝合，瘢痕隐蔽

（郝丽文　陈超　王增涛）

第十节　踇展肌肌瓣

踇展肌位于足底内侧缘皮下，血供丰富，因其切取后不影响足的功能，临床上常取该肌瓣或肌皮瓣，带蒂移植或游离移植修复足底、踝部的软组织缺损和改善血运，或重建面部和手的运动功能。江华等在解剖学研究的基础上，于 1991 年报道了吻合血管神经的踇展肌游离移植治疗晚期面瘫，其优点：① 肌肉的形态大小适中，保证移植后面部外形不显臃肿，并有足够的肌力。② 以足底内侧动静脉和神经为蒂，位置浅表，易于切取，依据血管神经蒂需要的长度可延伸至胫后动静脉和部分胫神经束，故血管神经蒂位置恒定，可切取范围较长。③ 肌肉和血管神经蒂切取后对足的功能、

形态无明显影响。

【应用解剖】

踇展肌为一羽状肌,位于足底内侧缘皮下,起自跟骨结节的内侧突和分裂韧带,肌束向前移行于肌腱,与踇短屈肌同止于第一趾骨底的跖侧。该肌有完整的肌膜覆盖。肌长 13.4 cm,其中肌腹长 6.5 cm,肌腱长 2.3 cm,移行部长 4.5 cm。肌腹宽 2.6 cm,移行部宽 2.3 cm,肌腱宽 1.0 cm。肌厚 1.8 cm。踇展肌的主要营养血管来自由胫后动脉分出的足底内侧动脉。胫后动脉从内踝与跟骨结节之间走行,穿踇展肌起点的深面,分为足底内侧动脉和足底外侧动脉(图 11-10-1)。江华等对国人 28 侧新鲜尸足解剖学观察,发现该动脉分布到踇展肌有下列 3 种类型:① 二支型,有足底内侧动脉本干(深支)及其浅支(25 侧)。② 三支型,除足底内侧动脉本干和浅支外,还有一从足底内侧动脉根部发出的、沿该肌内侧或外侧缘行走的边缘支(2 侧)。③ 单支型,仅有足底内侧动脉干,在踇展肌的深面前行,直至跖趾关节部(1 侧)。足底内侧动脉干约发出 7 支小动脉到踇展肌,其伴行静脉外径为 1.8 mm。

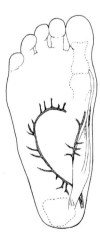

图 11-10-1 踇展肌的血供

支配踇展肌的神经有 1~4 支,均在该肌的深面起自足底内侧神经。支配踇展肌的主要运动神经位置恒定。以经舟骨粗隆的垂直线(以下简称垂线)和踇展肌的外侧缘为标准,起点均在垂线的足跟侧,距垂线 1.2 cm,距肌外侧缘 0.8 cm,入肌点都在垂线与肌外侧缘相交处。该支神经干长 1.7 cm,横径 1.7 mm,且与足底内侧动脉本干或浅支紧密伴行,入肌后分成 3 支,分别走行于肌肉的浅、中、深 3 个层次的肌内间隙中,每支沿途再发出 2~4 级分支分布于肌肉。

【适应证】

(1)局部转移可用于足跟部压疮、坏死、溃疡和跟骨骨髓炎切除后的创面修复。

(2)游离移植可用于面部及身体其他部位因外伤或手术后局部肌肉或皮下软组织缺损,导致凹陷畸形者。

(3)各种原因引起的晚期面神经麻痹,有明显的下面部畸形者。

【手术方法】

(一)踇展肌瓣游离移植治疗面瘫

患者取仰卧位,全身麻醉。由于踇展肌的血供和神经支配主要来自足底内侧动脉和足底内侧神经,设计成以足底内侧动静脉和足底内侧神经为蒂的踇展肌瓣,则供应和支配踇展肌的血管和神经均包括在内,且血管神经可延伸至胫后血管和胫神经。

1. 切口设计 以足舟骨粗隆和第一趾的跖骨头连线为轴,设计切口,并延长至内踝下和内踝后(图 11-10-2)。

2. 手术步骤

(1)显露血管和神经:切口从足底内侧延长到内踝后方,切开支持韧带,打开踝管,分离出胫后动静脉和胫神经。并向踇展肌深面分离,解剖出足底内侧动静脉和足底内侧神经的起始部。如不需

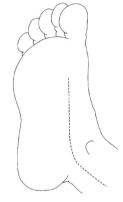

图 11-10-2 踇展肌肌瓣的设计

要长的血管神经蒂时,则以足底内侧血管和神经为蒂。若需要较长的血管神经蒂,则切口再向小腿后上方延伸,暴露胫后血管和胫神经。结扎切断足底外侧血管。沿足底内外侧神经分叉处向上按神经的自然分束做逆行劈开,达需要的长度。保留蒂中血管和神经间的结缔组织联系,保证神经蒂为一带血供的神经移植。

(2)切取肌肉瓣:按足底内侧缘的切口深达肌膜浅层,沿肌膜浅层分离掀起皮瓣,暴露踇展肌。从踇展肌内侧缘起,在其深面分离,达肌外侧缘。切断肌肉止点,将其由远向近端翻起。注意保护支配踇展肌的运动神经。结扎切断在踇展肌外侧缘穿出的足底内侧血管。切断足底内侧神经,并将足底内侧神经的近断端分成多束,植入运

动神经入肌点附近的肌腹中。切断肌肉起点的附着部,则肌肉和血管神经蒂完全游离。电刺激神经蒂,检查肌肉的收缩强度。待受区准备完毕即断蒂,供区伤口直接缝合。

(3)肌瓣移植:于患侧面部的发际缘和口角分别做切口,两切口以皮下隧道相通,以容纳移植的肌肉;同时,于健侧耳前和下颌缘做切口,暴露和游离健侧面神经颞支和面动静脉。切取的足踇展肌置于患侧面部皮下,肌起始端固定于口角和上、下唇,止端固定于颞筋膜,静态下使两侧口角维持对称。其血管神经蒂通过上唇皮下隧道,分别与健侧面动静脉和面神经颞支吻合。

(二)踇展肌肌皮瓣修复足跟创面

1. 皮瓣设计 以足底内侧血管为蒂的踇展肌肌皮瓣旋转轴位于足底内侧缘与内踝前缘延续线交点,以踇展肌为轴心线,在足底内侧非负重区设计皮瓣。

2. 手术步骤 踇展肌肌皮瓣有两种切取方法,可任意选用。

(1)顺行切取肌皮瓣:按设计先做内踝后侧切口,打开跗管,暴露胫后血管神经束,沿血管向远侧解剖直至踇展肌起点深面胫后动脉分叉处,辨清血管后切断该肌。按术前设计沿足底内侧动脉由近向远切取踇展肌肌皮瓣,术中应结扎切断至深层肌肉的分支,而保护至浅层肌肉及皮下组织的血管分支;注意保护进入皮瓣的神经分支,并沿神经分支向近侧进行神经束间分离,以达到足够长度,形成血管神经蒂岛状肌皮瓣(图11-10-3)。

(2)逆行切取肌皮瓣:逆行切取皮瓣方法同以足底内侧血管为蒂的足底皮瓣。在皮瓣远侧,于踇展肌与趾短屈肌间隙内寻找并切断跖内侧血管后,以该血管为向导由远而近在肌肉深面分离,术中防止血管与肌肉分离,切断血管至足底深层肌肉的分支,用同样方法使跖内侧神经足底分支包含在皮瓣内,切断肌肉起点形成岛状肌皮瓣局部转移修复受区创面(图11-10-4)。

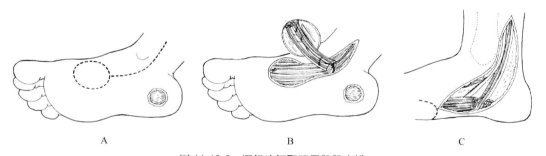

A   B   C

图 11-10-3 顺行法切取踇展肌肌皮瓣

A. 肌皮瓣设计;B. 显露血管蒂;C. 切取肌皮瓣

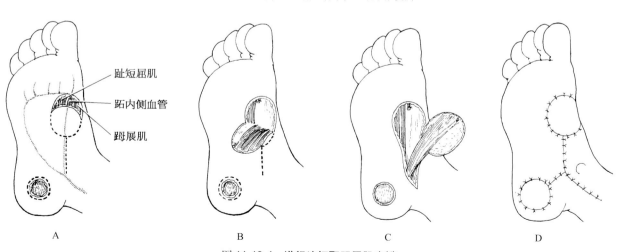

趾短屈肌

跖内侧血管

踇展肌

A   B   C   D

图 11-10-4 逆行法切取踇展肌皮瓣

A. 肌皮瓣设计;B. 肌皮瓣切取;C. 肌皮瓣游离;D. 肌皮瓣转移

【典型病例】

病例一：足踇展肌游离移植治疗晚期面瘫。

患者女性，24岁。因突发高热后左侧面部歪斜、运动障碍23年入院。在全麻下行吻合血管神经的足踇展肌游离移植一期修复晚期面瘫。术中取左侧足踇展肌，其血管蒂延伸至胫后动静脉，神经蒂则由足底内侧神经逆行沿足底内、外侧神经分叉处劈开至胫神经束，形成以胫后动静脉和部分胫神经束为蒂的肌瓣；按上述肌瓣移植方法移植于面部皮下，肌肉起始端固定于口角和上、下唇，止端固定于颞筋膜，血管神经与受区面动静脉和面神经吻合。术后3个月，肌电图显示，刺激健侧面神经，在移植肌肉上可引出新生动作电位。移植术后6个月，可观察到轻微的口角运动；术后1年，基本恢复对称协调的面部运动（图11-10-5）。

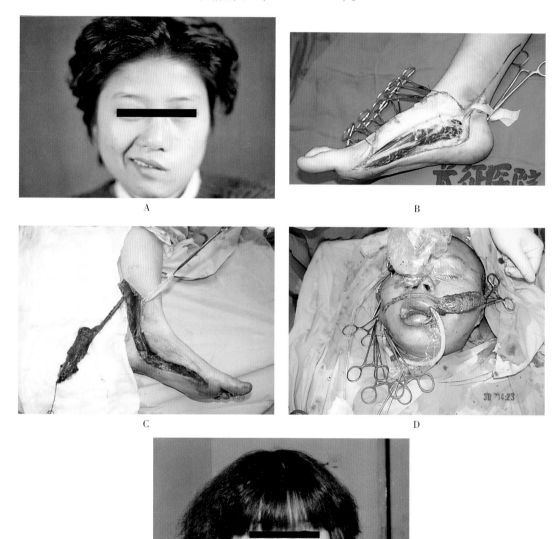

图11-10-5　踇展肌游离移植治疗晚期面瘫

A. 术前；B. 术中，显露踇展肌；C. 皮瓣游离；D. 肌瓣移植于面部；E. 术后

病例二：踇展肌肌皮瓣修复跟骨骨髓炎创面。

患者男性，35岁。2个月前因从高处坠落致左足跟一开放性骨折、骨髓炎，久治不愈，跟骨外露。1984年8月彻底清除病灶，创面约5 cm×6 cm，切取6 cm×7 cm踇展肌肌皮瓣局部转移，一期修复创面，术后创面一期愈合。3年后复查，骨髓炎未复发，完全恢复正常负重功能（图11-10-6）。

病例三：踇展肌肌皮瓣游离移植重建拇指对掌功能

患者女性，30岁。左手轧面机伤致大鱼际肌挫灭，拇指对掌不能，大鱼际区贴骨瘢痕。选用踇展肌肌皮瓣游离移植重建拇指对掌功能。在同侧足底内侧设计踇展肌肌皮瓣4 cm×12 cm。先打开附管，显露胫后神经血管束，向远端解剖至踇展肌起点深面神经血管分叉处，用针麻仪刺激确定踇展肌肌支，向近端分离神经束至合适长度。再从外侧掀起皮瓣，显露踇展肌外缘，保护入肌之神经血管束后将肌皮瓣向远端游离。供血动脉可依据所需血管长度游离到胫后动脉。将踇展肌止点与拇短展肌残留止点缝合固定，踇展肌起点缝合固定于腕横韧带尺侧。因正中神经之鱼际返支已破坏，分离正中神经桡侧束与踇展肌肌支吻合，尺动脉与胫后动脉吻合，前臂浅静脉与胫后动脉之伴行静脉吻合。术后1年随访，拇指对掌功能恢复良好（图11-10-7）。

【注意事项】

（1）同足底内侧皮瓣。

（2）单纯足跟部软组织缺损，宜采用足底内侧皮瓣，因该皮瓣属筋膜皮瓣，皮瓣转移后，其深面的跖筋膜与跟骨直接相连，而采用肌皮瓣，由于肌肉与皮瓣间的滑动，可造成站立及行走不稳定。故踇展肌肌皮瓣主要用于修复骨缺损的足跟部创面，其中肌肉部分消灭无效腔，皮肤覆盖创面。

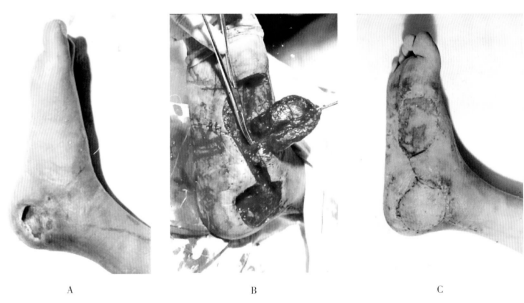

A   B   C

图11-10-6　踇展肌肌皮瓣修复跟骨骨髓炎创面
A. 术前创面；B. 术中肌皮瓣掀起；C. 术后肌皮瓣成活

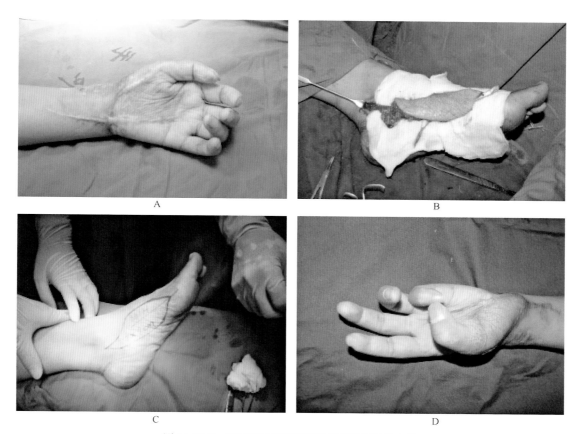

图 11-10-7 姆展肌肌皮瓣游离移植重建拇对掌功能

A. 术前;B. 皮瓣设计;C. 皮瓣切取;D. 术后随访

（江　华　侯春林　刘亚平）

第十一节　足底外侧皮瓣

足底外侧参与足的部分负重功能,故通常不选用足底外侧作为皮瓣供区。只有在足底内侧皮瓣已切取或足底内侧血管已损伤,无法再采用足底内侧皮瓣,同时又无其他合适皮瓣可用时,才可考虑选用以足底外侧动脉为蒂的足底外侧皮瓣,来修复足跟部范围不大的创面。

【应用解剖】

足底外侧动脉自胫后动脉起始后,在姆展肌起点深面斜向前外侧,经趾短屈肌深面,走行于趾短屈肌与小趾展肌之间。继之行于足底外侧沟中,至第五跖骨粗隆前方 1.5 cm 处转向内侧;至第一跖骨间隙近端与足背动脉的足底深支吻合,形成足底动脉弓。足底外侧动脉较内侧者粗,约 2.7(1.2～3.3)mm,除发出肌支供养趾短屈肌和小趾展肌外,尚发出许多筋膜皮支血管,经此二肌之间隙在跖腱膜外侧缘(足底外侧沟)浅出至皮下,分布于足底外侧部皮肤,并与邻近的血管分支相吻合(图 11-11-1)。足底外侧动脉的伴行静脉一般有 2 条。浅层仅为静脉血管网,无较大口径的浅静脉。足底外侧皮瓣的神经支配由起自胫神经的足底外侧神经提供。

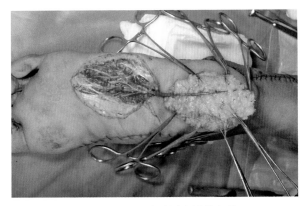

图 11-11-1 足底外侧皮瓣的血供

【适应证】

足底外侧皮瓣适于修复足跟皮肤软组织缺损。

【手术方法】

1. 皮瓣设计 用甲紫标明内踝前缘延续线与足底内侧缘的交点,此为足底外侧动脉的起点,亦即足底外侧皮瓣的旋转轴点。从该点向第四、第五跖骨头间引一直线,为皮瓣设计的轴心线。在该线两侧按足跟缺损的范围设计皮瓣。足底外侧皮瓣的切取面积较内侧者为小,不超过 6.5 cm × 3.5 cm (图 11-11-2A)。

2. 手术步骤 采用逆行法切取皮瓣。先做皮瓣远侧外缘切口,切开皮肤和跖筋膜,在筋膜下的趾短屈肌与小趾展肌之间寻找足底外侧血管,将其远侧切断结扎。以此为向导,由远及近在肌膜表面分离皮瓣,直至获得皮瓣转移所需的血管蒂长度(图 11-11-2B)。为保护由深部血管发出通过肌间隙进入浅层的筋膜皮肤穿支血管,术中应带上相邻的趾短屈肌与小趾展肌部分肌膜,连同肌间隔中的筋膜、软组织一并游离。保护进入皮瓣的足底外侧神经分支,并向近侧与神经主干进行适当的束间分离,以获得皮瓣转移所需的长度。将皮瓣无张力下转移,供区植皮覆盖(图 11-11-2C)。

【典型病例】

患者男性,52 岁。曾因足跟溃疡于 1990 年 5 月行足底内侧皮瓣转移修复,术后创面愈合良好。1 年后因负重在原皮瓣外侧又形成新的压迫性溃疡,于 1991 年 5 月再次入院。术中彻底切除溃疡坏死组织,创面 2 cm × 4 cm,切取 2.5 cm × 5 cm 的足底外侧皮瓣向后移位修复溃疡创面,供区创面一期缝合。术后转移皮瓣成活,创面愈合良好。1 年后复查,皮瓣感觉功能良好,恢复负重功能(图 11-11-3)。

【注意事项】

(1) 足底外侧供区参与足的部分负重功能,

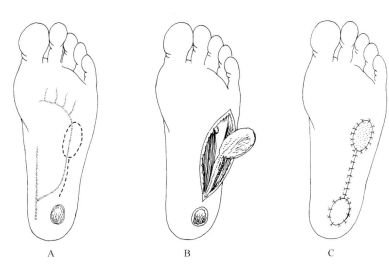

A B C

图 11-11-2 足底外侧皮瓣修复足跟创面

A. 皮瓣设计;B. 皮瓣切取;C. 皮瓣转移

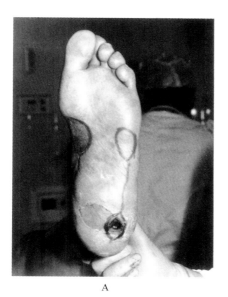
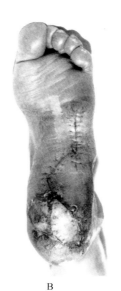

图 11-11-3 足底外侧皮瓣修复足跟溃疡

A. 足跟压迫性溃疡再发,足底外侧皮瓣设计;B. 术后皮瓣成活,压疮一期治愈

切取时应谨慎考虑。

（2）足底外侧皮瓣的血管神经位置较深,如需较长的血管蒂而向近侧游离时,必须切断跚腱膜和趾短屈肌,手术较足底内侧皮瓣难度大。

（侯春林　王增涛）

第十二节　趾短伸肌皮瓣

趾短伸肌皮瓣是以足背动脉为蒂的肌皮瓣。足背动脉解剖恒定,血管蒂长,切取方便,皮瓣内包含腓浅神经,有感觉功能。该皮瓣的主要缺点是皮瓣切取后,供区仅剩下骨膜和腱外膜,游离植皮成活率低,且不耐磨,故目前该肌皮瓣临床已少应用。

【应用解剖】

趾短伸肌是位于足背皮下的小扁肌,在跗骨窦的前方,起于跟骨前端和外侧面以及小腿十字韧带。肌腹起始后以扁薄的肌腹向前内成为 4 条细腱,内侧的 1 条止于跚趾第一节趾骨底。

1. 趾短伸肌血供　足背动脉及其分支跗外侧动脉是趾短伸肌的主要供养血管。跗外侧动脉趾短伸肌支有 1~2 支,多数为 2 支,该动脉在踝间线远侧 0.3~5.2 mm 范围内,由足背动脉发出,近侧支较粗,外径为 1.8 mm。跗外侧动脉都经趾长伸肌腱和趾短伸肌腱的深面向前外侧行,在肌肉的深面发出肌支入肌。有 2 条伴行静脉,一般都较动脉为粗,可供吻合(图 11-12-1)。

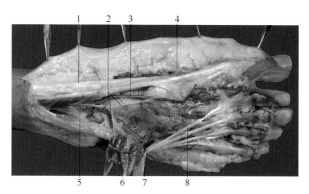

图 11-12-1 趾短伸肌皮瓣的血供

2. 神经 支配趾短伸肌的神经是腓深神经的趾短伸肌支。腓深神经在踝间线处位于足背动脉浅面的内侧或外侧,并分成 2 个终支,即外侧的趾短伸肌支和内侧的感觉终支。趾短伸肌支发出后行向外下,经趾短伸肌的深面,伴跗外侧动脉近侧支,在肌的深面入肌,肌外长度为 2 cm。

【适应证】

趾短伸肌皮瓣局部转移可修复足踝部软组织缺损;游离移植主要用于伴有伸指肌腱缺损的手背皮肤缺损,一期覆盖创面,并重建伸指功能。

【手术方法】

1. 皮瓣设计 以趾短伸肌皮瓣修复内踝处创面为例,以趾短伸肌为中心设计皮瓣,在皮瓣近侧沿血管走行做标记。根据受区的需要设计皮瓣的大小和形状(图 11-12-2A)。

2. 手术步骤 先做皮瓣的近侧及蒂部切开,将皮肤拉向两侧,显露踇长伸肌与趾长伸肌,并在两肌之间显露足背动脉和静脉,然后仔细解剖起于足背动脉走向趾短伸肌深面的跗外侧动脉(图 11-12-2B)。

按皮瓣的设计线切开一侧的皮肤,显露趾长、短伸肌腱,并从近侧切断,先将趾长伸肌腱抽出,再解剖趾短伸肌腱,这样有利于操作,不容易损伤

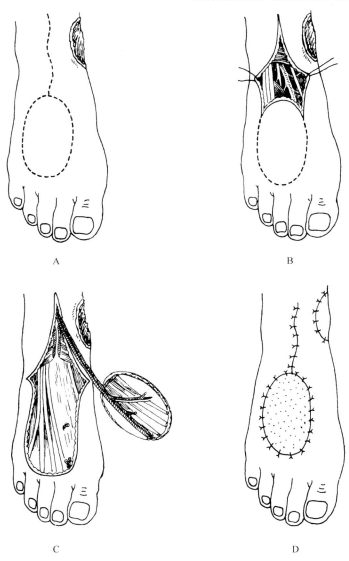

A　　　　　　　　　　　　　B

C　　　　　　　　　　　　　D

图 11-12-2 趾短伸肌皮瓣修复内踝处创面

A. 皮瓣设计;B. 血管显露;C. 皮瓣切取;D. 皮瓣转移

血管。将切断的趾短伸肌与皮肤缝合几针,保持微循环的联系。沿足背动脉向远侧解剖,找到第一跖背动脉,切断足底深支。在分清血管及其走向的情况下,于骨膜与韧带浅面由远及近地分离肌皮瓣,至趾短伸肌外侧缘时,切断结扎跗外侧血管与足外侧血管的吻合支。在跗骨窦前方切断趾短伸肌起始部。继而切断小腿横韧带和十字韧带,形成以胫前血管为蒂的趾短伸肌皮瓣(图 11-12-2C),局部转移修复内踝处创面,供区创面用中厚皮片修复(图 11-12-2D)。待趾短伸肌与皮瓣游离完成后,将切断的趾长伸肌腱再行缝合修复。

【典型病例】

患者男性,33 岁,外伤致右手大鱼际肌萎缩入院,设计以足背动脉为血管蒂的足背动脉和趾短伸肌皮瓣进行拇指大鱼际肌的重建以恢复对掌功能,术中携带支配趾短伸肌的腓深神经与正中神经肌支吻合,足背动静脉与桡动静脉吻合。术后随访 1 年,拇指大鱼际外形饱满,对掌功能好(图 11-12-3)。

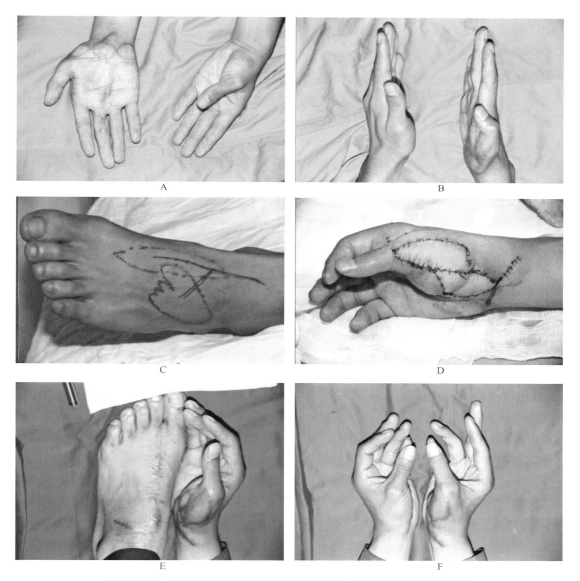

图 11-12-3　趾短伸肌皮瓣和足背皮瓣修复拇指大鱼际肌及皮肤软组织缺损

A、B. 右拇指大鱼际肌萎缩;C. 趾短伸肌皮瓣及足背皮瓣设计;D. 趾短伸肌皮瓣和足背皮瓣修复右大鱼际肌;
E. 皮瓣成活,供区植皮成活;F. 随访 8 个月拇指对指好,大鱼际外形饱满

【注意事项】

（1）足部的血液供应主要来自足背动脉和胫后动脉,切取趾短伸肌皮瓣术前必须证实两者均正常后才能切取。两支中的任何一支有损害,均是趾短伸肌皮瓣的绝对禁忌证。

（2）修复足跟部创面时,趾短伸肌皮瓣内应包含腓浅神经发出的足背皮神经,以使皮瓣转移后有良好的感觉功能。

（3）足背皮瓣这一供区与手背皮瓣极为相似,包含足部趾伸肌腱的足背肌腱皮瓣,是修复手背复杂结构缺损的良好方法。

（王成琪　王增涛　郑有卯）

第十三节　趾短屈肌肌皮瓣

足跟部皮肤和足跟垫在解剖上具有特殊结构,缺损后需要用类似组织修复才能保持负重功能。以跖外侧动脉为蒂的趾短屈肌肌皮瓣,位于跖骨头与足跟之间足底非负重区,切取范围大,可用于修复较大范围的足跟软组织缺损创面。

【应用解剖】

趾短屈肌是足底浅层肌,位于足底中部,起于跖筋膜及跟骨内侧突,分 4 条腱止于第二、第三、第四、第五趾中节趾骨,营养血管为跖外侧动脉。该血管在跖展肌起点深面,起于胫后动脉,向外斜经趾短屈肌深面,走行于趾短屈肌与小趾展肌之间,沿途发出肌支供应趾短屈肌及其表面皮肤(图 11-13-1)。皮瓣的神经支配为跖外侧神经,与血管伴行。

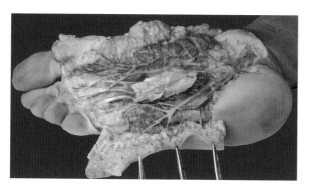

图 11-13-1　趾短屈肌肌皮瓣血供

【适应证】

（1）以跖外侧血管为蒂的趾短屈肌肌皮瓣主要用于修复足跟部创面;若血管蒂向上延伸至胫后血管为蒂,可修复踝上及小腿创面。

（2）游离可修复身体其他部位的中、小范围创面。

【手术方法】

（一）旋转肌皮瓣

肌皮瓣切取后以旋转移位的方式修复足跟创面。

1. 肌皮瓣设计　先用甲紫标明胫后动脉分出的跖内、外侧动脉的分叉点。该点位于外踝前缘延续线与足底内侧缘交点,为皮瓣旋转轴点。以该点至第四、第五跖骨头间引一直线为皮瓣设计纵轴线,在足底中部非负重区内设计皮瓣(图 11-13-2A)。

2. 手术步骤　按设计先做皮瓣远侧切口,分开跖筋膜,在小趾展肌与趾短屈肌之间寻找至小趾的趾动脉(图 11-13-2B)。切断、结扎至小趾的趾动脉,并以该血管为向导向近侧追踪解剖,即可找到跖外侧动脉,在跖外侧动脉深面由远向近,逆行切取肌皮瓣。游离趾短屈肌肌皮瓣直至胫后动脉起始处,足跟部创面彻底清创,切开受区与供区间皮肤。术中注意保护进入肌皮瓣的神经分支,以使肌皮瓣转移后有良好的感觉功能(图 11-13-2C)。肌皮瓣转移修复足跟创面,供区创面用中厚皮片修复。

（二）推进肌皮瓣

肌皮瓣切取后以推进移位的方式修复足跟

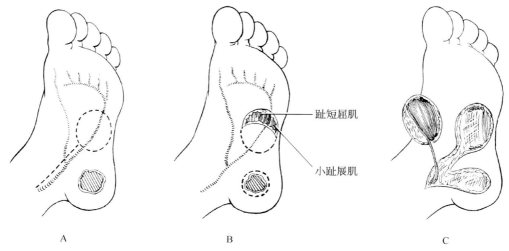

图 11-13-2 趾短屈肌肌皮瓣转移修复足跟创面
A. 肌皮瓣设计；B. 血管显露；C. 肌皮瓣切取、转移

创面。

1. 肌皮瓣设计 在足底中部非负重区设计肌皮瓣，皮瓣远侧位于跖骨头负重区近侧，皮瓣近侧与足跟创面相连，皮瓣宽度与足跟创面宽度一致。沿血管走向标明近侧切口线（图11-13-3A）。

2. 肌皮瓣切取 肌皮瓣切取方法同上，切取后肌皮瓣向近侧推进修复足跟创面，供区用中厚皮片修复（图11-13-3B）。

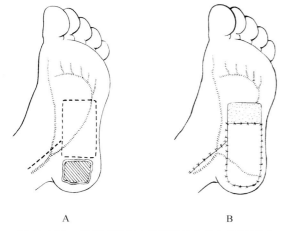

图 11-13-3 趾短屈肌肌皮瓣推进转移修复足跟创面
A. 肌皮瓣设计；B. 肌皮瓣移位

（三）翻转肌瓣

趾短屈肌肌瓣切取后向后侧翻转移位修复足跟缺损。

1. 肌皮瓣设计 在足底正中设计纵切口，切口近侧与足创面相连（图11-13-4A）。

2. 肌皮瓣转移 按设计做足底纵切口，切开皮肤、皮下组织及跖筋膜，在趾短屈肌浅层向两侧游离皮瓣，直至完全显露趾短屈肌。将肌肉自远侧肌腱部分切断，由远而近翻起肌瓣，结扎、切断至肌肉远侧的血管分支，保留至肌肉近侧的血管支（图11-13-4B）。肌瓣切取后向后翻转移行覆盖足跟创面，肌肉表面用游离皮片修复，供区创面原位缝合（图11-13-4C）。

【典型病例】

患者男性，60岁。脊髓脊膜膨出至双下肢不完全截瘫，因足跟部感觉功能丧失而发生足跟部压迫性溃疡6年入院。入院后足跟部彻底清创，切取趾短屈肌肌皮瓣一期修复足部创面。术后皮瓣成活好，行走功能改善（图11-13-5）。

【注意事项】

（1）肌皮瓣设计部位在跖骨头负重区后面，由于足底外侧参与负重，故该肌皮瓣设计时不要偏足底外侧，以免切取后影响足底负重功能。

（2）由于足底皮下组织由众多纤维间隔相连，肌皮瓣切取后不易通过皮下隧道转移，设计时肌皮瓣与创面相连，之间无正常组织间隔，这样转移更为方便。

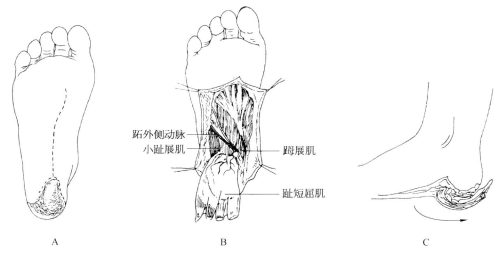

图 11-13-4 趾短屈肌肌瓣翻转移位修复足跟创面

A. 切口设计；B. 肌瓣切取；C. 肌瓣转移

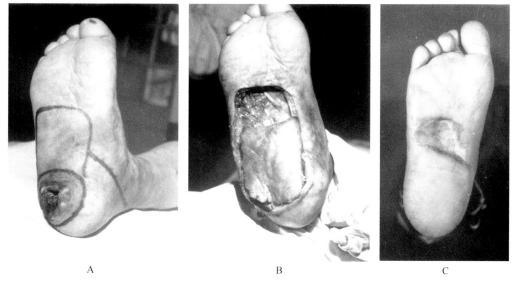

图 11-13-5 趾短屈肌肌皮瓣修复足跟创面

A. 术前足跟部压疮及肌皮瓣设计；B. 肌皮瓣切取、转移修复创面；C. 术后创面愈合

（侯春林　王增涛）

第十四节　　姆甲瓣与第二趾甲瓣

　　1980 年 Morrison 为一拇指脱套伤患者，切取姆甲瓣包绕拇指（称"包绕法"）再造拇指，以后又对拇指缺损者采用植骨条移植，在姆甲瓣带上末节趾骨的远侧 1/2（称"节段性再造"），获得了成

功,为拇指套状撕脱及拇指缺损的再造提供了新方法。其外形大小可与健侧媲美,且有良好的感觉,又不失足趾数,深受国内外学者青睐。在这一术式启发下,侯瑞兴(1999)采用第二趾甲瓣移植修复手指中末节皮肤套状撕脱,获得了满意的外形与功能,为手指皮肤套状撕脱伤治疗提供了新术式。

【应用解剖】

跗甲瓣移植包括跗趾甲(部分末节趾骨)、跗趾背侧和腓侧皮肤的复合组织瓣,而跗趾胫侧舌状瓣内仍保留跗趾胫侧趾底动脉及神经;第二趾甲瓣却是第二趾的剔骨皮瓣。以上两皮瓣都来自同一供血系统,只是在手术切取过程中切断、结扎不同的分支而已。

1. **跗甲瓣** 供血动脉为足背动脉-足底深支-第一趾背(底)动脉-跗趾腓侧趾背及趾底动脉。静脉回流有跗趾趾背静脉-跖背静脉-足背静脉弓-大隐静脉。神经由足底内侧神经发出的第一趾底总神经分出的跗趾腓侧趾底神经构成(图 11-14-1)。

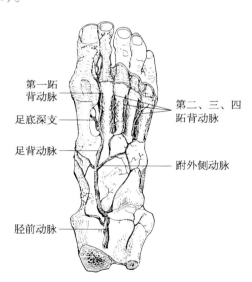

第一跖背动脉
足底深支
足背动脉
胫前动脉
第二、三、四跖背动脉
跗外侧动脉

图 11-14-1 足背部动脉示意图

2. **第二趾甲瓣** 供血动脉为足背动脉-足底深支-第一跖背(底)动脉-第二趾胫侧趾背及趾底动脉。静脉回流为第二趾趾背静脉-跖背静脉-足背静脉弓-大隐静脉。神经为第二趾两侧趾底神经。

以上两皮瓣也可采用吻合趾-指动静脉方法

重建血液循环,其血管蒂切取采用跗趾腓侧趾背趾底动脉-第一跖背(底)动脉及第二趾胫侧趾背趾底动脉-第一跖背(底)动脉,解剖游离之。静脉最高切断位于跖背静脉。当第一跖背动脉细小或缺如时可切取以第一跖底动脉为蒂移植,当然也可采用跗趾腓侧趾底动脉(跗甲瓣)或第二趾胫侧及腓侧趾底动脉(第二趾甲瓣)切取移植(图 11-14-1),采用吻合趾-指动静脉的方法重建血液循环来完成再造与修复。

【适应证】

1. **跗甲瓣**

(1)拇指皮肤套状撕脱,可采用单纯跗甲瓣移植再造。

(2)拇指及掌指关节以近桡背侧大面积皮肤套状撕脱,可采用带不同形式足背皮瓣的跗甲瓣移植再造修复。

(3)拇指Ⅲ度以内缺损,采用髂骨或肋骨移植,切取带末节部分趾骨的跗甲瓣移植再造,拇指Ⅲ度以上缺损不宜采用本法。

(4)拇指于掌指关节以远离断,指体软组织已挫灭,骨与关节及肌腱完好,可剔除皮肤,指骨行内固定并修复指伸、屈肌腱后可切取跗甲瓣移植再造之。

2. **第二趾甲瓣** 适应于1~2个手指近侧指间关节以远的手指皮肤套状撕脱。

跗 甲 瓣

【手术方法】

1. **皮瓣设计** 根据拇指缺损的程度与伤情,于同侧跗趾设计、切取跗甲瓣的范围,用亚甲蓝或甲紫画出切口线,跗趾胫侧至趾端保留 14~16 mm 包含跗趾胫侧趾底动脉及神经的舌状皮瓣(图 11-14-2A)。根据术者技能与习惯,于第一、第二跖骨间背侧做一切口,以显露足背动脉及大隐静脉或第一跖背(底)动脉及跖背静脉。

2. **手术步骤**

(1)沿足背设计切口,切开皮肤,在皮下由远至近显露游离跗趾趾背静脉、跖背静脉及大隐静

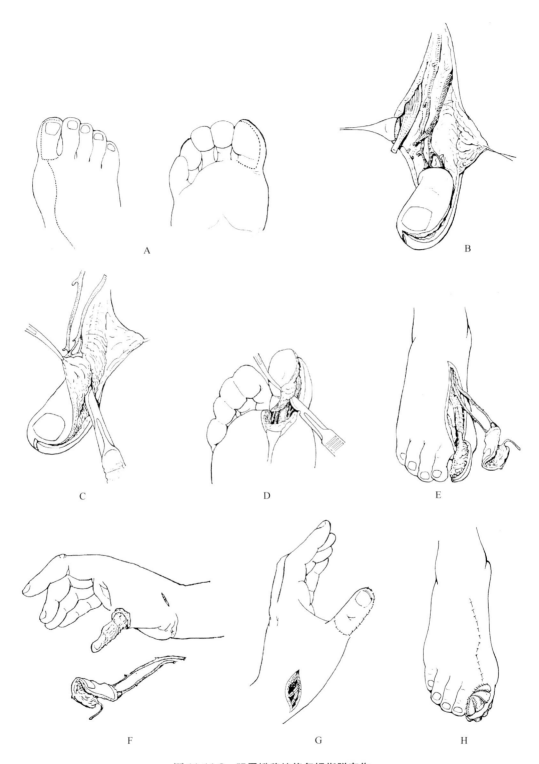

A
B
C
D
E
F
G
H

图 11-14-2　踇甲瓣移植修复拇指脱套伤

A. 皮瓣设计；B. 解剖趾背静脉及大隐静脉,足背动脉及第一跖背动脉；C. 掀起踇甲瓣；
D. 保留踇趾胫侧舌状瓣及胫侧血管神经束；E. 踇甲瓣切取；F. 踇甲瓣游离；
G. 重建踇甲瓣血液循环；H. 踇趾创面中厚皮片移植,加压包扎

脉,并结扎无关的静脉分支。然后由近至远解剖游离足背动脉、足底深支,以及第一跖背动脉分向跗趾腓侧的趾总、趾背及趾底动脉(图 11-14-2B)。在跗趾跖侧切开皮肤,分离出跗趾腓侧趾底神经并高位切断标记之。

(2)沿设计切口切开皮肤,保留胫侧舌状瓣,将跗甲瓣于背侧深筋膜下及跗长伸肌腱浅层上掀起,当接近甲缘时用 7 号锐刀在甲床与末节趾骨背侧骨膜间小心作锐性剥离,要求既不损伤甲床又不过分切取骨膜(图 11-14-2C),以保证甲床的完整性,又有利于趾背皮片移植成活。然后于跖侧掀起皮瓣,并在趾骨上保留一层脂肪组织。皮瓣掀至腓侧时应把腓侧血管、神经一并包括在内(图 11-14-2D)。此时除足背动脉和大隐静脉相连外,其他组织均已被离断(图 11-14-2E)。

(3)若采用带足背皮瓣的跗甲瓣移植,足背皮瓣设计略偏腓侧,跗甲瓣的切取方法同上,同时一并切取足背皮瓣。

(4)手部:若为拇指皮肤脱套伤等,行急症跗甲瓣移植再造拇指,则先对近断端拇指做严格清创,保留拇长伸、屈肌腱,找出拇指尺侧指固有神经并予以标记。若择期拇指再造,应切除拇指残端瘢痕,用咬骨钳咬除拇指近节残端硬化骨至新鲜骨断面,于拇指掌侧找出尺侧指固有神经并予以标记。按拇指再造长度及粗细切取自体髂骨或肋骨并作修整外,将弧形骨凸面朝背侧对掌位与拇指近断端行克氏针交叉内固定。于鼻烟窝处做斜行切口,分离出头静脉和桡动脉,并贯通皮下隧道(图 11-14-2F)。

(5)跗甲瓣移植:受区准备完毕后,跗甲瓣血管蒂游离足够长度后断蒂,经温盐水清洗后移到拇指。先将跗甲瓣包绕原指骨或移植骨,摆正跗甲瓣位置使与原拇指相似,缝合跗甲瓣胫侧皮缘及掌侧皮缘以形成拇指,于镜下缝合趾指神经,最后把血管蒂通过皮下隧道,分别将头静脉和大隐静脉、桡动脉和足背动脉做端-端吻合。待跗甲瓣重建血液循环后,再对皮肤予以修整,缝合跗甲瓣所有切口,结束手术(图 11-14-2G)。

(6)供区创面覆盖:为便于跗趾创面的覆盖,可将跗趾爪粗隆咬除并予以修整,用含有血管神经束的胫侧舌状皮瓣覆盖于趾骨残端,跗趾创面取中厚皮片移植并加压包扎(图 11-14-2H)。

【典型病例】

病例一:跗甲瓣移植修复拇指脱套伤。

患者男性,30 岁,工人。因机器挤压至左拇、示、中指皮肤呈套状撕脱及挫灭 3 小时,于 1987 年 5 月 30 日入院。检查:左拇指于掌指关节以远皮肤呈套状撕脱,示、中指呈毁损伤。入院当日,在臂丛神经阻滞及硬脊膜外麻醉下行左跗甲瓣移植拇指再造术。手术分两组同时进行。先对伤手行清创,截除示、中指行残端缝合。保留拇指骨、关节及肌腱的完整性,咬除末节爪粗隆。切取带趾骨爪粗隆的跗甲瓣,将跗甲瓣移于左手,爪粗隆与拇指末节指骨克氏针固定,缝合胫侧创缘及周缘皮肤。2 条跖背静脉与拇指指背静脉吻合,腓侧趾底神经与拇指尺侧指神经缝合,第一跖背动脉与拇主要动脉吻合,缺血 2 小时重建跗甲瓣血液循环(图 11-14-3)。

病例二:足背皮瓣、跗甲瓣再造拇指。

患者女性,31 岁,工人。因滚轴伤致右拇皮肤呈套状撕脱 5 小时,于 1986 年 4 月 7 日入院。检查:右手自腕掌部、虎口桡背侧及全拇指皮肤呈套状撕脱,末节指骨连在脱套的拇指上,且与拇长伸、屈指肌腱相连,脱套的拇指及皮肤均无血运,其他 4 指均正常。于入院当日在臂丛神经阻滞及硬膜外麻醉下行带足背皮瓣的右跗甲瓣移植拇指再造术。手术分两组同时进行。手组:先行清创,切除已脱套挫灭皮肤,使虎口、桡背侧至大鱼际纹,造成 6 cm×15 cm 皮肤缺损,将拇长伸、屈肌腱远断端缝于拇指近节远端。在前臂远端找到桡动脉、头静脉,创面用 0.1% 苯扎溴铵(新洁尔灭)液、3% 过氧化氢溶液及灭菌生理盐水清洗后,再用 0.1% 庆大霉素外敷包扎。足组:于右足设计 6 cm×15 cm 带足背皮瓣的跗甲瓣,该皮瓣略偏胫侧,切取时带上跗趾末节趾骨。皮瓣掀起时小心保护足背动脉分向足背皮支,术中见第一跖背动脉缺如,于第一趾蹼处逆行解剖,找到跗趾腓侧趾底动脉及趾总动脉,切断结扎向第二趾的分支,沿该动脉逆行分离,切断跖骨头横深韧带,分离第一

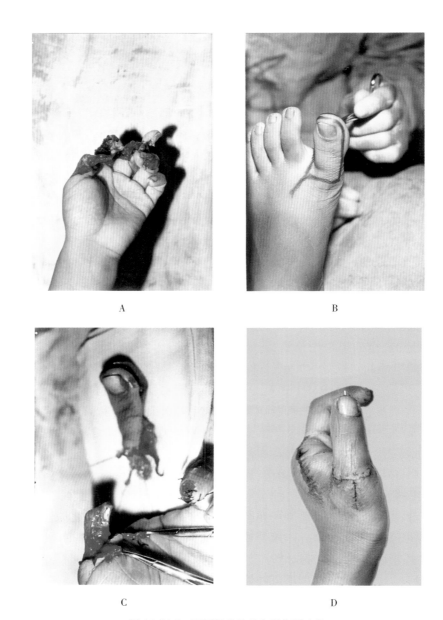

图 11-14-3　踇甲瓣移植修复拇指脱套伤
A. 术前拇指脱套伤,示、中指毁损伤；B. 设计同侧踇甲瓣；C. 切取踇甲瓣；D. 再造拇指外形

跖底动脉,切断踇内收肌及踇短屈肌,绕过踇趾腓侧籽骨,沿第一跖底动脉分离达第一跖骨远端 1/3 跖侧,在充分显露下切断结扎踇趾胫侧趾底动脉及足底内侧动脉,把第一跖底动脉从跖底游离出来,再继续逆行分离与足背动脉的足底深支汇合,使足背动脉、足底深支第一跖底动脉保持连续性,高位切断踇趾腓侧趾底神经,于趾间关节离断踇趾体,足背动脉及大隐静脉高位断蒂后移至受区。供区创面用舌状瓣包绕踇趾近节残端,其余创面用中厚皮片移植加压包扎。踇甲瓣内的末节踇趾基部膨大骨嵴咬除修细,趾指骨用克氏针融合于功能位。踇趾腓侧趾底神经与拇指尺侧指神经缝合,大隐静脉及足背动脉分别与头静脉及桡动脉吻合,缺血 30 分钟重建血液循环。最后调整皮瓣,缝合皮肤术毕。术后 1 年随访,再造拇指外形好,指腹饱满,具对指、对掌功能,趾甲生长正常,两点分辨觉为 5~6 mm,虎口有轻度狭窄。行走无妨(图 11-14-4)。

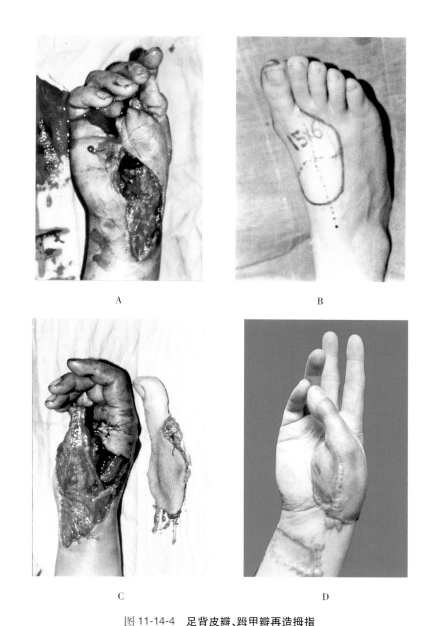

图 11-14-4　足背皮瓣、跚甲瓣再造拇指

A. 术前拇指及软组织损伤；B. 皮瓣设计；C. 皮瓣切取；D. 再造拇指外形及功能

【注意事项】

（1）自体骨切取的选择：常用下列两种选择。① 髂骨：是人体自然骨库，以骨松质为主，易建立新生血管，移植后爬行替代时间短，并有一自然弧度，使再造指有一自然曲度。② 肋骨：以切取第 8 或第 9 肋腋前线部位为宜，作骨膜下剥离，切取后缝合骨膜，以便形成新骨填充之。肋骨也有一个自然弧度，也是拇指再造植骨的理想材料，切取时防止损伤胸膜。

无论选用髂骨还是肋骨，均需做精心的骨修整，使其长短、粗细正适合跚甲瓣包裹，使外形近似拇指，移植后采用交叉克氏针内固定。

（2）应取同侧跚甲瓣。同侧跚甲瓣包裹拇指后，皮肤缝合处位于桡侧，使手指对捏位于非瘢痕侧；使血管蒂与受区血管方向一致，可取捷径。

（3）跚趾胫侧舌状瓣宽度为 14 ~ 16 mm，使跚甲瓣切取包裹缝合后粗细近似拇指。

（4）切取甲床应完整。掀起指甲时必须在甲床与骨膜间隙内小心锐性剥离，既不过多地把骨膜留于甲床下导致趾骨外露，也不过多地把甲床留于骨膜上,导致甲床坏死、畸形,失去跗甲瓣的重建特色。

（5）掀起背侧皮瓣时应注意保留跗长伸肌腱的腱周组织,以利皮片移植成活;分离趾腹时除带上腓侧血管神经束外,尽量少带跗侧无用的脂肪组织,以减少再造指粗大臃肿,并有利于供区的皮片移植。

（6）重视供区创面的处理。切取跗甲瓣时,跗趾胫侧需保留14~16 mm带有血管神经束的舌状皮瓣,此轴型皮瓣以覆盖跗趾残端骨面并保留胫侧皮肤感觉,其他创面用薄中厚皮片移植并加压包扎。

（7）术后指导并督促患者早期开始功能锻炼。拇指皮肤脱套伤行跗甲瓣再造者,应于3周后行自主及被动活动练习,并辅以物理治疗。

第 二 趾 甲 瓣

【手术方法】

1. 皮瓣设计（以再造修复一指为例） 根据手指皮肤撕脱范围及皮肤缺损长度,于同侧第二趾设计趾甲瓣的长度,于趾根部画出环形切口线,必要时向胫侧或腓侧扩大皮肤切口范围,使皮瓣包绕近端骨以增长第二趾甲瓣的长度(图11-14-5)。

2. 手术步骤

（1）分离切取趾背静脉-跖背静脉及静脉弓的连续性;切取以第一跖背(底)动脉为蒂的第二趾,解剖分离第二趾胫侧趾背及趾底动脉,切断结扎跗趾腓侧趾背及趾底动脉,以保持第二趾胫侧趾背与趾底动脉-第一跖背(底)动脉的连续性;解剖分离第二趾胫侧及腓侧趾底神经,并尽量做高位断蒂。

（2）手部:脱套手指经彻底清创,咬除末节指骨爪粗隆,于残端找出两侧指神经断端并标记。于手指近节掌背侧或指根做斜切口,找到并游离较粗的指背静脉或头间静脉及桡侧或尺侧正常指固有动脉,并贯通皮下隧道。

（3）第二趾甲瓣移植:于第二趾腓侧侧中线作切口,切开皮肤及皮下组织,在第二趾伸趾肌腱及屈趾肌腱鞘管以浅掀起皮瓣,以保持第二趾甲

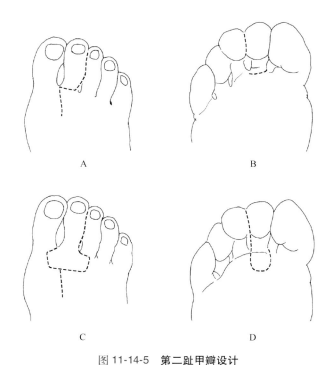

图 11-14-5　第二趾甲瓣设计
A、B. 手指中节中段撕脱伤足部切口设计;
C、D. 手指近节撕脱伤足部切口设计

瓣皮肤、趾甲、趾背静脉、趾底动脉/第一跖背(底)动脉及趾底神经的完整性;剔除遗弃趾骨,将第二趾甲瓣包裹伤指,缝合指背及两侧皮肤,动静脉分别通过皮下隧道引至伤指近节切口,于镜下缝合两侧趾-指神经及趾-指动静脉,重建趾甲瓣血液循环,清洗后缝合皮肤术毕。

（4）由于手指比第二趾粗,故第二趾甲瓣包裹手指后残留尺侧创面不能直接缝合,根据皮肤缺损范围,于前臂内侧或跖背切取全厚皮片移植加压包扎之。

【典型病例】

患者女性,27岁。左示指被机器绞伤致皮肤撕脱3小时急症入院。检查:左示指自中节中段以远手指皮肤呈套状撕脱,撕脱的皮肤已挫灭,指骨外露远侧指间关节主动伸屈功能存在。入院当日在臂丛神经及蛛网膜下腔阻滞麻醉下行清创,截除末节1/2指骨,示指近节掌背侧做斜切口,找到桡侧指固有动脉及指背静脉,包扎待移植。按常规切取以第一跖背动脉及跖背静脉为蒂的第二趾,供区创面直接缝合,沿第二趾腓侧侧中线做切

口,剔除伸屈趾肌腱及趾骨,将带血管蒂的第二趾甲瓣包裹中指创面,于镜下缝合两侧趾-指神经后,第一跖背动脉及跖背静脉通过皮下隧道引至近节掌背侧,与相应的指固有动脉及指背静脉吻合,重建血液循环,清洗创面后缝合皮肤,术毕(图11-14-6)。

【注意事项】

(1)第二趾甲瓣的切取长度应根据伤指皮肤撕脱的长度而定,凡缺损于近侧指间关节以远者,可顺利切取包裹以形成较好的外形;凡皮肤撕脱

向近节延伸,切取第二趾甲瓣时需向背侧切取烧瓶样三角形皮瓣以包裹近节指骨,会形成局部臃肿。

(2)由于第二趾较细小,手指指骨较粗,第二趾甲瓣包裹后造成尺侧皮肤缺损,可取全厚皮片移植,以利外形。

(3)切取第二趾甲瓣时,必须小心将动脉、静脉和神经完整地保留于皮瓣内,防止损伤。

(4)为保持远侧指间关节的主动伸屈功能,减少趾甲瓣长度,可将末节指骨远1/2截除。

(5)根据手指撕脱程度,若造成中节中段皮

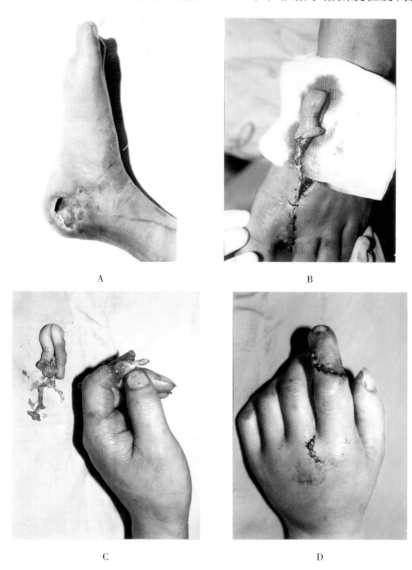

图 11-14-6 第二趾甲瓣修复示指脱套伤

A. 术前示指脱套伤;B. 切取第二趾甲瓣;C. 第二趾甲瓣已断蒂;D. 术后示指脱套伤已修复

肤撕脱者,第二趾甲瓣动静脉可与手指近节指固有动脉及指背静脉吻合;造成近节皮肤撕脱者,第二趾甲瓣动静脉可与指总动脉及头间静脉吻合。

（6）在贯通皮下隧道时要注意防止损伤手指近侧相应的动静脉,以防止术后局部血肿形成。

（7）优缺点:选用第二趾甲瓣移植治疗手指近侧指间关节以远皮肤套状撕脱,具有外形近似手指、指腹饱满、感觉恢复满意、功能佳的优点,是一种较理想的治疗方法。缺点是需牺牲 1 个或 2 个足趾,再造指外形仍为足趾外形。

（程国良）

第十五节　第一趾蹼皮瓣

第一趾蹼皮瓣是以第一跖背动脉为蒂,包括姆趾外侧面、第二趾内侧面及其相连部分皮肤构成的皮瓣。皮瓣柔软,厚薄适中,位置隐蔽,有良好的感觉功能。皮瓣切取面积较小,仅用于手、足部小面积创面修复。

【应用解剖】

第一跖背动脉自足背动脉深支发出,经第一、第二跖骨间隙浅面或深面前行,沿途发出若干小分支进入骨间肌,至跖趾关节附近分为 3 支趾动脉:一支经姆长伸肌腱深面至姆趾内侧缘,另两支至第一、第二趾背侧相对缘。第一跖背动脉蒂长 5~7 cm。由于第一跖背动脉的解剖变异较多,按 Gilbert 的分型可分为 3 型。第一跖背动脉走在第一骨间背侧肌表面或被浅层肌纤维覆盖者为 I 型。起于足底深支下份（或与第一跖底动脉共干起自足底弓）,穿骨间背侧肌前,有时在足底深支上发出一支细小动脉,沿骨间背侧肌表面前行,为 II 型。动脉极细小或缺如为 III 型。III 型变异者不适合作趾蹼皮瓣。趾蹼皮瓣的静脉回流主要通过足背浅静脉系统,其次为第一跖背动脉的伴行静脉。皮瓣的感觉神经为腓深神经皮支。腓深神经在足背动脉外侧伴行,至第一跖骨间隙近端,从浅面转至第一跖背动脉的内侧前行,至跖骨头横韧带平面分为内外两个小皮支,分布于第一、第二趾的相对缘（图 11-15-1）。第一跖背动脉属于浅型时,神经与动脉伴行;动脉为深型时,神经不与动脉伴行,仍在浅面走行。

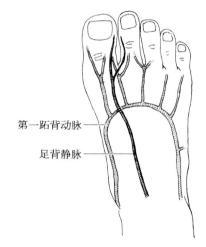

第一跖背动脉
足背静脉

图 11-15-1　第一趾蹼皮瓣血供

【适应证】

第一趾蹼皮瓣主要用于修复足背部伴有骨、关节、肌腱外露的较小范围创面。亦可用于皮瓣游离移植,如修复手部虎口处创面。

【手术方法】

1. 皮瓣设计　皮瓣范围包括第二趾内侧、姆趾外侧、第一趾蹼间隙及其背面与跖面的部分区域。如需皮瓣较大,还可将第二趾间隙背面及跖面部皮肤包括在内,总面积可达 10 cm×5 cm 至 12 cm×7 cm。根据受区需要,在此范围内设计皮瓣。

2. 手术步骤　以游离趾蹼皮瓣修复手指复合缺损为例,根据皮瓣标记线,先切开第二趾背侧及远端皮肤切口,将第二趾远端及腓侧皮瓣向外侧游离掀起,将第二趾腓侧趾底动脉及神经包含在腓侧皮瓣内,将第二趾伸肌腱在跖趾关节平面切断,在第二趾近节趾骨基底部截骨并切断第二趾屈肌腱,保留第二趾趾底动脉,将第二趾神经在跖趾关节平面剪断。依据标记线切开踇趾背侧皮肤,将腓侧皮瓣向趾底掀开,将踇趾腓侧趾底动脉及神经保留在皮瓣内,切开皮瓣远端及掌侧。切开趾蹼背侧皮瓣,将2条足背皮下静脉及腓浅神经保留皮瓣内,继续向深层解剖,在第一骨间肌表面找出第一跖背动脉,切开趾蹼皮瓣掌侧,皮瓣仅第一跖背动脉、足背静脉及腓浅神经相连,松开止血带,检查皮瓣血运良好。皮瓣断蒂,皮瓣切取完毕。依据示指近中节指骨缺损情况修整第二指近、中节指骨长度,重建示指近指间关节高度,钢板、克氏针固定。修复肌腱,并吻合皮瓣血管、神经。

【典型病例】

患者男性37岁,因左手被机器压榨致示指近中节部分指体缺损(近指间关节毁损,近中节指骨开放性骨折),尺侧皮肤缺损约4 cm×2.5 cm大小,示指伸屈肌腱部分缺损,示指尺侧固有动脉及桡神经部

分缺损。中指近中节约3.5 cm×2.0 cm皮肤缺损,中指桡侧指固有动脉及神经部分缺损,第二指蹼缺损皮肤约7 cm×3 cm大小。设计右足第一、二趾及第一趾蹼复合皮瓣修复手部创面(图11-15-2)。

【注意事项】

(1)第一跖背动脉解剖变异较多,术前直接用手指触摸或用多普勒血流测试仪侧出第一跖背动脉的踪迹,能初步了解到解剖的难度,有助于术前的估计,对属Ⅲ型变异者应放弃手术。

(2)无创伤分离第一跖背动脉是手术成败的关键。如以足背动脉为蒂,分离、结扎足背动脉的足底穿支时,勿损伤第一跖背动脉。血管周围应带一些软组织,以减少或避免分离时的损伤和刺激。

(3)皮瓣供区创面保留下来的软组织较少,植皮不易成活,术后要限制足趾活动,不宜过早下地活动。如皮片不能全部成活,因而创面愈合较迟或形成瘢痕,影响足趾的一定功能,故选用此皮瓣时需严格掌握手术指征。

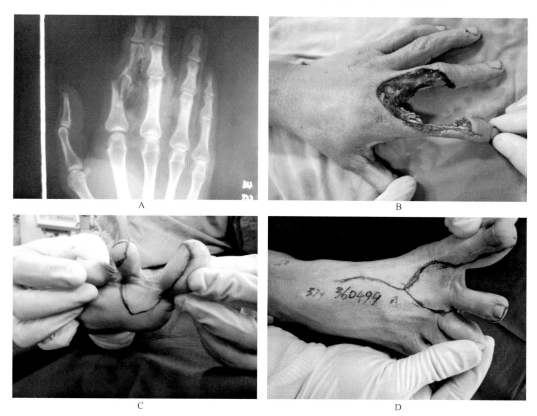

图11-15-2 游离趾蹼皮瓣修复手指复合缺损
A. 术前X线片;B. 术前手部创面;C、D. 皮瓣设计

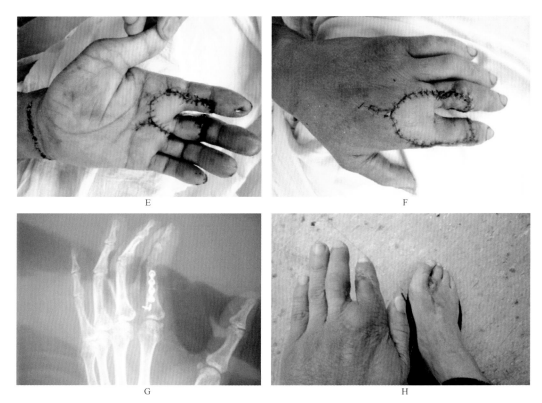

图 11-15-2（续）
E、F. 术后创面愈合；G. 术后 X 线片；H. 术后供、受区外形

（侯春林　池征璘　刘亚平）

第十六节　跖 底 皮 瓣

跖底皮瓣位于跖趾关节跖侧，皮瓣的供血管为跖底动脉，神经为跖底神经。该处皮肤滑动性小，但由于前足横弓的弧度可以有较大幅度的变化，皮瓣宽度在 3～5 cm 以内，供区可直接缝合。临床上较为常用的是第二、三跖趾关节跖侧的跖底皮瓣。

【应用解剖】

1. 动脉　跖底动脉由足底动脉弓发出后，在跖趾关节近侧浅出，与足底内侧动脉发出的分支吻合后，继续前行，在跖趾关节远侧，与跖背动脉吻合，并立即发出两条趾底动脉至相邻足趾的相邻侧。跖底动脉有多条皮支在跖趾关节附近发出，特别是在跖趾关节远侧跖底跖背动脉吻合处的皮支较为粗大。跖底动脉与跖背动脉皆可作为皮瓣的供血动脉（图 11-16-1）。

2. 静脉　跖底皮瓣的静脉有深浅两组。深组为动脉的伴行静脉，较细，行皮瓣游离移植时，不能直接作为游离皮瓣的回流静脉，可利用跖底动脉的伴行静脉、跖底浅静脉、跖背静脉间的吻合，以跖背静脉为皮瓣的回流血管进行吻合。浅组为跖侧皮下的浅静脉与跖背侧浅静脉。跖底部的皮肤浅静脉细小，不宜吻合，一般只吻合跖背动脉伴行静脉或跖背浅静脉即可。

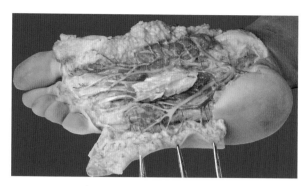

图 11-16-1　跖底皮瓣血供解剖

3. 神经　皮瓣的神经为跖底神经。

【适应证】

（1）手掌部创面。

（2）手指掌侧创面。

（3）足跟部创面。

【手术方法】

1. 皮瓣设计

（1）设计范围：第二至四跖底部。

（2）皮瓣轴线：通过跖骨头间隙的纵行线。

（3）切除层面：深筋膜下。

2. 皮瓣切取

（1）按受区情况，在跖底部沿轴线设计皮瓣。

（2）动脉：先在趾蹼处切开皮肤，由浅至深依次解剖出跖背静脉、跖背神经、跖背动脉。顺跖背动脉向远端解剖至跖底跖背动脉吻合处，继续向远端解剖游离趾底动脉与趾底神经。切断结扎趾底动脉，切断趾底神经。在跖底部按设计线切开皮瓣胫侧与腓侧缘，自屈肌腱鞘表面解剖，从两侧向皮瓣轴线会师，跖底动脉与神经包含在皮瓣内（图 11-16-2）。若以跖底血管神经为蒂行皮瓣转移修复足底部创面，则切断跖背动脉，由远向近掀起皮瓣，并向近端游离跖底血管神经至适当长度，形成以跖底动脉神经为蒂的皮瓣。局部转移修复足跟部创面时，需要较长的血管蒂，因跖底动脉近端位置较深不易解剖，且即使解剖出来长度也不够，这时只需携带与跖底神经伴行的足底内侧动脉的分支即可。若行皮瓣游离移植，则在皮瓣的近侧寻找跖底动脉神经并切断，结扎长线标记，由

跖底近侧向远侧掀起皮瓣，至跖底跖背动脉的吻合处，保持跖背动静脉与跖底皮瓣间的连续性，提起皮瓣，继续向跖背侧游离血管神经至适当长度；当第一跖底动脉为 Ⅲ 型时，以跖底动脉与跖背静脉作为皮瓣的蒂血管。

（3）静脉：跖底、跖背动脉的伴行静脉与动脉一起解剖。跖底侧的浅静脉因用处不大一般不需解剖。跖背侧的浅静脉因其位于跖背动脉的浅层，在解剖跖背动脉之前，应先予以解剖游离。

（4）神经：跖底神经与跖底动脉伴行，可一同切取。也可将跖底神经保留在足部，而只游离切断跖底皮瓣的皮支供与受区缝合。

3. 向近侧转移　以跖底动脉（修复足跟时以足底内侧动脉）为蒂，修复足底部创面。

4. 向远侧转移　以跖底跖背动脉的吻合支或趾底动脉为蒂，修复趾腹创面。

5. 游离移植　切断跖底、跖背血管与神经，皮瓣游离移植于受区。

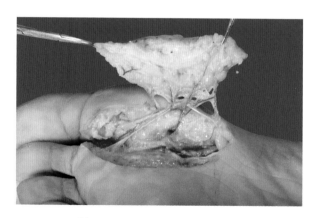

图 11-16-2　跖底皮瓣的血管神经

【典型病例】

患者男性，21 岁。行右拇趾甲皮瓣再造右第二趾术，拇甲瓣供区设计跖底动脉皮瓣进行转移修复手术，术中供区直接缝合。术后随访 1 年，功能外形满意（图 11-16-3）。

【注意事项】

（1）跖背动脉为 Ⅲ 型时，皮瓣游离移植需以跖底动脉为供血血管，跖背浅静脉为回流静脉。

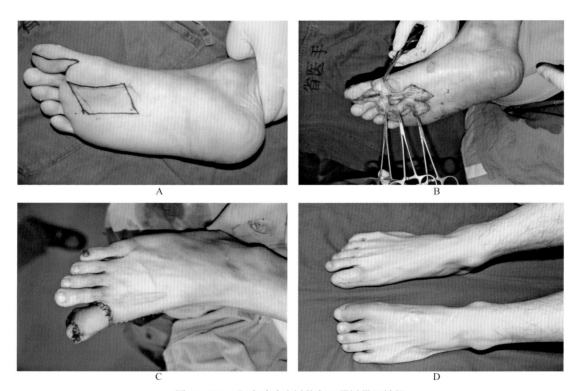

图 11-16-3 跖底动脉皮瓣修复踇甲瓣供区缺损

A. 右侧跖底皮瓣切口设计；B. 跖底皮瓣切取；C. 足背皮瓣修复踇甲瓣供区；D. 随访 8 个月皮瓣外形

（2）在趾蹼处，跖底动脉的伴行静脉、跖背动脉的伴行静脉及跖背浅静脉三条静脉间的吻合支不能破坏。

（3）只要保证跖底跖背动脉吻合处皮瓣与血管间的联系即可，皮瓣其余部分可以取薄一点。

（4）优点：① 皮瓣质地与足底及手掌侧皮肤相近，修复后外形与功能较好。② 血管较为表浅，易解剖。

（5）缺点：① 皮瓣面积有限。② 皮瓣较臃肿。

（王增涛 郑有卯 刘焕龙）

第十七节 足趾皮瓣

足趾皮瓣通常用于修复拇手指皮肤缺损或邻近转移修复毗邻趾皮肤软组织缺损，临床上较为多用的是第二趾的趾侧方皮瓣和趾腹皮瓣。

【应用解剖】

足趾侧方皮瓣血管神经蒂为趾底动静脉和趾底神经。趾底动脉是跖内、外侧动脉及足底弓的延续。跖外侧动脉经趾屈短肌与跖方肌之间至第五跖骨底外发出小趾固有趾底动脉，主干转向内侧，经收肌斜头与骨间肌之间，于第一跖骨间隙与足背动脉的足底深支吻合形成足底弓。由此弓向前发出 4 支跖底动脉，分别行于跖骨间隙，至跖趾关节，每个跖底动脉又各分 2 条趾底动脉，分布于邻趾的相对缘，至趾的末端相互吻合成网，并与趾动脉分支相互吻合。跖内侧动脉经展肌与屈短肌之间前行，于趾内缘与第一跖骨背动脉分支吻合，另发 3 个小支与趾底总神经伴行,在第一、第二、第三趾间隙转向深部与趾底动脉吻合(图 11-17-1)。以趾总动脉为血管蒂的足趾侧方皮瓣旋转弧包括足底前 2/3 范围。

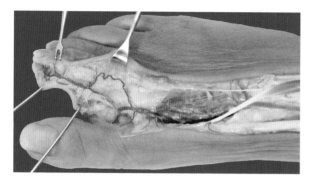

图 11-17-1　第二趾血管解剖

足趾侧方皮瓣

足趾侧方皮瓣是以趾底动静脉为蒂,包括趾外侧面及跖面部分区域的皮肤及皮下组织瓣。皮瓣质地致密,与脚底皮肤近似,耐磨、耐压,厚薄适中,皮瓣含有趾底固有神经,具有良好的感觉功能。皮瓣的血管神经蒂解剖恒定,易于寻找,切取容易。足趾侧方皮瓣主要用于修复足底前跖负重部位创面,如受区需要,可同时切取相邻两个足趾趾侧方皮瓣。

【适应证】

足趾侧方皮瓣主要用于修复足底前跖负重部位的因神经性、放射性或其他原因所致的小面积溃疡。

【手术方法】

1. 皮瓣设计　根据受区部位及缺损范围,在邻近足趾趾侧面设计皮瓣。如创面位于第一跖骨头附近,通常选用趾侧方皮瓣。皮瓣范围包括趾外侧面及跖侧的部分。如皮瓣面积不足以修复创面,可同时于第二趾内侧面及跖面的部分区域再形成一个皮瓣,趾蹼间隙皮肤可包括在皮瓣内,两者以趾底总动脉为共同血管蒂。

2. 手术步骤　于跖侧第一、第二跖骨间隙切

开皮肤、皮下组织。先在趾蹼处仔细、小心分离出趾底动静脉及趾底固有神经,再按设计线切开皮瓣四周皮肤及皮下组织,由远而近锐性切取皮瓣。待皮瓣完全掀起后,沿趾底血管神经束向近侧逆行解剖。通常分离至足底穿支或足底弓处,血管蒂已能满足皮瓣转移需要。如仍嫌不足,可继续向近侧游离,以跖内侧动脉或足底动脉弓为蒂,结扎切断与血管蒂无关的分支,直至获得所需要的长度。将形成的血管神经岛状皮瓣直接转移,或通过皮下隧道移至受区。供区创面通常不能直接缝合,需用中厚或全厚皮片修复。

【典型病例】

患者女性,38 岁。因冲床伤及右手中指,掌侧软组织自近指横纹以远完全撕脱,深及肌腱或鞘膜处,双侧指固有动脉和神经损伤。切取右侧第二趾的胫背 5.0 cm×2.5 cm 皮瓣,将指固有动脉和神经与皮瓣的趾动脉神经吻合,趾背静脉与指掌侧浅静脉吻合,皮瓣的趾蹼部浅静脉与指掌侧的静脉相吻合。术后 3 个月,手部外形良好,感觉基本恢复,各指间关节伸直正常,主动屈曲近 100°(图 11-17-2)。

【注意事项】

(1) 切取皮瓣时,应在关节囊及骨面保留一薄层软组织,以利供区植皮。术后要限制足部活动,避免过早下地行走。

(2) 足趾跖面植皮后,有被磨破的可能,故尽量将皮瓣设计在趾外侧面,跖侧尽可能少切取。所需修复面积较大,可同时切取第二或第三趾侧皮瓣修复同一受区。

(3) 趾底皮瓣可供面积有限,只能用于小创面的修复。

第二趾趾腹皮瓣

第二趾趾腹皮瓣是指以第二趾趾底动脉为供血血管的第二趾腹侧的皮瓣。该皮瓣具有类似手指指腹的趾纹,感觉灵敏,主要用于修复手指掌侧特别是指端掌侧的创面,以恢复手指原有的外形

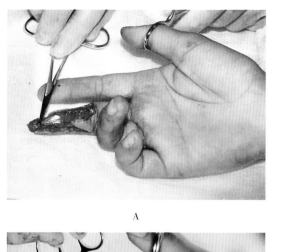
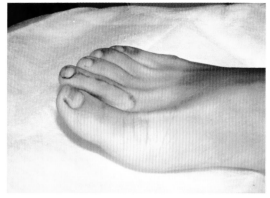

A

B

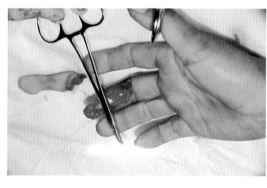
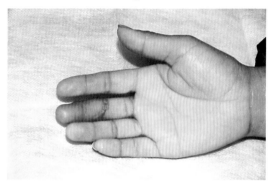

C

D

图 11-17-2 第二趾皮瓣修复中指缺损

A. 术前右手中指撕脱；B. 第二足趾侧方皮瓣设计；C. 皮瓣游离；D. 术后 3 个月手指外形良好

与功能。与鉧趾趾腹皮瓣相比，前者更适合修复拇指指腹及手指掌侧大面积的皮肤缺损，而后者更适合修复单纯手指指腹缺损。

【适应证】

（1）手指指端创面。

（2）手指掌侧创面。

【手术方法】

1. 皮瓣设计

（1）设计范围：第二趾腹侧。需要时也可以带部分趾底皮肤。

（2）皮瓣轴线：第二趾趾底动脉的体表投影，相当于趾侧方与趾底的分界线。

（3）切除层面：在趾底动脉附近为深筋膜下，在趾腹侧根据需要可为真皮下或深筋膜下。

2. 皮瓣切取

（1）按受区情况，在第二趾腹侧设计皮瓣。

两侧趾底动脉皆可作为皮瓣的蒂血管，但常用的是第二趾胫侧趾底动脉。皮瓣的设计轴线不一定作为皮瓣的中心线，皮瓣设计可以偏趾腹侧，但必须保证趾底动脉与皮瓣间有组织相连。

（2）血管：在第一趾蹼处纵行切开，解剖出第二趾胫侧趾底动脉及其伴行的趾底神经。在趾蹼处及趾背侧选择 1~2 条浅静脉作为皮瓣的回流静脉，解剖游离至皮瓣边缘。切开皮瓣胫侧，保护解剖好的浅静脉，在趾底动脉深层解剖游离，将皮瓣翻向趾腹，解剖面接近趾腹中线时停止。切开皮瓣腓侧，向胫侧解剖游离皮瓣，解剖层面开始时在真皮下，接近侧趾底蒂动脉时解剖层面加深至深筋膜与骨膜、腱周膜之间，以使第二趾胫侧趾底血管包括在皮瓣内而腓侧趾底动脉完好地保留在第二趾上。两侧解剖面会师后，皮瓣游离完毕。若趾背静脉条件不好，在解剖皮瓣近侧缘时，要仔细解剖游离 1~2 条趾底浅静脉。

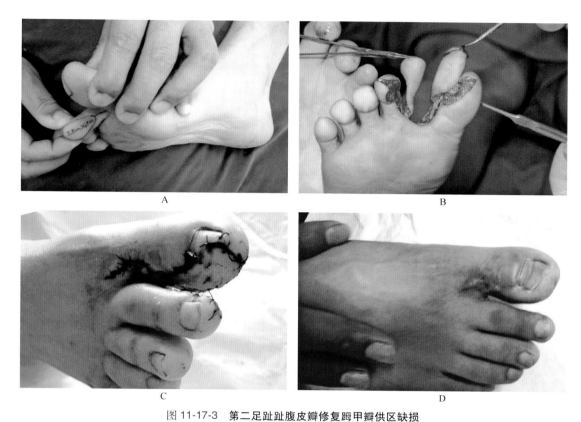

图 11-17-3　第二足趾趾腹皮瓣修复踇甲瓣供区缺损

A. 第二趾腹皮瓣设计；B. 第二足趾趾腹皮瓣切取；C. 皮瓣转移修复踇趾缺损；D. 术后 6 个月皮瓣外形良好

（3）神经：第二趾胫侧趾底神经与动脉一起解剖游离作为皮瓣的感觉神经。

3. 游离移植　根据受区需要，选择并切断趾底动脉或第一跖背动脉或第一跖底动脉作为皮瓣的蒂动脉，选择并切断趾背或跖背或趾底浅静脉作为皮瓣的回流静脉。如果以跖背动脉或足背动脉为蒂，则也可以用跖背或足背动脉的伴行静脉作为皮瓣的回流静脉。趾底神经根据受区需要向近端游离适当长度切断。

4. 供区处理　供区创面用全厚皮片移植。

【典型病例】

患者男性，39 岁。行右踇趾甲皮瓣再造右拇指术，踇甲瓣供区设计第二趾腹皮瓣进行转移修复手术，术中供区直接缝合。术后随访半年，功能外形满意（图 11-17-3）。

【注意事项】

（1）解剖时对侧趾动脉附近解剖层面要浅一点，保护对侧趾底动脉不受损伤，以免供趾坏死。

（2）优点：① 皮瓣组织结构与手指指腹相近，修复手指掌侧创面特别是手指指腹后外形较为美观。② 血管恒定，切取较为方便。③ 供区隐蔽。④ 皮瓣预期有较好的感觉恢复。

（3）缺点：① 皮瓣面积较小。② 创面不能直接缝合，需另从他处切取皮肤移植。

（袁相斌　孙国芳　王增涛）

第十八节 踇 趾 皮 瓣

踇趾皮瓣在临床上通常用于修复拇手指皮肤软组织缺损,考虑踇趾胫侧为摩擦功能区,趾背侧动脉细小,因此胫侧皮瓣和踇趾背侧皮瓣较少使用。踇趾皮瓣常用的有踇趾"C"形皮瓣、踇趾腓侧皮瓣和踇趾腹皮瓣。踇趾腓侧皮瓣和踇趾腹皮瓣具有相同的血供来源,相似的切取方法及相近的部位,本质上是同一种皮瓣。

【应用解剖】

1. 动脉 第一跖背动脉自足背动脉发出后,经第一、二跖骨间隙行向第一趾蹼,在跖趾关节近侧发出踇趾趾背动脉,供养踇趾趾背及踇趾趾甲区组织。在第一趾蹼处跖背动脉与第一跖底动脉吻合后,再分为踇趾腓侧趾底动脉与第二趾胫侧趾底动脉。踇趾腓侧动脉在行程中有多条皮支发出至踇趾趾腹、趾背皮肤及趾甲区组织(图 11-18-1)。踇趾"C 形"皮瓣中包括有踇趾趾背、踇趾腓侧、踇趾趾底皮肤,而踇趾趾背动脉血管蒂较细且仅供应踇趾背侧组织,所以临床上多用踇趾腓侧趾底动脉作为皮瓣的供血动脉,并且踇趾腓侧趾底动脉较为恒定,管径粗,与指动脉神经的位置相似,便于与受区血管吻合。

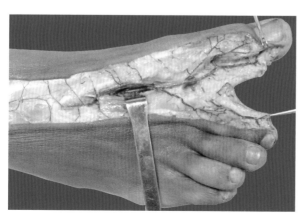

图 11-18-1   踇趾动脉解剖

2. 静脉 皮瓣的静脉有深浅两组。深组为动脉的伴行静脉,在趾底或跖底动脉平面因太细小不易吻合,在足背动脉平面可以吻合作为皮瓣的回流静脉。浅组为踇趾趾背的浅静脉(图 11-18-2)。

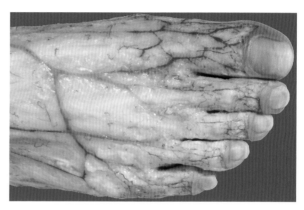

图 11-18-2   踇趾浅静脉解剖

3. 神经 踇趾"C"形皮瓣的神经为踇趾趾背的皮神经、腓深神经及踇趾腓侧趾底神经的分支。

踇趾"C"形皮瓣

踇趾"C"形皮瓣是指以踇趾腓侧趾底动脉为蒂的包括踇趾趾背、踇趾腓侧、踇趾跖侧的环形或半环形皮瓣。由于皮瓣的外形呈"C"形,因而简称为"C"形皮瓣。该皮瓣多用于修复手指的环形或半环形皮肤缺损。皮瓣的趾背部分修复指背创面,侧方部分修复手指侧方创面,跖侧部分修复手指掌侧创面,趾底动脉、神经桥接指掌侧动脉、神经,还可携带部分伸肌腱和趾骨修复手指肌腱与指骨缺损。修复后的手指外形与功能接近健指。

【适应证】

手指环形或半环形创面。

【手术方法】

1. 皮瓣设计

（1）设计范围：跨趾周圈皮肤皆可设计为皮瓣，因手指较跨趾细，故一般在跨趾胫侧留一窄条皮肤。

（2）解剖层面：深筋膜下，骨膜上及腱周膜上。

2. 皮瓣切取

（1）按受区需要，在跨趾近节背侧、跖侧及腓侧设计"C"形皮瓣。

（2）血管：先在趾背部解剖趾背静脉、神经，向近端游离适当长度后切断。在趾蹼处解剖出跖背动脉与跖底动脉及其吻合后发出的跨趾腓侧趾底动脉。按设计线在跨趾趾背切开皮瓣胫侧，深筋膜下解剖游离，由胫侧向腓侧掀起至跨趾腓侧趾底动脉处。按设计线在跨趾腹侧切开皮瓣的胫侧缘与近侧缘，由胫侧向腓侧解剖游离皮瓣。胫侧皮瓣的解剖层面为真皮下，皮瓣胫侧的皮下组织要尽量保留在跨趾上，以减小损伤跨趾胫侧趾底动脉的危险性，增加跨趾的血液供应，避免骨外露，提高供区皮肤移植的成活率。皮瓣接近腓侧时解剖层面要加深，以使跨趾腓侧趾底动脉包含在其中（图11-18-3）。胫侧解剖面与腓侧解剖面会师后，皮瓣游离完毕。

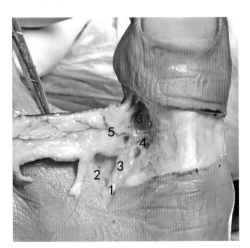

图 11-18-3　跨趾"C"形皮瓣解剖

若需较长的动脉蒂，则向近端游离适当长度，第一跖背动脉为Ⅰ型、Ⅱ型时，选用第一跖背动脉为蒂，第一跖背动脉为Ⅲ型时，选用第一跖底动脉为蒂。

（3）神经：跨趾"C"形皮瓣的神经支配为多源性，足背内侧皮神经的终末支、腓深神经、跨趾腓侧趾底神经等均有分支至皮瓣，一般只选用腓深神经与跨趾腓侧趾底神经作为跨趾"C"形皮瓣的感觉神经，向近端游离适当长度后切断。

3. 供区处理　供区植皮或用踝前皮瓣、跖背皮瓣转移修复。

【典型病例】

患者男性，30岁。右示指外伤致尺侧指固有动脉及神经缺损伴近侧指间关节周围皮肤软组织缺损，行对侧跨趾C形皮瓣进行修复，跨趾腓侧动脉及神经桥接示指尺侧指固有动脉和神经，静脉吻合趾背与指背浅静脉。术后创面一期愈合。随访1年，皮瓣两点辨别觉8 mm，外形功能好（图11-18-4）。

【注意事项】

（1）皮瓣切取时，不要损伤末节趾骨骨膜及腱周组织，以提高移植皮肤成活率。

（2）"C"形皮瓣的长轴与蒂血管走行相垂直，皮瓣较窄时，最好同时吻合趾背动脉，以免趾背侧部分皮缘坏死。

（3）由于跨趾皮下组织较手指厚，皮瓣应设计大一些。

（4）优点：① 修复手指后外形近似健指。② 蒂血管较为恒定，易切取。③ 带感觉神经。④ 血管、神经直径与手部相近，便于吻合及桥接。⑤ 皮瓣可携带肌腱与趾骨，修复手指肌腱与指骨缺损。

（5）缺点：供区创面植皮不易全部成活。

跨趾腓侧皮瓣

跨趾腓侧皮瓣是指以跨趾腓侧趾底动脉为蒂的跨趾腓侧区的皮瓣。该皮瓣外形与手指掌侧皮肤相近，感觉灵敏，主要用于修复手指掌侧特别是指端创面，以恢复手指原有的外形与功能。

【适应证】

（1）手指指端创面。

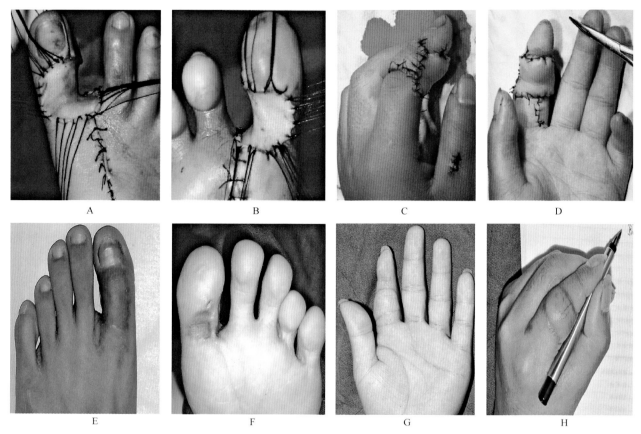

图 11-18-4　踇趾"C"形皮瓣修复示指皮肤软组织环形缺损

A. 右侧足背皮瓣切口设计；B. 足背皮瓣切取；C、D. 足背皮瓣修复手背；E、F. 供区植皮成活；G、H. 随访 8 个月皮瓣外形

（2）手指掌侧创面。

（3）跖底部创面。

【手术方法】

1. 皮瓣设计

（1）设计范围：踇趾腓侧。

（2）皮瓣轴线：踇趾腓侧偏跖底，踇趾腓侧趾底动脉的体表投影。

（3）切除层面：深筋膜下，骨膜上。

2. 皮瓣切取

（1）按受区情况，在踇趾腓侧设计皮瓣。

（2）血管：在第一趾蹼处纵行切开，解剖出踇趾腓侧趾底动脉及其伴行的踇趾腓侧趾底神经。在趾蹼处及踇趾背侧选择 1~2 条浅静脉作为皮瓣的回流静脉，并沿分支向腓侧趾腹解剖游离至皮瓣腓侧边缘。切开皮瓣背侧缘，保护解剖好的浅静脉，在踇趾腓侧趾底动脉深层解剖，切断结扎踇趾横动脉，将皮瓣翻向踇趾趾腹。切开皮瓣的跖底侧，向背侧解剖游离皮瓣，将踇趾腓侧趾底动脉、神经包含在皮瓣中。若趾背静脉条件不好，在解剖皮瓣近侧缘时，要仔细解剖游离 1~2 条趾跖侧浅静脉。皮瓣跖侧与背侧解剖面会师后，皮瓣游离完毕。

（3）神经：解剖踇趾腓侧趾底动脉时将踇趾腓侧趾底神经一起带上作为皮瓣的感觉神经。

3. 向近侧转移　以踇趾腓侧趾底动脉、神经或第一跖背动脉或第一跖底动脉为蒂，修复足背或跖底部创面。回流静脉为动脉伴行静脉，不必解剖游离浅静脉。

4. 游离移植　根据受区需要，选择并切断踇趾腓侧趾底动脉或第一跖背动脉或第一跖底动脉为皮瓣的动脉，切断解剖出的踇趾趾背或跖背浅静脉或趾底浅静脉作为皮瓣的回流静脉。如果以跖背动脉或足背动脉为蒂，则也可以用跖背或足背动脉的伴行静脉作为皮瓣的回流静脉。跗趾腓侧趾底神经,根据受区需要向近端游离适当长度切断。

5. 供区处理　供区创面用全厚皮片移植。

【典型病例】

患者男性,24 岁。右中指外伤致末节指腹皮肤软组织缺损,行对侧跗趾腓侧皮瓣游离移植进行修复,跗趾腓侧动脉及神经吻合中指桡侧指固有动脉和神经,静脉吻合趾背与指侧方浅静脉。术后创面一期愈合。随访 1 年,皮瓣两点辨别觉 7 mm,外形功能好(图 11-18-5)。

【注意事项】

(1) 适量去除跗趾趾腹皮下脂肪,以使皮瓣供区创面能直接缝合。

(2) 跗趾腓侧动脉的伴行静脉较细小,解剖时不要损伤,血管神经束的周围结缔组织要保留。因为行皮瓣局部转移时,可以靠伴行静脉作为皮

瓣的回流静脉,皮瓣移植时,若携带跖背或趾背动脉,在跖背和足背区伴行静脉较粗也可以吻合,作为皮瓣的回流静脉。有时趾背或跖背静脉不易带到皮瓣上,或在解剖时损伤,此种情况下若跗趾的伴行静脉没有损伤,皮瓣的血液可通过第一趾蹼处深浅静脉交通支回流至跖背及足背部的浅静脉,以足背部的浅静脉为蒂皮瓣移植同样可以成功。

(3) 跗趾腓侧趾底动脉并不在趾底,而是在跗趾腓侧偏趾底的位置,解剖时要注意避免损伤。

(4) 优点:① 皮瓣组织结构与手指指腹相近,修复手指掌侧创面后外形较为美观。② 血管恒定,切取较为方便。③ 供区隐蔽。④ 皮瓣感觉恢复较好。

(5) 缺点:① 跗趾腓侧动脉为跗趾的优势供血动脉,切取后跗趾血供减少,在寒冷地区易冻伤。② 皮瓣宽度大于 1.5 cm 时创面不能直接缝合。

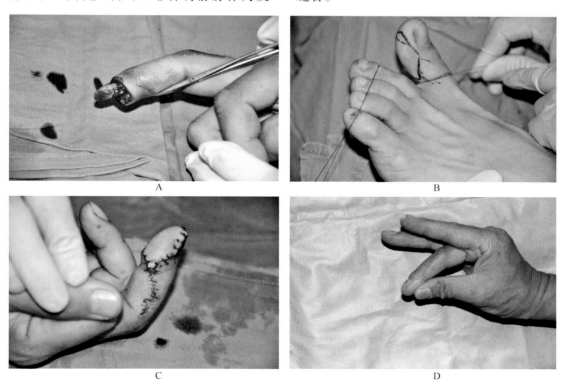

图 11-18-5　跗趾腓侧皮瓣修复中指指腹缺损

A. 右中指指腹缺损;B. 跗趾腓侧皮瓣切口设计;C. 足背游离皮瓣修复指腹缺损;D. 随访 8 个月皮瓣外形与功能

(王增涛　郑有卯　陈　超)

参考文献

[1] 王炜. 整形外科学[M]. 杭州：浙江科学技术出版社,1999.

[2] 蔡锦方,丁自海,陈中伟. 显微足外科学[M]. 济南：山东科学技术出版社,2002.

[3] 钟世镇,徐达传,丁自海. 显微外科临床解剖学[M]. 济南：山东科学技术出版社,2000.

[4] 程国良,潘达德. 手指再植与再造[M]. 北京：人民卫生出版社,1997.

[5] 侯春林,朱海波,靳安民,等. 足弓部皮瓣、肌皮瓣修复足跟部创面[J]. 中华整形外科杂志,1988,4(3)：146-148.

[6] 侯春林. 轴型皮瓣、肌皮瓣治疗足跟缺损[J]. 中华显微外科杂志,1992,15(1)：19-21.

[7] 侯春林,包聚良,张文明. 外展踇肌肌皮瓣转移修复足部创面[J]. 中华骨科杂志,1986,6(1)：15-16.

[8] 顾玉东,陈德松,张高孟,等. 足趾移植再造踇、手指400例报告[J]. 中华手外科杂志,1995,11(4)：195-199.

[9] 程国良,方光荣,潘达德,等. 不同程度踇、手指采用不同形式的足趾组织移植再造与修复[J]. 中华手外科杂志,1995,11(4)：200-203.

[10] 韩国栋,李文庆,苏盛元,等. 游离踇甲瓣急诊一期拇指再造[J]. 中华手外科杂志,1995,11：32-33.

[11] 彭福荣,刁新清. 足背逆行岛状皮瓣修复踇趾皮肤脱套伤[J]. 中国修复重建外科杂志,1995,9(2)：125.

[12] 侯瑞兴,冯连根,王海文,等. 第二趾甲皮瓣修复手指中末节皮肤套脱伤[M]. 中华手外科杂志,1999,15(4)：240.

[13] 杨开明. 徐达传,石瑾. 等. 吻合足底内侧动脉浅支足底内侧皮瓣移植修复手部缺损的应用解剖[J]. 中国临床解剖学杂志。2001,19(2)：129-131.

[14] 柴益民,马心赤,陈世强,等. 足底内侧动脉分支蒂皮瓣的临床研究[J]. 中华显微外科杂志,2005,28：194-196.

[15] Morrson WA, O'Brien BM, Macleod AM. Thumb reconstruction using a free neurovascular wrap-around flap from the big toe[J]. J Hand Surg, 1980, 5：576.

[16] Woo SH, Choi BC, Oh SJ, et al. Classification of the first web space free flap of the foot and its applications in reconstruction of the hand [J]. Plast Reconstr Surg, 1999, 103(2)：508-517.

[17] Lee JH, Dauber W. Anatomic study of the dorsalis pedis-first dorsal metatarsal artery[J]. Ann Plast Surg, 1997, 38(1)：50-55.

[18] Gulyas G, Mate F, Kartik I. A neurovascular island flap from the first web space of the foot to repair a defect over the heel：case report [J]. Brit J Plast Surg, 1984, 37(3)：398-401.

[19] Buncke HJ, Colen LB. An island flap from the first web space of the foot to cover plantar ulcers[J]. Brit J Plast Surg, 1980, 33(2)：242-244.

[20] Strauch B, Tsur H. Restoration of sensation to the hand by a free neurovascular flap from the first web space of the foot[J]. Plast Reconstr Surg, 1978, 62(3)：361-367.

[21] Morrison WA, Crabb DM, O'Brien BM, et al. The instep of the foot fasciocutaneous island and as a free flap for heel defects[J]. Plast Reconstr Surg, 72(1)：56-63.

[22] Baker GL, Newton ED, Franklin JD. Fasciocutaneous island flap based on the medial plantar artery：clinical applications for the leg, ankle and forefoot[J]. Plast Reconstr Surg, 1990, 85(1)：47-58.

[23] Miyamoto Y, Ikuta Y, Shigeki S, et al. Current concepts of instep island flap[J]. Ann Plast Surg, 1987, 19(1)：97-102.

[24] Masquelet AC, Penteado CV, Romana MC, et al. The distal anastomoses of the medial plantar artery：surgical aspects[J]. Surg Radial Anat, 1988, 10(3)：247-252.

[25] Amarante J, Costa H, Reis J, et al. A distally based medial plantar flap[J]. Ann Plast Surg, 1988, 20(4)：468-470.

[26] Shanahan RE, Gingrass RP. Medial plantar sensory flap for coverage of heel defects[J]. Plast Reconstr Surg 1979；64：295-298.

[27] Masquelet AC, Romana MC. The medialis pedis flap：a new fasciocutaneous flap[J]. Plast Reconstr surg, 1990；85(5)：765-772.

[28] Koshima I, Urushibara K, Inagawa K. et al. Free：medial plantar perforator flaps for the resurfacing of finger and foot defects[J]. Plast Reeonstr Surg, 2001；107：1753-1758.

附　　录

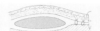

带血管蒂皮瓣、肌皮瓣选择表

受区部位	可 选 用 组 织 瓣
头面颈部	颞肌筋膜瓣、斜方肌肌皮瓣、胸锁乳突肌肌皮瓣、胸大肌肌皮瓣、背阔肌肌皮瓣、颈阔肌肌皮瓣、胸三角皮瓣、前额隧道瓣、颈项皮瓣、颈肱皮瓣、颏下皮瓣、锁骨上皮瓣
眼眶与眶周	颞肌筋膜瓣、颞肌肌皮瓣、前额隧道瓣、耳后皮瓣
口腔	胸大肌肌皮瓣、舌瓣、腭瓣、颈阔肌肌皮瓣、胸锁乳突肌肌皮瓣、斜方肌肌皮瓣、前额隧道瓣、舌骨下肌群肌皮瓣
耳与耳区	耳后皮瓣、颞部筋膜瓣、颞肌肌皮瓣、斜方肌肌皮瓣、背阔肌肌皮瓣
枕部	斜方肌肌皮瓣、背阔肌肌皮瓣
胸壁	背阔肌肌皮瓣、胸大肌肌皮瓣、腹直肌肌皮瓣、侧胸皮瓣、肋间皮瓣、胸脐皮瓣
背部	背阔肌肌皮瓣、腰背皮瓣、腰骶皮瓣、腰臀皮瓣、骶棘肌肌皮瓣、胸大肌肌皮瓣
肩部	肩胛皮瓣、背阔肌肌皮瓣、胸大肌肌皮瓣、胸三角皮瓣、颈肱皮瓣、斜方肌肌皮瓣
肘部	上臂内侧皮瓣、上臂外侧皮瓣、前臂桡侧皮瓣、前臂尺侧皮瓣、肱桡肌肌皮瓣、肋间皮瓣、背阔肌肌皮瓣、胸大肌肌皮瓣
手掌、手背、腕部	前臂桡侧皮瓣、前臂尺侧皮瓣、前臂背侧皮瓣、手背桡侧皮瓣、前臂皮神经营养血管皮瓣、手背尺侧皮瓣、手指侧方皮瓣
手指	手指侧方皮瓣、手背桡侧皮瓣、手指背侧皮瓣、手指掌侧推进皮瓣
拇指、虎口	示指背侧皮瓣、示指桡侧皮瓣、第一掌背皮瓣、前臂桡侧逆行皮瓣、前臂背侧逆行皮瓣、鼻烟窝皮瓣
会阴	阴股沟皮瓣、腹壁皮瓣、腹股沟皮瓣、脐旁皮瓣、腹直肌肌皮瓣、股薄肌肌皮瓣、股内侧皮瓣、股二头肌肌皮瓣、腹内斜肌肌瓣、阔筋膜张肌肌皮瓣、近侧缝匠肌肌皮瓣、股直肌肌皮瓣
骶骨部	臀大肌肌皮瓣、腰臀皮瓣、倒转背阔肌肌皮瓣、腰背皮瓣、腰骶皮瓣、阔筋膜张肌肌皮瓣
粗隆部	阔筋膜张肌肌皮瓣、臀大肌下部肌皮瓣、股直肌肌皮瓣、股后侧皮瓣、股后外侧皮瓣、股外侧肌肌皮瓣、缝匠肌肌皮瓣、腹直肌肌皮瓣、腹壁皮瓣、腹内斜肌肌瓣
坐骨部	臀大肌下部肌皮瓣、股薄肌肌皮瓣、股二头肌肌皮瓣、半腱肌半膜肌肌皮瓣、股后侧皮瓣、阔筋膜张肌肌皮瓣
膝、腘窝	腓肠肌肌皮瓣、膝内侧皮瓣、膝下内侧皮瓣、股后侧皮瓣、股内侧肌肌皮瓣、远侧缝匠肌肌皮瓣、小腿内侧皮瓣、小腿外侧皮瓣、股前外侧逆行皮瓣
胫前	腓肠肌肌皮瓣、比目鱼肌肌皮瓣、小腿内侧皮瓣、小腿外侧皮瓣、小腿前外侧皮瓣、小腿后侧皮瓣、胫前肌肌瓣、小腿筋膜皮瓣、足底皮瓣肌皮瓣、足背皮瓣肌皮瓣
踝部	外踝上皮瓣、内踝上皮瓣、小腿内侧皮瓣、小腿外侧皮瓣、小腿前外侧皮瓣、踝上皮瓣、腓肠神经营养血管皮瓣、足底皮瓣肌皮瓣、足背皮瓣肌皮瓣
足跟	足底内侧皮瓣、跛展肌肌皮瓣、趾短屈肌肌皮瓣、足外侧皮瓣、足底外侧皮瓣、足内侧皮瓣、足背皮瓣、趾短伸肌肌皮瓣、小腿内侧皮瓣、小腿外侧皮瓣
前足	第一趾蹼皮瓣、足趾侧方皮瓣、足背皮瓣(逆转)、足底内侧皮瓣(逆转)、踝前皮瓣

常用皮瓣设计要点表

皮　　瓣	主要营养血管	轴　　点	旋　转　弧
额部皮瓣	颞浅动脉额支	颧弓上缘	上唇、口底、鼻尖、鼻侧、鼻背
颞部皮瓣	颞浅动脉	颧弓上缘	同侧眼眶、眼窝、腮腺区
唇部皮瓣	上、下唇动脉	唇红缘	对侧唇部
舌瓣	舌深动脉分支	舌根轮廓乳头处或舌尖	软腭、磨牙后区、颊部、口底
腭瓣	腭大动脉	腭大孔处	牙槽突、软腭
耳后皮瓣	① 耳后动脉	耳后皱襞	耳廓
	② 颞浅动脉	颧弓上缘	面颊、眶上区、眼窝
颏下皮瓣	颏下动脉	下颌角内侧 2.6 cm	口腔、颌面部
锁骨上皮瓣	颈横动脉	胸锁乳突肌后缘下 1/4 处	颈、面部
颞枕皮瓣	颞浅动脉、枕动脉	耳上发际边缘	前额部、头顶部
颈肱皮瓣	锁骨下动脉的分支、颈横动脉	肩肱部	面颊、颈上区
肩胛皮瓣	旋肩胛动脉	三边间隙内	肩、腋窝、上臂
胸三角皮瓣	① 胸廓内动脉 1~4 穿支	胸骨外 1 cm	面、颈部
	② 胸肩峰动脉	喙突下缘	肩、腋部
侧胸部皮瓣	胸外侧动脉、腋动脉、胸背动脉等发出的皮动脉	腋窝	肩前部、上胸部
肋间皮瓣	$T_{9~11}$ 肋间和肋下动脉外侧支	$T_{9~12}$ 肋间隙内	肘部、虎口、同侧胸壁
脐旁皮瓣	腹壁下动脉	腹股沟韧带内 2/5 和外 3/5 交点上 1 cm	会阴、腹股沟、大腿上部
下腹壁皮瓣	腹壁浅动脉	腹股沟韧带中点	会阴、大转子、大腿前上部、对侧腹部
阴囊皮瓣	阴囊后动脉	阴囊中隔中点	阴茎腹侧
阴唇皮瓣	阴唇后动脉	会阴中心点两侧 2 cm	阴道
腰背皮瓣	肋间动脉、腰动脉后支	后正中线	骶部
腰骶皮瓣	腰动脉后支	腰动脉后支出皮缘	骶部
腰臀皮瓣	第四腰动脉后支	骶棘肌外缘与髂嵴交角上 1 cm	骶部、大转子
臂内侧皮瓣	① 尺侧上副动脉	肱二头肌内侧沟中上 1/3	腋窝
	② 尺侧返动脉	肱骨内上髁上方	肘部
臂外侧皮瓣	① 桡侧副动脉后支	肱二头肌外侧沟中上 1/3	肩部
	② 桡侧返动脉	肱骨外上髁上方	肘部
臂后侧皮瓣	上臂后皮动脉	背阔肌与肱三头肌交角外 2 cm	腋窝、肩部
前臂桡侧皮瓣	桡动脉	肘窝中点、腕部桡动脉搏动点	肘、上臂、手
前臂尺侧皮瓣	尺动脉	肘窝中点、豌豆骨近侧	肘、上臂、手
桡动脉腕上穿支皮瓣	桡动脉腕上穿支	桡骨茎突上 6 cm	腕、手掌、手背
尺动脉腕上皮支皮瓣	尺动脉腕上皮支	豌豆骨上 4 cm	腕、手掌、手背
鼻烟窝皮瓣	桡动脉鼻烟窝穿支	鼻烟窝	虎口、拇指、腕掌、腕背
前臂背侧皮瓣	骨间背侧动脉	尺骨茎突上 2.5 cm	手
手背桡侧皮瓣	掌背动脉	指蹼处	手指、手掌
手背尺侧皮瓣	尺动脉腕背支	豌豆骨近侧	手掌、腕部
第一掌骨背侧皮瓣	桡动脉深支	第一背侧骨间肌二头之间	拇指、虎口
示指背侧皮瓣	第一掌骨背动脉	第一掌骨基底桡侧	拇指、虎口
手指掌侧皮瓣	指动脉	指根部两侧	指端
手指侧方皮瓣	指动脉	指总动脉分叉处	手指、手掌、手背、虎口
腹股沟皮瓣	腹壁浅动脉	腹股沟韧带中点下 2 cm	会阴、耻骨上部

（续表）

皮　瓣	主要营养血管	轴　点	旋　转　弧
阴股部皮瓣	① 阴部外动脉	腹股沟韧带中点下 5 cm	会阴部、耻骨上部
	② 阴唇后动脉	肛门上 3 cm，旁开 3 cm	会阴部
股前外侧皮瓣	① 旋股外侧动脉降支	髂前上棘下方 10 cm	大转子、会阴
	② 膝上外动脉		膝
股前内侧皮瓣	旋股外侧动脉降支	股直肌、缝匠肌与股内侧股之间	会阴、腹股沟部
股内侧皮瓣	股动脉分支	内收肌管	会阴
股后外侧皮瓣	第一穿动脉	臀大肌止点下方	大转子
股后侧皮瓣	① 臀下动脉皮支	臀大肌下缘中点	骶部、大转子
	② 第三穿动脉	内外髁连线中点上方 7 cm	腘窝
膝内侧皮瓣	膝降动脉隐支	股骨内上髁上 10 cm	膝及腘窝
膝下内侧皮瓣	膝下内侧动脉	胫骨内侧髁后缘	膝、小腿中上部
小腿内侧皮瓣	胫后动脉	腘窝下方	膝及小腿上部
		内踝上方	足及踝部
小腿外侧皮瓣	腓动脉	腓骨小头下 3 cm	膝及小腿上部
		外踝上 8 cm	足及踝部
小腿前外侧皮瓣	腓浅神经伴行动脉	腓骨小头下 14 cm	膝、小腿
小腿后侧皮瓣	腘动脉直接皮支	腘窝	膝、小腿中上部
腓肠神经营养血管皮瓣	腓动脉外踝上后穿支	外踝后上 5 cm	足、踝部、小腿中、下部
外踝上皮瓣	外踝上动脉	外踝上 5 cm	踝、足、小腿下 1/3 区
内踝上皮瓣	胫后动脉皮支	内踝上 7 cm	踝、小腿前 1/3
前踝上皮瓣	胫前动脉踝上皮支	踝前方近侧 4 cm	踝、足部
踝前皮瓣	胫前动脉踝前皮支	第一、第二跖骨基底	足
足背皮瓣	足背动脉	内外踝中点	足跟及踝部
足外侧皮瓣	跟外侧动脉	外踝与跟腱之间	足跟及跟后
足底内侧皮瓣	跖内侧动脉	内踝前缘延续线与足底内侧缘交点	足跟、踝部
足底外侧皮瓣	跖外侧动脉	外踝前缘延续线与足底外侧缘交点	足跟
第一趾蹼皮瓣	第一跖背动脉或足背动脉	第一跖背动脉或足背动脉走行部位	足背部
足趾侧方皮瓣	趾底动脉	跖底动脉及足底内侧动脉走行部	足底部

常用肌（皮）瓣设计要点表

肌　皮　瓣	主要营养血管	轴　点	旋　转　弧
前额肌皮瓣	① 颞浅动脉额支	颧弓上缘	上唇、口底、鼻尖
	② 滑车上动脉	眶上部	鼻侧、鼻背
颞肌肌皮瓣	颞浅动脉	颧弓上缘	同侧眼眶、眼窝、腮腺区
	颞深动脉		
颈阔肌肌皮瓣	面动脉、甲状腺上动脉、颈横动脉	颌下缘面动脉搏动处	口内颊、软腭、口底、颊部
舌骨下肌群肌皮瓣	甲状腺上动脉	甲状软骨后缘甲状腺上动脉搏动处	舌、口底、唇
胸锁乳突肌肌皮瓣	枕动脉、甲状颈干	乳突下 6 cm 胸锁关节上 5 cm	唇、颊颞部、颈、上胸部
斜方肌肌皮瓣	枕动脉、颈横动脉	乳突下 5 cm	头颈部
嚼肌肌瓣	颌内动脉分支	颧突下	上、下唇口角

（续表）

肌　皮　瓣	主要营养血管	轴　点	旋　转　弧
口轮匝肌肌瓣	上、下唇动脉	轮匝肌口角处	颧肌中下份、上唇方肌中下份
二腹肌肌瓣	舌下动脉、颏下动脉	二腹肌窝	上、下唇口角
胸大肌肌皮瓣	胸肩峰动脉	锁骨中点下 2 cm	头、颈、肩、上肢、对侧胸部
背阔肌肌皮瓣	① 胸背动脉	腋后线最高点	头、颈、肩、胸部
	② 后肋间动脉穿支	$T_{12} \sim L_3$ 后正中线旁 6 cm	脊柱、骶部
腹直肌肌皮瓣	① 腹壁上动脉	剑突尖与肋弓间	胸壁
	② 腹壁下动脉	腹股沟韧带中点	会阴、大转子部、大腿上部
腹内斜肌肌瓣	旋髂深动脉	腹股沟韧带中点	大转子、会阴
三角肌肌皮瓣	旋肱后动脉	四边孔	肩、肩胛部
肱桡肌肌皮瓣	桡侧返动脉	肱骨外髁远侧 3 cm	肩、腋窝、肘部
尺侧腕屈肌肌瓣	尺动脉	前臂中上 1/3 交点	三角肌止点处
旋前方肌肌瓣	骨间掌侧动脉	动脉起点处	肘、上臂下部
小指展肌肌瓣	尺动脉	钩骨远侧 1 cm	腕、大鱼际区
臀大肌肌皮瓣	① 臀上动脉	髂后上棘与大转子连线中上 1/3	骶尾部、大转子、坐骨结节部
	② 臀下动脉	坐骨结节上 5 cm	骶尾部、大转子、坐骨结节部
阔筋膜张肌肌皮瓣	旋股外侧动脉	髂前上棘下 8 cm	大转子、坐骨结节、骶尾部、下腹壁、会阴
缝匠肌肌皮瓣	① 股深动脉等	腹股沟韧带下 8 cm	大转子、耻骨部
	② 隐动脉	内收肌结节上 10 cm	膝部
股薄肌肌皮瓣	旋股内侧动脉或股深动脉分支	耻骨结节下 8 cm	股内侧、腹股沟部、会阴、骶尾部
股二头肌肌皮瓣	股深动脉第一穿动脉	坐骨结节下 8 cm	会阴、坐骨结节部
股直肌肌皮瓣	旋股外侧动脉	腹股沟韧带下 8 cm	大转子、会阴部、下腹壁
股外侧肌肌皮瓣	旋股外侧动脉降支	大转子下 10 cm	大转子部
股内侧肌肌皮瓣	旋股内侧动脉或股动脉分支		膝部
腓肠肌肌皮瓣	腓肠动脉	① 腓肠肌内侧头	膝上 5 cm 至踝上 5 cm 范围
		② 腓肠肌外侧头	
比目鱼肌肌瓣	胫后动脉	肌支入肌点	胫前部
胫前肌肌瓣	胫前动脉胫前肌支	胫骨嵴外侧 1 cm	胫前部
趾短伸肌肌皮瓣	足背动脉	内外踝连线中点	足跟、踝部
趾短屈肌肌皮瓣	跖外侧动脉	内踝前缘延续线与足底内侧缘交点	足跟、内踝
跛展肌肌皮瓣	跖内侧动脉	内踝前缘延续线与足底内侧缘交点	足跟、内踝
小趾展肌肌皮瓣	跖外侧动脉	外踝前缘延续线与足底外侧缘交点	足跟

常用穿支皮瓣设计要点表

皮瓣名称	皮瓣源动脉	皮瓣轴点	皮瓣轴线	皮瓣范围面积	皮瓣旋转弧
臂三角区穿支皮瓣	旋肱后动脉	肩峰角下 7 cm 处	三角肌后缘中部后缘	10 cm×7 cm	修复同侧肩部、上背部及腋窝部软组织缺损
臂外侧中部穿支皮瓣	臂外侧皮动脉	腋前襞下方约 2 cm	肱二头肌与肱三头肌之间连线	12 cm×8 cm	修复同侧肩部、上背部及腋窝部软组织缺损
臂外侧下部穿支皮瓣	桡侧副动脉	近端轴点位于三角肌止点近侧，远端轴点不超过肱骨外上髁上 2 cm	三角肌止点至肱骨外上髁连线	15 cm×5 cm	可修复肩肘部创面

（续表）

皮瓣名称	皮瓣源动脉	皮瓣轴点	皮瓣轴线	皮瓣范围面积	皮瓣旋转弧
臂内侧穿支皮瓣	臂后皮动脉、尺侧上副动脉、尺侧返动脉、尺侧下副动脉	肱骨内上髁上 10 cm 处	背阔肌肱骨止点下 4 cm 处向下至肱骨内上髁后缘的连线	20 cm×14 cm	修复肩、上臂、腋部皮肤缺损
臂后侧穿支皮瓣	臂后皮动脉	背阔肌与肱三头肌长头在腋后襞的相交处或稍远侧	背阔肌与肱三头肌长头在腋后襞的相交处至鹰嘴做一连线	13 cm×7 cm	修复腋部及肩周部组织缺损
桡侧副动脉背侧支穿支皮瓣	桡侧副血管	桡骨颈平面或桡侧副动脉的分支起始处	肱桡肌的中线为轴线	15 cm×5 cm	修复上臂或肘后部和颈部的缺损
肘下动脉穿支皮瓣	肘下动脉	骨内外侧髁连线中点的下方 4 cm 处	肱骨内外上髁连线中点至 Lister 结节连线	15 cm×5 cm	顺行可修复肘部缺损，逆行可修复前臂缺损
桡动脉近侧穿支皮瓣	桡动脉	穿支位于肱骨内、外上髁连线下方 4~6 cm	桡动脉的走行方向即为皮瓣的轴线	12 cm×5 cm	旋转弧可达肘窝前方、肘前内侧和肘前外侧
桡动脉中部穿支皮瓣	桡动脉	前臂桡动脉走行中 1/3 处	桡动脉的走行方向	12 cm×5 cm	旋转弧可达肘前内侧和腕部
前臂后外侧中段穿支皮瓣	桡动脉、骨间后动脉、桡侧返动脉	肱骨外上髁下 12~16 cm	肱骨外上髁至桡骨茎突的连线	8.5 cm×4 cm	转位修复前臂、腕部软组织缺损
桡动脉腕上皮支穿支皮瓣	桡动脉茎突返支	鼻烟窝	桡骨茎突与肱骨外上髁连线	8 cm×6 cm	皮瓣可修复腕关节背侧和掌侧缺损
桡动脉茎突部穿支皮瓣	桡动脉茎突部穿支	桡骨茎突上 5~7 cm 处	桡动脉走行	12 cm×8 cm	其旋转弧可达到虎口和大鱼际部
桡动脉鼻烟窝穿支皮瓣	桡动脉鼻烟窝支	鼻烟窝中点	前臂中立位时桡骨茎突至桡骨小头的连线	15 cm×8 cm	修复虎口缺损、腕背或掌侧创面、手背桡侧半创面、拇指近节背侧创面
尺侧返动脉背侧支穿支皮瓣	尺侧返动脉背侧支	肱骨内上髁下方 5 cm	肱骨内上髁至尺骨茎突连线	10 cm×8 cm	旋转弧可达肘窝前方、肘前内侧和肘前外侧
尺动脉近侧穿支皮瓣	尺动脉	肱骨内上髁平面下 7 cm	肘窝中点下方 2.5 cm 至豌豆骨桡侧的连线	10 cm×5 cm	修复肘窝及肘后尺侧的创面
尺动脉腕背支前臂穿支皮瓣	尺动脉腕背支	豌豆骨近侧 4 cm	豌豆骨与肱骨内上髁连线	25 cm×6 cm	修复手掌、手背、腕部、拇指及虎口处皮肤缺损
骨间后动脉穿支皮瓣	骨间后动脉	肱骨外上髁以远 9 cm 处	肱骨外上髁与尺骨小头桡侧缘的连线	11 cm×9.5 cm	修复手部及前臂多个不同解剖区域缺损
骨间后动脉返支穿支皮瓣	骨间后动脉及骨间返动脉	肱骨外上髁以远 5~7 cm	尺骨嵴外侧 1.4 cm 平行线为皮瓣的轴线	7.5 cm×6 cm	修复前臂近 1/3、肘关节前内侧臂下部及肘后外侧创面
骨间前动脉腕背支穿支皮瓣	骨间前动脉腕背支	桡骨茎突与尺骨茎突连线中点近侧 2~3 cm	肱骨外上髁至桡骨远端背侧 Lister 结节连线	9 cm×7 cm	修复虎口重建及拇指皮肤软组织缺损
骨间前动脉桡侧骨皮支穿支皮瓣	骨间后动脉桡侧肌皮支	桡骨茎突与尺骨茎突连线中点近侧 2~3 cm	桡骨茎突与肱骨外上髁连线	7 cm×5 cm	前臂桡背侧，适于修复腕部、鱼际、手背及虎口处皮肤缺损
虎口背侧穿支皮瓣	第 1 掌背动脉	虎口游离缘近侧 1 cm 处	虎口中点向第 1 掌背动脉起始处做一连线	7 cm×3.5 cm	修复拇、示指掌侧和大鱼际远侧创面
掌背动脉穿支皮瓣	第 2~4 掌背动脉	指蹼缘近侧 1.5 cm	轴点向手背近端的垂线	6.5 cm×4 cm	修复手指中节和手背缺损创面
大鱼际肌穿支皮瓣	桡动脉掌浅支	近侧轴点为拇短展肌和拇短收肌的近侧止点，远侧轴点为拇掌指关节横纹以近 0.5~1.0 cm	拇指桡掌侧指动脉走行	5 cm×4 cm	修复拇指掌、示指近节桡侧缺损
小鱼际肌穿支皮瓣	尺动脉掌浅弓皮支	近端轴点为豌豆骨远侧 1.5~2.0 cm，远端轴点为小指近节横纹稍尺侧	豌豆骨至小指近节横纹尺侧连线	5.5 cm×3.5 cm	修复手掌尺侧部及小指掌侧皮肤缺损

（续表）

皮瓣名称	皮瓣源动脉	皮瓣轴点	皮瓣轴线	皮瓣范围面积	皮瓣旋转弧
尺动脉腕背支手背穿支皮瓣	尺动脉腕背支	豌豆骨近侧 4 cm 处	第 5 掌骨垂线	6 cm×4 cm	修复腕部手掌创面和手背手指创面
尺动脉腕背支终支手背穿支皮瓣	尺动脉腕背支与第 3 指掌侧总动脉在指蹼间隙的恒定吻合支	第 4 指蹼背侧上约 1.0 cm 处	第 5 掌骨垂线	6 cm×4 cm	修复腕掌部和环小指近节创面
小指尺掌侧动脉穿支皮瓣	小指尺掌侧动脉	以第 5 掌骨头近侧 1.3 cm	第 5 掌骨与小指展肌间隙连线	6 cm×4 cm	修复手掌尺侧合小指近中节创面
手指指动脉背侧支皮瓣	指掌侧固有动脉	远侧指间关节近端 0.5 cm 侧中线上	手指侧中线	2.5 cm×2 cm	修复手指掌背侧、侧方和指端创面
胸廓内动脉穿支皮瓣	胸廓内动脉的 1 ~ 4 穿支	第 2、3 肋间胸骨旁 2 cm 处	胸廓内动脉穿支在第 2~6 肋间走行	22 cm×20 cm	修复乳突平面以下的面、颌、颈部缺损
胸肩峰动脉穿支皮瓣	胸肩峰动脉	喙突下 2~3 cm，胸肌三角肌间沟内	从胸骨旁第 2 肋间至肩峰做一直线	15 cm×8 cm	修复肩关节和上臂上段缺损
锁骨上区穿支皮瓣	颈横动脉颈段皮支	以胸锁乳突肌后缘及锁骨中点上 1.8 cm	上界为斜方肌前缘，外侧界达三角肌中段并沿腋前线向下，内侧界为胸骨正中线，下界可达乳头下 3~4 cm	20 cm×18 cm	主要适用于面颈部瘢痕的修复
项背部穿支皮瓣	颈浅动脉的颈横动脉皮支	肩峰水平线的脊柱外缘 4~5 cm	长轴可有两种：一是垂直向下，二是斜向外侧的肩胛区	50 cm×18 cm	修复同侧的颈、肩、腋部、肩胛背区缺损
胸背动脉穿支皮瓣	胸背动脉-肩胛下动脉	腋后襞下 8 cm、背阔肌前缘后方约 3 cm 处	背阔肌前缘内侧 2 cm 平行线	25 cm×15 cm	修复同侧肩前部、上胸部及背部的缺损
旋肩胛动脉穿支皮瓣	旋肩胛血管	以腋后皱襞下缘上方 2 cm 平行线与肩胛骨外侧缘	肩胛骨外侧缘	21 cm×12 cm	用于同侧腋窝、颈部、侧胸壁、上臂上中部创面的覆盖
胸外侧穿支皮瓣	以胸外侧筋膜皮动脉	腋前后襞上端连线	皮瓣上界可达腋毛边缘，下界达第 10 肋，后界达腋后线和肩胛线之间，前界至锁骨中线	25 cm×15 cm	可以修复肩关节周围和上臂创面
肋间外侧穿支皮瓣	以第 9~11 肋间及肋下神经血管的外侧皮支	背阔肌前缘与肋间隙交点	皮瓣的前界不超过腹直肌外侧缘，后界在腋后线后方约 5 cm	24 cm×22 cm	修复同侧胸背部、骶部压疮，以及肘、前臂创面
腹壁下动脉穿支皮瓣	腹壁下动脉	多位于脐旁 2 cm 处	以中心可以任一轴线设计皮瓣	38 cm×15 cm	大腿上部、髂腰部附近、会阴部创面修复，或阴茎、阴道成形再造等
腹壁浅动脉穿支皮瓣	腹壁浅动脉	腹股沟韧带下方 5 cm	在腹股沟韧带下方扪及股动脉搏动点，至脐做一连线	切取范围上界平脐，内侧为腹中线，外侧可越过髂前上棘，下界在腹股沟韧带下 2~4 cm	阴道、阴囊、阴茎再造，修复腹股沟区、会阴部、对侧腹壁缺损及大转子部压疮
阴股沟穿支皮瓣	阴部外动脉	以阴部外动静脉为蒂向近侧转移；以远侧血管为蒂修复臀部、肛门及阴道成形	会阴部与大腿间的皱襞为轴线	17 cm×9 cm	向近侧转移可修复阴囊、耻骨上区、阴茎及腹股沟部创面；向远侧转移可修复臀部、肛门周围缺损及阴道成形
旋髂深动脉穿支皮瓣	旋髂深动脉	腹股沟韧带上方起自髂外动脉与股动脉移行处附近	股动脉向上延伸至肩胛下角的连线	30 cm×10 cm	修复会阴部软组织缺损及大转子部压疮
旋髂浅动脉穿支皮瓣	旋髂浅动脉	腹股沟韧带中点下方 2.5 cm 处	股动脉搏动点与髂前上棘和耻骨结节连线的平行线	40 cm×9 cm	修复会阴部软组织缺损及大转子部压疮

（续表）

皮瓣名称	皮瓣源动脉	皮瓣轴点	皮瓣轴线	皮瓣范围面积	皮瓣旋转弧
腰臀部穿支皮瓣	第 4 腰动脉后支	骶棘肌外缘与髂嵴交角上 1 cm 处	皮瓣轴点与大转子连线	15 cm×10 cm	修复骶部及大转子部压疮
臀上动脉穿支皮瓣	臀上动脉	髂后上棘与大转子连线中上 1/3 交点	髂后上棘与大转子连线	22 cm×10 cm	修复骶尾部、坐骨结节和大转子部压疮
臀下动脉穿支皮瓣	臀下动脉	髂嵴后上方与坐骨结节外侧连线的中下 1/3 交点	髂嵴后上方与坐骨结节外侧连线	24 cm×13 cm	修复骶尾部、坐骨结节和大转子部压疮
阔筋膜张肌穿支皮瓣	旋股外侧动脉横支	大腿前外侧中上部	髂前上棘与胫骨外侧髁的连线后方 3 cm 的平行线	12 cm×8 cm	修复同侧腹壁、腹股沟部、会阴部、坐骨结节部及大转子部缺损
股前外侧穿支皮瓣	旋股外侧动脉降支或横支	大腿前外侧髂髌线中下 1/3 处	髂前上棘与髌骨外侧缘的连线	400 cm²	修复髂部、股骨大转子部压疮和膝关节周围创面
股前内侧穿支皮瓣	股浅动脉、旋股外侧动脉降支	以髂前上棘至股骨内侧髁连线的中点	以髂前上棘至股骨内侧髁连线	25 cm×10 cm	近端蒂皮瓣可修复会阴部、腹股沟区创面和坐骨结节压疮；远端皮瓣修复膝关节及邻近部位的创面
股内侧肌穿支皮瓣	股动脉肌皮动脉穿支	收肌结节上约 10 cm、髌骨中点垂线内 4 cm 处	腹股沟中点与收肌结节连线中、下 1/3 交界点至髌骨中点所做的轴线	15 cm×8. 5 cm	修复膝周和股内侧皮肤缺损
股动脉直接皮支穿支皮瓣	股动脉直接皮支	腹股沟韧带中点至股骨内侧髁连线中 1/3 外侧 2 cm 处	缝匠肌前缘	20 cm×12 cm	皮瓣向近侧转移可修复会阴部创面，向远侧转移可修复膝周创面
膝降动脉穿支皮瓣	膝降动脉	股骨内侧髁下缘上 4 cm 处为旋转点	缝匠肌前缘	25 cm×12 cm	修复膝前部、腘窝及小腿上段缺损创面
隐动脉穿支皮瓣	膝降动脉-隐动脉	收肌结节上 9 cm	膝关节内侧正中平行于下肢的轴线	上界达收肌结节上 16.5 cm，下至结节下 3 cm，轴心线两侧各 5 cm 的范围	膝前部、腘窝及邻近软组织缺损修复
臀下动脉股后皮支穿支皮瓣	臀下动脉股后皮支	髂嵴后上方与坐骨结节外侧连线的中下 1/3 交界处	以轴点为皮瓣中心点设计皮瓣，中轴线位于臀沟上方	38 cm×15 cm	修复骶尾部压疮
股深动脉第 3 穿支股后穿支皮瓣	股深动脉第 3 穿支动脉	股骨内、外上侧髁连线上 10 cm 处	股骨大转子与坐骨结节的中点与股骨内、外侧髁的腘窝中点之连线	20 cm×10 cm	修复膝及腘窝处创面
股深动脉第 1 穿支皮瓣	股深动脉第 1 穿支动脉	股后外侧中 1/3 区域第 1 穿支动脉出皮点	股外侧肌间隔体表投影	25 cm×12 cm	修复大转子部及髋周创面
腘动脉肌皮动脉降支穿支皮瓣	腘动脉肌皮动脉	在胫骨髁上 13 cm	股后正中线	15 cm×9 cm	修复腘窝部创面
腘动脉直接皮支穿支皮瓣	腘动脉直接皮支	在腘动脉后正中线膝关节上 10 cm	以腘后正中线为皮瓣心线	近端可达臀横纹，不超过臀股沟，远端到腘横纹上方，内侧以股薄肌前缘为界，外侧界为大转子与股骨外上髁连线	修复腘窝、骶尾部、股骨大转子、坐骨结节等创面

（续表）

皮瓣名称	皮瓣源动脉	皮瓣轴点	皮瓣轴线	皮瓣范围面积	皮瓣旋转弧
股深动脉第 3 穿支股外侧穿支皮瓣	股深动脉第 3 穿动脉	轴线下 1/3 至腓骨头上 13 cm 处	大转子后面与腓骨头之间连线为皮瓣的轴线	19 cm×8 cm	修复膝前及膝下组织缺损
膝上外侧动脉穿支皮瓣	膝上外侧动脉	股骨外上髁以近 4 cm 处	大腿外侧正中线	17 cm×11 cm	修复膝前及膝下组织缺损
膝上内侧动脉穿支皮瓣	膝上内侧动脉	股内侧肌（前边）、大收肌腱（后边）与股骨内侧髁（底边）所围成的膝内侧三角形凹陷内	股骨内侧与腹股沟韧带中点的连线	13 cm×7 cm	旋转弧可达大腿下 1/3 至小腿上 1/3 的前、内侧面，及膝关节的前、内侧面和腘窝
膝下外侧动脉穿支皮瓣	膝下外侧动脉	腓侧副韧带前后缘约 1.0 cm 范围内	腘窝中点至腓骨头下缘连线	9.6 cm×6 cm	修复膝关节周围的缺损
膝下内侧动脉穿支皮瓣	膝下内侧动脉	胫骨粗隆上方 6 cm	胫骨内侧髁与内踝最凸出点连线	上界为胫骨内侧髁，下界达胫骨粗隆下 10 cm，前界为胫骨前缘，后界为小腿后正中线以内	修复膝周、小腿中下段的软组织缺损
小腿后上部穿支皮瓣	腓肠内外侧动脉	小腿内侧后上部腓肠肌内侧头和外侧头区域	内踝后缘顶点与腓肠肌内侧头或外侧头起点的外侧缘和腘皱褶交点的连线	15 cm×14 cm	修复膝关节周围的浅表创面
小腿后部穿支皮瓣	以腘窝外侧皮动脉最为重要	股骨内、外上髁连线以远腘窝部	腘窝中点与跟腱连线	15 cm×8 cm	以近端为蒂，旋转弧较大，适合修复膝关节周围及小腿中上段前面和内、外侧面的皮肤软组织缺损
胫后动脉穿支皮瓣	胫后动脉	多见于内踝上 9～12 cm、17～19 cm 和 22～24 cm 处	以胫骨内侧髁后与内踝、跟腱间中点的连线为轴线	15 cm×6 cm	膝部、腘部、小腿中上段胫前部创面的修复
内踝上动脉穿支皮瓣	胫后动脉	内踝上 5～7 cm 处	以胫骨内侧髁后与内踝、跟腱间中点的连线为轴线	22 cm×7 cm	足背近侧部及踝部创面的修复
前踝上穿支皮瓣	胫前动脉的踝上皮支	踝前方近端约 4 cm 处皮瓣的旋转点	在踝间连线上方 3.5 cm 处与胫骨内髁后缘的连线	16 cm×10 cm	足背、内外踝或跟部皮肤缺损及任何部位皮肤缺损
踝前穿支皮瓣	足背动脉踝前皮支	内、外踝尖连线中点	内、外踝连线中点的纵行直线	12 cm×7 cm	顺行转移修复小腿下段及内、外踝区创面；逆行转移修复跖背、趾蹼区创面，特别是甲瓣供区创面
胫前动脉穿支皮瓣	胫前动脉	胫前动脉穿支穿出部位变异大	腓骨头与外踝前缘连线	上界在腓骨头下 4.9 cm，下界为外踝尖上 6.2 cm，前界为胫骨前嵴，后界为小腿后正中线	修复胫前、外踝等部位皮肤缺损
腓浅动脉穿支皮瓣	腓浅动脉	约在距腓骨头以远 22 cm 处或距外踝尖以近 5 cm	以腓骨头前缘与外踝尖连线即小腿前外侧肌间隔为皮瓣的轴线	13.5 cm×8 cm	顺行可修复小腿上部及膝部创面，逆行转移修复足踝及小腿下部创面
小腿外侧穿支皮瓣	腓动脉	腓动脉穿支的穿出点多见于 13～22 cm	腓骨头至外踝的连线	32 cm×15 cm	小腿上部、膝关节，以及踝关节或足部创面修复

（续表）

皮瓣名称	皮瓣源动脉	皮瓣轴点	皮瓣轴线	皮瓣范围面积	皮瓣旋转弧
外踝后动脉穿支皮瓣	外踝后动脉	外踝后上 3~7 cm	腘横纹中点与外踝和跟腱连线中点的连线	21 cm×8 cm	修复小腿下段、踝关节周围及足背皮肤软组织缺损
外踝上动脉穿支皮瓣	外踝上动脉	四个旋转轴点（见正文）	腓骨中点至外踝连线	18 cm×9 cm	修复小腿和足部创面
足背动脉穿支皮瓣	足背动脉	伸肌支持带与第 1、2 跖骨底间隙之间	内外踝连线中点与第 1 趾蹼的连线	15 cm×10 cm	修复小腿和足部创面
跖背动脉穿支皮瓣	跖背动脉	趾蹼间	跖骨间隙连线	10 cm×3 cm	修复小腿和足部创面
足底内侧动脉穿支皮瓣	足底内侧动脉	内踝尖下方约 2 cm 处	足舟骨粗隆至第 1 跖骨头内侧中点连线	10 cm×6 cm	修复足跟、跟腱、内踝、足背、外踝、小腿下端,远、近端足背、足底创面
跗内侧动脉或内踝前动脉穿支皮瓣	跗内侧动脉或内踝前动脉	足舟骨与内侧楔骨交界处外侧缘,踝间线中点附近	胫骨前肌腱前后缘	10 cm×6 cm	修复足跟、跟腱、内踝、足背创面
第 1 跖底动脉穿支皮瓣	第 1 跖底动脉	第 1 跖趾关节近侧 2 cm	足舟骨粗隆至第 1 跖骨头内侧中点连线	12 cm×5 cm	修复跗趾和足背缺损创面
跟外侧动脉穿支皮瓣	跟外侧动脉	第 5 跖骨基底后部 2.6 cm 处	以外踝上方至跟腱的连线至第 5 跖骨底或第 5 趾根部为该皮瓣的中轴线	7 cm×20 cm	足跟、足底的创面修复,也可用于远足创面的修复
跗外侧动脉穿支皮瓣	跗外侧动脉或外踝前动脉	以跗外侧动脉皮支穿出点,即外踝至第 5 跖骨头的腓侧连线的中点处为中心	以跗外侧动脉的走行线为皮瓣的轴线	10 cm×5 cm	足跟、足背部位的创面修复
足底内侧穿支皮瓣	足底内侧动脉	分裂韧带下方约 2 cm,足舟骨粗隆后方 2 cm 处	足舟骨粗隆至第 1 跖骨内侧中点连线	10 cm×6 cm	修复足跟底部、后跟和前足底的缺损
足底外侧穿支皮瓣	足底外侧动脉	内踝前缘延续线与足底内侧缘交点为皮瓣轴点（足底外侧动脉起点处）	轴点与第 4、5 跖骨头间连线	5 cm×4 cm	修复足跟皮肤软组织缺损
腓肠神经小隐静脉营养血管皮瓣	腓动脉远侧发出的外踝上动脉	腓动脉在小腿后外侧肌间隔发出的最远侧轴型穿支,起于外踝后上 5 cm	腘横纹中点至外踝尖与跟腱连线中点的连线	18 cm×10 cm	用于足踝部尤其足跟的创伤缺损修复

肢体主要皮神经解剖参数

皮神经	来源	深筋膜穿出点	主要动脉	分布区域
臂外侧上皮神经	腋神经	三角肌后缘中下部	臂外侧上皮动脉	三角肌下部、臂外侧上部
臂外侧下皮神经	桡神经	三角肌止点下方后缘		臂外侧下部
臂后皮神经	桡神经	腋后壁下方	腋动脉直接皮支	三角肌止点以下的臂后部
肋间臂神经	第 2 肋间神经	腋前线稍后	肋间动脉外侧皮支	腋窝底与臂内侧上部
臂内侧皮神经	臂丛内侧束	臂内侧中点		臂内侧下部
前臂外侧皮神经	肌皮神经	肘部肱二头肌腱外侧		前臂外侧,分前、后两支
前臂内侧皮神经	臂丛内侧束	臂内侧中点下方		前臂内侧,分前、后两支
前臂后皮神经	桡神经	臂外侧肌间隔下部		前臂后部

（续表）

皮 神 经	来 源	深筋膜穿出点	主要动脉	分布区域
桡神经浅支	桡神经	桡骨茎突上 6 cm		手背、指背桡侧半
尺神经手背支	尺神经	豌豆骨上 4 cm		手背、指背尺侧半
臀上皮神经	腰丛	髂嵴后上方	第四腰动脉后支皮支	臀中上方
臀下皮神经	股后皮神经	臀大肌下缘正中线		反向分布于臀下部
股外侧皮神经	腰丛	髂前上棘内、下 3 cm		臀前与股外侧
股神经前皮支	股神经	大腿前面		大腿前侧
闭孔神经皮支	闭孔神经	股内侧上 1/3		股内侧上部
股内侧皮神经	股神经	缝匠肌内缘		股内侧下部
股后皮神经	骶丛	臀横纹下 4 cm 后正中线	臀下动脉终末支	股后、腘窝
隐神经	股神经	膝内侧缝匠肌与股薄肌之间	隐动脉	小腿、足内侧面
腓浅神经	腓总神经	小腿前面中下 1/3	腓浅动脉	小腿前下部及足背中、内侧
腓肠神经	胫、腓总神经	小腿后面上中 1/3	腓肠浅动脉	小腿后外侧面及足背外侧

肌间隔（隙）穿血管的起源血管及部位

部 位	起 源 血 管	存在的肌间隔（隙）
肩胛带	旋肩胛动脉	大圆肌-小圆肌
臂部	中副动脉-骨间返动脉	肱三头肌外侧头-肱肌
		肱三头肌外侧头-肱桡肌
	桡侧副动脉-桡侧返动脉	肱桡肌-肱肌
	尺侧上副动脉-尺侧后返动脉	喙肱肌-肱三头肌内侧头
前臂	桡动脉	肱桡肌-桡侧腕屈肌
	尺动脉	尺侧腕屈肌-指浅屈肌
	骨间后动脉	尺侧腕伸肌-指总伸肌
	骨间前动脉	拇长展肌-拇短伸肌
		拇长展肌-拇长伸肌
手	掌骨间背动脉	指伸肌腱之间
股部	股浅动脉	缝匠肌周围
	隐动脉	缝匠肌周围
	旋股外侧动脉降支	股外侧肌-股直肌
	"收肌腱裂孔"动脉	股薄肌周围
	臀下动脉	股外侧肌-股二头肌
	股深动脉外侧支	股外侧肌-股二头肌
	股深动脉后侧支	股二头肌-半腱肌、半膜肌
	腘动脉	股外侧肌-股二头肌、半腱肌
小腿	胫前动脉	趾长伸肌-腓骨长、短肌
		胫骨前肌-踇长伸肌
	胫后动脉	趾长屈肌-比目鱼肌
	腓动脉	腓骨长肌-比目鱼肌
足	足底内侧动脉	踇短展肌周围
	足底外侧动脉	趾短展肌周围
	足背动脉	踇长伸肌-趾长伸肌，在第一跖背间隙

直接皮肤血管及其轴型皮瓣

直 接 皮 肤 血 管	轴 型 皮 瓣
眶上动脉	
颞浅动脉　额支	前额皮瓣
顶支	颞顶皮瓣（带毛区）
枕动脉	枕部皮瓣（带毛区）
耳后动脉	耳后皮瓣
滑车上动脉	印度鼻成形皮瓣
胸廓内动脉第二、第三前穿支	胸三角皮瓣
胸肩峰动脉皮支	
胸外侧动脉	胸外侧皮瓣（侧胸皮瓣）
胸背动脉皮支	胸背腋皮瓣
腹壁上浅动脉	
腹壁下浅动脉	下腹部皮瓣
旋髂浅动脉	腹股沟皮瓣
阴部外浅动脉	阴部皮瓣及阴茎皮瓣

常用皮瓣示意图

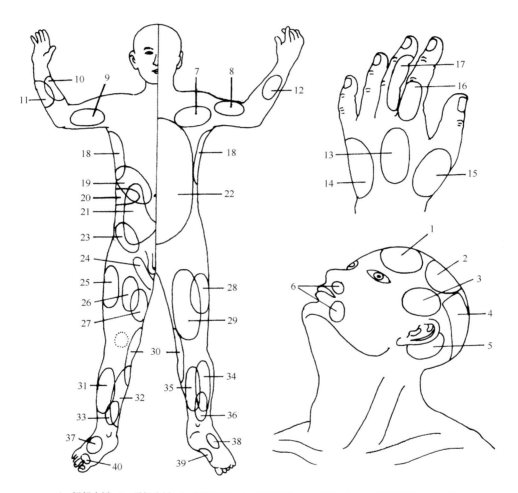

1. 额部皮瓣；2. 顶部皮瓣；3. 颞部皮瓣；4. 枕部皮瓣；5. 耳后皮瓣；6. 唇部皮瓣；7. 肩胛皮瓣；8. 臂外侧皮瓣；9. 臂内侧皮瓣；10. 前臂桡侧皮瓣；11. 前臂尺侧皮瓣；12. 前臂背侧皮瓣；13. 手背桡侧皮瓣；14. 手背尺侧皮瓣；15. 第一掌骨背侧皮瓣；16. 示指背侧皮瓣；17. 手指侧方皮瓣；18. 侧胸皮瓣；19. 脐旁皮瓣；20. 肋间皮瓣；21. 下腹壁皮瓣；22. 腰背皮瓣；23. 腹股沟皮瓣；24. 阴股沟皮瓣；25. 股前外侧皮瓣；26. 股前内侧皮瓣；27. 股内侧皮瓣；28. 股后外侧皮瓣；29. 股后侧皮瓣；30. 膝内侧皮瓣；31. 小腿前外侧皮瓣；32. 小腿内侧皮瓣；33. 内踝上皮瓣；34. 小腿外侧皮瓣；35. 小腿后侧皮瓣；36. 外踝上皮瓣；37. 足背皮瓣；38. 足外侧皮瓣；39. 足底内侧皮瓣；40. 第一趾蹼皮瓣

常用肌(皮)瓣示意图

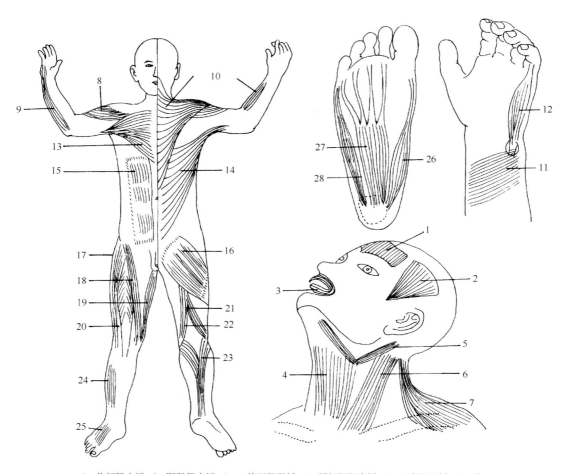

1. 前额肌皮瓣；2. 颞肌肌皮瓣；3. 口轮匝肌肌瓣；4. 颈阔肌肌皮瓣；5. 二腹肌肌瓣；6. 胸锁乳突肌肌皮瓣；7. 斜方肌肌皮瓣；8. 三角肌肌皮瓣；9. 尺侧腕屈肌肌瓣；10. 肱桡肌肌皮瓣；11. 旋前方肌肌瓣；12. 小指展肌肌皮瓣；13. 胸大肌肌皮瓣；14. 背阔肌肌皮瓣；15. 腹直肌肌皮瓣；16. 臀大肌肌皮瓣；17. 阔筋膜张肌肌皮瓣；18. 缝匠肌肌皮瓣；19. 股薄肌肌皮瓣；20. 股直肌肌皮瓣；21. 股二头肌肌皮瓣；22. 半腱肌半膜肌肌皮瓣；23. 腓肠肌肌皮瓣；24. 胫前肌肌皮瓣；25. 趾短伸肌肌皮瓣；26. 踇展肌肌皮瓣；27. 趾短屈肌肌皮瓣；28. 小趾展肌肌皮瓣

直接皮肤血管皮瓣切取部位

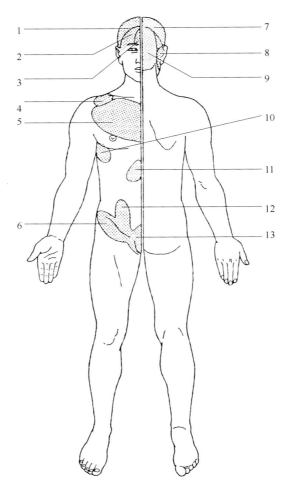

1. 颞浅动脉顶支；2. 颞浅动脉额支；3. 滑车上动脉与眶上动脉；4. 胸肩峰动脉皮支；5. 胸廓内动脉肋间穿支；6. 旋髂浅动脉；7. 颞浅动脉顶支；8. 耳后动脉；9. 枕动脉；10. 胸背动脉皮支、胸外侧动脉皮支、腋窝直接皮支；11. 腹壁上浅动脉；12. 腹壁下浅动脉；13. 阴部外浅动脉

全身穿支皮瓣示意图

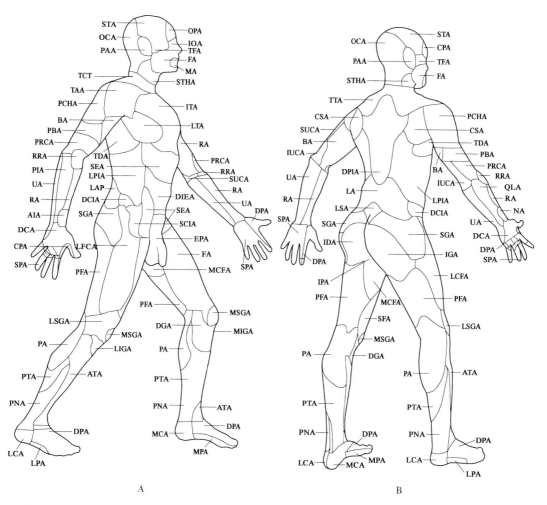

A   B

头颈部
STA：颞浅动脉；OCA：枕动脉；PAA：耳后动脉；FA：面动脉；TCT：甲状颈干；OPA：眼动脉；IOA：眶下动脉；TFA：面横动脉；MA：颏动脉；STHA：甲状腺上动脉

上肢
TAA：胸肩峰动脉；PCHA：旋肱后动脉；BA：肱动脉；PBA：肱深动脉；SUCA：尺侧上副动脉；PRCA：桡侧后副动脉；IUCA：尺侧下副动脉；RRA：桡侧返动脉；RA：桡动脉；UA：尺动脉；PIA：骨间后动脉；AIA：骨间前动脉；DCA：掌背动脉；DPA：掌深弓；SPA：掌浅弓

躯干
TCT：甲状颈干；TAA：胸肩峰动脉；ITA：胸廓内动脉；LTA：胸外侧动脉；DIEA：腹壁下动脉；SEA：腹壁浅动脉；SCIA：旋髂浅动脉；EPA：阴部外动脉；CSA：旋肩胛动脉；TDA：胸背动脉；DPIA：后肋间动脉背侧支；LPIA：后肋间动脉外侧支；LA：腰动脉；DCIA：旋髂深动脉

下肢
LSA：骶外侧动脉；LA：腰动脉；SGA：臀上动脉；IGA：臀下动脉；SCIA：旋髂浅动脉；MCFA：旋股内侧动脉；LCFA：旋股外侧动脉；FA：股动脉；PFA：股深动脉；LSGA：膝上外侧动脉；MSGA：膝上内侧动脉；LIGA：膝下外侧动脉；MIGA：膝下内侧动脉；DGA：膝降动脉；PA：腘动脉；ATA：胫前动脉；PTA：胫后动脉；PNA：腓动脉；LCA：跟外侧动脉；MCA：跟内侧动脉；LPA：足底外侧动脉；MPA：足底内侧动脉；DPA：足背动脉

（本图由加拿大 Dalhousie 大学 Christopher R. Geddes 提供）

皮瓣外科词汇

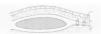

1. 体被组织　integument
2. 皮肤　skin
3. 表皮　epidermis
4. 真皮　dermis
5. 浅筋膜　superficial fascia
6. 皮下脂肪　subcutaneous fat
7. 皮下疏松组织　subcutaneous adipose tissue
8. 皮肤张力线　Langer's tension lines, Tension lines of skin
9. 皮肤附属器　skin accessory organ
10. 深筋膜　deep fascia
11. 固有筋膜　proper fascia
12. 深筋膜下间隙　subfascial space
13. 筋膜隔　fascia septum
14. 肌间隙　intermuscular septum
15. 肌间隔　intercompartmental septum
16. 真皮血管网　dermal vascular plexus
17. 真皮下血管网　subdermal vascular plexus
18. 浅筋膜血管网　superficial fascia vascular plexus, subcutaneous vascular plexus
19. 深筋膜血管网　deep fascia vascular plexus
20. 浅静脉　superficial vein
21. 皮下静脉　subcutaneous vein
22. 深静脉　deep vein
23. 静脉瓣膜　venous valve
24. 穿静脉　perforating vein
25. 交通支静脉　communicating vein
26. 乳头下微静脉网　subpapillary venous plexus
27. 网状层微静脉网　reticular venous plexus
28. 皮下脂肪微静脉网　subcutaneous venous plexus
29. 深筋膜微静脉网　deep fascial venous plexus
30. 深部节段性源动脉　deep segmental source artery
31. 直接皮血管　direct cutaneous artery
32. 肌间隙(隔)皮血管　septocutaneous artery
33. 主干带小分支血管　artery trunk with branches
34. 肌皮血管　muscolocutaneous artery, myocutaneous artery
35. 肌皮血管缘支　circumferential branch of musculocutaneous artery
36. 肌肉血管直接皮肤分支　direct cutaneous branch of muscular vessels
37. 肌皮血管穿支　perforating branch of musculocutaneous artery
38. 血管体区　angiosome
39. 穿支体区　perforasome
40. 皮瓣解剖学供区　anatomic territory
41. 皮瓣血流动力学供区　dynamic territory
42. 皮瓣潜在供区　potential territory
43. 压力平衡规律　pressure equilibrium

44. 外科组织瓣　surgical flap
45. 皮瓣　flap, skin flap, cutaneous flap
46. 瓣部　flap proper
47. 蒂部　pedicle
48. 基部　base
49. 长宽比例　length-to-breadth ratio, length/width ratio
50. 随意型皮瓣　random-pattern flap
51. 轴型皮瓣　axial-pattern flap
52. 链型皮瓣　link-pattern flap
53. 游离皮瓣　free flap, microsurgical flap
54. 带蒂皮瓣　pedicled flap
55. 局部皮瓣　local flap
56. 区域皮瓣　regional flap
57. 远位皮瓣　distant flap
58. 生理性皮瓣　physiologic flap
59. 非生理性皮瓣　nonphysiologic flap
60. 静脉皮瓣　venous flap
61. 静脉动脉化皮瓣　arterialized venous flap
62. 动脉静脉转流轴型静脉皮瓣　arteriovenous shunt venous flap
63. 单纯静脉皮瓣　simple venous flap
64. 皮下组织皮瓣　subcutaneous flap
65. 筋膜皮瓣　fasciocutaneous flap
66. 筋膜蒂皮瓣　fascia-pedicled flap
67. 岛状筋膜皮瓣　island fasciocutaneous flap
68. 筋膜瓣　fascial flap
69. 筋膜皮下瓣　adipofascial flap, fasciosubcutaneous flap
70. 真皮下血管网皮瓣　subcutaneous vascular plexus flap
71. 超薄皮瓣　super-thin flap
72. 复合组织瓣　compound flap
73. 复合皮瓣　composite flap
74. 肌皮瓣　musculocutaneous flap, myocutaneous flap
75. 肌腱皮瓣　tenocutaneous flap
76. 骨皮瓣　osteocutaneous flap
77. 组合皮瓣　combined flap
78. 联合皮瓣,联体皮瓣　siamese flap, conjoint flap

79. 嵌合皮瓣　chimeric flap
80. 多叶皮瓣　polyfoliate flap
81. 双叶皮瓣　bi-lobe flap
82. 三叶皮瓣　tri-lobe flap
83. 串联皮瓣　chain-link flap
84. 血流桥接皮瓣　flow-through flap
85. 血流增强方法　vascular augmentation technique
86. 外增压　supercharge
87. 内增压　turbocharge
88. 超回流　super-drainage, venous supercharge
89. 岛状皮瓣　island flap
90. 半岛状皮瓣　pennisular flap
91. 舌状皮瓣　tongue flap
92. 近端蒂皮瓣　proximally-pedicled flap, proximal-based flap
93. 远端蒂皮瓣　distally-pedicled flap, distal-based flap
94. 下方蒂皮瓣　inferior-based flap
95. 侧方蒂皮瓣　laterally-pedicled flap, lateral-based flap
96. 单蒂皮瓣　uni-pedicle flap
97. 双蒂皮瓣　bi-pedicle flap
98. 顺行皮瓣　antegrade-flow flap
99. 逆行皮瓣　retrograde-flow flap, reverse-flow flap
100. 逆行岛状皮瓣　reverse flow island flap
101. 静脉"迷宫式途径"逆流　by-pass route retrograde venous flow
102. 静脉"瓣膜失活途径"逆流　incompetent valve route retrograde venous flow
103. 静脉血二次逆流　venous double retrograde flow
104. 印度皮瓣（额部带蒂皮瓣）　Indian flap
105. 意大利皮瓣（远端蒂上臂内侧皮瓣）　Italian flap
106. 中国皮瓣（前臂桡侧皮瓣）　Chinese flap
107. 风筝皮瓣（示指近节背侧以第一掌背动脉供血的皮瓣）　kite flap
108. 皮瓣延迟术　flap delay procedure

109. 皮管　tubed flap
110. 皮瓣断蒂　pedicle division
111. 断蒂时间　time for pedicle division
112. 肌瓣　muscle flap
113. 血管神经蒂功能性肌瓣　functional neurovascular muscle flap
114. 预构皮瓣, 预制皮瓣　prefabricated skin flap
115. 植皮预构皮瓣　skin-grafted prefabricated flap
116. 血管植入预构皮瓣　vessel-implanted prefabricated flap
117. 大网膜轴型皮瓣　prefabricated omentum skin flap
118. 皮肤扩张术　skin expansion
119. 皮神经营养血管皮瓣　neurocutaneous flap
120. 皮神经筋膜皮瓣　neuro-fasciocutaneous flap
121. 浅静脉营养血管皮瓣　venocutaneous flap
122. 浅静脉筋膜皮瓣　veno-fasciocutaenous flap
123. 皮神经-浅静脉营养血管皮瓣　neuro-veno-cutaneous flap
124. 穿支皮瓣　perforator flap
125. 肌皮穿支皮瓣　musculocutaneous perforator flap
126. 肌间隔穿支皮瓣　septocutaneous perforator flap
127. 带蒂穿支皮瓣　pedicled perforator flap
128. 穿支血管蒂螺旋桨皮瓣　perforator pedicled propeller flap
129. 游离穿支皮瓣　free perforator flap
130. 自由设计穿支皮瓣　free-style perforator flap
131. 穿支嵌合皮瓣　chimeric perforator flap
132. 穿支组合皮瓣　combined perforator flap
133. 穿支微型皮瓣　small perforator flap
134. 穿支超薄皮瓣　thinned perforator flap
135. 腹壁下深动脉穿支皮瓣　DIEP, deep inferior epigastric artery perforator flap
136. 臀上动脉穿支皮瓣　SGAP, superior gluteal artery perforator flap
137. 胸背动脉穿支皮瓣　TAP, thoracodorsal artery perforator flap
138. 股前外侧穿支皮瓣　ALTP, anterolateral thigh perforator flap
139. 阔筋膜穿支皮瓣　TFLP, tensor fascia latae perforator flap
140. 腓肠内侧穿支皮瓣　MSAP, medial surae artery perforator flap
141. 皮肤软组织缺损　skin and soft-tissue defect
142. 创面分期　wound stage
143. 急性新鲜创面　acute wound
144. 亚急性创面　subacute wound
145. 慢性创面　chronic wound
146. 压疮　pressure sore, pressure ulcer, decubitus ulcer
147. 缺血性溃疡　ischemic ulcer
148. 褥疮　bedsore
149. 皮瓣供区　flap donor site
150. 皮瓣受区　flap recipient site
151. 皮瓣设计　flap design
152. 轴点　pivot point
153. 轴心线　axial line
154. 皮瓣面积　flap dimension, flap area
155. 旋转弧　rotation arc
156. 解剖平面　dissection plane
157. 外科平面　surgical plane
158. 皮瓣转位　pedicled flap transposition
159. 皮瓣移植　free flap transplantation
160. 推进皮瓣　flap advancement
161. 皮瓣旋转　flap rotation
162. 皮瓣插植　flap interpolation
163. 翻转移位　flap turnover
164. 交叉移植　cross transposition
165. 桥式交叉皮瓣移植　crossed bridge flap transfer
166. 感觉皮瓣　sensate flap
167. 皮瓣感觉功能重建　flap sensation reconstruction
168. 皮瓣感觉神经植入　sensory nerve implantation
169. 皮瓣重要并发症　major complication of flap
170. 皮瓣次要并发症　minor complication of flap
171. 唇部皮瓣　lip flap

172. 顶部皮瓣　parietal flap
173. 额部皮瓣　forehead flap
174. 耳后皮瓣　retroauricular flap
175. 颞顶筋膜瓣　temporoparietal fascial flap
176. 颞-顶-颞长筋膜瓣　temporoparietotemporal long fascial flap
177. 颞-顶-枕长筋膜瓣　temporoparietooccipital fascial long flap
178. 颈肱皮瓣　cervicohumeral flap
179. 颈阔肌皮瓣　platysmus myocutaneous flap
180. 颏下皮瓣　submental flap
181. 锁骨上神经营养神经皮瓣　supraclavicular neurocutaneous flap
182. 舌骨下肌群肌皮瓣　submental myocutaneous flap
183. 耳大神经营养血管皮瓣　great auricular neurocutaneous flap
184. 背阔肌肌皮瓣　latissimus dorsi myocutaneous flap
185. 背阔肌-腹股沟联体皮瓣　latissimus-groin siamese flap
186. 背阔肌-腹直肌联体皮瓣　latissimus-rectu siamese flap
187. 肩胛-背阔肌-下腹部联体皮瓣　scapulo-latissimus-abdonimal siamese flap
188. 侧胸部皮瓣　lateral thoracic flap
189. 侧腹部皮瓣　lateral abdominal flap
190. 腹部皮瓣　abdominal flap
191. 腹股沟皮瓣　groin flap
192. 腹内斜肌肌瓣　internal oblique abdominis flap
193. 腹直肌肌皮瓣　rectus abdominis myocutaneous flap
194. 横行的腹直肌皮瓣　transverse rectus abdominis myocutaneous flap，TRAM flap
195. 脐旁皮瓣　para-umbilicus flap
196. 胸脐皮瓣　thoracic umbilical flap
197. 腹壁联体皮瓣　abdominal Siamese flap
198. 肩胛皮瓣　scapular flap
199. 肩胛旁皮瓣　parascapular flap

200. 肩胛侧胸部联合皮瓣　scapulo-lateral thoracic siamese flap
201. 肋间外侧皮瓣　lateral intercostal flap
202. 侧胸腹皮瓣　lateral thoracic-abdominal flap
203. 项背部皮瓣　Cervico-dorsal fasciocutaneous flaps
204. 胸大肌肌皮瓣　pectoralis major myocutaneous flap
205. 胸三角皮瓣　Deltopectoral skin flap
206. 胸锁乳突肌肌皮瓣　sternomastoid myocutaneous flap
207. 胸小肌肌瓣　pectoral minor muscle flap
208. 腰背筋膜皮瓣　dorsal lumbar fasciocutaneous flap
209. 腰骶筋膜皮瓣　lumbosacral fasciocutaneous flap
210. 腰臀筋膜皮瓣　lumbogluteal fasciocutaneous flap
211. 阴股沟皮瓣　pudendal-thigh flap
212. 阴茎环状筋膜皮瓣　penile circular fasciocutaneous flap
213. 臂外侧上部皮瓣　upper Lateral arm fasciocutaneous flap
214. 三角肌区筋膜皮瓣　deltoid fasciocutaneous flap
215. 臂外侧下部皮瓣　lower Lateral arm fasciocutaneous flap
216. 臂内侧上部皮瓣　upper Medial arm fasciocutanous flap
217. 腋下臂内侧筋膜皮瓣　inner arm fasciocutaneous flap
218. 臂内侧下部皮瓣　lower Medial arm fasciocutanous flap
219. 臂后侧皮瓣　Posterior arm fasciocutaneous flap
220. 大圆肌肌瓣　teres major muscle flap
221. 前臂桡侧皮瓣　radial forearm flap，Chinese flap
222. 肘前皮瓣　antecubital flap
223. 桡动脉近侧穿支皮瓣　proximal radial artery

perforator-based flap

224. 桡动脉远侧穿支皮瓣　distal radial artery perforator-based flap

225. 桡动脉茎突部穿支皮瓣　radial styloid perforator-based flap

226. 鼻烟窝穿支皮瓣　snuff-box perforator-based flap

227. 前臂尺侧皮瓣　ulnar forearm flap

228. 尺动脉近侧穿支皮瓣　proximal ulnar artery perforator flap

229. 尺动脉腕上皮支皮瓣　dorso-ulnar flap

230. 骨间后动脉皮瓣　posterior interosseous artery flap

231. 前臂外侧皮神经营养血管皮瓣　lateral antebrachial neurocutaneous flap

232. 前臂内侧皮神经营养血管皮瓣　medial antebrachial neurocutaneous flap

233. 前臂后皮神经营养血管皮瓣　posterior antebrachial neurocutaneous flap

234. 肱桡肌皮瓣　brachioradialis muscle flap

235. 旋前方肌瓣　pronator quadratus muscle flap

236. 小指展肌皮瓣　abductor digiti minimi flap

237. 小鱼际皮瓣　hypothenar flap

238. 手背桡侧皮瓣　dorsoradial metacarpal flap

239. 手背尺侧皮瓣　dorsoulnar metacarpal flap

240. 虎口背侧皮瓣　dorsal first web space flap

241. 第一掌背间隙皮瓣　the first dorsal intermetacarpal flap

242. 掌背动脉皮瓣　dorsal metacarpal artery flap

243. 掌背动脉穿支皮瓣　dorsal metacarpal artery perforator flap

244. 指蹼皮瓣　web flap, finger web flap

245. 指掌侧皮瓣　digital palmar flap

246. 拇指尺背侧皮瓣　dorsoulnar thumb flap

247. 拇指桡背侧皮瓣　dorsoradial thumb flap

248. 示指背皮瓣,风筝皮瓣　dorsal index flap, kite flap

249. 指背侧旗帜皮瓣　dorsal digital flag flap

250. 指背双桥皮瓣　dorsal bi-pedicled flap

251. 指侧方皮瓣　lateral digital flap, Littler

neurovascular island flap

252. 指动脉逆行岛状皮瓣　digital artery reverse-flow island flap

253. 大鱼际皮瓣　thenar flap

254. 示指桡背侧皮瓣　dorsoradial flap of index finger

255. 交指皮瓣　digital cross flap

256. 邻指皮瓣　adjacent digital flap

257. 掌侧 V-Y 推进皮瓣　volar V-Y advancement flap, Atasoy method

258. 双侧 V-Y 推进皮瓣　lateral V-Y advancement flap, Kutler method

259. 拇指掌侧推进皮瓣　thumb volar advancement flap, Moberg method

260. 拇指单蒂旋转推进皮瓣　thumb unipedicle rotation flap

261. 拇指双蒂岛状推进皮瓣　thumb bi-pedicle island advancement flap

262. 拇指桡背侧神经血管蒂岛状皮瓣　dorsoradial neurovascular thumb island flap

263. 手指锯齿状阶梯推进岛状皮瓣　digital stepladder advancement flap

264. 指动脉终末背侧支岛状皮瓣　dorsal digital flap based on the terminal branch of digital artery

265. 臀大肌皮瓣　gluteal myocutaneous flap

266. 臀部筋膜皮瓣　gluteal fasciocutaneous flap

267. 阔筋膜张肌肌皮瓣　tensor fascia lata myocutaneous flap

268. 阔筋膜张肌筋膜瓣　tensor fascia lata flap

269. 股薄肌肌皮瓣　gracilis myocutaneous flap

270. 股后肌肌皮瓣　posterior thigh myocutaneous flap

271. 股二头肌长头肌皮瓣　biceps femoris myocutaneous flap(long head)

272. 半膜肌肌皮瓣　semimanbranous myocutaneous flap

273. 股后筋膜皮瓣　posterior thigh fasciocutaneous flap

274. 股后外侧皮瓣　posterolateral thigh

fasiocutaneous flap

275. 股内侧肌肌皮瓣　medial vastus myocutaneous flap

276. 股前内侧皮瓣　anteromedial thigh flap

277. 股前外侧皮瓣　anterolateral thigh flap

278. 逆行股前外侧皮瓣　reversed anterolateral thigh flap

279. 股外侧肌肌皮瓣　lateral vastus myocutaneous flap

280. 股直肌肌皮瓣　rectus femoris myocutaneous flap

281. 缝匠肌肌皮瓣　sartoris myocutaneous flap

282. 膝内侧皮瓣　medial genicular flap

283. 隐动脉皮瓣　sapheneous artery flap

284. 膝上内侧皮瓣　medial supragenicular flap

285. 膝上外侧皮瓣　lateral supragenicular flap

286. 腓肠肌肌皮瓣　gastrocnemius myocutaneous flap

287. 比目鱼肌肌瓣　soleus muscle flap

288. 腓肠神经营养血管筋膜皮瓣　sural neuro-fasciocutaneous flap

289. 腓肠神经-小隐静脉营养血管筋膜皮瓣　sural lesser saphenous neuro-veno-fasciocutaneous flap

290. 腓浅神经营养血管筋膜皮瓣　superficial peroneal neuro-fasciocutaneous flap

291. 隐神经营养血管皮瓣　saphenous neuro-fasciocutaneous flap

292. 隐神经-大隐静脉营养血管筋膜皮瓣　saphenous neuro-veno-fasciocutaneous flap

293. 胫后动脉皮瓣　posterior tibial artery flap

294. 小腿内侧皮瓣　medial leg flap

295. 胫后动脉逆行岛状皮瓣　posterior tibial artery reverse-flow island flap

296. 胫后动脉皮瓣桥式交叉转移　cross-leg flap carried by posterior tibial artery as bridge

297. 胫后动脉穿支皮瓣　posterior tibial artery perforator flap

298. 胫后动脉内踝上皮瓣　medial supramalleolar flap

299. 胫前动脉皮瓣　anterior tibial artery flap

300. 小腿前侧皮瓣　anterior leg flap

301. 胫前动脉逆行岛状皮瓣　anterior tibial artery reverse-flow island flap

302. 前踝上皮瓣　anterior supramalleolar flap

303. 腓动脉皮瓣　peroneal artery flap

304. 小腿外侧皮瓣　lateral leg flap

305. 腓动脉逆行岛状皮瓣　peroneal artery reverse-flow island flap

306. 外踝上皮瓣　lateral supramalleolar flap

307. 外踝后皮瓣　lateral retromalleolar flap

308. 踝前皮瓣　antemalleolar flap

309. 足背动脉皮瓣　dorsal pedis flap

310. 跖背动脉皮瓣　dorsal metatarsal flap

311. 跗内侧动脉皮瓣　medial tarsal artery flap

312. 跗外侧动脉皮瓣　lateral tarsal artery flap

313. 趾短伸肌皮瓣　extensor digiti minimi myocutaneous flap

314. 足底内侧皮瓣　medial planter flap

315. 趾短屈肌肌皮瓣　flexor digiti brevis myocutaneous flap

316. 踇展肌肌瓣　abductor hallucis flap

317. 足底外侧皮瓣　lateral planter flap

318. 足内侧皮瓣　medial pedis flap

319. 足外侧皮瓣　lateral pedis flap

（张世民　整理）